Anatomic Exposures in Vascular Surgery

血管外科手术解剖与显露

·原书第4版·

原著 [美] R. James Valentine
[美] Gary G. Wind

主译 李春民 郑月宏 张曙光

主审 张望德 陈学明

中国科学技术出版社
·北 京·

图书在版编目（CIP）数据

血管外科手术解剖与显露：原书第4版 /（美）R. 詹姆斯·瓦伦潭 (R. James Valentine)，（美）加里·G. 温德 (Gary G. Wind) 原著；李春民，郑月宏，张曙光主译．— 北京：中国科学技术出版社，2022.1

书名原文：Anatomic Exposures in Vascular Surgery, 4e

ISBN 978-7-5046-9067-8

Ⅰ．①血… Ⅱ．① R… ②加… ③李… ④郑… ⑤张… Ⅲ．①血管外科手术－人体解剖学 Ⅳ．① R654.3

中国版本图书馆 CIP 数据核字 (2021) 第 098820 号

策划编辑 焦健姿 王久红
责任编辑 黄维佳
装帧设计 佳木水轩
责任印制 李晓霖

出 版 中国科学技术出版社
发 行 中国科学技术出版社有限公司发行部
地 址 北京市海淀区中关村南大街 16 号
邮 编 100081
发行电话 010-62173865
传 真 010-62179148
网 址 http://www.cspbooks.com.cn

开 本 889mm × 1194mm 1/16
字 数 649 千字
印 张 33.5
版 次 2022 年 1 月第 1 版
印 次 2022 年 1 月第 1 次印刷
印 刷 天津翔远印刷有限公司
书 号 ISBN 978-7-5046-9067-8 / R · 2714
定 价 328.00 元

（凡购买本社图书，如有缺页、倒页、脱页者，本社发行部负责调换）

版权声明

This is translation of *Anatomic Exposures in Vascular Surgery, 4e.*
ISBN–13: 978–1–975152–76–5
Wolters Kluwer Health did not participate in the translation of this title and therefore it does not take any responsibility for the inaccuracy or errors of this translation.

免责声明：这本书提供药物的准确标识、不良反应和剂量表，但是它们有可能改变。请读者务必查看所提及药物生产商提供的包装信息数据。此书的作者、编辑、出版商、分销商对于应用该著作中的信息而导致错误、疏漏或所产生后果不承担任何责任，并不对此出版物内容做出任何明示或暗指的担保。此书的作者、编辑、出版商、分销商对出版物所引起的人员伤害或财产毁坏不承担任何责任。
Accurate indications, adverse reactions, and dosage schedules for drugs are provided in this book, but it is possible that they may change. The reader is urged to review the package information data of the manufacturers of the medications mentioned. The authors, editors, publishers, or distributors are not responsible for errors or omissions or for any consequences from application of the information in this work, and make no warranty, expressed or implied, with respect to the contents of the publication. The authors, editors, publishers, and distributors do not assume any liability for any injury and / or damage to persons or property arising from this publication.

Published by arrangement with Wolters Kluwer Health Inc., USA.

译者名单

主　译　李春民　郑月宏　张曙光

主　审　张望德　陈学明

副主译　王　盛　秦士勇　任华亮

译　者（以姓氏汉语拼音为序）

陈学明　首都医科大学附属北京友谊医院
房　杰　中国医学科学院阜外医院
冯家烜　中国人民解放军海军军医大学第一附属医院
龚　池　首都医科大学附属北京朝阳医院
何长顺　北京大学人民医院
李春民　首都医科大学附属北京朝阳医院
李栋林　浙江大学医学院附属第一医院
李方达　中国医学科学院北京协和医院
李桂杰　山东第一医科大学第一附属医院
倪其泓　上海交通大学医学院附属仁济医院
秦士勇　山东第一医科大学第一附属医院
任华亮　首都医科大学附属北京朝阳医院
王　冕　中山大学附属第一医院
王明海　山东第一医科大学第一附属医院
王　盛　首都医科大学附属北京安贞医院
王铁皓　四川大学华西医院
许永乐　解放军总医院第一医学中心
杨　超　华中科技大学同济医学院附属协和医院
杨　春　首都医科大学
杨　林　西安交通大学第一附属医院
叶开创　上海交通大学医学院附属第九人民医院
尹　杰　北京大学第一医院

岳嘉宁　复旦大学附属中山医院
张曙光　山东第一医科大学第一附属医院
张望德　首都医科大学附属北京朝阳医院
赵俊来　清华大学附属北京清华长庚医院
郑　凯　首都医科大学附属北京朝阳医院
郑月宏　中国医学科学院北京协和医院

内容提要

本书引进自世界知名的 Wolters Kluwer 出版社，由来自美国的 R. James Valentine 教授和 Gary G. Wind 教授联袂编写，是一部专业覆盖全面、实用性很强的血管外科手术参考书。本书分六篇 20 章，涵盖了头颈、胸腹、四肢及血管变异、血管胚胎发育等；从血管局部解剖、手术入路、解剖层次、常见手术解剖并发症等方面，系统介绍了血管外科各个血管手术的局部解剖知识，全面讨论了血管外科常见手术的解剖及显露方法。本书图片精美、阐释明晰、深入浅出，既可供血管外科医师和与血管手术相关的从业人员临床手术操作时查阅参考，又可作为青年外科医师、研究生获取血管相关解剖资料依据的参考书。

补充说明：书中参考文献条目众多，为方便读者查阅，已将本书参考文献更新至网络，读者可扫描右侧二维码，关注出版社医学官方微信“焦点医学”，后台回复“血管外科手术解剖与显露”，即可获取。

主译简介

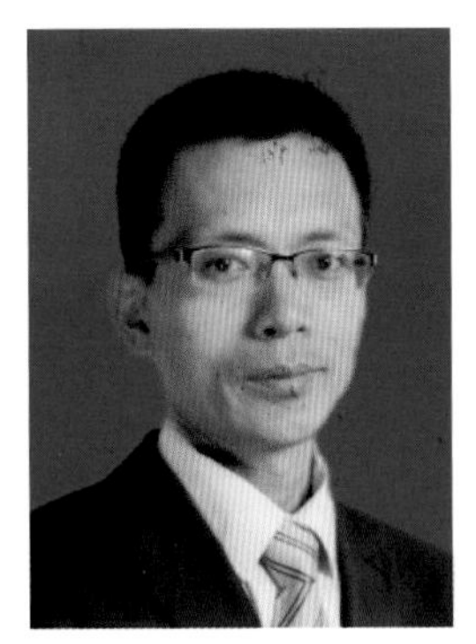

李春民

医学博士。首都医科大学附属北京朝阳医院血管外科，主任医师。中国微循环学会周围血管疾病专业委员会压力学组组长，中国医师协会整合医学医师分会整合血管及腔内血管外科专业委员会委员，中国研究型医院学会创面防治与损伤组织修复专业委员会委员，中国医药教育协会血管外科专业委员会委员，中国解剖学会血管分会委员。长期专注于血管外科疾病的诊治，在复杂血管外科手术及介入操作方面有丰富的经验；科研方面，致力于血管外科疾病临床及压力治疗、组织工程血管、腹主动脉瘤病因等基础研究。参与多项国家高技术研究发展计划、国家自然科学基金等重大课题研究。参编英文专著 1 部、中文专著 17 部，其中主编 6 部，副主编 4 部；在中文核心期刊发表论文 60 余篇，其中发表于中华系列杂志 19 篇，发表 SCI 收载论文 12 篇。

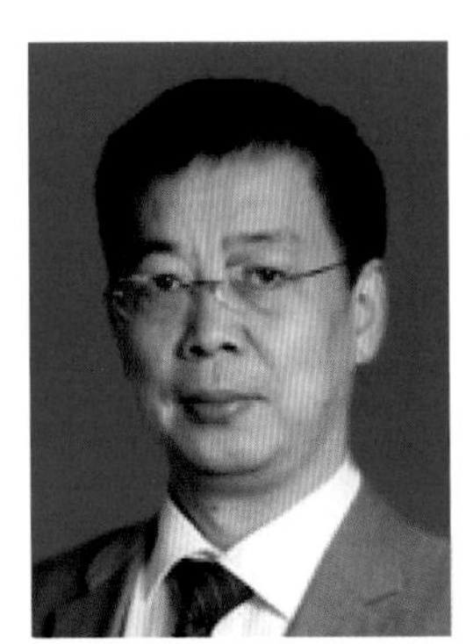

郑月宏

主任医师，教授，北京协和医院血管外科主任，博士研究生导师，临床科研博士后导师，临床博士后导师。中国微循环学会副秘书长，中国微循环学会周围血管疾病专业委员会主任委员，亚太血管学术联盟（APA）会员大会主席，白求恩公益基金会血管分会主任委员，欧美同学会血管医师分会主任委员，澳门医学专科学院教授，*Translational Surgery* 期刊主编。擅长周围血管外科疾病的开放手术和介入治疗、对血管疑难杂症治疗有独到见解和创新，对颈部、胸部大血管病变和腹主动脉瘤腔内介入和手术诊治有较多研究，创立了布－加综合征根治、胸腹主动脉瘤的多种血管手术新入路和手术改进。致力于面向基层的微循环血管基层推展活动，提倡碎步快跑，扶助中青年血管医护领跑亚太血管学术圈。主持国家自然科学基金、北京自然科学基金、医学科学院重大专项课题等多项科研基金课题。获中华、华夏等科技进步奖 4 项，并多次获得北京协和医院医疗成果奖。获北京协和医院优秀教师、外科最佳主任医师、北京市优秀医师等称号。已培养和在读博士后、博士研究生 30 余人。主编专著 10 余部；在中文核心期刊发表论著 100 余篇，发表 SCI 收载论文 50 余篇。

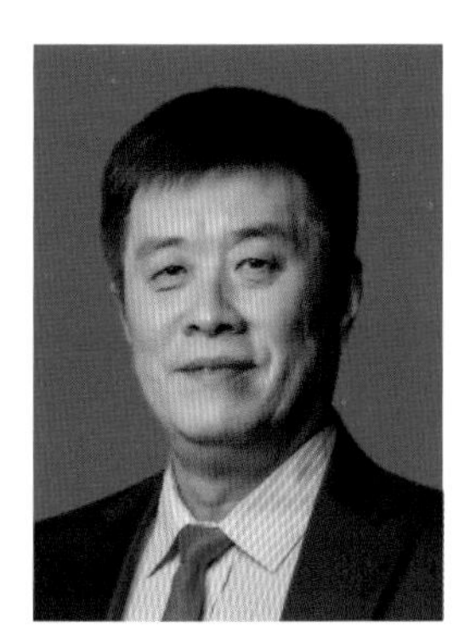

张曙光

教授，硕士研究生导师，山东第一医科大学第一附属医院（山东省千佛山医院）血管外科主任。山东省医师协会外周血管介入医师分会主任委员，山东省医师协会外周血管介入医师分会主任委员，中国医师协会血管外科医师分会委员，山东省医学会消化介入诊疗分会副主任委员，《临床普外科杂志》《中华血管外科杂志》等期刊编委。长期从事肝硬化门静脉高压症、脾大、食管静脉曲张破裂出血、布－加综合征、胸主动脉夹层动脉瘤、腹主动脉瘤、下肢动脉硬化闭塞症、血栓闭塞性脉管炎、糖尿病足、急性肢体动脉栓塞、急 / 慢性肠系膜缺血性疾病、下肢深静脉血栓形成与肺栓塞[静脉血栓栓塞症（VTE）]、下肢静脉曲张等各种周围血管疾病的诊治。协助医院创立“院内 VTE 防控－千医模式”，创建山东省医师协会输液港培训基地并且建立血管通路输液港全程管理专业门诊。获山东省科技进步三等奖 1 项，山东省医学科技进步二等奖 2 项。主编专著 3 部，参编著作 9 部；在国内、外医学期刊上发表学术论文百余篇，其中 SCI 收载论文 20 余篇。

中文版序

外科手术是科学和艺术优雅结合的领域，局部解剖学是其中的根本基础，对手术部位解剖关系的充分理解是娴熟实施外科手术的前提。外科手术是平衡的艺术，既可使创伤尽可能减小，又可更有效地处理病变。手术操作中，解剖学知识能够帮助术者避开重要组织，高效显露及分离病变部位，最终成就一台完美手术。

诚然，随着时代的进步，各种器材和术式不断创新改进，外科手术的理念和范式也发生了巨大变化。就血管外科领域而言，目前腔内操作已成为主流，但是学界大部分专家一致认为开放手术仍为根本，临床工作中绝不能抛弃。开放手术与腔内操作结合的杂交手术能够更好地解决一些复杂的问题。血管是遍布全身的功能性管道，避免血管的损伤是完成外科手术操作的门槛之一，因此掌握血管局部解剖是所有外科医生必备的技能。

Anatomic Exposures in Vascular Surgery 一书于 20 世纪 90 年代首次出版，是一部紧密结合手术实际的精美解剖图谱，目前已更新至第 4 版。有幸看到其引进国内，与广大国内同道分享。北京朝阳医院李春民教授、北京协和医院郑月宏教授和山东第一医科大学第一附属医院张曙光教授带领一群非常优秀的年轻血管外科医生完成了该书的翻译。

翻译专业著作既需要良好的专业知识，又需要深厚的语言功底。译者中有我直接或间接的学生，他们多已成为中国血管外科的中坚力量，当然更多的是一些刚刚崭露头角的青年骨干，他们拥有良好的临床教育背景、广阔的国际视野、优秀的语言能力。我很欣慰看到国内血管外科队伍的发展壮大。感谢他们把这部优秀的血管外科临床手术解剖著作呈现给大家。

中国科学院院士 汪忠镐

原 书 序

绘图精美是本书的一大特色。本书插图均由娴熟掌握外科手术中具体所见的外科医生精心绘制。解剖学家多专注于阐述在解剖室内所见的解剖结构，而 R. James Valentine 医生和 Gary G. Wind 医生为我们绘制了一系列外科医生沉浸于手术室所见的精彩画面。

Wind 医生擅长进行解剖学计算机三维重建。这些不寻常的可视图像和模型提供了不同于传统解剖视图的概念。书中与众不同的实用插图均源自有关身体不同部位研究所获得的知识。在标准示意图中，椎动脉进入 C_6 横突孔前被绘制成只经过很短距离的情况。而开展过此部位手术的外科医生都清楚地知道椎动脉进入横突孔前的长度达几厘米。书中包含了许多类似的实用信息，这都得益于 Wind 医生的特殊解剖重建。本书简洁明了，且各章末均列有实用参考资料。书中涉及内容均出自深谙临床医生实际需求人士之手。

令我特别感兴趣的是动静脉胚胎学和血管变异的内容。变异血管的处理对外科医生来说一直极具挑战。胚胎学为这些变异的发生机制提供了理论依据，而关于解剖变异的内容则可帮助医生预判和识别手术过程中遇到的意外情况。

这是一部外科医生撰写的解剖学著作，但目的并非描述外科手术，而在于描述及阐明血管的解剖关系。本书将拓展人们对大体解剖学的新见解，对血管外科医生及解剖学家均有重要参考价值。

Charles G. Rob, MD, FRCS, FACS *

Professor of Surgery

Uniformed Services University of the Health Sciences

Bethesda, Maryland

*. Charles G. Rob 医生于 2001 年去世。他是血管外科的杰出先驱，是永远的外科巨擘。他拥有无可挑剔的绅士风度，个性及魅力同样突出。我们乃至整个外科界都会永远怀念他。

R. James Valentine, MD
Gary G. Wind, MD

译者前言

解剖学是临床医学的基础，局部解剖学是外科医生手术的灵魂。由于血管损伤可能带来严重的后果，甚至是灾难性的后果，所以外科各专业的医生历来重视血管局部解剖。

虽然当今时代是微创发展的时代，大部分手术可以腔内操作，但手术仍是临床工作极其重要的一环。由于临床工作中开放手术少，年轻医生很难积累手术经验，因此加强血管局部解剖学的学习、掌握手术入路显露等技能尤为重要。目前，市面上血管领域介入方面的著作很多，而专门针对血管手术特别是血管手术解剖方面的著作却较少见。

美国 R. James Valentine 教授和 Gary G. Wind 教授联合编写的 *Anatomic Exposures in Vascular Surgery* 一书，是一部血管外科手术解剖的经典之作。因其绘图精美、实用性极强，该书一经问世便广受欢迎，且不断再版，目前已更新至全新第 4 版。全书共 20 章，根据头颈、胸、腹、四肢等区域划分，单独成章，还对血管变异及胚胎发育进行了描述。每章均按照解剖概述和外科显露两个方面编写，解剖部分相对简洁，显露部分则重点描述了不同的手术入路、解剖层次显露的技术要点等，还特别总结了避免手术区域内的组织、脏器损伤的要点。书中绘图精细准确且极具立体感，形象生动地显示了血管精细的形态结构和层次毗邻关系，化抽象为具体。

参与本书翻译、审校的二十多位中青年学者均来自国内著名的医学中心，他们不但具备丰富的血管外科临床专业知识，还有非常出色的英文翻译功底。这些勤奋热情的血管外科才俊在繁忙的工作之余，高效地完成了译校初稿。之后又由首都医科大学杨春教授，以极专业的水平高效地对书稿进行了最终审校。在中国科学技术出版社的鼎力支持和帮助下，所有译者通力合作，顺利完成了本书的翻译及审校工作，在此对所有译者及提供帮助的人员表示感谢。本书不仅适合血管外科专业人员阅读参考，也可作为相关专业医学本科生、研究生的专业教材。

由于中外术语表述及语言表达方式不同，加之译者众多，对专业阐释的理解有所差异，中文翻译版中可能会存在一些表述偏颇及有争议的情况，敬请批评指正。

首都医科大学附属北京朝阳医院 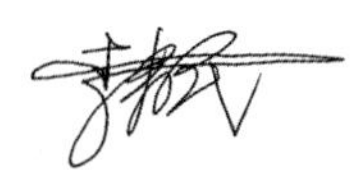

原书第4版前言

腔内技术经验的增加和腔内器械设计的不断改进，使得血管疾病的治疗方式发生了转变。目前，腔内治疗被认为是诸多动静脉疾病的首选方案，而开放手术仍适用于累及范围广或形态复杂的血管疾病。这种状况导致开放性血管手术经验减少，但复杂性却日益增加。随着临床医生对开放显露血管经验的减少，我们深感人们对注重外科角度的血管解剖著作的需求将持久存在。本书编撰的初衷从未改变，即成为一部能够在对周围结构造成最小损伤的前提下详尽指导血管充分显露的实用指南。大量不断涌现的新显露技术、特定方法的精细适应证等为此次第 4 版的更新提供了动力。

基于人们对前几版的好评，我们始终贯彻强调临床解剖学、注重详细的插图、减少繁冗的文字描述来对本书进行编写。本书的一大特色在于所有插图均出自身兼外科医生、解剖学家的艺术家之手。这种一致性使得每幅插图都包含了更多细节，以展示最大的教学效益。除解剖插图外，第 4 版的另一个重要改进是手术显露插图以全彩形式展示，对三维关系亦给予了更多的解析。流程规范和临床参考文献已更新，以反映当前最新理念。腰椎显露已扩展为一个完整章节，增加了有关上肢和下肢骨筋膜室综合征或筋膜切开术的新章节，以及经颈动脉血管重建术、双侧前开胸术、显露喙突下间隙、获取桡动脉、逆行肠系膜支架植入术、左肾静脉转位等新章节。

本书一如既往地从解剖概述和外科显露两个方面入手，采用了基于主要解剖关系的实用描述，并从外科医生角度进行描述，避免琐碎及深奥的细节，通过全面回顾当前文献撰写相关临床讨论。

本书最重要的特点在于其持久的适用性。即便在未来，人体解剖学也不会发生改变。或许各项血管外科技术会此消彼长、各领风骚，但无论是现在或未来，显露技术始终是所有手术的标准组成部分。

原书第1版前言

从你的头脑中消除这样一种想法，即对人体结构各方面的理解都可以用语言来表达。因为你描述得越透彻，你就会越迷惑……我劝你不要费劲解释，除非你在向盲人说明。

——Leonardo da Vinci

了解血管的解剖结构是一项高度可视化的工作，因为血管树在身体所有组织平面上都有复杂的分支。编写本书的目的是通过大量的插图辅以最少的文字来表述血管的临床解剖，对理解身体各部位的血管模式及具有重要意义的解剖关系进行简洁、清晰的重点介绍。所有章节均分为解剖概述及外科显露两部分。

作为一部专著，本书的特点还在于统一的概念阐述方式，这也是其他多人合著专著所缺乏的。解剖结构的可视化借助新鲜尸体的各部位解剖来实现；临床观点则基于实践经验和全面的文献回顾。

随着手术方式的创新及完善，血管外科等相对较新专业的文献也在不断增加。原创论文对与手术相关的外科解剖进行了不同程度的细节描述，然而这些描述在后续的临床文献或图谱中被精简。这一优化精简的过程可使基于血管外科解剖背景下的综合治疗获益。本书的初衷在于提供一个详细且实用的指南，以减少显露和操作过程中对血管本身及其周围组织的创伤。

本书旨在提供一个统一、完整的血管解剖入路理念，在最新技术背景下对解剖学进行描述，并按身体部位进行编排。同样的解剖学描述也适用于未来可能出现的新手术。著者对临床相关的解剖知识进行了简洁概述，而没有着力于琐碎和深奥的观点。具有足够解剖学知识的读者可以很好地理解本书的呈现方式及其中令人充满求知欲的细节。手术入路插图展示了理想状态下的显露结果，为更清晰地表达及辅助定位，图中省略了辅助解剖的垫被。临床参考文献列于各章末，解剖学参考文献则列于书末。我们希望通过这种方式将血管外科解剖学清晰统一地展示出来。

目　录

第三篇 上肢血管

第四篇 腹部血管

第五篇　下肢血管

第六篇　血管改变

绪论 动静脉胚胎学

Embryology of the Arteries and Veins

一、血管的发育

（一）概述

在胚胎 3—8 周龄（以排卵后天数衡量），血管形成并演变接近于人类最终循环模式。3 周龄接近结束时，新融合的心脏推动原始循环开始。4 周龄开始进入快速变化的广泛重塑阶段，并由 2 月龄一直持续到最后 1 个月。由于动静脉的变化及发育中的胸腹器官、躯干和四肢的相互作用，胚胎头端的发育速度比尾端要快。当胚胎大小为 3～30mm（身长），会发生极其复杂的生物结构发育和重组 图 0-1。下一次血管形态显著变化发生在出生时。

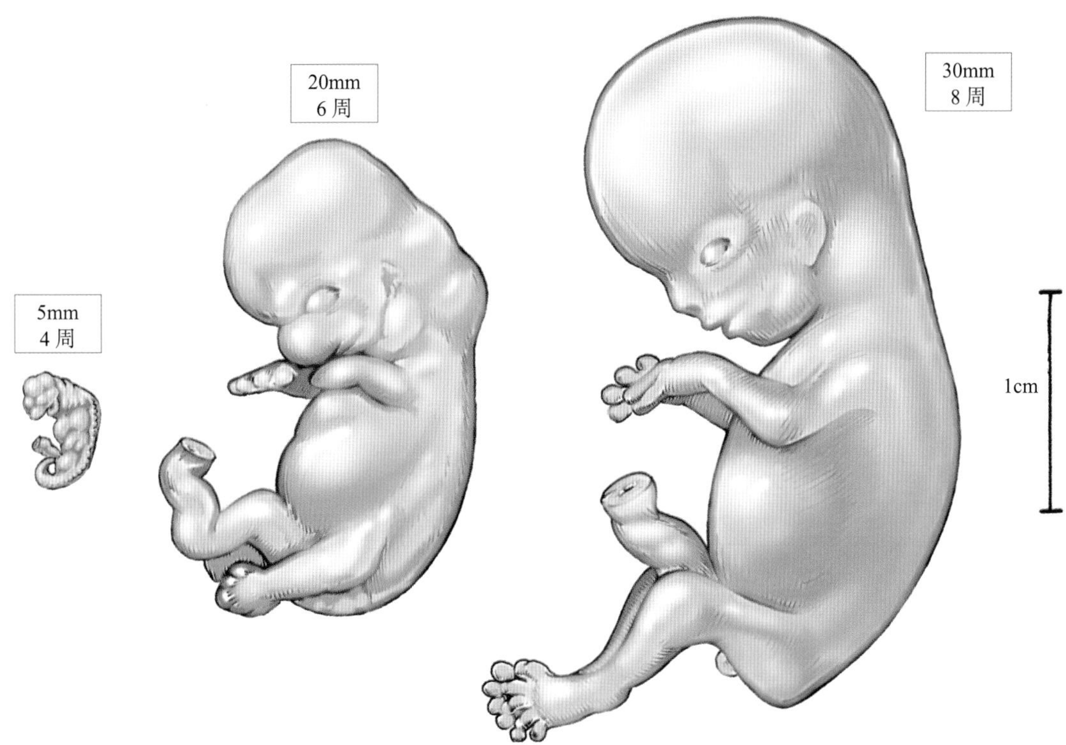

图 0-1 快速的血管发育和重组发生在胚胎期（妊娠的前 **2** 个月），此时胚胎的顶臀长度在 **3～30mm**，最终血管的基础模式建立于这一时期终末

了解成人血管系统在演变过程中发生的变化，提供了一个逻辑框架，在这个框架中，我们可以对在血管外科手术中遇到的诸多变异和异常进行概念化。

（二）原始脉管与循环起始

在循环开始时，胚盘在绒毛膜囊泡内呈现息肉样凸起（图 0-2）。其蒂构成体蒂。其顶端呈现不显著的双叶状。两个裂片之间的凹槽反映了内胚盘边缘。3mm 胚板上方的圆顶是羊膜，下垂的囊是卵黄囊。

在这些镜像穹窿之间，伸长的 2mm 胚胎盘侧边卷起，开始闭合神经沟，第 1 对体节出现在胚期中期（图 0-3）。内衬于间充质裂隙的细胞在此之前已经独立发育，开始相互连接并形成两对纵向通道，一

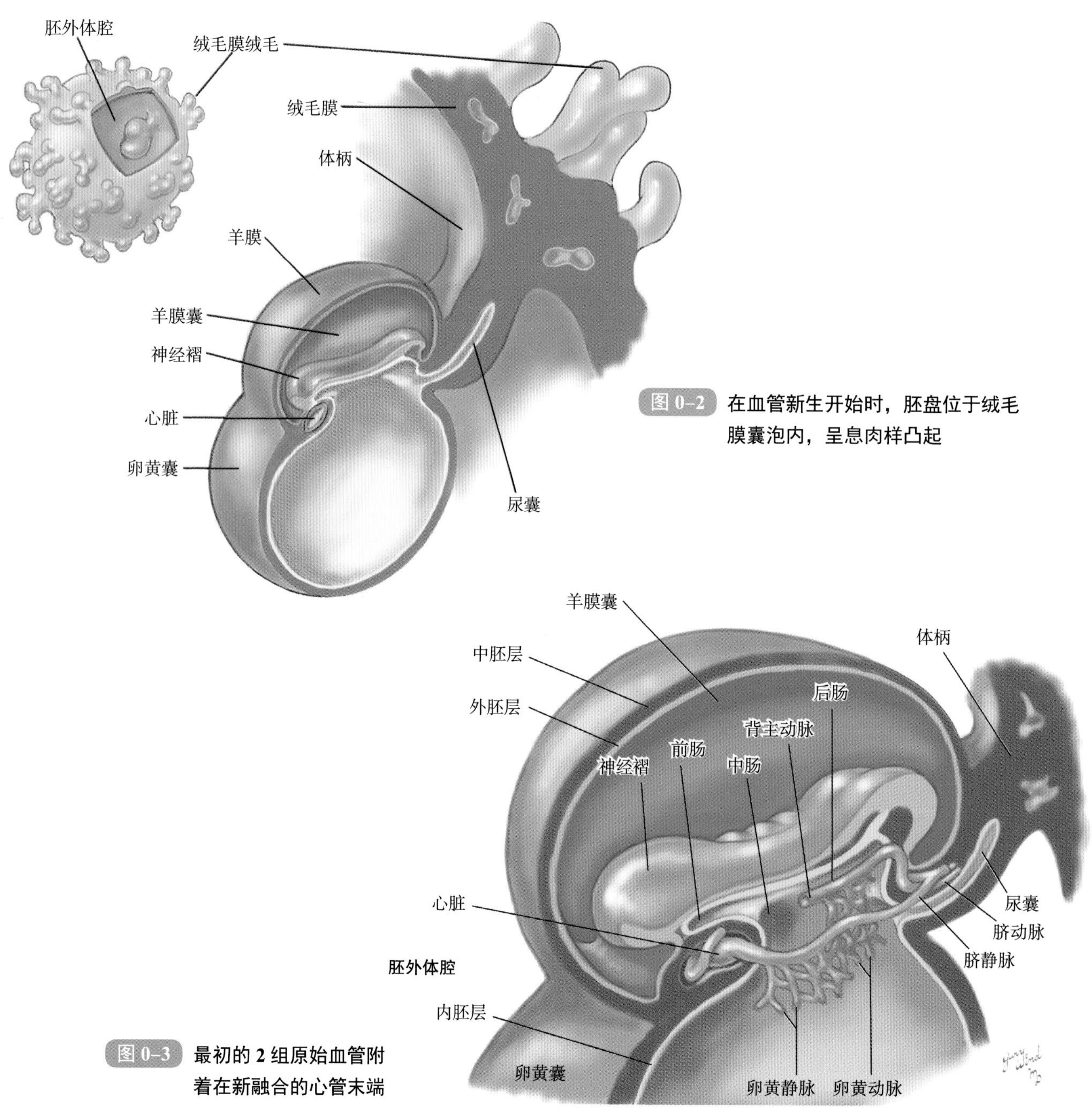

图 0-2 在血管新生开始时，胚盘位于绒毛膜囊泡内，呈息肉样凸起

图 0-3 最初的 2 组原始血管附着在新融合的心管末端

个内侧和一个外侧。内侧通道附着在胚胎头端成对心管的末端，形成原始主动脉，延伸到远端卵黄动脉网。侧壁附着在心管的尾端，成为卵黄静脉和脐静脉。

几天之内，心脏融合并开始搏动，推动血液通过卵黄囊循环。在早熟绒毛膜开始承担提供营养任务前的一段较短时期内，卵黄囊循环从迅速退化的哺乳动物卵黄囊中汲取营养。脐带血管从卵黄复合体延伸到体蒂，然后延伸到绒毛膜，成为主要的血液循环通路。

在 4 周龄，胚胎长 4～5mm，发育出完整的体节，并开始一系列血管形态变化 图 0-4。大部分成对主动脉发生融合，并形成了许多背侧、外侧和腹侧分支。5 对额外的弓动脉从咽及发育中的鳃弓之间的外侧穿过，连接心脏的头端和其余未融合的背主动脉。头弓和尾弓退化的速度一致并且加快，6 对弓动脉在 5—7 周龄发生了渐进性变化（见后述）。多处卵黄动脉退化，剩下 3 条将演变成为腹腔干动脉、肠系膜上动脉和肠系膜下动脉。成对的前主静脉和后主静脉形成于体壁，并通过总主静脉连接到心脏尾角（后演变为静脉窦）。

4 周龄结束时，4 个肢芽明显可见，头侧更加明显。卵黄静脉的残余正在发育中的肝脏和结缔组织形成窦状结构，后演变为门静脉系统。之后躯干和四肢的动静脉系统同时发育，具体见后述。

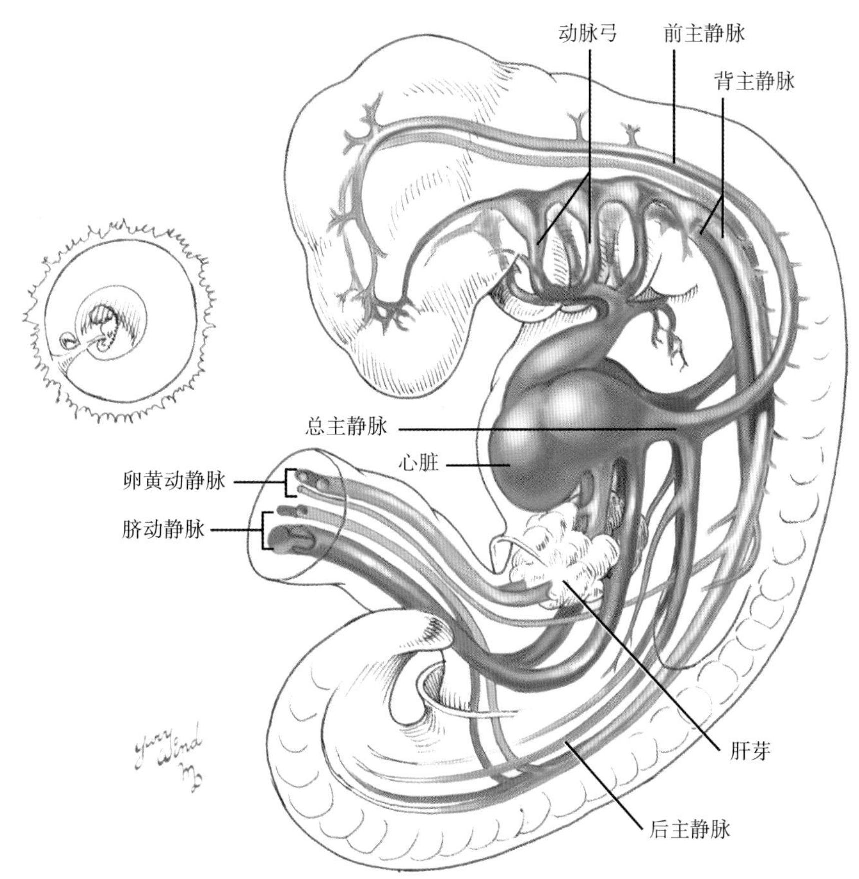

图 0-4 在第 4 周的胚胎中，主动脉融合已经开始，动脉弓正在形成，脐血管形态已明晰，主静脉形成，为第 2 个月的快速变化奠定了基础

（三）主动脉弓

6对弓动脉走行于各对鳃弓内，第1对、第2对和发育不全的第5对弓动脉在胚胎5周龄开始时已基本退化，此时胚胎长度为6mm（图 0-5）。背主动脉保持在前两对弓的水平，与第 3 对弓动脉保持连接，形成颈内动脉。主动脉囊新分支向第 3 对弓动脉进行不同的生长迁移而逐渐形成颈外动脉（图 0-6）。第 3 对弓动脉的根部成为颈总动脉。颈外动脉沿着来自前两个鳃弓的肌肉向面部和头部移动。

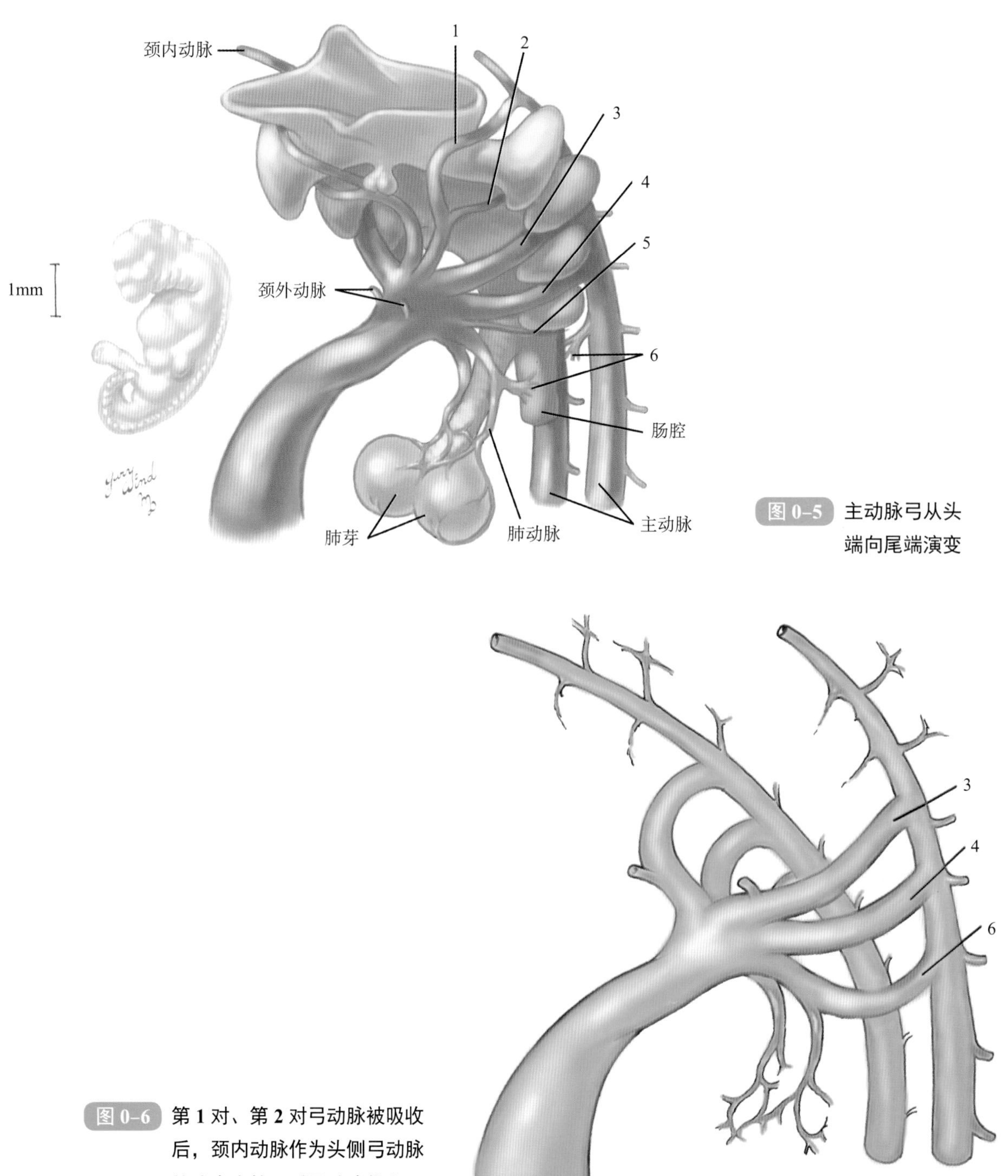

图 0-5 主动脉弓从头端向尾端演变

图 0-6 第 **1** 对、第 **2** 对弓动脉被吸收后，颈内动脉作为头侧弓动脉的残余由第 **3** 对弓动脉供血

第 4 对弓动脉都持续存在，左侧将成为成人期主动脉弓，右侧将成为右锁骨下动脉根部 图 0-7。锁骨下动脉首先由成对的主动脉在其结合的近侧端处形成凸起。锁骨下动脉和融合干之间的右侧动脉被吸收后，右锁骨下动脉被隔离出来（异常的弓吸收模式）图 20-2。

第 6 对（肺）弓动脉从背主动脉生长，与发育中的肺动脉相连，肺动脉从主动脉囊延伸到肺芽。第 6 对弓动脉右侧消失，而左侧成为动脉导管（后来是动脉韧带）。在 5—7 周龄，当这些改变发生时，心脏的主干和动脉囊分离成主动脉和肺动脉干。

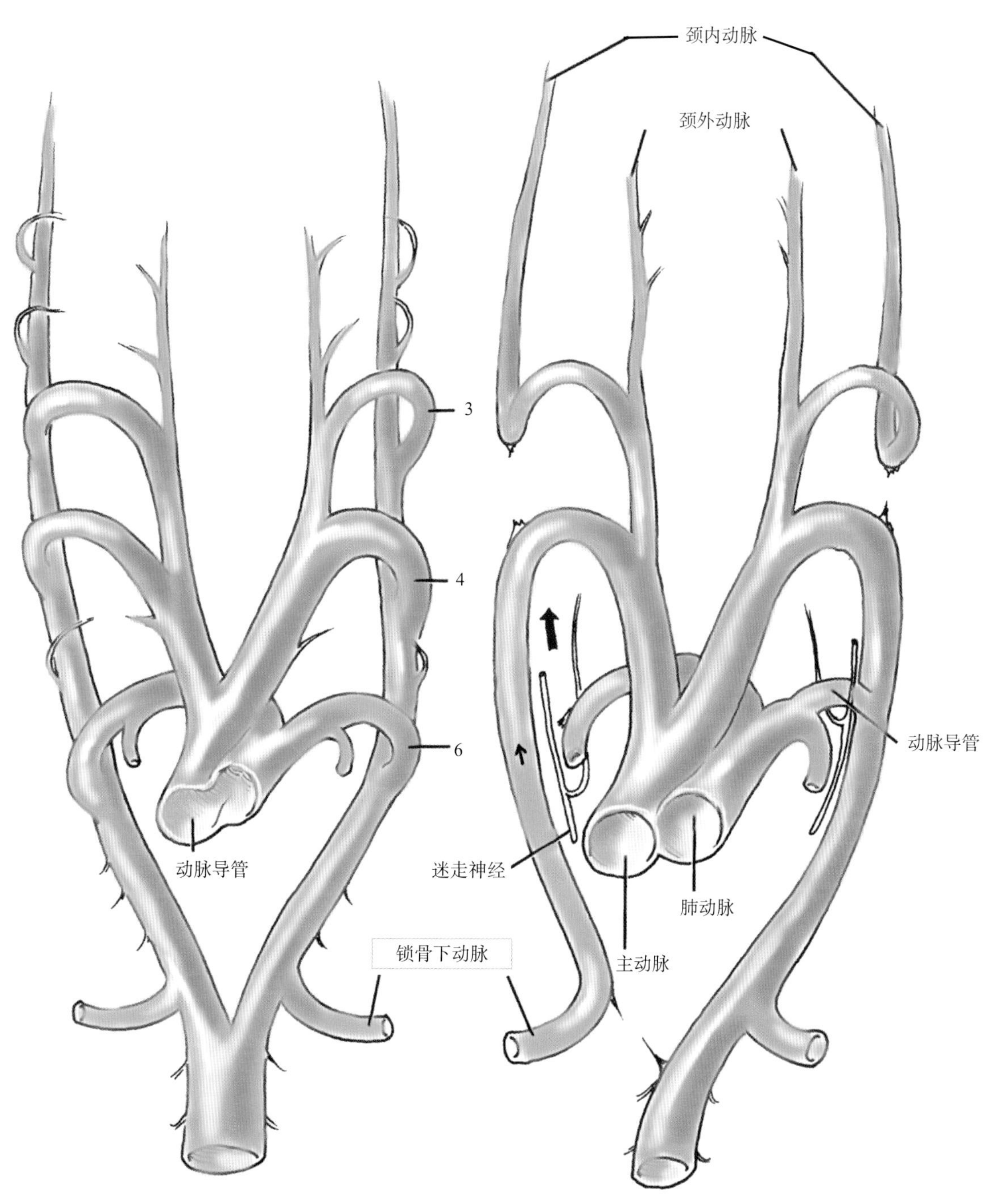

图 0-7　选择性吸收剩余的弓动脉后最后的主肺模式

（四）背主动脉

当胚胎头端的弓动脉正在重组时，背主动脉正在形成背侧支和腹侧支 图 0-8，包括体壁和四肢的连续节间分支、肾节区的泌尿生殖系统分支，腹侧的内脏分支。

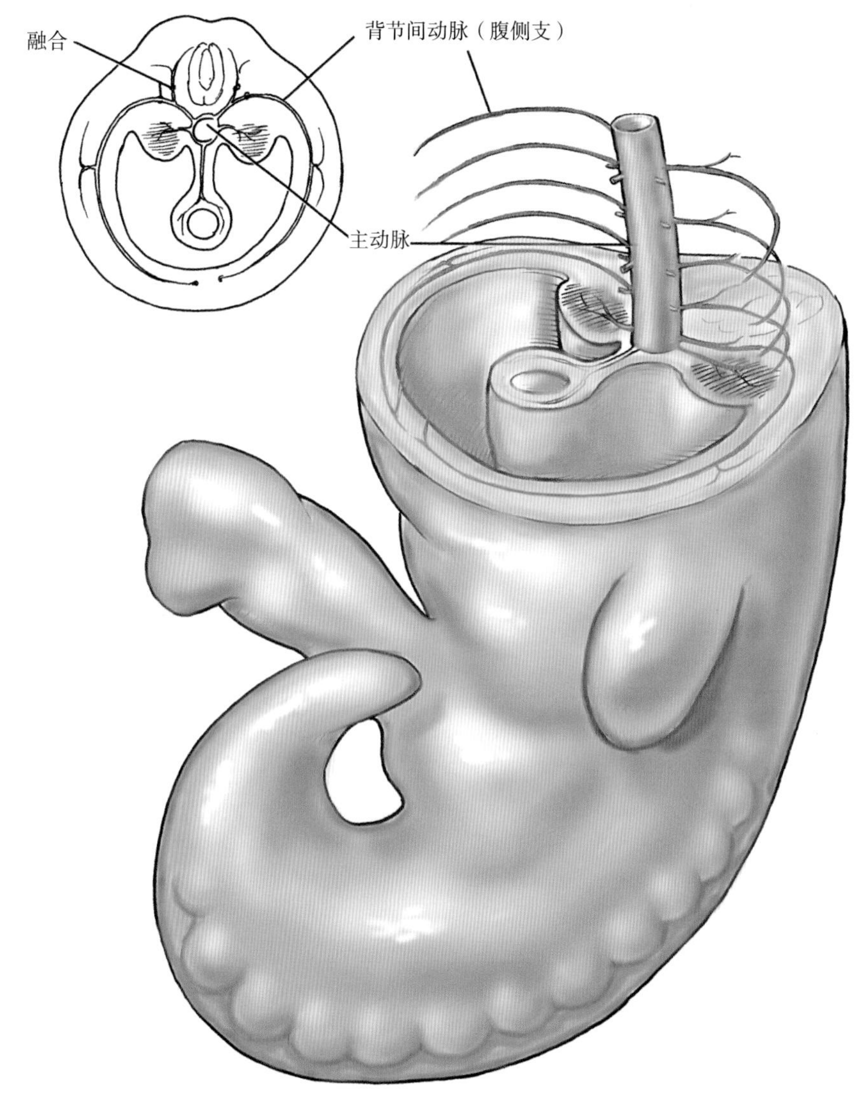

图 0-8 融合的背主动脉细化出背侧和四肢分支并保留从卵黄动脉演变的单个内脏分支

背支分为背支和腹支。最尾段的背支被再吸收，颈区的背支形成纵向融合并持续存在形成椎动脉 图 0-9。椎动脉和锁骨下动脉共同起源于第 7 颈节间动脉。腹侧支构成肋间动脉和腰动脉。与背侧分支融合相似，两个纵向肋间融合形成锁骨下动脉头侧的甲状颈干和锁骨下动脉尾侧的肋颈干。肢芽的轴向血管也来自背侧节间分支。

多个侧支延伸到肾节，供应中肾、性腺、后肾和肾上腺 图 0-10。随着中肾的退化，分支数量也随之减少，留下肾、肾上腺和内部性腺血管。膈动脉也是最终形成的侧支。

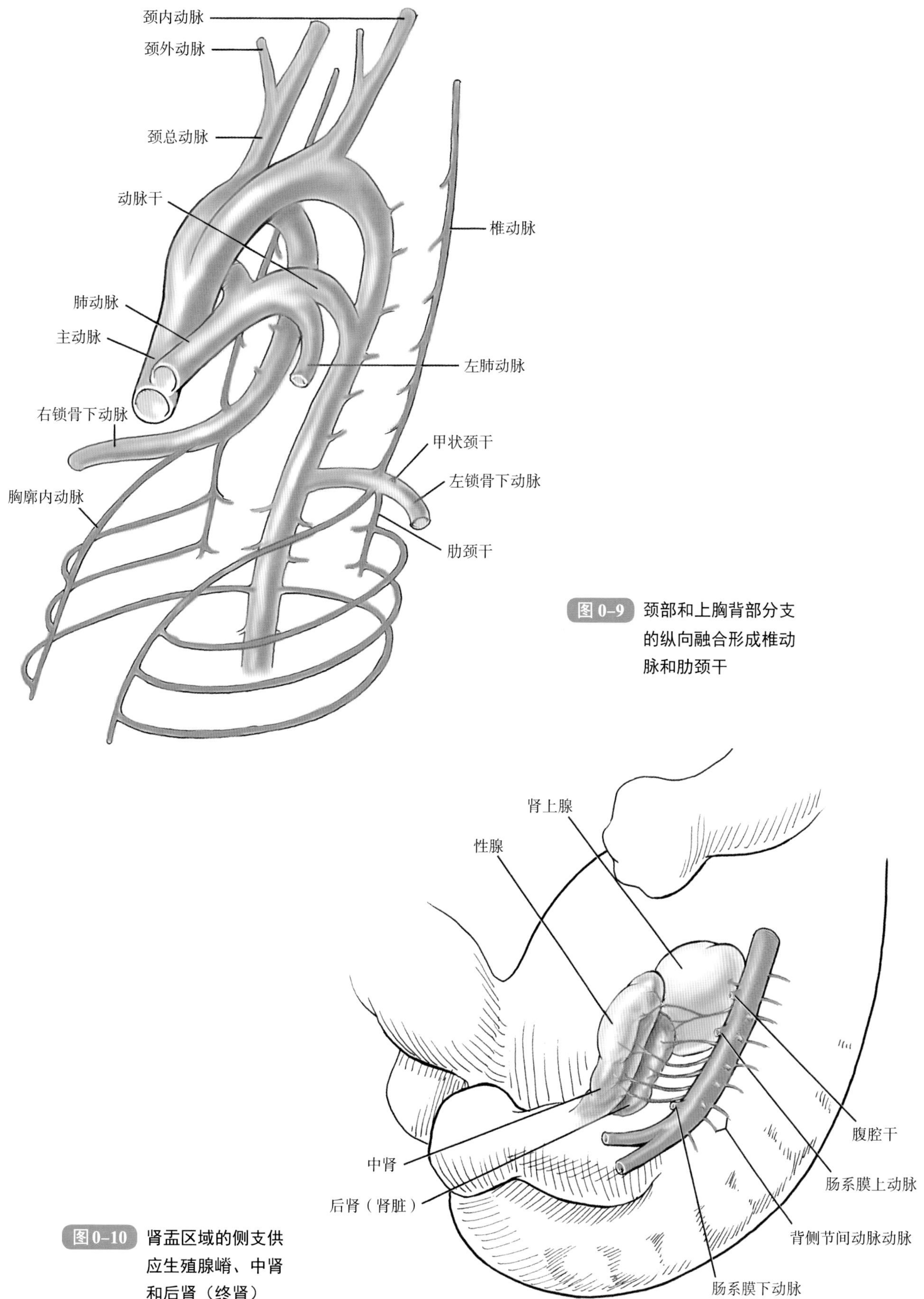

图 0-9　颈部和上胸背部分支的纵向融合形成椎动脉和肋颈干

图 0-10　肾盂区域的侧支供应生殖腺嵴、中肾和后肾（终肾）

主动脉的腹侧分支是成对的卵黄动脉的衍生物，主动脉融合时变为单个。当卵黄囊退化时，血管数量减少。到第 5 周末，当胚胎有 8mm 长时，留下腹腔干、肠系膜上动脉和肠系膜下动脉。此外，脐动脉失去了与卵黄系统的原有连续性，与相邻的背侧节间支相连，成为髂总动脉（见后述）图 0-14。

（五）四肢

肢芽出现在 3～4mm 的胚胎中，上肢发育较早 图 0-11。肢芽的基部跨越了几段，其弥漫性的原始毛细血管丛由几条背侧节间动脉供养 图 0-12。其中 1 根占主导，其余均慢慢退化。静脉以原始肢体的顶端生长嵴边缘血管的形式成为优势通道。

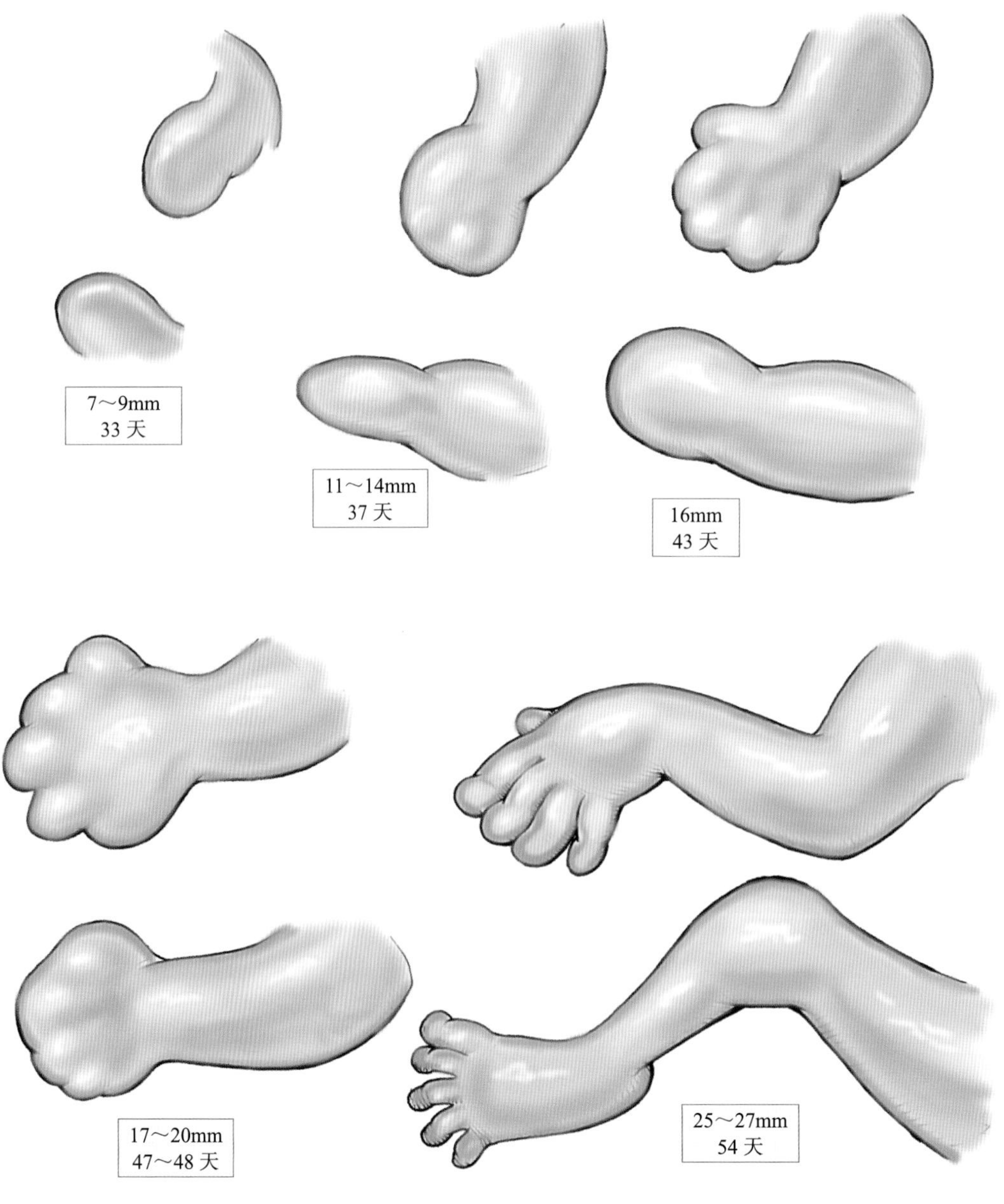

图 0-11 发育成熟过程中上肢领先于下肢

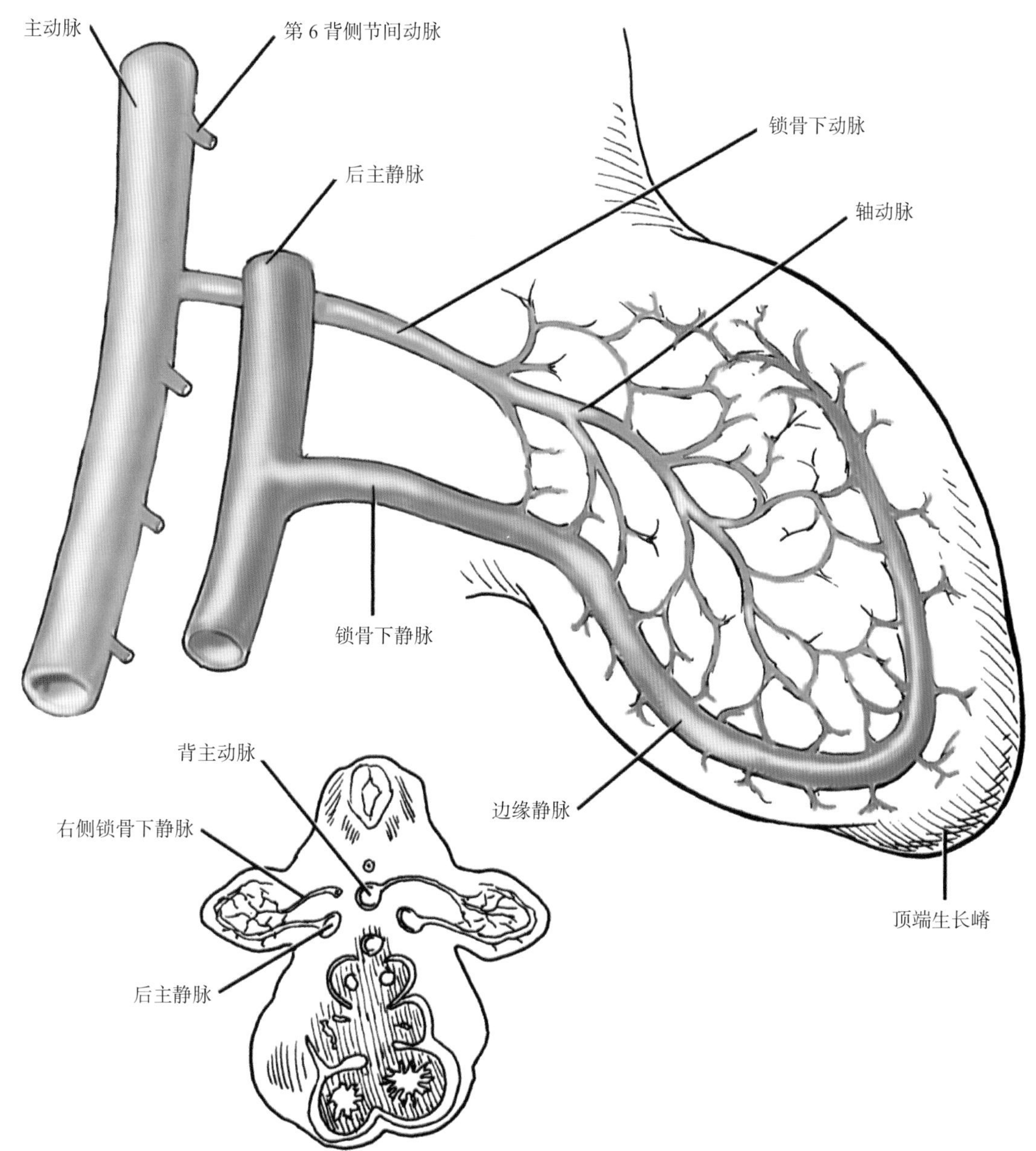

图 0-12 四肢初级轴动脉由细小的血管网连接到多处（substantial）边缘静脉，最初引流进入后主静脉

与主动脉弓的变化相一致，在胚胎 4 周龄（约 5mm 长）时，锁骨下动脉形成上肢的轴动脉。这个原始轴动脉作为臂和前臂的肱动脉和骨间动脉持续存在 图 0-13。肱动脉进一步分为供应手部的 3 个分支血管，包括正中动脉、桡动脉、尺动脉，其中正中动脉逐渐退化。因为上肢芽的起始位置相对靠尾侧，静脉弓首先流入后主静脉。静脉弓的头侧缘逐渐退化，尾侧缘发育为贵要静脉、腋静脉和锁骨下静脉。在此阶段之前，不同的生长速度已将锁骨下的引流转至前主静脉。

在 4 周龄，脐动脉与邻近的背侧节间动脉分支相吻合 图 0-14，这种继发连接迅速占据主导地位，最初的主动脉连接消失。脐动脉新的背侧根将成为髂内和髂内动脉。这些血管根部将形成下肢的原始轴血管、坐骨动脉和髂外动脉。

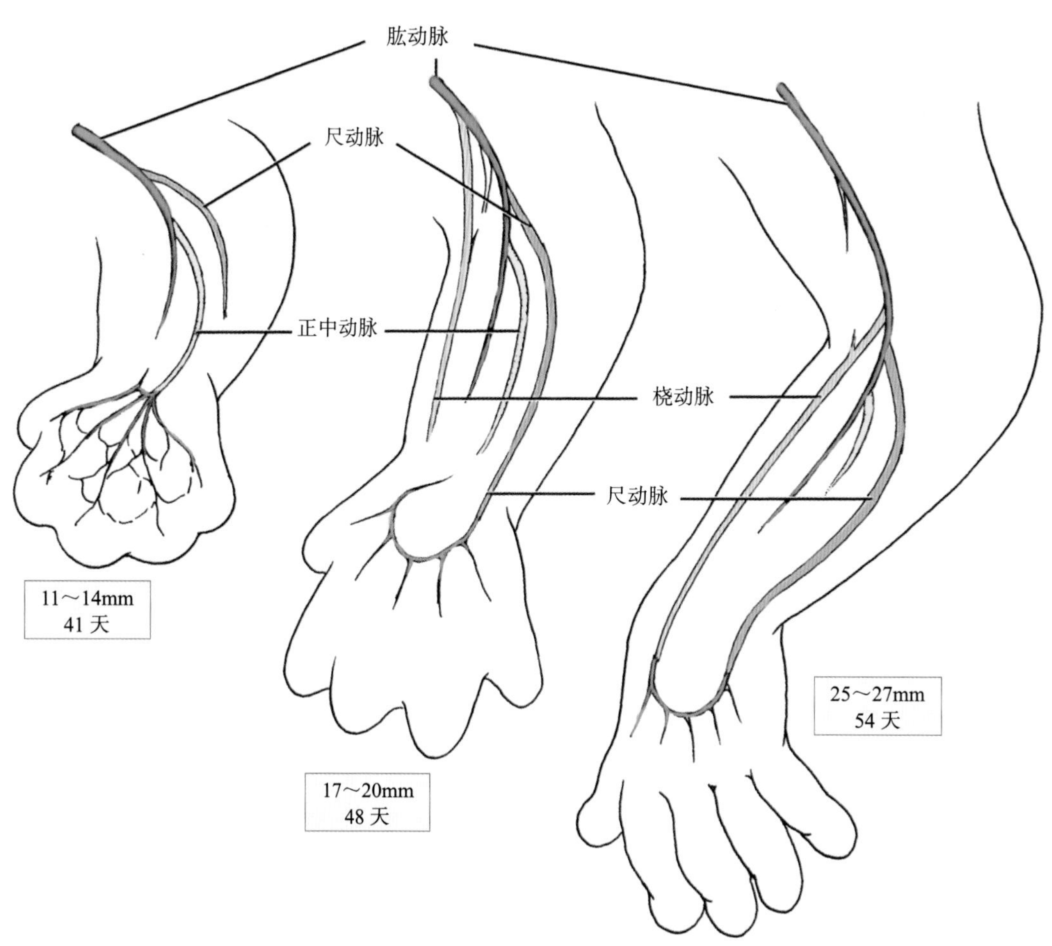

图0-13 轴血管分支发出桡动脉和尺动脉，取代中间的正中动脉供应手的前臂和手部的血管弓

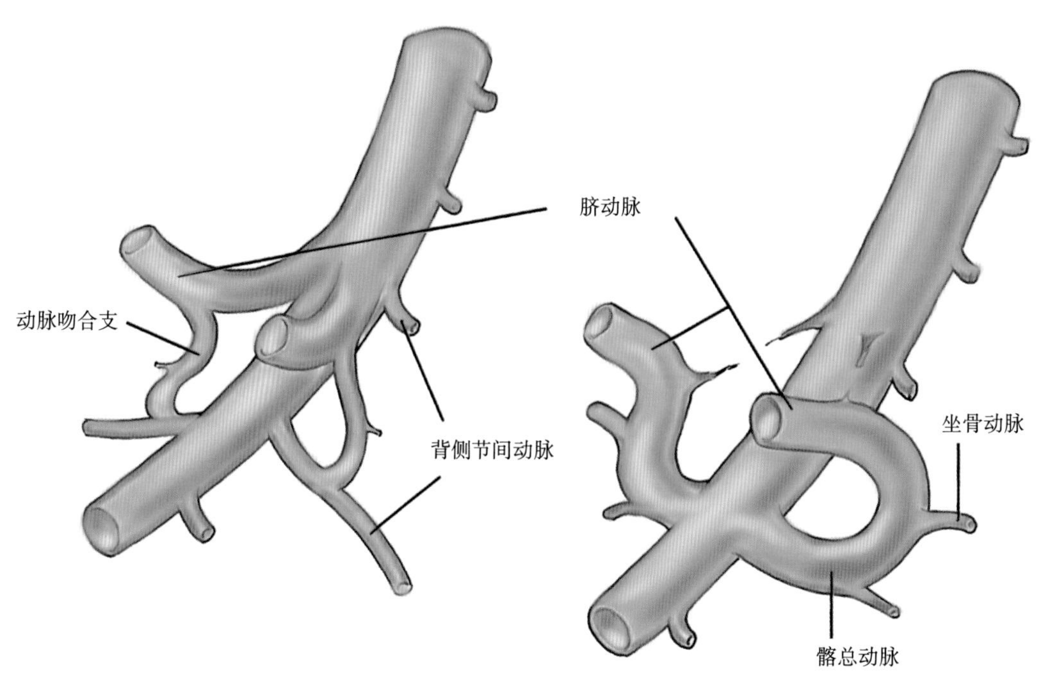

图0-14 脐动脉基底部在第**4**周移向背侧节间动脉根部

第 5 周龄时（约 9mm 长），脐动脉的新背侧根形成坐骨动脉。髂外动脉与坐骨动脉来源于同一节段血管，两者之间互相连接，选择性吸收，发出分支形成下肢的最终动脉 图 0-15。胫前血管和胫后血管分别来自坐骨动脉和股动脉的腘窝残余。

下肢边缘静脉形成晚于上肢，与尾部发育迟缓相称。与上肢类似，下肢边缘静脉的头侧或胫骨连接退化，留下腓骨分支。后者与独立发自后主静脉的大隐静脉相互连接。两条静脉成为小腿最终的主要静脉回流通路。

下肢血管的最终分布模式的形成落后于上肢血管的最终分布，下肢的血管最终于胚胎 3 月龄形成，而上肢的血管分布模式于胚胎 8 周龄达到成熟期。骶正中动脉是髂动脉远端背主动脉的残余。

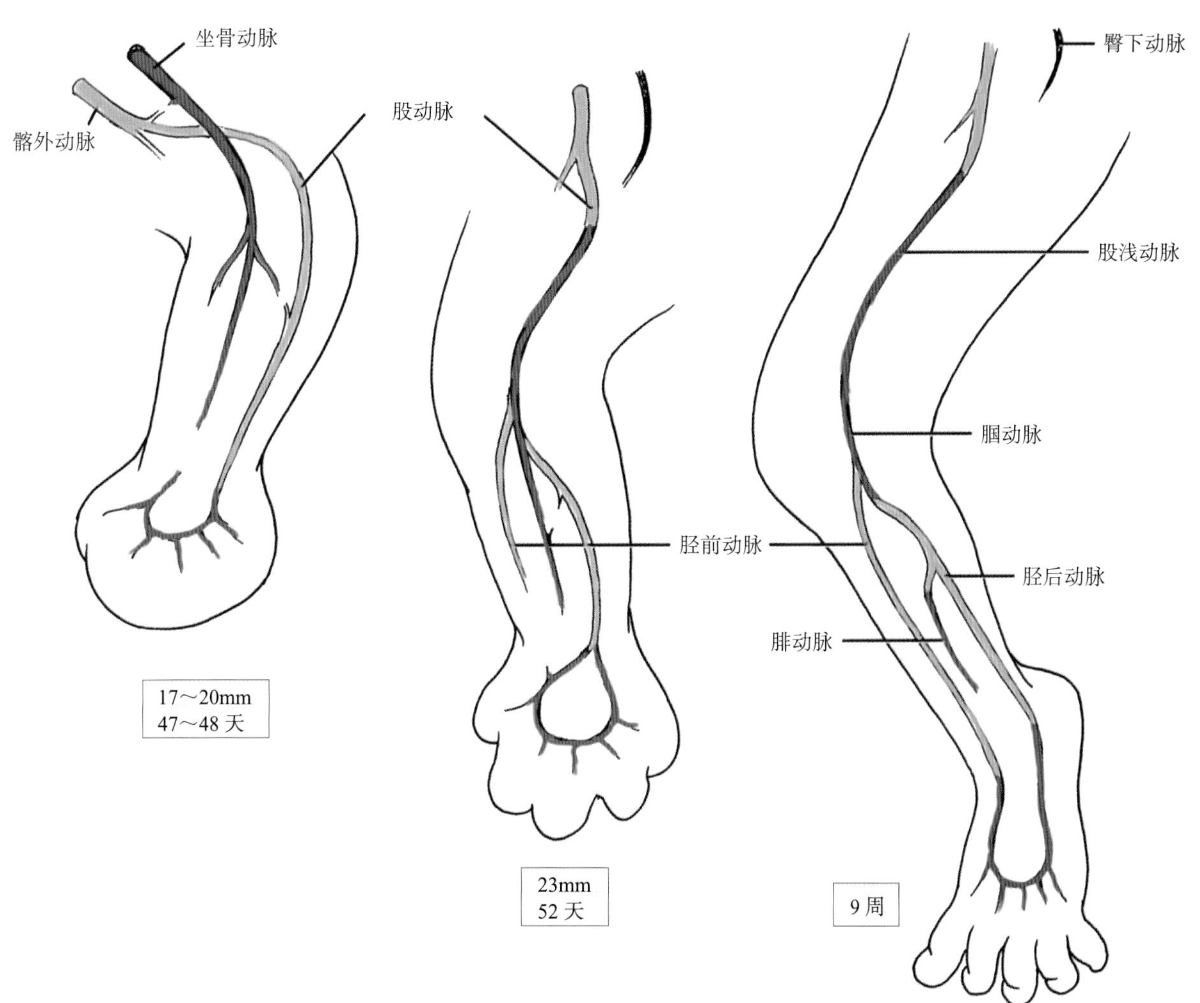

图 0-15 下肢轴向的坐骨动脉与髂外干相互作用形成成熟的下肢血管模式

二、静脉系统

在胚胎3周龄（约3mm长），神经管开始闭合时，3套成对静脉开始建立 图0-16。最早的是卵黄囊中的卵黄静脉，其次为来自绒毛膜的脐静脉，最后为引流躯体本身的主静脉。静脉系统的发育远较动脉系统复杂，涉及增加、减少、互连、位置变化和流量变化。

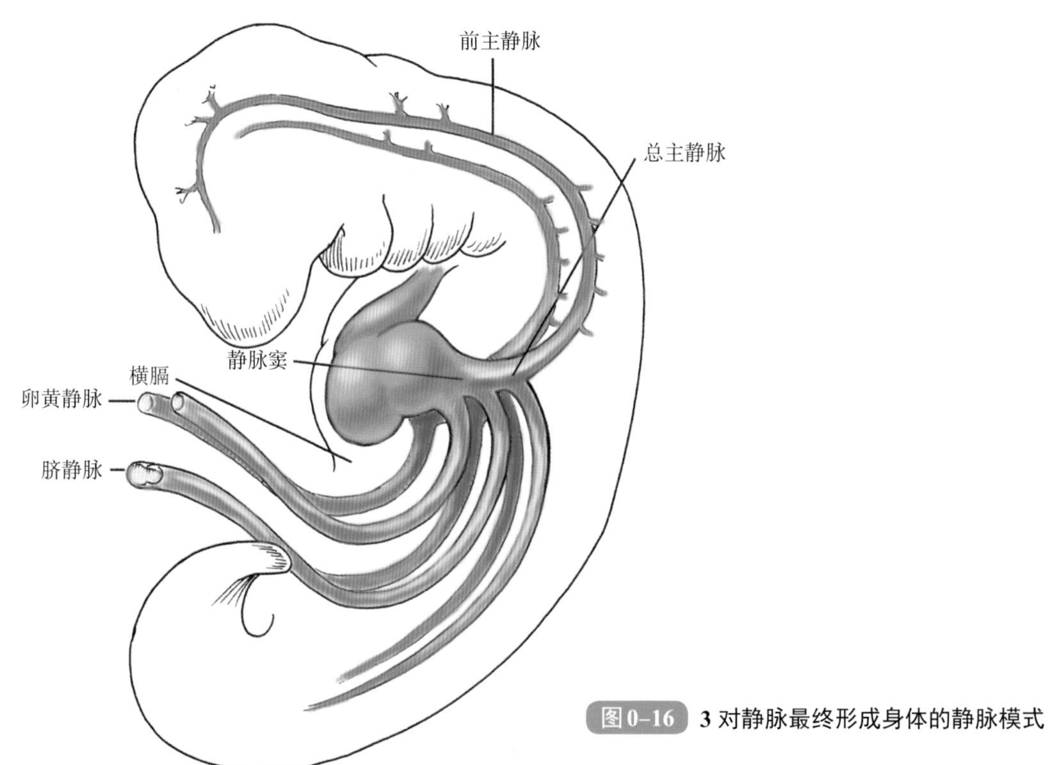

图0-16 3对静脉最终形成身体的静脉模式

卵黄静脉自卵黄囊沿前肠穿过横膈进入静脉窦。在穿过横膈的过程中，它们与内生的肝芽相互交织，成为肝静脉窦 图0-17。部分静脉窦系统汇入静脉导管（见后述），右侧的肝上分支成为肝静脉。在胚胎4周龄前（约5mm长），肝下卵黄静脉配对伴行在十二指肠两侧。通过交叉吻合和卵黄静脉部分吸收，围绕十二指肠周围呈S形的门静脉。肠系膜上静脉替代卵黄静脉连接门静脉。肝脏头侧的左卵黄静脉和静脉窦左角消失。

脐静脉最初沿肝脏两侧的体壁从体蒂穿过到达静脉窦。随着肝脏扩大，在脐静脉和肝静脉窦之间的连接逐渐建立。在静脉导管建立之前，血流持续稳定地通过更直接的途径流入心脏。到胚胎$4^{1/2}$周龄时，6mm胚胎中所有脐静脉血液流过肝脏。整个右脐静脉和左脐静脉的肝外段近端退化，剩下左脐静脉。剩余静脉向中线移动最终聚集于镰状韧带内。

胚胎4周龄时（约5mm长），形成配对的前主静脉、后主静脉，其经历一系列变化最终形成成熟的身体静脉回流模式。前主静脉成熟后演变为上腔静脉回流系统，而后主静脉连同两套伴行的静脉系统演变成为下半身回流的下腔静脉系统。

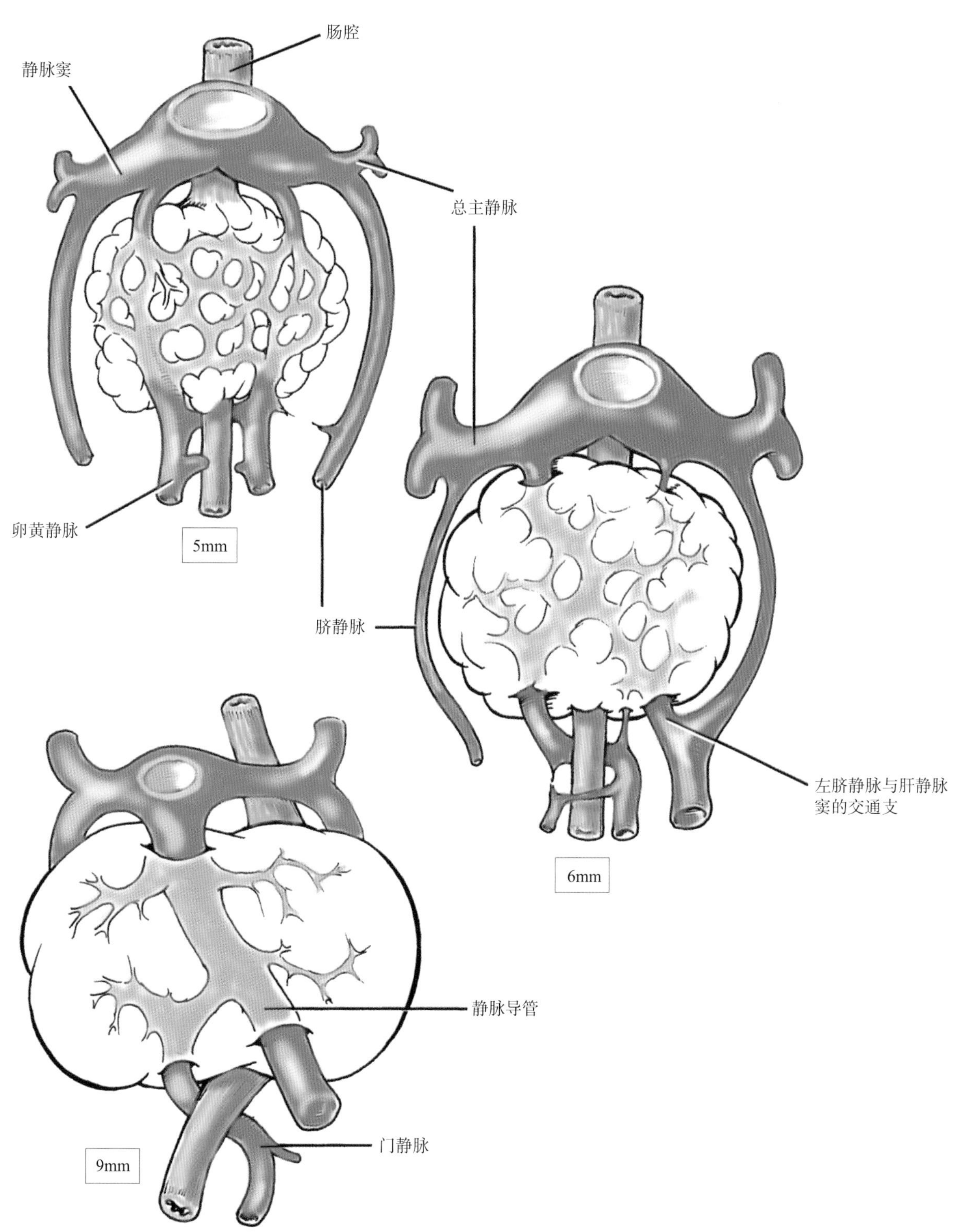

图0-17 卵黄静脉与发育中的肝芽相互交错，成为肝血窦。左脐静脉与肝内静脉丛建立次级连接，形成主要的静脉导管通道

在胚胎 8 周龄时，一条斜行的静脉通道自大脑腹外侧连接前主静脉 图 0-18。左前主静脉的根部退化，右侧根部形成上腔静脉，交叉连接处形成左头臂静脉。前主静脉的头侧成为颈内静脉。颈外静脉和锁骨下静脉附着于前主静脉独立发育。尾侧静脉系统也经历了相对复杂的演变。在胚胎发育的第 2 月龄，后主静脉回流依次由下主静脉和上主静脉供应。随着不同静脉组按照出现的顺序依次退化，相互间的多重连接最终形成成熟的血管模式。

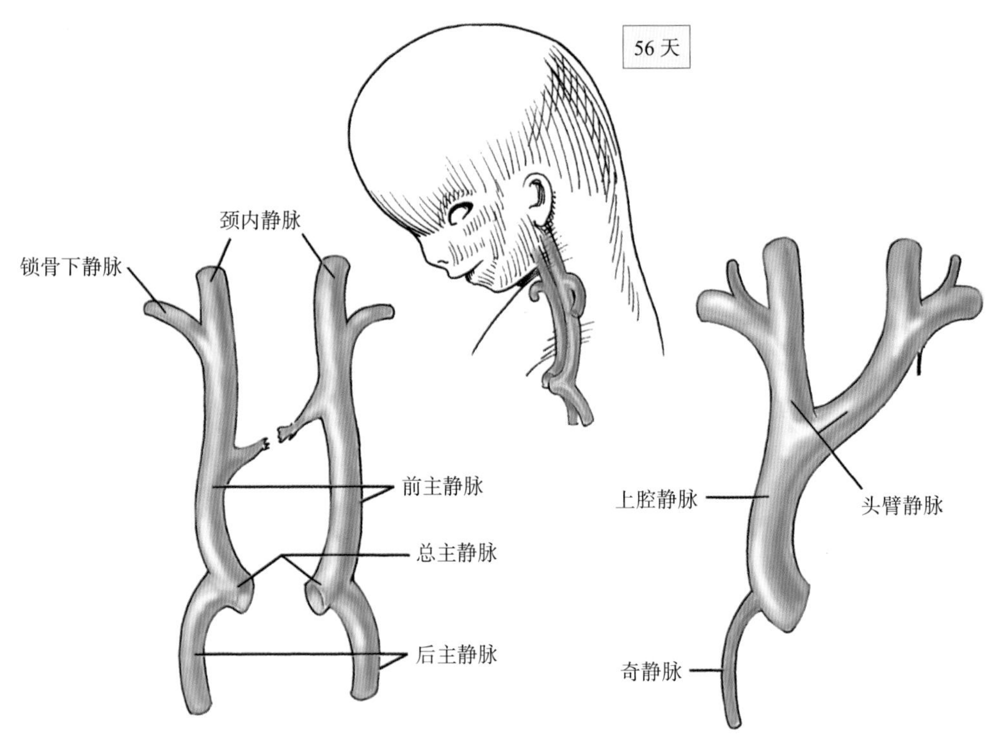

图 0-18 **8 周龄时，1 对角支连接前主静脉，形成左头臂静脉**

后主静脉位于肾中膜背侧，引流来自下肢和体壁的血液回流 图 0-19。早期，在后主静脉主干随中肾退变之前，其远端相互连接。这种远端连接将在下肢静脉汇入水平变为左髂总静脉 图 0-20。奇静脉根部是后主静脉唯一其他残余。

下主静脉在后主静脉之后出现，同时后主静脉仍然在中肾腹侧存在。通过中肾的连接发生在下主静脉与后主静脉之间。下主静脉的中央吻合支后来变为左肾静脉主干。之后，下主静脉头端与后主静脉之间的连接迅速消失，右下后静脉与肝静脉尾端延伸连接，形成未来的肝下肾上下腔静脉。肾上腺和性腺静脉是下主静脉的残余。

上主静脉最后出现，位于后主静脉背侧。当肾脏发育并占据最终位置时，上主静脉与下主静脉在发育的肾静脉水平相吻合，形成部分左肾静脉。右边连接处延续为肾下下腔静脉，使右主上静脉尾侧端持续存在。后者与后主静脉早期出现的持续交叉连接相沟通形成髂静脉汇合处。主上静脉头部断开后交叉相连，形成奇静脉、半奇静脉。肋间静脉和腰静脉最初流入后主静脉，后最终演变为汇入上主静脉衍生物。因此，头侧体壁分支回流至奇静脉系统，下方的腰静脉回流至远端下腔静脉。

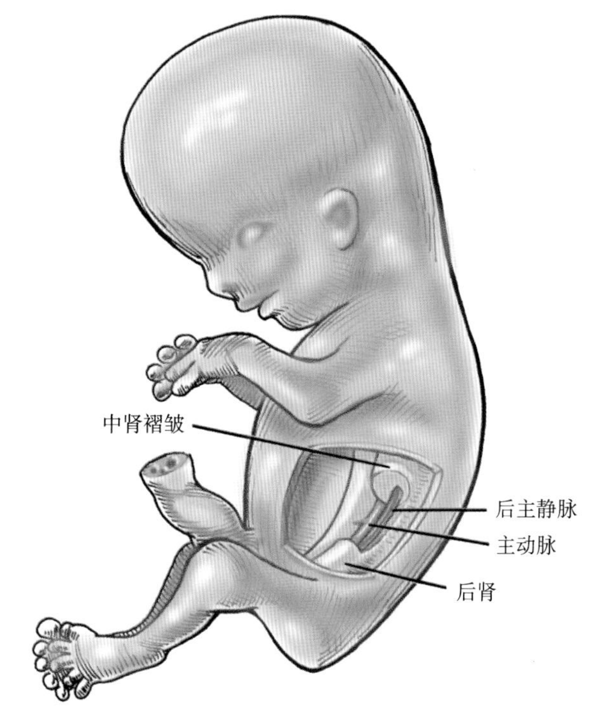

图 0-19　后主静脉位于中肾嵴背侧，出现于胚胎 4 周龄

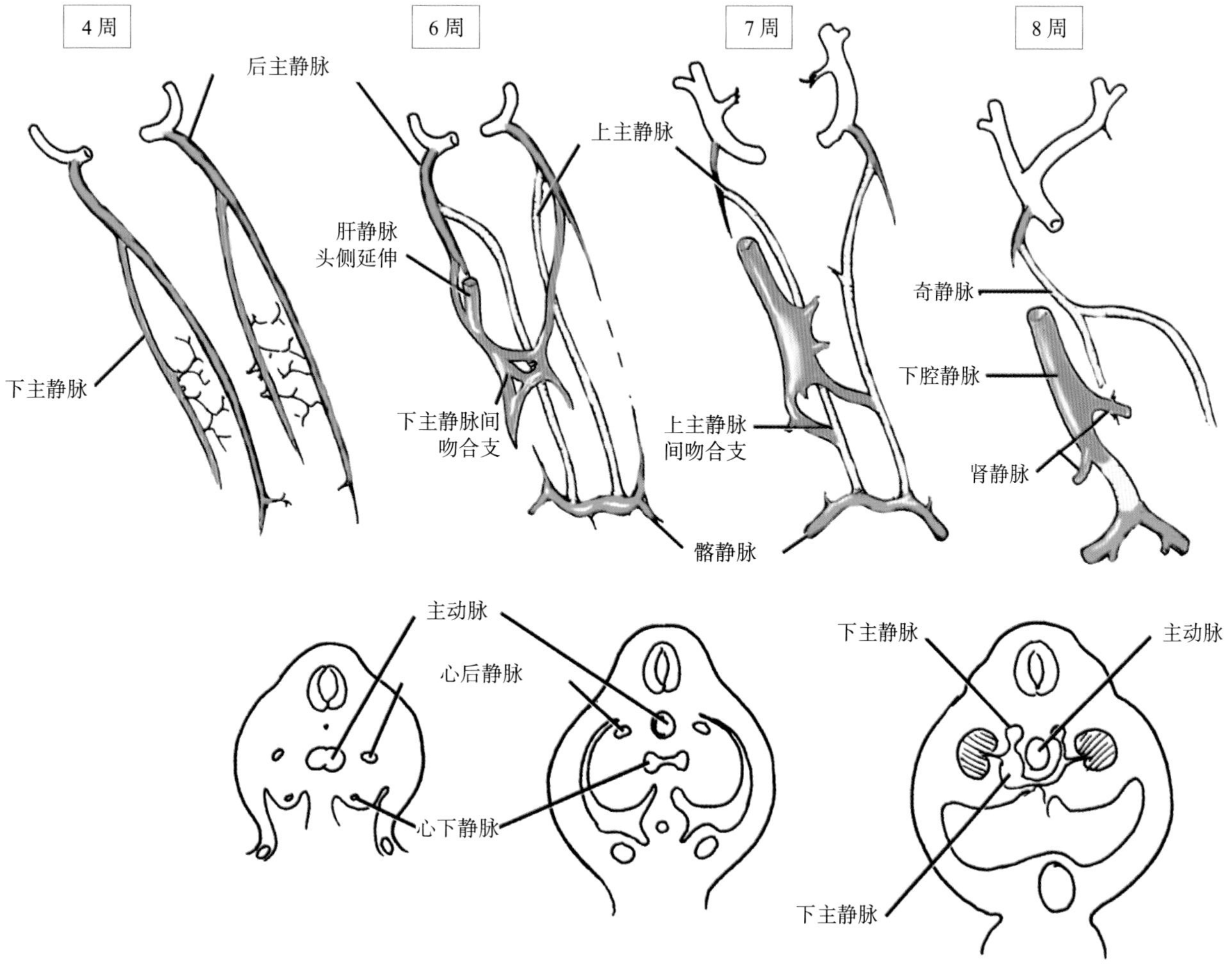

图 0-20　后主静脉和上主静脉、下主静脉的衍生物之间的复杂相互作用形成了下半身的静脉回流

胎儿循环与出生

在接下来的7个月胎儿时期，富氧的脐静脉血液主要经由静脉导管通过肝脏（图0-21）。回流的血液在心脏内与胎儿体内排出的充满代谢废物、不饱和的血液混合。通过卵圆孔和动脉导管的血流动力学和优先分流均倾向于将氧气向躯体的头端输送。被污染的血液从降主动脉经由髂总动脉自髂内动脉–脐动脉途径返回胎盘。

出生时，肺循环快速充盈，同时脐循环终止，导致右心房与左心房压力逆转、卵圆孔关闭、房间分流终止。肌肉收缩使动脉导管闭合，静脉导管和脐血管最终发生纤维化。

胎儿特殊循环通道残留包括胸部和上腹部的动脉韧带、静脉韧带、肝圆韧带，以及下腹壁内表面的脐内侧韧带。

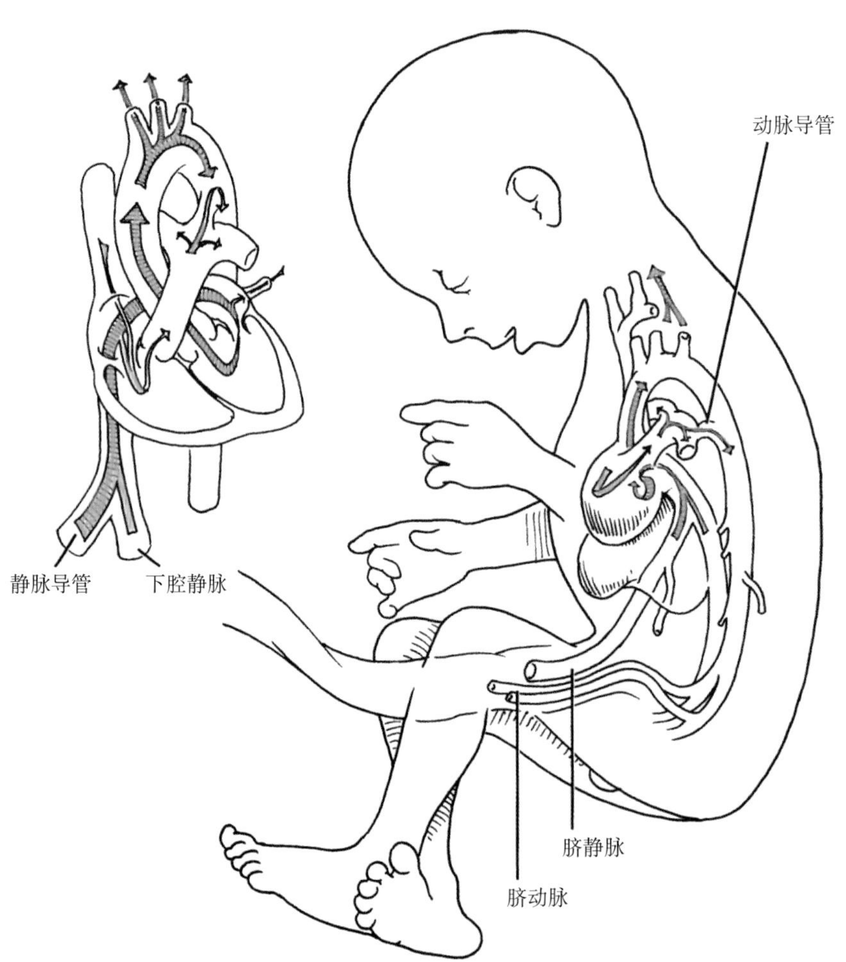

图0-21 胎儿循环主要由富氧的脐血优先流经卵圆孔，后经主动脉到达头部和身体。腔静脉和肺循环血流直接在下腔静脉和心房混合，其次通过动脉导管

第一篇
头颈部的颅外循环

Extracranial Circulation of the Head and Neck

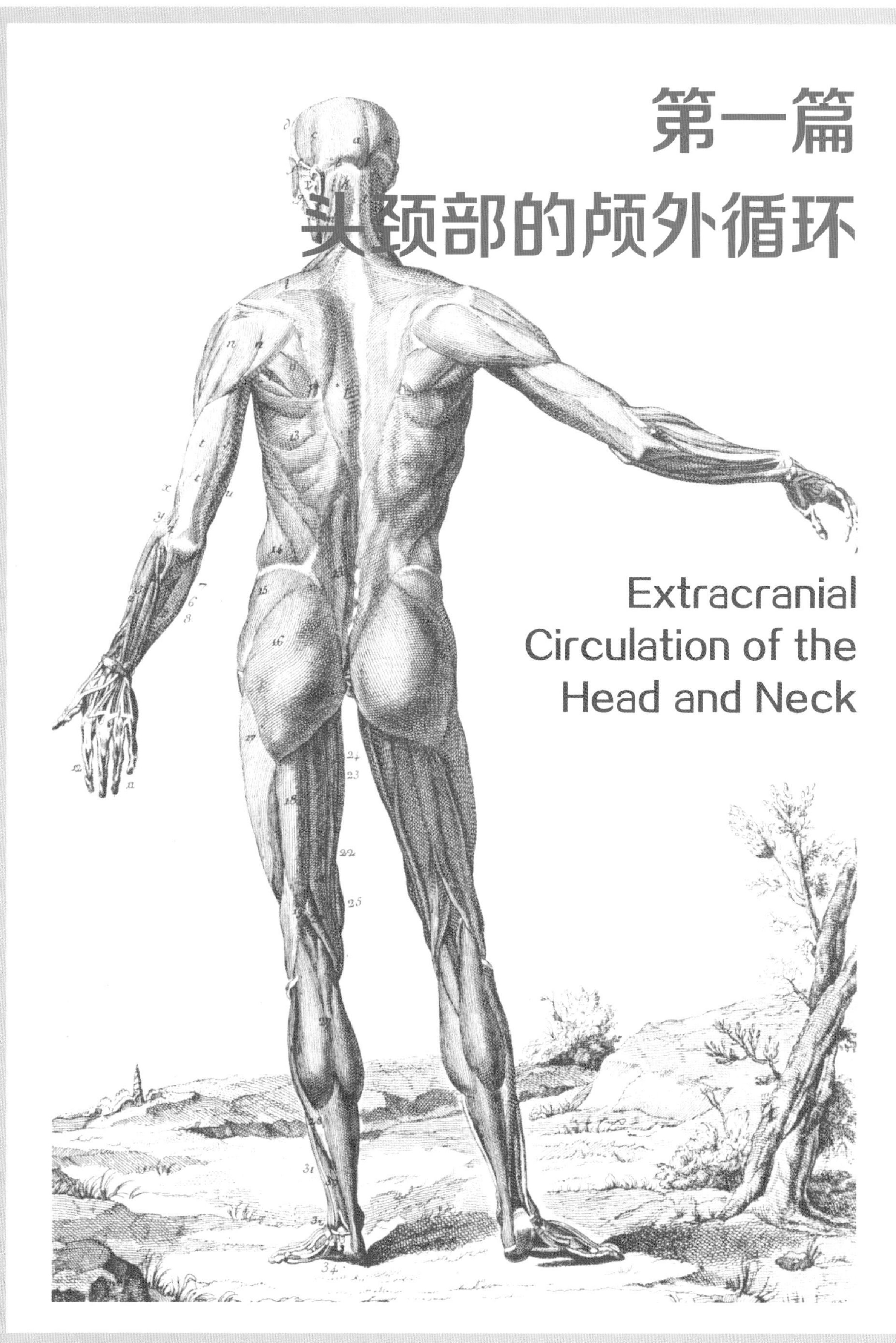

第1章 颈动脉
Carotid Arteries

一、颈部外科解剖

在颈部，各种重要结构巧妙紧密地组成一个错综复杂的整体，并被肌肉和骨骼从三面所包绕。只有对颈部形成一个系统化的概念，才能理解和掌握这一排列复杂的结构。颈部中央有一个包含消化道、呼吸道及甲状腺的内脏柱 图 1-1 。内脏隔间的后界为颈部的主要组成结构，即颈部脊柱及其支持结构

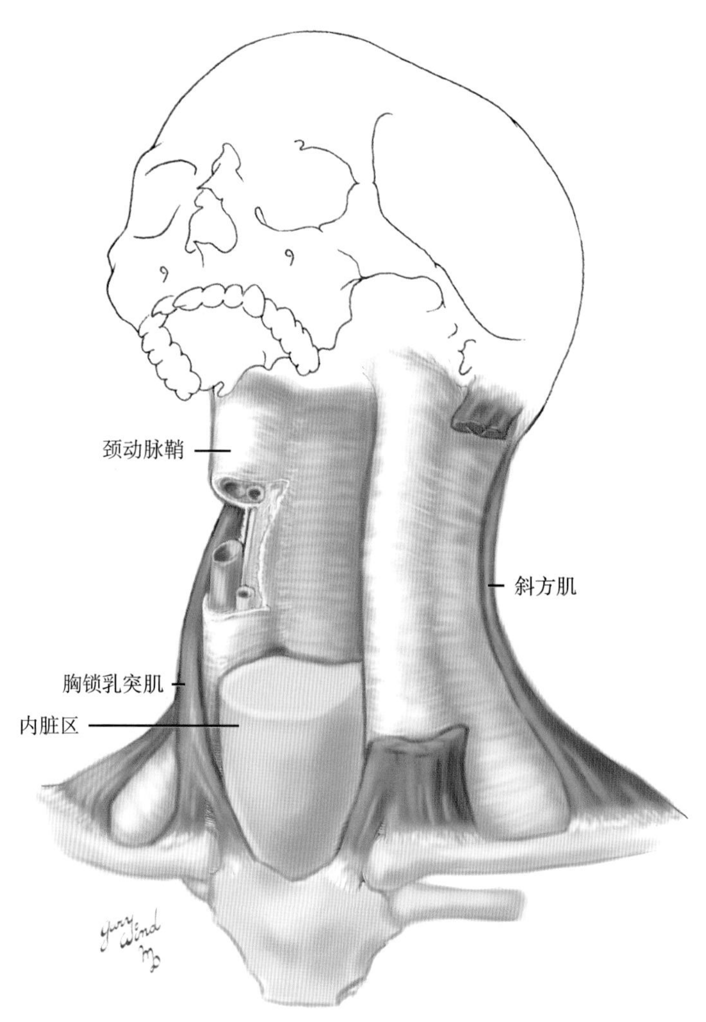

图 1-1 颈部的三个主要组成部分，即肌肉和骨骼组成的结构柱、中央内脏柱及两侧成对的神经血管束

和肌肉。内脏柱的两侧，粗大的颈部神经血管束被包裹在疏松的颈动脉鞘中，沿轴向走行于头部和胸廓上口之间。像电缆的螺旋形外鞘一样，围绕在颈部中央结构外的，是强壮而扁平的斜方肌和胸锁乳突肌。理解了上述解剖构成后，颈部筋膜的层次分布也就好理解了。

（一）椎前筋膜

柔韧的颈部脊柱被一组附着在肋骨、颅底和相邻椎骨上的中央肌群所包绕（图 1-2）。中央肌群包括后方小的固有肌群和强大的竖脊肌，前方小的颈长肌和头长肌，外侧的肩胛提肌和斜角肌。这组椎旁肌群被一层不连续的纤维膜所包裹，这层膜即椎前筋膜。该筋膜前方起自颅底，向下延续至椎体，最终和胸椎前纵韧带融合。后方沿中线裂隙附着于颈椎棘突项韧带。椎前筋膜覆盖颈神经的起始段及其发出的膈神经。在颈根部，椎前筋膜的形态更为复杂。其向外侧散开，覆盖臂丛神经根和锁骨下动脉形成一个神经血管鞘，称为腋鞘。颈部的内脏组件沿椎前筋膜的三角形前片的中央分布。

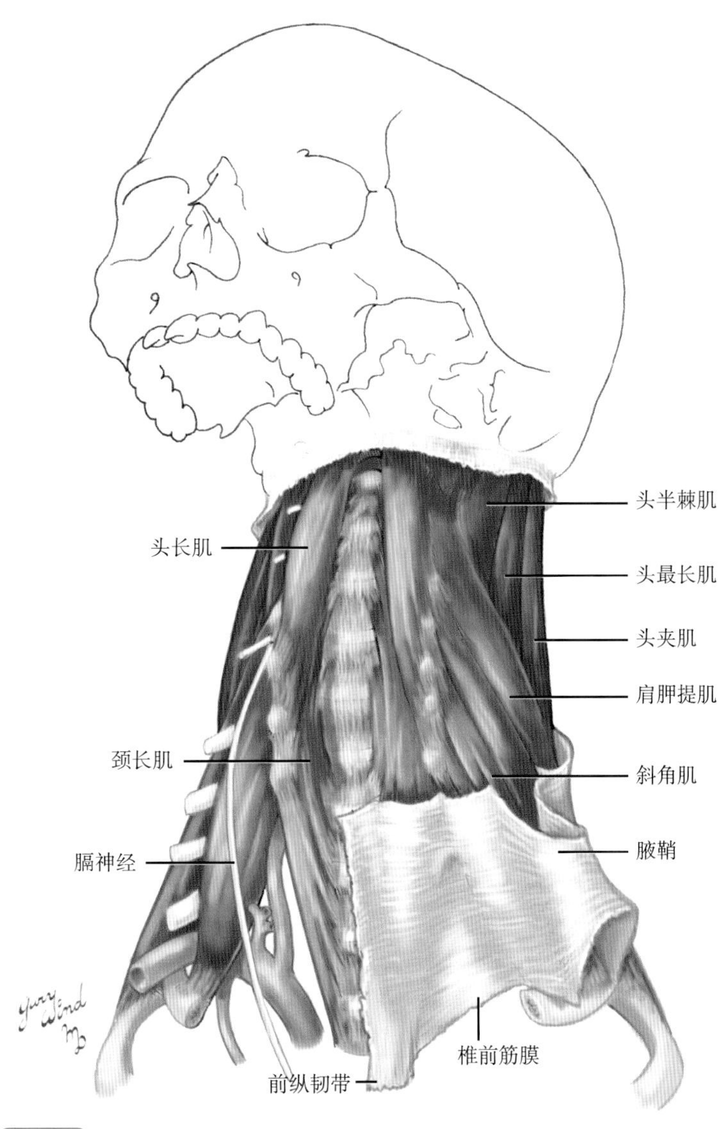

图 1-2　椎前筋膜包裹颈部的肌肉骨骼柱并延续至肩部形成腋鞘

（二）内脏筋膜

在颈部中央，大致呈圆柱体的内脏隔间被一薄层筋膜所包绕，前面称为气管前筋膜，后面称为颊咽筋膜 图 1-3。带状肌也被包裹在这一层筋膜中。带状肌周围的内脏筋膜也被称为颈筋膜中层。颊咽筋膜和椎前筋膜之间的平面，是食管损伤后颈部和纵隔之间空气和胃肠道内容物扩散的通道。两层筋膜在中线上的粘连，在一定程度上，可能会限制异常内容物的扩散。

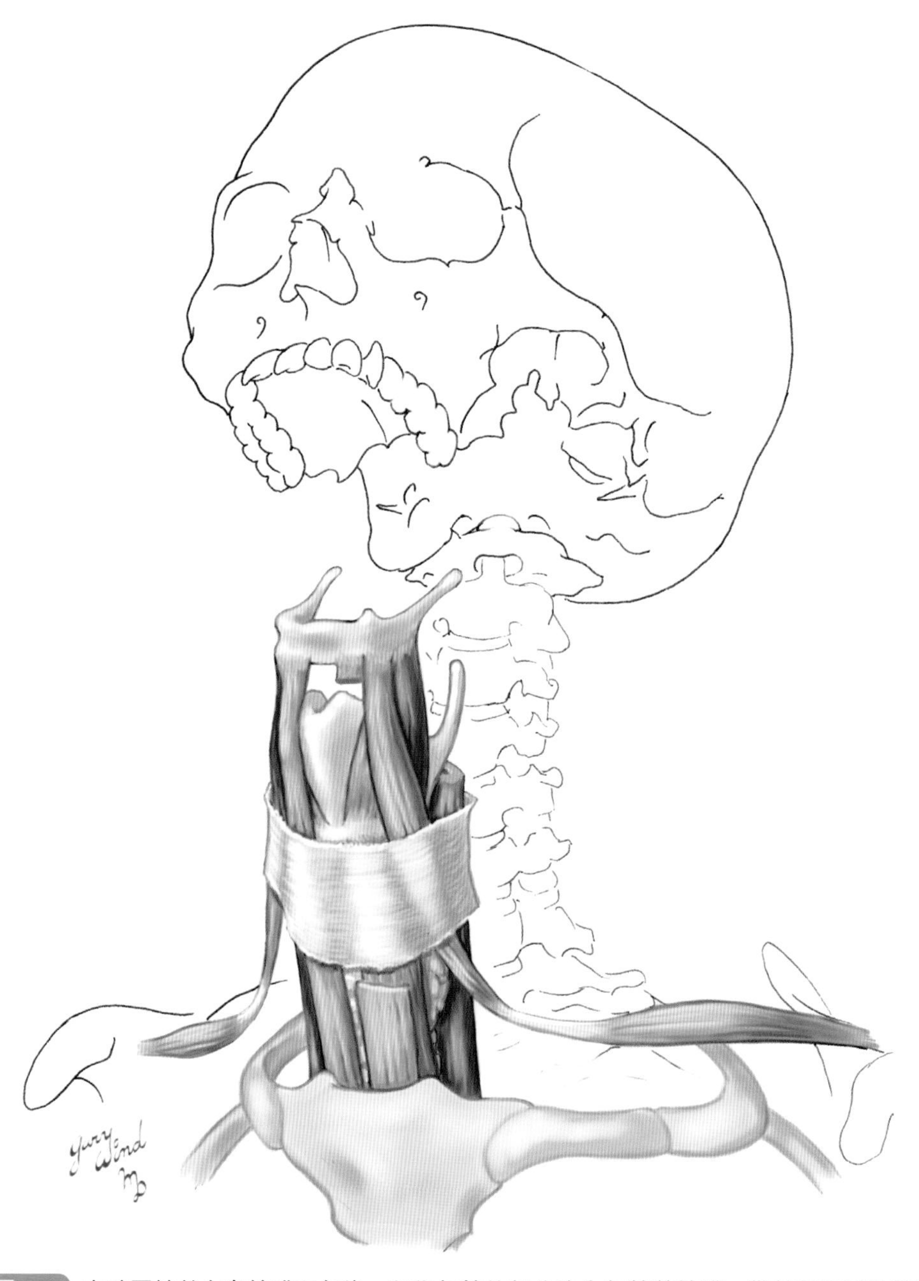

图 1-3 内脏区被其自身筋膜所包绕；紧靠气管的部分称为气管前筋膜；带状肌周围的筋膜有时被称为颈深筋膜中层

（三）封套筋膜

封套筋膜将颈部包绕成整齐的一束，是颈深筋膜中定义最清楚、最表浅的一层（图 1-4）。其在后中线上附着于项韧带，并在局部分裂成两层包绕斜方肌和胸锁乳突肌。封套筋膜形成一个完整的鞘，其上缘环绕颅底后部、颧弓和下颌骨下缘，下缘附着在胸骨、锁骨、肩峰和肩胛冈。腮腺和颌下腺也被这层筋膜所包绕。

扁平的胸锁乳突肌形成了包含颈动脉鞘空间的最外侧边界。

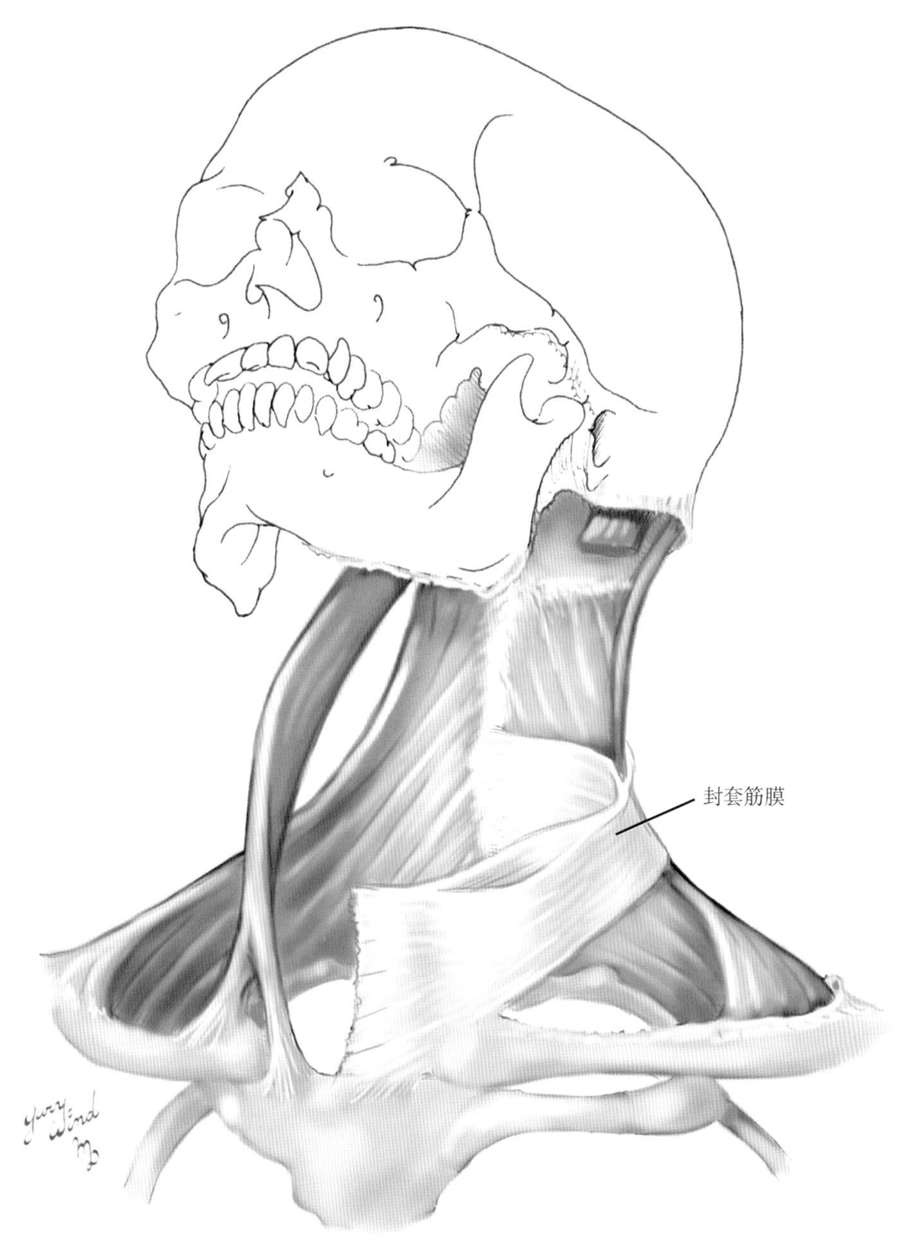

图 1-4　包绕宽阔的胸锁乳突肌和斜方肌的最表浅层的颈深筋膜，称为封套筋膜

（四）颈动脉鞘

颈动脉鞘可以看作一个由结缔组织填充的三角形截面的长裂隙。裂隙内侧是内脏隔间，后方是椎前筋膜，前外侧是胸锁乳突肌（图 1-5）。颈动脉鞘并不是封套筋膜那样的不连续筋膜，其包绕颈动脉、颈内静脉和迷走神经。由于该鞘具有不定形的特点，鞘中任一构成的解剖入路，都可以在对毗邻结构干扰最小的情况下完成。

另外，有两个神经结构与颈动脉鞘有关。颈交感链位于颈动脉鞘最后部纤维膜的浅面。颈襻，为支配带状肌的运动神经，悬吊在颈动脉鞘前部纤维膜内。

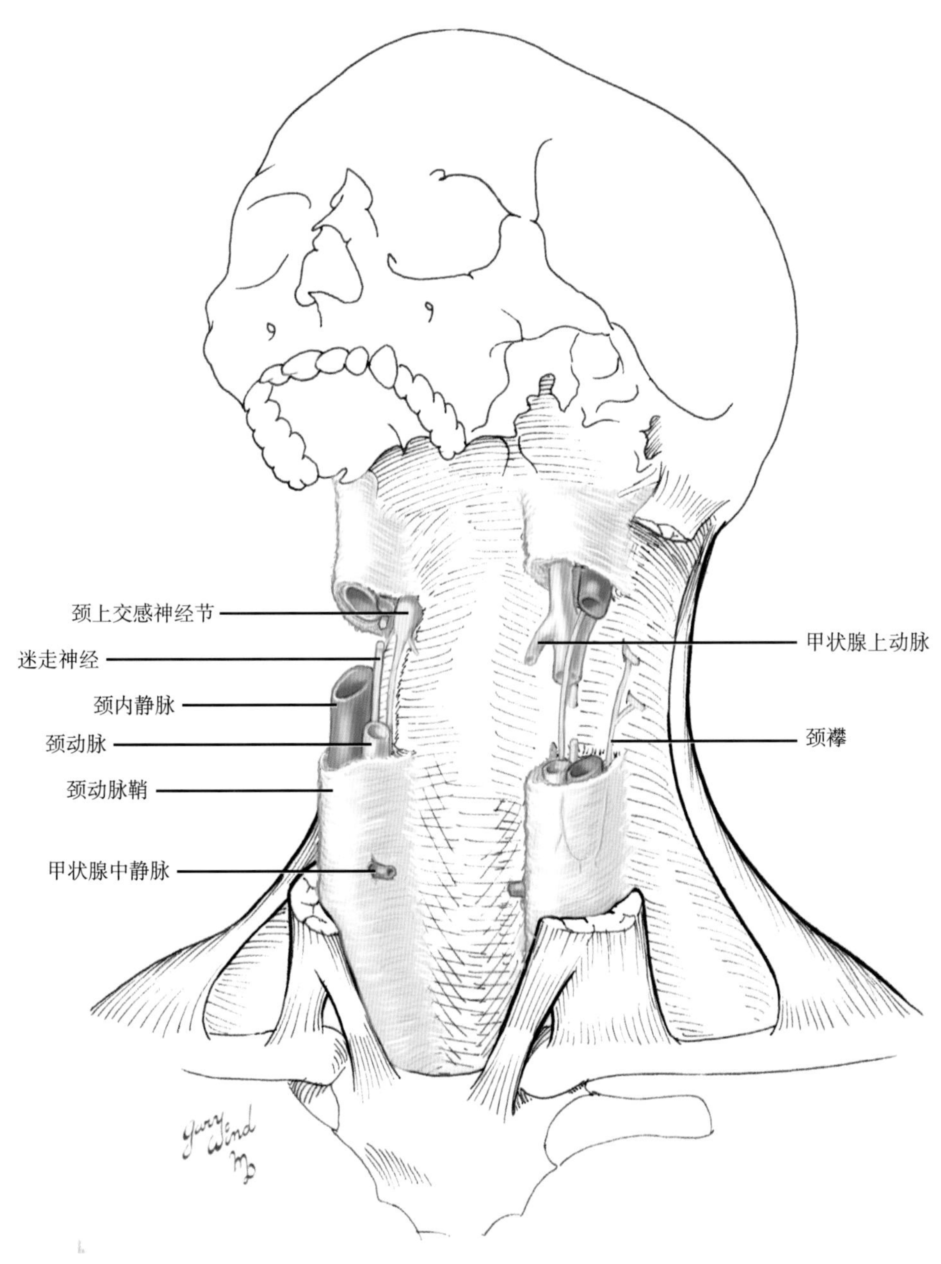

图 1-5 颈动脉鞘是一个包含颈动脉、颈内静脉及迷走神经的疏松筋膜网

（五）浅筋膜

颈部浅筋膜包含两片扁平的肌肉，即颈阔肌（图 1-6）。这些肌肉类似于其他哺乳动物用来摇晃皮毛的更为宽阔的肉膜。面部表情肌是这层筋膜的特殊部分。

皮神经和浅静脉位于颈阔肌和封套筋膜之间清晰的裂隙内，平甲状软骨水平的颈部横截面（图 1-7）显示了这些结构与其他筋膜包绕的解剖结构关系。在此基础上，下面将重点讨论颈动脉及其与周围结构的关系。

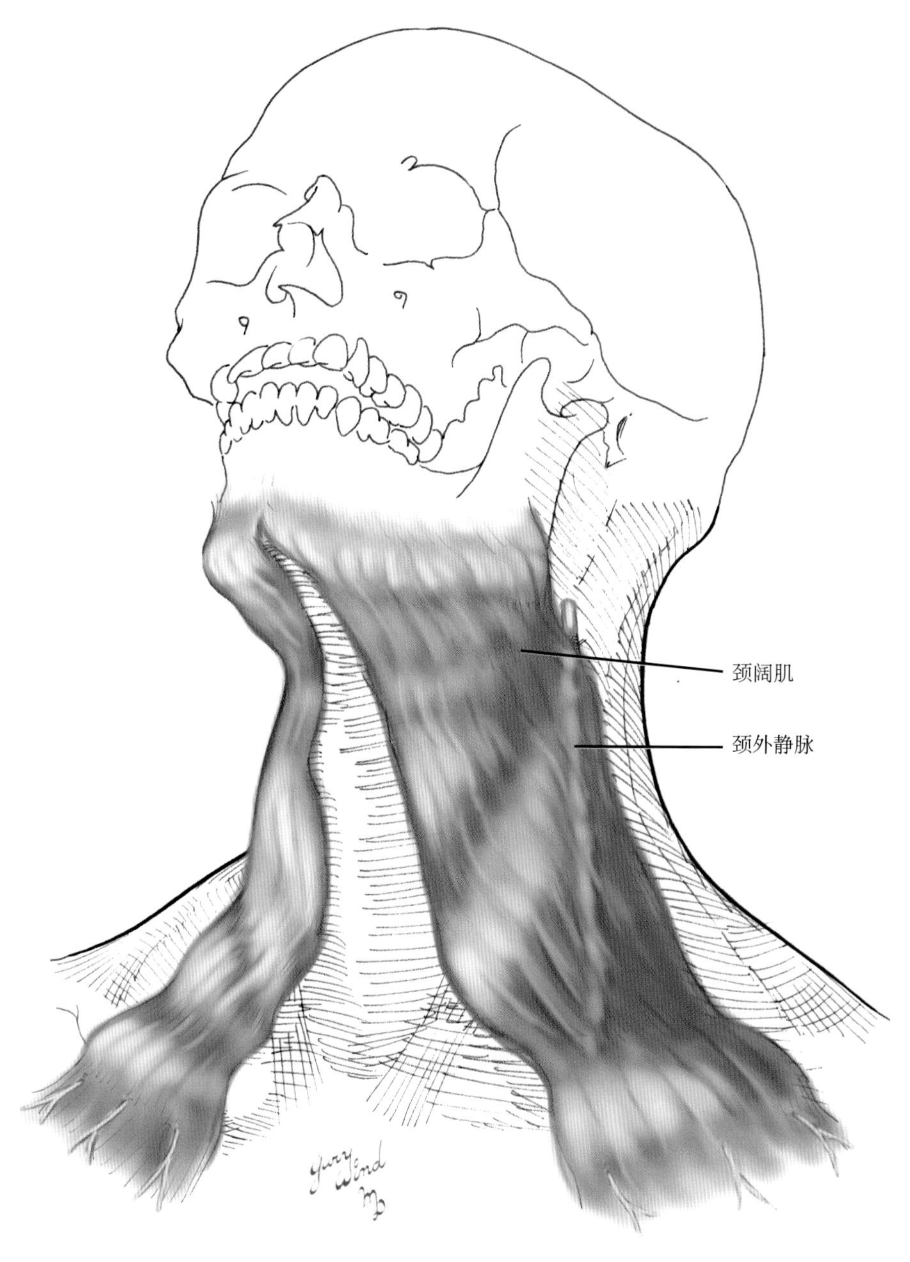

图 1-6　颈阔肌位于浅筋膜层，使得手术解剖这层时容易识别

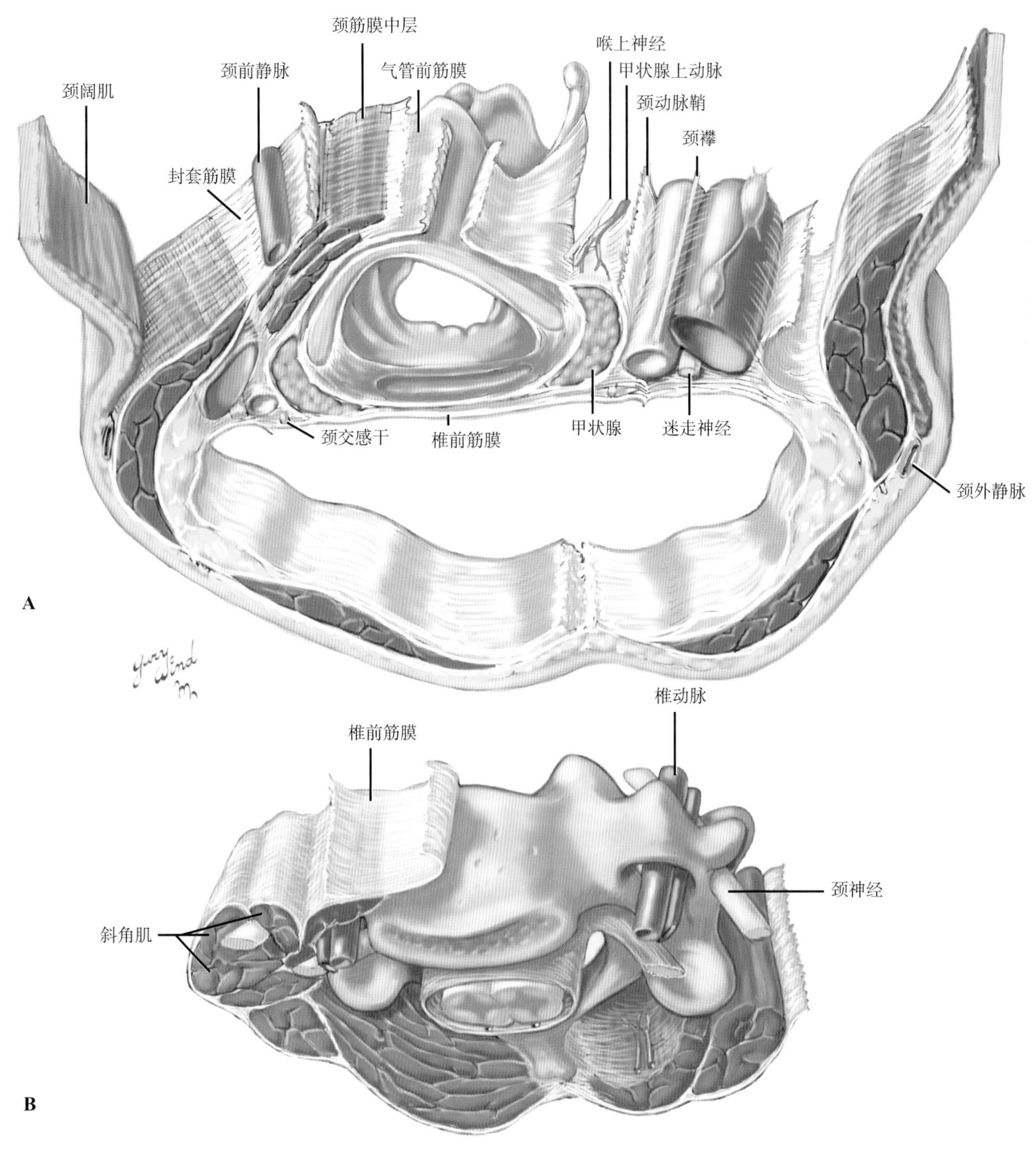

图 1-7 颈部横截面图，显示颈部肌肉骨骼结构与其他结构之间不连续的边界

正常位置的颈动脉分叉，通常位于由胸锁乳突肌、二腹肌后腹和肩胛舌骨肌前腹围成的颈动脉三角内。在颈动脉分叉至颅底之间的区域内，尤其是在颈内动脉远端周围，血管、神经和肌肉紧密交错，走行在下颌支后方狭小的空间内。为了建立安全的颈内动脉手术入路，掌握这一解剖关系非常必要。先要考虑具体个体的颈部血管和神经的整体走行，然后再深入观察颈动脉三角。

（六）颈动脉

在颈部，颈总动脉在颈内静脉内侧上行，通常没有分支（图 1-8）。偶尔，甲状腺上动脉起自颈内、颈外动脉分叉的近端。颈动脉分叉通常位于甲状软骨上缘水平。存在变异时，分叉处高于此位置比低于此位置更常见。颈外动脉供应头部的颅外结构，在延续为上颌内动脉和颞浅动脉两个终支前，沿途还发出一些分支，包括甲状腺上动脉、咽升动脉、舌动脉、面动脉、枕动脉和耳后动脉。颈内动脉沿后内侧上行，从颅底进入颈动脉管，沿途无分支。在颈动脉分叉内侧，有个小的椭圆形的颈动脉体，是一个化学感受器；还有颈动脉窦，是颈总动脉和颈内动脉血管壁固有的一个压力感受器。

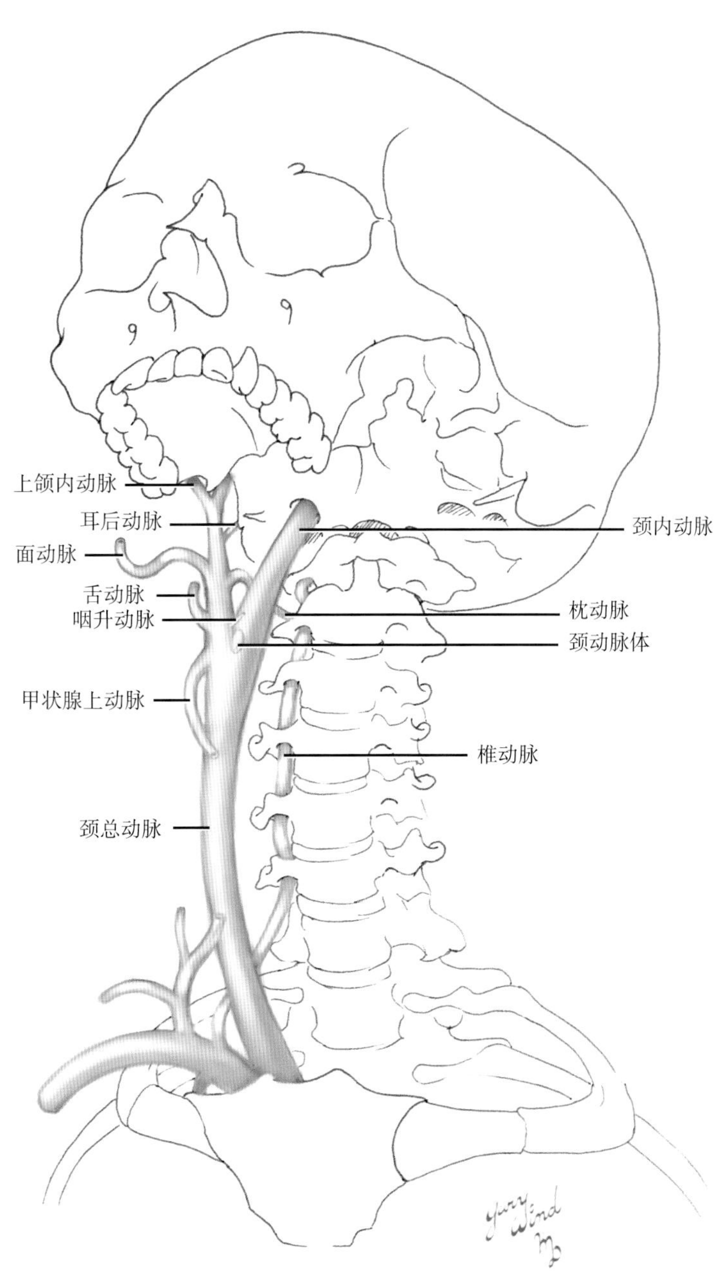

图 1-8　颈总动脉上行至颈部约 2/3 长度后分叉，沿途无分支；颈外动脉有众多颅外分支，而颈内动脉无分支

（七）颈静脉

颈内静脉、颈外静脉之间为胸锁乳突肌，三者形成“三明治”结构，两静脉大致从肌肉的远端前缘沿着对角线走行至肌肉近端后缘（图 1-9）。两根静脉通过下颌后静脉在远端交通。颈外静脉大部分位于颈阔肌深面，颈内静脉位于胸锁乳突肌深面。面总静脉通常在颈动脉分叉处回流至颈内静脉。

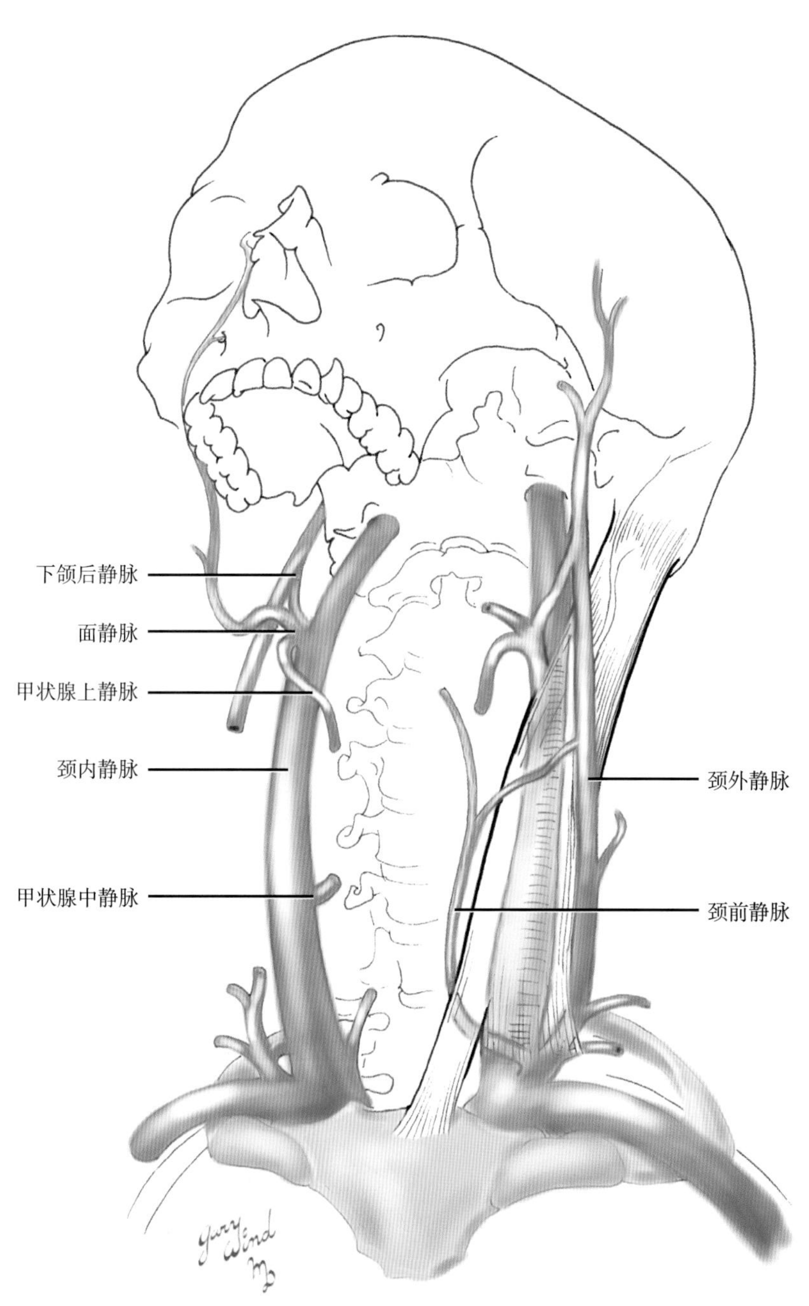

图 1-9 颈内静脉紧贴胸锁乳突肌深面走行，与胸锁乳突肌浅面走行的较小的颈外静脉平行；颈外静脉分支的走行比对应的动脉存在更多变异

（八）颈部神经

颈部有三组神经：脑神经、颈丛神经和臂丛神经（图 1-10）。显露颈动脉远端时，主要关注脑神经。在脑神经中，面神经（Ⅶ）、舌咽神经（Ⅸ）、迷走神经（Ⅹ）、脊髓副神经（Ⅺ）和舌下神经（Ⅻ）与颈内动脉远端密切相关，下面将进一步讨论。在颈中部，迷走神经、颈交感链和颈襻（也称舌下襻）在颈动脉鞘内走行。颈丛的皮支从椎前筋膜发出，走行至胸锁乳突肌深面，从胸锁乳突肌后缘穿出封套筋膜。

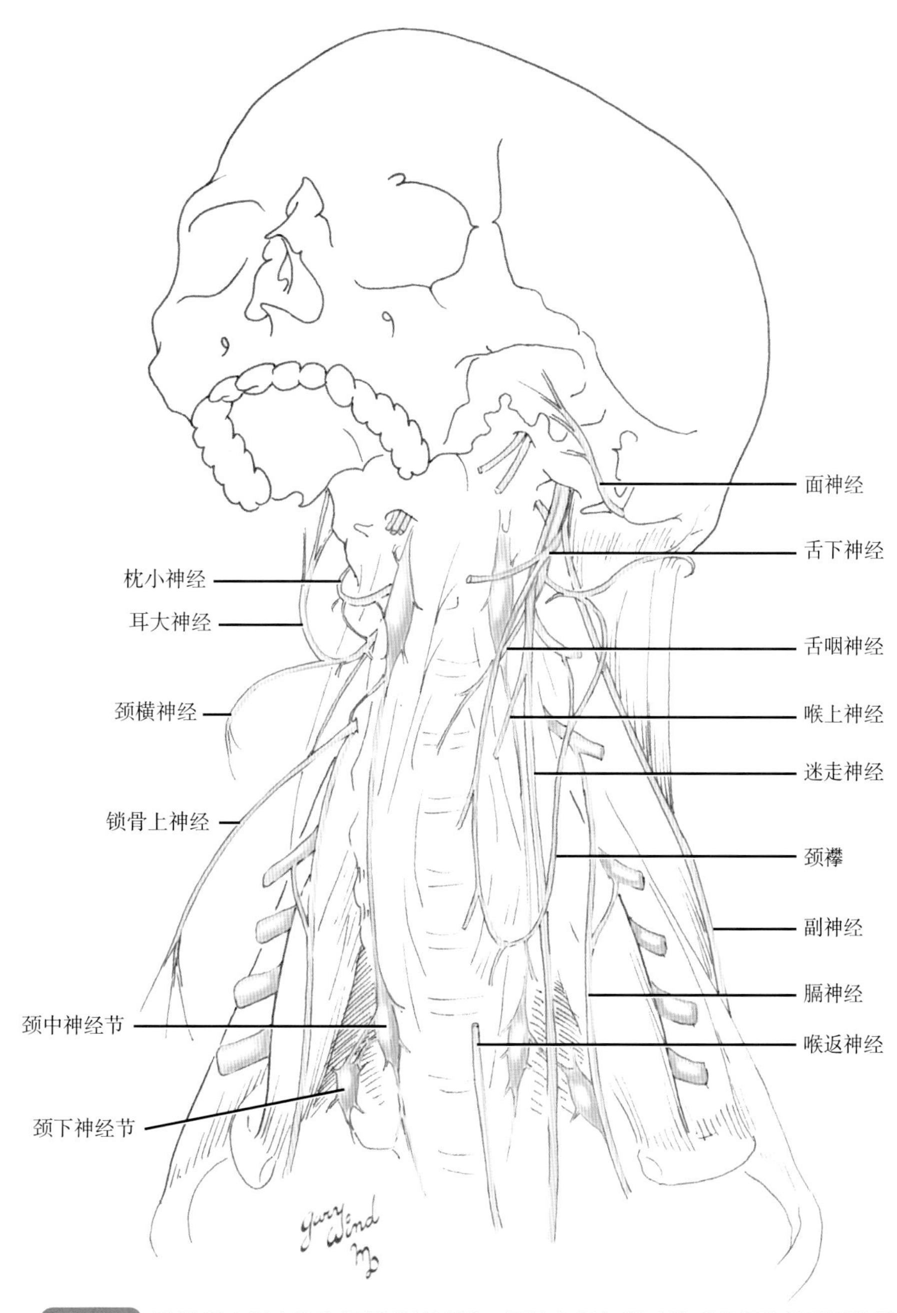

图 1-10　脑神经走行大致和颈部长轴平行，而且占据与颈动脉手术相关的重要位置

颈丛神经根发自前斜角肌和中斜角肌之间，位于颈总动脉外侧。这一解剖关系，将在第 4 章进行详细讨论。

理解颈动脉分叉及颈内动脉入路的关键，在于掌握咽部、上述脑神经、血管和下颌支之间的关系。

（九）咽部

咽后方悬吊于颅底的结点是茎突（图 1-11）。茎突舌骨韧带、茎突舌肌和茎突舌骨肌均起自该骨性突起，呈扇形附着于咽上壁和舌骨。二腹肌提供了额外的支撑。颈动脉、颈静脉的分支和脑神经穿插于这些结构中。

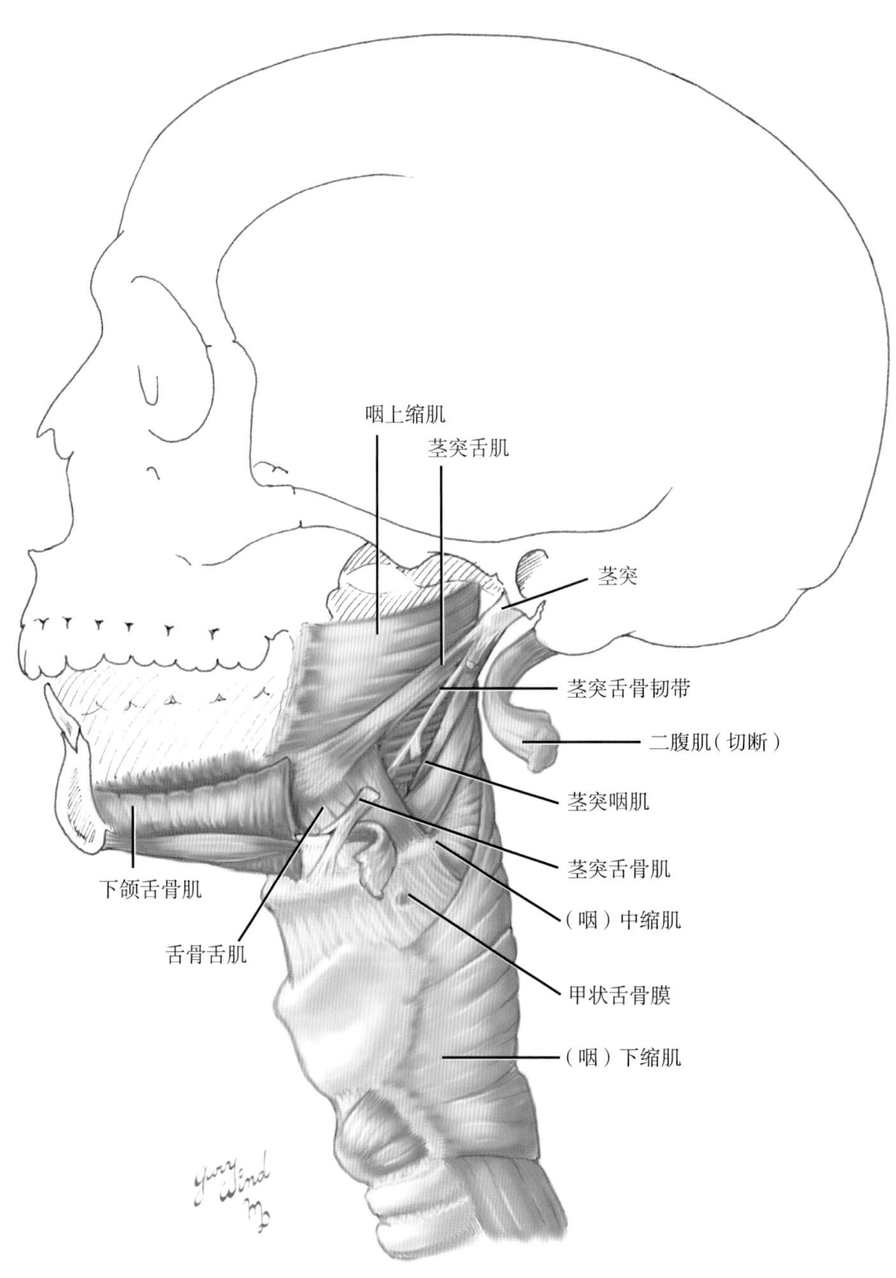

图 1-11 咽部及其相关肌肉构成了颈部血管所在位置的深面

（十）颈内动脉和颈外动脉

颈内动脉从茎突及其相关结构的深面走行至颅底 图1-12。颈外动脉走行于其外侧的二腹肌和茎突舌骨肌，以及其内侧的茎突舌肌和茎突咽肌之间，将喉部的后方悬吊结构分开。枕动脉在二腹肌后腹下方跨越远端颈内动脉。

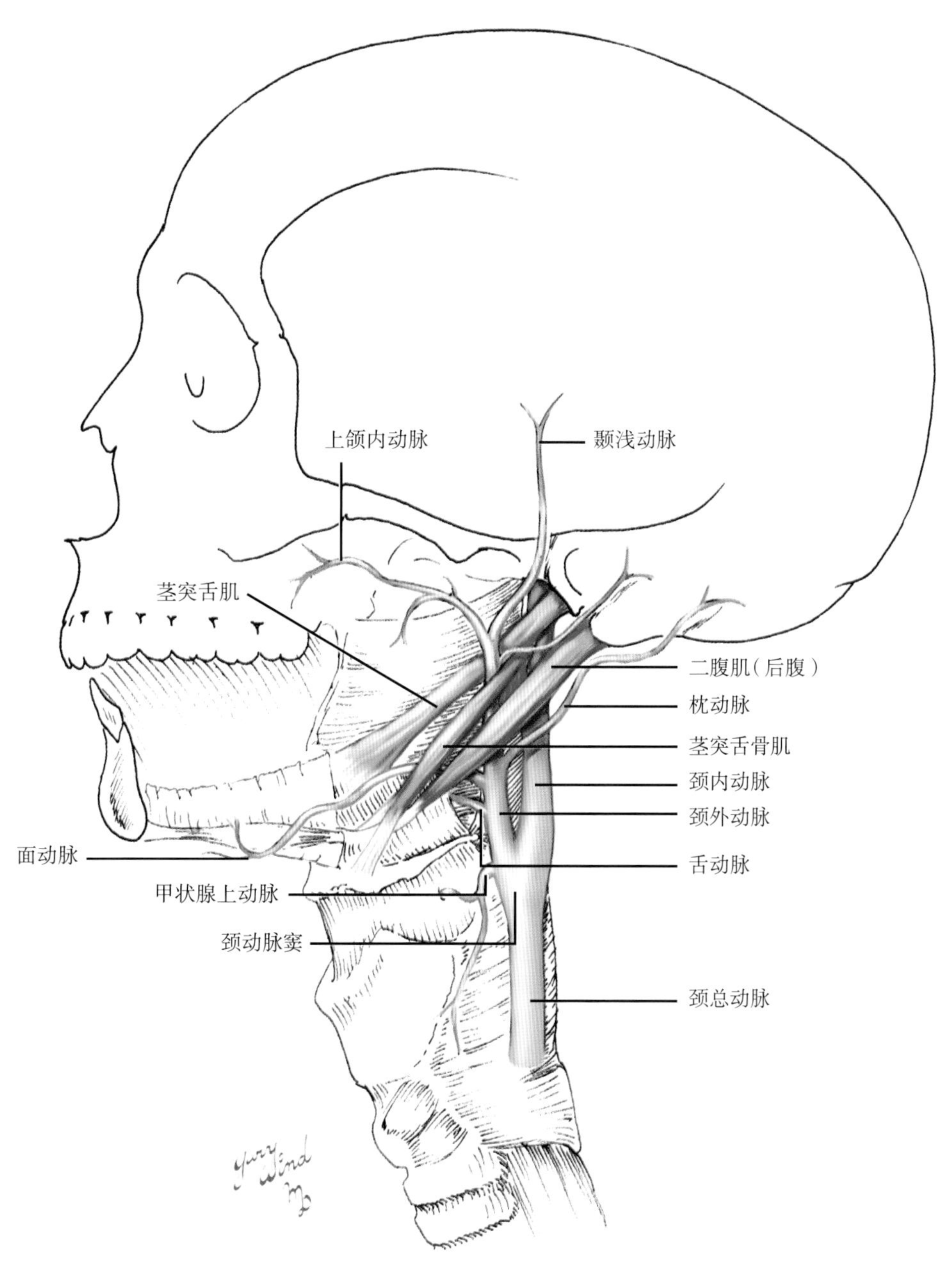

图1-12　颈内动脉从咽部后悬肌的深面走行，止于茎突内侧；颈外动脉的延续走行在这些肌肉之间

（十一）颈静脉远端

在颈静脉孔外，颈内静脉位于颈内动脉和茎突根部之间 图 1-13 。面总静脉的下颌后和面部属支，走行于二腹肌和茎突舌骨肌浅面。然而在茎突舌骨肌头侧，下颌后静脉和颈外动脉走行于腮腺和下颌支之间，这一解剖关系也常被描述为走行在腮腺实质内。上述两条血管都位于穿过腮腺并呈扇形展开的面神经分支的深面。

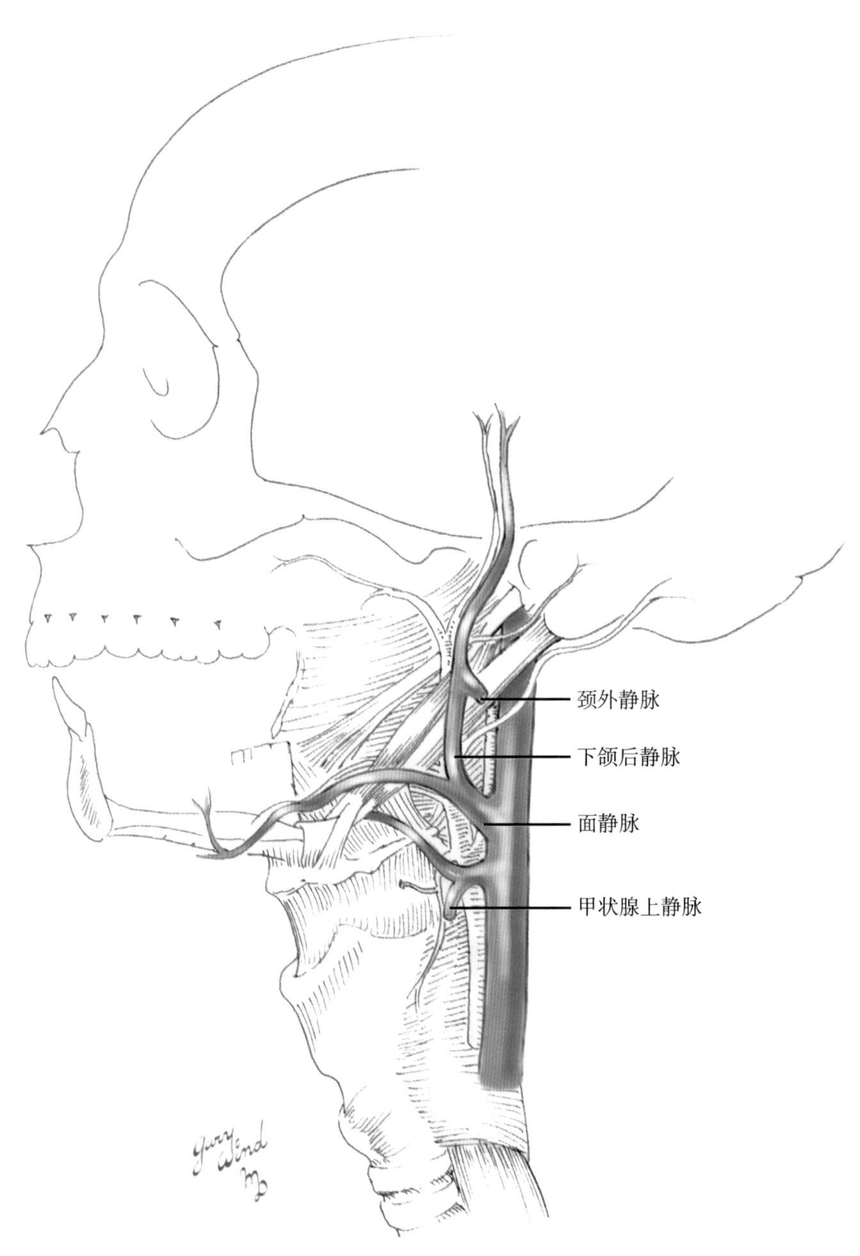

图 1-13 颈内静脉走行在颈内动脉后外侧，两者路径大致相同；面部浅静脉汇入相对固定的面静脉，后者跨越颈动脉分叉后汇入颈内静脉

（十二）脑神经

上述脑神经刚出颅的部分，与我们谈及的肌肉和血管结构交织在一起，使其在颈动脉手术中有受损伤的风险（图 1-14）。尽管颈动脉手术导致的大部分医源性神经损伤都是暂时和轻微的，但仔细检查会发现 5%～9% 的患者有此类损伤 [1-5]。神经科医生术后详细评估并记录了脑神经损伤的发生率，在颈动脉血运重建及支架试验 [1] 中随机分配到手术组的 1151 例患者，发生率为 4.6%；欧洲颈动脉手术

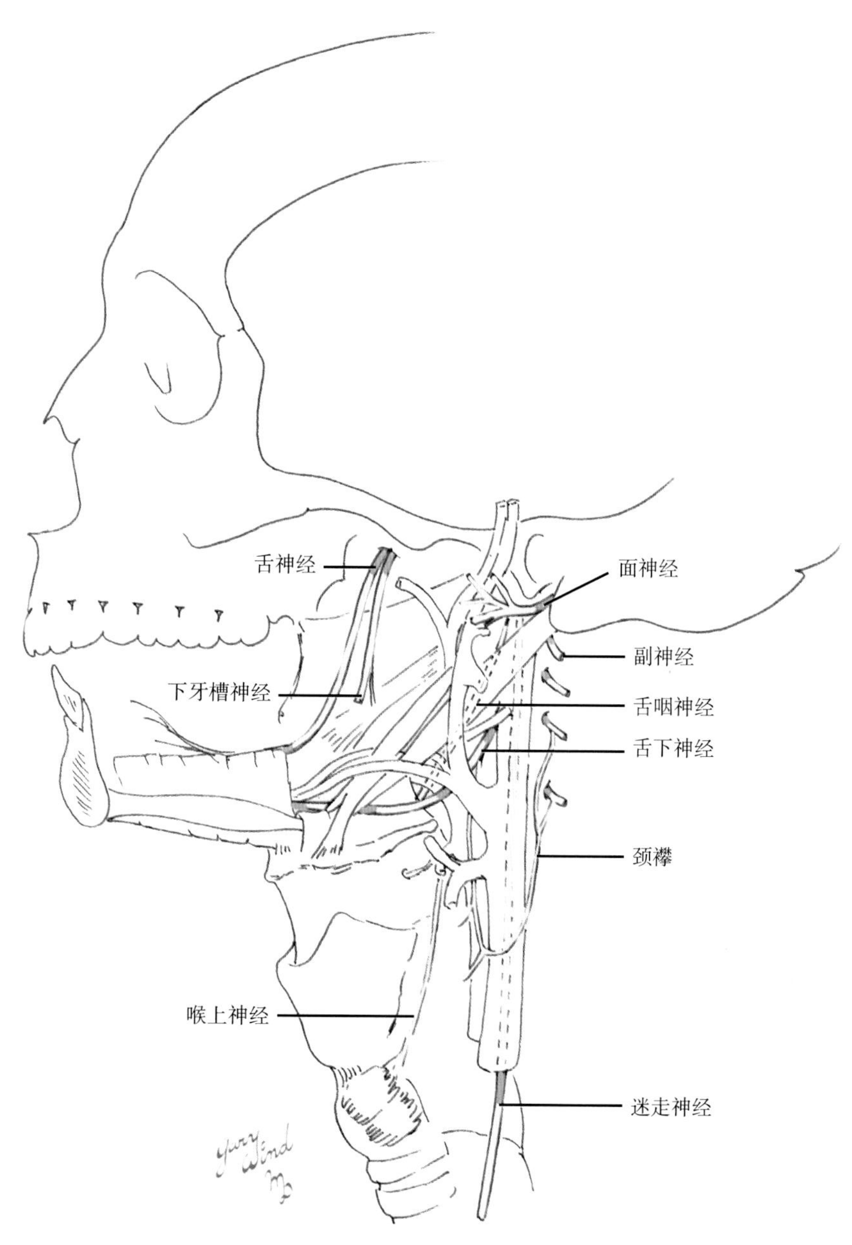

图 1-14　颈动脉手术中，常能见到像秋千样悬吊在颈血管浅面的舌下神经；与舌下神经伴行的颈襻分支经常在颈动脉外科手术中被牺牲而无不良后果

试验[2] 纳入了 1739 例患者，发生率为 5.1%，低于 1999 年北美颈动脉内膜剥脱术试验[3]（共纳入 1415 例患者）8.6% 的发生率。重复行颈动脉内膜剥脱术的患者脑神经损伤发生率更高[4]。单一神经损伤的发生率仍有争议，但大多数学者认为舌下神经[2] 或迷走神经 / 喉返神经[3, 5] 最常被损伤。舌咽神经是最不常被损伤的脑神经之一，但永久性损伤会导致吞咽困难，进而造成严重损害。

脑神经在颅底出现的位置，为描述其随后的路径确定了方向（图 1-15）。面神经起自茎突根部的后方，随即向前外侧走行并进入腮腺。副神经、迷走神经和舌咽神经从颈静脉孔出颅。舌下神经出自颈静脉孔内侧的舌下神经管。颈上交感神经节借助其头端发出的颈小神经有一个头侧连接点。

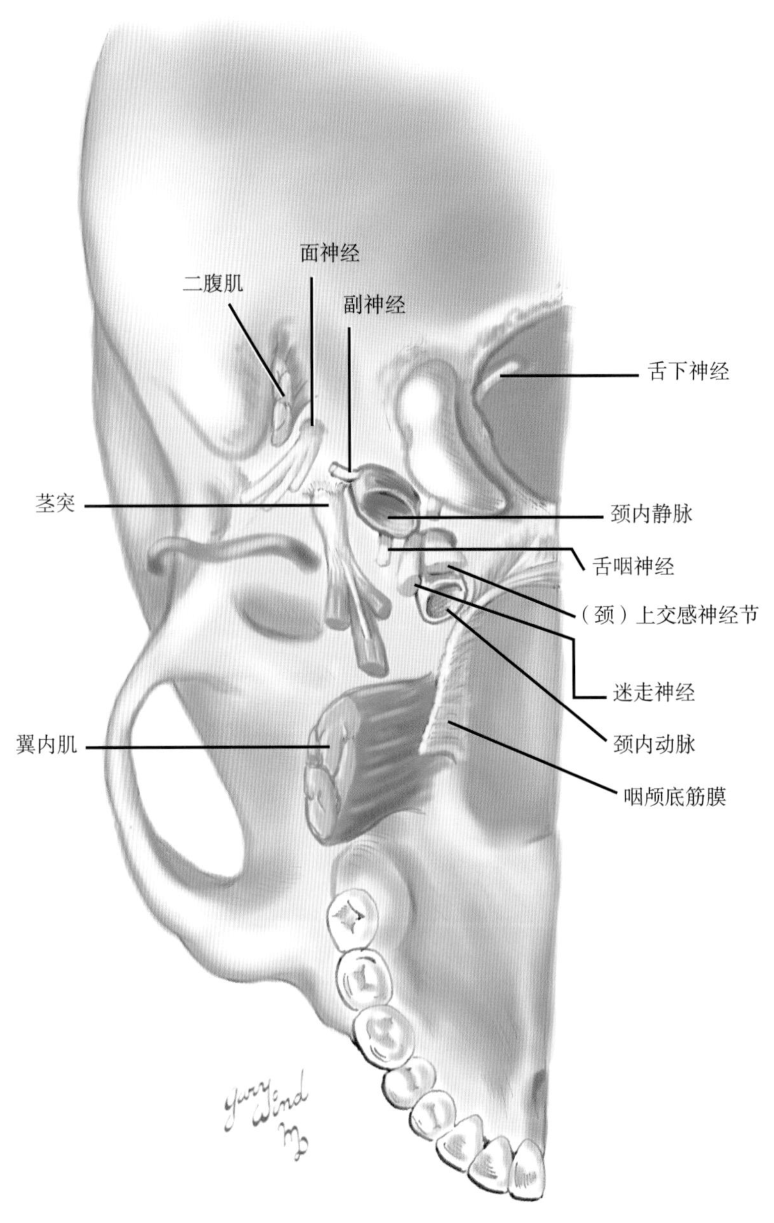

图 1-15 了解脑神经从颅底发出的位置能避免其在远端颈内动脉手术中受到损伤

面神经的下颌缘支（也称为下颌支）发自腮腺后方，沿下颌角下方走行，随后转向上平行于下颌支走行 图1-16。尽管该神经常位于距下颌骨下缘一指宽的范围内[6]，但变异时神经常明显低于该水平走行，使其容易在颈动脉内膜剥脱手术中受损。该神经支配下唇肌肉，受损后无法下拉嘴角，对侧唇代偿性下垂[6, 7]。太靠前的纵切口及放置在下颌角处的牵开器，容易损伤下颌缘支[5]。将牵开器放置在颈阔肌浅面以及将纵切口弧形向后至乳突，均能减少下颌缘支损伤。

迷走神经和交感神经链位于颈内静脉与颈内动脉及颈总动脉之间的沟槽后方 图1-17。在颈根部，迷走神经有时相对颈动脉处于更靠前的位置。迷走神经的上、下喉支支配喉肌，损伤后会出现不同程度的发音困难。喉上神经从上颈部发出后与同名动脉伴行，牵拉血管时容易直接损伤该神经。喉返神经，起自颈部低处，在颈中部的迷走神经主干受损时容易间接损伤。罕见情况下，喉不返神经在颈动脉分叉水平直接发自迷走神经，在颈动脉球后内侧走行至喉部。这种变异常见于右侧，与迷走右锁骨下动脉相关。

脊髓副神经，在通过颈后三角到达斜方肌之前，穿入并供应胸锁乳突肌。其位置较高，受损伤风险较低。

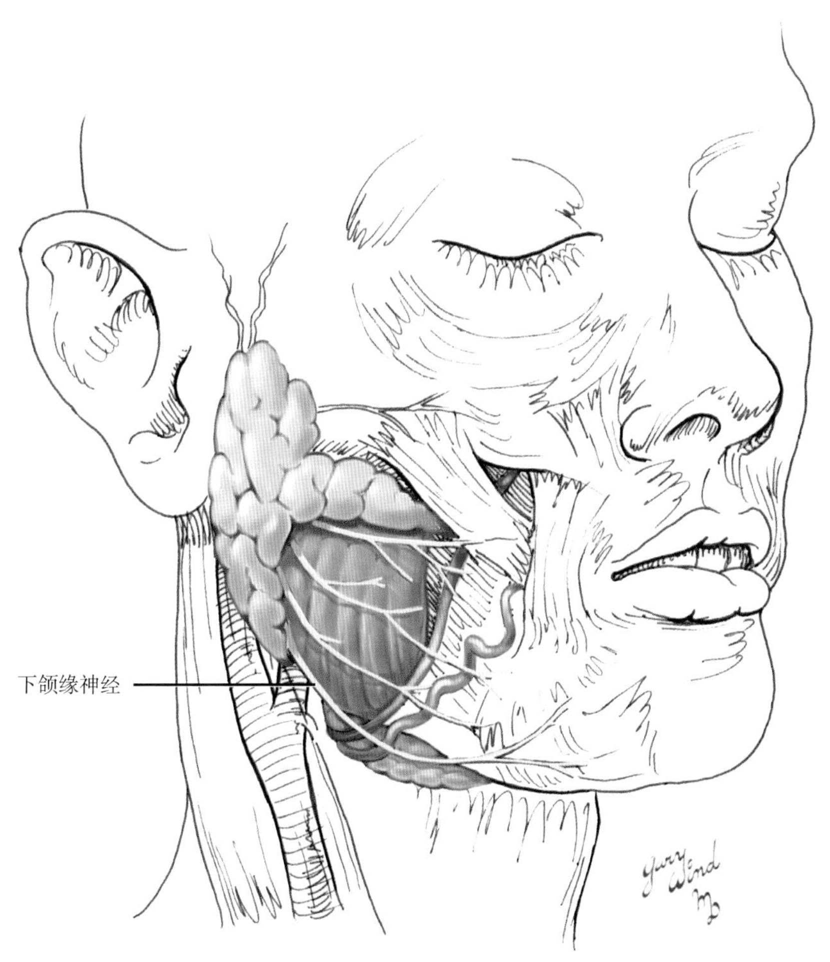

图1-16 面神经下颌缘支走行于下颌缘以下，在颈动脉内膜剥脱术中易受损伤

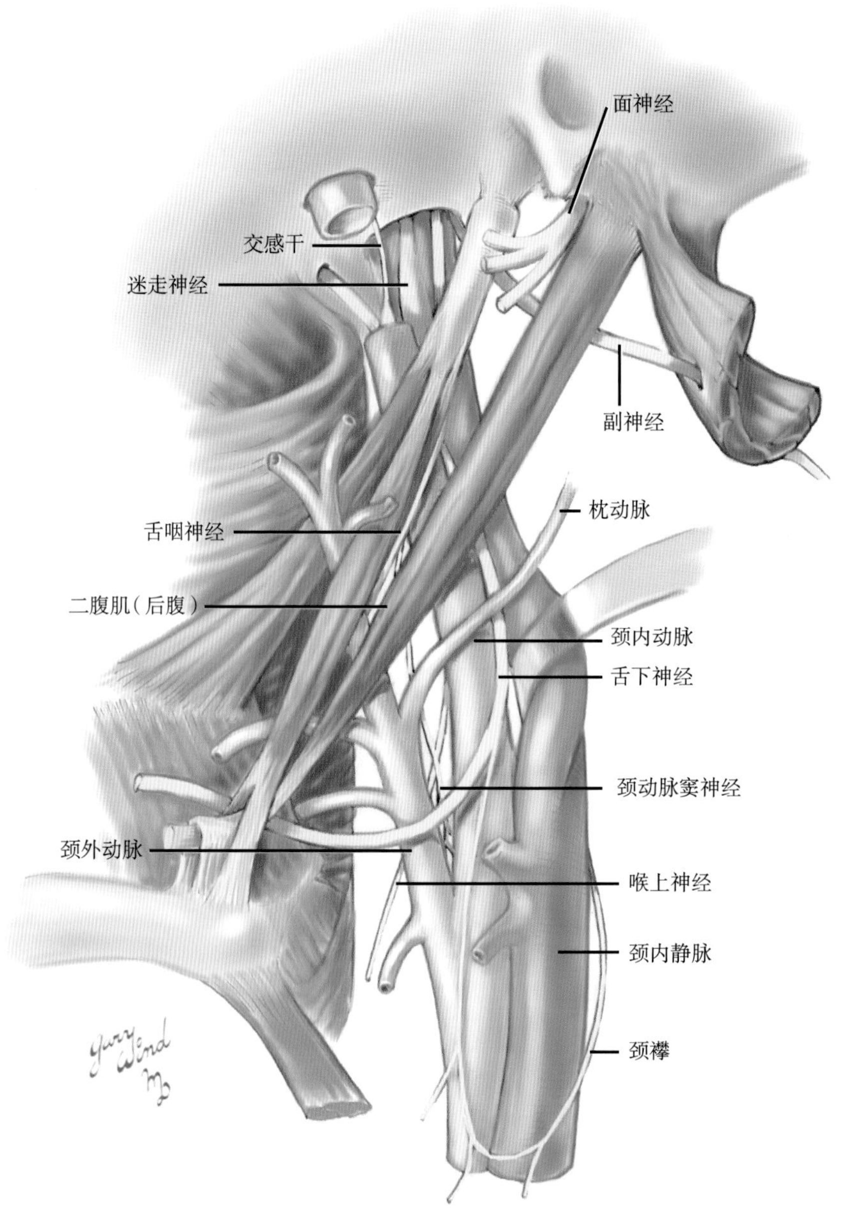

图1-17 除了面神经，颈部所有的主要脑神经均起自茎突深面，它们到达目的地的路径与颈内动脉关系密切

舌下神经在颈内动脉和颈内静脉之间通过。随后转向前方，螺旋形绕过颈内动脉，沿途从枕动脉下方穿过。环形绕过颈外动脉外侧面，走行在茎突舌骨肌附着点和二腹肌悬带的深面，在下颌舌骨肌后缘下方消失。尽管舌下神经常位于颈动脉分叉头侧2cm处，但常有变异。舌下神经被舌下神经降支和胸骨乳突动静脉缠绕，解剖高位颈动脉时，仔细离断这些结构可游离舌下神经。神经受损后，舌的运动功能受损，可引起构音障碍及吞咽困难。

舌咽神经也从颈内动脉浅面穿过，到达茎突咽肌后缘。其绕至茎突咽肌前面，在舌骨舌肌后缘下方消失。其损伤时，在罕见的情况下，由于舌和咽部感觉和运动纤维的缺失而出现误吸。

颈动脉分叉处有一个精细的神经网络，为颈动脉体和颈动脉窦提供复杂的神经支配[8]。颈动脉体是一个非连续的扁平的椭圆形的化学感受器，位于颈动脉分叉后方。它是人体内几个类似的感受器之一，可能起源于神经嵴，对低氧、高碳酸血症及酸中毒敏感，可引起反射性呼吸兴奋。发自舌咽神经、迷走神经及颈上交感神经节，树枝状分支于颈动脉体的神经细支位于颈内、颈外动脉之间。

颈动脉窦神经起自舌咽神经，向下走行至扩张的颈动脉球内颈动脉窦感受器和近端的颈内动脉。其在走行中与迷走神经、颈上交感神经节和颈动脉体相交通。其远端与颈动脉体相关的神经丛缠绕在一起。除了正常情况下血压升高的刺激，颈动脉相关的手术操作也可引起反射性的心动过缓和低血压。

（十三）下颌后间隙

由于离下颌支和乳突较近，高位颈动脉分叉和远端颈总动脉的入路受到限制 图 1-18。下面将讨论应对这一特殊情况的策略。

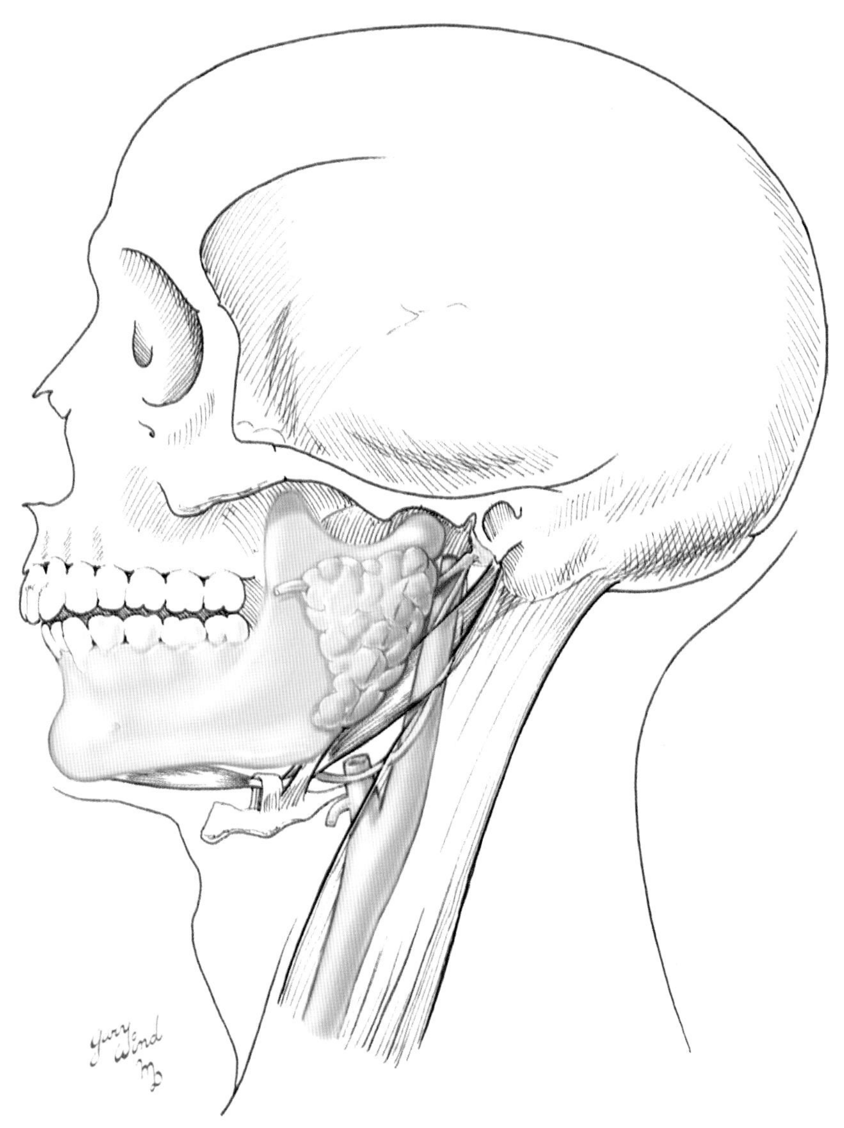

图 1-18　远端颈内动脉挤在下颌支后方深面的狭小空间内，使得手术入路困难

二、颈动脉及其分支的显露

颅外颈动脉的最佳入路取决于要显露的节段。颈动脉在颈部的主要部分相对表浅，可以通过单独的颈前切口进行显露。但靠近颅底和颈根部的颈动脉节段，则需要用特殊的开放手术方法或血管腔内技术[9]来控制。在规划颈动脉手术入路时，我们发现 Monson 等将颈部分成三个解剖区域的建议是有帮助的[10]（图 1-19）。Ⅰ区是从颈根部到锁骨上方 1cm 处；Ⅱ区是从锁骨上方 1cm 到下颌角之间的节段；Ⅲ区是从下颌角至颅底。单独的颈前部切口适合于显露局限在Ⅱ区的颈动脉节段。对于Ⅰ区内的颈动脉节段，为了确保控制近端，需要考虑同期行胸骨正中切开术。为了显露Ⅲ区中的颈动脉节段，可能需要下颌半脱位和向耳后延长颈部切口。

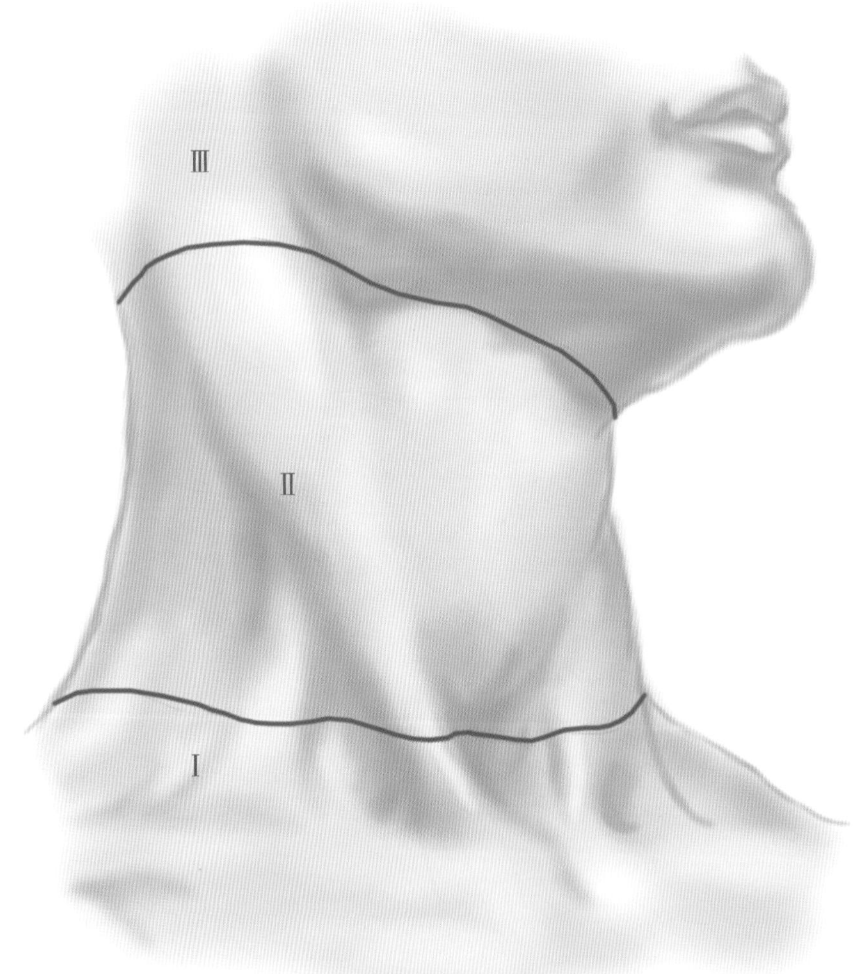

图 1-19 将颈部从概念上分为三个区域，有助于决定颈动脉不同节段手术的合适入路

下面讨论如何显露Ⅱ区和Ⅲ区中的颈动脉。胸骨正中切开显露近端颈动脉的相关内容将在第 3 章讨论。

（一）颈部颈动脉分叉的显露（Ⅱ区）

颈部稍微伸展，头部转向切口侧的对侧，并枕在凝胶环上。布卷垫高肩部以增加颈部伸展，特别是患者颈部短而宽时。上胸部、下面部及耳朵下方消毒、铺巾。

沿胸锁乳突肌前缘做一纵切口，从锁骨头延伸至下颌后区域（图 1–20）。切口的末端应略弯曲，并延长至耳垂下方。切口的这一后移操作可避免面神经下颌缘支的损伤[11]。也可选用颈横切口，但横切口时颈动脉显露受限，可能不适用于广泛的颈动脉斑块病变。

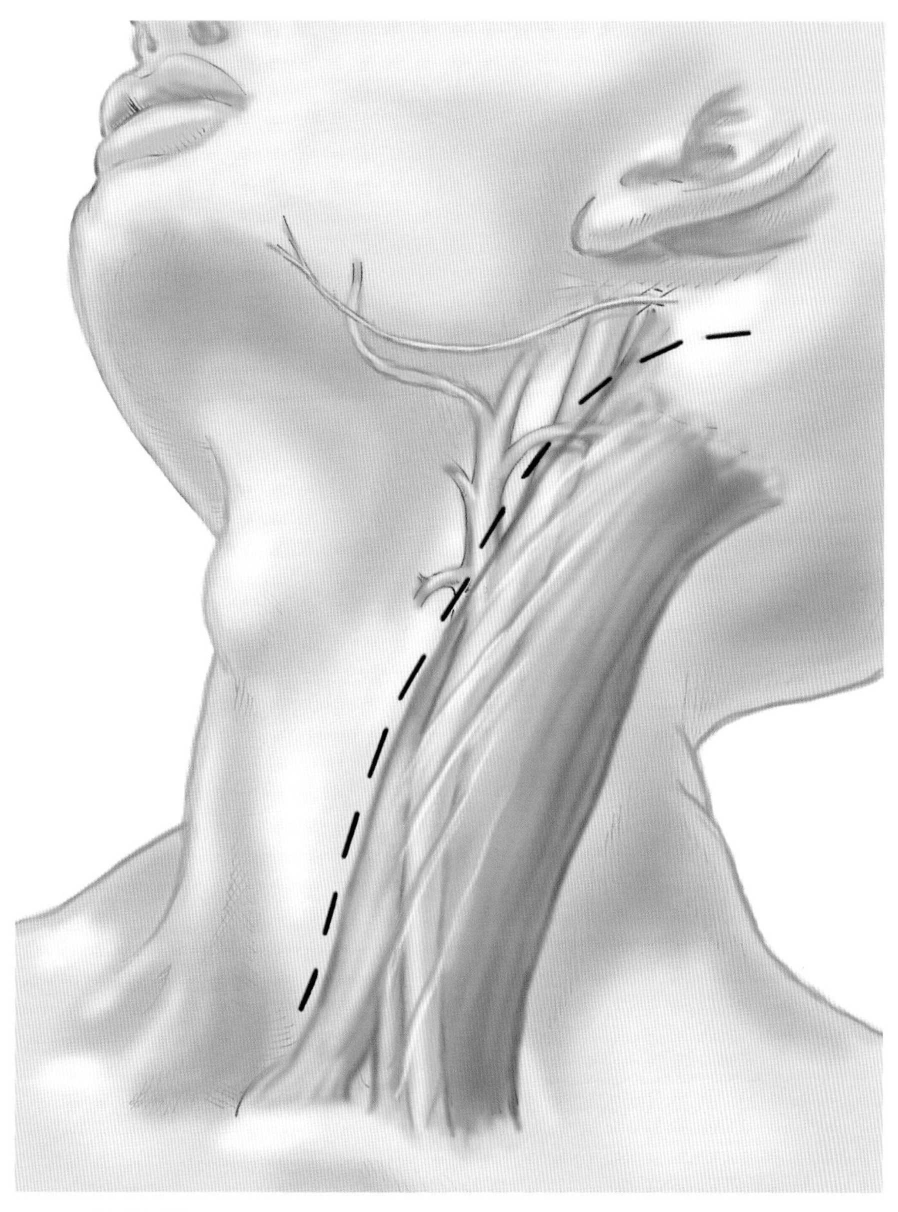

图 1–20　颈部纵切口的头端向耳后延长，可避免损伤面神经下颌缘支

沿切口深入，切开颈阔肌，沿胸锁乳突肌前缘打开颈深筋膜封套层。沿胸锁乳突肌内侧缘锐性分离，显露其下方的颈动脉鞘（图1-21）。术中需结扎甲状腺上动脉细小的胸骨乳突支。切断靠近切口上部的枕动脉胸锁乳突肌支可充分游离远端[12]。副神经横过切口上部并穿入胸锁乳突肌，应注意避免损伤[13]。向后牵拉游离的胸锁乳突肌可显露血管鞘。在肩胛舌骨肌上方打开血管鞘；切断该肌肉可显露更近端的结构。在切口中央位置沿颈内静脉前缘游离，并向后牵拉其与胸锁乳突肌。术中需切断面总静脉（图1-22）。面总静脉很容易辨认，切断它就像打开一扇天窗，能立即显露颈动脉。

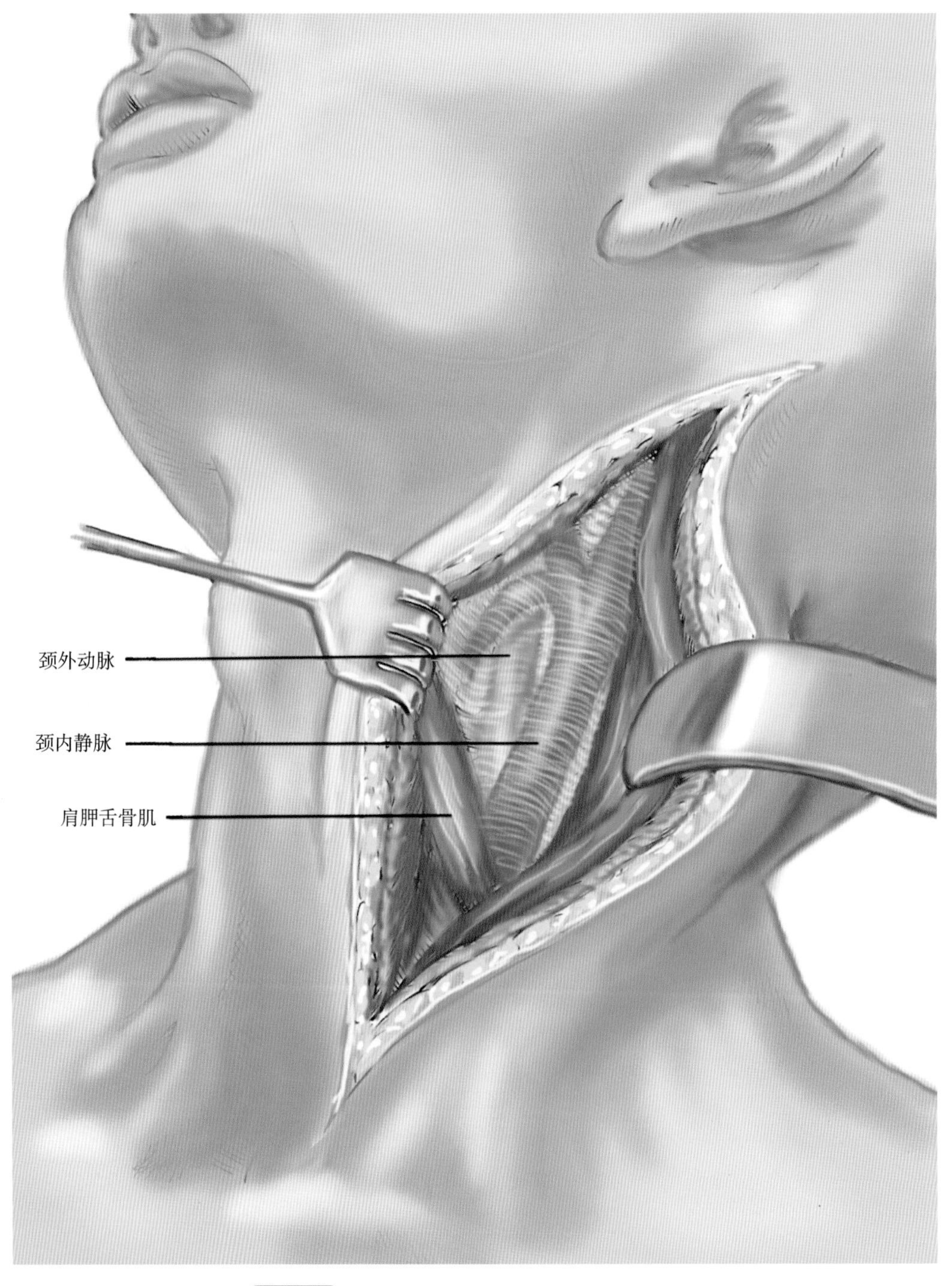

图1-21 向后牵拉胸锁乳突肌以显露颈动脉鞘

随后解剖颈总动脉及其分支。游离颈动脉时，动作需精准细致，防止不规则管腔表面的小栓子脱落。我们喜欢先在远离颈动脉分叉的部位解剖，最后解剖颈动脉分叉处。这使得管腔表面相对正常的动脉先于动脉粥样硬化的分叉部位得到控制。先锐性分离颈总动脉。迷走神经通常位于右颈总动脉的后方和左颈总动脉的前方，偶尔位于两侧颈总动脉的中线侧[14]。喉返神经位于气管食管沟内，颈动脉解剖时常免于受损。但存在喉不返神经变异时容易损伤。尽管该变异常与主动脉弓变异有关，但解剖正常的主动脉弓也可能合并该变异[15]。喉不返神经在右侧更常见，发生率为 0.3%～0.8%，通常与迷走

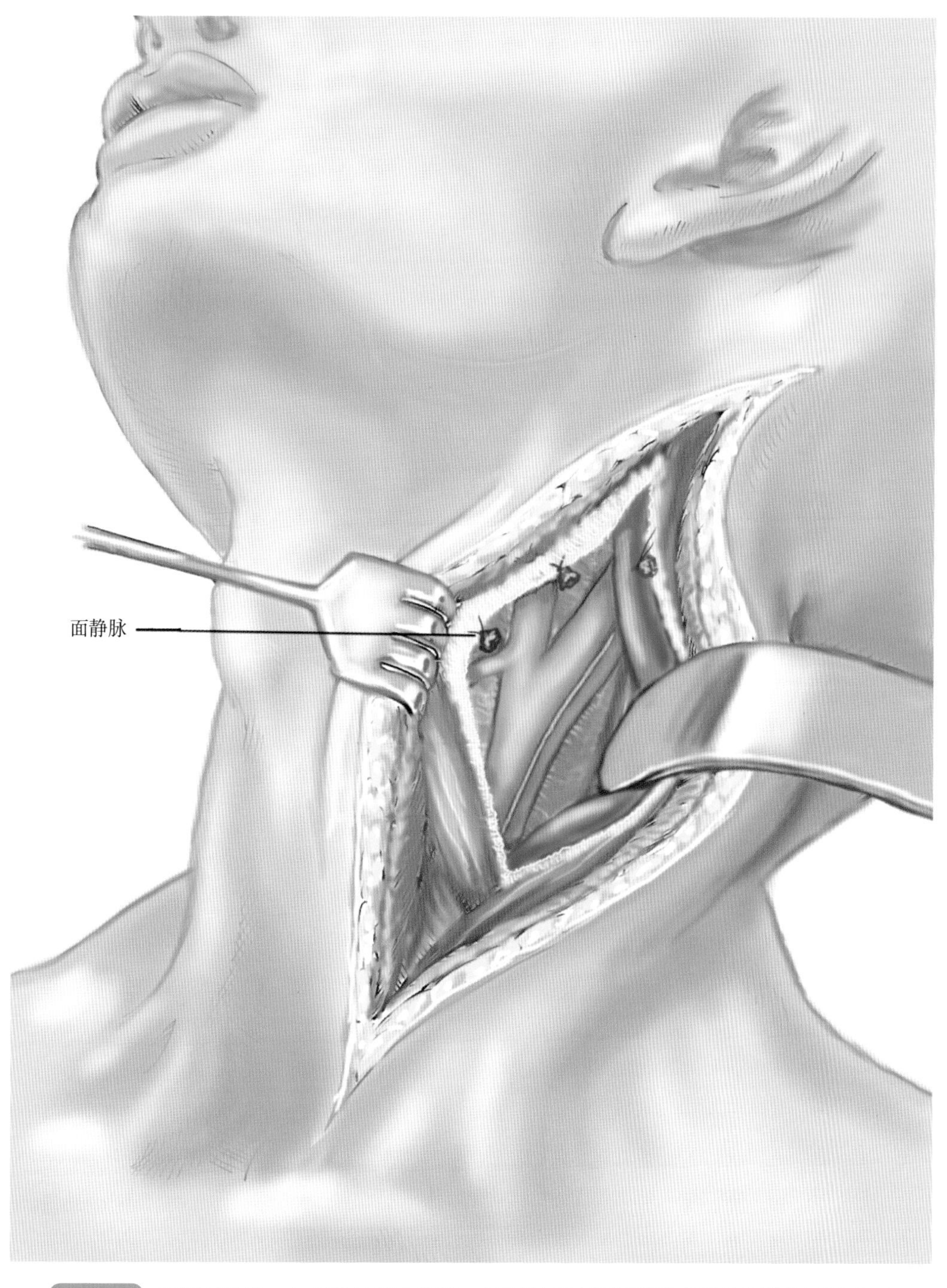

图 1-22　切断面静脉，向后牵拉颈内静脉，可以显露肩胛舌骨肌前腹头侧的颈动脉分叉

右锁骨下动脉有关[16]。左侧喉不返神经罕见，常与右位主动脉弓相关[17]（图1-23）。喉不返神经在颈动脉分叉水平由迷走神经发出，如果解剖范围延伸至颈动脉球部的内侧或后方，其存在受损的风险。颈总动脉与周围组织完全游离后，在远离颈动脉分叉的部位套绕弹性血管阻断带（图1-24）。横断舌下神经襻有利于颈总动脉浅面组织的清除。

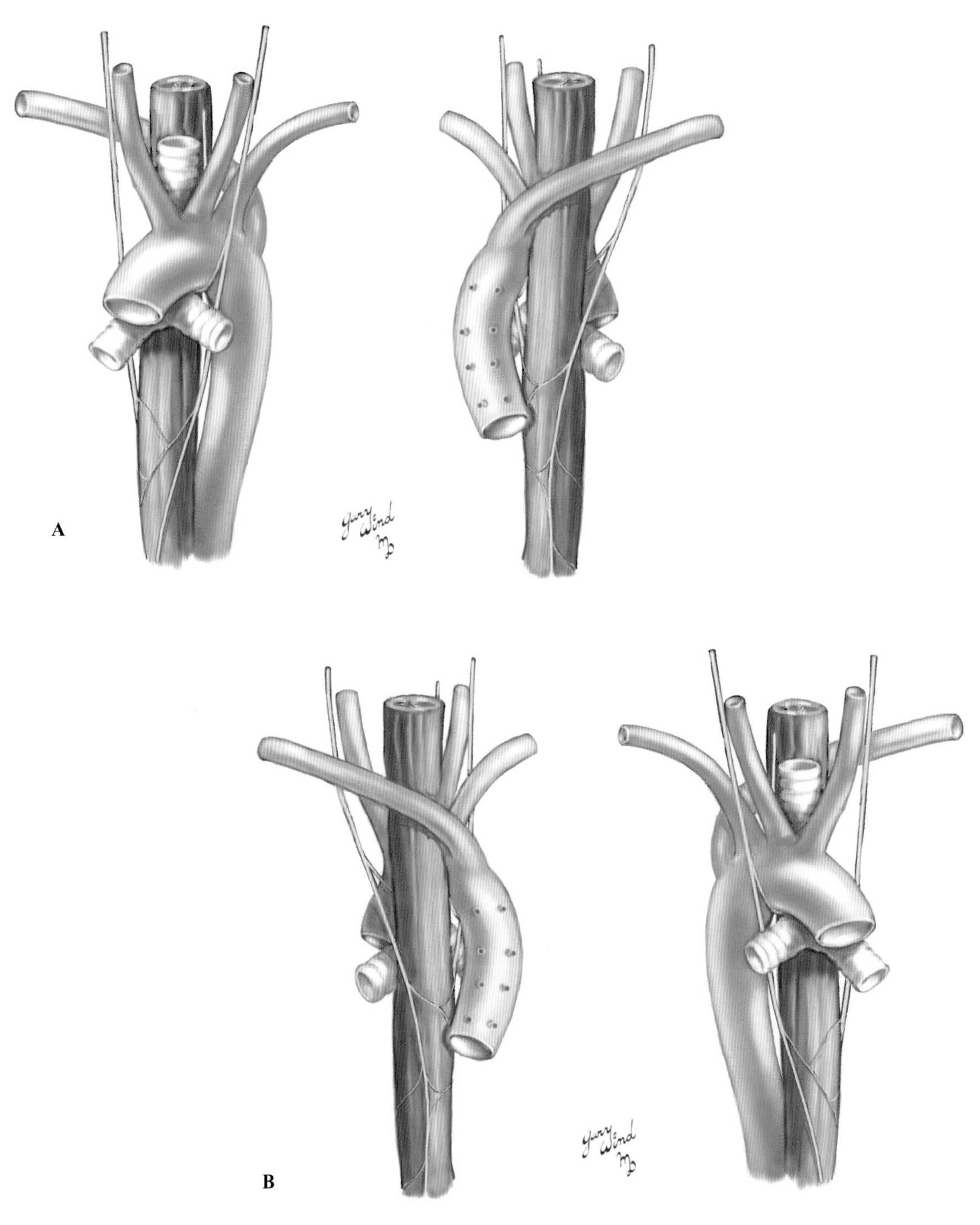

图1-23 右侧喉不返神经常与迷走右锁骨下动脉有关；右位主动脉弓镜像转位所致左侧喉不返神经罕见

接下来，解剖颈内动脉，其位于颈外动脉后内侧及颈内静脉深面（图1–24）。在切口上部沿颈内静脉内侧缘解剖，可显露颈动脉分叉以远的颈内动脉。切除静脉浅面的淋巴组织。仔细辨认并结扎面静脉平面以上回流至静脉前壁的小分支，以防止出血[12]。锐性分离并解剖颈内动脉。舌下神经干跨越颈内动脉处距离颈动脉分叉变化较大，解剖时注意避免损伤。追踪舌下神经襻与舌下神经干的连接处可帮助识别舌下神经[18]。舌下神经被枕动脉胸锁乳突肌支限制[19]。如果最初解剖时未结扎，在显露远端颈内动脉时，需切断该分支以游离舌下神经。颈内动脉游离后，用弹性血管阻断带套绕。

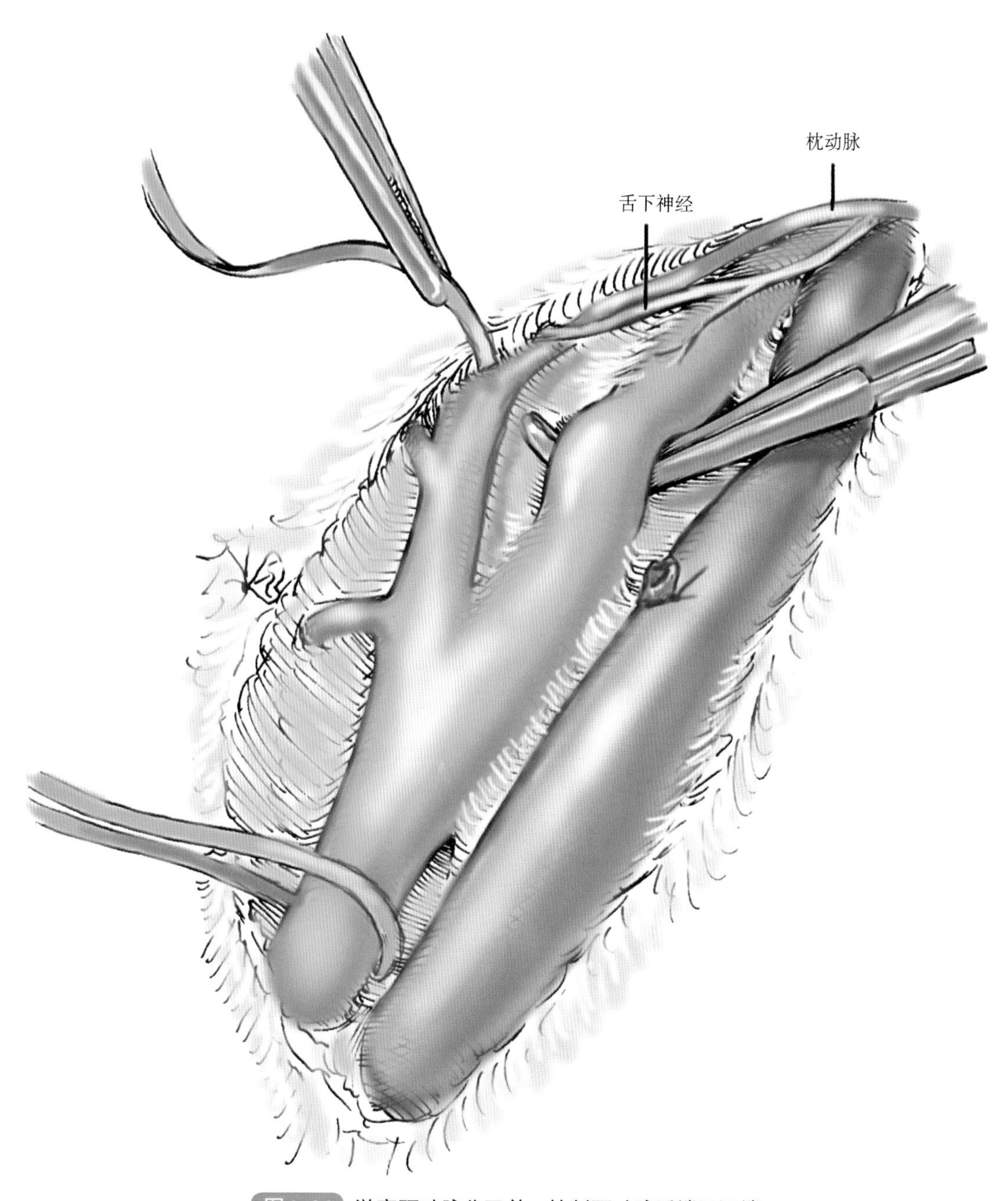

图1–24　游离颈动脉分叉前，控制颈动脉近端及远端

在颈动脉分叉处分离颈外动脉，用弹性血管阻断带套绕（图 1-25）。如果甲状腺上动脉直接从颈总动脉发出，则需要分离该动脉。喉上神经在颈外动脉后方走行，尽量靠近端套绕颈外动脉可避免损伤该神经[20]。如果未能提前识别舌下神经，在血管外膜周围组织内解剖可避免损伤该神经。

现在可以解剖颈动脉分叉区域了。颈动脉窦神经（Herring 神经）近来获得较多关注。颈动脉窦是一簇位于颈总动脉与颈内动脉连接处的压力感受器。颈动脉内膜剥脱引起的压力感受器变化，导致迷走神经功能反射性增强，进而导致低血压和心动过缓[21, 22]。为了阻断压力感受器和迷走神经之间的反射弧，有学者建议在颈动脉分叉处行局部麻醉，或切断颈动脉分叉后方包含颈动脉窦神经的神经丛，以此失活颈动脉窦神经[21, 22]。但注意到上述操作后可能产生高血压的倾向，其他学者认为只有在迷走神经活动过度时才应失活该神经[23]。决定麻醉颈动脉窦后，需要完全游离颈动脉分叉，以便行颈动脉内膜剥脱术。之前分离颈总动脉及其分支的操作有利于后续的解剖，并降低了周围神经和静脉的损伤风险。

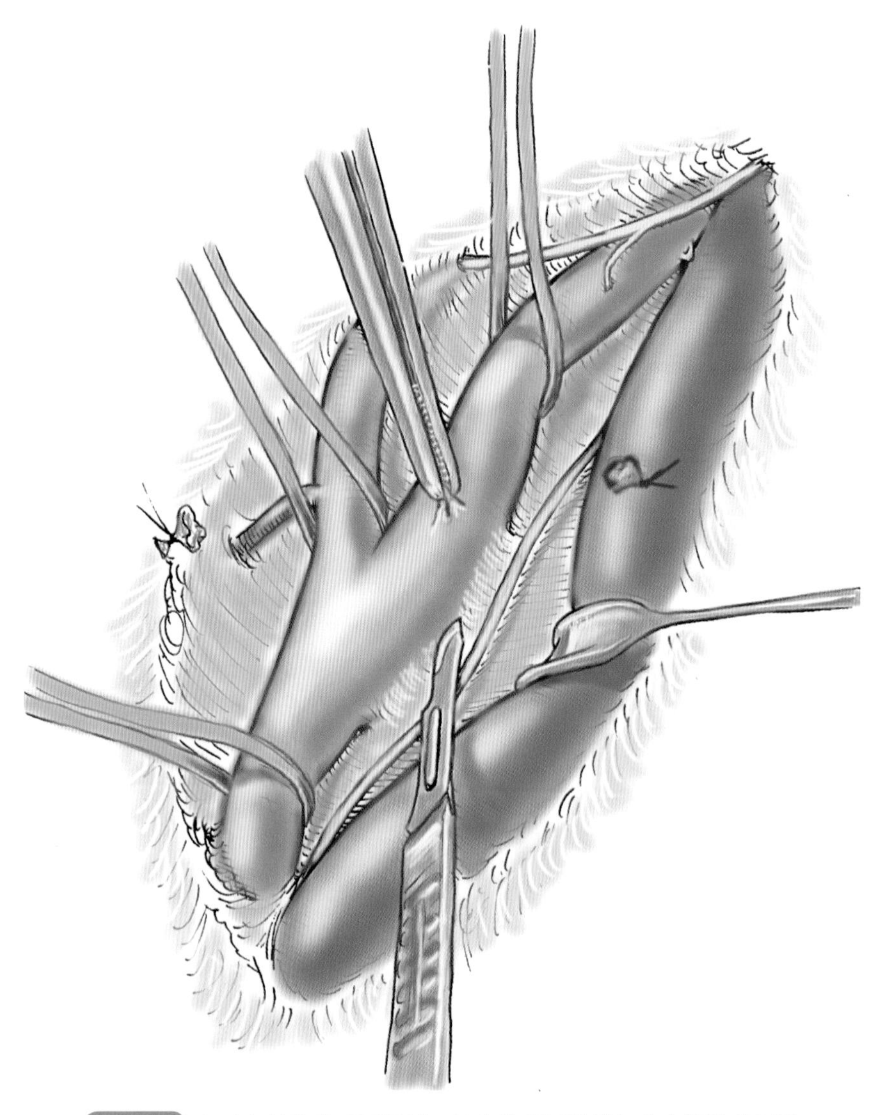

图 1-25 紧贴血管外膜周围解剖，最小化邻近脑神经分支损伤的风险

（二）下颈部颈总动脉的显露

内膜剥脱与支架植入重建颈动脉血运对照试验（CREST）报道了经股颈动脉支架植入术与颈动脉内膜剥脱术的临床结果。支架植入组报道的卒中风险较高，部分归因于经股动脉入路无保护的主动脉弓及弓上血管操作产生的栓塞。为了减少与主动脉弓操作相关的卒中的潜在风险，一种经颈动脉入路行颈动脉支架植入的方法（经颈动脉血运重建术，TCAR）被提出。TCAR 避免了主动脉弓操作，在一项前瞻性多中心的临床试验中，围术期卒中发生率较低[25]。神经保护通过受累颈总动脉的逆向血流动力学提供，避免放置栓塞保护装置。在颈总动脉中放置血管鞘，连接至相应系统，使得血流通过过滤器后从另一个鞘回到股静脉中，通过压力梯度差实现颈动脉逆向血流。下面讨论下颈部颈总动脉的手术显露以及经皮股静脉穿刺入路。TCAR 的纳入和排除标准已经发表并可查到[25]。建立逆向血流通路的详细说明，请参阅 TCAR 支架系统使用说明书。

TCAR 可在全麻或局麻下进行[26]。患者仰卧位，透视用 C 臂安置在床头及患者头部上方[26]。颈部伸展，头转向对侧。布卷垫高肩部以增加颈部伸展。颈部和双侧腹股沟区消毒、铺巾。在胸锁乳突肌胸骨头、锁骨头和锁骨上缘形成的解剖三角内做一个 2～4cm 纵切口（图 1-26）。也可在锁骨上一指宽处做一横切口，但颈总动脉的显露可能受限。沿切口深入，穿过颈阔肌。肩胛舌骨肌位于上方，不需要切断。进入颈动脉鞘后可能看到颈内静脉；如果看到，则需沿着颈内静脉外侧缘游离，并向内牵拉以

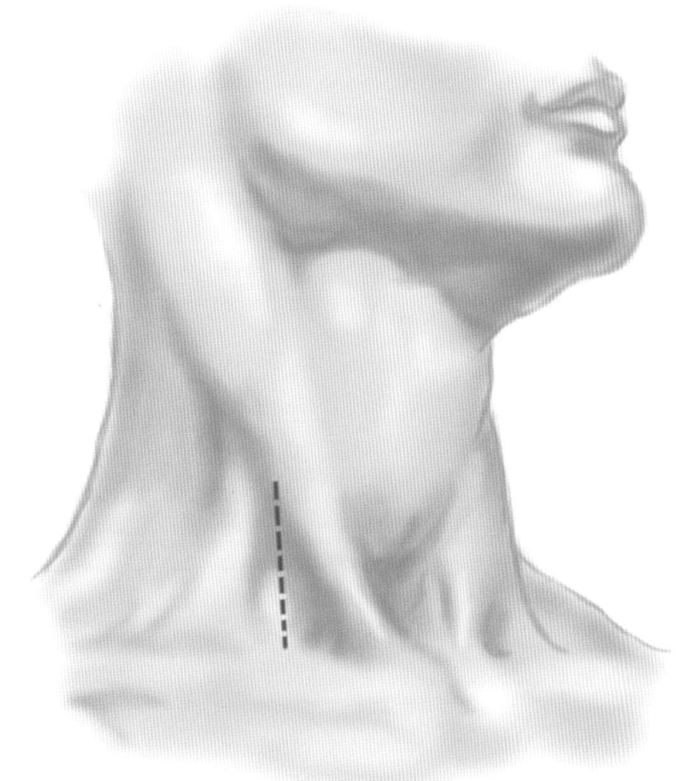

图 1-26　TCAR 的切口位于胸锁乳突肌胸骨头和锁骨头之间，也可以做横切口

显露其深面的动脉。环周解剖出一段3～4cm的颈总动脉，并将带有Rummel止血带的脐带状带子尽可能地置于近心端。解剖时需注意邻近的神经结构。在右颈部，迷走神经常位于动脉后方，在左颈部则位于动脉前方[14]。为颈动脉穿刺备用，一些外科医生使用5–0聚丙烯缝线在颈总动脉前壁预缝荷包或U形结，以帮助血管闭合[26]（图1–27）。

超声引导下采用微穿刺系统，在任意一侧腹股沟区做股静脉穿刺（图1–28）。移除微穿刺针，沿微导丝置入血管鞘。更换微导丝为0.035in（0.09cm）导丝，移除血管鞘，将带有支架系统的静脉回流鞘沿导丝置入股静脉。鞘管用肝素生理盐水抽吸并冲洗，然后用缝线固定在皮肤上。

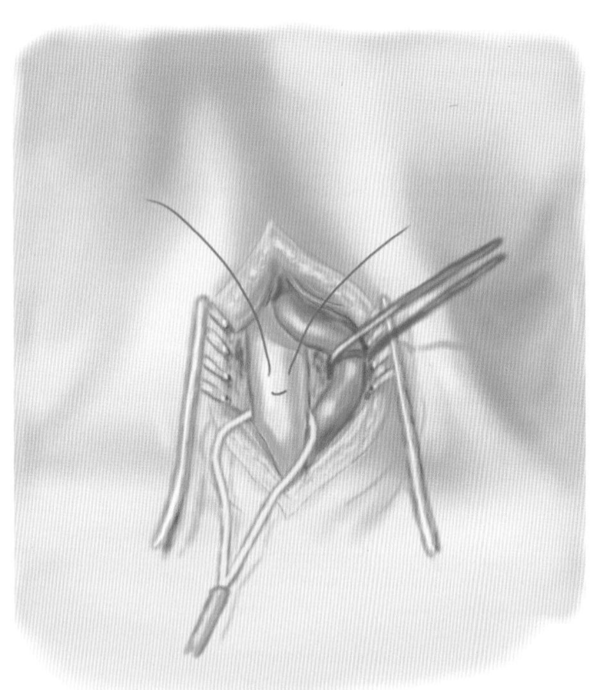

图1–27 颈内静脉向内牵拉，在颈总动脉上预缝一U形结

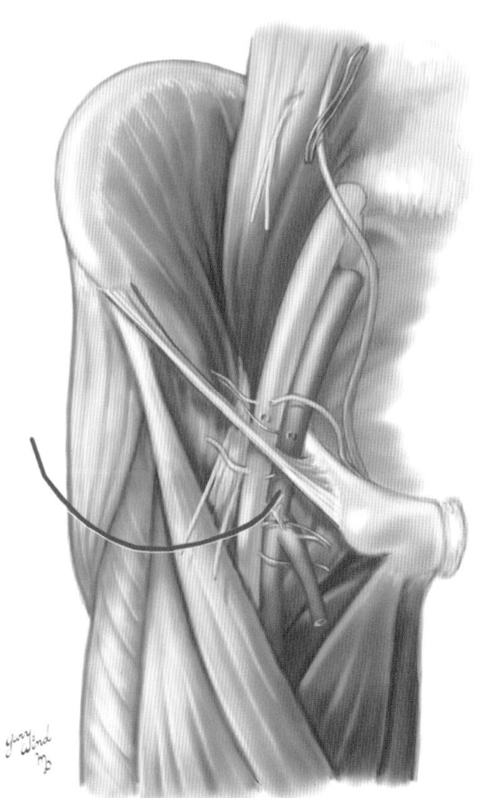

图1–28 超声引导下置入股静脉鞘；此图为概念性展示，未显示血管鞘

经静脉肝素全身抗凝后，从颈总动脉建立动脉通路。开始反向血流前，应完全避免目标病变处的操作[26]。采用微穿刺系统建立颈总动脉通路，如 Malas 等的描述，将带有支架系统的血管鞘推送到 2.5cm 标记处[26]（图 1-29）。缓慢抽吸后，用肝素盐水冲洗鞘管。按照使用说明书的指示，将血流控制器分别连接到血管鞘上，用 Rummel 止血带阻断鞘近端的颈总动脉，启动反向血流（图 1-30）。通过颈动脉鞘导入支架输送系统（图 1-31）并释放支架。松开 Rummel 止血带，移除血管鞘，预置的 U 形缝线打结，关闭动脉穿刺点，缝合颈部伤口。

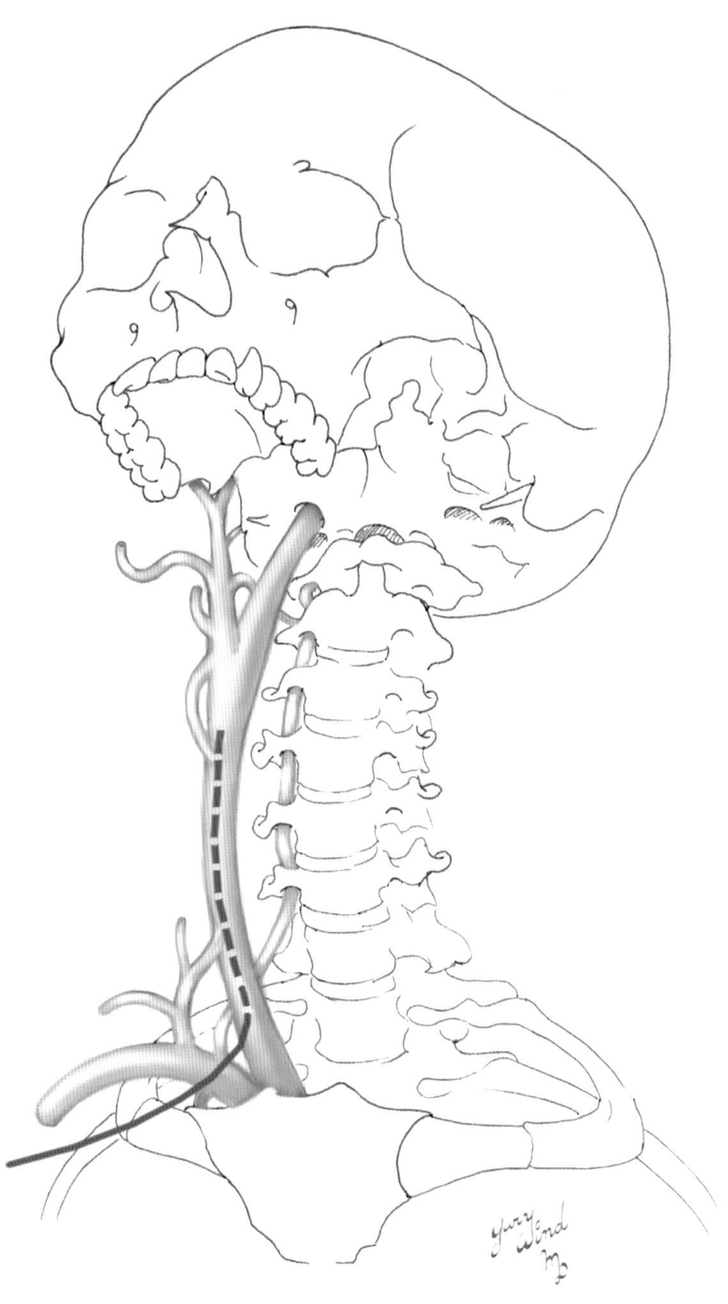

图 1-29　置入带有支架系统的颈动脉鞘；此图为概念性展示，未显示血管鞘

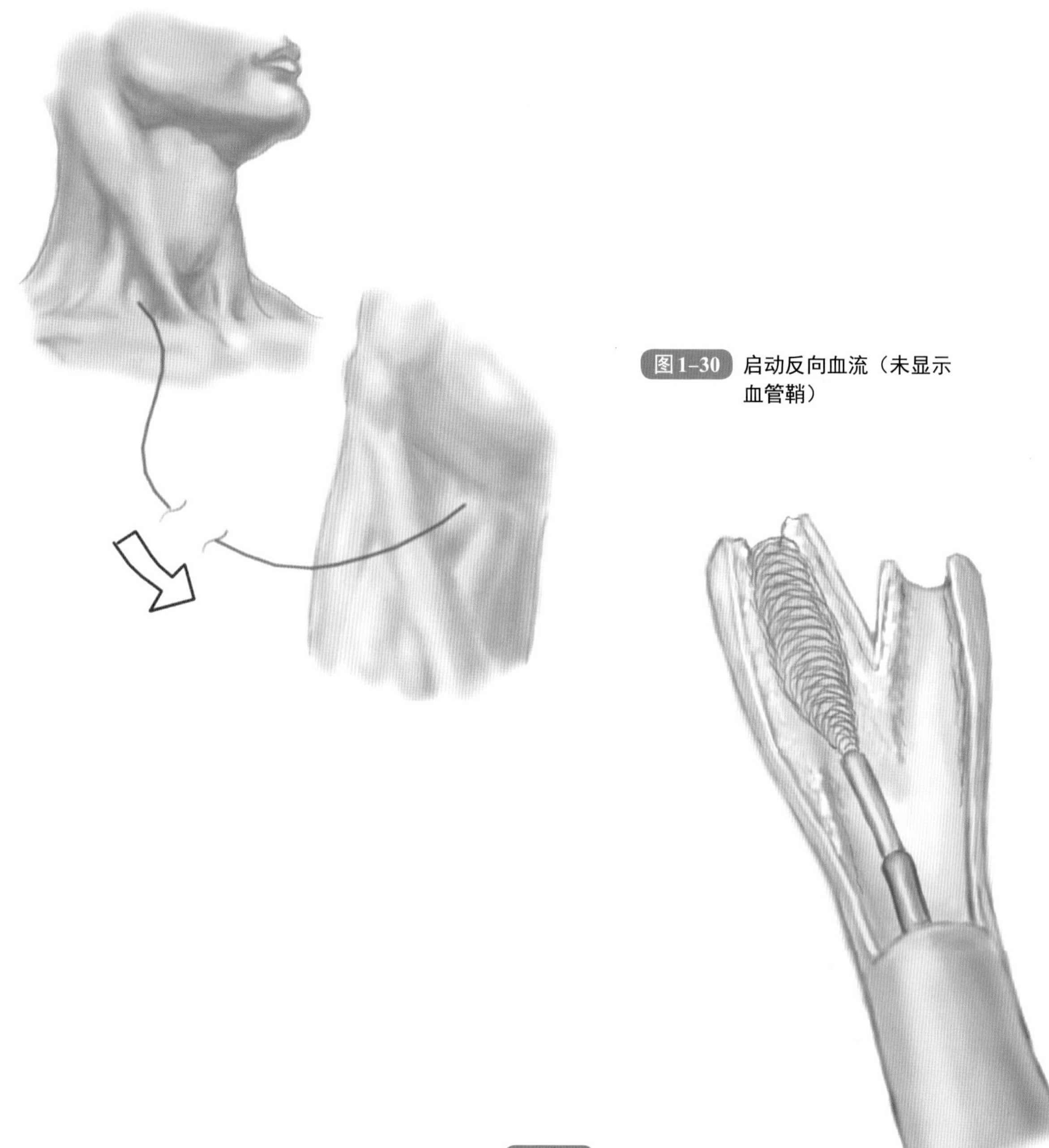

图 1-30 启动反向血流（未显示血管鞘）

图 1-31 导入支架并释放

（三）上颈部颈内动脉的显露（Ⅲ区）

动脉病变可延伸至颈内动脉的上颈段，这一区域入路相对困难。该节段常见的病变包括外伤、内膜夹层或动脉粥样硬化导致的动脉瘤，以及动脉粥样硬化或纤维肌性增生导致的腔内疾病。上述病变的手术修复治疗常需显露靠近颅底的远端颈动脉，单纯颈动脉结扎在非昏迷患者中可能会得到非预期的后果[27]。显露远端颈内动脉的方法有很多，包括下颌骨截骨术[28]、耳前及耳后皮瓣成形法[29]、乳突部分切除术[30]、中耳腔闭合乳突全切术[31]。我们依靠上述的标准纵切口结合 Fisher 等描述的下颌半脱位技术进行显露[32]。下颌半脱位要求术前评估高位显露的必要性，以决定是否行经鼻气管插管。如果术中紧急需要高位显露，下颌角持续牵引也能达到相似的效果[33]。

该手术入路需要在经鼻气管插管全麻下进行。手术侧的下颌骨髁突半脱位，经鼻 / 口穿线固定 图 1-32。临时固定术是否理想，取决于足够的牙齿稳定性。Simonian 等描述了多种穿线的方式[34]。Yoshino 等描述了一种微创半脱位法，他使用由一位牙医发明的口器将下颌骨固定在半脱位位置[35]。患者体位及手术准备如上所述，沿胸锁乳突肌前缘做切口。切口应尽量向上延长，向后弯曲至耳垂下方。颈总动脉及颈内动脉的显露步骤如上所述。识别并保护舌下神经，要获得最佳游离度，有时需切断枕动脉及舌下神经襻。分离颈内动脉时，需小心识别并结扎颈静脉的小分支。术中，需将腮腺下缘向前牵拉。

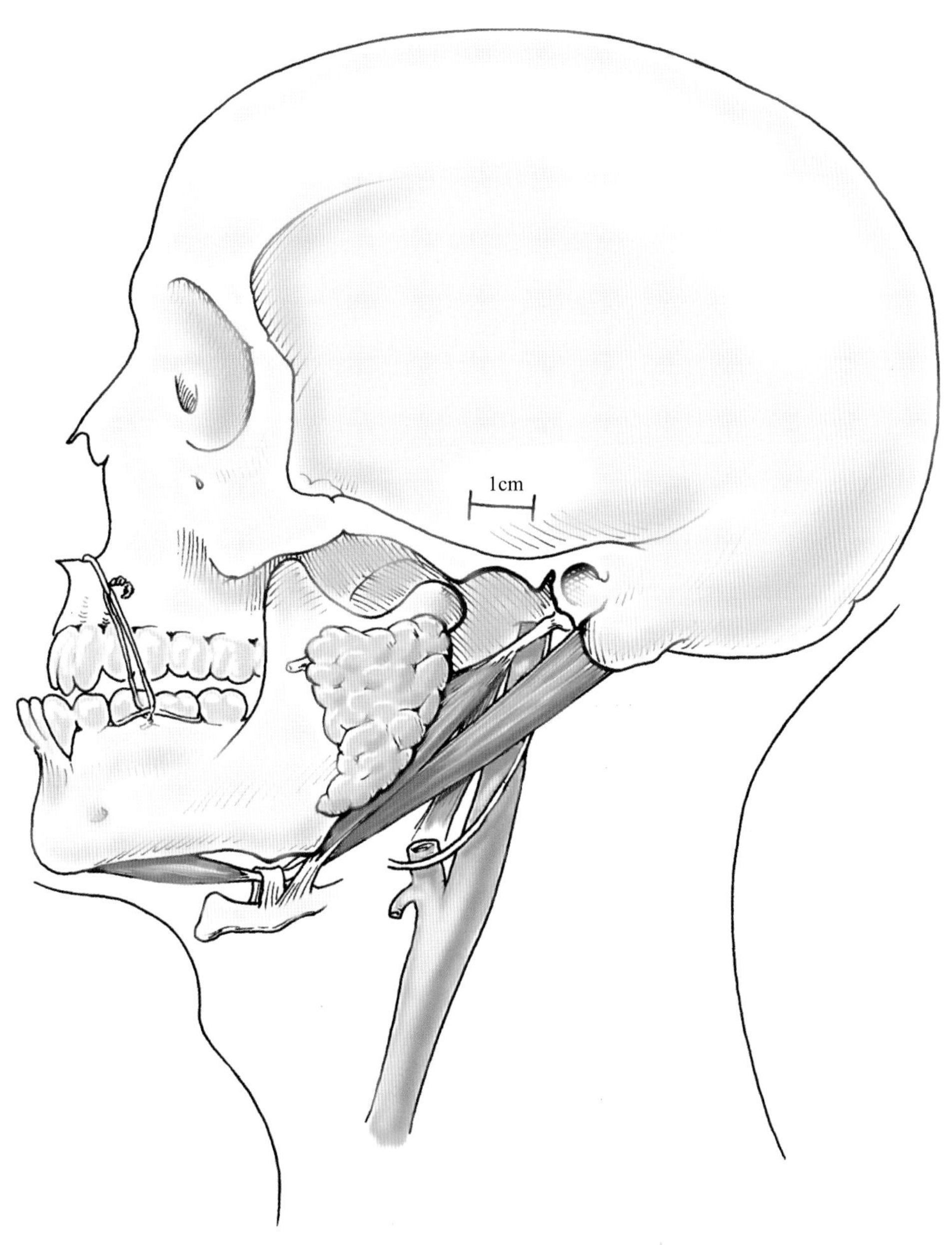

图 1-32　单侧下颌骨髁突半脱位为远端颈内动脉区域额外增加了 **1cm** 的操作空间

切断二腹肌后腹可显露距颅底2cm内的颈内动脉（图1-33）。枕动脉及其伴行静脉走行在二腹肌后腹下缘附近，切断肌肉时需结扎这些血管。切断茎突舌骨韧带和茎突舌骨肌、茎突咽肌及茎突舌肌，移除茎突后，可显露更高位的颈内动脉[36]。这些操作过程中，有损伤舌咽神经的风险。舌咽神经走行在颈内动脉及颈内静脉之间，位于茎突及其附着肌肉的深面。尽管舌咽神经可能没有完全显露，但贴近颈内动脉外膜内解剖能降低神经损伤的风险[37]。

如果要分离更高位的颈内动脉，需显露并轻柔地牵拉面神经。切除腮腺尾端有利于显露下颌骨后方的软组织[36]。为了更安全地显露面神经，颈部切口需要向耳前延长。岩内段颈内动脉的显露，可采用Thomassin和Branchereau提出的前颞下入路[38]。

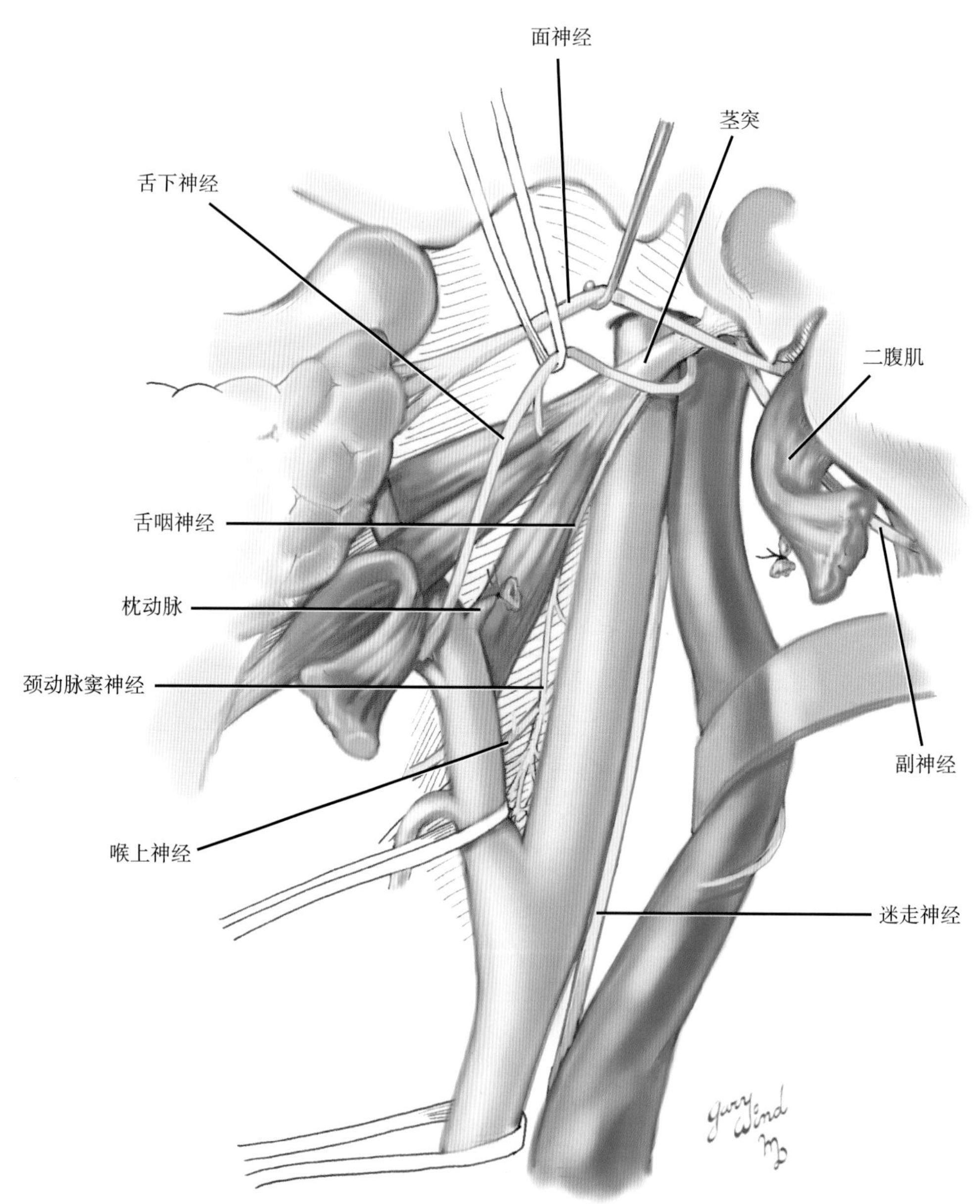

图1-33 切断二腹肌后腹及枕动脉，可使舌下神经向头侧移动；如果需要切除茎突，须紧贴骨骼表面进行解剖，以免损伤其下方紧邻的舌咽神经

第 2 章　椎动脉
Vertebral Arteries

一、椎动脉的外科解剖

在颈根部深处，椎动脉的前 1/3 从锁骨下动脉走行至 C_6 横突 图 2-1。自 C_6 横突至枕骨大孔的其余 2/3 的椎动脉，被包裹在由上颈椎横突孔并排组成的梯子状骨格中。动脉所穿行的横突孔占据凹槽状横突的前部，而颈神经根则占据后部。

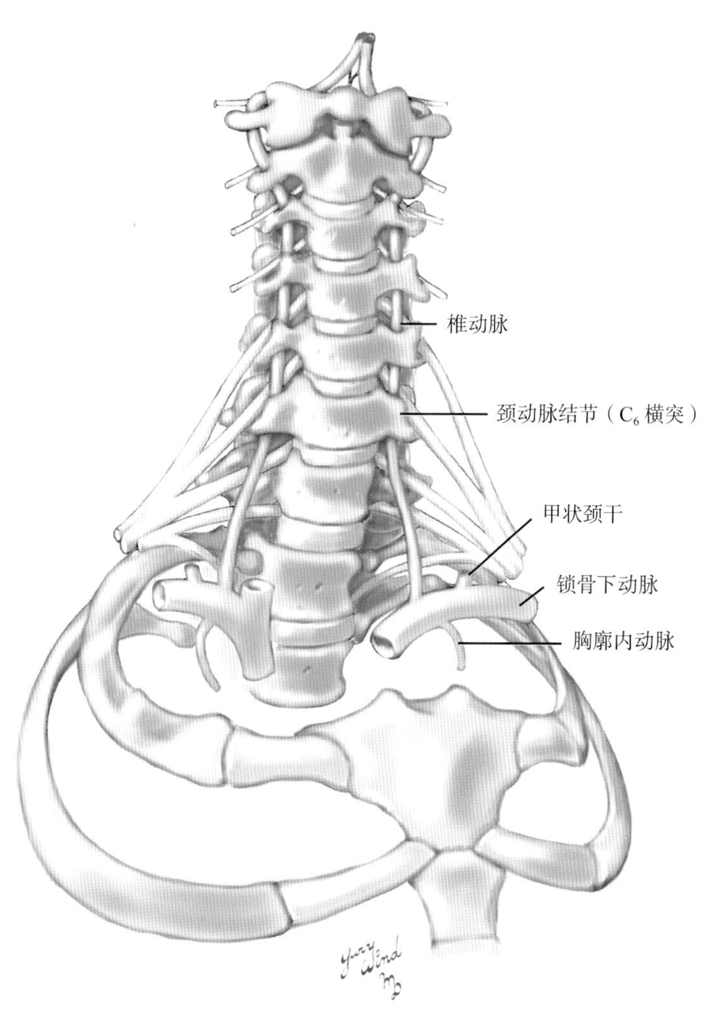

图 2-1 **椎动脉近端 1/3 位于颈根部最深平面，其余部分则位于颈神经干前方颈椎横突孔形成的骨格（bony lattice）内**

椎动脉穿过寰椎横突孔后，绕过关节突后方，向前汇聚上行穿过枕骨大孔。在颅内，两椎动脉于脑桥的下缘汇合形成基底动脉。

椎动脉深入居中的解剖位置为其提供了保护，但也使其手术入路比与之伴行的颈动脉入路更为困难。下面将集中讨论椎动脉不同节段重要毗邻关系的细节。

（一）椎旁前肌

椎动脉位于一个由附着在椎体和横突上的肌肉组成的三角形区域内（图 2-2）。颈长肌和头长肌为颈椎提供前支撑，并托起它们之间的脊柱前纵韧带。斜角肌群自颈椎横突呈扇形向外侧散开，止于第 1 和第 2 肋骨。颈下神经根位于前、中斜角肌之间，而上神经根位于头长肌和肩胛提肌之间。这个肌三角被椎前筋膜所覆盖。前斜角肌和颈长肌在 C_6 横突凸出的前结节处汇合，该结节有时也被称为颈动脉结节（Chassaignac 结节）。在这个标志下方，由肌肉围成的倒 V 字形中，椎动脉的第一部分穿过椎前筋膜向上走行并穿过 C_6 横突孔横孔。

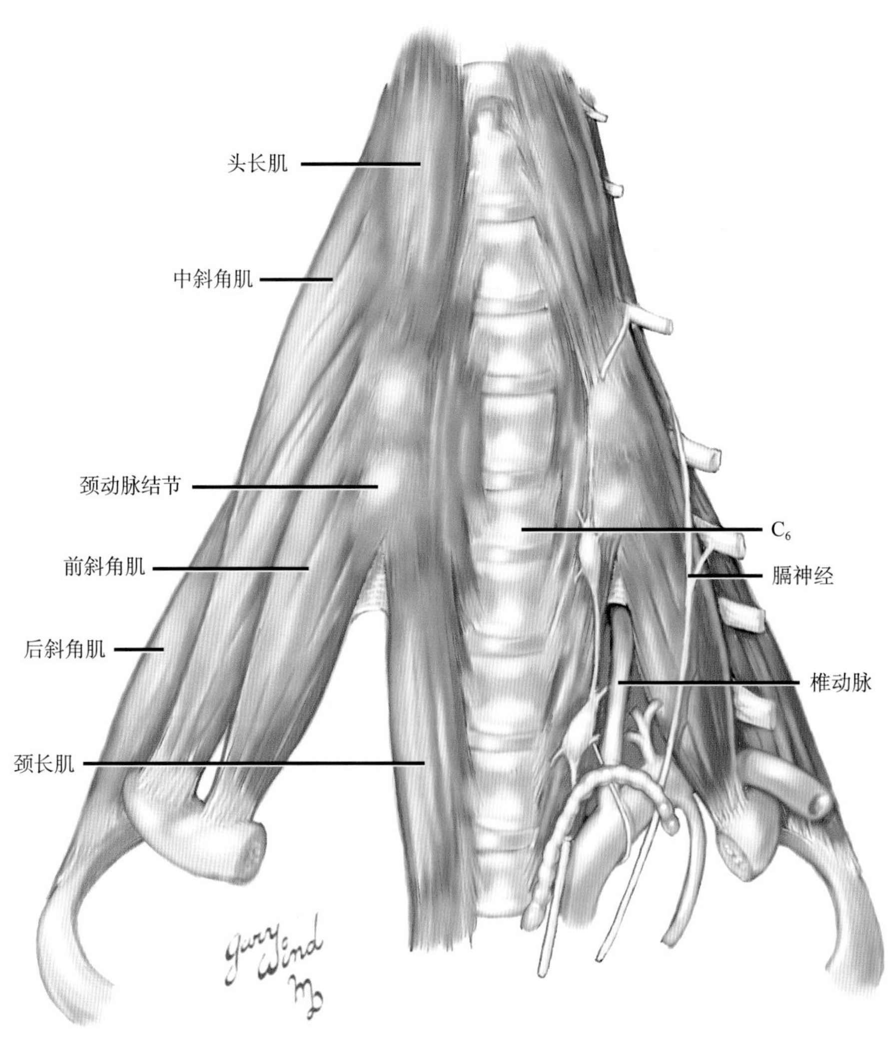

图 2-2 椎动脉穿过并埋在椎前肌和斜角肌围成的三角下面

（二）颈根部

椎动脉起自锁骨下动脉的第一部分，邻近胸廓内动脉（旧称乳内动脉）、甲状颈干和肋颈干的起点 图 2-3。这些动脉的起点呈放射状排列在锁骨下动脉周围，而椎动脉则向后上走行。椎动脉的第一部分跨过肺尖到达斜角肌 – 椎前肌交角。

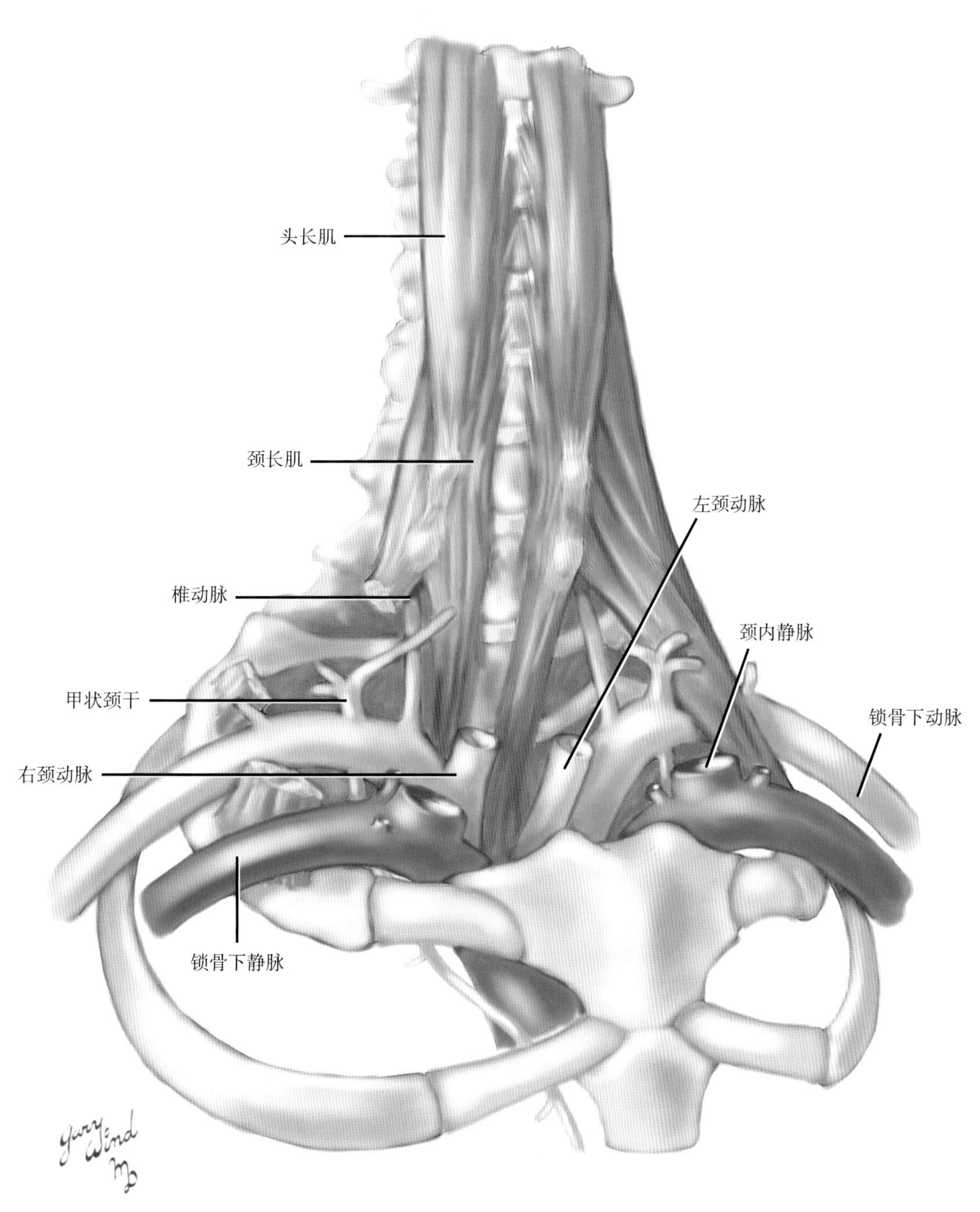

图 2-3　颈根部的大血管压在椎动脉上，手术时须推开这些血管才能显露椎动脉

与椎动脉远端伴行的静脉属支从 C_6 横突开始汇合成一支椎静脉 图 2-4 。椎静脉紧邻颈内静脉，在其远侧汇入锁骨下静脉的近端。在左侧，胸导管从胸腔后部伸出，拱形跨过锁骨下动脉，在颈内静脉和椎静脉之间汇入锁骨下静脉。

颈交感神经链位于颈长肌和头长肌前方的椎前筋膜上，并依次分布于容纳椎动脉的颈椎横突前方。颈中交感神经节大致位于颈动脉结节水平，颈下神经节位于椎动脉起点的后内侧。颈下神经节发出的纤维沿椎动脉缠绕并上行。

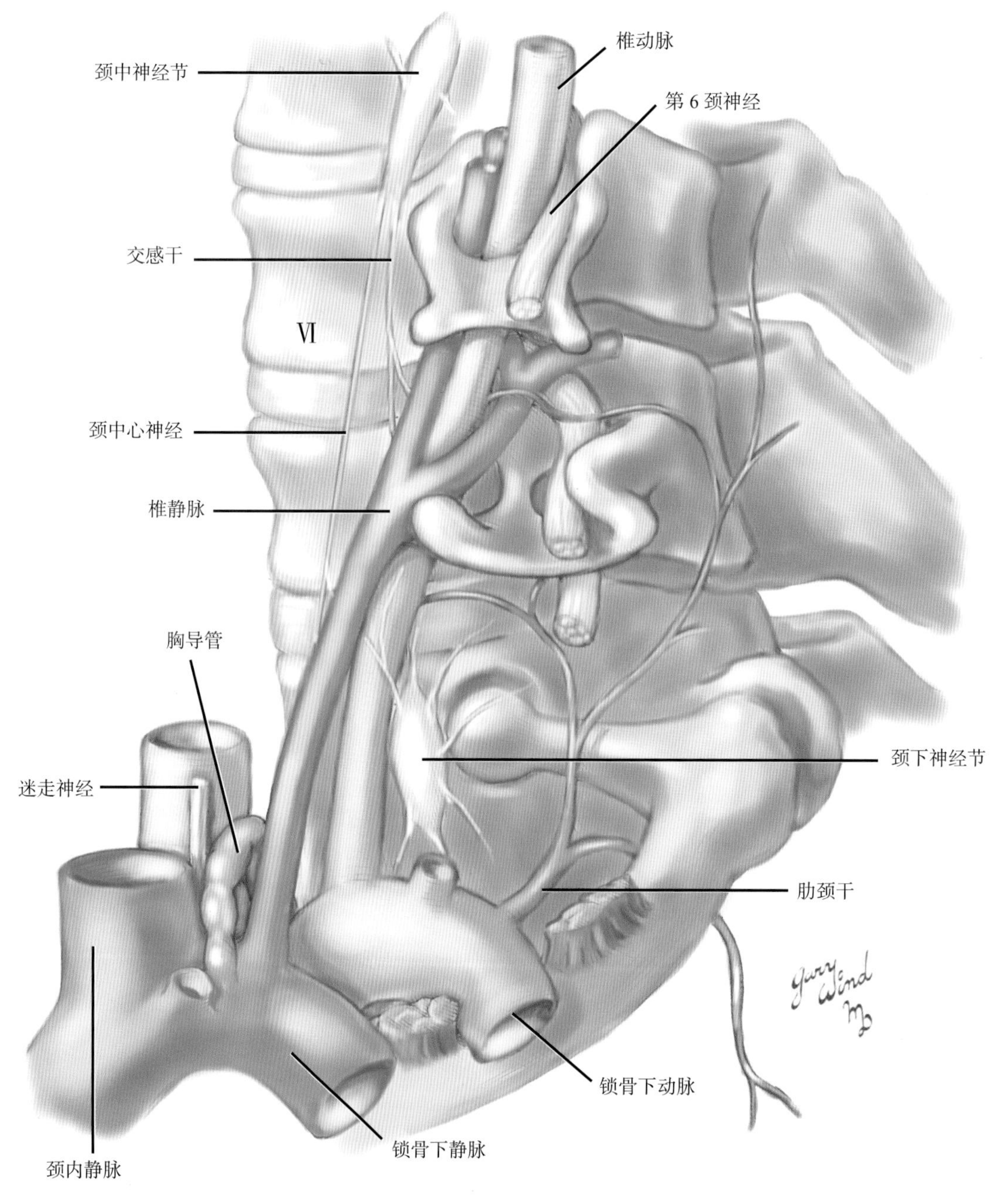

图 2-4 切除斜角内脂肪垫后，左椎动脉近端与胸导管、静脉和神经结构的关系侧面观

肋颈干起自锁骨下动脉后方。其颈部的分支在颈部肌肉的深后方上行，并与伴行的椎动脉和枕动脉下行分支相交通。

（三）椎动脉近中段前方毗邻关系

在皮肤和颈阔肌下面，胸锁乳突肌和封套筋膜构成了椎动脉入路的去顶第一层（图 2-5）。肩胛舌骨肌在胸锁乳突肌和下面的颈动脉鞘之间沿对角线走行。颈动脉鞘位于胸锁乳突肌和椎前筋膜之间的内侧，而且在鞘的外侧，斜角肌脂肪垫直接覆盖椎动脉的第一部分。

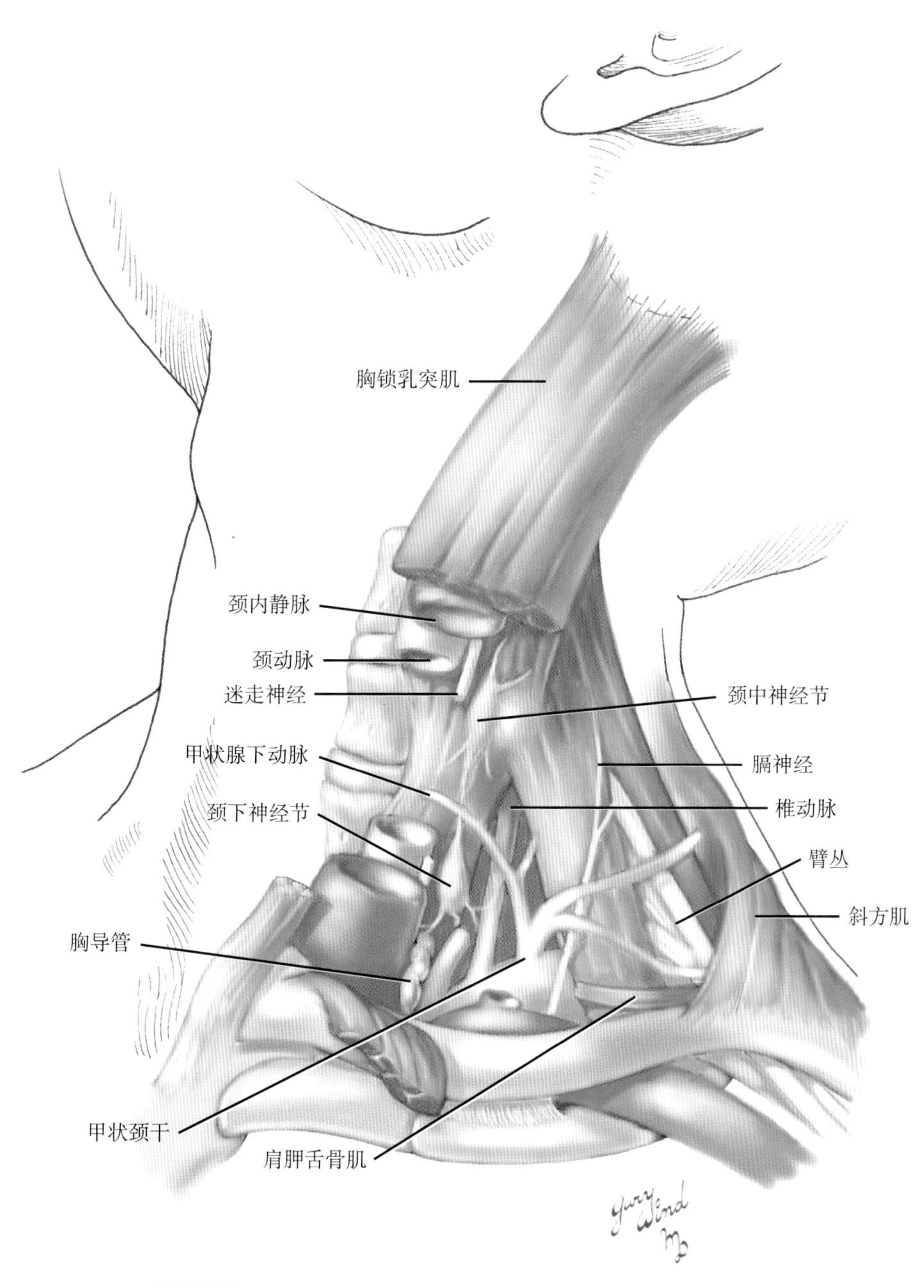

图 2-5 剖视图显示椎动脉解剖入路必须经过的主要解剖标志

脂肪垫内及其周围都有重要的结构，解剖椎动脉时必须注意这些结构。前面描述的胸导管就在左侧靠中线处。脂肪垫深部靠外侧，膈神经向下斜行越过前斜角肌，通过甲状颈干外侧，然后在锁骨下动、静脉之间进入胸腔。甲状腺下动脉在椎动脉近端的前方交叉通过。

（四）椎动脉远段

由于后方骨弓体积的减少，在寰椎和枢椎的横突之间解剖椎动脉，可以比其他间隙获得更大的操作空间 图 2-6。穿出寰椎孔后，椎动脉向后急转弯，走行于环绕骨关节平台后缘的凹槽中。然后在寰枢关节前内侧走行并穿过枕骨大孔。

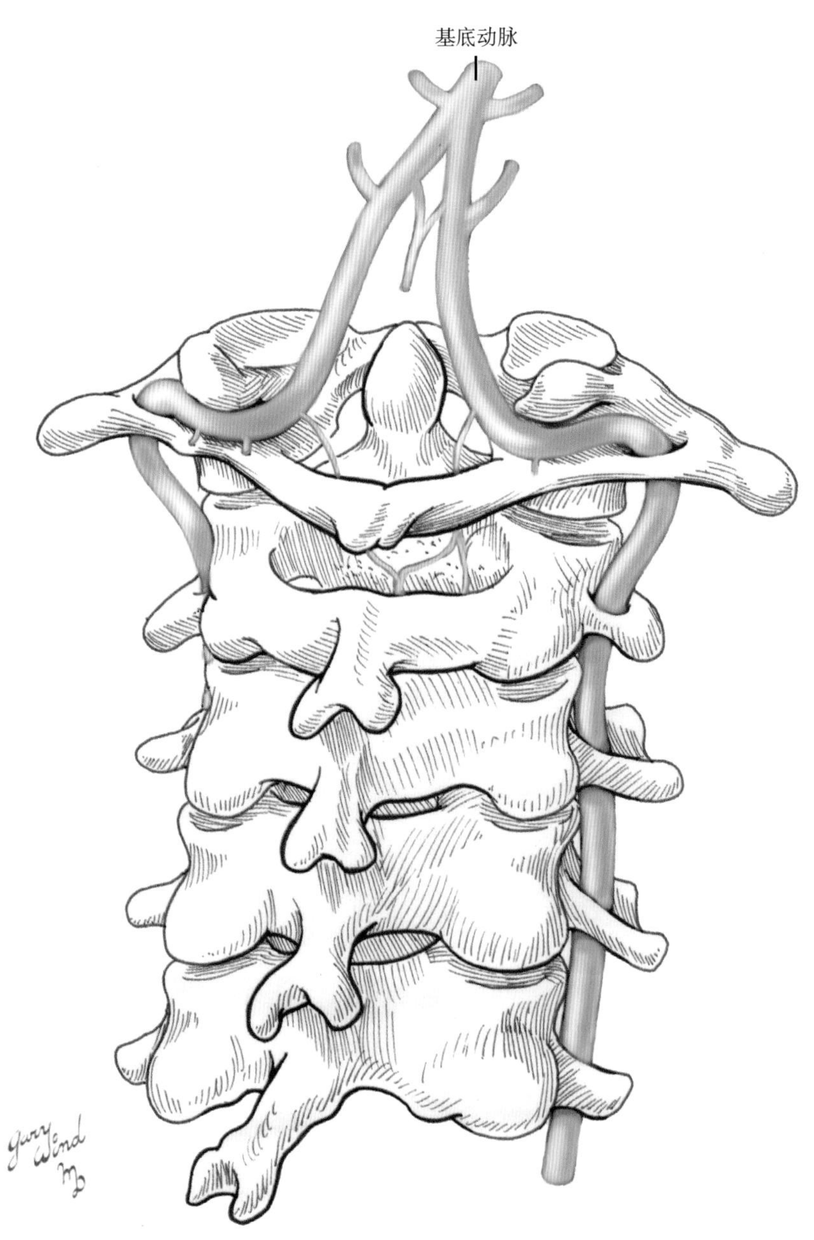

图 2-6 寰椎和枢椎横突之间的空间使椎动脉的远端得到最佳显露；寰椎上方的椎动脉段是侧支动脉连接的部位，周围环绕着密集的静脉丛

在后凹槽平面，椎动脉向颈部深层肌肉发出分支，这些分支与上升的颈部、枕部和颈部深层的动脉相吻合。在关节面的中线侧，椎动脉在椎管内向下发出分支，供应椎体和髓膜。两椎动脉在脑桥水平汇合之前，小的降支沿着延髓腹侧面融合形成一条中线血管。

迂曲的颅外椎动脉末端，位于枕下肌三角深处，显露困难 图 2-7。将肩胛提肌从横突尖端分离，可经前外侧入路解剖 C_1～C_2 节段 图 2-8。

绕过关节突后部后，椎动脉首先穿过寰枕韧带，然后穿过硬脑膜到达枕骨大孔 图 2-9。

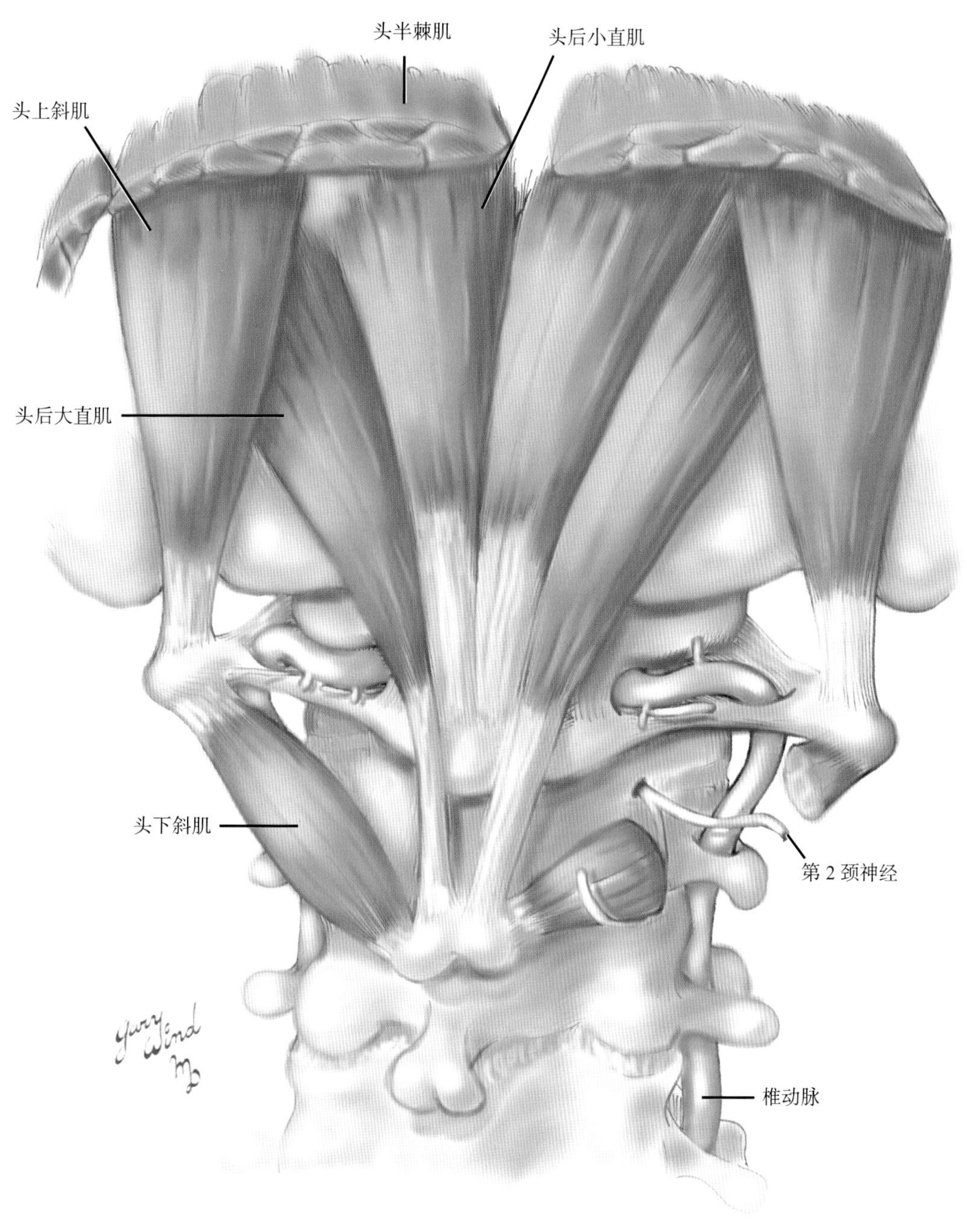

图 2-7 该视图显示了血管在颈椎后三角的深度

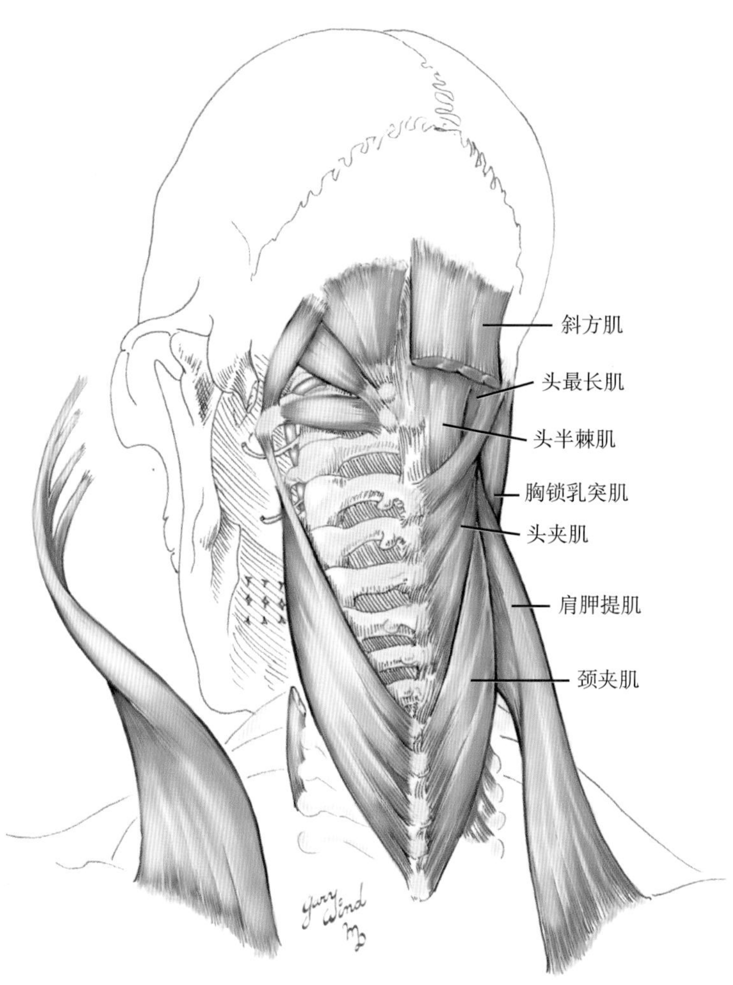

图 2-8 沿止于第一横突上的肩胛提肌与颈夹肌间的空隙分开，可以显露椎动脉的 $C_1 \sim C_2$ 段

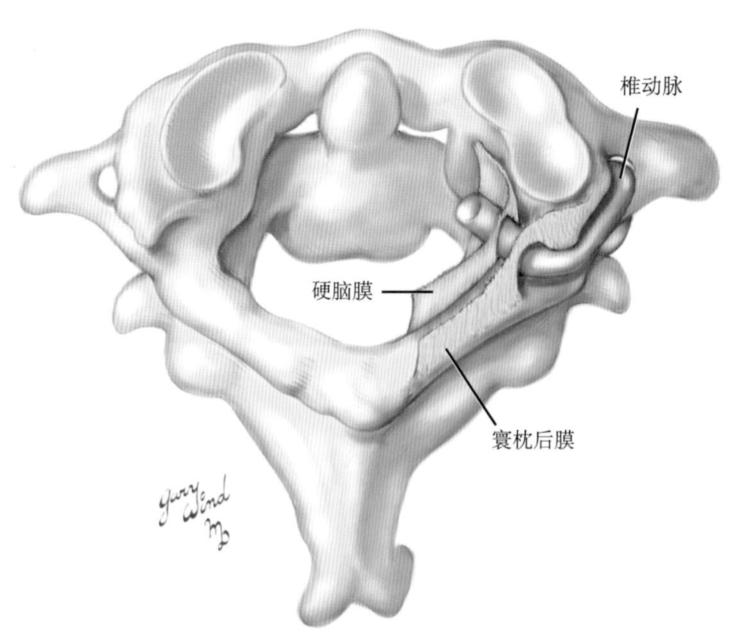

图 2-9 椎动脉的颈段穿过寰枕膜和硬脑膜进入椎管并上升通过枕骨大孔而终止

二、颈部椎动脉的显露

椎动脉显露在创伤中并不常见。随着更多关于椎动脉损伤自然病程信息的呈现，大部分病例用抗血小板治疗和观察取代了的手术干预[1, 2]。在确需手术干预的情况下，椎动脉损伤更倾向于首选血管腔内弹簧圈栓塞术，而不是开放手术。不过，对一些难以控制的大出血有时也需要手术显露椎动脉。

择期血运重建术也需要手术显露椎动脉。虽然在现代血管外科临床实践中很少用，但是椎动脉移植或颈动脉 – 椎动脉搭桥术可能仍适用于椎基底动脉缺血的患者[3]。根据不同的节段，有多种方法可以显露椎动脉颅外段。

Morasch[4] 强调了描述椎动脉区域解剖的一种实用的分类方法 图2-10。最近端节段（V_1）从椎动脉锁骨下段延伸到进入 C_6 横突孔的水平。C_6～C_2 骨间段（V_2）在横突内走行。第三段（V_3）开始于 C_2 横突的顶部，止于颅底。颅内段（V_4）起自寰枕膜，止于基底动脉。

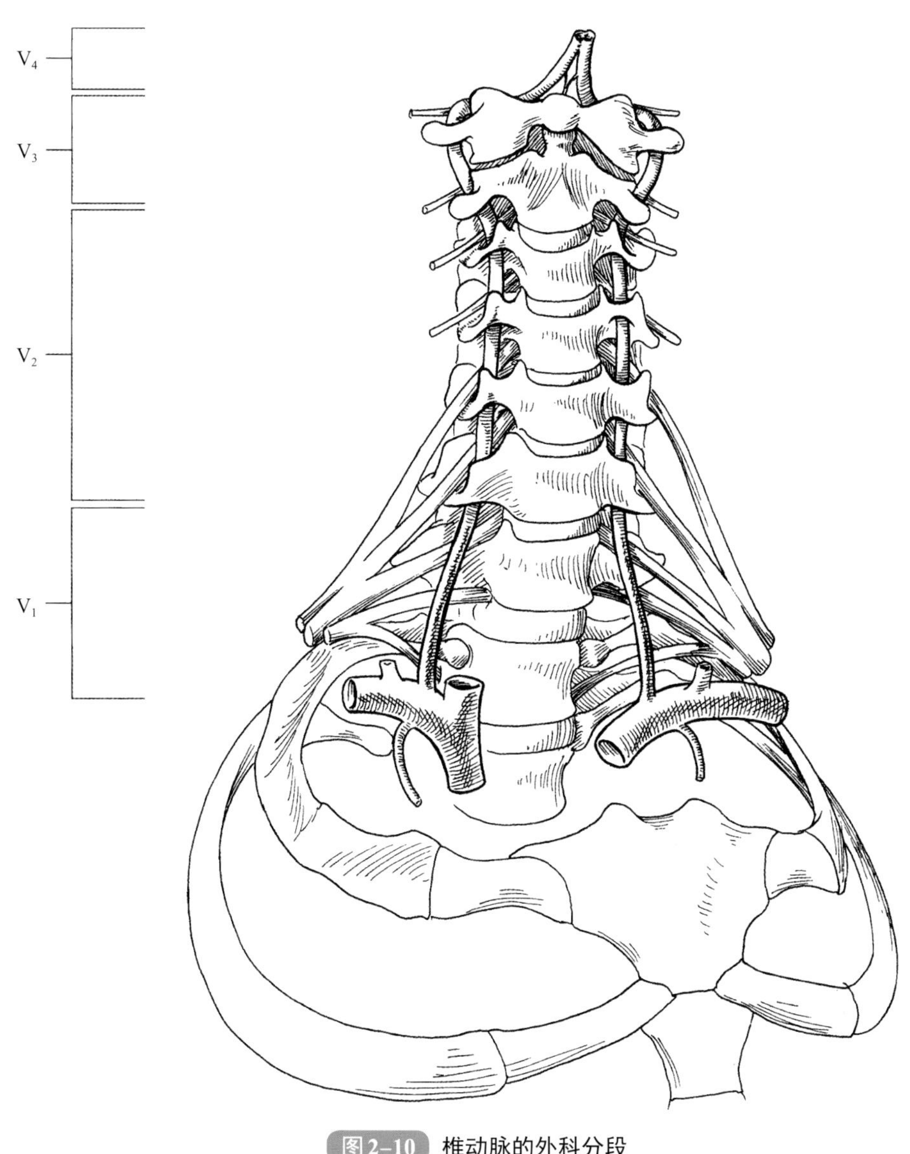

图2-10 椎动脉的外科分段

（一）骨外椎动脉的显露（V_1段）

显露椎动脉最近端有两种主要方法：锁骨上横切口入路和颈前纵切口入路。锁骨上入路[3, 5]可以很好地显露椎动脉起始处，但相对有限，需要横断胸锁乳突肌。颈前入路不需要横断肌肉，而且切口可以快速延长，以控制更远端的椎动脉节段。然而，通过颈部切口显露椎动脉很困难。一般来说，锁骨上入路用于涉及将椎动脉移植到邻近颈总动脉的择期手术时，而在疑诊椎动脉损伤紧急探查时首选颈前入路[3, 6-9]。

1. 锁骨上入路

患者取仰卧位，头部转向手术侧对侧。切口位于锁骨上方约1cm处，从锁骨头部开始，横向外延7～8cm 图2-11 。切开颈阔肌和浅筋膜，在胸锁乳突肌的外侧缘离断并结扎颈外静脉。

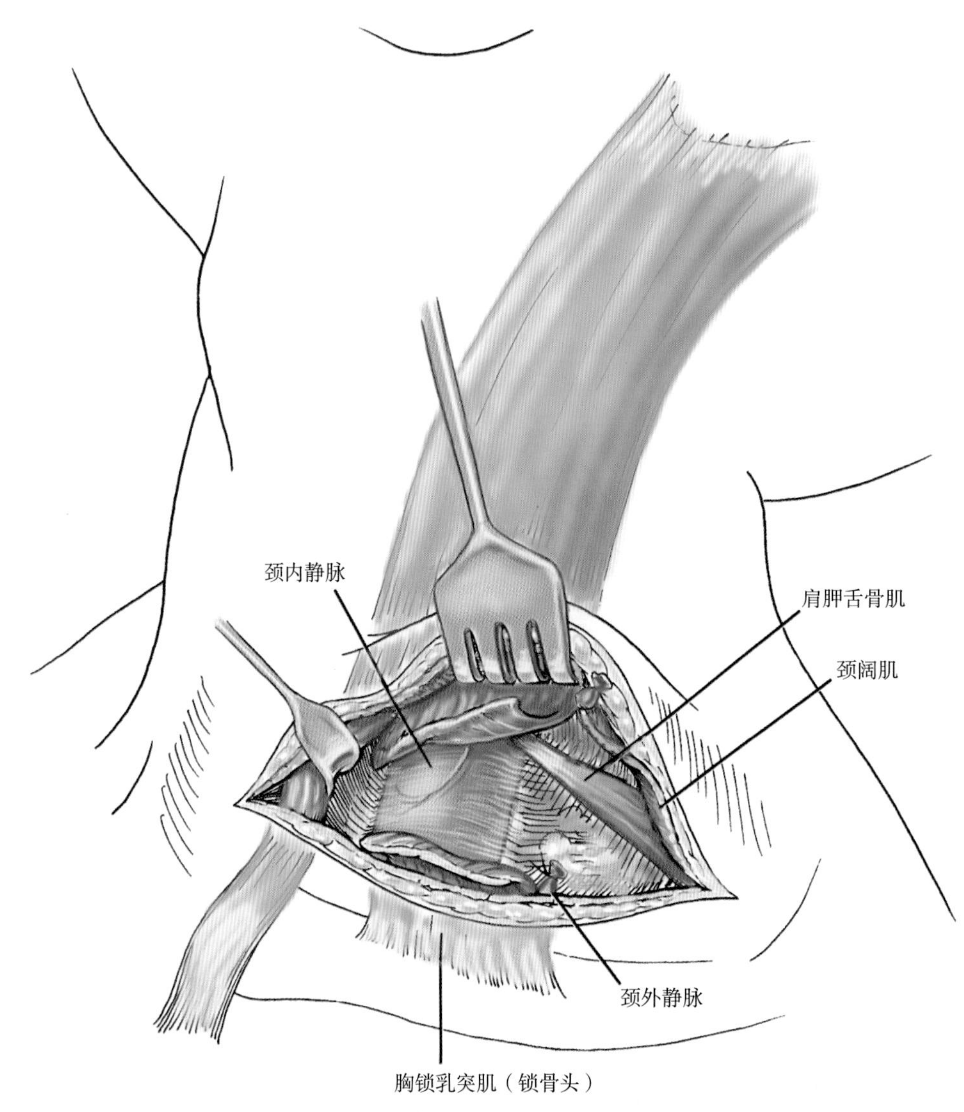

图2-11 横断胸锁乳突肌的锁骨头建立锁骨上横切口入路

离断胸锁乳突肌锁骨头并牵开胸骨头后，显露颈动脉鞘。沿颈内静脉外侧缘纵向解剖，推开颈动脉脉鞘，离断肩胛舌骨肌（图 2-12）。当在左侧手术时，应在左颈内静脉和锁骨下静脉交角处离断和结扎胸导管。如果随后的椎动脉再植术中需要解剖颈总动脉，这时需要仔细游离颈动脉并绕以硅胶环。解剖过程中要多加小心，以免损伤迷走神经和交感链，它们通常位于颈动脉鞘的后外侧。解剖完成后，将颈动脉鞘内容物和胸锁乳突肌胸骨头一起轻轻牵向切口内侧。

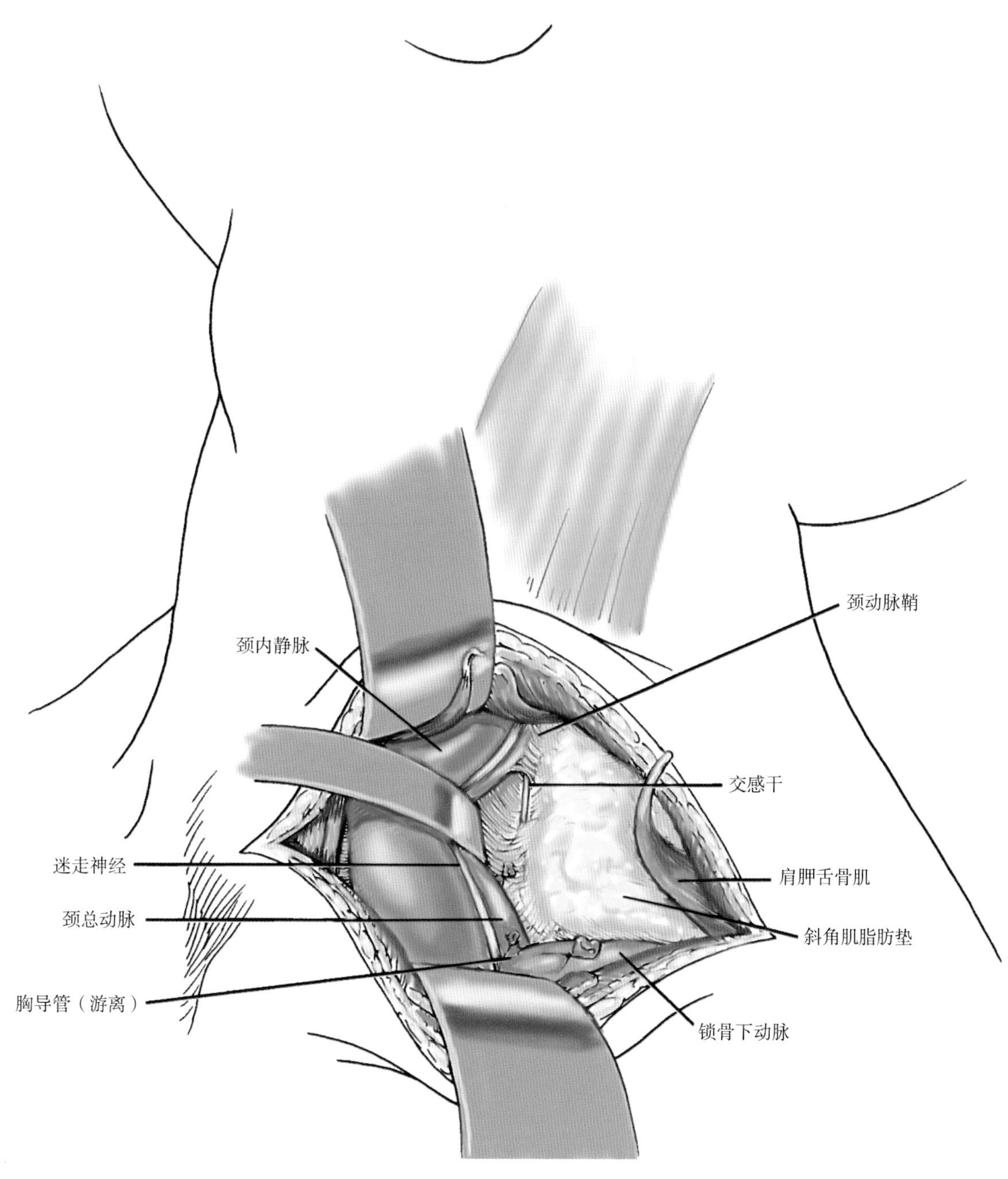

图 2-12　分开舌骨肌、颈外静脉和胸导管（左），向中线侧牵开颈动脉鞘

然后，游离斜角肌脂肪垫的内侧缘，向外侧牵开脂肪垫。需要小心地锐性分离，以便识别走行在脂肪垫内的浅层血管结构，而且为了良好地止血，须将它们分别结扎。移开脂肪垫，显露下面的前斜角肌。膈神经位于前斜角肌的腹侧面，通常走行在肌肉的内侧缘附近（图 2-13）。识别这些结构，有助于确保膈神经不会因为牵开器位置不当而被意外损伤。

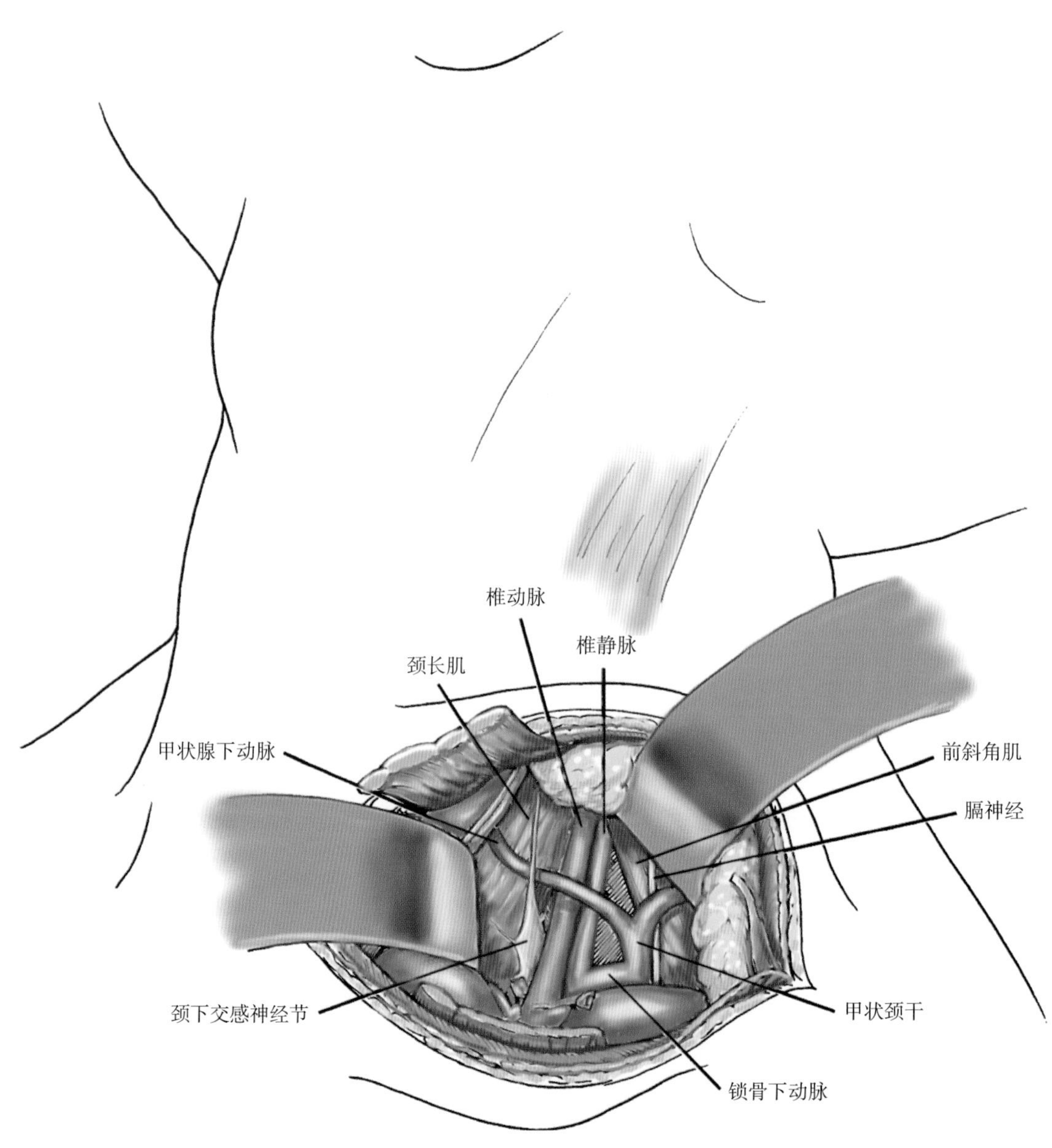

图 2-13 自内向外仔细解剖斜角肌脂肪垫，显露交感链、前斜角肌和膈神经；甲状腺下动脉和椎静脉覆盖在近端椎动脉上

椎动脉位于前斜角肌和颈长肌形成的夹角中央。将前斜角肌向外侧牵开后，很容易识别和游离该动脉（图 2-14）。一些学者主张离断前斜角肌[10]，但很少有必要这样做。应该游离椎动脉至其在锁骨下动脉的起始处。附近的甲状颈干具有多个分支，可以与椎动脉相鉴别。椎动脉在这一节段没有分支。甲状颈干的分支，甲状腺下动脉，横跨椎动脉前方，应将其结扎。伴行的椎静脉也应结扎。继续向头侧解剖，整个椎动脉骨外段可以显露至 C_6 水平，椎动脉在此处潜入颈长肌下方，然后进入 C_6 横突。

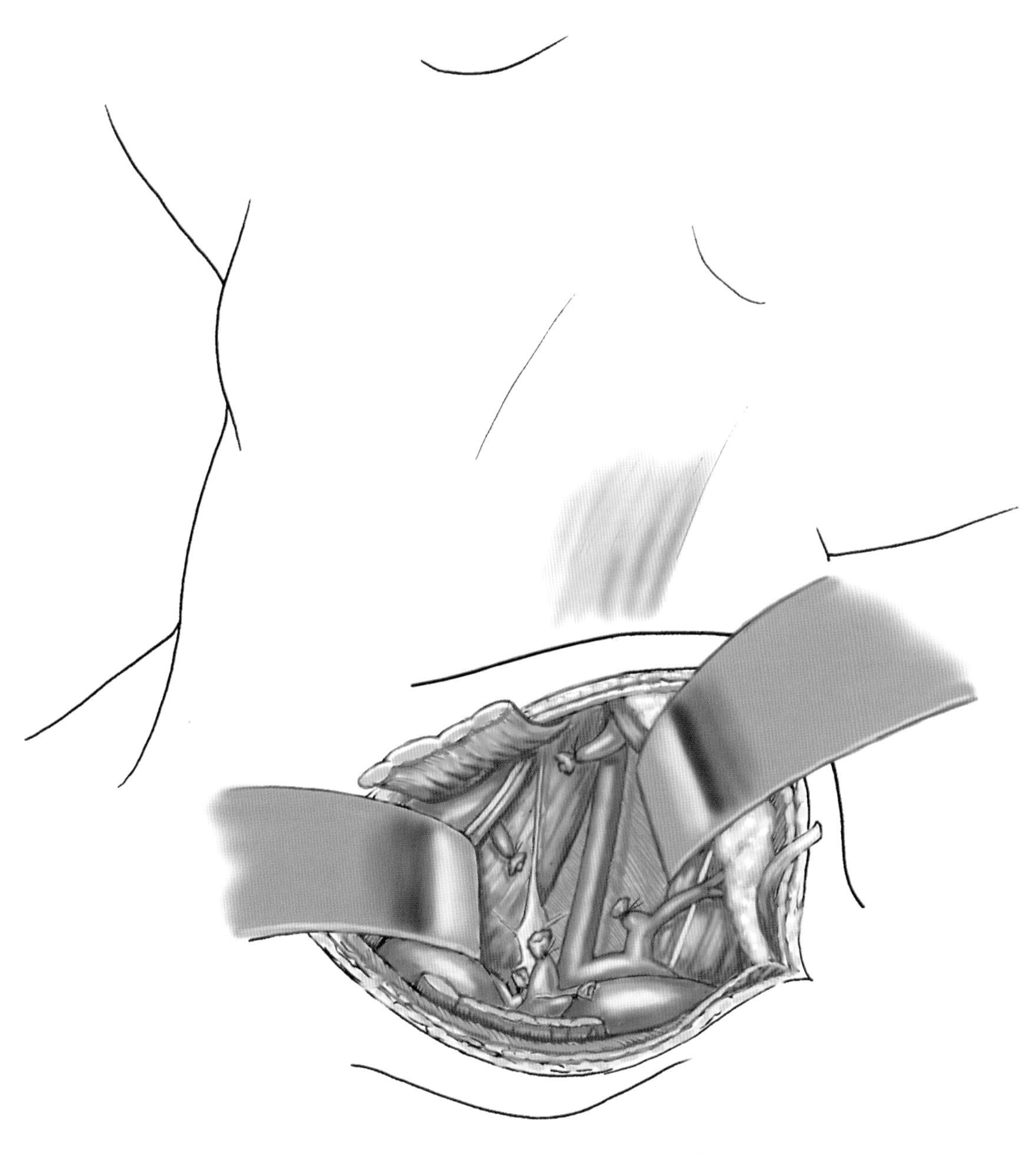

图 2-14　离断甲状腺下动脉和椎静脉，显露椎动脉

2. 颈前入路

患者仰卧位，颈部伸展，头部转向切口对侧。沿胸锁乳突肌前缘做纵切口，从下颌后区延伸到锁骨头。切开颈阔肌和封套筋膜至胸锁乳突肌的前束。分离肌肉下方的颈动脉鞘，将肌肉牵向外侧（图2-15）。此时，可以分离肩胛舌骨肌的上腹，以使切口下半部分获得足够的术野。沿颈内静脉外侧缘纵向解剖，小心游离颈动脉鞘及其内容物。应注意避免损伤走行于颈动脉鞘后外侧的迷走神经和交感链。颈动脉鞘及其内容物与周围组织分离后，向中线侧牵开[6]（图2-16）。沿斜角肌脂肪垫的内侧缘游离并将其向外侧牵开，显露切口外侧的前斜角肌。辨认前斜角肌的腹侧缘的膈神经，并注意保护

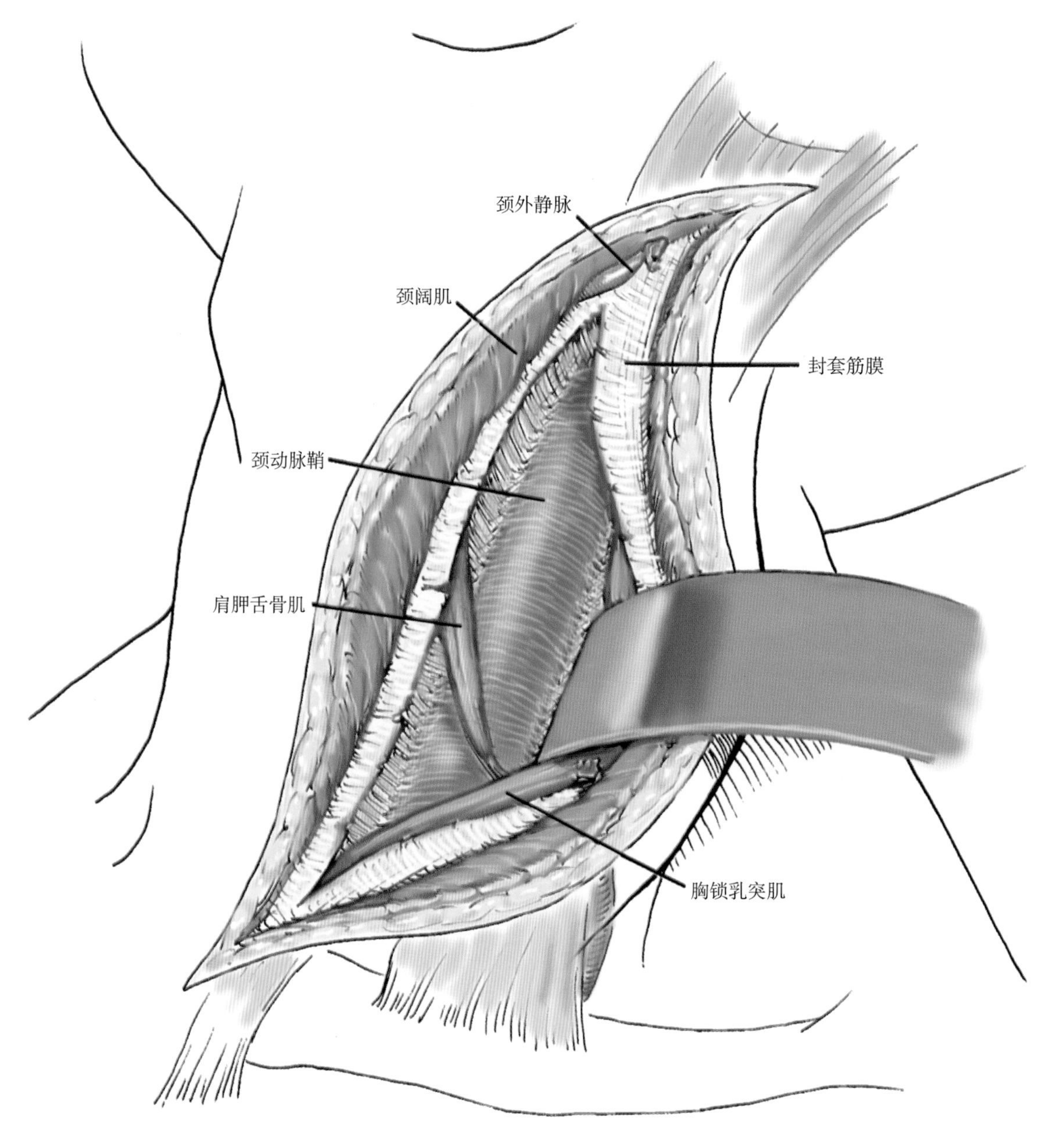

图2-15 颈前纵切口可用于显露颈部椎动脉的所有3个节段

以免损伤。由于甲状腺下动脉横过前斜角肌内侧缘，应将其离断并结扎。向外侧牵开前斜角肌后，识别椎动脉。其余的解剖过程如上所述。

（二）骨间椎动脉的显露（V_2 段）

大出血的控制是颈椎横突孔内椎动脉段显露的最常见应用场景。虽然目前大多数椎动脉损伤均采用血管内治疗，但严重出血或血管腔内治疗失败时，仍需要外科手术控制 [11]。结扎损伤的该节段椎动脉是合适的，与神经功能的恶化结局无关 [6, 12, 13]。在受伤骨间椎动脉的上一横突或者更高处进行远端结扎。若要直接显露受损的椎动脉，最好是去掉横突在骨管内操作 [14]，就像 Shumacker 最先描述的那样。在骨外段（V_1）进行近端结扎（见前述）。

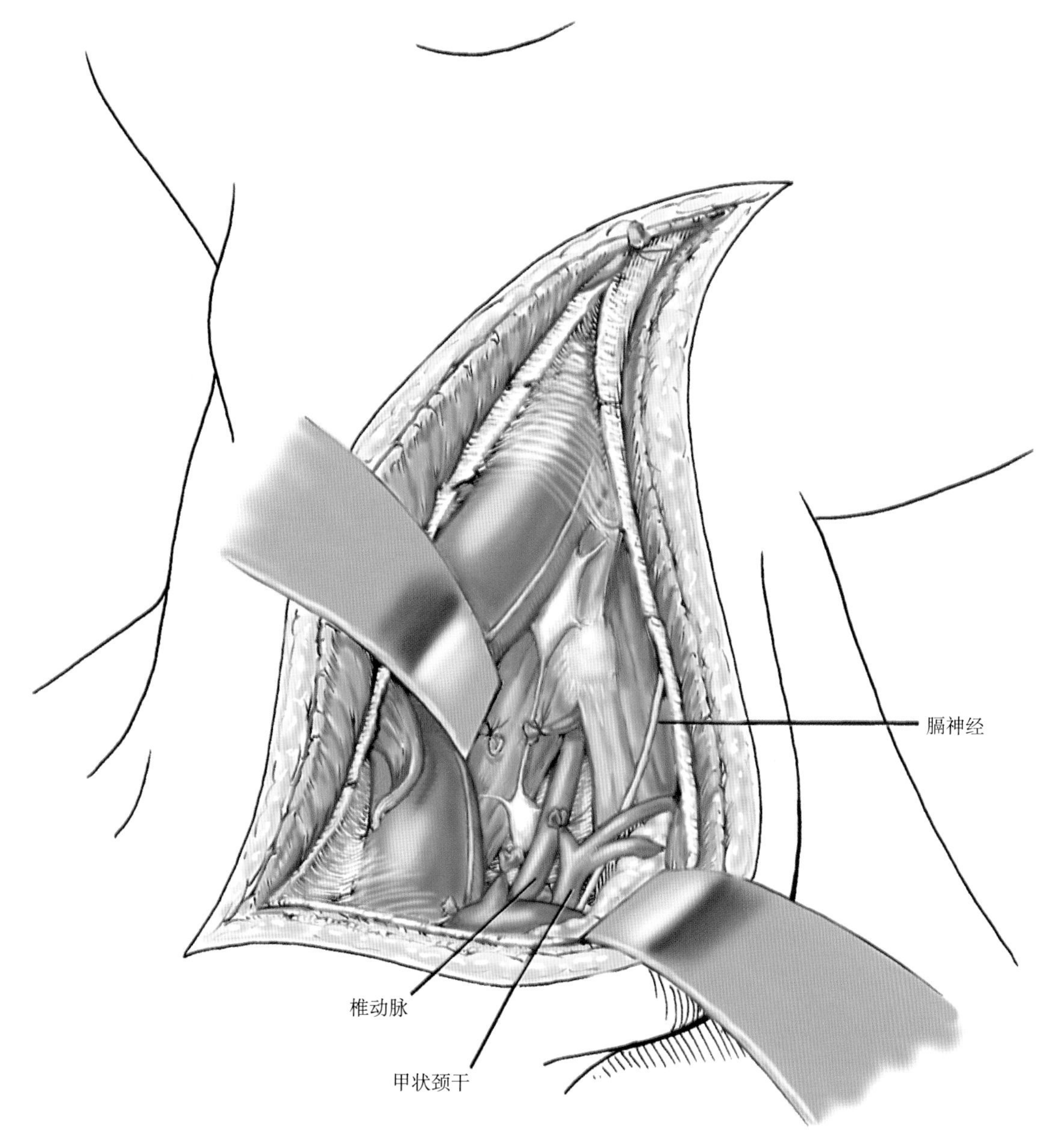

图2-16 如前所述解剖颈根部，向中线推开颈动脉鞘，显露近端椎动脉

将患者置于仰卧位，颈部略微伸展，并转离手术侧。采用同样的颈前纵切口入路（图2-15和图2-16）。沿胸锁乳突肌前缘从锁骨头至乳突作纵切口。切口的最上部分应弧形向后，从耳垂的下方通过。向深部切开颈阔肌和封套筋膜。将胸锁乳突肌从内侧附着处游离出来，向外侧牵开，露出下方的颈动脉鞘。然后松解咽后隙内椎前筋膜与内脏隔间的粘连，游离颈动脉鞘和咽喉。尽量向内侧拉开颈动脉鞘和内脏隔间，可见交感神经节躺在椎前肌上，正好位于横突凸起部的内侧。切口内侧深部可见前纵韧带（图2-17）。与切口等长纵向切开脊柱（图2-18）。用骨膜剥离器将椎前筋膜、颈长肌和头长肌从椎体和横突上分离下来[6]。避免解剖扩大并超过横突的外边界，以防止损伤到颈神经根，这一点极为重要。

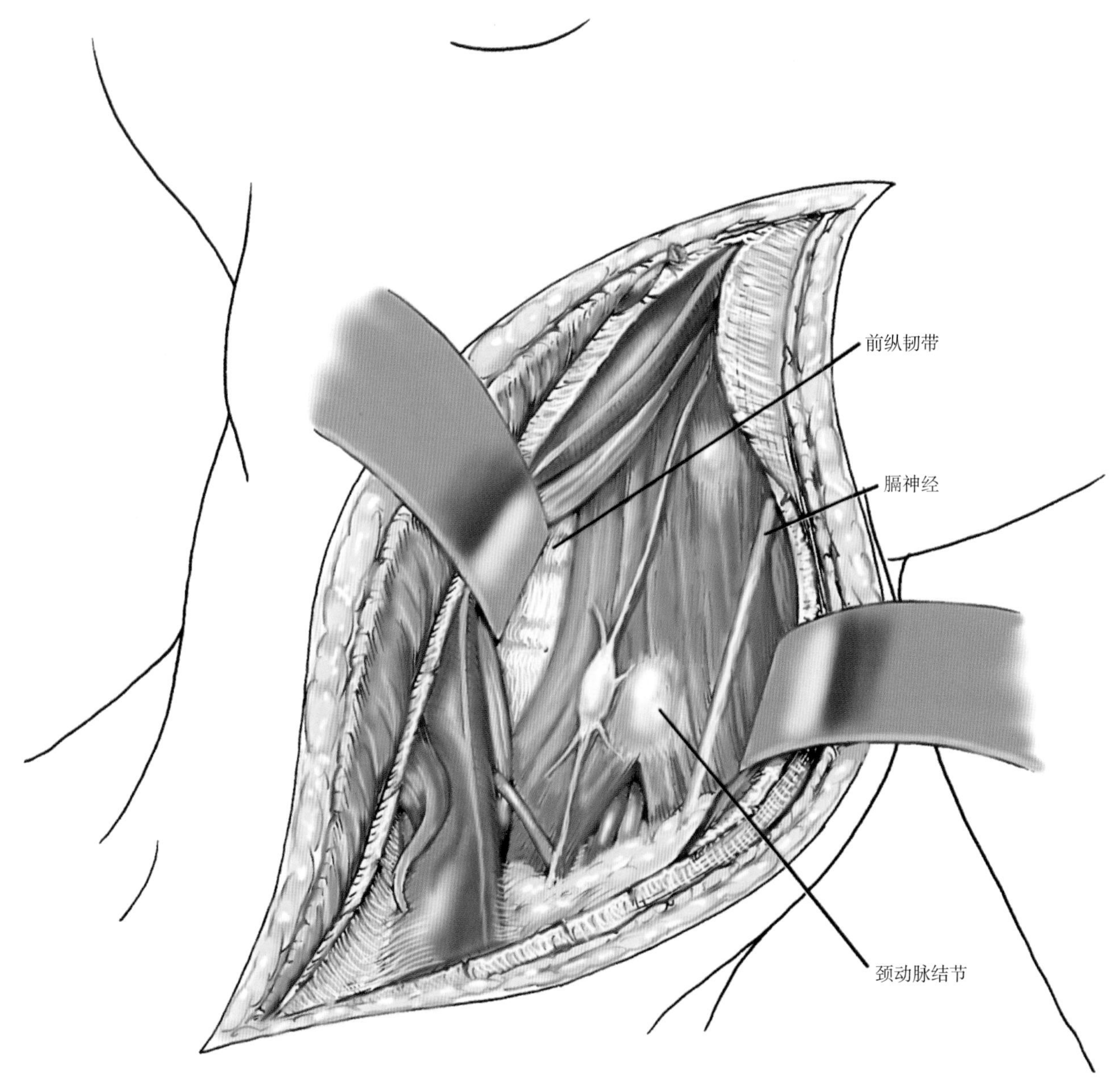

图2-17 向内侧拉开颈动脉鞘和颈部内脏，可见被前纵韧带覆盖的颈椎

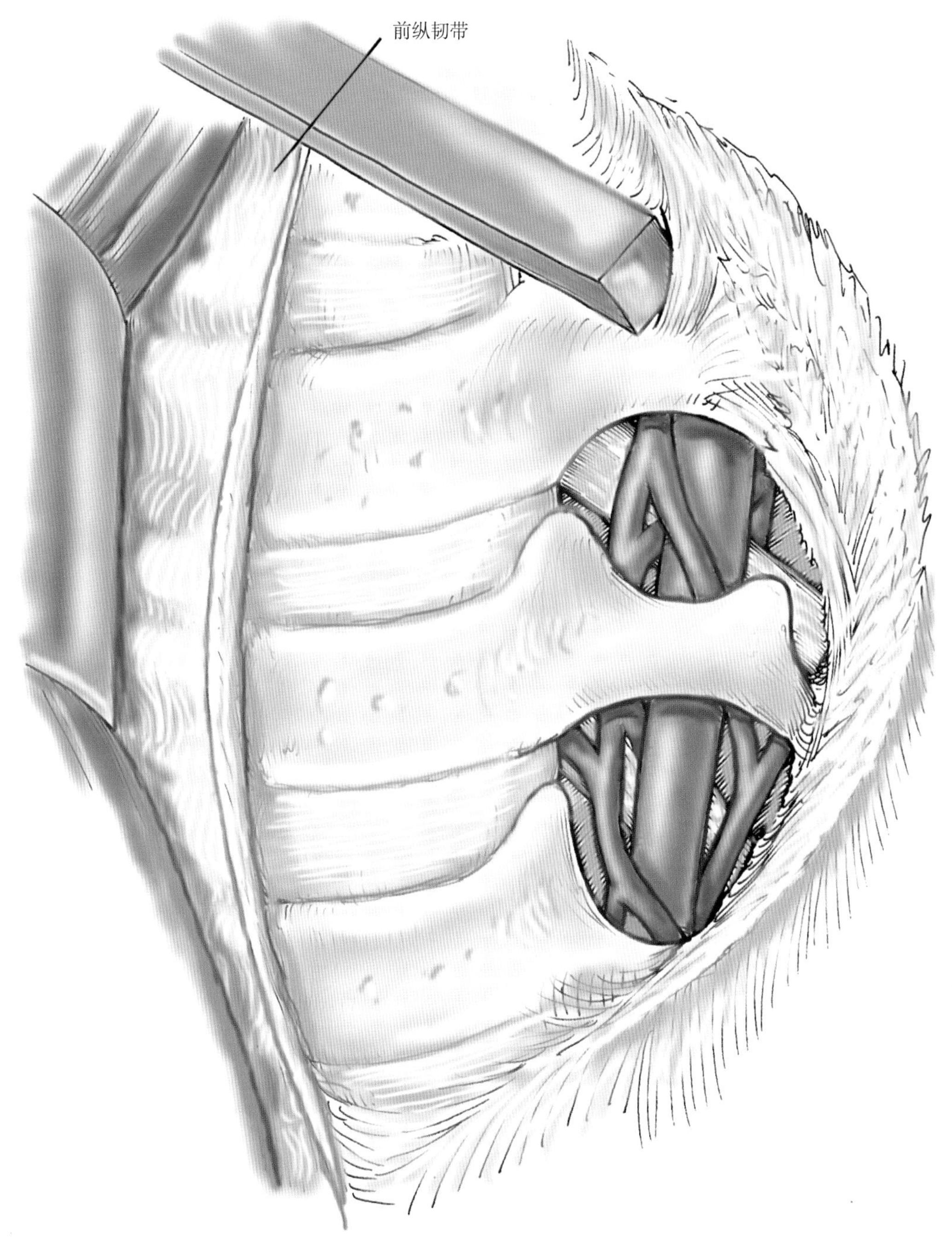

图2-18　向外侧来开前纵韧带和前脊柱旁肌，去掉包裹椎动脉和静脉的横突

椎动脉位于构成横突孔前界的横突骨的正后方。椎动脉在骨管内比在两横突间更容易控制，因为两横突间的椎动脉周围有许多静脉属支包绕[6]。进入骨管而增加的显露，为安全控制椎动脉提供了保障。切除构成横突孔前壁的骨质，开放骨管。这可以用一个小的咬骨钳从上到下来完成[6]（图2-19）。

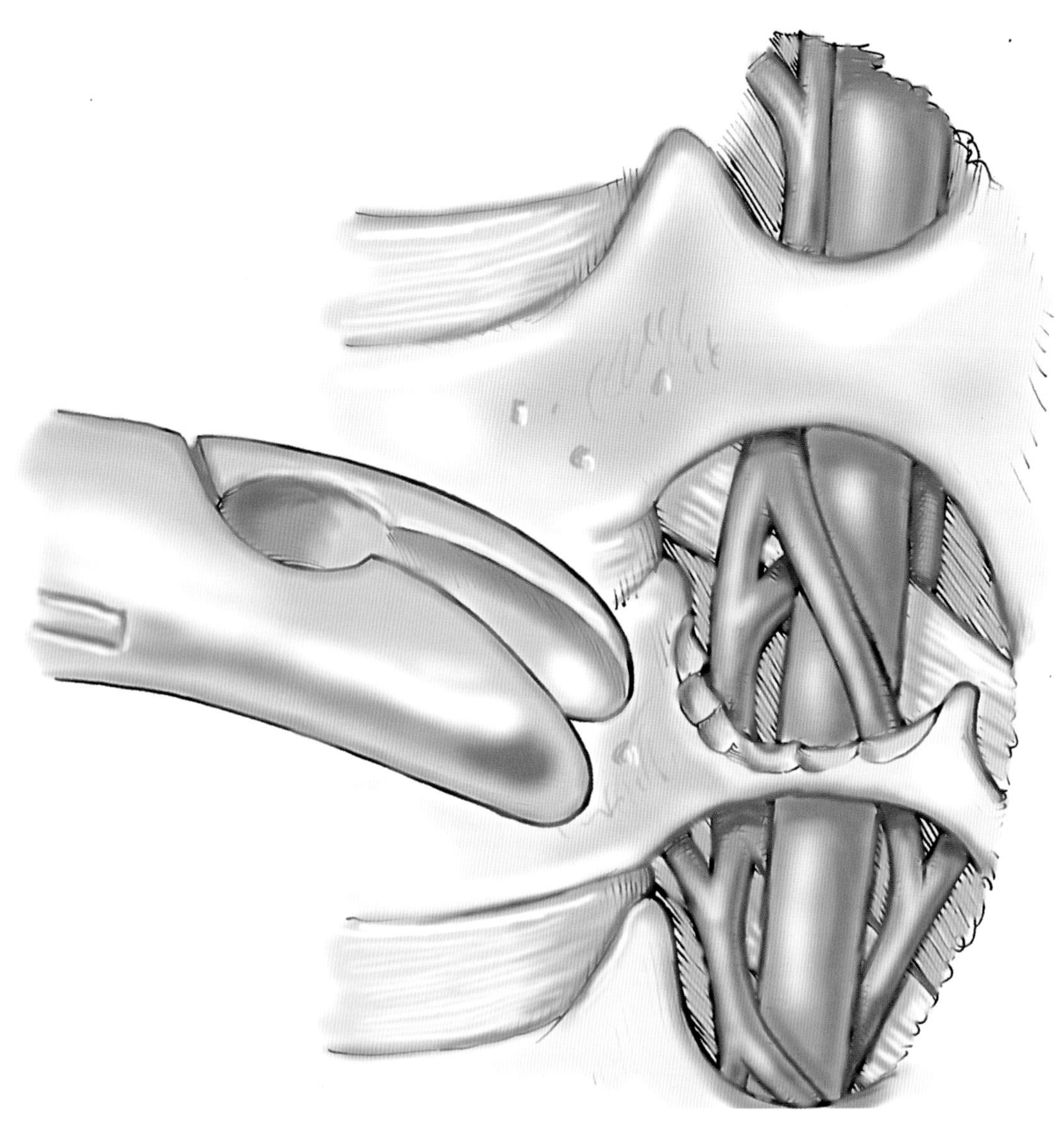

图 2-19 切除横突的前弓是到达椎动脉的最佳入路

（三）椎动脉远端颅外段的显露（V_3 段）

Berguer [15] 指出，在 C_1～C_2 横突间隙内可以手术显露远端椎动脉，该间隙是所有颈椎横突间隙中最宽的一个。Berguer 入路在构建 V_3 动脉段的旁路术中首次被描述 [15]。Kieffer 总结了超过 320 名患者 23 年的经验，认为远端椎动脉血运重建术具有良好的远期效果。然而在该专科中心之外，临床上在该节段进行吻合的需求非常罕见。这种方法在远端椎动脉损伤的控制上更为实用。对于 C_1 和颅底之间椎动脉节段的近端控制来说，这可能是一个有用的位置。该节段很难显露，其周围静脉丛可引起危险的大出血 [6]。该节段椎动脉的损伤，需要外科控制时，应该在 C_1～C_2 横突间隙内进行近端结扎。如上所述，这类损伤更多采用血管腔内技术治疗，其与手术相比，更简单、安全和快速。然而，当血管腔内技术不适合时，可能需要快速地进行近端和远端结扎。如上文所述，在 V_1 段很容易完成近端结扎。接下来讨论的是，关于 C_1～C_2 横突间的 V_3 节段的外科显露。

像之前一样摆放患者体位。沿胸锁乳突肌前缘，从环状软骨水平至乳突做纵切口 图2-20 。远端切口在耳垂下方应弧形向后跨过乳突。向深部切开颈阔肌和封套筋膜，游离胸锁乳突肌并牵向外侧。像之前一样，向内侧牵开颈动脉鞘及其内容物。一些学者 [6, 17] 喜欢从乳突上离断胸锁乳突肌和头夹肌，但其他人 [15] 发现这是不必要的。我们的解剖实践表明，部分或全部离断胸锁乳突肌的起点，大大增加了显露 图2-21 。无论采用哪种技术，识别副神经非常重要，它通常在乳突尖下 2～3cm 处进入胸锁乳突肌 [14]。应游离并轻轻地向前拉开副神经。

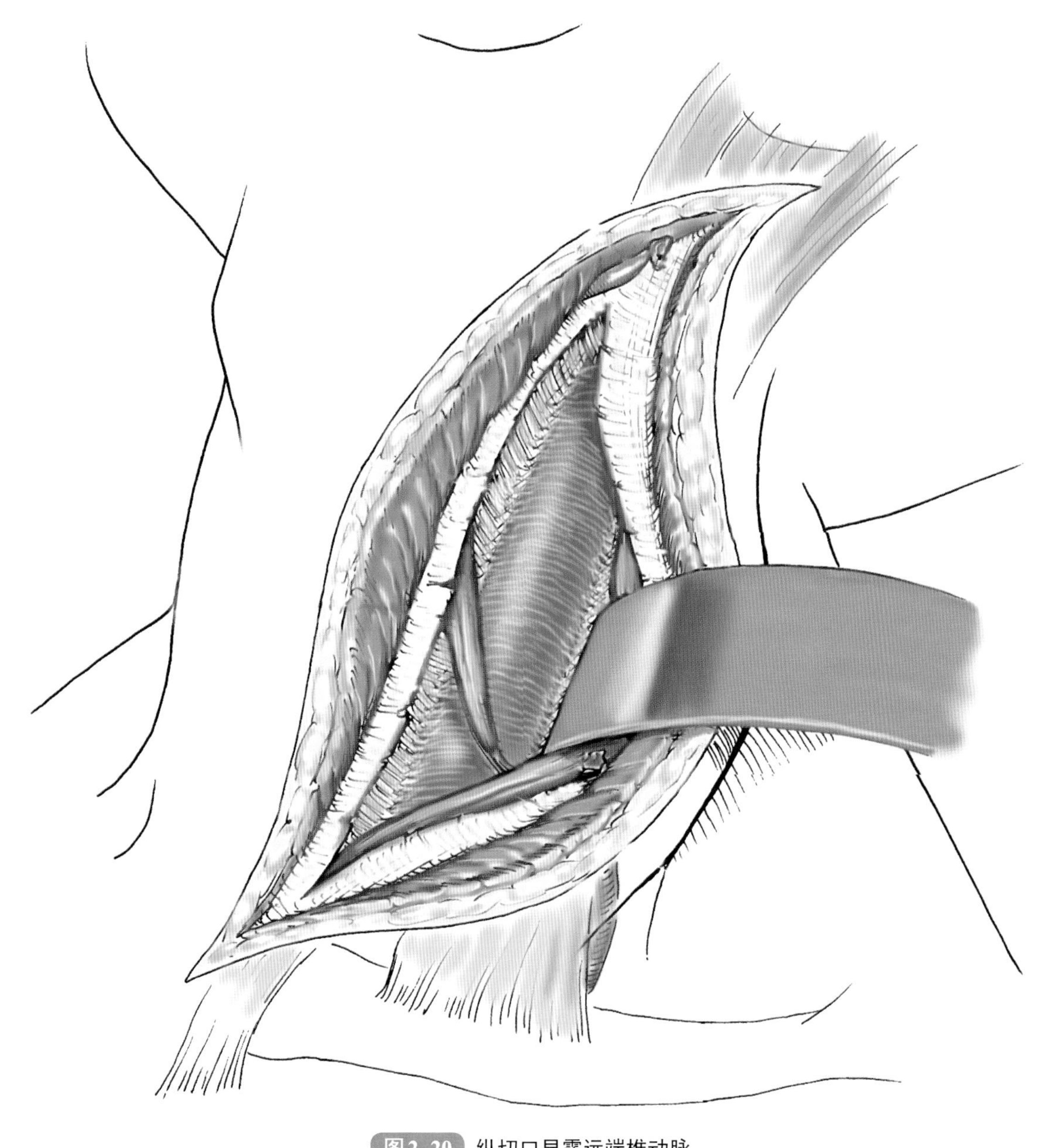

图2-20　纵切口显露远端椎动脉

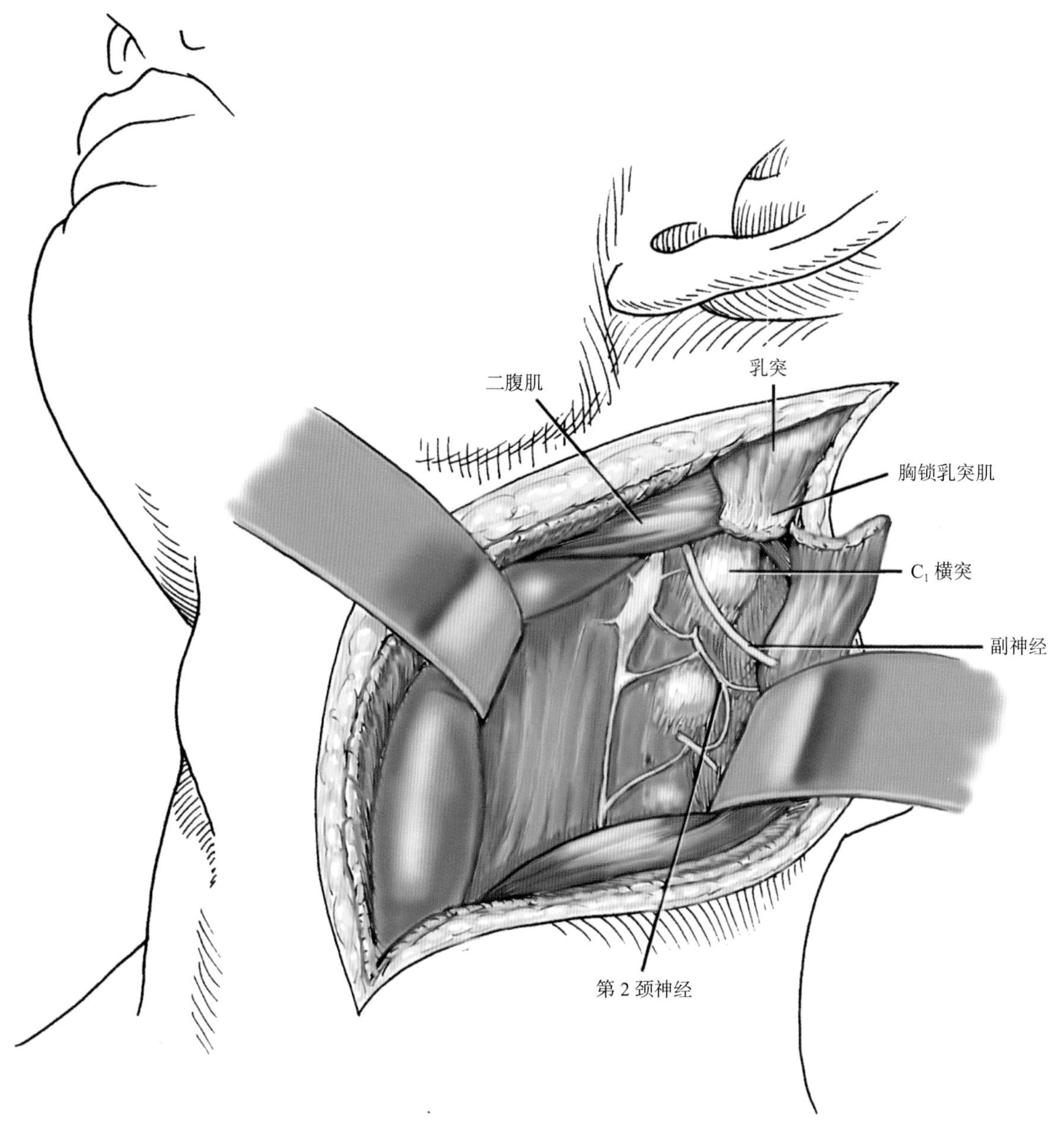

图2-21 离断胸锁乳突肌的附着点，尤其是在粗短的颈部，可以很容易地显露最上两个横突

在切口上部的二腹肌深面，可以触到寰椎（C_1）横突的尖端。值得注意的是，由于头部的旋转，寰椎横突的尖端位于枢椎（C_2）横突的前方。然后沿副神经的平行线，从 C_1 横突向后切开椎前筋膜。向前牵开副神经后，在切口的后面识别肩胛提肌和下面的颈夹肌（图2-22）。这些肌肉覆盖着 C_1 和 C_2 间隙，在此间隙内最容易显露椎动脉。C_2 神经根的前支在肩胛提肌前缘的下方穿出，是一个安全离断所覆盖肌肉的重要标志。应在 C_2 神经前支和肌肉之间置入一个小的牵开器[15]。牵开器起到引导作用，使得肩胛提肌和颈夹肌的离断尽可能靠近 C_1 横突。切开 C_1～C_2 间隙上的这些肌肉，可见椎动脉。在这个间隙，可以游离长约 2cm 的一段椎动脉。在椎动脉的操作过程中，需要注意保护位于其后面的 C_2 神经分支。许多小的静脉属支在椎动脉后方汇入椎静脉。这些属支在 C_1 和 C_2 的横突附近最密集；在这些结构之间对椎动脉操作，最不可能引起麻烦的出血[15]。

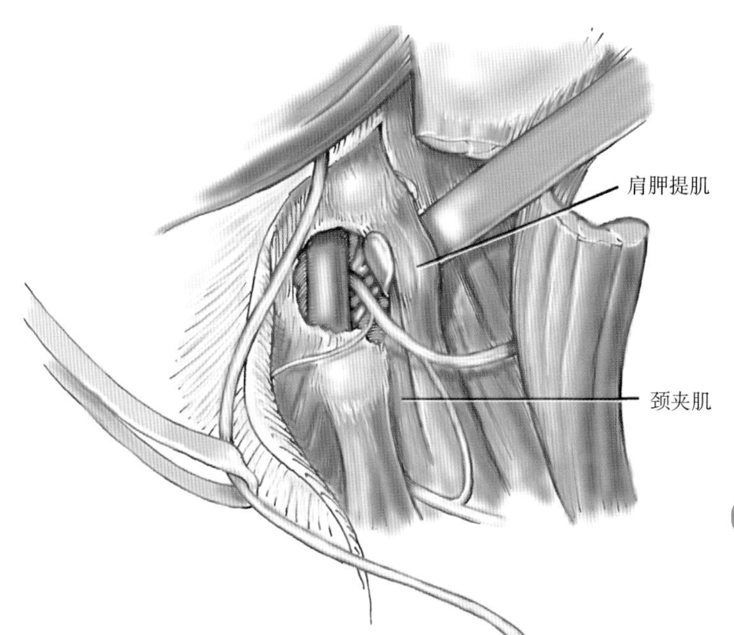

图 2-22　向前拉开副神经，在肩胛提肌和颈夹肌的最上端从 C_1 横突上离断下来，露出 C_1 和 C_2 之间的椎动脉

（四）颈后入路枕下椎动脉段的显露（V_4 段）

Berguer 描述了一种能够显露 C_1 横突和颅底之间的 V_4 节段椎动脉，至今仍为经典的手术入路。这项技术适用于处理一些罕见病变，如累及颅外最远端椎动脉的夹层或动脉瘤。颈后入路还可显露远端颈内动脉，在某些情况下，可以将其作为流入道来源。就如上面提到的 V_3 节段的解剖一样，在该专科中心之外，需要解剖 V_4 节段进行椎动脉血运重建的情形是非常罕见的。

将患者置于俯卧位，头部朝向手术侧。Berguer 建议把患者放置为“公园长椅”体位，手术侧对侧的太阳穴靠在前臂上。在后颈部中线枕外隆突处开始做弧形横切口，水平延伸至乳突尖端，在该处弧形向下，平行于胸锁乳突肌后缘延长 2～3cm（图 2-23）。

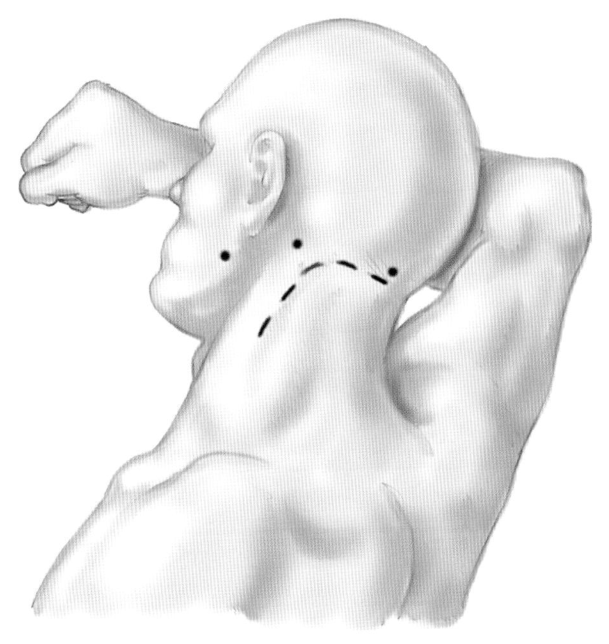

图 2-23　显露枕下椎动脉的后入路切口示意图

切断斜方肌、头夹肌、头半棘肌、头最长肌纤维，加深切口。枕大神经（第 2 颈神经背支）向上在头半棘肌上方走行，约在颈后中线外侧约 2cm 处会遇到该神经，可能需要切断它（图2-24）。在胸锁乳突肌的乳突附着处离断之，并将其向下翻开。这将显露切口内侧的颈内静脉和的副神经。触诊 C_1 横突，有助于识别附着于骨突起上缘的头上斜肌。在肌肉的内侧缘附近结扎并离断粗大的髁状突导静脉（图2-25）。部分离断位于切口内侧的头后大直肌，显露椎动脉。

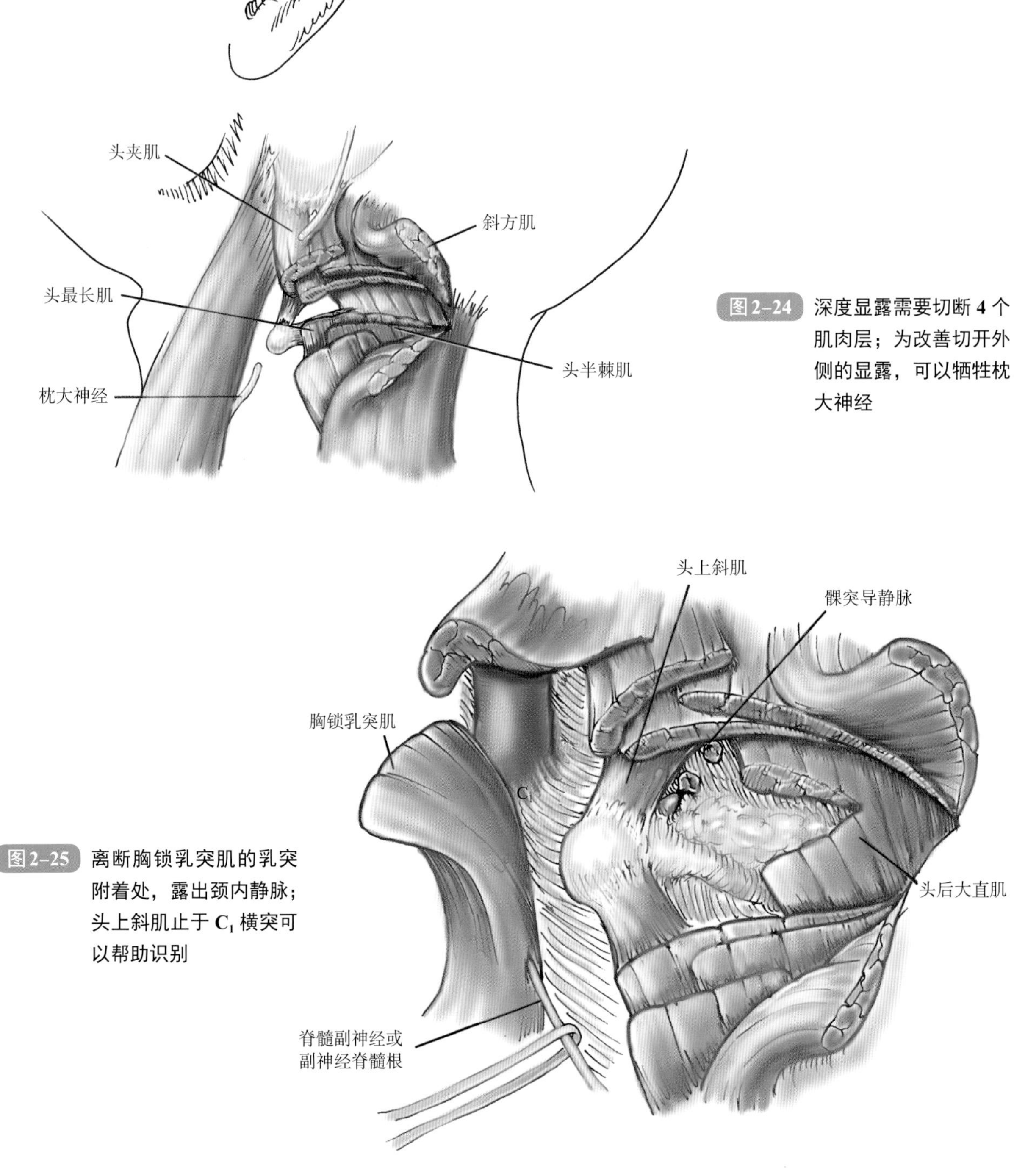

图2-24 深度显露需要切断 4 个肌肉层；为改善切开外侧的显露，可以牺牲枕大神经

图2-25 离断胸锁乳突肌的乳突附着处，露出颈内静脉；头上斜肌止于 C_1 横突可以帮助识别

有一个大的静脉丛覆盖在该节段的椎动脉上 图2-26。非常细致地结扎和离断桥接静脉段，可以使静脉丛从动脉外膜上解剖下来。离断跨越这些血管的枕下神经分支。于是，椎动脉可以被游离到寰枕膜的水平 图2-27。应多加小心，注意避免损伤 C_1 神经根的腹侧支，该支在此处走行于椎动脉下方。颈内动脉远端可在切口外侧游离出来，作为椎动脉血运重建的流入道 [18]。在胸锁乳突肌内侧的平面内，可以在舌下神经和迷走神经之间游离并显露颈内动脉 图2-28。

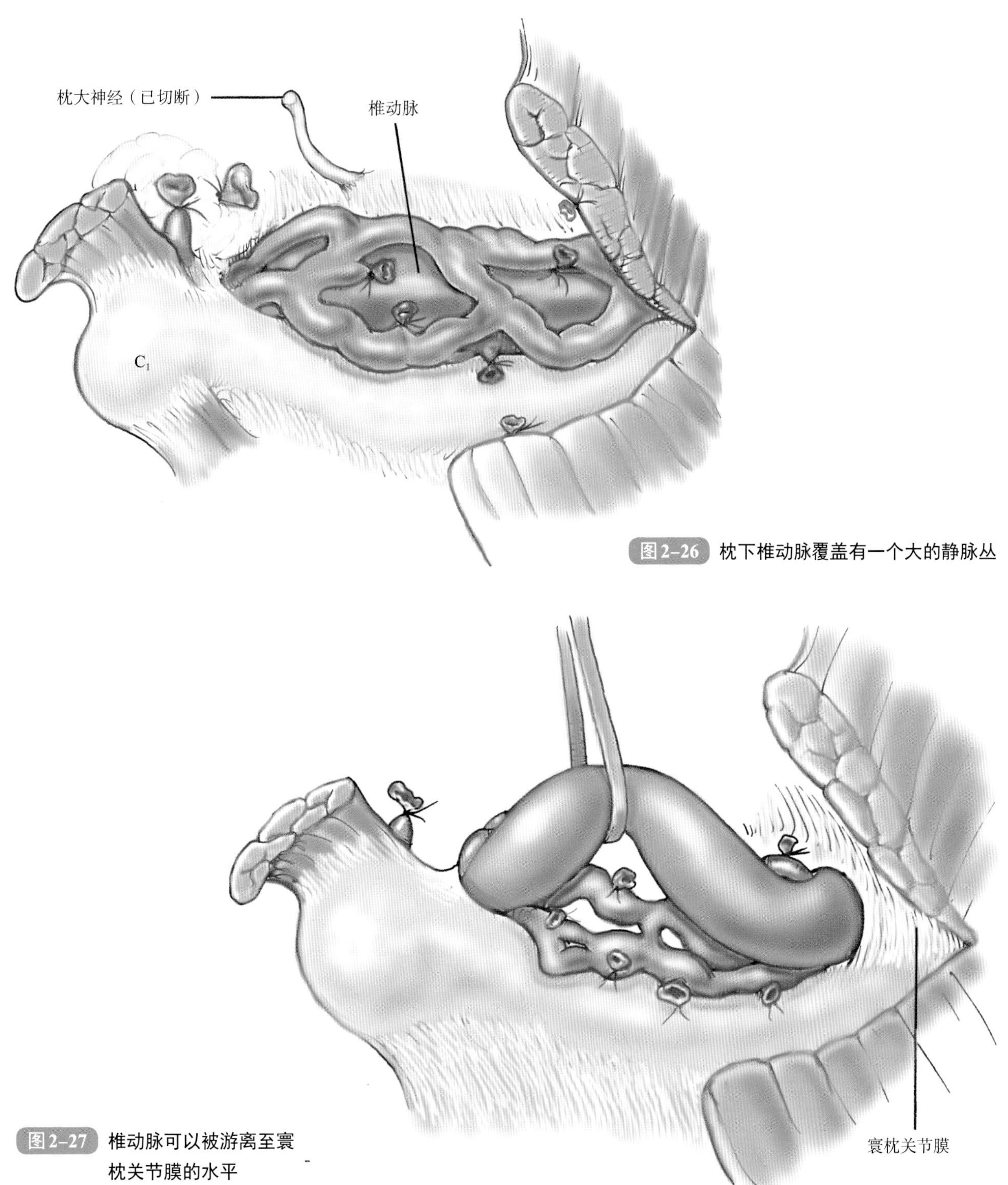

图2-26 枕下椎动脉覆盖有一个大的静脉丛

图2-27 椎动脉可以被游离至寰枕关节膜的水平

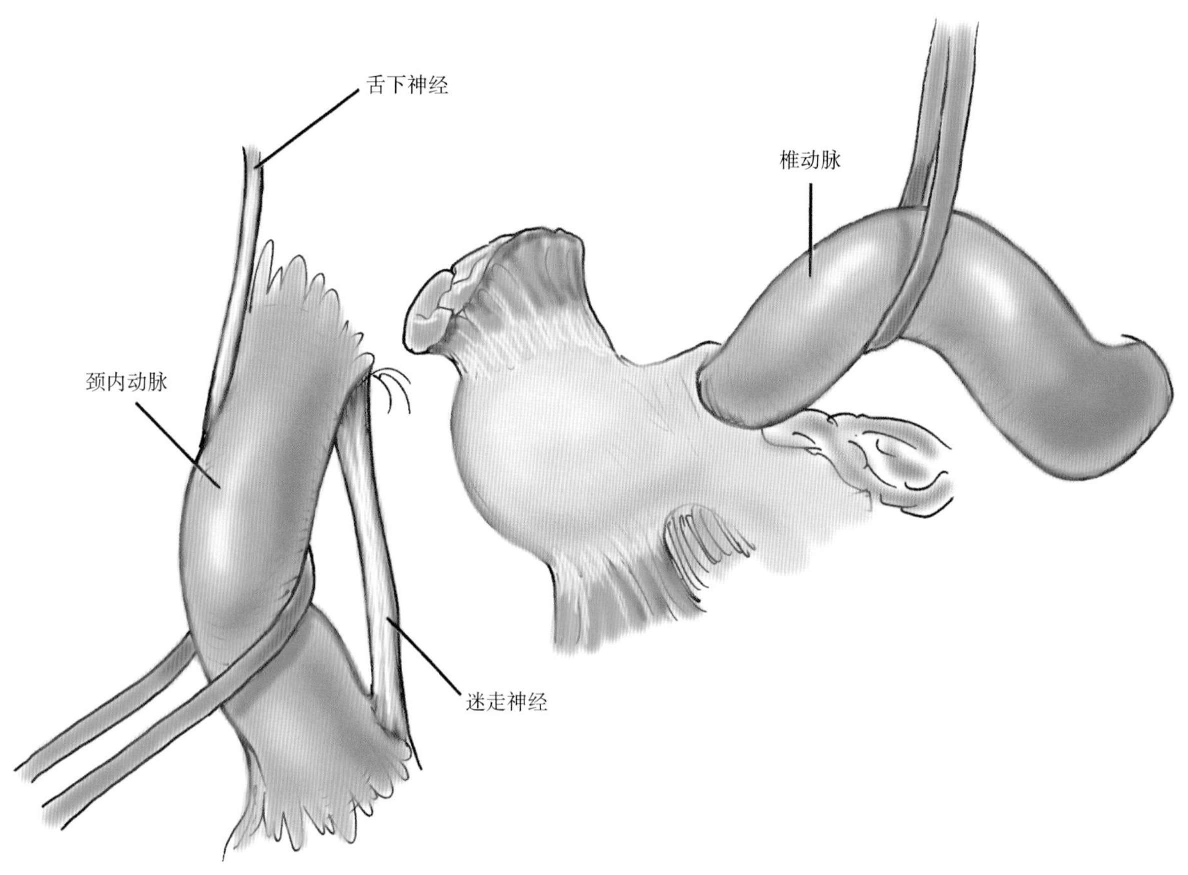

图2-28 远端颈内动脉可以在切口内侧解剖出来，用作枕下椎动脉血运重建的流入道

第二篇
胸部血管

Vessels of the Chest

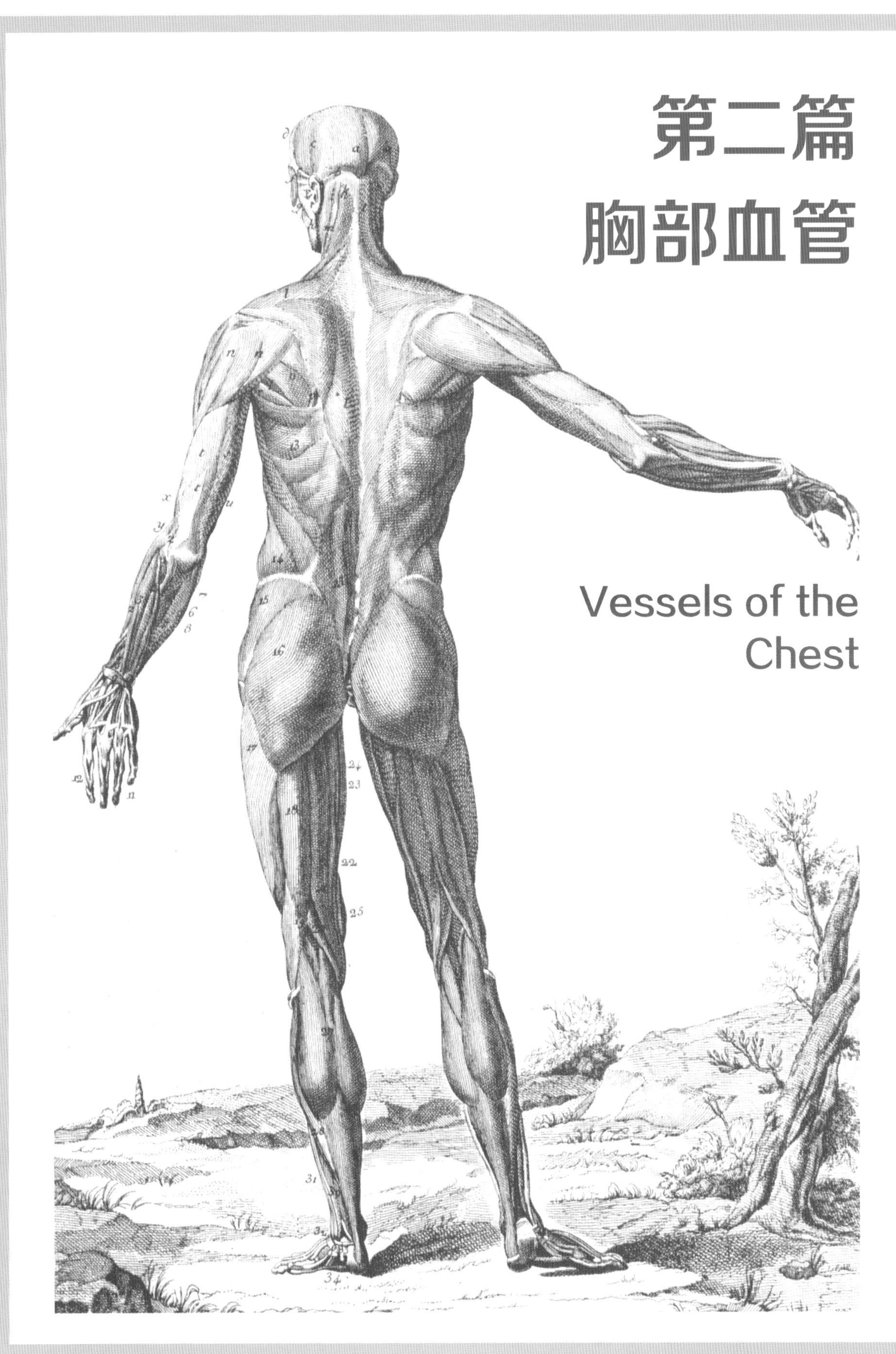

第3章 胸主动脉

Thoracic Aorta

一、胸部大血管的解剖

（一）概览

要了解胸部大血管的解剖结构，必须在纵隔和胸廓上口的视角进行观察。纵隔位于心脏以下的膈肌与胸廓上口之间的区域（图3-1）。胸腔内的大血管从心底部发出，这个起始部位于纵隔的中部。在上纵隔区域，主动脉弓、上腔静脉及其分支与气管和食管紧密相连。在胸腔上口处，胸部大血管主要发出分支供应上肢及头部。了解这两个关键部位之间的解剖关系有助于理解这些大血管手术的外科入路。

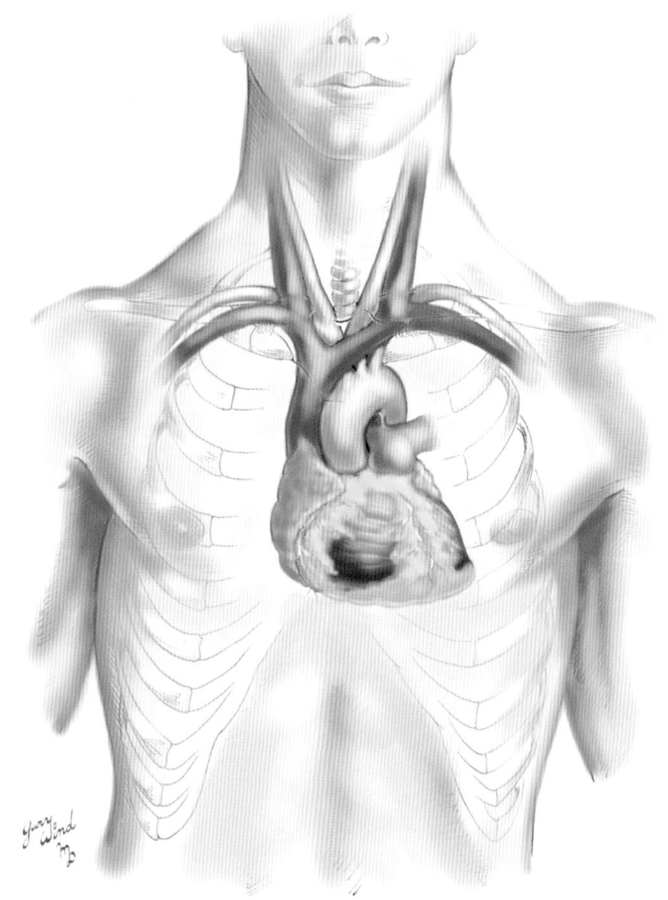

图3-1 纵隔内有许多重要的结构，这些结构与穿过胸廓上口的大血管相连接

（二）纵隔

在上纵隔水平，胸部前后直径的一半被椎骨占据 图 3-2。大血管、气管支气管树和食管位于该纵隔横截面的前小部分。纵隔的侧面被紧密贴上的壁胸膜覆盖，使胸膜下面的结构看起来像被包裹了。

壁胸膜围绕肺门，形成短而宽的束，并延伸到肺内侧表面 图 3-3。包绕肺门的胸膜叶在肺和纵隔

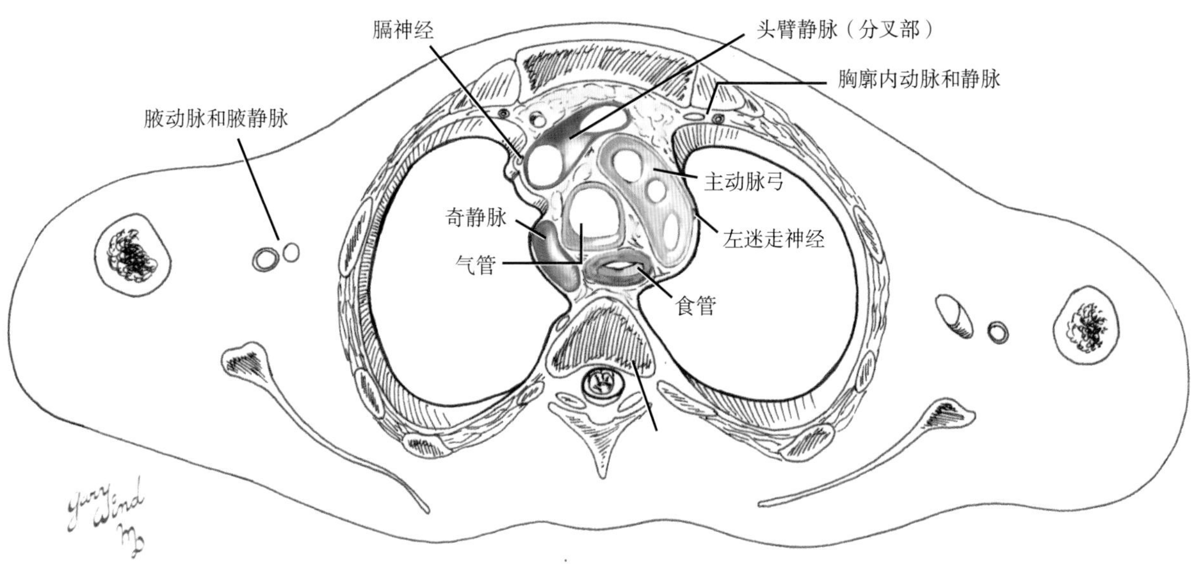

图 3-2 在上纵隔水平，前、后胸部直径的前一半被大血管、气管和食管占据

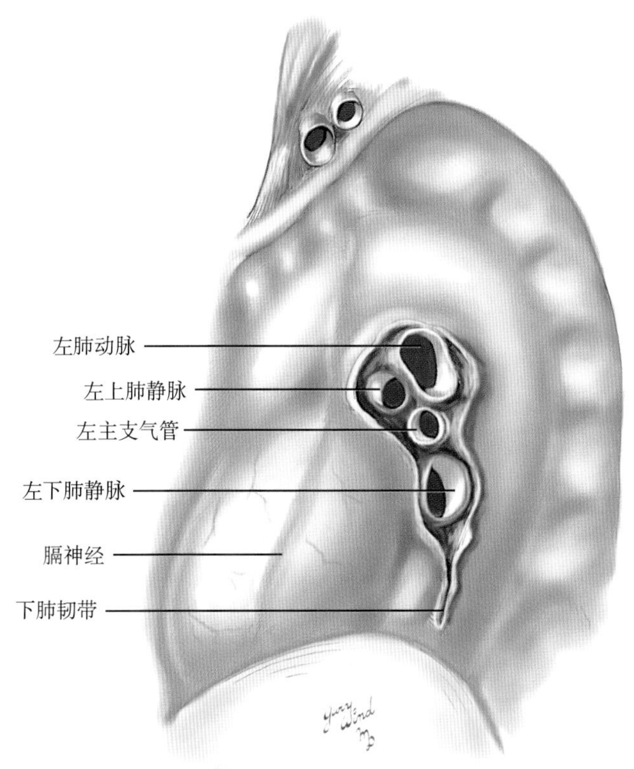

图 3-3 紧密贴合的壁胸膜从侧面包裹纵隔，并围绕肺门

之间向尾部延伸形成下肺韧带。主动脉紧贴左肺根部，并向特定的方向沿着肺根部绕行形成升主动脉、主动脉弓和降主动脉。在胸膜和心包膜之间，膈神经下降到膈肌并与小的心包隔血管伴行 图 3-4，后者由头臂血管和（或）胸廓内血管发出。

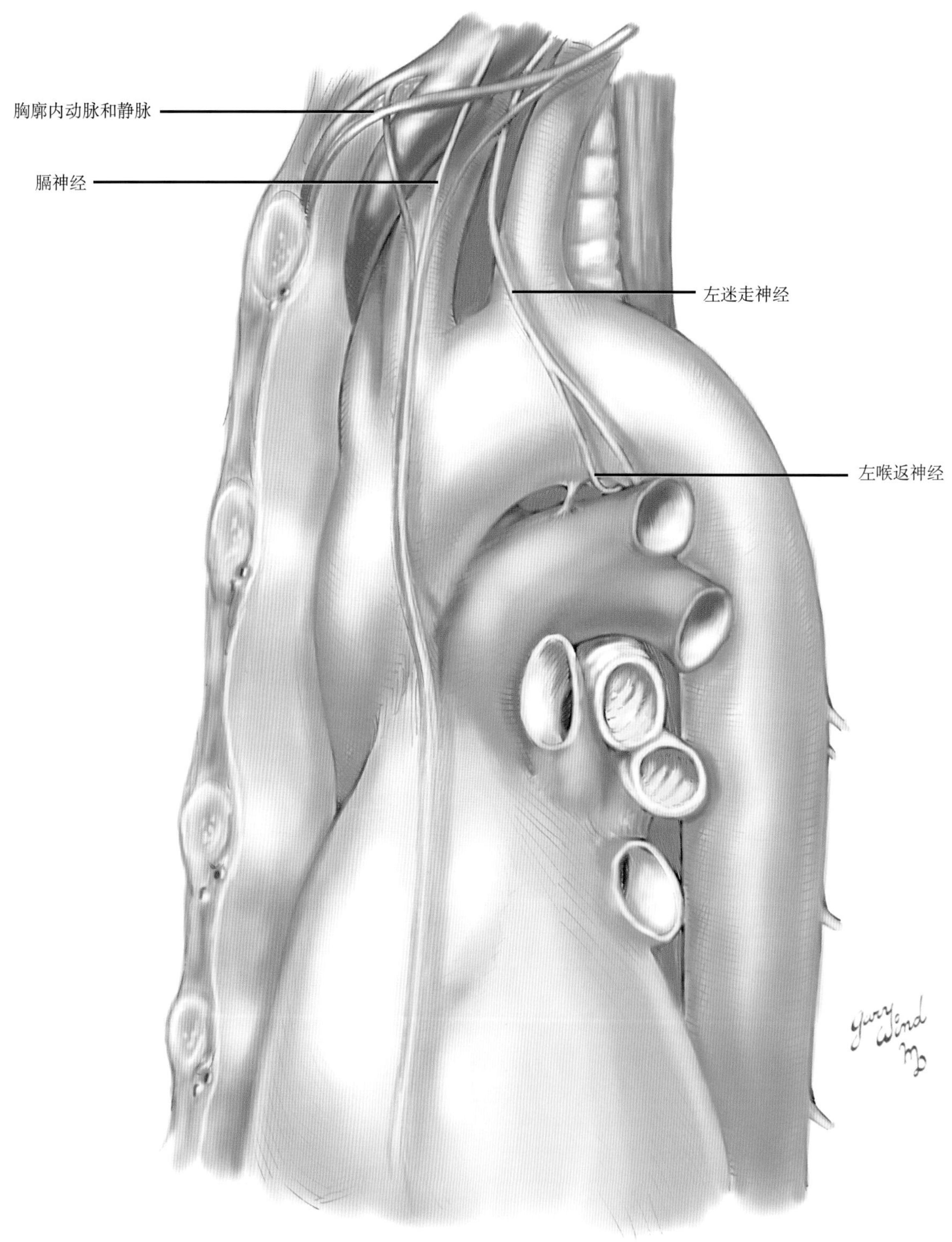

图 3-4 膈神经和迷走神经行走于纵隔胸膜顶之下，最后隔神经的远端位于胸膜和心包膜之间

穿过纵隔的第二组主要神经是左右两侧迷走神经（图 3-5），两者解剖相异。右迷走神经穿过右锁骨下动脉自头臂动脉起源处的前方，然后从右主支气管后方下行到达食管，右喉返神经从右迷走神经发出后在右锁骨下动脉下方向后旋转并在气管食管间沟内上升。左迷走神经在左锁骨下动脉和左头臂静脉之间穿过主动脉弓，左喉返神经在此从左迷走神经发出后自动脉韧带后方和主动脉弓下方穿行。迷走神经下降至食管的左侧，在与食管的交界处，迷走神经发生转位，左侧向前走行，右侧向后走行。两条迷走神经主干发出多个分支，在食管周围相互吻合。该神经丛在远端食管合并为两个主要神经和几个次要神经，它们的主干位于食管的前后。

该区域另外两个解剖特征值得关注。一是在纵隔的后缘，胸导管在食管和椎体之间上升（图 3-6）。另一个是广泛的自主神经丛包绕着上纵隔的血管和支气管结构。

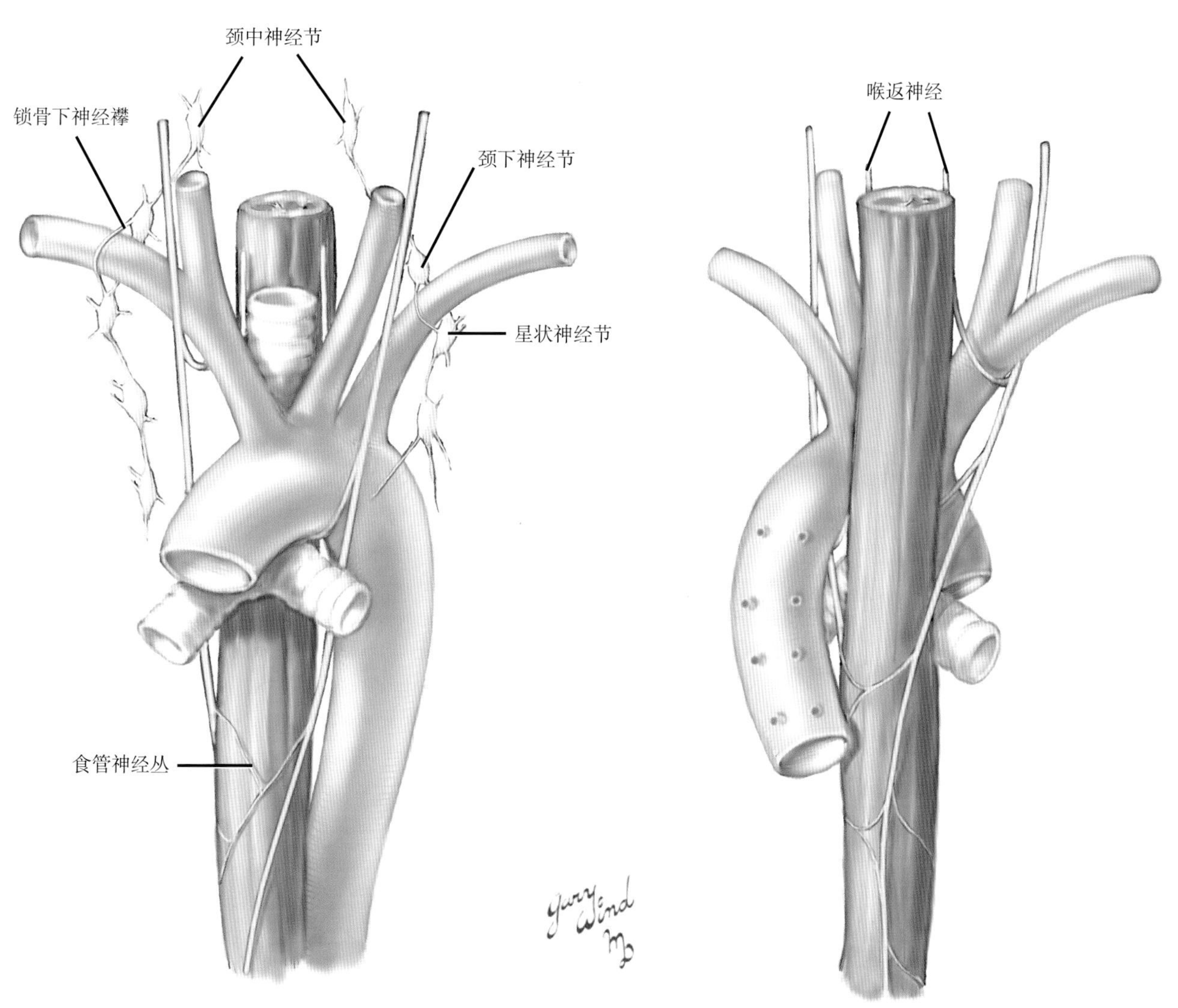

图 3-5　迷走神经穿过肺根后方到达食管中部，在那里它们形成一个相互连接的神经丛

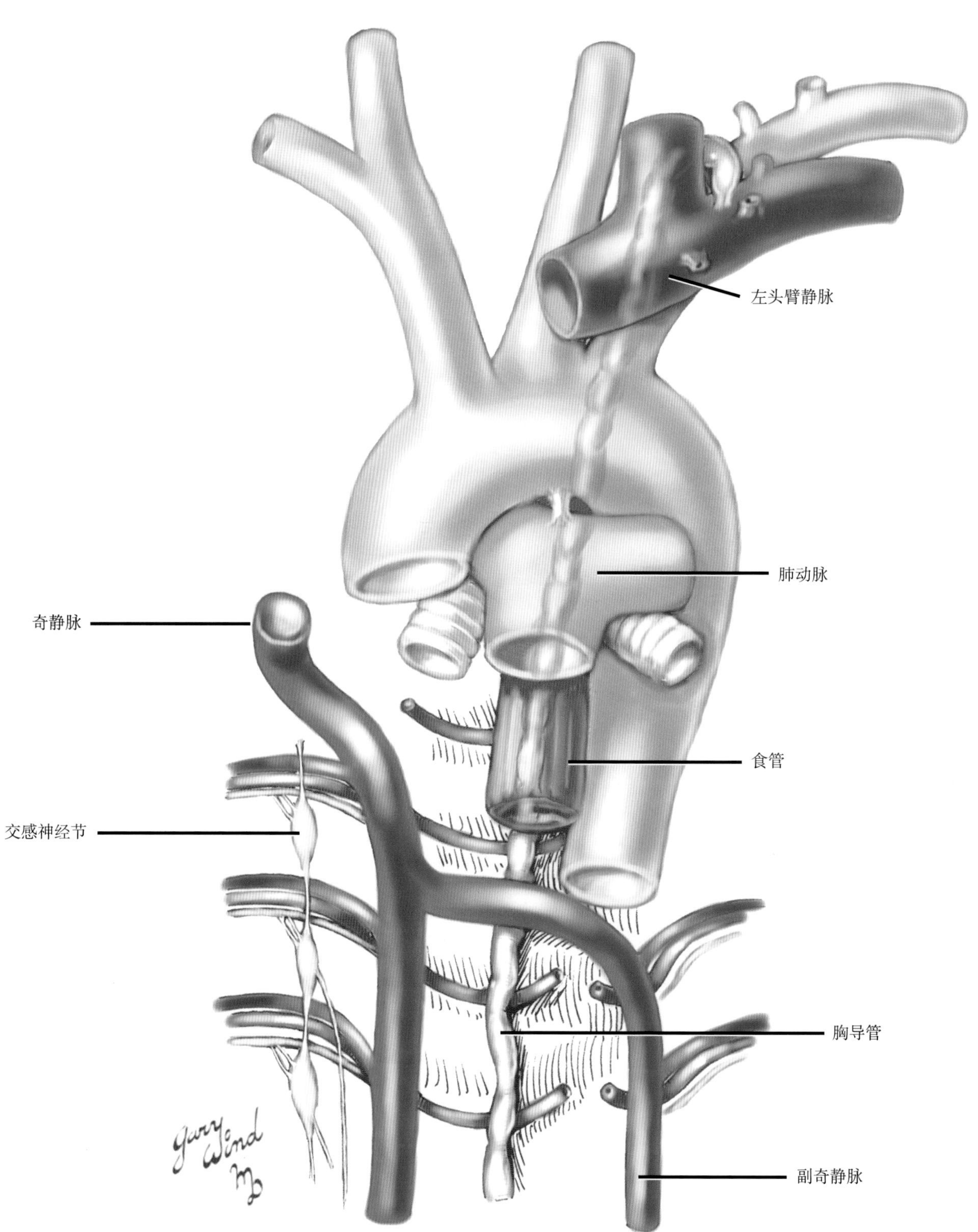

图 3-6 纵隔的最后部被胸导管和供应胸壁的血管所占据

（三）主动脉

升主动脉位于胸锁关节后方，可直接通过胸骨入路到达 图 3-7 。这个入路唯一的干扰就是可能会残留部分胸腺组织。在胸骨两侧的是胸廓内血管，这些血管在其起点附近被包绕。胸膜内侧折返处接近升主动脉上的中线部位。主动脉弓的顶部位于胸部矢状面的对角线方向 图 3-8 。头臂动脉和左颈总动脉的起始部相对靠前，而左锁骨下动脉则更靠后。肺尖部的狭窄空间限制了通过前部入路到达左锁骨下动脉近端，必须采取经左侧胸腔入路的方法才能获得足够的显露。

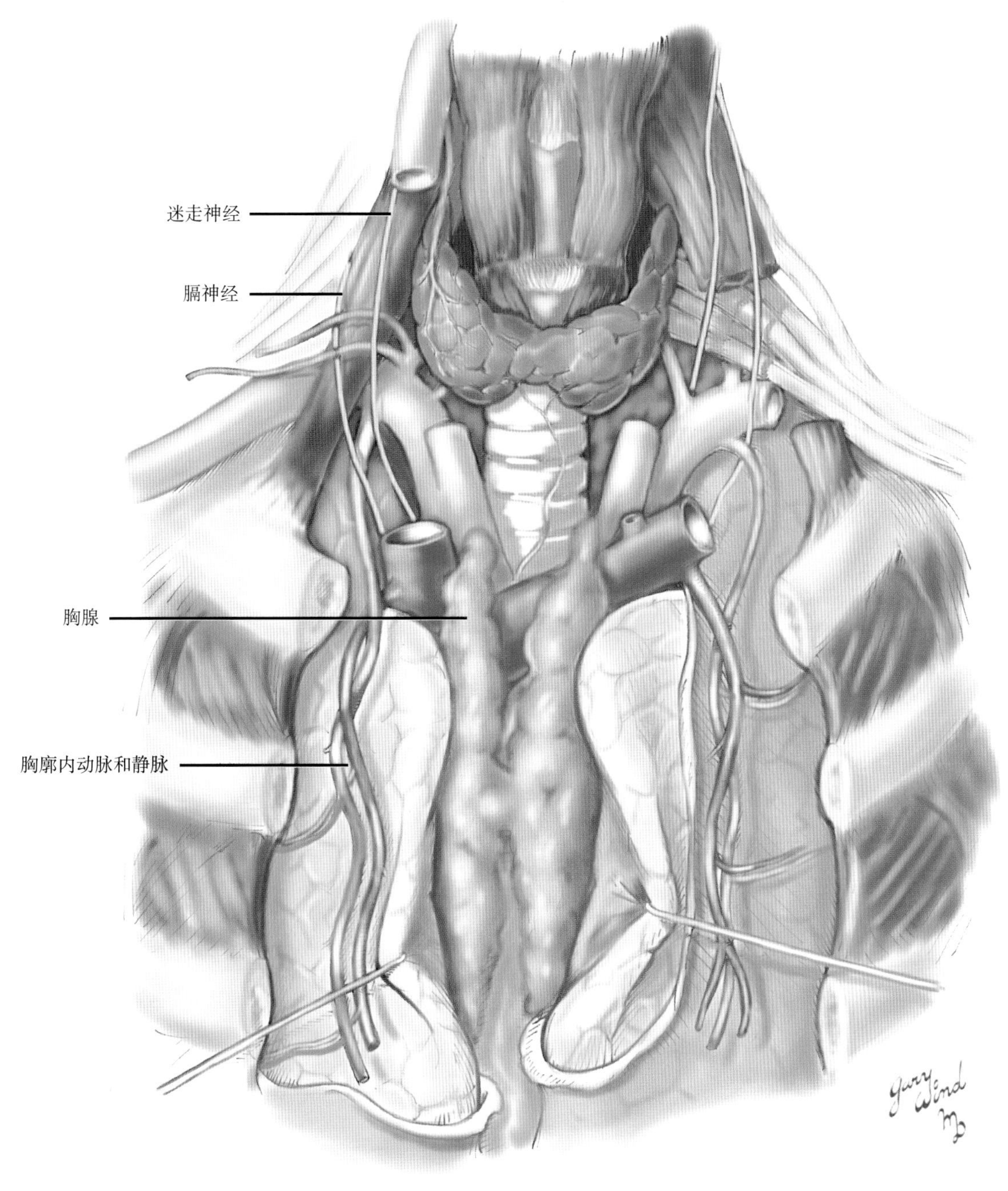

图 3-7 胸骨后方的血管和肺的关系

当这些血管上升并发出分支时，它们在三个侧面围绕气管和食管 图 3-9。反过来，动脉也被大静脉主干所覆盖。上腔静脉位于升主动脉旁且与之平行 图 3-10。在头臂静脉分叉处，右侧分支与上腔静脉位于同一冠状平面，并向右稍微倾斜。另外，左头臂静脉从左到右下降，在左颈总动脉和头臂动脉的起源处向前拱起 图 3-11。在右侧，奇静脉在心包上方汇入到上腔静脉。在左侧，副半奇静脉汇入头臂静脉。

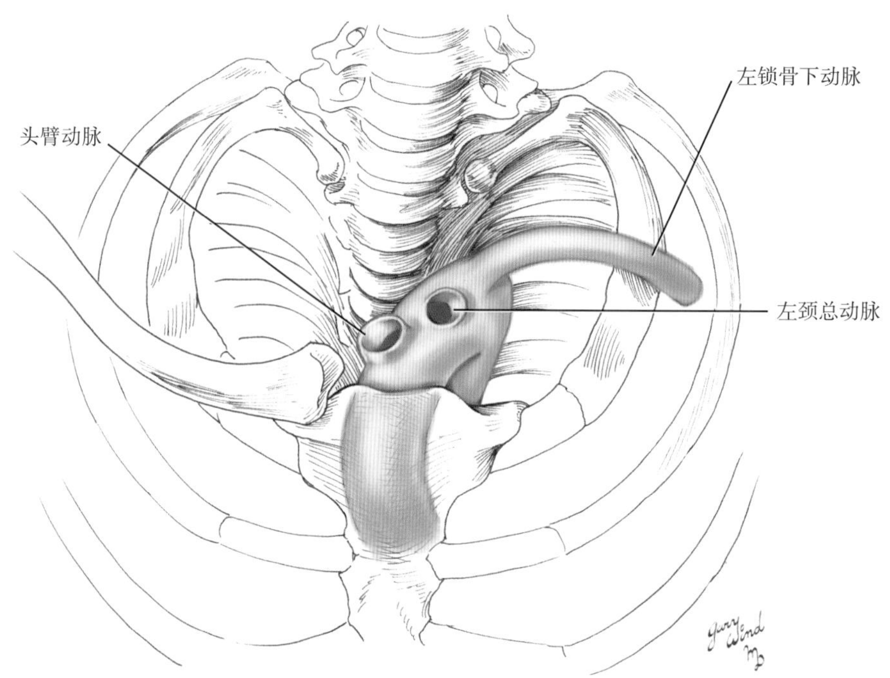

图 3-8 主动脉弓斜角方位图，显示左锁骨下动脉开口位于最后

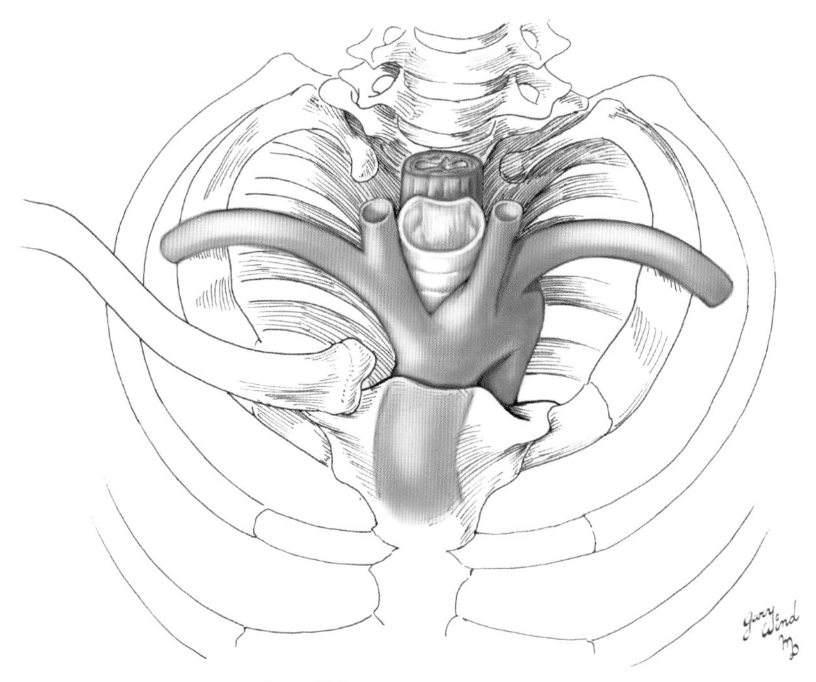

图 3-9 包绕气管的大血管

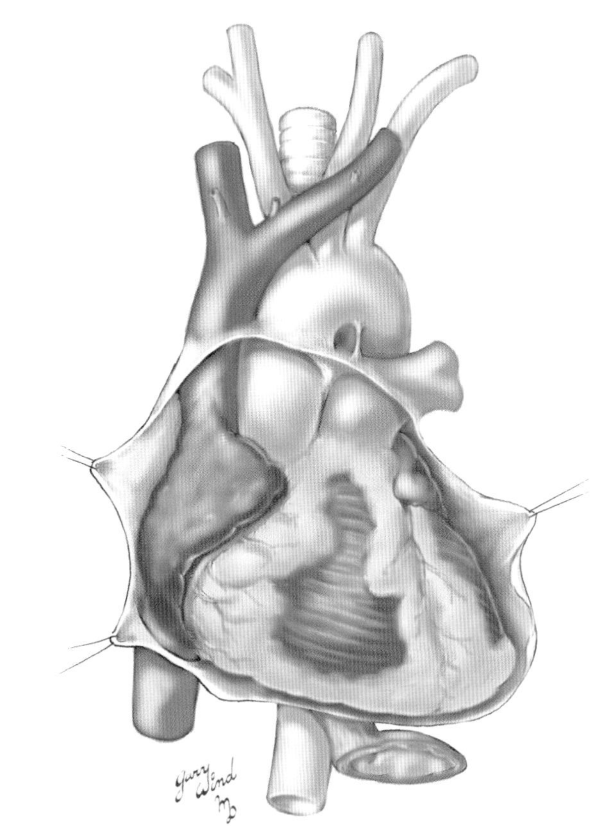

图 3-10　上腔静脉平行于升主动脉，两者近心端一半均覆盖有心包

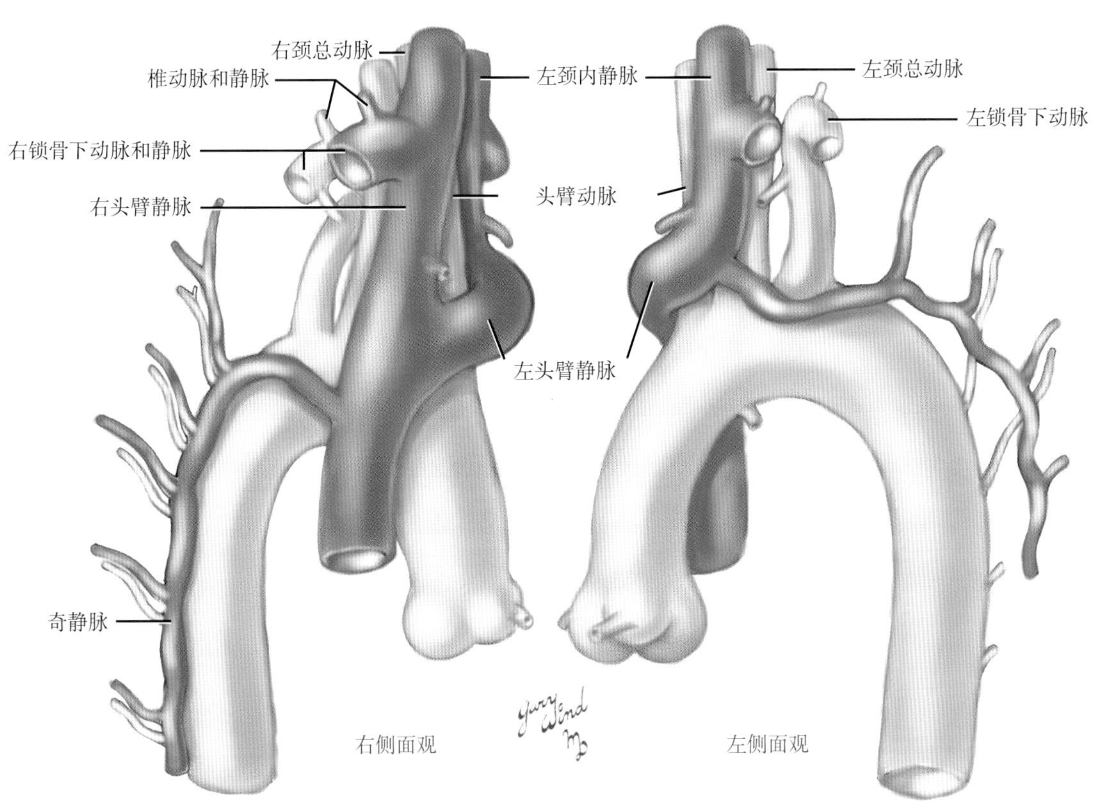

图 3-11　左头臂静脉斜行下降并环绕左颈总动脉和头臂动脉

（四）胸廓上口

位于胸廓上口的胸腔内脏器被限制在由前方胸骨柄和后方脊柱所包绕的空间内。与胸内筋膜相连而成的坚韧筋膜顶（Sibson's fascia），覆盖着双侧肺尖。筋膜顶部的前半部分支撑着弓状的锁骨下血管 图 3-12。臂丛神经索下降到胸廓顶部的后缘，然后在第 1 肋骨上方与锁骨下动脉汇合。锁骨下血管的近端分支走行于筋膜顶部并在此发出分支。

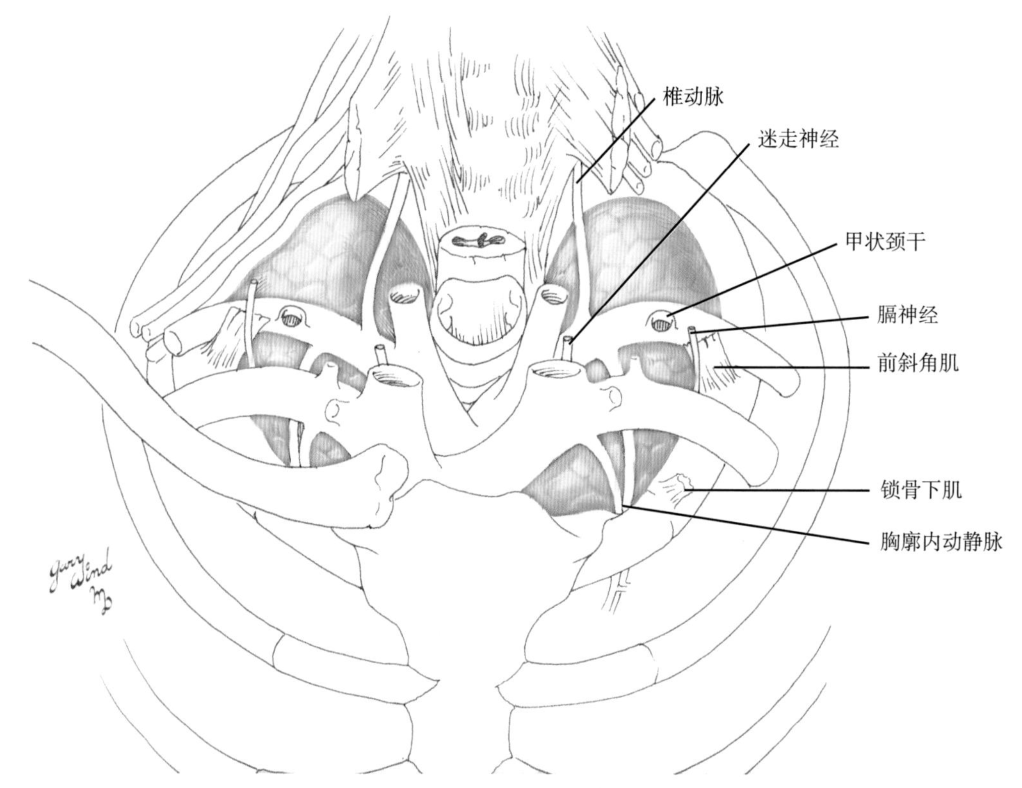

图 3-12 肺尖顶部高于胸廓上口边缘，支撑着上方呈弓状的锁骨下血管和下降的臂丛神经；插图隐去了 Sibson 筋膜和胸膜

锁骨内侧头与胸骨柄构成胸锁关节，并作为锁骨下血管的保护屏障。锁骨和第 1 肋之间的肋锁韧带形成胸廓上口的边界前缘，腋静脉在此处跨过第 1 肋骨移行为锁骨下静脉。该结构标志着腋窝解剖的最上界，也是锁骨下静脉穿刺的重要标志。

倒锥形肌群附着在胸廓上口的边缘 图 3-13。前斜角肌和中斜角肌附着在第 1 肋上，后斜角肌附着在第 2 肋上，带状肌附着在胸骨柄上，胸锁乳突肌则附着在锁骨内侧和胸骨柄上。正是这种结构的防护屏障作用，需要强大的外力才能使第 1 肋发生断裂。当发生此类骨折时，必须考虑到相关的大血管损伤。

主动脉弓以远的近端降主动脉位于胸椎的左侧 图 3-14。降主动脉在下降至 T_{12} 水平处的主动脉裂孔过程中逐渐向中线移行。这些解剖关系有助于我们在急诊创伤控制出血或择期外科手术中确定胸部大血管的最佳手术入路手术。

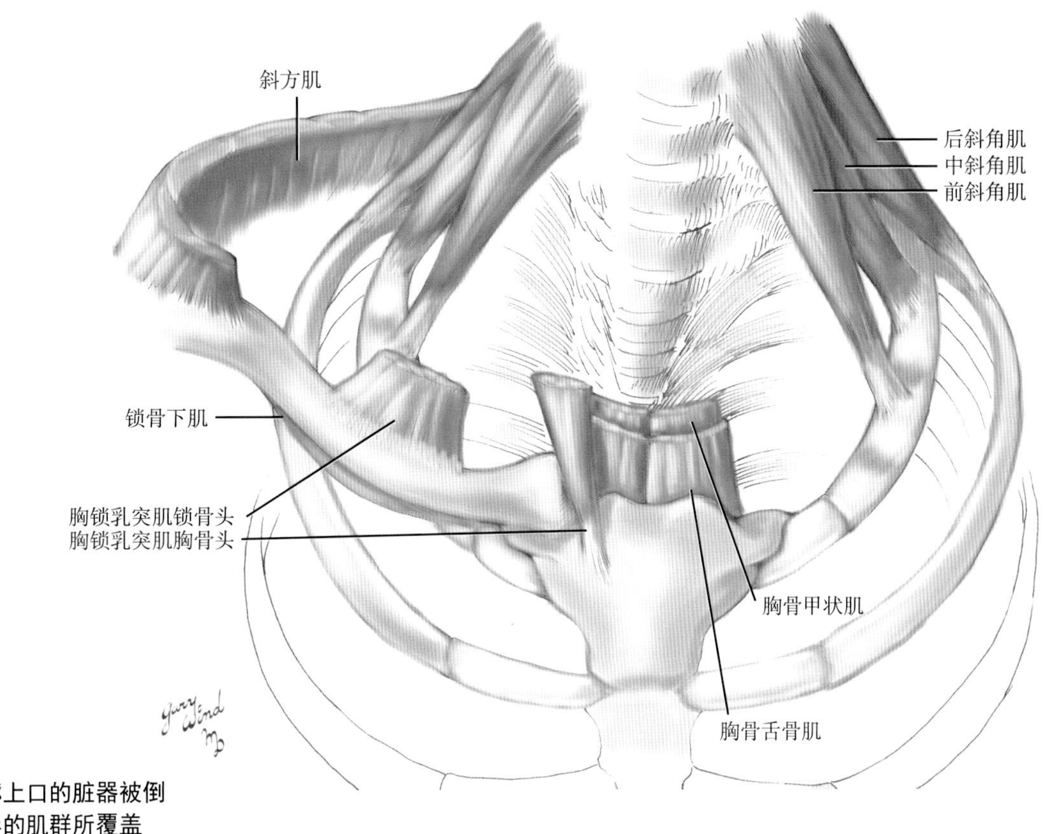

图 3-13　胸廓上口的脏器被倒锥形的肌群所覆盖

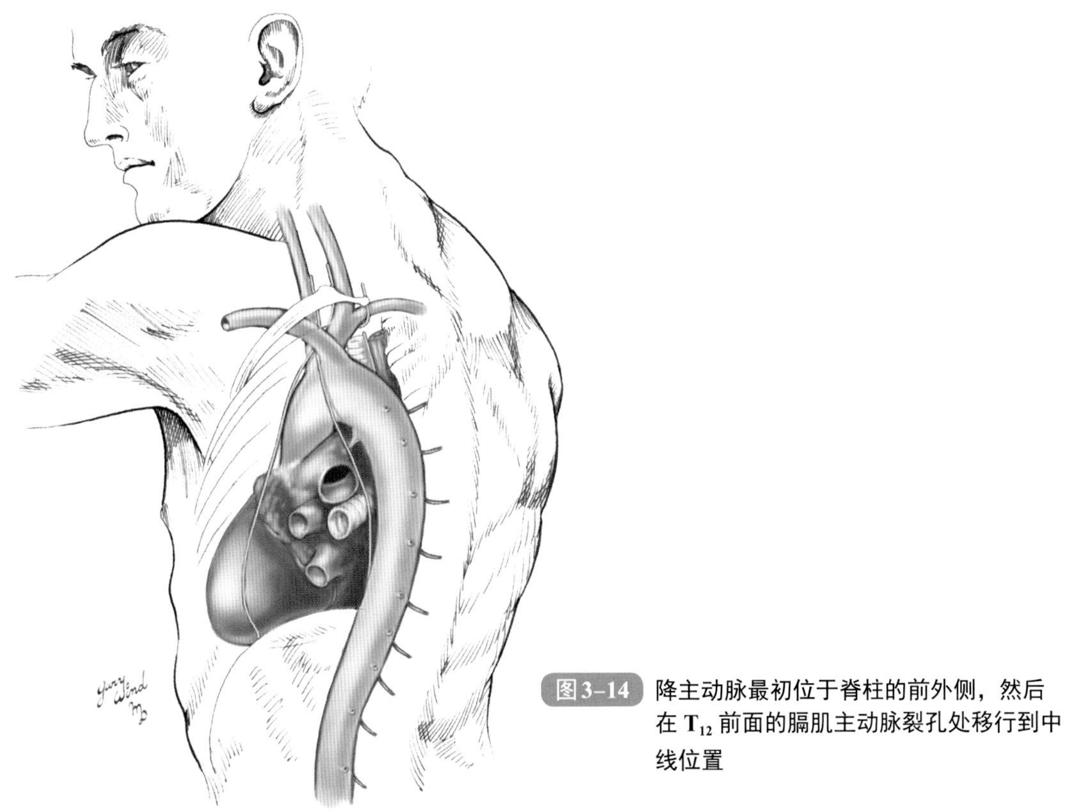

图 3-14　降主动脉最初位于脊柱的前外侧，然后在 T_{12} 前面的膈肌主动脉裂孔处移行到中线位置

二、主动脉弓上分支血管的显露

主动脉弓上分支包括左锁骨下动脉、左颈总动脉和头臂动脉。显露这些血管主要有两种情况，即动脉损伤的修复和主动脉弓“去分支”重建术。无论哪种情况，都需要做胸部大切口以便充分控制近端；有时还需要额外的切口来控制颈动脉和锁骨下动脉的远端。

由于纵隔的解剖特点，导致了纵隔内钝性或穿透性动脉损伤无法进行压迫止血，所以血管近远端的控制显得尤为重要。主动脉弓主要分支动脉损伤的患者往往死于急性失血、气道损伤和心脏压塞。尽管对于钝性胸主动脉损伤的患者，血管腔内修复已经取代了开放性修复[1]，但是对于主动脉分支损伤的修复通常需要血管腔内修复和开放性修复相结合，或者对某些特定患者选择二期修复[2-4]。因此开放性修复仍然是这些动脉损伤的标准治疗。开放显露主动脉分支也适用于选择性“杂交”手术（在治疗主动脉弓动脉瘤和夹层时同时采用血管腔内修复和开放手术的方法）。比如，放置主动脉内覆膜支架治疗主动脉弓动脉瘤时，往往会覆盖主动脉弓上分支，然而，如果提前完成从升主动脉到这些血管的旁路转流，就可以在主动脉覆膜支架释放后，也能保证大脑和上肢的血供 图3-15。如果选择在同一次开放手术中修复主动脉弓，在脑循环中断期间，需要通过体外循环维持。然而采用“杂交”手术，在放置胸主动脉腔内修复术（TEVAR）之前，可以通过顺序“去分支”重建来维持脑循环。

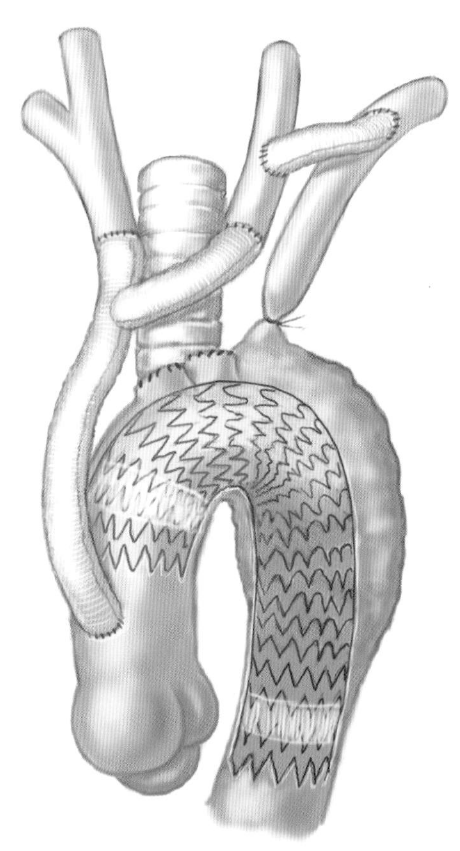

图3-15 累及主动脉弓部的胸主动脉瘤腔内治疗时，为了保证覆膜支架的近端锚定距离不少于2cm，弓上分支动脉被支架覆盖时则需要接受主动脉弓上血管的“去分支”重建术

头臂动脉、右锁骨下动脉、右颈总动脉及左颈总动脉近端显露需要胸骨正中切口[5, 6]。由于左锁骨下动脉开口在纵隔的相对较后位置（图 3-9），需要做左胸切口以充分显露左锁骨下动脉的近端，有时还要联合锁骨上切口或延伸切口[5, 6]。然而，在有些情况下，并不需要显露左锁骨下动脉近端。TEVAR 联合"去分支"术中左锁骨下动脉血运重建可通过颈部切口或锁骨上切口进行，无须开胸[7]。

（一）前段分支显露：头臂动脉、近端颈动脉（Ⅰ区）和近端右锁骨下动脉

显露头臂动脉和左颈总动脉的开口最直接的方法是正中胸骨切开术。对于右侧Ⅰ区颈部损伤的患者，该方法还是一个快速且能完全显露远端头臂动脉及其分支的途径[5, 6]。另外，正中胸骨切开术的并发症也较低[8]。

1. 正中胸骨切开术

患者仰卧位，两臂置于身体两侧。显露左颈总动脉时，头部转向右侧；显露头臂动脉及其分支，头部转向左侧（图 3-16）。前胸、腹部和颈部常规消毒铺巾。

自胸骨上切迹开始，向下至剑突下 5cm 做一个纵切口。需显露左颈动脉时，切口沿左胸锁乳突肌前缘向上延伸；当需要显露头臂动脉及其分支时，切口沿右胸锁乳突肌前缘向上延伸。逐层分离皮下组织，颈部切口分离至颈阔肌，胸骨切口分离至胸骨骨膜。切开剑突下方的腹白线，分离腹膜和腹直肌后鞘间隙。随后用手指钝性分离下段胸骨后及剑突后间隙（图 3-17）。用同样的手法分离胸骨上切迹、上段胸骨后间隙，上下胸骨后间隙不需要会师。

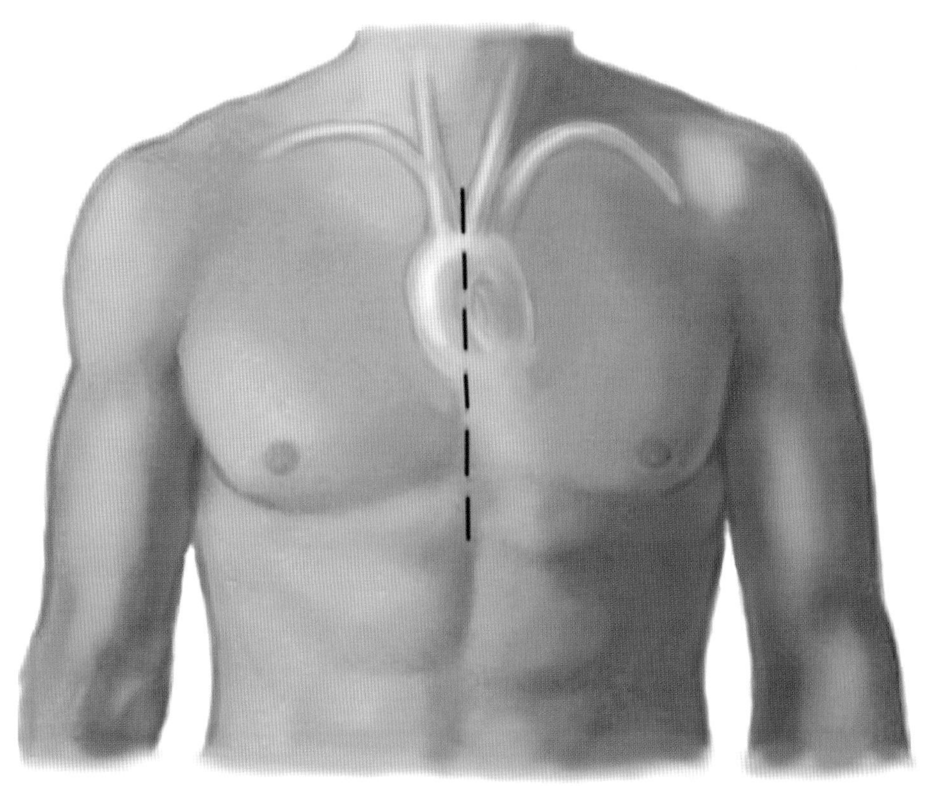

图 3-16 胸骨切口上至胸骨上切迹，下至剑突下方的白线

在准备锯开胸骨时，应提示麻醉师暂时给肺放气，这可以防止意外进入胸膜腔。准备就绪后，使用带有垂直摆动刀片的电动胸骨锯或 Lebsche 刀（图3-18）在中线锯开胸骨。该过程需尽可能沿中线锯开胸骨，这样在手术结束时可以更好地闭合胸骨，避免开裂[9]。胸骨切缘出血最好用电刀止血。除非在特殊情况下，禁止在胸骨切缘使用骨蜡，因为使用骨蜡存在伤口愈合延迟、感染增加和肺栓塞的风险[10]。充分止血后，放置胸骨牵开器时应当心，每次打开几圈，以降低胸骨骨折的发生率（图3-19）。

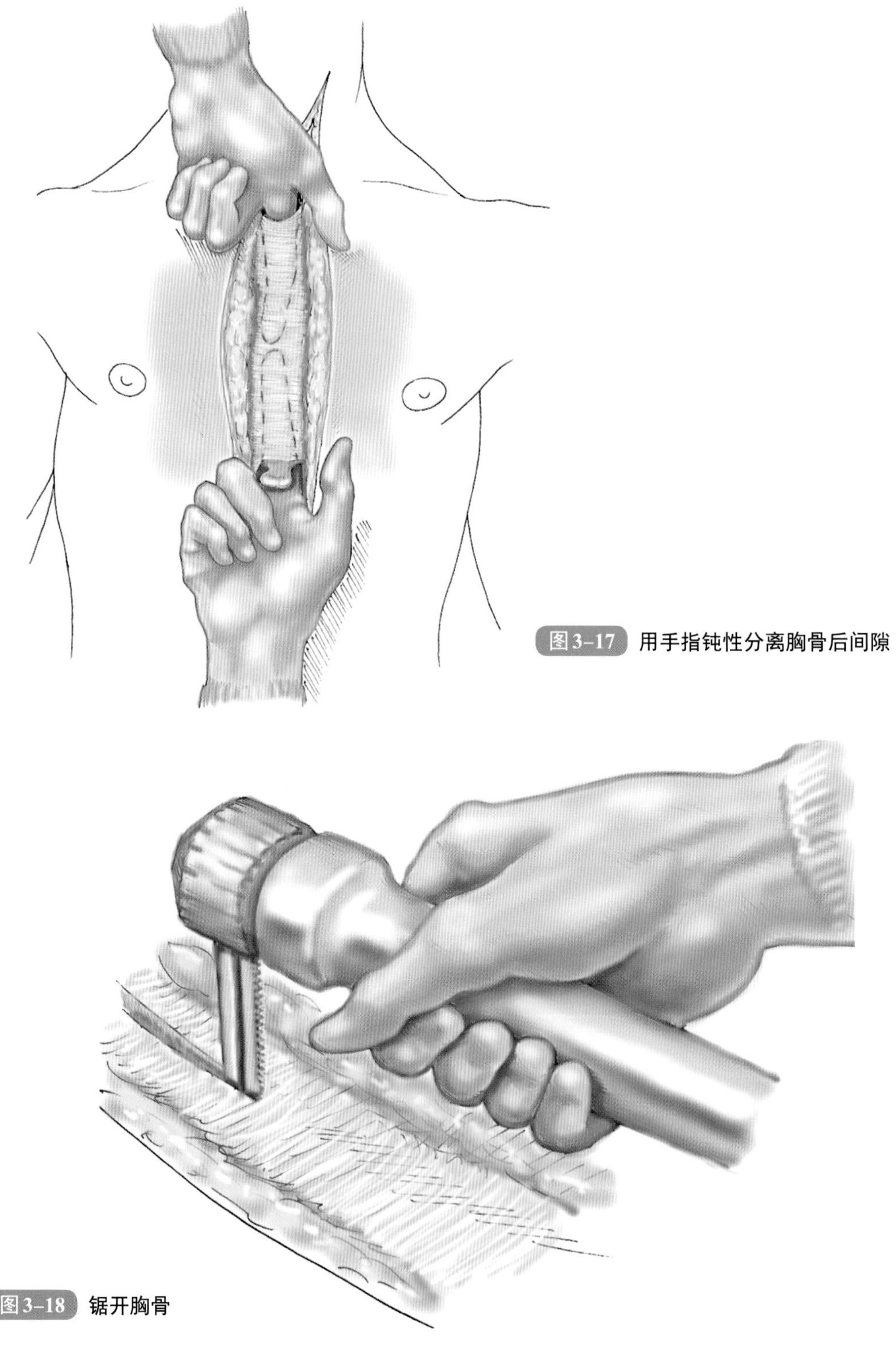

图3-17 用手指钝性分离胸骨后间隙

图3-18 锯开胸骨

打开胸骨后向颈部延展切口继续显露颈动脉鞘（图 3-20）。沿胸锁乳突肌的前缘切开颈深筋膜浅层（封套筋膜），分离下方的胸骨甲状腺肌和胸骨舌骨肌。向外侧拉开胸锁乳突肌可以显露颈内静脉。游离颈内静脉并将其向侧面牵开，即可显露和分离颈总动脉（见第 1 章）。

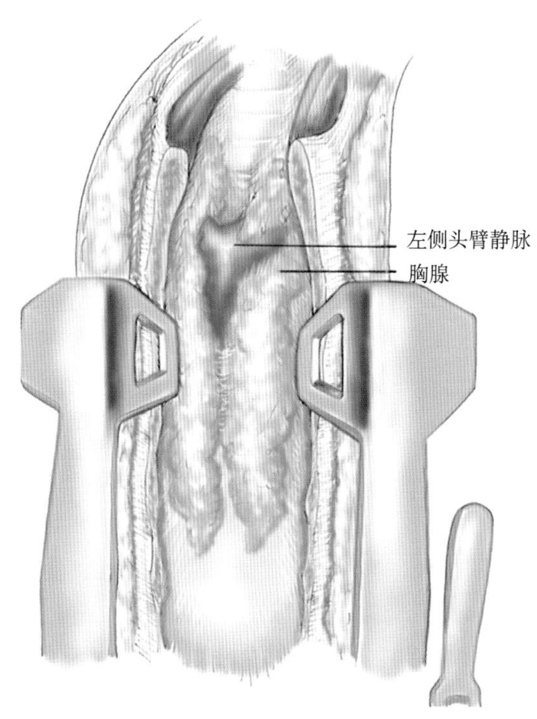

图 3-19　缓慢打开胸骨牵开器，使胸骨均匀受力，避免骨折；为使图片显示清晰，图中隐去了牵开器内衬的纱布

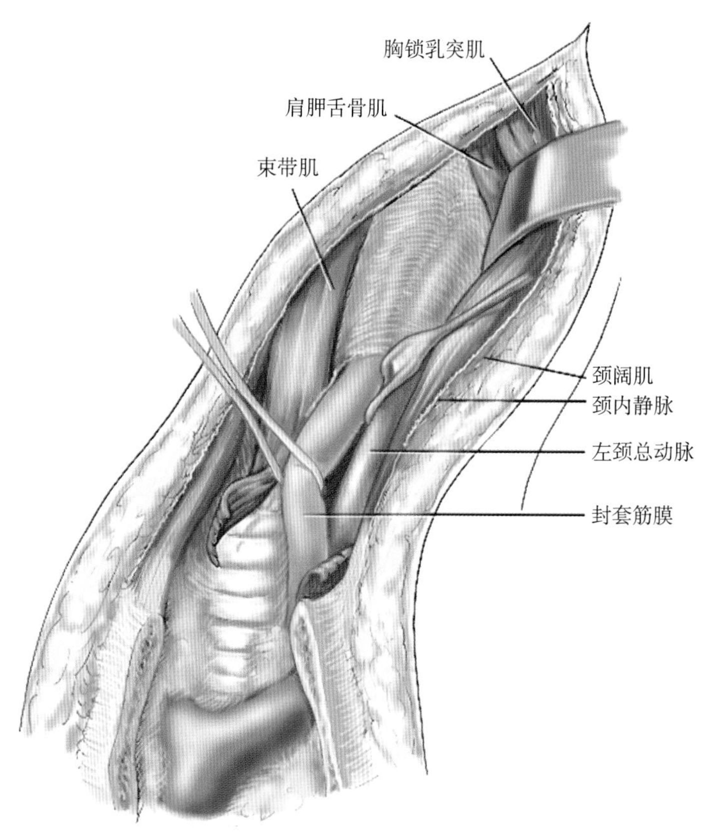

图 3-20　胸骨切口向颈部延展以显露颈动脉鞘

经由胸骨切口显露主动脉弓及其分支 图3-21。沿中线纵向切开胸腺并结扎。显露左头臂静脉，并套带控制。尽管左头臂静脉闭塞后有许多静脉分支可以作为侧支通道，但通常不需要切断结扎该静脉。相反，甲状腺下静脉和左头臂静脉的其他分支应分离结扎，以便于牵拉头臂静脉。显露近端升主动脉需打开心包，但如果病变局限于主动脉弓，则可以不打开心包 图3-22。头臂动脉位于左头臂静脉的上方；向头端牵开左头臂静脉可以显露头臂动脉自主动脉开口的位置。在游离头臂动脉的过程中，应注意识别和保护右侧迷走神经和喉返神经。右侧迷走神经沿着右侧颈动脉的外侧走行，然后从前方跨过右侧锁骨下动脉开口处，并下行通过右侧头臂静脉后面进入纵隔 图3-23。右迷走神经的喉返支环绕右锁骨下动脉近端下缘，在气管和食管之间沿颈部向内侧上行。这些神经被保护在动脉外膜周围组织中，在显露头臂动脉远端和近端右锁骨下动脉时，向侧方牵拉这些组织时要防止神经损伤。

对近端右锁骨下动脉和颈总动脉进行游离要在头臂干动脉分叉以远进行。为了充分显露这些血管，需要横断右侧带状肌。右侧颈总动脉向更远侧显露则需要将颈部切口向上延伸，并分离肩胛舌骨肌（见第 1 章）。右锁骨下动脉向远端显露则需要将中线切口向外侧延伸越过右侧锁骨，同时切除内侧一半锁骨或再做单独的右锁骨上切口（见第 4 章）。

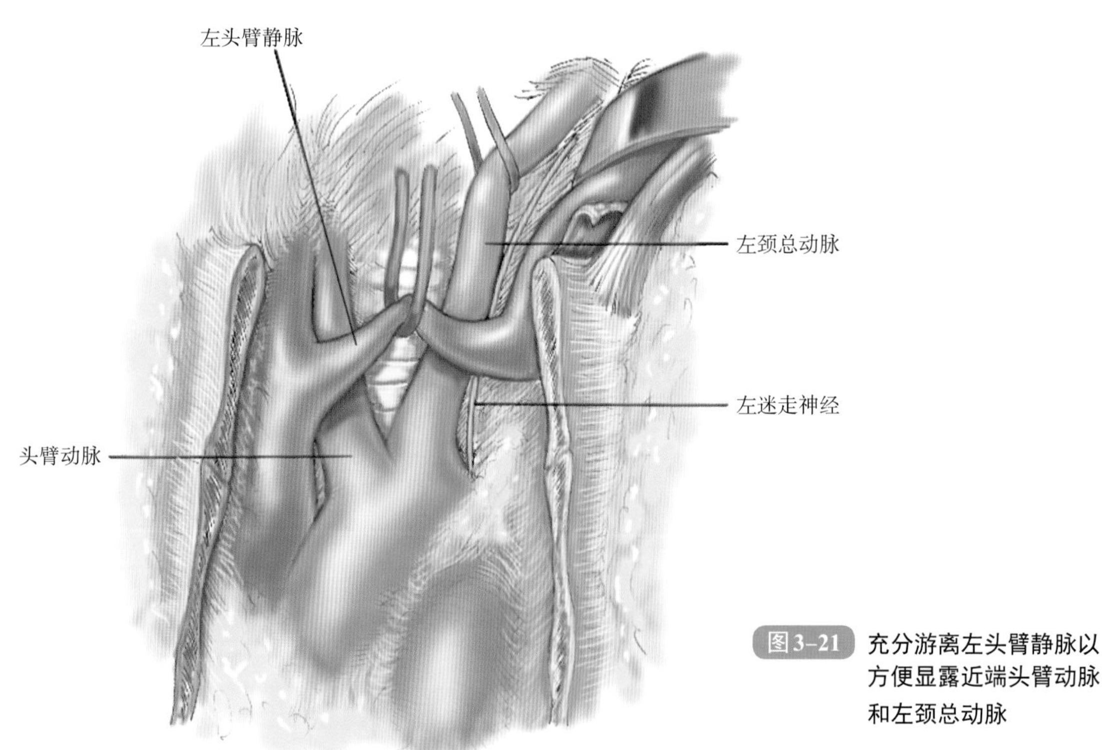

图3-21 充分游离左头臂静脉以方便显露近端头臂动脉和左颈总动脉

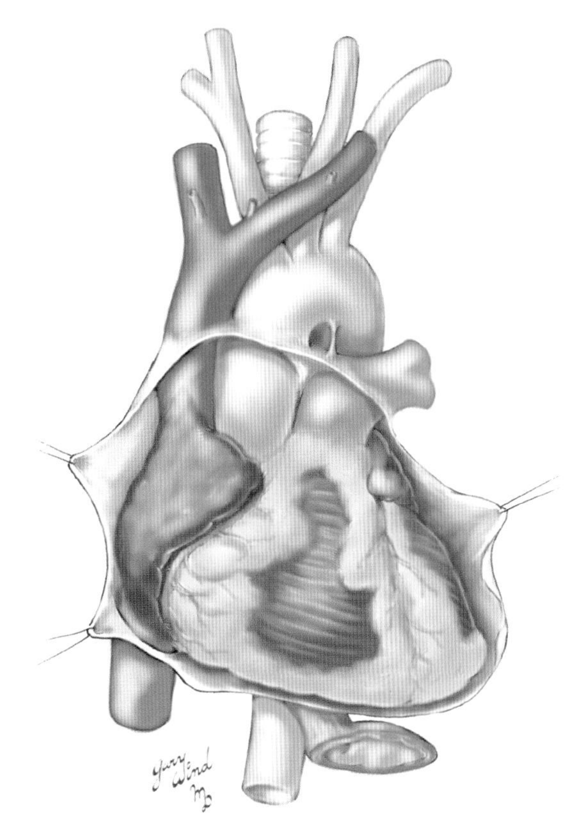

图 3-22　打开心包显露近端升主动脉

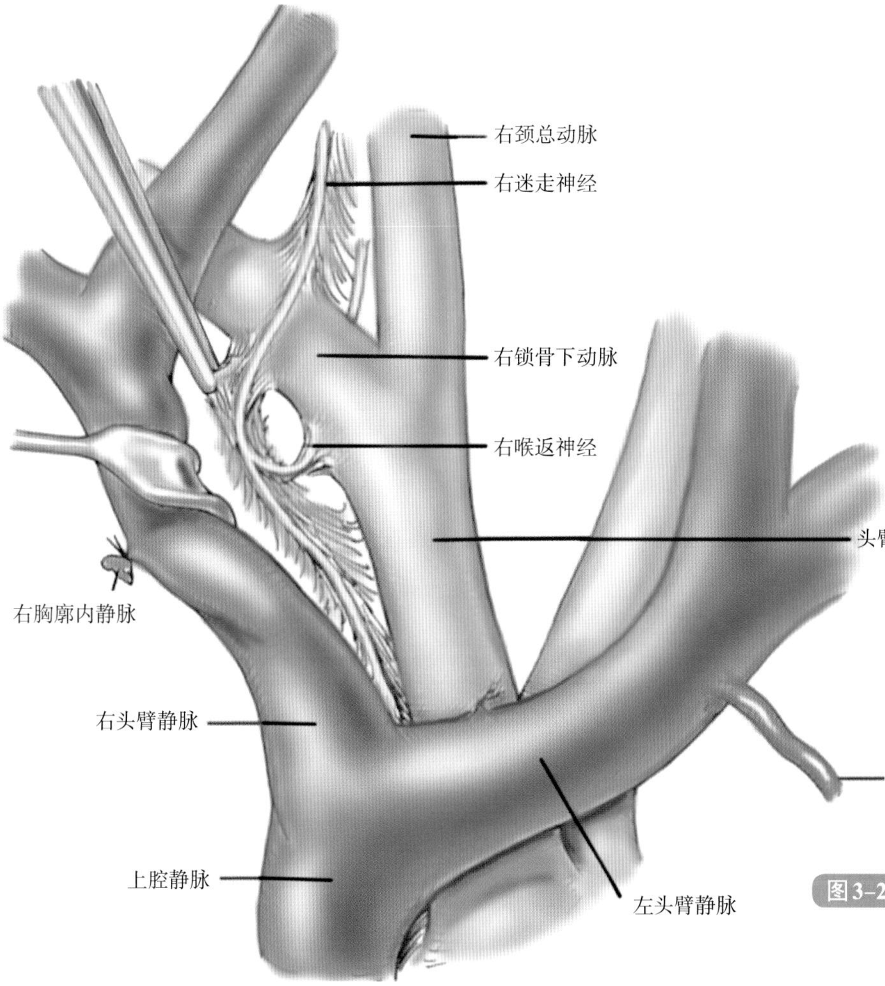

右颈总动脉
右迷走神经
右锁骨下动脉
右喉返神经
头臂动脉
右胸廓内静脉
右头臂静脉
左胸廓内静脉
上腔静脉
左头臂静脉

图 3-23　显露头臂动脉分叉处、右侧锁骨下动脉和颈总动脉的近端需要牵开右迷走神经

寻找左颈总动脉的近端，需在胸骨正中切口的左半部分进行，并将头臂静脉向上方牵拉。应注意保护左侧迷走神经，它走行在左颈总动脉和左锁骨下动脉之间，穿过主动脉弓的左半部分后下行至纵隔。左喉返神经从主动脉弓和动脉韧带下方通过，然后向内侧斜行到达气管食管沟。

2. 缩小的上段胸骨切开术

大部分涉及主动脉弓分支显露的手术建议采用完全胸骨正中切开术，尤其是在损伤的确切位置尚未确定的紧急情况下。在少数情况下，显露头臂动脉和左颈总动脉可能不需要完全胸骨切开。Sakopoulos [11] 描述了一种适用于择期手术情况下直接显露头臂动脉和左颈总动脉病变的“微小胸骨切开术”。这种有创性较小的方法对合适的主动脉弓分支病变是有用的，但在病变范围更广的患者和紧急手术条件下应避免使用。

患者仰卧，双臂置于两侧。颈部、胸部和上腹部都做好充分的准备和铺单，以备完全胸骨切开术可能。从胸骨上凹到 Louis 角以下 2cm 处做一个纵向的皮肤切口。使用胸骨摆锯在中线处将胸骨从胸骨柄到第 3 肋间隙进行切割 图3-24，然后在第 3 肋间空间水平横切胸骨，从而形成一个倒 T 形切口，这一过程中注意避免损伤附近的内乳血管。创面止血后，使用小儿胸骨牵开器 [11] 轻轻打开上胸骨 图3-25。将下面的胸腺分离并结扎，露出左头臂静脉。头臂动脉和左颈总动脉的解剖方法如前所述 图3-26。这种方法特别适用于直接修复头臂动脉近端病变 图3-27。

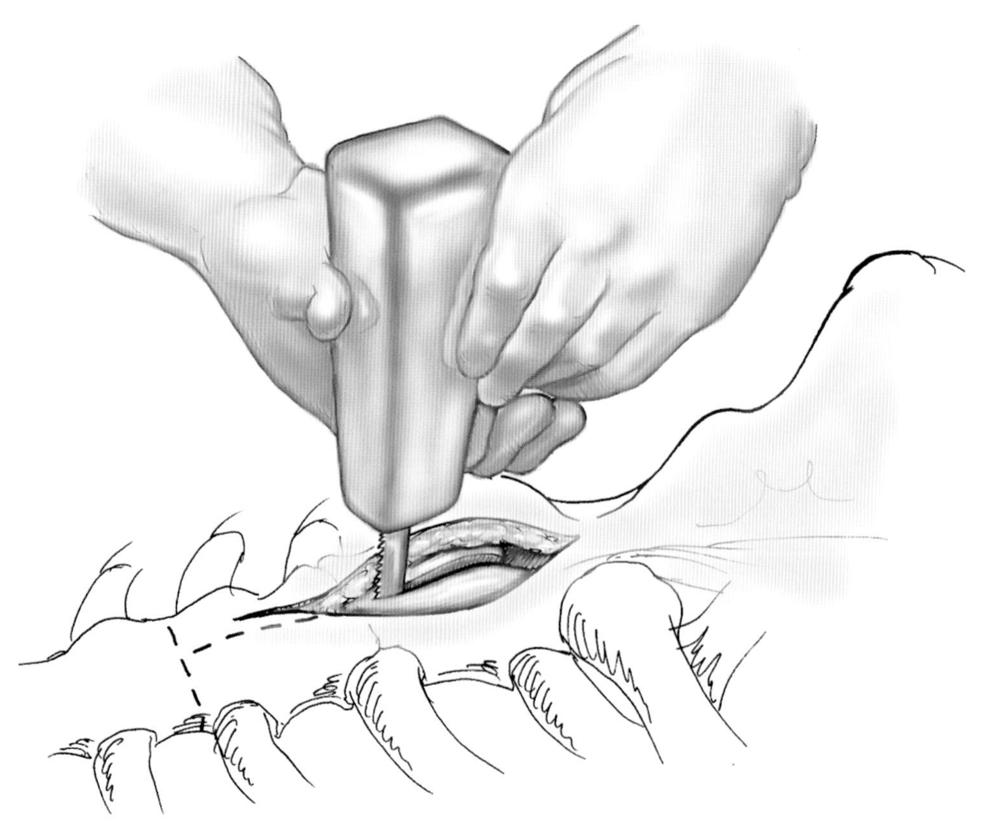

图3-24 纵向切开上胸骨，并于第 3 肋间隙水平横切胸骨，形成一个倒 T 形切口

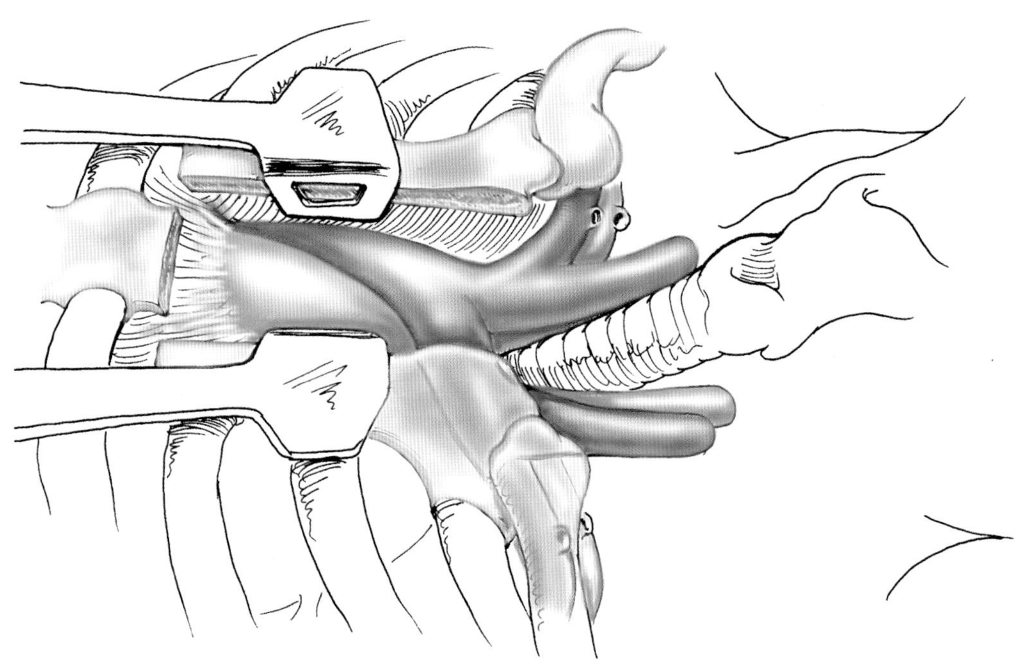

图3-25 主动脉弓及其近端分支通过缩小的上段胸骨切开术很容易显露

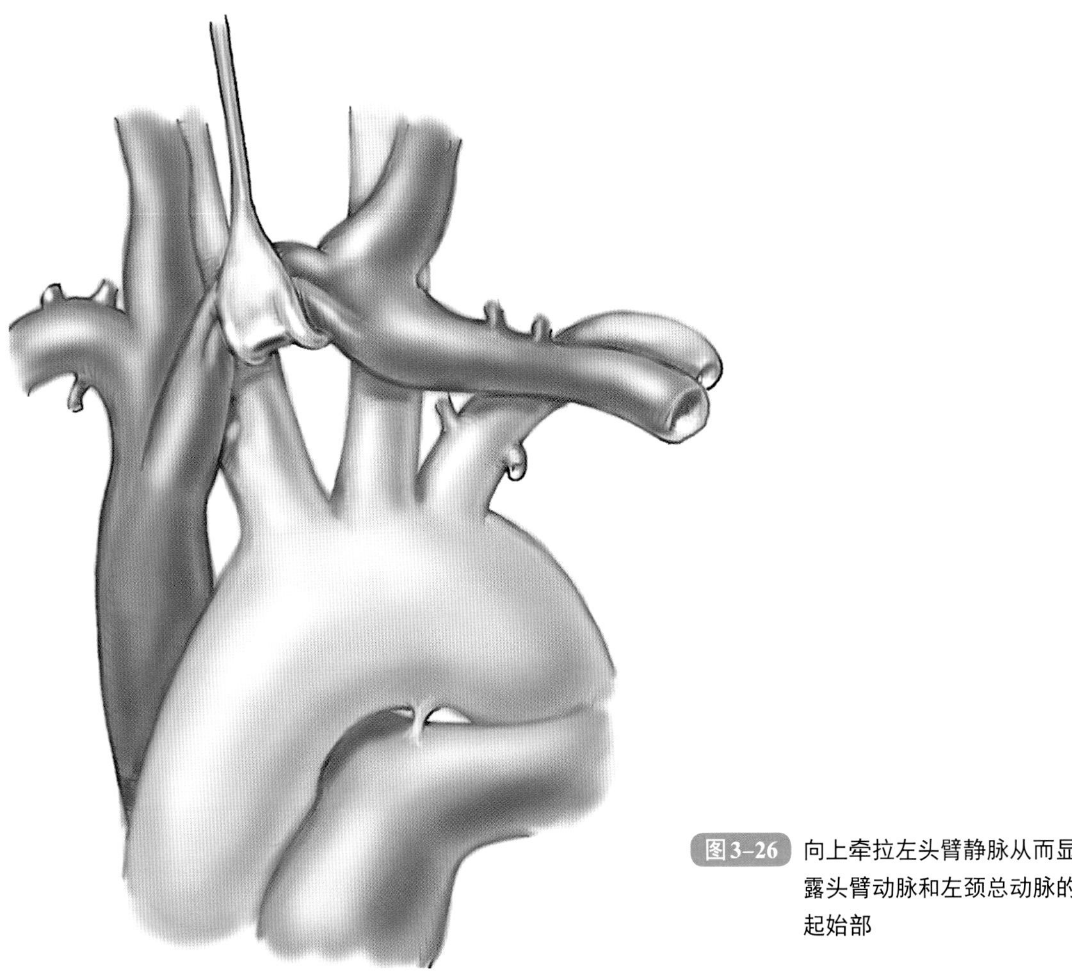

图3-26 向上牵拉左头臂静脉从而显露头臂动脉和左颈总动脉的起始部

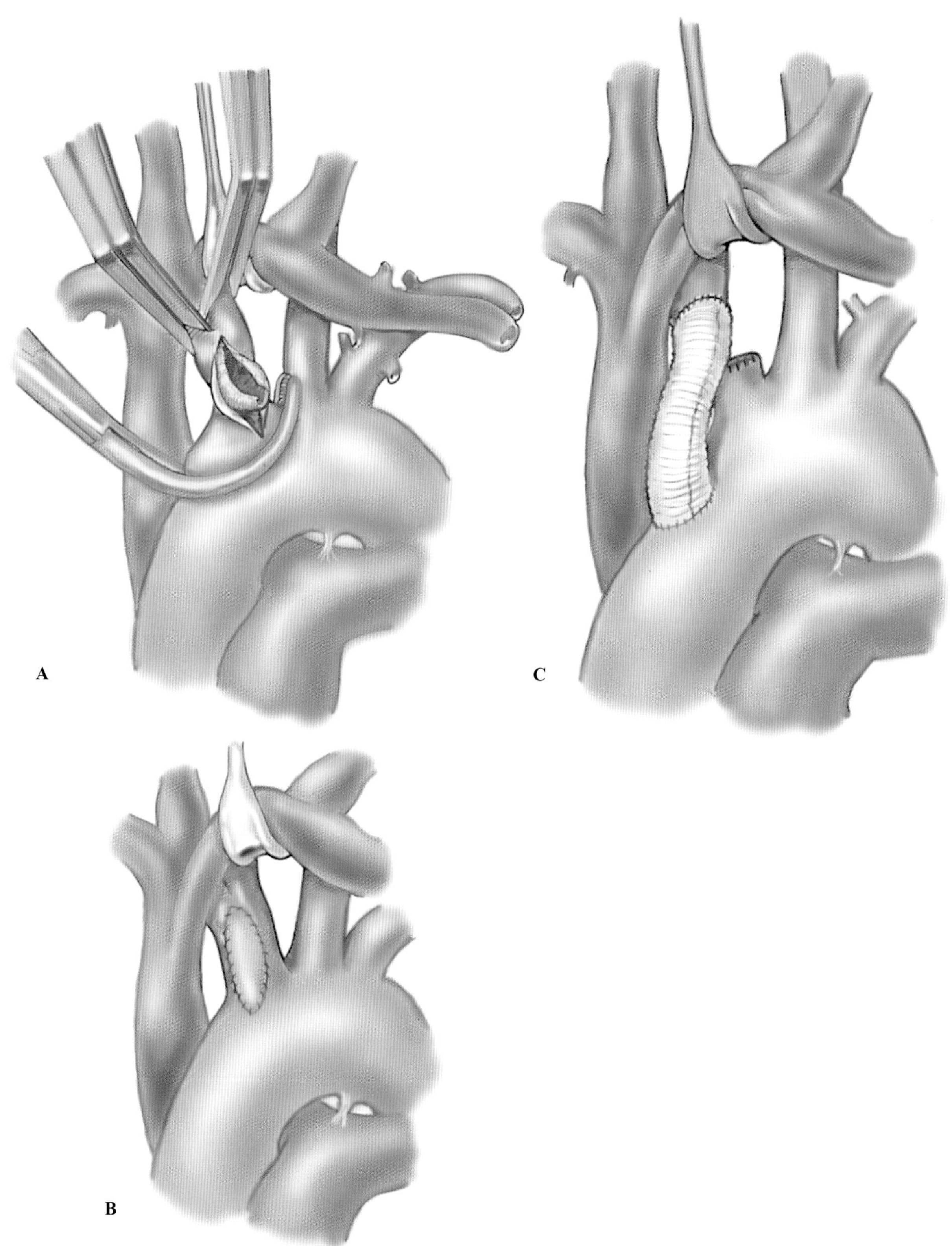

图3-27 使用这种方法可以很容易地修复头臂动脉近端病变

A. 斑块切除术；B. 血管离断和旁路术；C. 贴片血管成形术

（二）左锁骨下动脉近端的显露

左侧纵隔或颈底部的穿通伤所造成的左锁骨下动脉近端损伤时，需要经纵隔来显露左锁骨下动脉来控制出血。此方法也可紧急用于控制锁骨下动脉远端损伤所致的锁骨上血肿不断增大。对于慢性闭塞性病变，则无须显露这部分动脉，取而代之的胸外搭桥手术已被证实既耐用又安全 [12]。

左锁骨下动脉的位置较其他主动脉弓分支更靠后，这使得通过胸骨正中切口显露左锁骨下动脉极其困难（图 3-9）。有两种手术方法显露左锁骨下动脉的起始部最好：前外侧开胸术和“trapdoor”开胸术。前一种方法最适合用于紧急情况下控制左锁骨下动脉近端，还可联合单独的锁骨上切口进行确定性修复手术（见第 4 章）。后一种方法是前外侧开胸术的扩大延伸，是控制和修复胸锁关节附近左锁骨下动脉损伤的理想方法。“Trapdoor”切口显露有限，但应保留用于上胸廓开口左侧的损伤。

1. 前外侧开胸术

患者置于仰卧位，在左肩胛骨和臀部下方放置衬垫，使左胸向上垫高约 20°。整个前胸、侧胸、肩部、腋窝和颈部都做好准备和铺单。在乳头下方沿左侧第 5 肋骨做一个横向弧形切口，切口可以沿着胸大肌的下轮廓进行，以确保效果美观（图 3-28）。

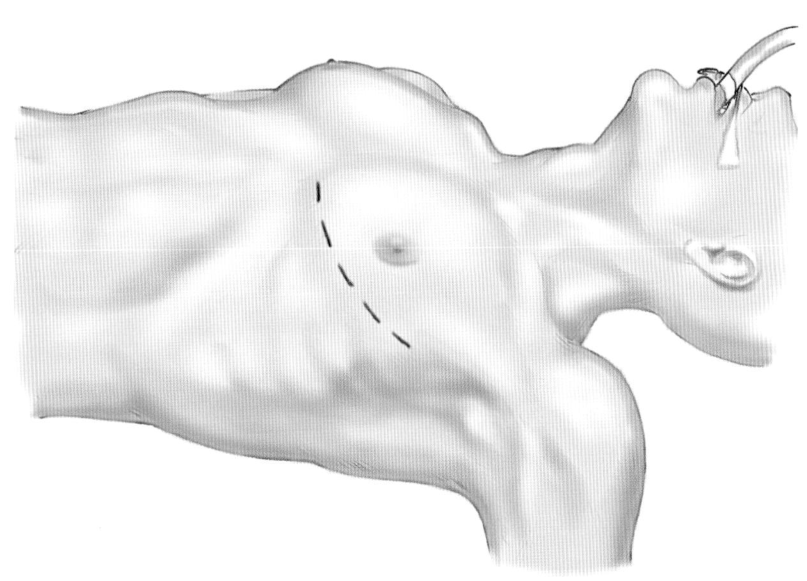

图 3-28　左前外侧开胸术的切口标记

在女性中，切口可以位于乳房下方。一些学者主张在乳头上方第 3 肋间隙做切口 [13-15]，但我们发现此方法一定程度上受到胸大肌体积的影响，且在外形美容效果上不如低位切口。切口应该从胸骨外侧缘延伸到腋前线。需分离胸肌筋膜及胸大肌的下部肌肉纤维达到第 4 肋间隙。沿第 5 肋骨上缘切开肋间肌肉进入间隙（图 3-29），可防止损伤位于第 4 肋骨下缘深处的神经血管束。切开壁胸膜，使肺塌陷远离胸壁，之后延伸切口至皮肤切口相同长度。胸廓内动静脉应在胸骨外侧缘附近结扎并分离。肋骨扩张器放于切口处，缓慢打开，以避免引起肋骨骨折。

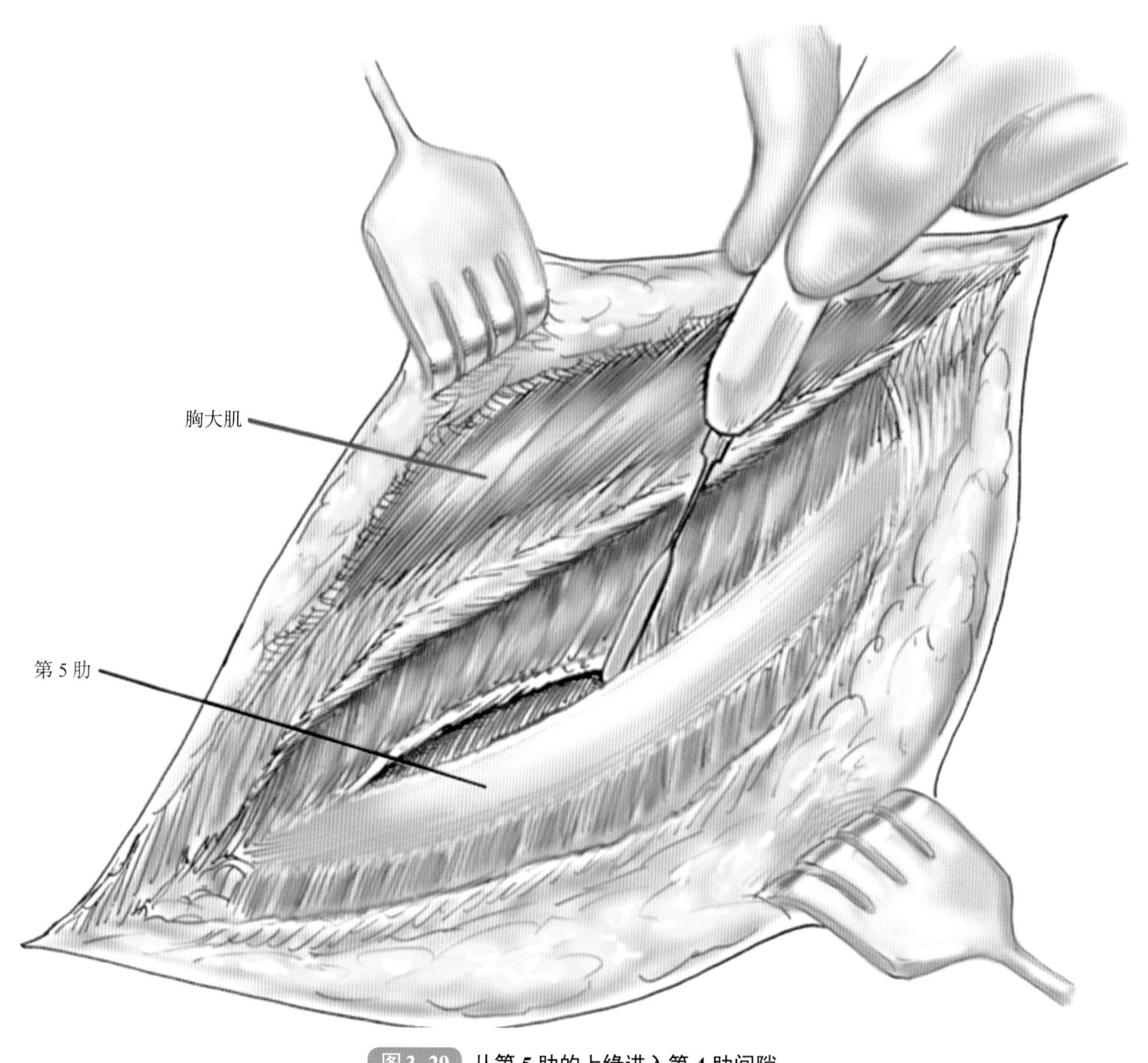

图 3-29 从第 5 肋的上缘进入第 4 肋间隙

通过向下牵拉左肺上叶，透过纵隔胸膜可以很容易地看到主动脉弓（图 3-30）。在主动脉弓上方左侧迷走神经后方的位置切开纵隔胸膜。然后切口垂直越过左锁骨下动脉，左锁骨下动脉其起始部上方最容易游离（图 3-31）。在操作中应注意避免损伤左迷走神经和胸导管。左迷走神经在纵隔胸膜下应仔细辨认，其一般经左锁骨下动脉前外侧穿过主动脉弓上行。胸导管位于左锁骨下动脉的后内侧，在游离左锁骨下动脉开口以远部分时容易受伤。

2. 双侧前外侧（“蚌式”）开胸术

在涉及双侧胸部创伤的紧急情况下，如贯穿性胸部穿透伤或右侧穿透伤的危重患者，可能需要更广泛的显露纵隔。蚌式开胸术结合了双侧的前外侧开胸术，可较好地显露纵隔，用于控制心脏、大血管或肺部伤口的出血[6]。与左前外侧开胸术相比，蚌式开胸术已证实可显露所有胸腔结构[16]。这种显露方法通常在急诊科作为复苏性开胸术进行，并可用于发现对侧胸部损伤时，扩大左前外侧开胸术切口。在择期情况下，蚌式开胸术也用于需要双侧胸腔显露的病例，如双肺移植或广泛肿瘤切除术。

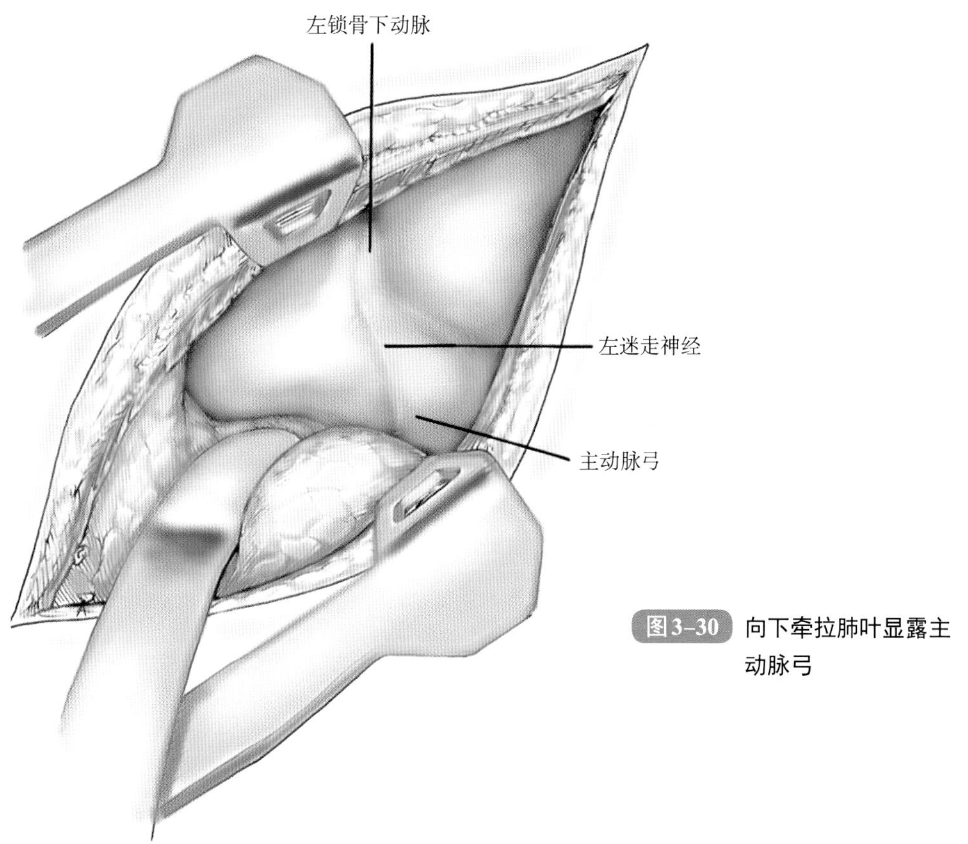

图 3-30 向下牵拉肺叶显露主动脉弓

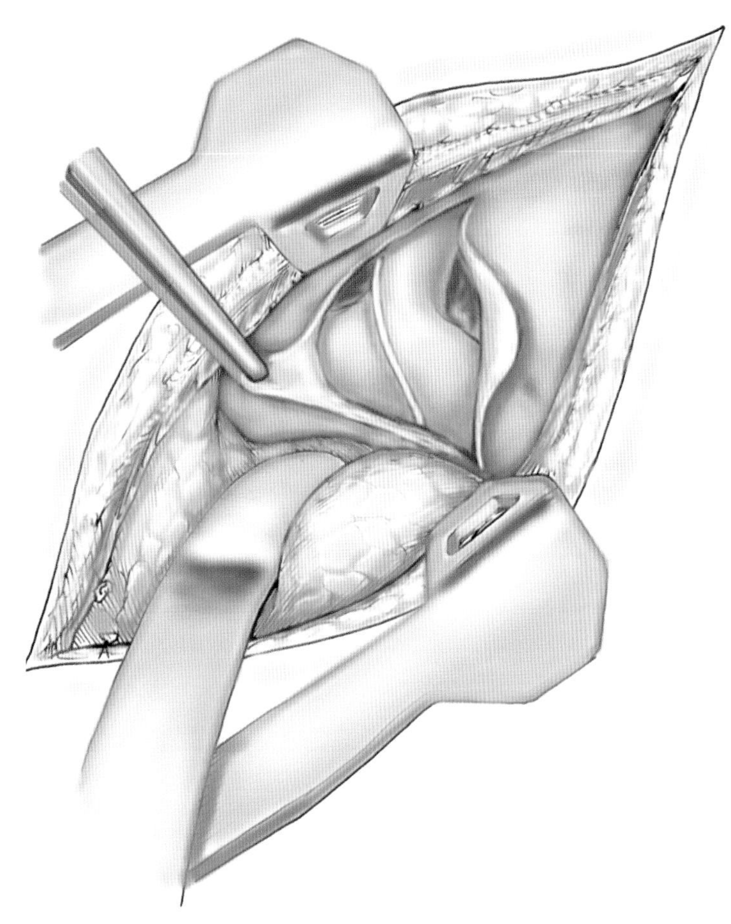

图 3-31 在主动脉弓和左锁骨下动脉上方、迷走神经后方打开纵隔胸膜

患者置于仰卧位，双臂向两侧伸展。这为进入两侧胸腔提供了更好的途径，并方便在急诊情况下建立大口径静脉内通路。整个前胸、侧胸、颈部、双侧肩部和腋窝都做好准备并铺单。

沿着两侧胸大肌的下部轮廓，在相应的第 5 肋骨上缘做一个长的横向弧形切口。皮肤切口应该从两侧腋前线开始延伸，并水平穿过胸骨 图 3-32。分离两侧胸肌筋膜和胸大肌下部肌肉纤维，然后沿第 5 肋上缘切开肋间肌肉，进入第 4 肋间隙。如前所述，在第 5 肋骨上缘进行解剖可以防止损伤位于第 4 肋骨下缘深处的神经血管束。切开壁胸膜，使肺塌陷远离胸壁，之后延伸切口至皮肤切口相同长度。胸廓内动静脉应在胸骨外侧缘附近结扎并分离。胸骨可用电锯、Lebsche 刀或肋骨剪切开。肋骨扩张器放于切口处，缓慢打开，以避免引起肋骨骨折 图 3-33。

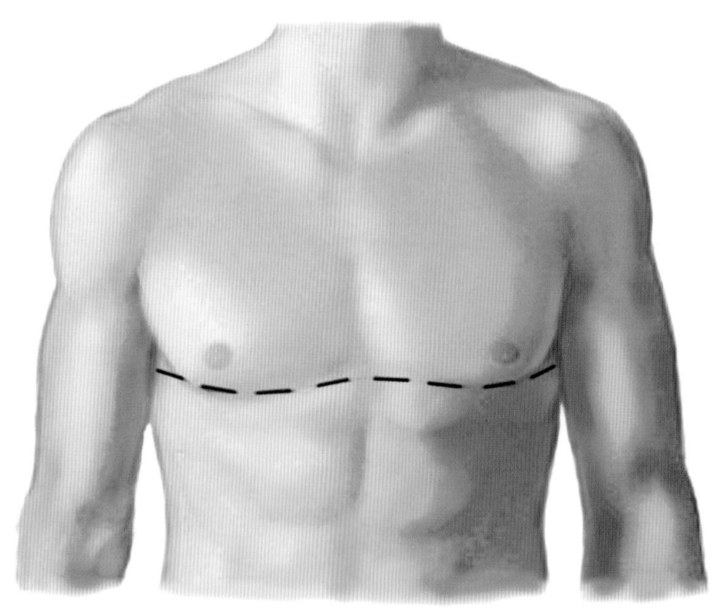

图 3-32 蚌式胸廓切开术的皮肤切口
从一侧前腋线沿胸肌皮褶的下部轮廓到另一条腋线，穿过第 4 肋间隙

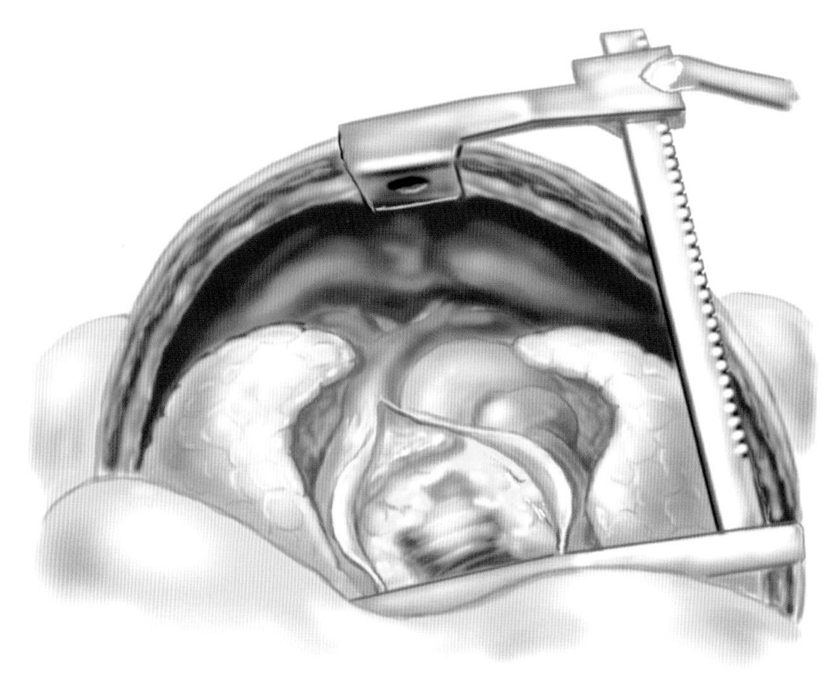

图 3-33 在因胸部穿透伤而处于危急状态的患者中，蚌式开胸术可广泛显露胸腔结构，以便控制心脏、大血管和肺的出血

3. “活板门”开胸术

这种术式是结合左前胸切口和左锁骨上切口，中间由胸骨上正中切口连接 图3-34。该术式并不像“活板门”命名那样使胸壁翻折，而是靠常规牵开器撑开胸骨切口[15]。尽管切口显露时间长，有胸膜侵入，还合并过多出血和肋骨骨折风险[17, 18]，但该术式仍是显露左上胸廓出口病变的重要入路，尤其是在不稳定的患者已行左前胸切开的情况下。

患者需要仰卧，整个胸部、颈部和左肩都要消毒准备和铺巾。

如上所述，首先进行左前外侧开胸。我们主张做乳晕下切口，通过第 4 肋间隙进入胸膜腔，在此先行切开能保证在切口完成时及早和迅速控制左锁骨下动脉。胸廓内（乳内）动脉应在切口内侧靠近胸骨处分离和结扎。

接下来显露胸廓外锁骨下动脉，以便控制远端动脉损伤。锁骨上入路优于锁骨内侧半切除，因为锁骨切除费时，同时不能明显改善显露条件[15, 19]。从胸骨开始，在左锁骨上方 2cm，做与锁骨平行的横向 8cm 切口。经切口分离皮下组织和颈阔肌，深入即可显露胸锁乳突肌和乳突肌，此两条肌肉可在

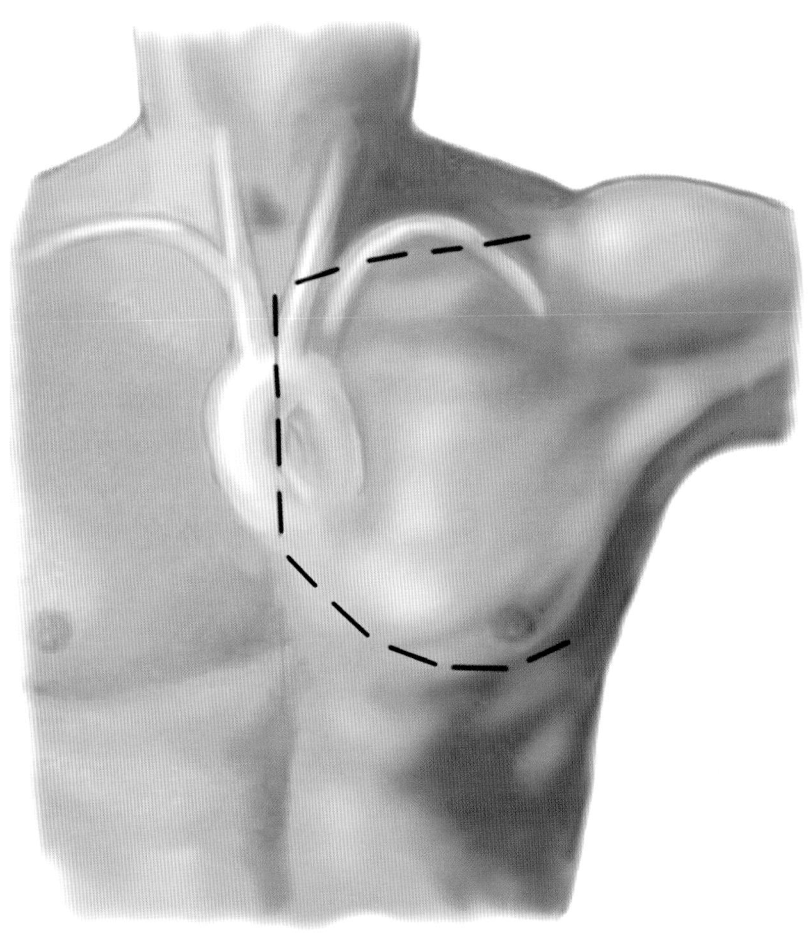

图3-34 “活板门”开胸术

其下附着处分开 图3-35。分离结扎颈外静脉。横向切开覆盖于锁骨上脂肪垫的薄层筋膜，然后锐性分离脂肪垫。在颈内静脉和锁骨下静脉的汇合处结扎胸导管。

颈动脉鞘位于脂肪垫的内侧边缘。松解颈内静脉的外侧边，颈动脉鞘内容物可向内牵开，这样可使前斜角肌显露在伤口中间 图3-36。左膈神经在该肌肉的浅表面走行，应格外保护，将左膈神经与前斜角肌分离开。

一旦神经保护做好，就将前斜角肌在其与第1肋骨的附着处分开。分离应在直视下进行，每次切开部分肌肉束，以防止损伤肌肉前方的锁骨下静脉。锁骨下动脉在前斜角肌深部分离 图3-37。甲状颈干和椎动脉应该分清。

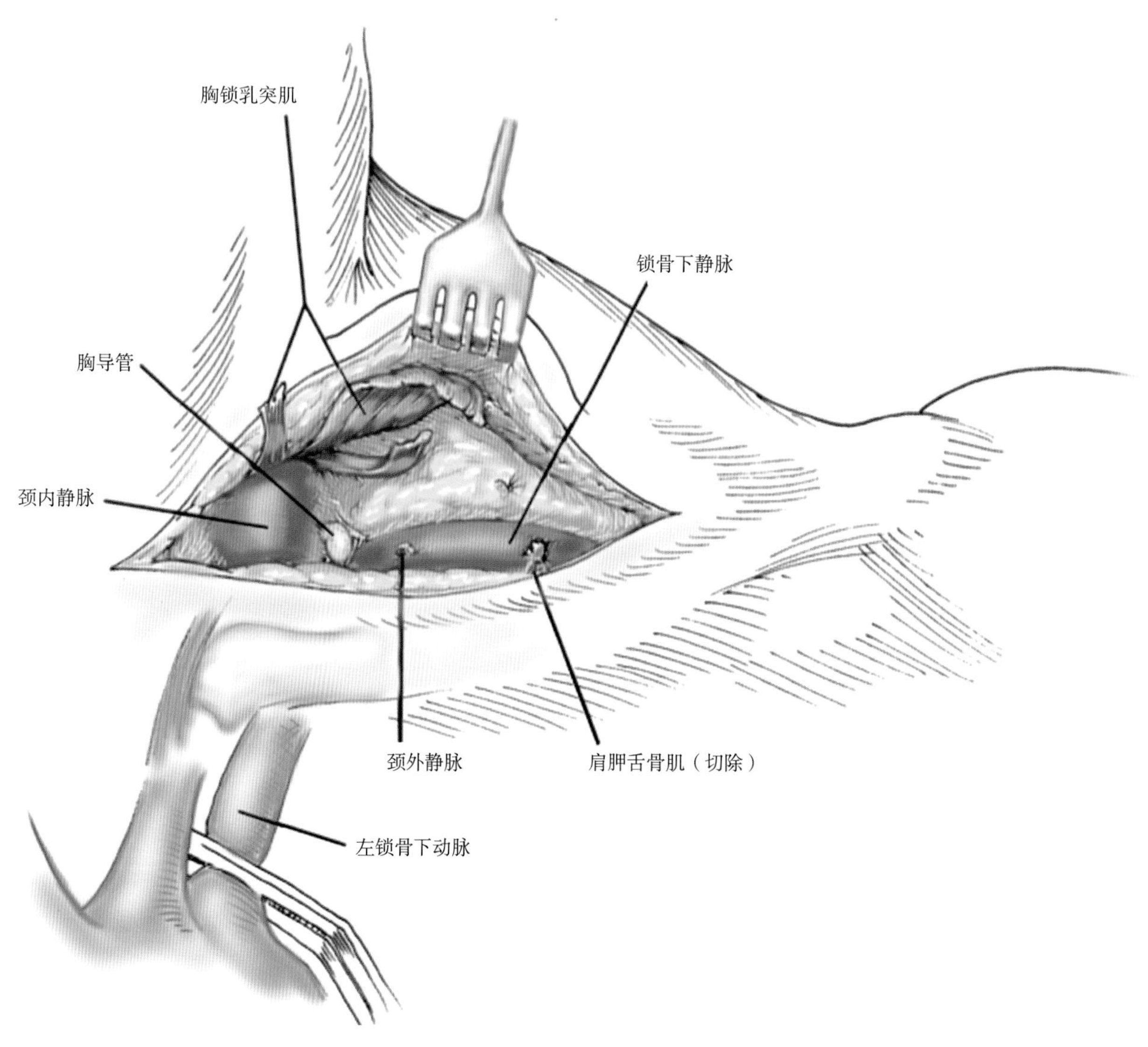

图3-35 在左前外侧切口完成后再做锁骨上切口

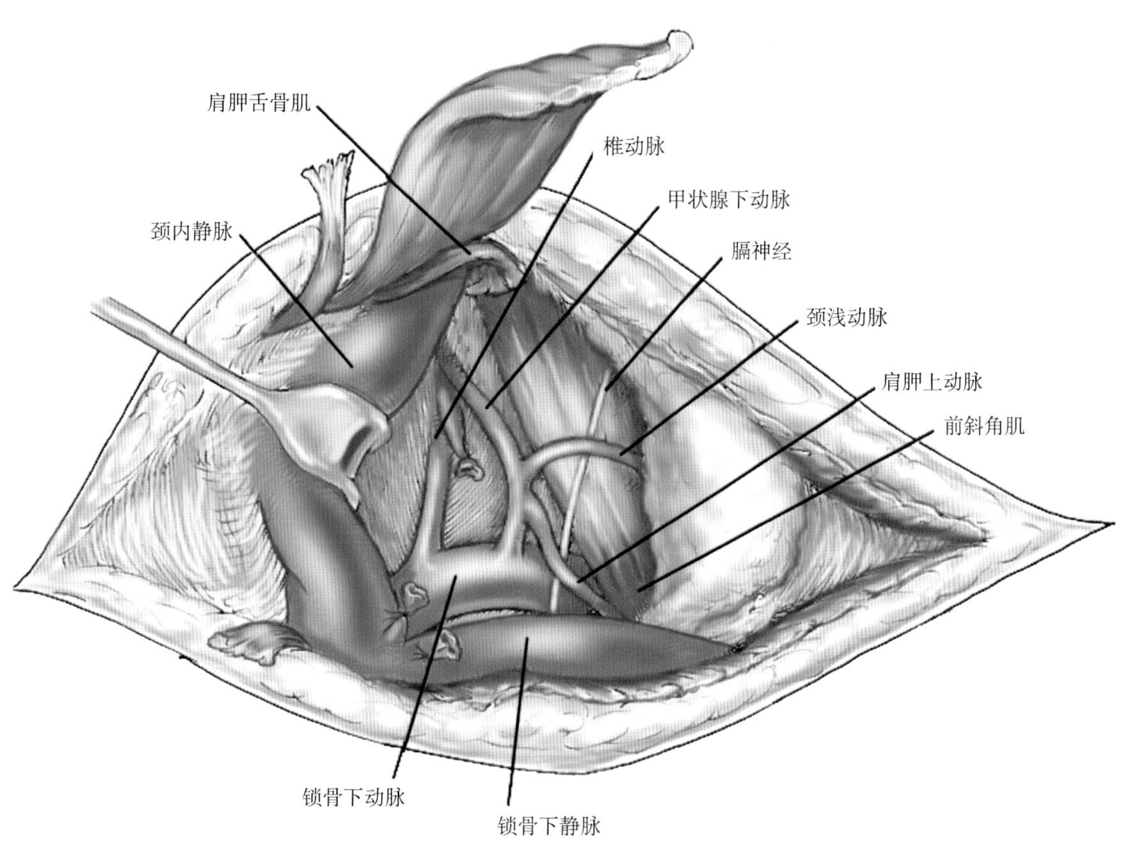

图 3-36 牵拉颈动脉鞘和斜角肌脂肪垫显露锁骨下血管和前斜角肌

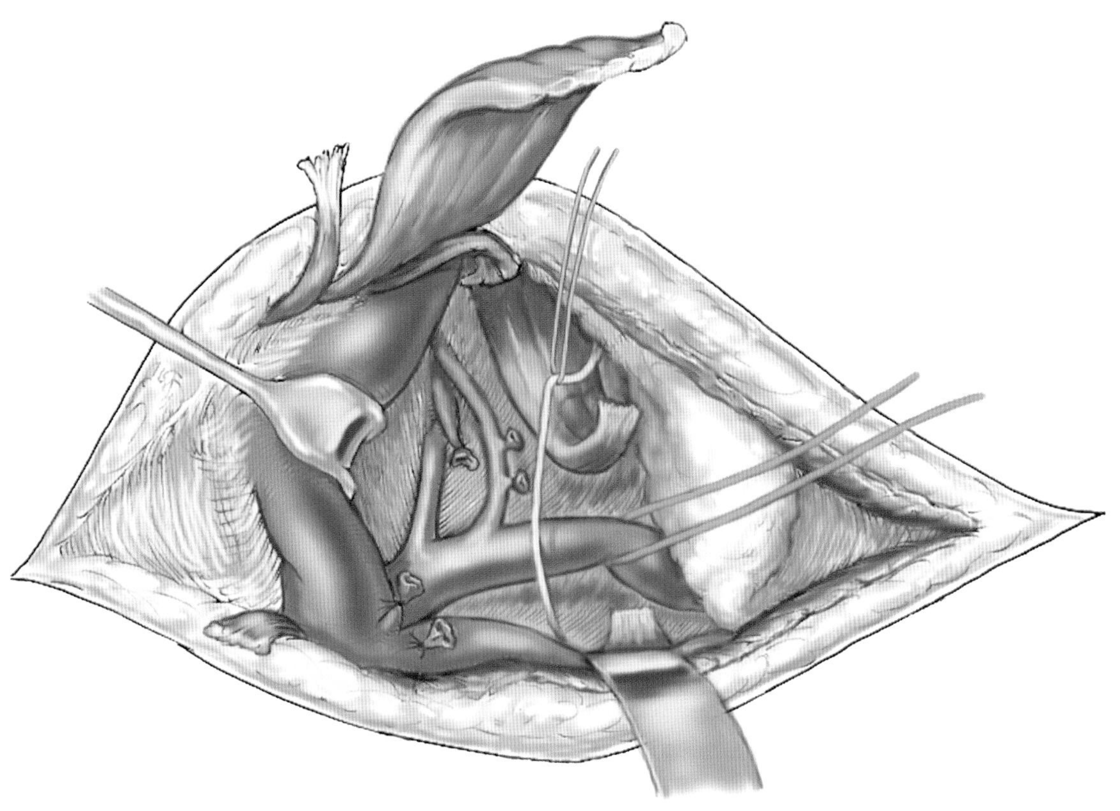

图 3-37 在第 **1** 肋斜角肌结节离断前斜角肌

在胸骨上段做垂直切口，连接锁骨上切口和胸前切口内侧缘 图3-38。沿胸骨切口深入至骨膜后，在胸骨上切迹处形成胸骨后平面。使用胸骨锯或 Lebsche 刀在中线处切开胸骨，从胸骨上切迹开始，延伸到第 4 肋间隙的水平，然后用切骨器械将胸骨切口横向延伸到第 4 肋间隙，与左前胸切口相接。

胸骨牵开器放置于胸骨切口缓慢打开。胸廓内血管在胸骨撑开显露时应游离结扎。通过该切口可以看到完整的锁骨下动静脉。

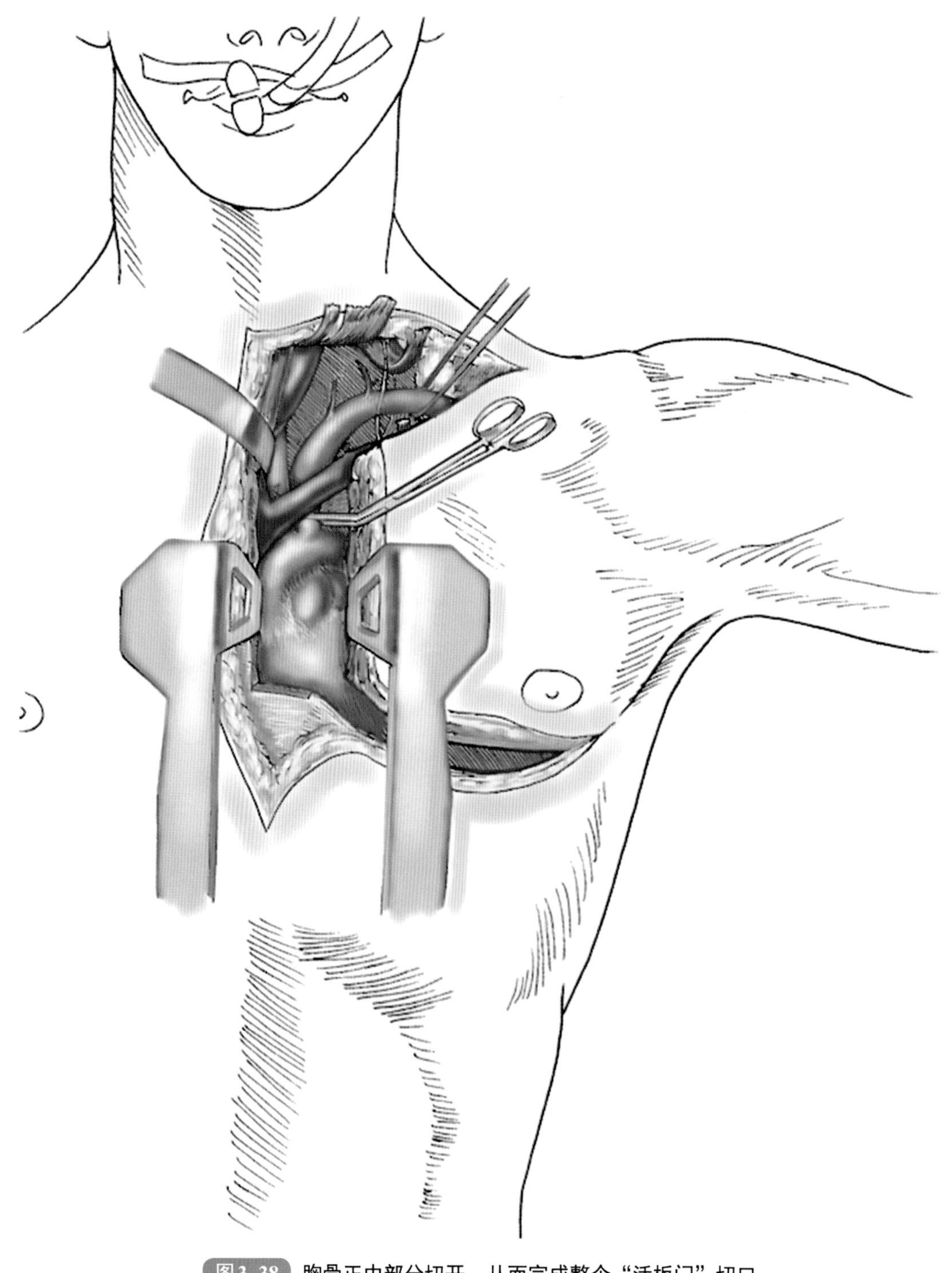

图3-38 胸骨正中部分切开，从而完成整个“活板门”切口

三、胸降主动脉的显露

在过去的 20 年间，胸降主动脉显露的适应证已有显著改变。开胸手术曾常规应用于钝性主动脉损伤、主动脉夹层和胸降主动脉瘤的开放手术，但现在这些病变优先采用胸主动脉腔内修复术（TEVAR）[20, 21]。胸降主动脉显露现主要适用于复杂主动脉病变，如感染性胸主动脉瘤[22]和因 TEVAR 并发症中转开放手术的患者[23]。以下将描述开放手术中胸降主动脉显露要点，优先选择后外侧入路。

后外侧开胸术

将患者置于标准侧卧位，右侧朝下。右腋下置垫。右手臂垂直身体放在手板上，左手臂下放置枕头或置于 Mayo 架上。右腿弯曲 90°，左腿伸直，两膝盖之间枕头支撑 图3-39。用宽布带覆盖左髋部绕手术台以固定骨盆。胸部、侧面和左肩均消毒准备和铺巾。

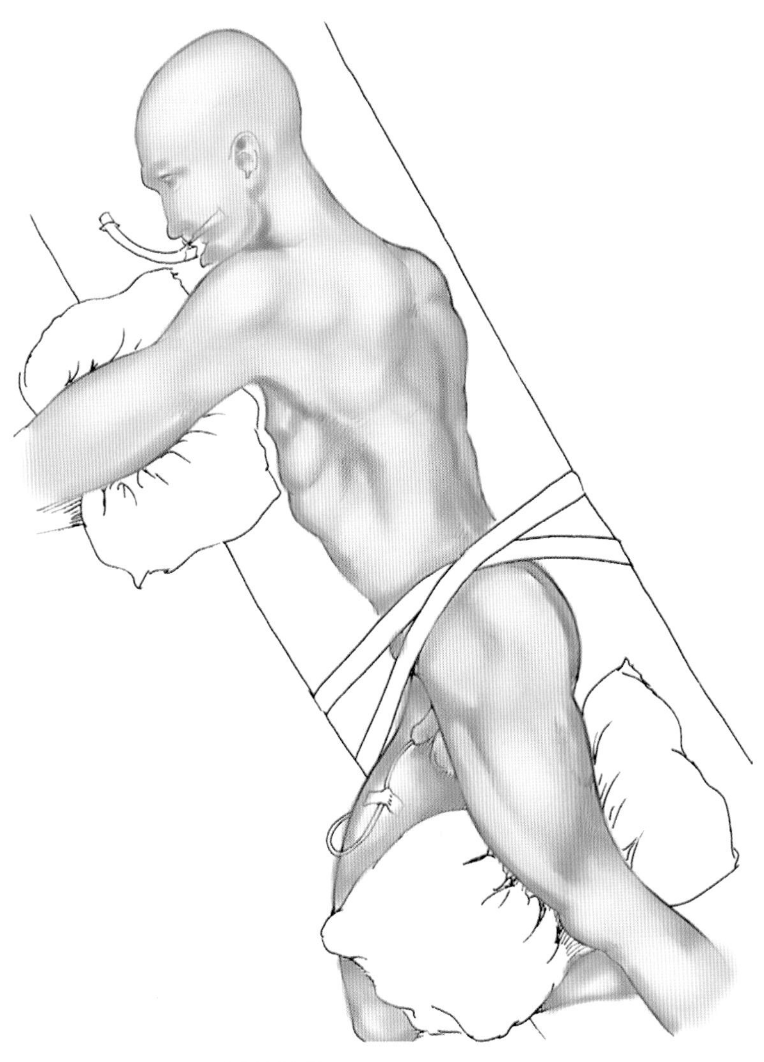

图3-39 左后外侧开胸术体位

左乳头下方开始切开皮肤，向后延伸到肩胛骨下角下方约 1in，然后在肩胛骨和脊柱之间弧形向上（图 3-40）。经皮肤切口分离皮下组织和筋膜。分离切断背阔肌、锯齿肌和斜方肌，这些肌肉分离后可使肩上抬，并使肩胛骨从切口张开。进入胸腔的最佳肋间隙由需要显露的主动脉水平决定。胸降主动脉的近端部分显露最好通过第 4 肋间隙，而远端显露最好通过第 6 肋间隙。肋间隙可自上而下计数肋骨来验证。外科医生将手放在肩胛骨下方，将疏松结缔组织向胸顶方向推挤。肋骨从第 1 肋开始向下计数。沿着第 5 肋骨的上缘切开肋间肌肉进入第 4 肋间隙。进入胸腔后，使左肺塌陷。肋骨扩张器放置于切口中，缓慢打开，避免肋骨骨折。

在纵隔胸膜下方与椎骨前方可见降主动脉。直接在血管上方切开纵隔胸膜，便可控制远端胸主动脉。主动脉周围有较厚的纤维束带包绕，游离时注意保护肋间动脉。

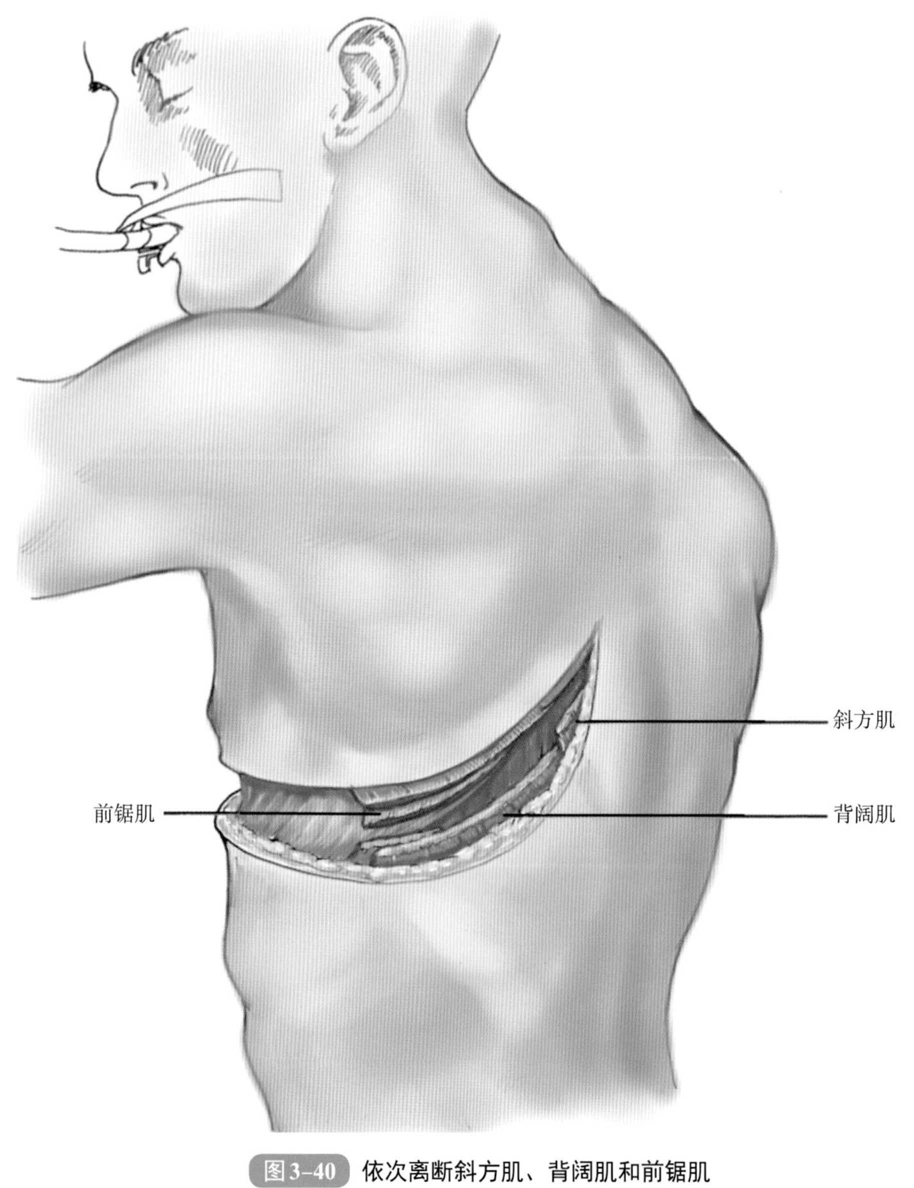

图 3-40 依次离断斜方肌、背阔肌和前锯肌

若主动脉病变累及动脉韧带水平时需要控制左颈总动脉与左锁骨下动脉之间的主动脉，以及控制左锁骨下动脉近端（图3-41）。这一水平的主动脉控制，应识别和保护跨越主动脉弓的迷走神经和膈神经。在迷走神经后方垂直切开纵隔胸膜，将左迷走神经和主动脉周围组织钝性向前分离，直到主动脉被充分显露易于阻断。左膈神经应从主动脉弓上仔细游离，轻柔牵离开病变部位。通过向上延伸胸膜切口，可以完成左锁骨下动脉近端控制（见前述）。

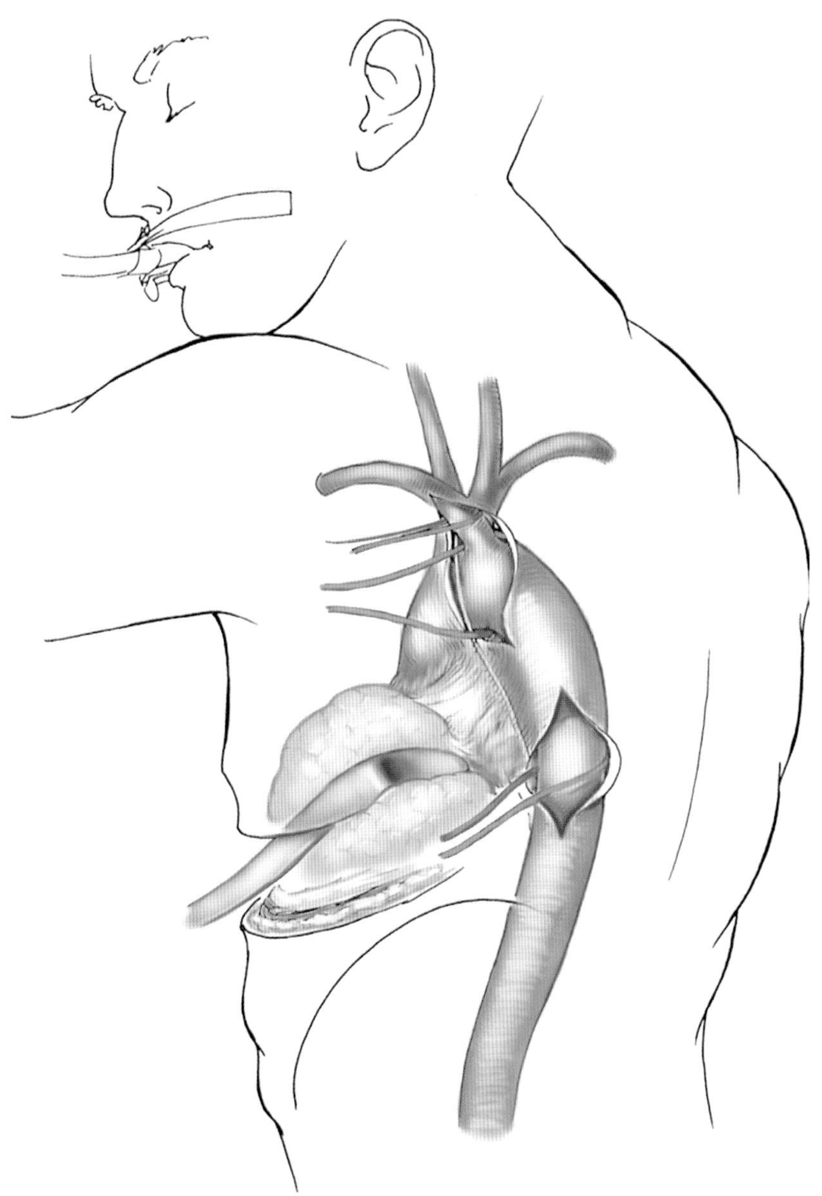

图3-41 近端降主动脉病变的近远端控制示意图

第 4 章　胸廓上口与颈胸交感神经链

Superior Thoracic Aperture and Cervicothoracic Sympathetic Chain

一、“胸廓出口”解剖

骨性胸腔上方的开口称为胸廓出口。本章将交替使用解剖学术语“胸廓上口”（superior thoracicaperture）和“胸廓出口”（thoracic outlet）代表此处的局部解剖结构。

上肢神经血管结构受压统称为胸廓出口综合征，胸廓出口的解剖结构比骨性胸廓上口复杂。从胸腔发出的血管和从脊柱发出的神经走行于胸廓上口边缘的斜角肌之间。此处的神经血管穿过由第 1 肋骨、锁骨和肩胛骨形成的三角区，于喙突下方走行至肱骨。

接下来将论述在胸廓出口综合征中受到压迫和损害的上肢神经和血管，然后再介绍矫正这种压迫的基本手术方法。

（一）通颅通道

胸廓上口以第 1 肋骨为界，第 1 肋骨前接胸骨后连脊柱 图 4-1，椎体呈椭圆形凹陷。胸骨柄高于第 1 肋骨平面，与锁骨胸骨端连接。胸锁关节具有活动性，是上肢骨与躯干骨之间唯一的骨性连接。因此，锁骨的活动度很大程度上决定了锁骨下血管和第 1 肋骨上臂丛神经的走行空间的大小。肋锁韧带和胸锁关节与锁骨内侧相连。

颈椎横突呈槽状，中央有孔。椎动脉自 C_6 横突孔向上穿过各颈椎横突孔到达颅底。C_7 横突通常较大，极少数情况下颈肋附着于横突且位于臂丛神经的路径上。

臂丛神经由第 5～8 颈神经和第 1 胸神经组成 图 4-2。臂丛神经根从椎间孔发出，在椎动脉后方的横突沟槽内走行。臂丛神经根位于前斜角肌和中斜角肌之间。前斜角肌起自 C_3～C_6 横突的前结节，止于锁骨下动静脉之间的第 1 肋骨的前斜角肌结节。中斜角肌起自 C_2～C_7 横突的后结节，止于第 1 肋骨后方。后斜角肌很少引起胸廓出口综合征。

（二）神经及血管

臂丛神经由第 5～8 颈神经和第 1 胸神经组成并于前斜角肌和中斜角肌之间走行 图 4-3。解剖上，它们都位于颈后三角。臂丛神经根于前、中斜角肌之间走行，随后汇聚成 3 根主干。在第 1 肋骨水平，

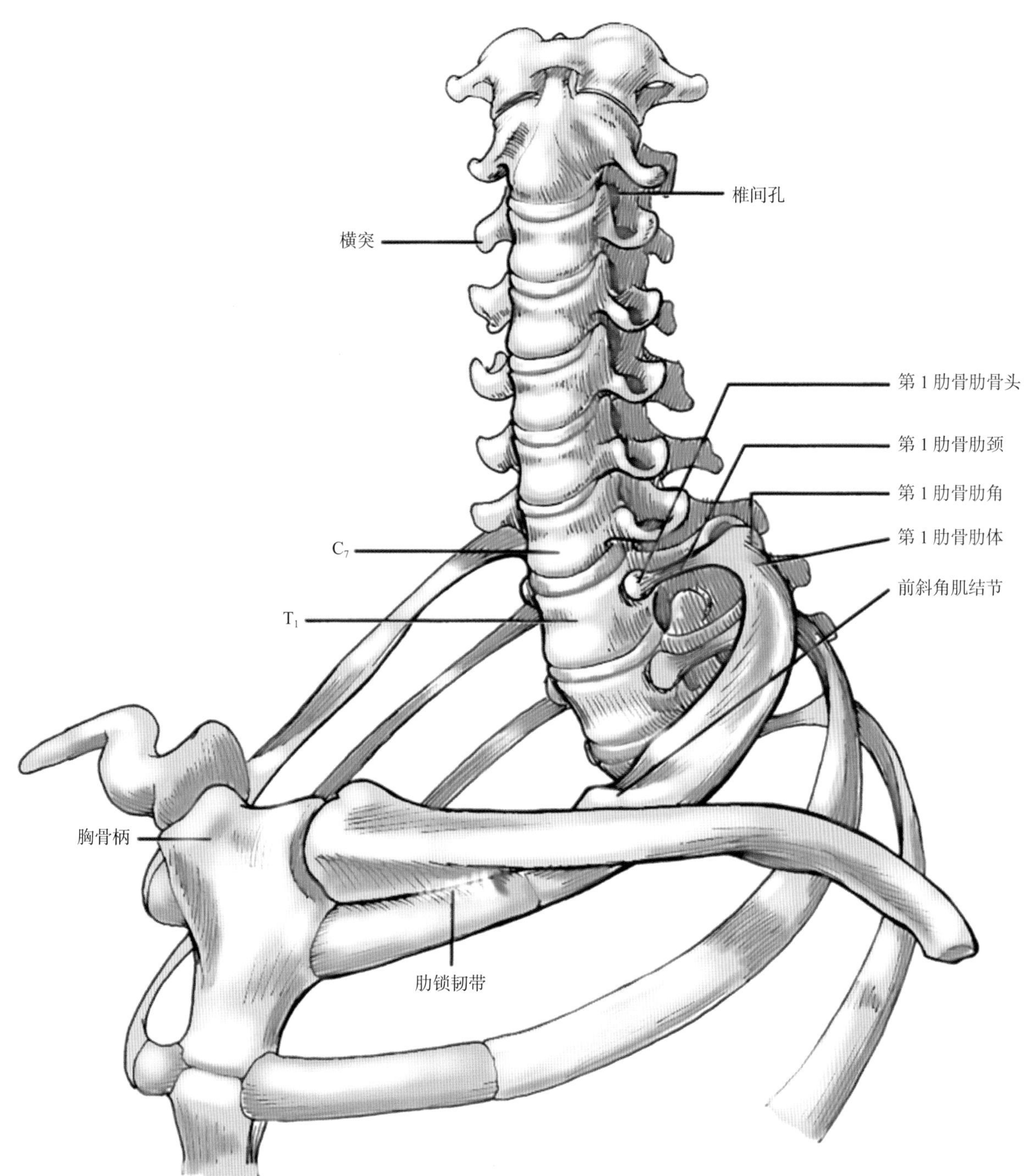

图 4-1 与胸廓出口相关的骨性标志包括参与围成胸廓上口斜面的胸骨柄和脊柱；锁骨与肩胛骨共同构成肩胛带

主干分为前股和后股，两股都位于腋动脉起始段的后方。后股又汇聚成后侧束，后侧束在腋动脉后方走行成为桡神经。前股在腋动脉周围形成外侧束和内侧束。内侧束走行成为尺神经。内侧束的分支与外侧束交汇成正中神经于腋动脉前方走行。

有 3 个重要的分支偏离臂丛神经走行。第一个重要分支是由第 5—7 颈神经的分支汇聚成的胸长神经，此神经穿过中斜角肌后，分布于胸壁的前锯肌。这一解剖关系在后入路切除第 1 肋骨中显得尤为重要。

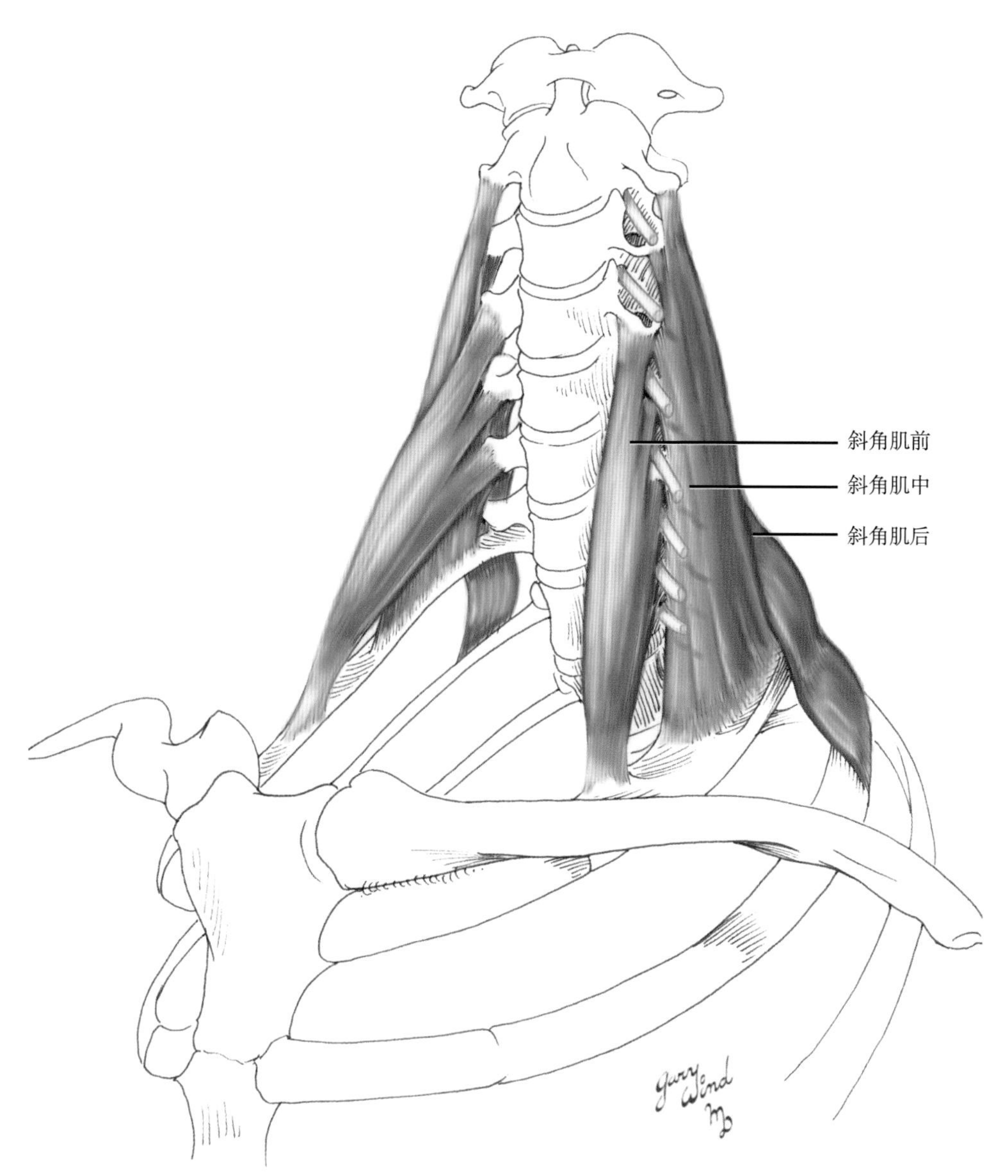

图 4-2 斜角肌在颈椎和第 1 肋骨之间形成支柱；上肢的神经在前斜角肌和中斜角肌之间走行

第二个重要分支是第 3～5 颈神经前支汇聚成的膈神经。膈神经沿前斜角肌表面由外向内下行，在第 1 肋骨内缘的锁骨下动静脉之间进入胸廓，该处正好位于前斜角肌与前斜角肌结节相连的内侧。

最后一个分支是胸背神经，此神经在胸廓出口压迫综合征的外科治疗中同样重要。胸背神经起自腋窝下的后侧束，与胸背血管伴行并支配背阔肌。当手臂被抬起时，手术切口的边缘即是胸背神经的外侧缘起始点。

肋间臂神经是第 2 肋间神经的一个分支，穿过腋窝中心后通常与臂内侧皮神经相连，上臂内侧感觉由肋间臂神经的分支支配。

腋动脉发出第 1 肋骨外侧的胸上小动脉、腋下的胸外侧动脉和肩胛下动脉。胸上、外侧血管位于胸壁之上。更多情况下，肩胛下血管从外侧发出，并不直接位于胸壁上。

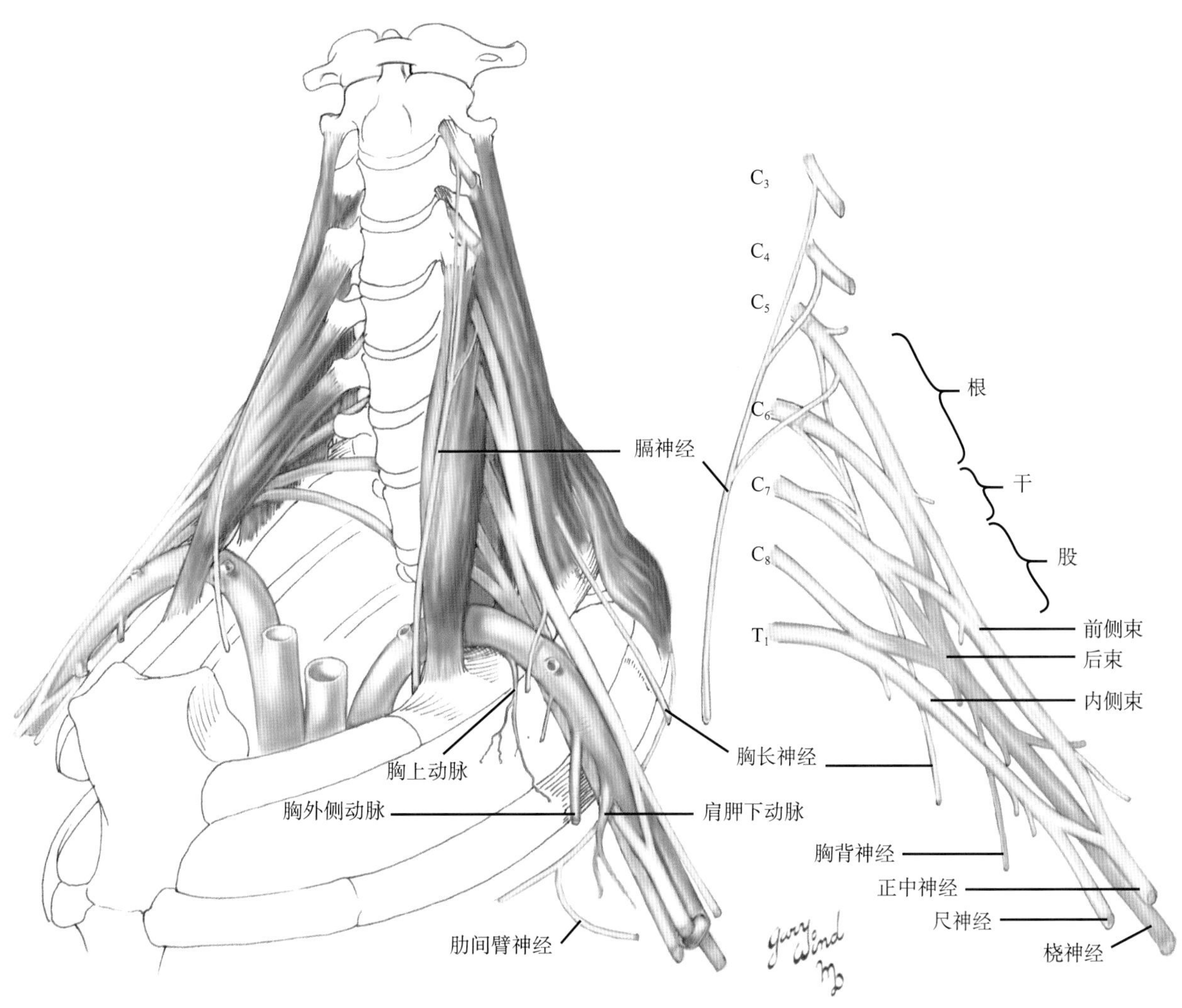

图 4-3 臂丛神经和锁骨下 / 腋动脉之间的关系

C_3. 第 3 颈神经；C_4. 第 4 颈神经；C_5. 第 5 颈神经；C_6. 第 6 颈神经；C_7. 第 7 颈神经；C_8. 第 8 颈神经；T_1. 第 1 胸神经

（三）腋窝入路

具有活动性的肩胛带构成了腋窝的上缘 图 4-4。将锁骨和肩胛骨连接到胸壁的肌肉则构成了腋窝的边界。由此构成了神经血管束通往上肢的通道。上移肩胛带可扩大腋窝通道，下移和后移肩胛带则使腋窝通道变小。

前锯肌构成腋内侧壁的大部分 图 4-5。肩胛下肌、大圆肌和背阔肌构成腋窝的后外侧边界。锁骨下肌构成锁骨远端下表面和第 1 肋骨之间的桥梁。弓形喙突与胸小肌的起点相连接。神经血管束从这些连接部位下方走行至腋窝。

腋窝和神经血管束被几个界限分明的筋膜层包围。环绕斜角肌的椎前筋膜延续到位于第 1 肋骨上方的血管和神经表面，形成腋鞘。锁胸筋膜从锁骨下肌延伸至胸小肌，并与腋筋膜相连。后者横跨胸大肌外侧缘至背阔肌前缘。

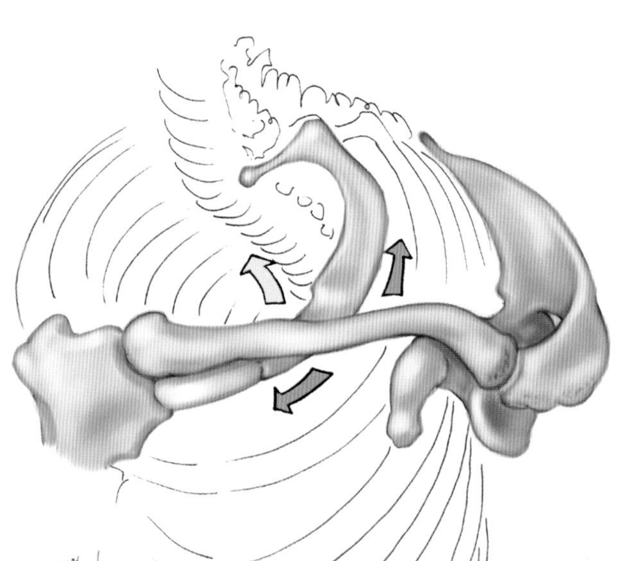

图 4-4 肩胛带巨大的活动度会影响到上肢神经和血管的走行空间

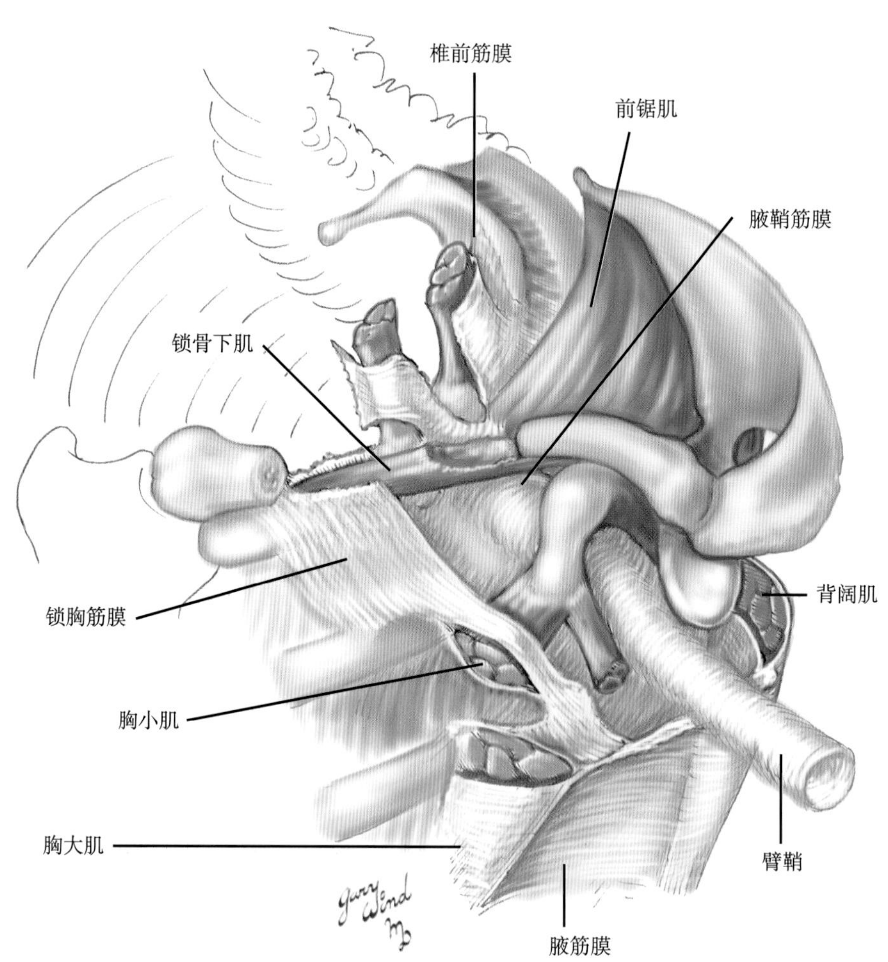

图 4-5 锁胸筋膜和腋筋膜构成腋窝的前壁和侧壁

从锁骨下方可以观察到因锁骨下陷和后移而导致肋锁通道受压的解剖结构 图 4-6。锁骨与第 1 肋骨之间的夹角称为肋锁角，肋锁角较锐利，呈剪刀状闭合，这种解剖结构对锁骨下静脉影响最大。锁骨下肌构成了锁骨下静脉孔的内侧缘，此处既是锁骨下静脉置管时进针的重要标志，也是腋窝淋巴结彻底清扫的最高点。

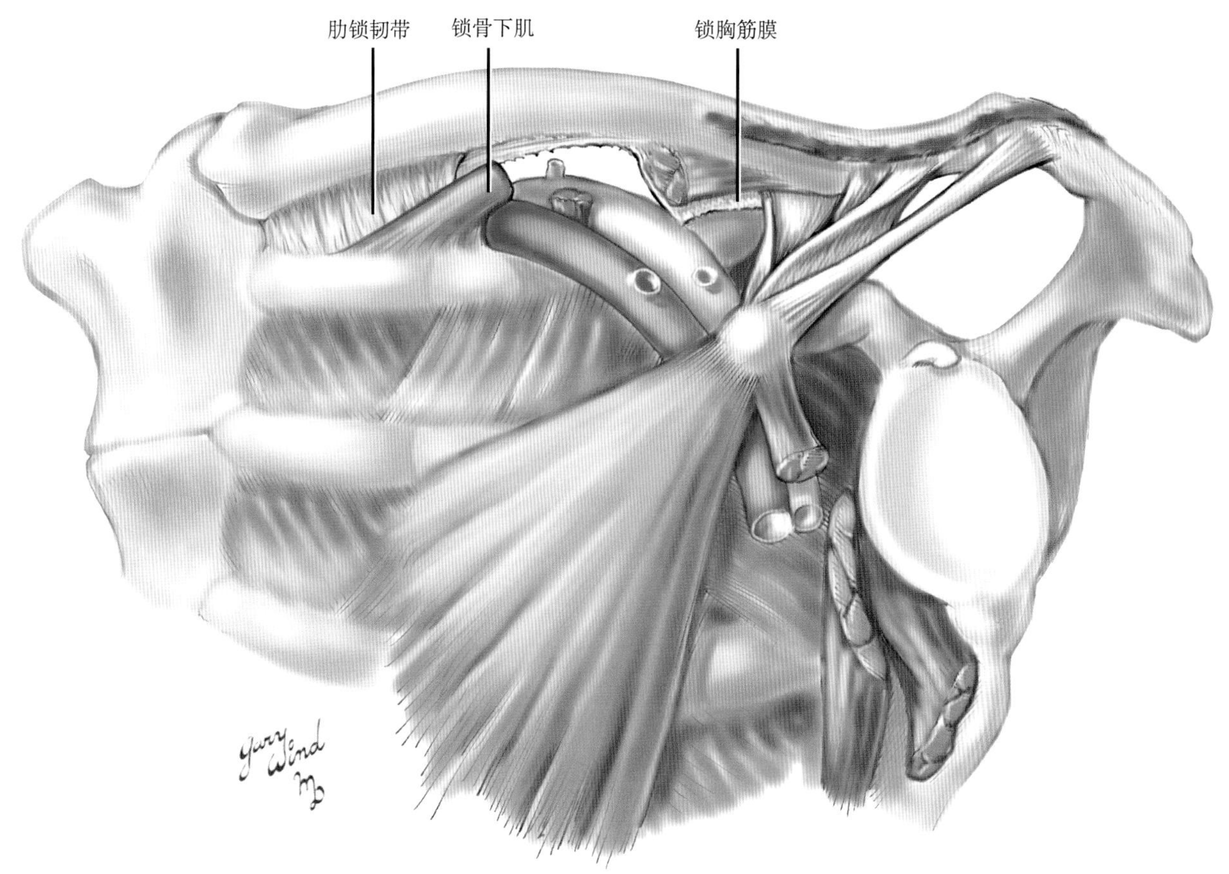

图 4-6　胸小肌、胸大肌和背阔肌的肌纤维使锁骨远端成为闭合肋锁角的杠杆

腋窝处的解剖结构显示了神经血管束及其分支与周围结构之间的解剖关系 图 4-7。胸上和胸外侧血管以及胸腹壁静脉横跨第 1 肋骨，需仔细分离以显露手术入路。手术时要避免损伤后方的胸长神经和胸外侧神经。肋间臂神经既可保留也可离断，取决于它是否干扰手术视野。

（四）交感缩血管神经纤维

上肢血管的张力由交感神经自主调节，交感神经的节前纤维起源于第 2～8 胸髓节段的外侧灰质。轴突从脊髓穿过腹侧神经根到达腹侧支，然后通过白交通支到达交感神经干 图 4-8。在交感神经干内，节前纤维与不同水平的多个节后神经元构成突触。来自颈中神经节、星状神经节和第 2 胸神经节的神经节后轴突与臂丛神经根相连或直接在血管外膜中走行。

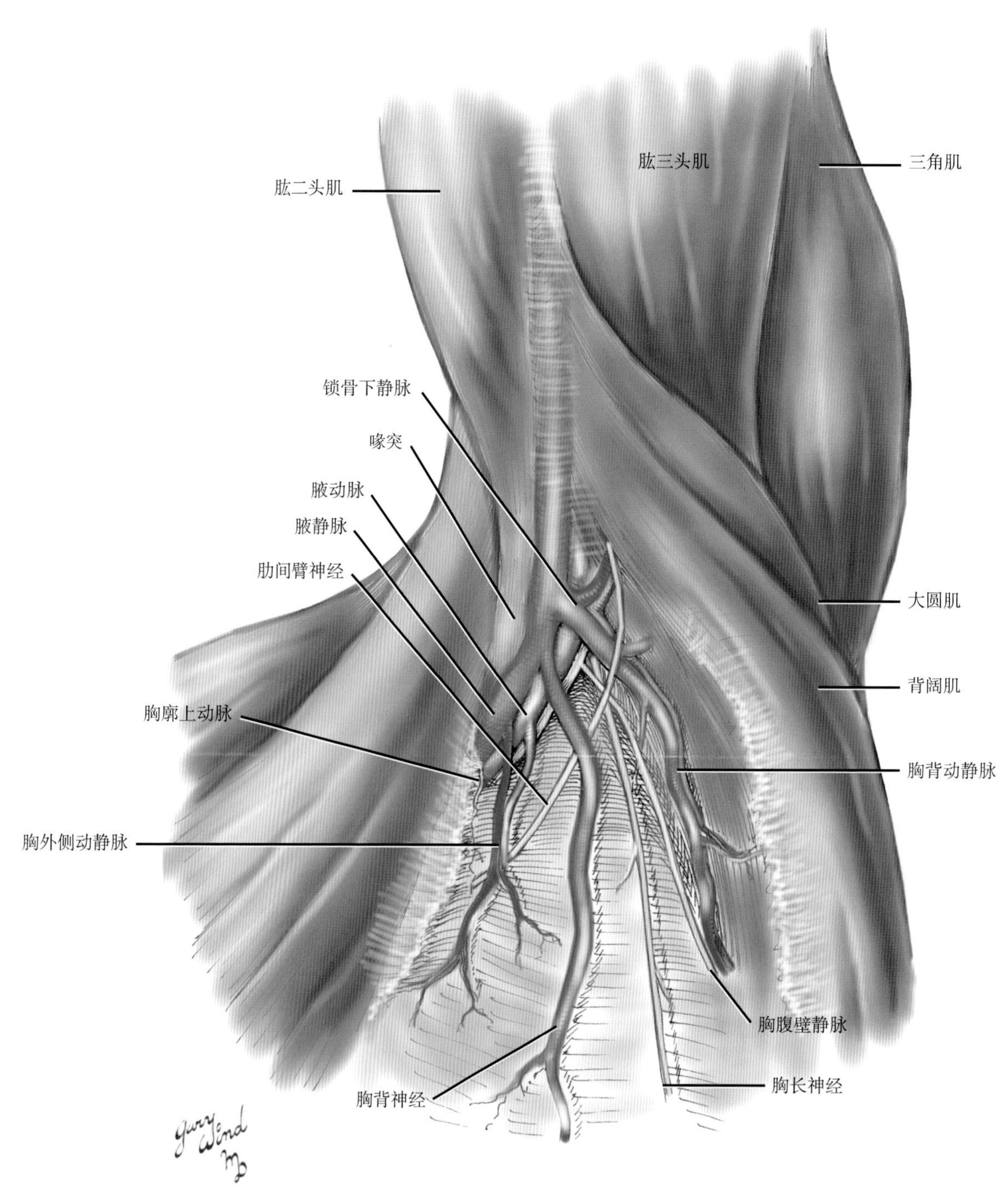

图 4-7 腋窝处的血管及神经在第 1 肋骨下走行

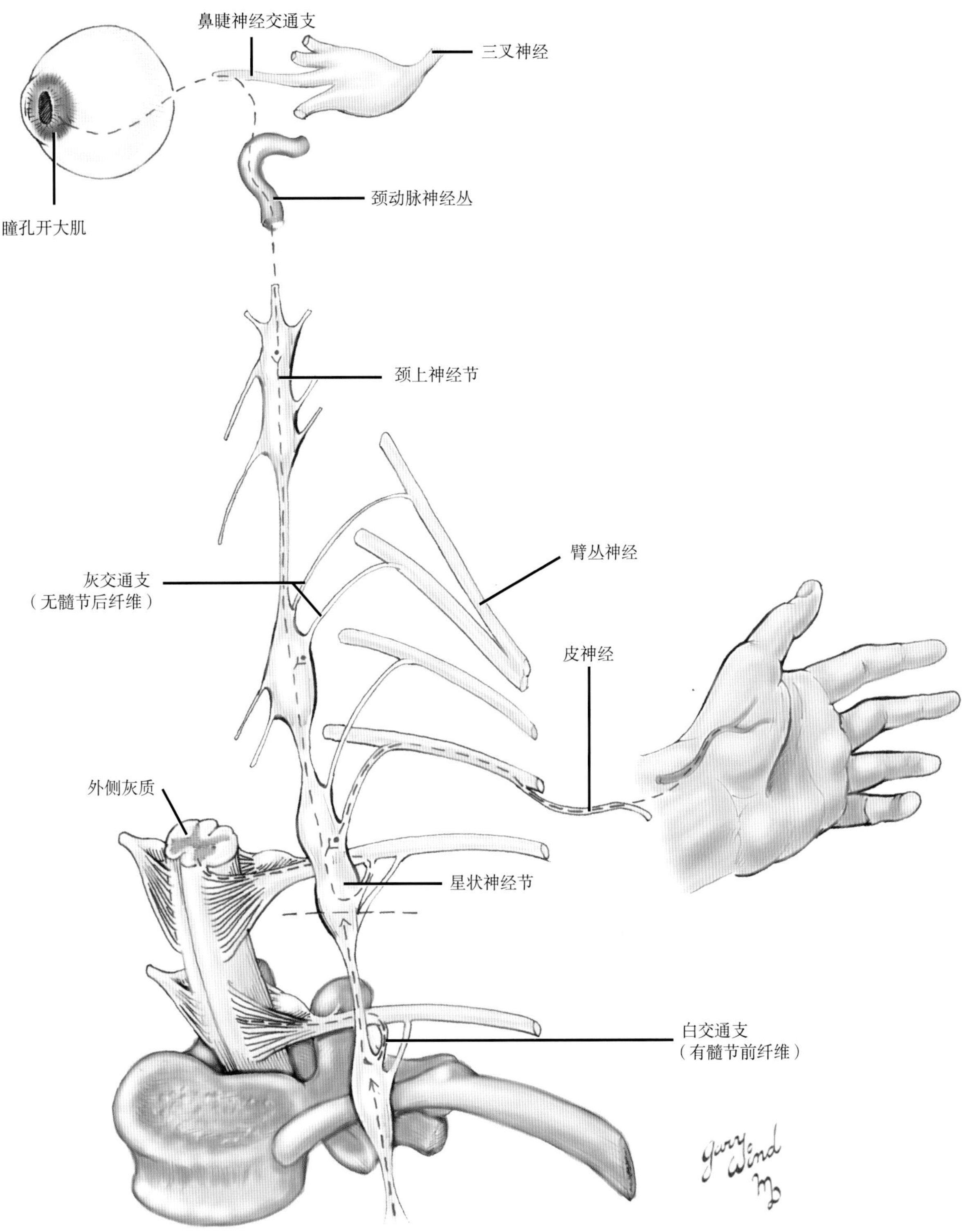

图 4-8　每个交感神经节可能有 **1～4** 支与相邻脊神经和毗邻神经相连的交通支。切断星状神经节胸段下部的交感神经干可阻断大部分交感神经的传出信号，使其失去对上肢的支配作用，同时保留足够的交感神经以预防 **Horner** 综合征

上肢的大多数交感缩血管神经纤维通过臂丛神经下干、正中神经和尺神经到达肢体末端血管。解剖学上，胸腰段交感神经节少于脊髓节段。大多数个体的星状神经节由颈下神经节和第 1 胸神经节汇聚而成。两侧颈交感神经链位于颈椎横突前方的颈动脉鞘与椎前筋膜之间（图 4-9）。颈中神经节于椎动脉内侧、C_6 横突水平（颈动脉结节）进入椎孔，其主干在后外侧走行，止于椎旁神经节。颈中神经节和星状神经节之间发出环绕锁骨下动脉的锁骨下襻。在胸部，交感神经干和神经节位于肋颈部壁胸膜下。

完全阻断上肢的交感神经会阻断其对瞳孔开大肌、面部汗腺和血管的支配，导致 Horner 综合征。通常于星状神经节最下端的交感神经链处保留足够长度的第 1 胸交感神经可避免 Horner 综合征。此手术的提倡者们认为术后残存于上肢的交感神经的分布数量无明显临床意义。

另一个较早的争议涉及机体对循环中的儿茶酚胺的去神经性超敏反应，这是由于节后交感神经纤维中断所致。由于该综合征很少见，因此选择性切除白交通支的手术已经被遗弃。

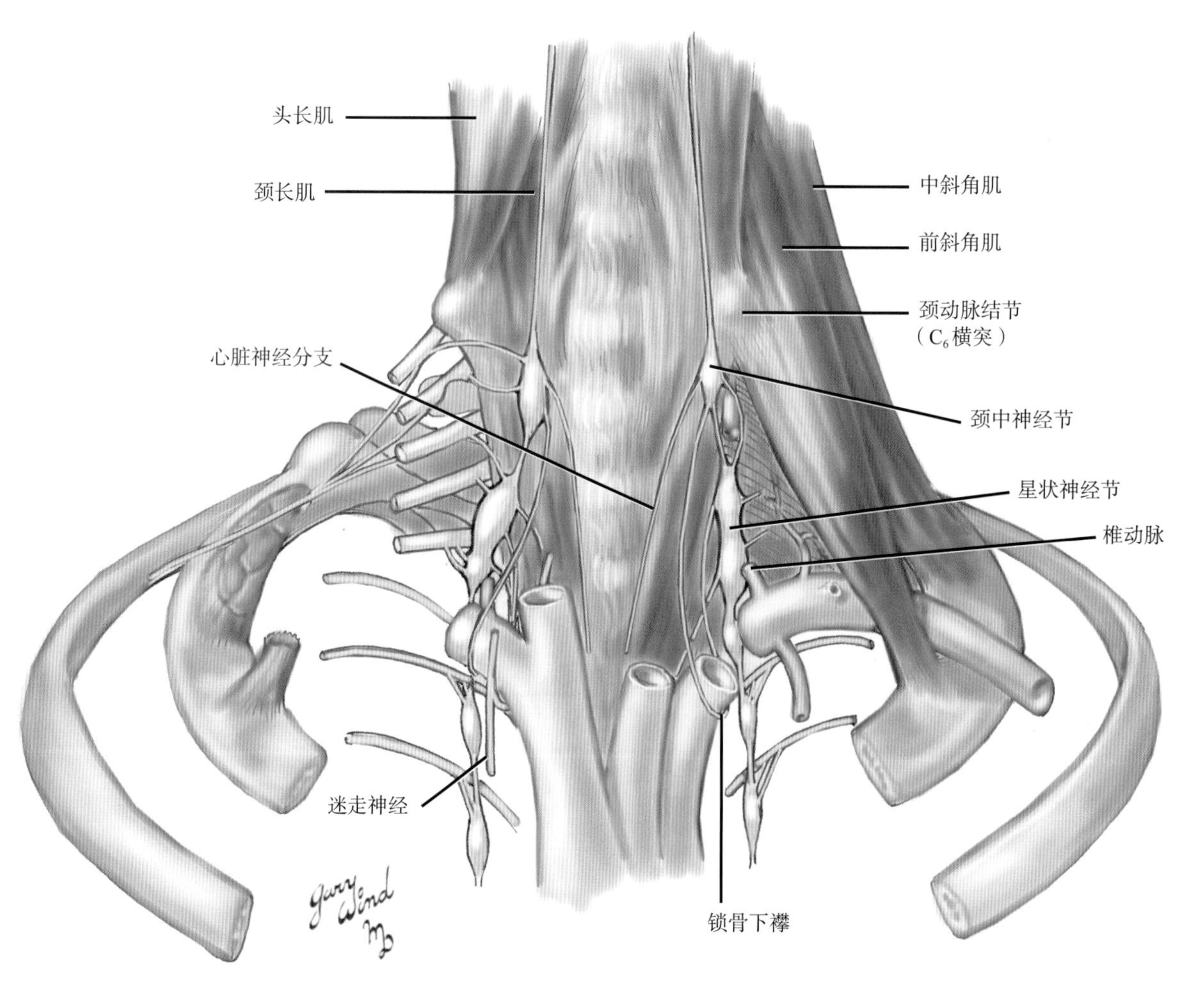

图 4-9 星状神经节位于椎动脉背侧

二、胸廓出口相关解剖

累及胸廓出口处神经血管结构的压迫综合征早已为人所知。胸廓出口综合征之所以容易发生，是因为胸廓出口存在 4 个解剖学间隙。神经血管束从颈部到腋下走行必须通过这四个间隙，即胸廓上口、斜角肌间隙、肋锁通道和喙突下间隙。甲状腺肿大、胸腺病变或淋巴结肿大可能会进一步减小胸廓上口的空间[1]（图 4-10A）。斜角肌间隙是以前斜角肌为前界、中斜角肌为后界、第 1 肋骨为下界所构成的第 1 个三角形间隙。第 1 肋骨或肌纤维发育不良及肌纤维异常解剖可导致肌纤维压迫该区域的锁骨下血管和臂丛神经[2-4]。肋锁通道是由前方的锁骨下肌、后内侧的第 1 肋骨、后外侧的肩胛骨和肩胛下肌所构成的第 2 个三角形间隙。该区域是受挫性静脉血栓的好发部位，由锁骨下静脉受压所致[5, 6]。第 3 个三角形间隙位于喙突下间隙，神经血管束在喙突和胸小肌肌腱之间穿行。肩部外展时，紧绷的锁骨上筋膜（喙锁韧带）可能会使喙突下间隙变窄。运动员过度的肩部和手臂运动会使胸小肌肥大，从而

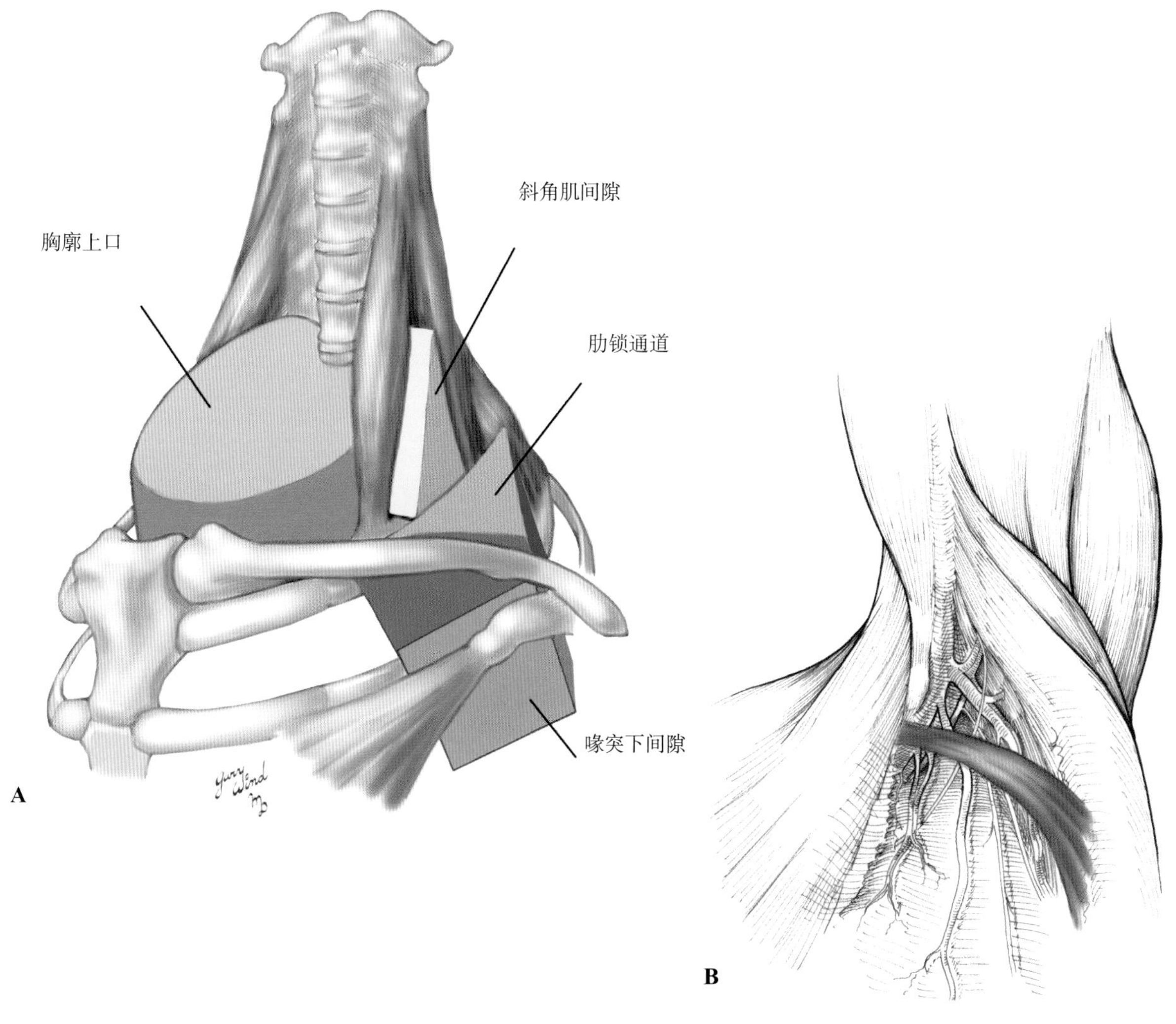

图 4-10　**A.** 上肢神经血管束必须通过四个间隙：胸廓上口、斜角肌间隙、肋锁通道和喙突下间隙；**B.** 罕见的副肌滑脱（**Langer** 腋弓）会压迫腋窝远端结构

导致喙突下间隙变窄，进而引发神经源性胸肌综合征[7]。在腋外侧，起源于背阔肌前缘并延伸至胸大肌后缘的副肌（Langer 腋弓）穿过腋下（图 4-10B）。据报道，该解剖结构可引起上肢深静脉受压而形成静脉血栓[8]。

生理、病理和测量误差等因素的综合作用可能会进一步减小这些间隙的空间（图 4-11）。前斜角肌或胸肌肥大、脊柱侧弯、肩部姿势异常、颈肋的存在、锁骨骨折畸形愈合和其他肩部损伤都与胸廓出口综合征有关[2, 9, 10]。此外，异常的肌筋膜韧带或异常的斜角肌解剖结构可能是此综合征的发病基础。Roos[11]认为先天性纤维带或存在异常肌纤维是这种疾病最常见的原因。然而，由于这些异常情况在普通人群中很常见，其他学者则认为，对于因先天畸形而易患胸廓出口综合征的患者来说，局部创伤可能是一个重要的致病因素[2, 9]。

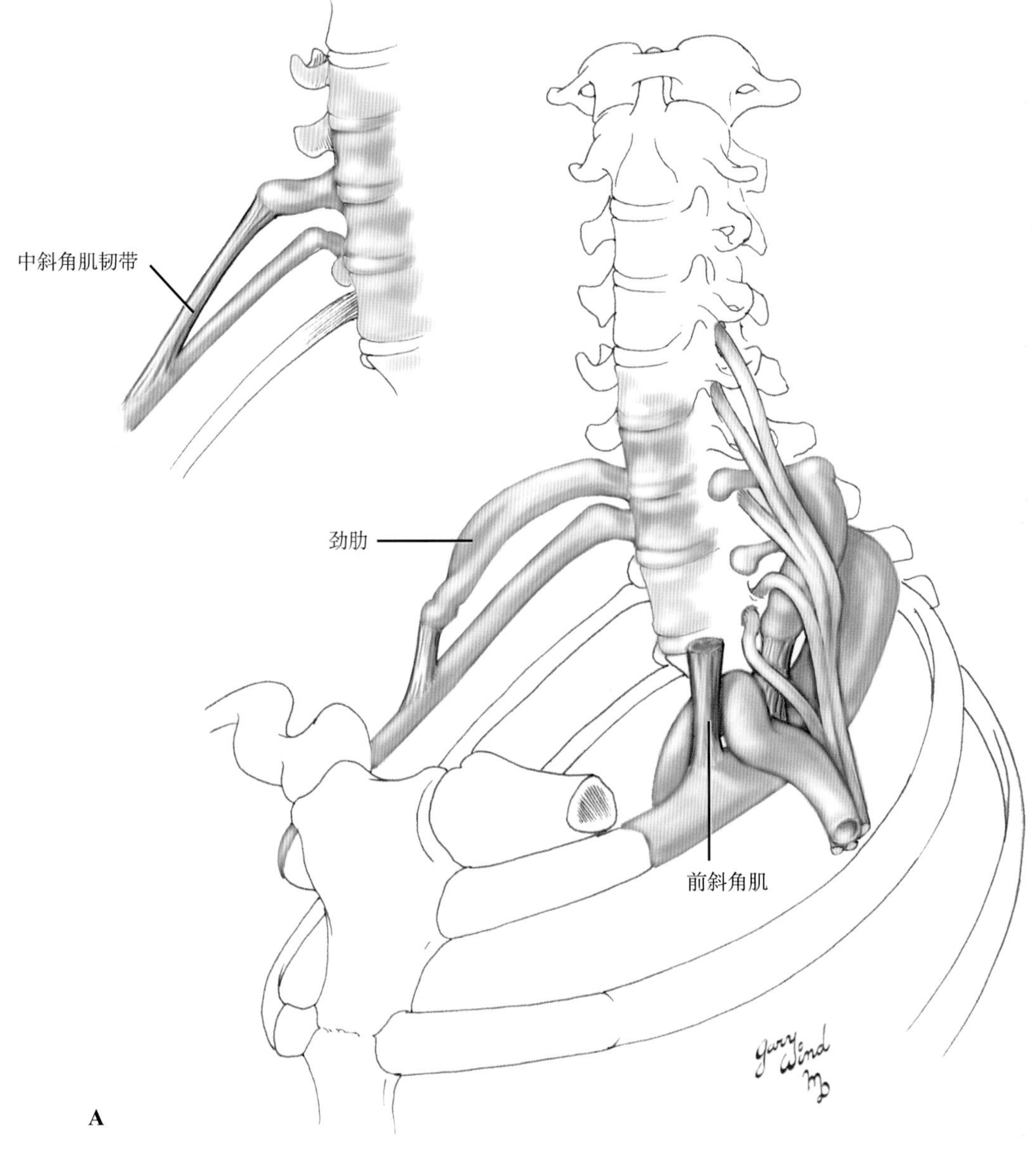

图 4-11 与胸廓出口综合征相关的多种病理情况

A. 颈部肋骨（通常嵌入中斜角肌）和中斜角肌韧带

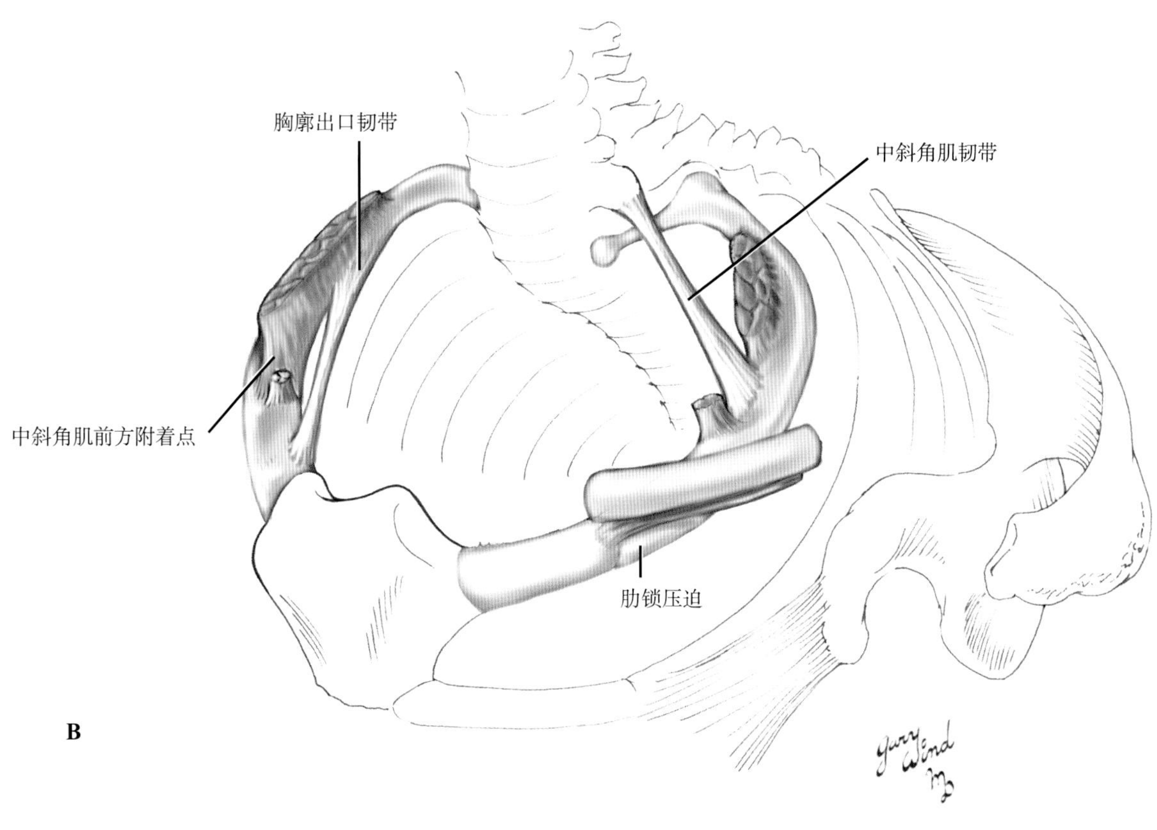

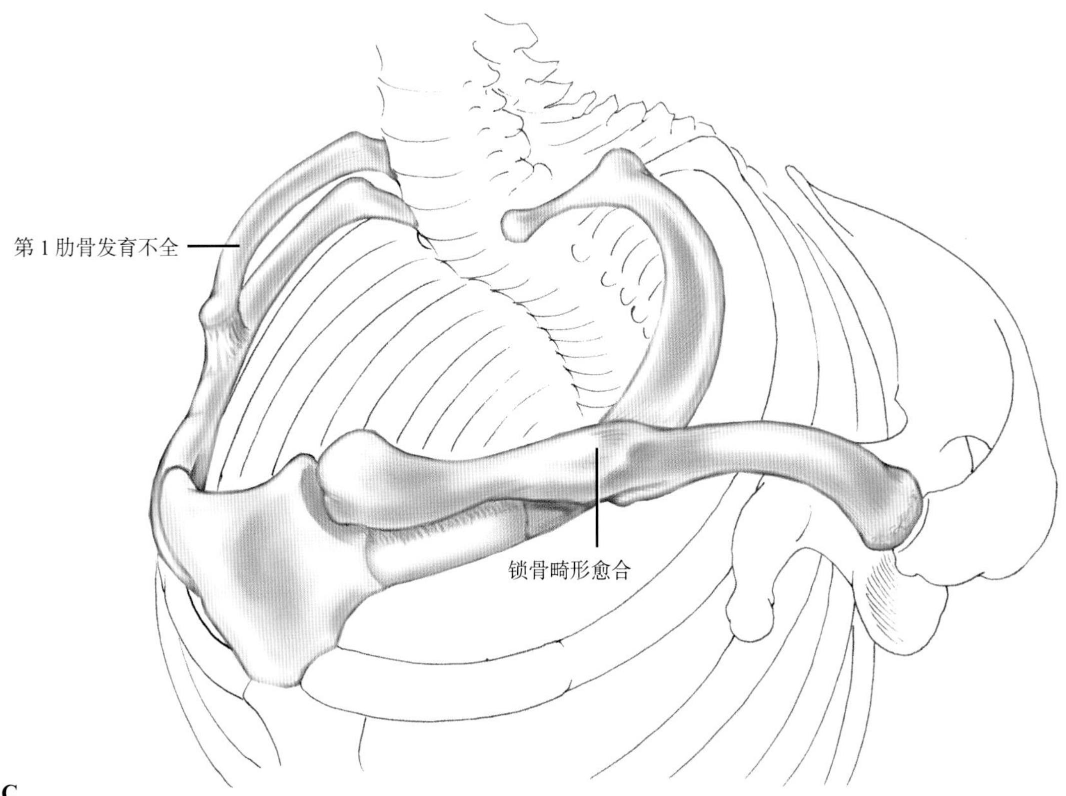

图 4-11（续） 与胸廓出口综合征相关的多种病理情况

B. 异常肌肉解剖、异常筋膜带和锁骨受压；C. 骨发育异常和创伤性后畸形

胸廓出口综合征有 3 种不同类型，即臂丛神经受压、锁骨下动脉受压和锁骨下静脉受压。到目前为止，臂丛神经受压是最常见的类型，占胸廓出口综合征的近 97% [2, 3, 13]。有关胸廓出口综合征患者的诊断和评估已在相关文献中有所描述 [2, 3, 7]。应该指出的是，大多数患者可通过非手术治疗缓解神经系统的症状 [2, 3]。Brooke 和 Freischlag [14] 报道称，在前斜角肌与第 1 肋骨附着点处将利多卡因或 A 型肉毒毒素（肉毒杆菌毒素）注射到前斜角肌中，可在长达 3 个月的时间内持续缓解神经源性胸廓出口综合征的症状。此外，症状缓解的程度似乎与物理治疗和手术干预的疗效相关。

三、斜角肌间隙解剖

现已存在多种外科手术方式用以治疗涉及斜角肌间隙受压的胸廓出口综合征。早期报道表明，单纯前斜角肌切除术在缓解症状方面是有效的 [15]。虽然一些学者建议前斜角肌切除术可能适用于特定的患者 [16]，但一致认为第 1 肋骨应该被切除，因为它是先天性纤维带、异常肌肉附着点和其他所有斜角肌间隙内受压部位的解剖基础 [11, 12] 图 4-12。Clagett [17] 第一次提出无须考虑受压部位，都应常规切除

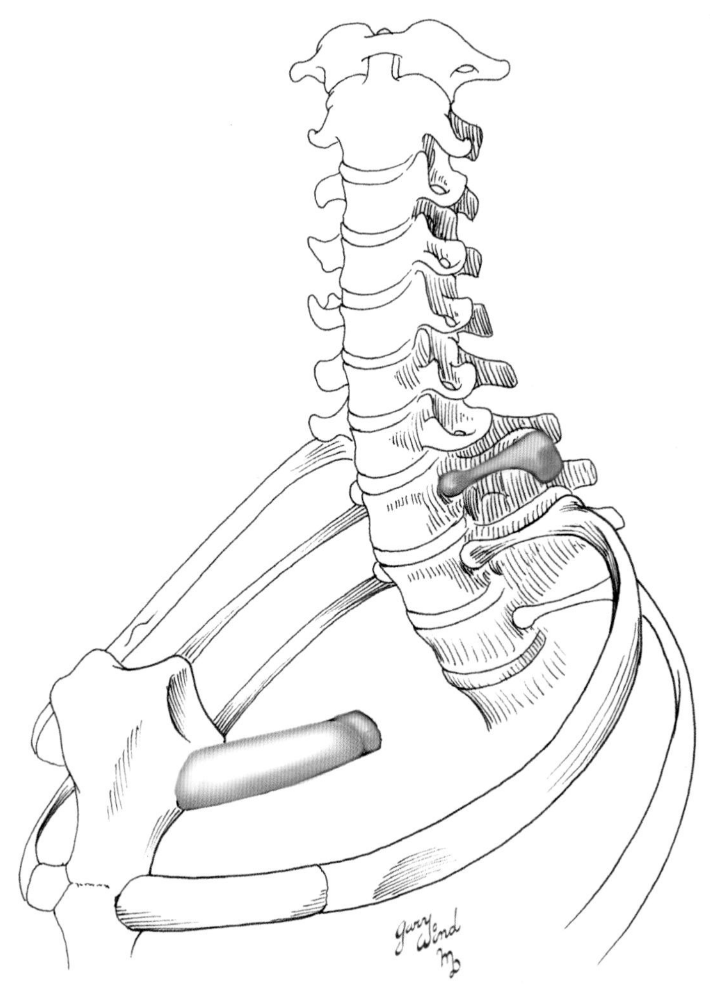

图 4-12 各种原因造成压迫后都应移除第 1 肋骨体

第 1 肋骨，进而解除压迫缓解症状。如今，大多数外科医生都采纳了这一观点，并且可通过腋窝和锁骨上两种入路中的一种来切除第 1 肋骨。多年来，腋窝入路一直受到人们的青睐，因为该术式能够做到切口美观，但在肌肉发达的患者身上较难操作。锁骨上入路可直接显示第 1 肋骨，因而此入路也受到了部分术者的青睐 [18, 19]。该入路适用于第 1 肋骨发育不全和计划进行动脉重建的病例。Clagett [17] 最初描述的后入路手术已经被抛弃，因为它对手术技术要求很高。

（一）锁骨上入路切开斜角肌间隙

该入路的主要优点是能够显露胸廓出口的所有解剖结构，同时还可以与其他手术切口相结合，处理胸廓出口减压术时出现的异常动脉。锁骨上入路自 1910 年开始使用，至今仍是一种流行的胸廓出口减压方法 [2, 20]。长期随访结果表明，锁骨上入路能够有效纠正神经受压的症状 [21, 22]。

患者仰卧，头部转向对侧，显露手术区域 图 4-13。采取头高位以降低手术野的静脉压。将一条卷好的毛巾放置在两肩胛骨之间，目的是使肩部伸展，使锁骨上窝变平。颈部、肩部和上胸部常规消毒、铺巾。

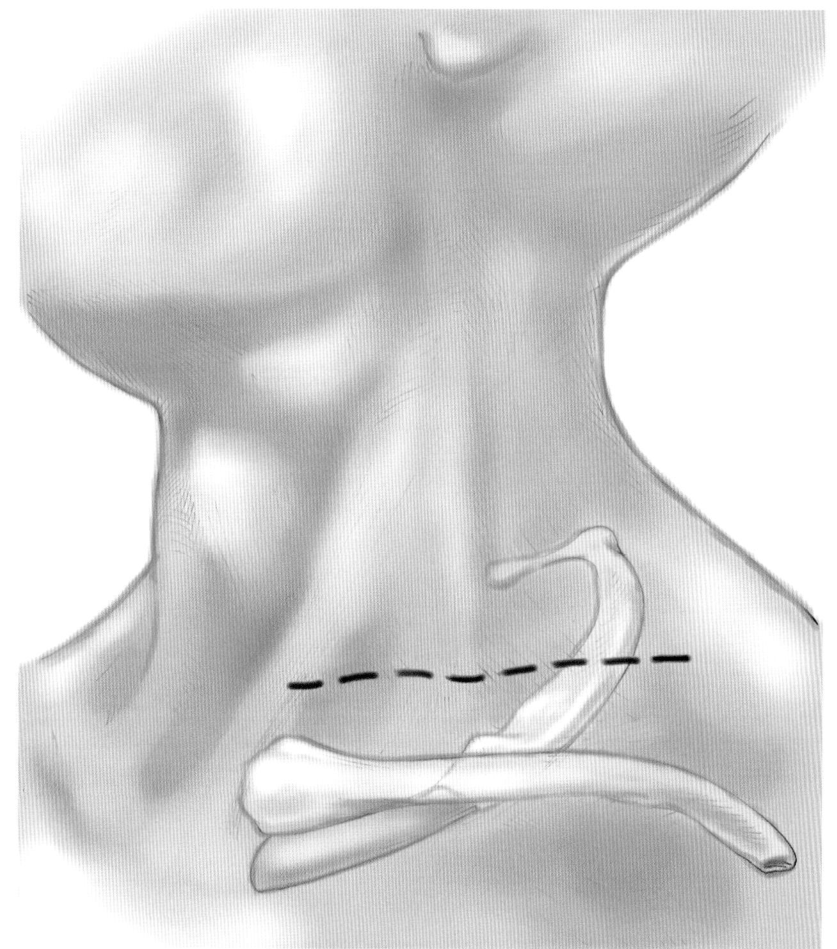

图 4-13　锁骨上入路至第 1 肋骨的切口如图所示；由于手术视野较深，呈漏斗状，下面的插图中显示的是理想解剖结构而在实际操作中很难实现

切口位于锁骨上方 1～2cm 处，自锁骨胸骨端开始且与锁骨平行向外延伸 7～8cm（图 4-14）。分离皮下组织和颈阔肌后达深部组织。切口上方平环状软骨、切口下方平锁骨 [20]。

将颈外静脉和舌骨肌在切口中部横断。在行第 1 肋骨切除时，应将胸锁乳突肌的锁骨头端离断以扩大内侧的术野。Sanders 和 Annest [20] 曾指出，该处离断是不必要的，因为可能会导致瘢痕愈合而影响切口的美观。其实，在行第 1 肋骨切除时，将胸锁乳突肌外侧缘向内上方牵拉就可以提供足够的手术视野。然而，我们仍然建议在行深部组织手术时，将胸锁乳突肌的锁骨头端离断以增加第 1 肋骨内侧的术野。将斜角肌脂肪层沿其内侧缘、上缘、下缘游离，然后再将其向外侧反折进而显露脂肪下层。在切口内侧缘，应仔细辨认胸导管并结扎。胸导管呈弓形穿过斜角肌脂肪的下内侧角，止于左侧颈内静脉和锁骨下静脉的交汇处。

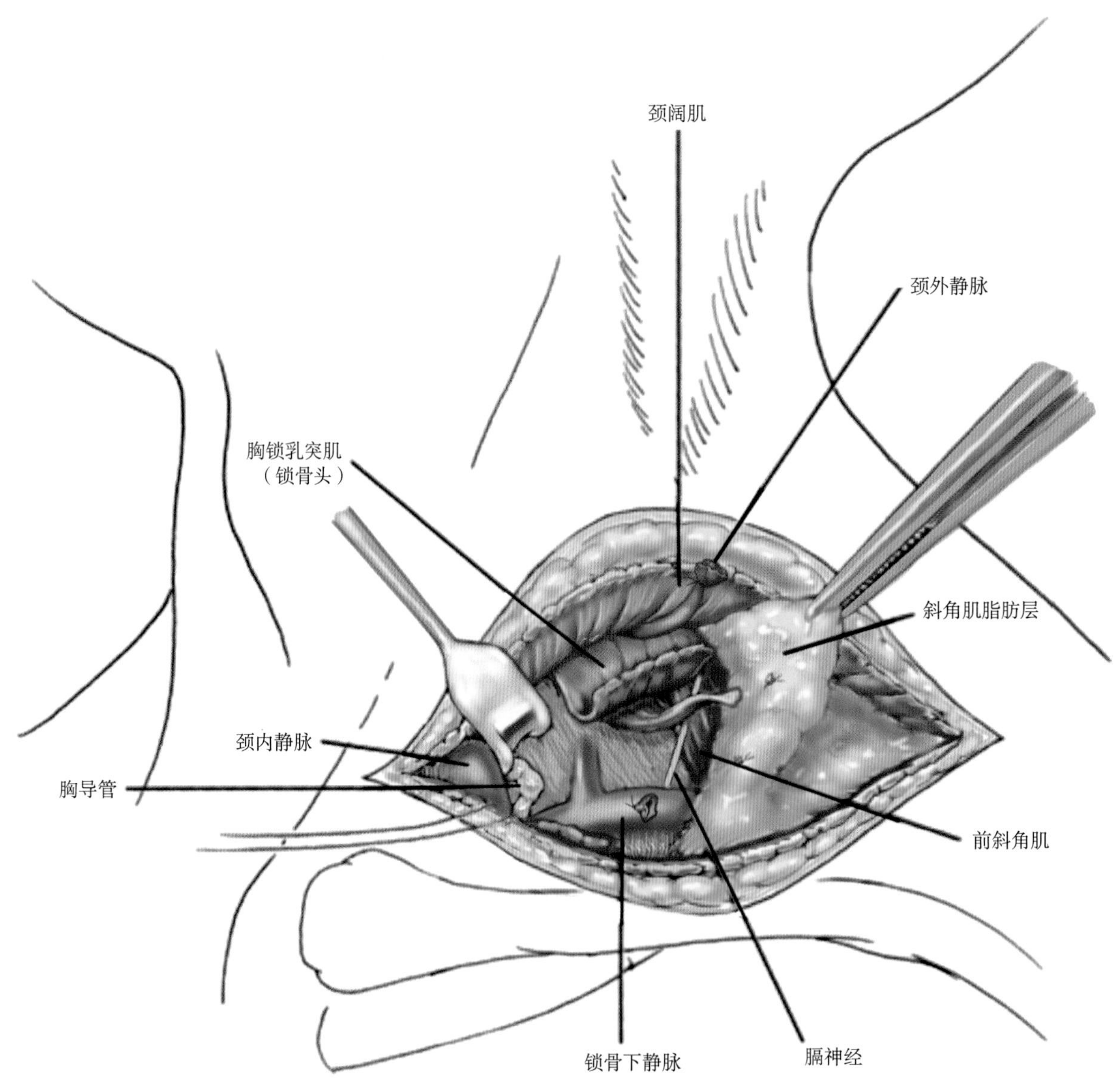

图 4-14 胸锁乳突肌锁骨头端和舌骨肌分离，斜角肌脂肪层与颈内静脉分离，脂肪层和静脉向相反方向分离，在内侧结扎胸导管并分离

前斜角肌位于脂肪层正下方，膈神经通常沿前斜角肌表面内侧边界走行。Sanders 和 Annest [20] 认为应该首先确定第 5 颈神经根的位置，然后由第 5 颈神经根内侧发出的副膈神经来定位膈神经。然而，我们发现膈神经因在前斜角肌表面下行而很容易被辨认出来。在随后的拉也可能会导致一过性的膈肌麻痹 [20]。前斜角肌在第 1 肋骨的附着点处被离断 图 4-15。为了避免损伤锁骨下静脉，在直视下，肌肉分离的幅度不应过大，以每次几毫米为宜，并且尽可能在肌肉内侧缘离断肌肉。锁骨下动脉位于下切口，如果存在异常动脉也能得到相应的处理。

中斜角肌也会导致胸廓出口的压迫，因此也需要切除中斜角肌。中斜角肌位于臂丛神经根的后外侧，将第 5 颈神经干和第 6 颈神经干沿其外侧缘向下方牵拉，以便显露中斜角肌。将胸长神经在中斜角肌前外侧表面游离出后注意保护，防止损伤。将中斜角肌在其第 1 肋骨止点处离断 图 4-16A。胸长神经是肌肉侧面分界的标志。向内下方牵拉臂丛神经以充分显露中斜角肌止点。此外，在锁骨下动脉和臂丛神经之间或在第 7 颈神经根和第 8 颈神经根之间也能够显露中斜角肌止点，从而在直视下离断肌肉 图 4-16B。尽管通过切除前、中斜角肌的方法能够解除压迫，但仍应触诊手术区域，以检查是否存在其他纤维组织压迫。尤其重要的是要去除与臂丛神经解剖区域相关的所有纤维肌束，包括那些与第 7 颈椎和胸膜上膜（Sibson 筋膜）相关的纤维肌束。同时，应该辨认出某些具有异常解剖结构的肌肉，例如异常存在的中斜角肌肌束和肥大的后斜角肌，颈肋通常嵌在中斜角肌的肌纤维内，在中斜角肌切除时应用咬骨钳将其部分去除 [20]。

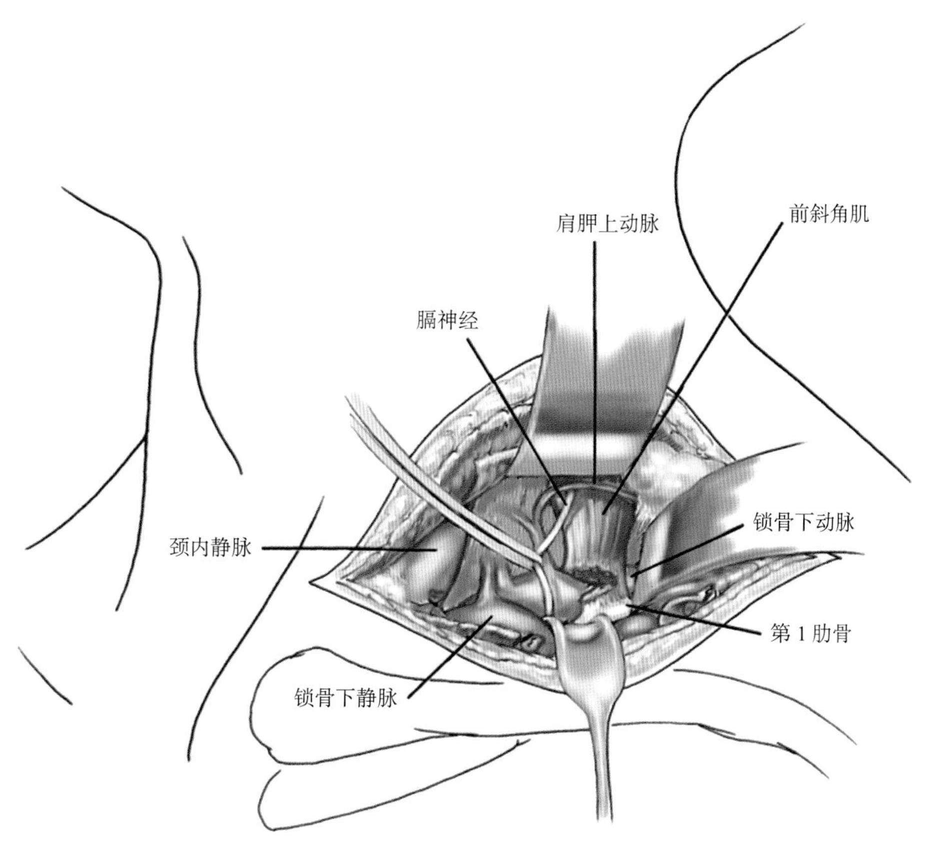

图 4-15　分离前斜角肌附着点时，注意保护膈神经

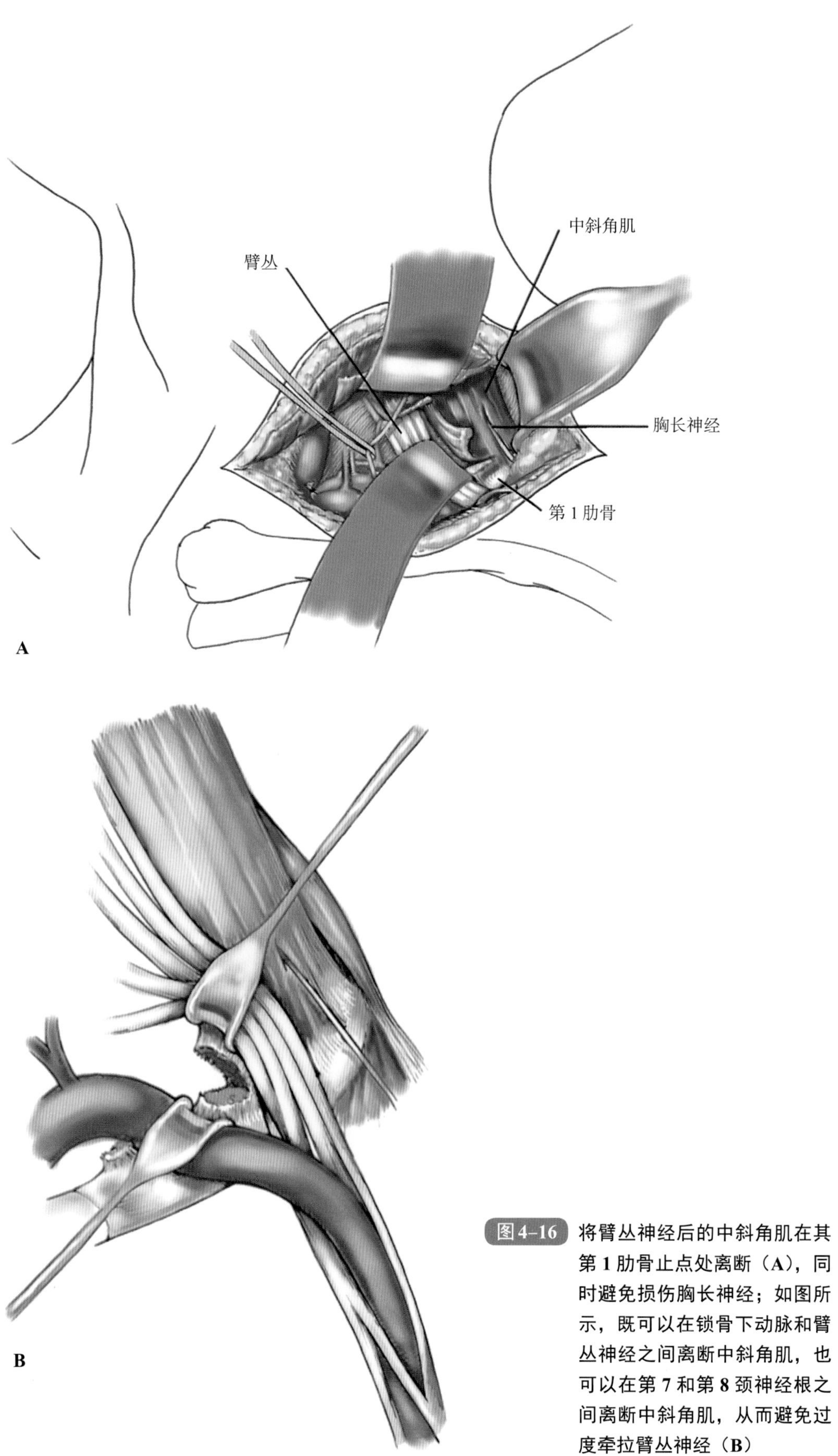

图 4-16 将臂丛神经后的中斜角肌在其第 **1** 肋骨止点处离断（**A**），同时避免损伤胸长神经；如图所示，既可以在锁骨下动脉和臂丛神经之间离断中斜角肌，也可以在第 **7** 和第 **8** 颈神经根之间离断中斜角肌，从而避免过度牵拉臂丛神经（**B**）

行第 1 肋骨切除时，骨膜外切除优于骨膜下切除，不只是因为前者更简单易行，而且切除骨膜可以防止骨膜床再骨化和相关的并发症发生 [23]。手指沿着肋骨下表面钝性分离肋间肌纤维，从而分离出肋骨。在外侧切口处将臂丛神经向前内侧牵拉，用矢状式气动锯 [24] 或窄的咬骨钳 [20] 将第 1 肋骨的肋骨体在结节的远端完全切断（图 4-17）。如有必要可用咬骨钳将肋骨后方的残端去除至横突。该操作在直视下进行时，应最大限度地减少对第 8 颈神经根和第 1 胸神经根的损伤，因为这两条神经往往靠近肋骨颈走行。Sanders 和 Annest [20] 指出，肋骨断端离横突太近（断端离横突小于 1cm）有可能会造成出血或交感神经干损伤。将锁骨下动脉与第 1 肋骨上端相连的疏松组织仔细分离，采用骨膜外剥离法将肋间肌肉和肋膜与肋骨分离。肋骨被完全游离后可在前斜角肌结节前方离断肋骨。肋骨的离断部位可通过抬高锁骨、向内下方牵拉锁骨下静脉以及向外上方牵拉锁骨下动脉而显露（图 4-18）。如果显露太困难或无法看到骨锯及咬骨钳，可以行锁骨下对口切开，以便在肋骨软骨交界处进行肋骨分离（见后述）。

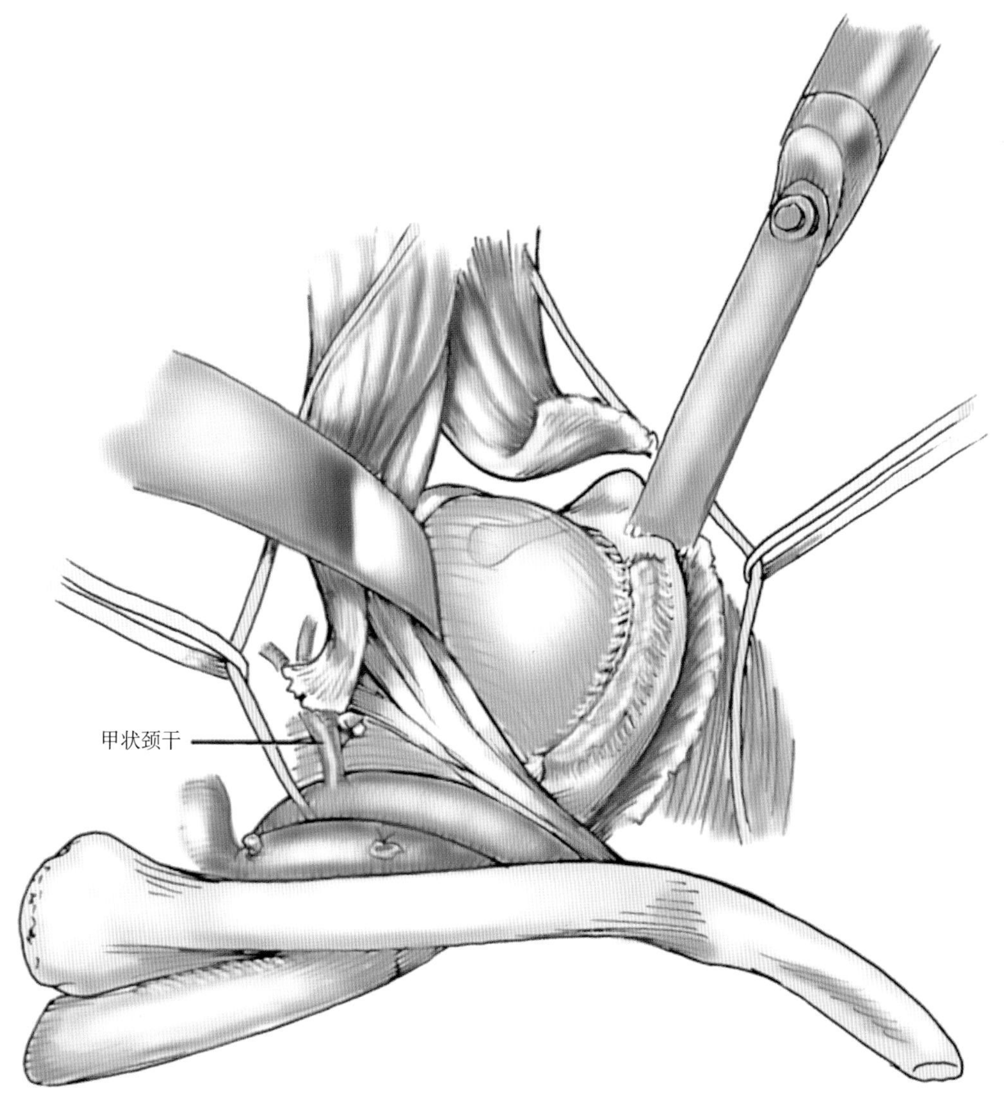

图 4-17　如图所示：骨膜外入路中，肋间肌、斜角肌和胸内筋膜在肋角之前与肋骨分离

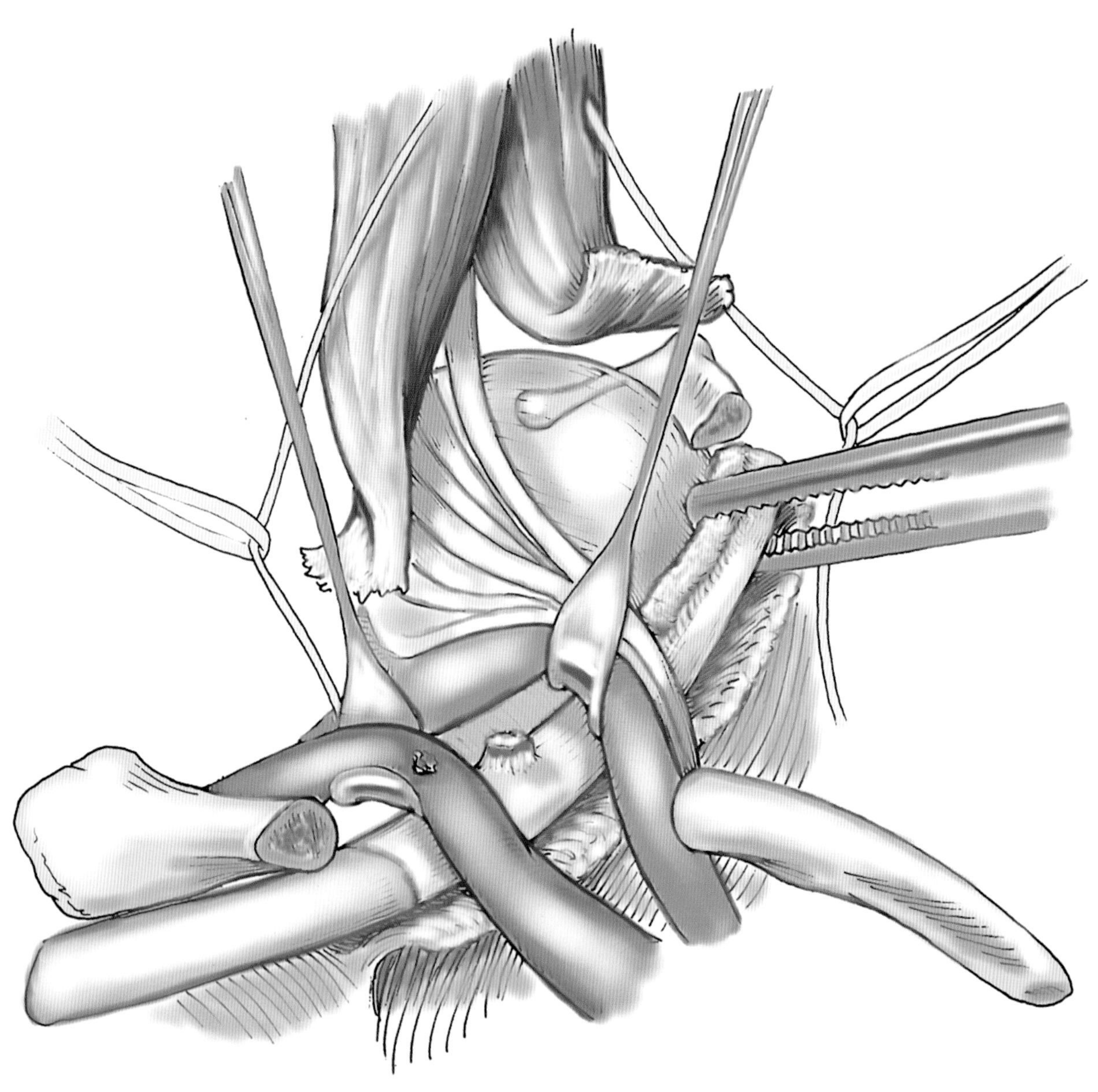

图 4-18 将锁骨下动、静脉分开后，钳夹住肋骨后方调整解剖位置以便清晰地显露肋骨前断端

（二）经腋窝入路进入斜角肌间隙

该术式自 1966 年由 Roos [24] 提出以来，已经成为外科医生实施胸廓出口减压术的“金标准”。该术式能直达第 1 肋骨，而且切口美观。但是人们也逐渐认识到了经腋窝入路的缺点。其中最大的缺点是手术视野局限于一个相对较深的腔隙内，解剖结构不易观察，且容易损伤邻近的神经及血管，特别是第 1 胸神经根和锁骨下静脉。另外，经腋窝入路无法完全显露斜角肌间隙的解剖结构，大多数肌纤维的附着点位于第 1 肋骨内侧，在此入路中容易被神经及血管所遮挡。其次，完全切除前斜角肌和中斜角肌也很困难。最后，相关异常动脉的纠正需要二次手术。尽管有这些缺点，但大量出版的文献证明该术式仍是一种能够让患者受益的手术方式 [2, 25-27]。

患者侧卧位，手臂上举，显露手术区域，在对侧腋下放置一个软垫防止神经和血管受压（图4-19）。腋窝、背部、胸部、肩部和手臂常规消毒、铺巾。

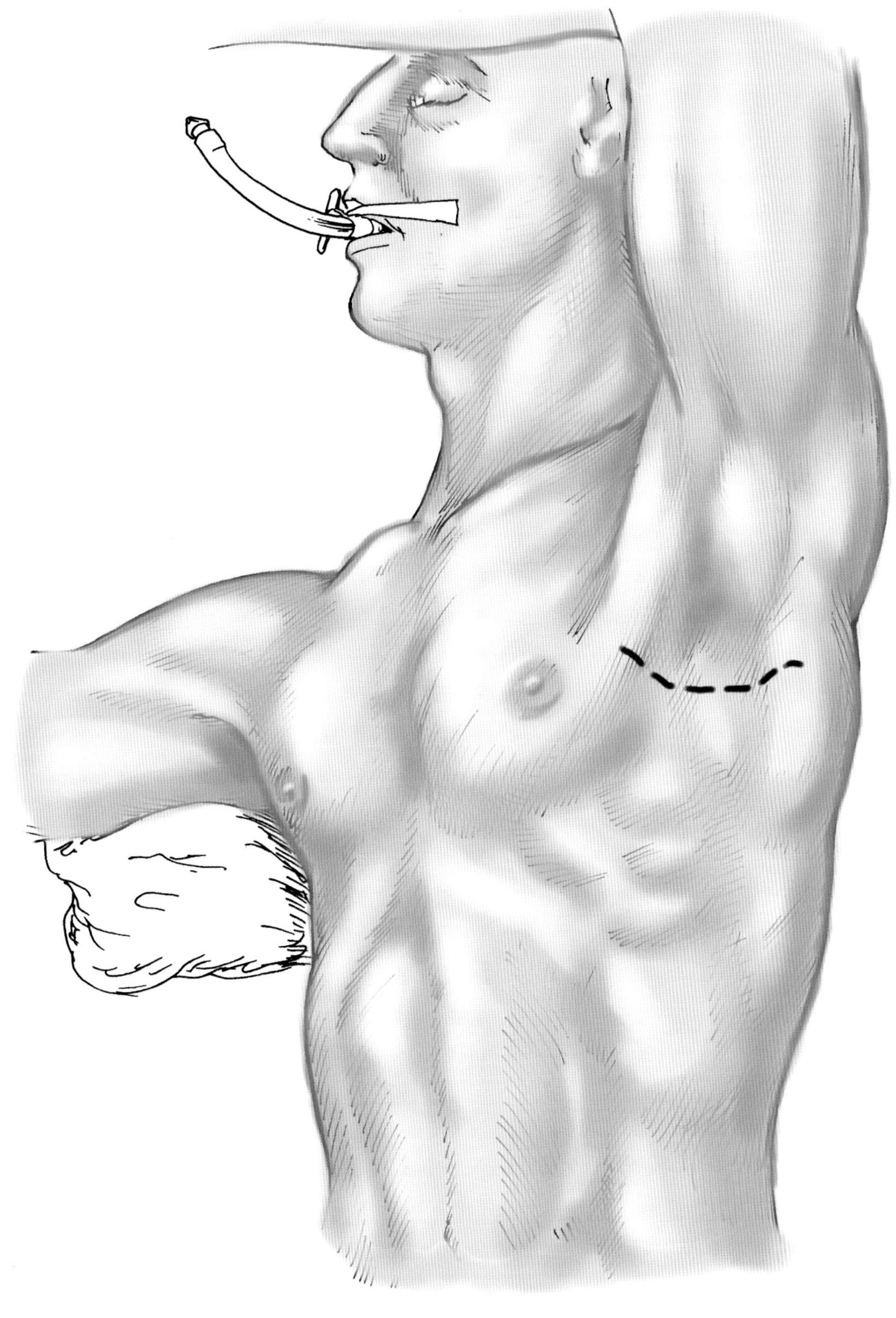

图4-19　患者侧卧位、手臂上举，经腋窝入路至第 1 肋骨

事实上，手术需要一名助手使用 Roos [23] 所描述的双手抓腕法抬起患者的手臂及肩膀 图 4–20 。该方法现在已经不再使用，而是用可调节的手架将手臂固定在适当的位置，因为此方法更简便 [5, 28]。垂直支撑架固定在手术台上，与患者下颌同一水平。在固定手臂时，手臂应该用软垫包裹以防止正中神经和尺神经受压。

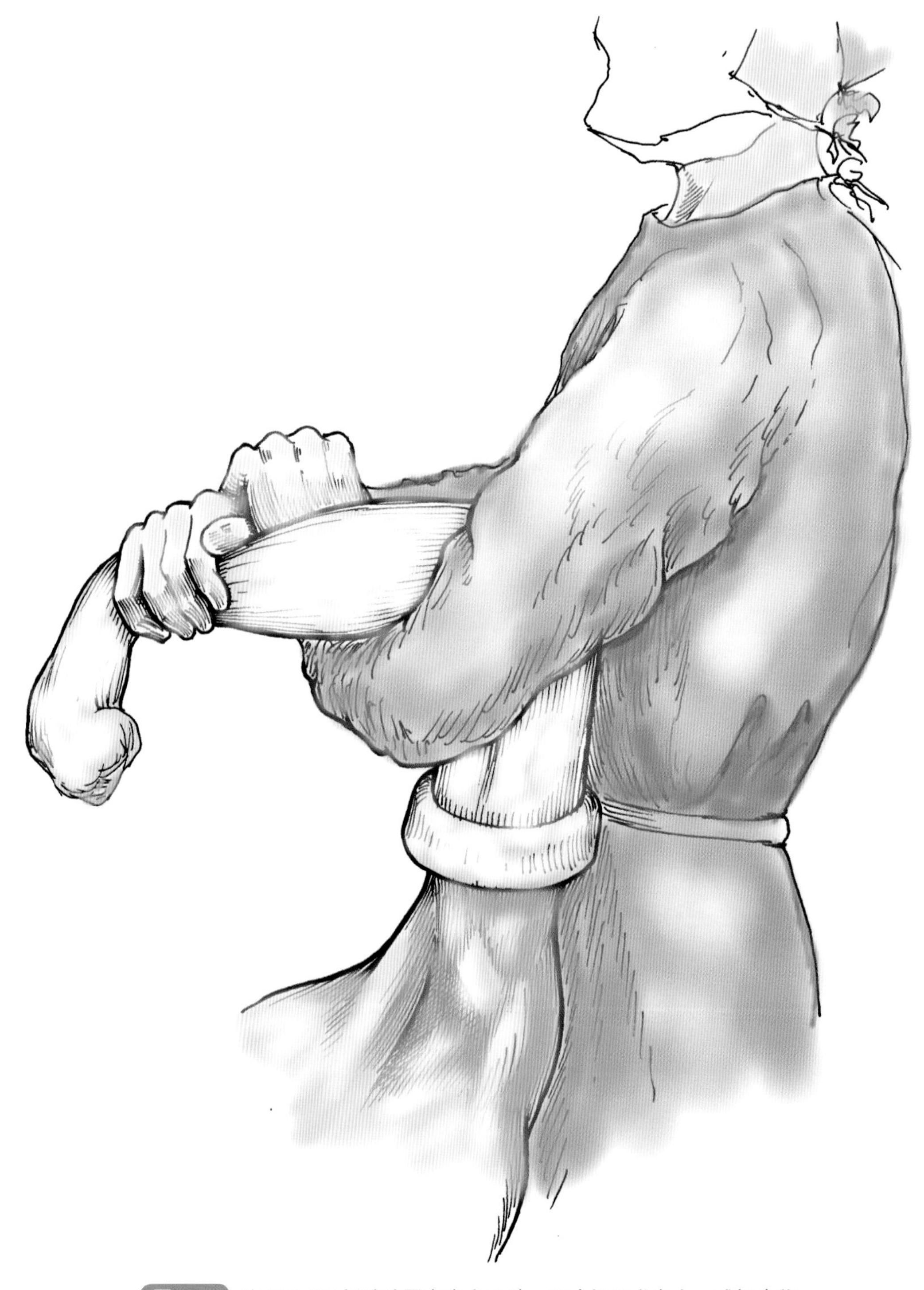

图 4–20 助手以双手抓腕法固定患者手臂，以确保手术安全、减轻疲劳

在胸大肌和背阔肌之间的腋窝褶皱的下缘做横向切口。分离皮下组织和腋下筋膜后，到达与第 3 肋骨水平的前锯肌筋膜（图 4-21）。胸长神经位于背阔肌边缘的内后方，因此后方切口不宜过深，以免离断胸长神经。结扎并分离穿过切口并深入皮下组织的胸腹壁静脉和胸外侧动脉。组织平面起始处位于腋筋膜深处，并在前锯肌表面的疏松结缔组织中向上延伸。肋间臂神经位于手术野中部的第 2 肋间水平。Roos[24] 建议保留肋间臂神经以避免术后腋窝和手臂内侧的麻木，但是 Dale [29] 则认为应该离断此神经以防止术后神经炎性疼痛。解剖平面要向上延伸到第 1 肋骨水平。胸上动脉和胸上静脉在切口前方穿过第 1 肋骨时也需要进行游离 [23]。

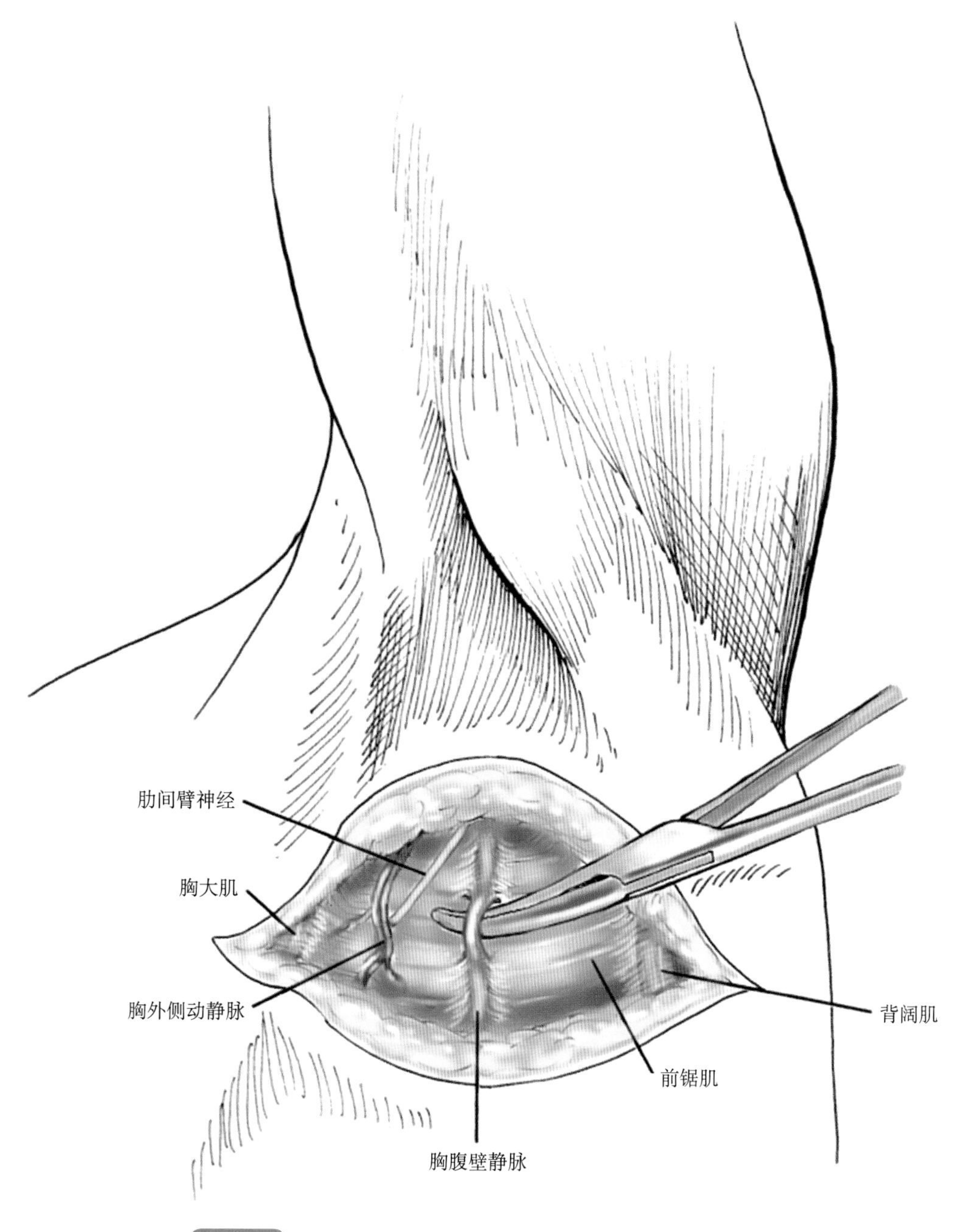

图 4-21　游离腋下浅层血管，必要时可游离或离断肋间臂神经

Roos[23] 指出，在第1肋骨的外侧缘存在一条将腋窝与胸廓出口分隔开的筋膜性盲端。沿着第1肋骨的顶部钝性分离该组织，从而显露胸廓出口的解剖结构（图4-22）。向后方牵拉胸大肌也能够充分显露胸廓出口的解剖结构。术中由前至后，应识别出腋静脉、前斜角肌、腋动脉、臂丛神经和中斜角肌。胸长神经自臂丛神经背侧发出，在切口后方可见其沿前锯肌侧面走行，应避免损伤该神经。

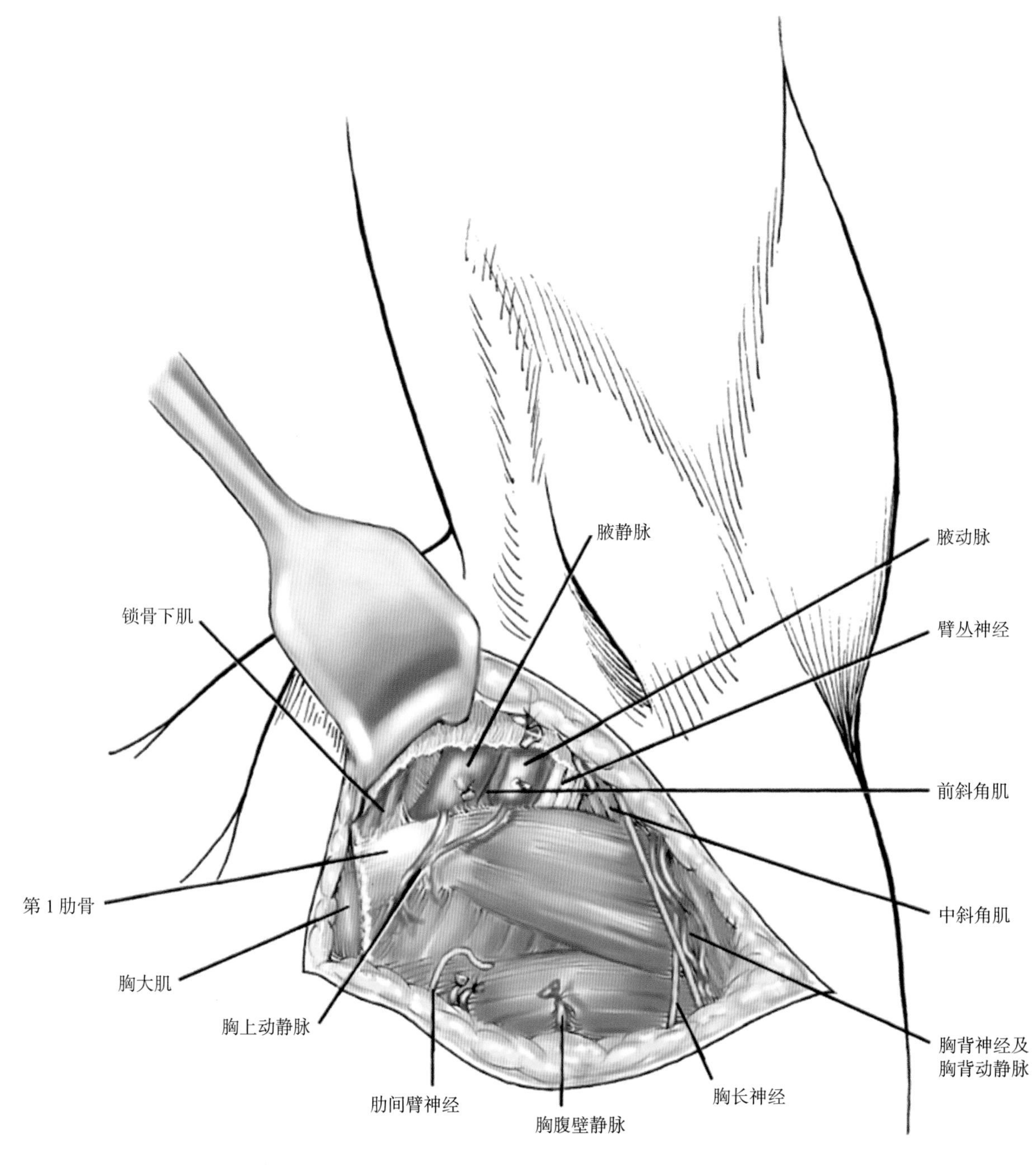

图4-22 打开腋筋膜，牵拉胸大肌以显示腋窝顶端的血管和臂丛神经

在切口前方，锁骨下肌被认为是锁骨下的一条紧致的韧带。在直视下分离锁骨下肌时，尽可能在中间部位离断（图 4-23）。离断锁骨下肌为切除肋骨提供了更好的手术视野，还可防止锁骨下肌压迫锁骨下静脉[23]。必须要强调的是，为了防止静脉损伤，在离断肌肉之前需将锁骨下静脉与锁骨下肌仔细的分离。如果静脉附着在锁骨下肌上，不应该再离断肌肉，否则会损伤静脉血管壁。

接下来，分别将前斜角肌和中斜角肌与第 1 肋骨分离。在分离前斜角肌的过程中，应注意避免损伤锁骨下动脉，动脉在此处向后方走行深入肌层（图 4-24）。用直角止血钳将前斜角肌从周围的血管中游离，并逐层离断前斜角肌。膈神经在前斜角肌穿出并向下走行。用钝头钻可以轻易地将中斜角肌从第 1 肋骨上分离（图 4-25）。中斜角肌分离完成后，将锁骨下动脉和臂丛神经从第 1 肋骨的附着点处分离。动脉受到压迫后可能粘连在肋骨上，其管壁会因狭窄后扩张而变薄，在此情况下，可在骨膜下进行剥离，使其安全地从肋骨上剥离下来。

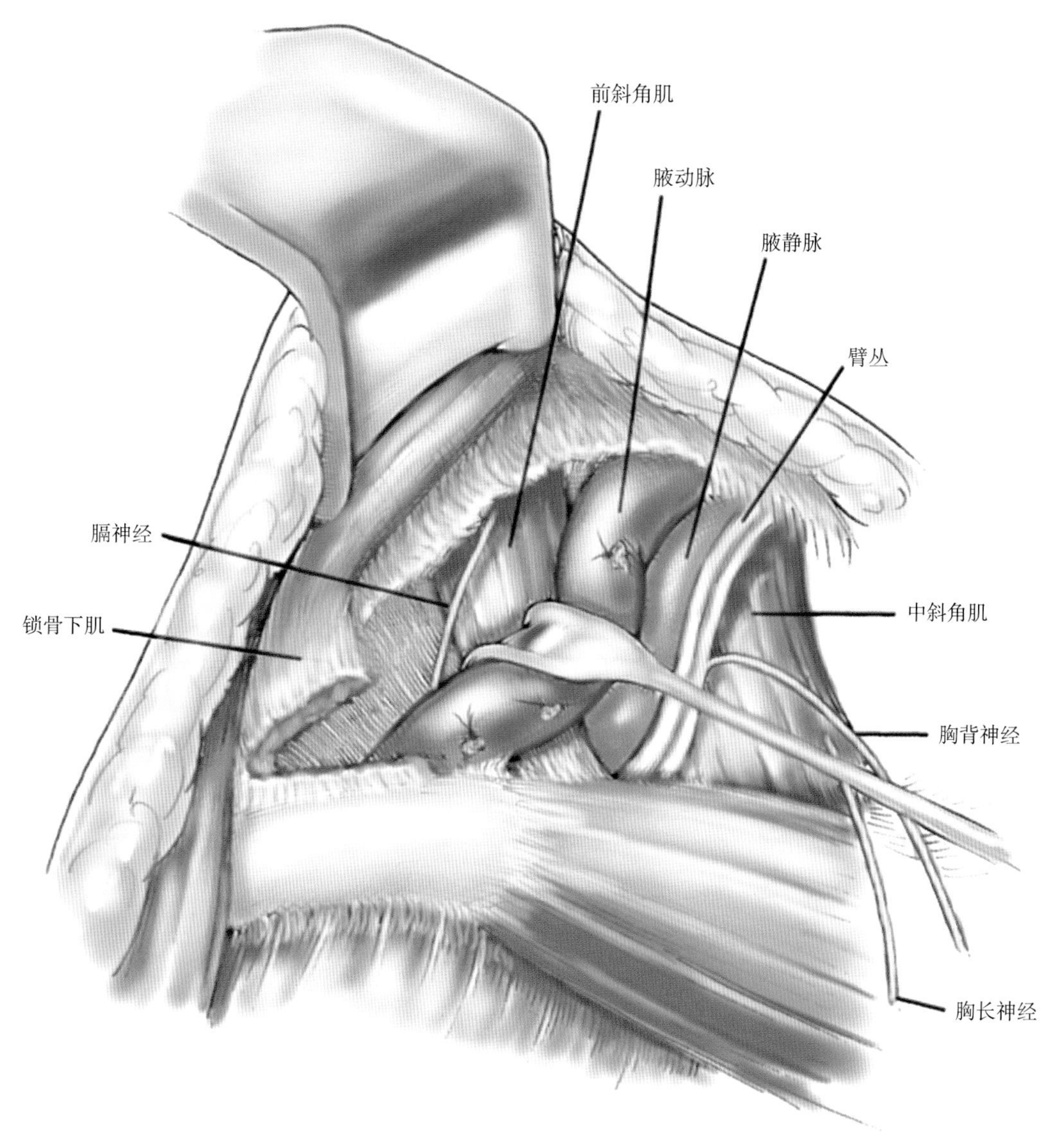

图 4-23　离断锁骨下肌止点从而抬高锁骨以扩大手术视野

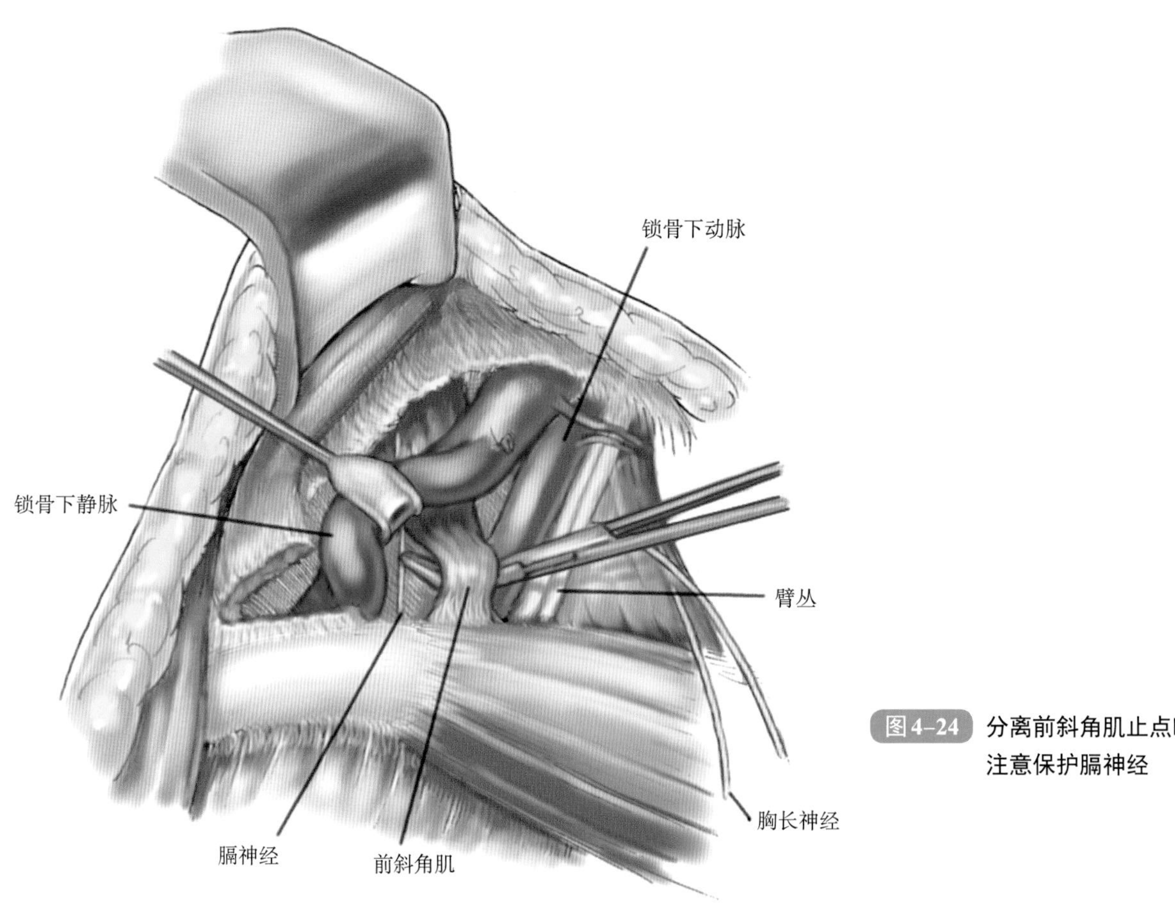

图 4-24 分离前斜角肌止点时，注意保护膈神经

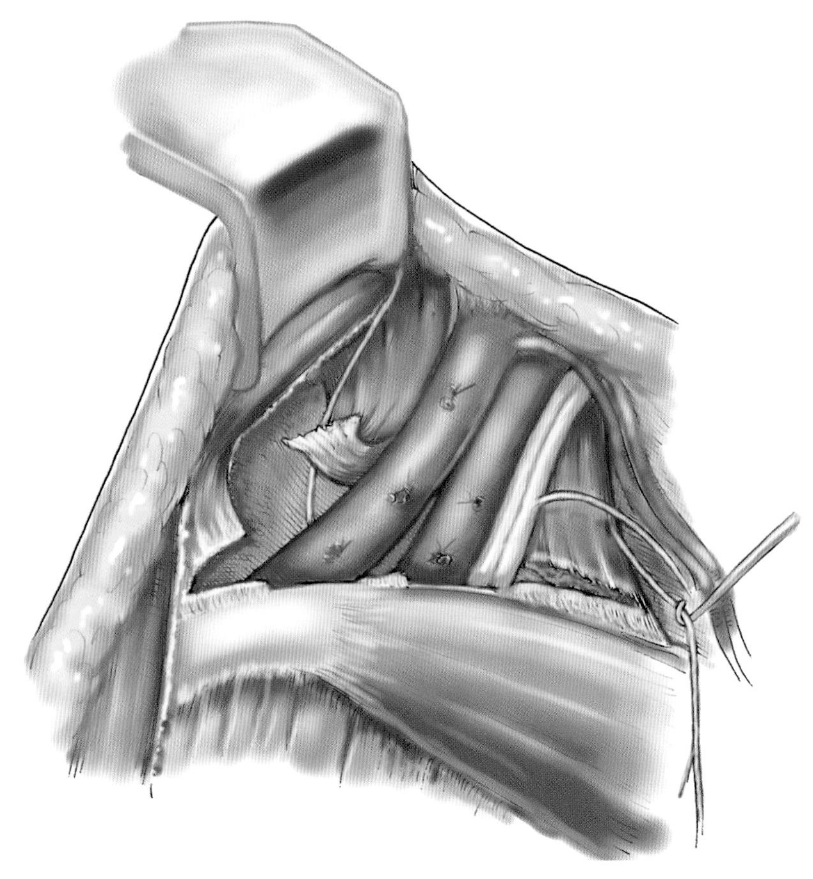

图 4-25 离断中斜角肌，游离与第 1 肋骨附着的血管，注意保护胸长神经

在行肋骨切除时，尽管骨膜下切除有助于避免损伤肋间血管以及避免进入附近的胸膜腔，但大多数学者更倾向于骨膜外切除（见前述）。用钝头钻从第 1 肋骨的下表面剥离肋间肌肉；然后，用一把 Overholt1 型骨膜剥离器将第 1 肋骨的内侧缘与胸膜上膜分开 [23]。将肋骨从后方的 T_1 横突一直游离到前方肋软骨后即可将其切除。在后方分离肋骨时，应向外侧牵拉第 1 胸神经以保护该神经。尽可能贴近肋骨后方行肋骨离断术以避免损伤胸长神经 图 4-26。前断端位于肋软骨交界处，牵拉锁骨下静脉以避免其损伤 图 4-27。用咬骨钳将锐利的骨残端磨平。

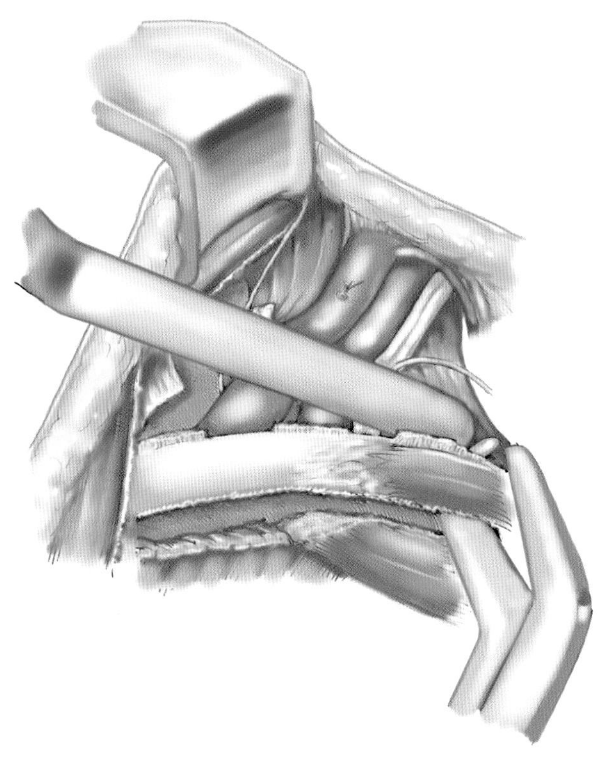

图 4-26　分离残余肌纤维和附着于肋骨尾部及深部表面的筋膜后离断肋骨

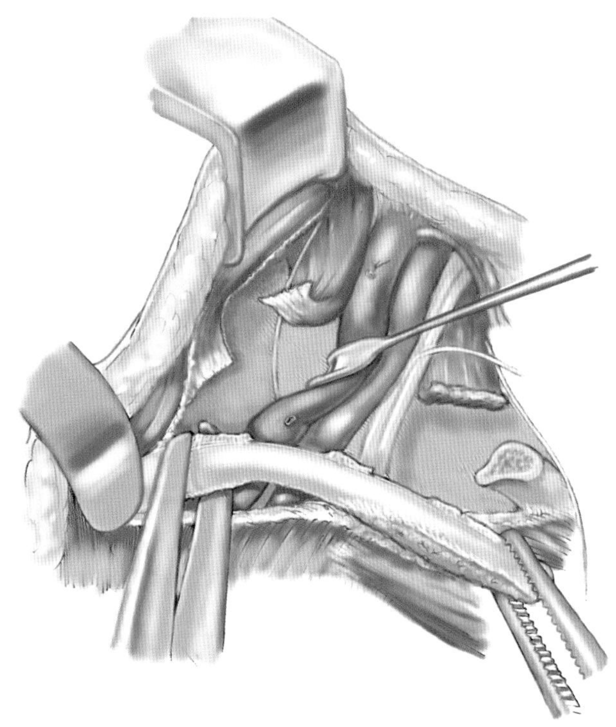

图 4-27　在肋骨前方离断肋骨，完成肋骨切除术

将颈肋与其周围的中斜角肌分离，尽可能靠近脊柱侧用咬骨钳将其切除。用手指仔细触诊手术区域以判断是否存在异常的纤维肌束，特别是第1胸神经区域。

四、锁骨下通道解剖

健康人群的锁骨下静脉在第1肋骨水平受到慢性外源性压迫可导致自发性血栓形成。受挫性静脉血栓（Paget–Schroetter综合征）往往急性起病，可用药物机械溶栓治疗后选择性解除胸廓出口压迫[2, 5, 30]。由于第1肋骨解剖异常、肋锁韧带增宽或锁骨下肌肥大而导致肋锁间隙过度狭窄，进而会引起锁骨下静脉受压[2–6]（图4–28），最常见的受压部位发生在肋锁间隙。通常需要切除第1肋骨及静脉溶栓才能治愈[30]。在大多数病例中，可通过腋窝入路或锁骨上入路成功治愈（见前述），但是并不是所有的患者都能将肋骨完全切除至肋软骨交界处。而且，这些手术入路无法显露出近端锁骨下静脉，因而难以进行静脉溶栓及静脉修复[30]。由Molina[31]最早提出的锁骨下入路可显露第1肋骨近端和锁骨下静脉。为了更广泛地切除第1肋骨，在“锁骨旁”入路中，锁骨下切口可以与锁骨上切口（见前述）相结合。必要时，可行胸骨正中部分切开以扩大锁骨下切口，从而治疗较长段的锁骨下静脉闭塞[30]。

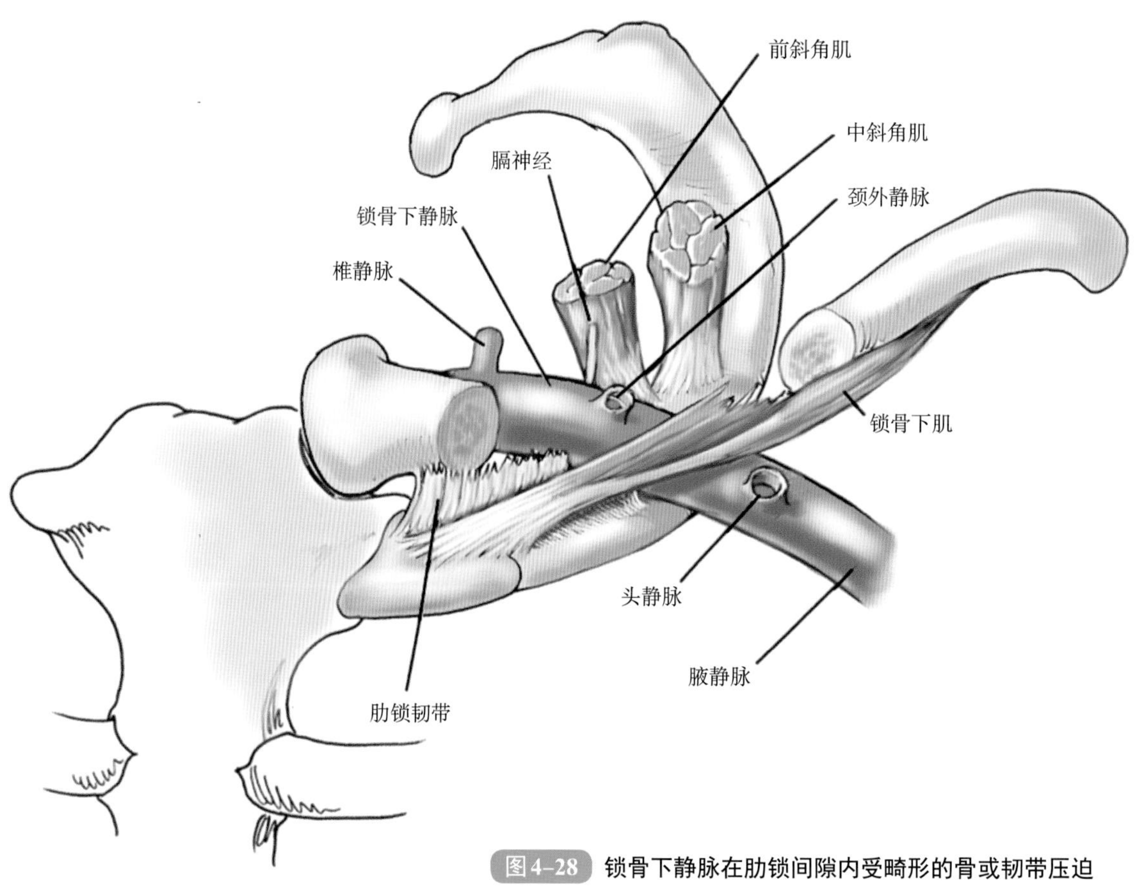

图4–28 锁骨下静脉在肋锁间隙内受畸形的骨或韧带压迫

锁骨下入路

患者仰卧，双臂内收。在锁骨下方 2cm 处做一横向切口，从胸骨外侧缘向外延伸约 5cm 图 4-29。切口达胸肌筋膜后将胸大肌沿其肌纤维走行方向切开，显露第 1 肋骨和胸骨的连接处[31]。

在锁骨下肌腱与第 1 肋骨附着点处将锁骨下肌腱离断 图 4-30。环状剥离法游离锁骨下静脉。肋锁韧带（Halsted 韧带）位于锁骨下肌止点的正后方，此韧带的内侧缘与锁骨下肌会共同挤压锁骨下静脉，因此将此韧带离断。完全离断此韧带也可以简化胸锁关节第 1 肋骨切除的操作。一旦松解掉压迫外周静脉的结构，锁骨下静脉反而因失去保护变得容易受压[32] 图 4-31。

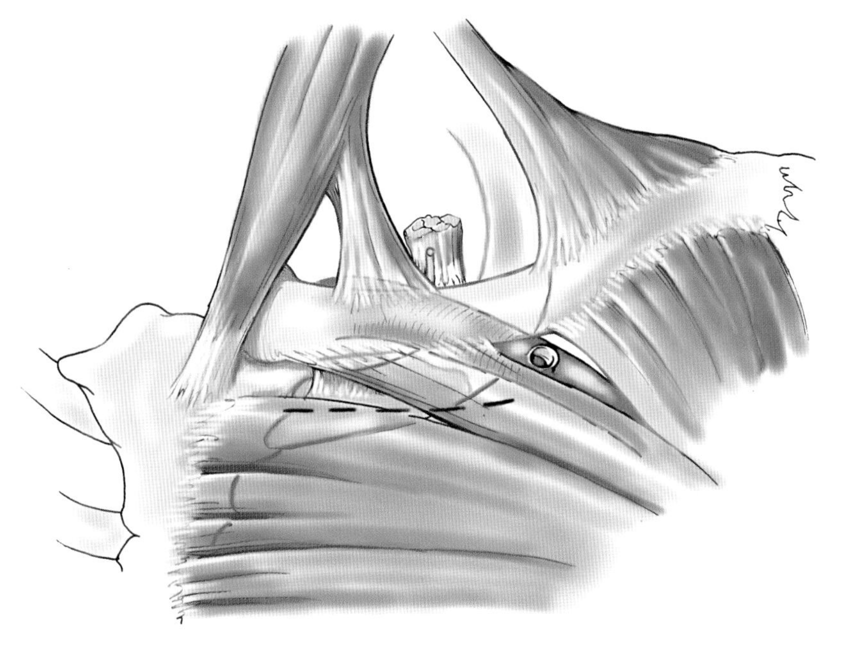

图 4-29 锁骨下入路切口位于锁骨下方 2cm

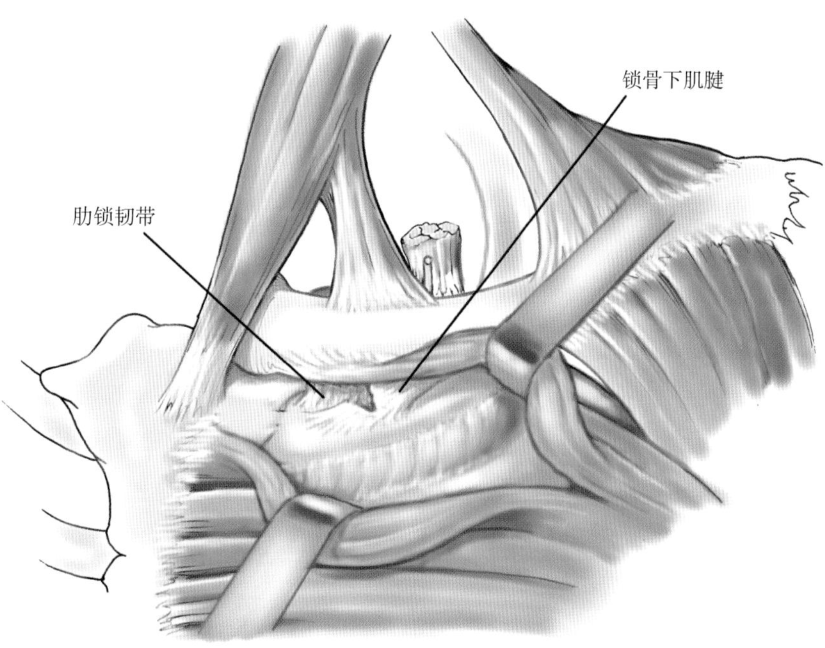

图 4-30 将锁骨下肌离断；邻近的肋锁韧带也应被离断，因为其内侧纤维可能会压迫锁骨下静脉

经锁骨上入路或腋窝入路（见前述）切除大部分第 1 肋骨后，下压第 1 肋骨残端，使其于胸肋关节处被移除。如果第 1 肋骨是完整的，从肋骨下缘切断肋间肌，并于肋骨内缘由外向内钝性分离胸膜[31]。第 1 肋骨前端在直视下离断，所有残端均可通过上述方法移除 图 4-32。向下方牵拉肋骨前断端将有助于显露前斜角肌止点。离断前斜角肌时，用 Langenbeck 牵引器向上牵拉锁骨下静脉 图 4-33。操作过程中，应注意保护膈神经。将静脉和动脉一并向上方牵拉，可以显露中斜角肌。Molina[31] 认为在切断中斜角肌后，肋骨应该在锁骨下动脉后方至少 1cm 处离断 图 4-34。

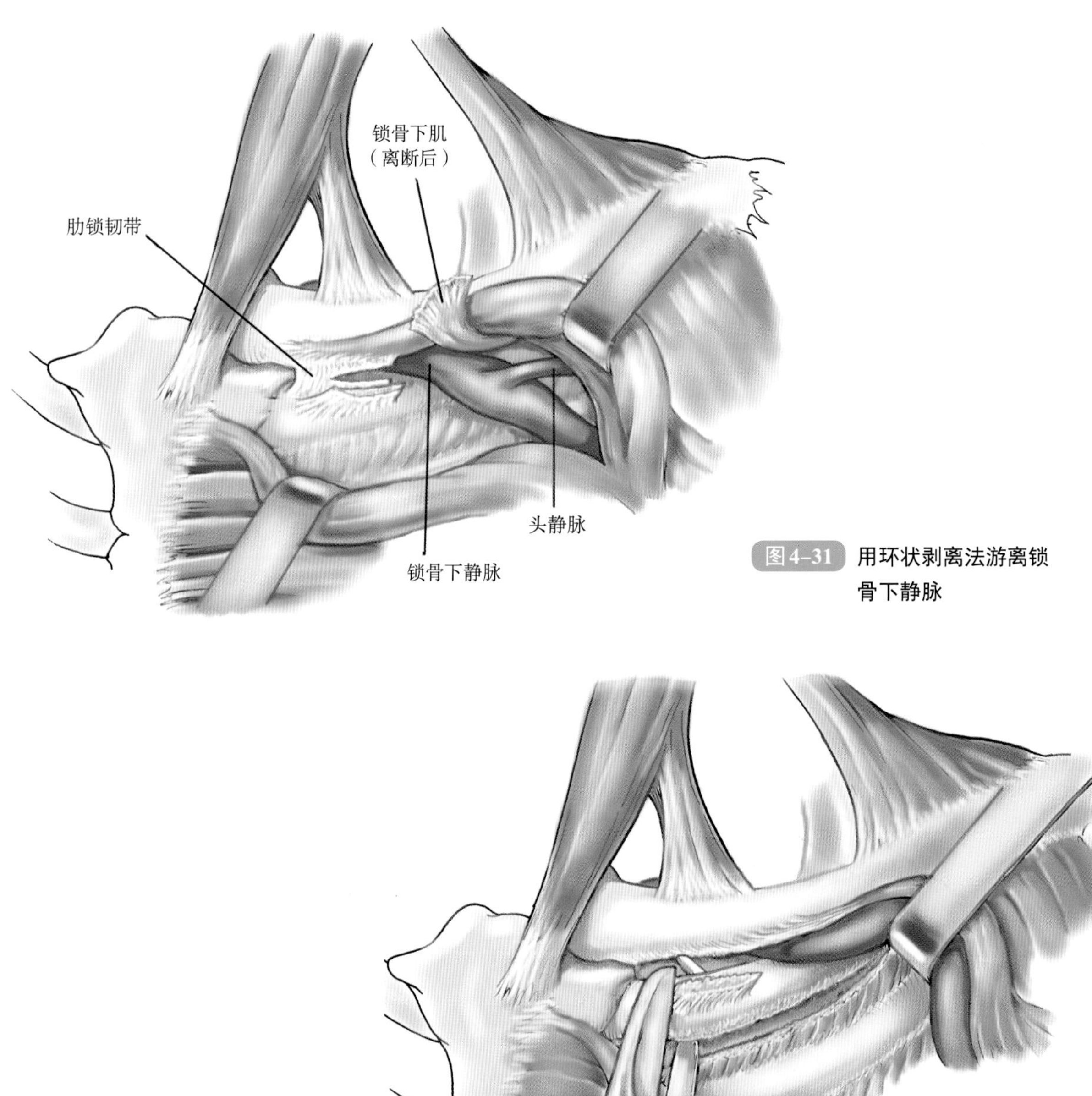

图 4-31 用环状剥离法游离锁骨下静脉

图 4-32 在直视下离断第 1 肋骨前端

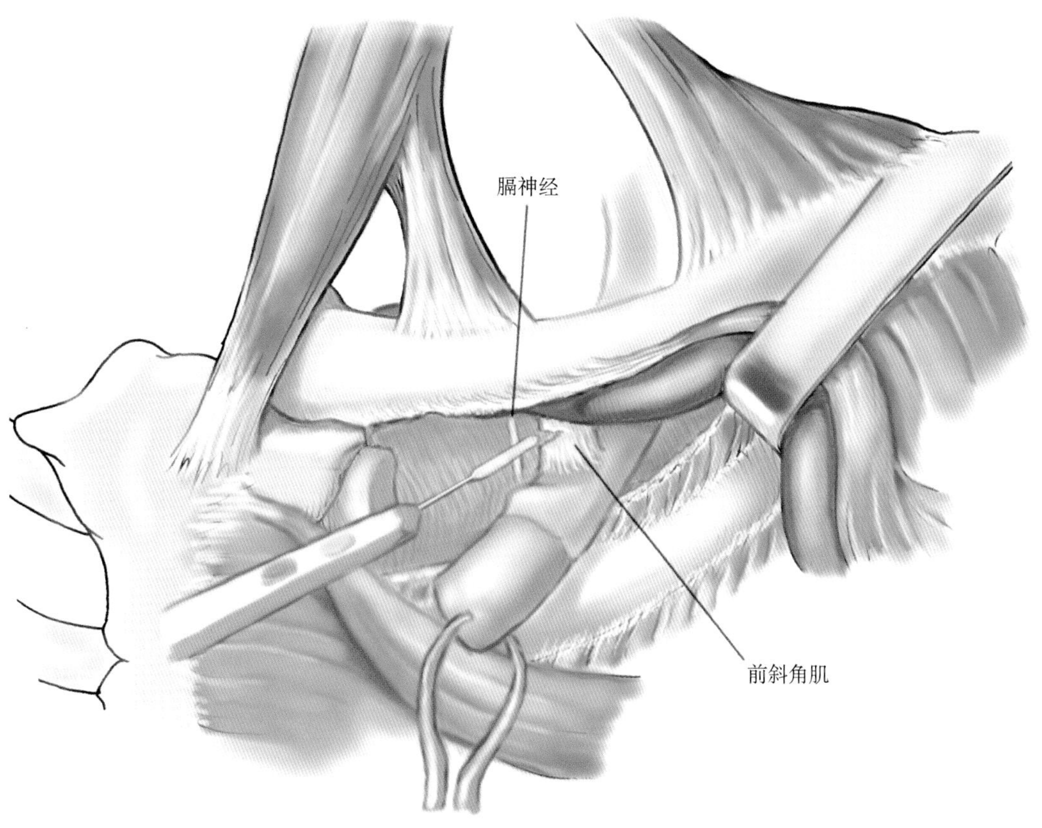

图 4–33　向下方牵拉第 1 肋骨前端以显露前斜角肌；在分离肌肉过程中，应注意辨认并保护膈神经

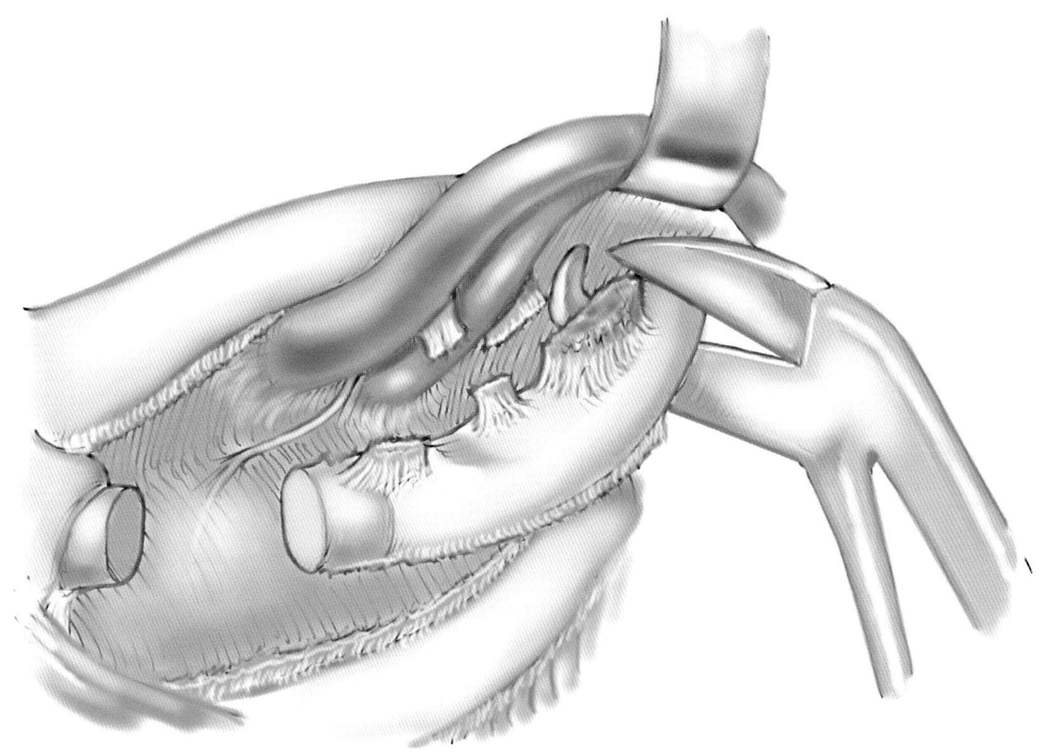

图 4–34　肋骨在锁骨下动脉后方至少 1cm 处离断

五、喙突下间隙解剖

胸小肌下方的臂丛神经和腋下血管受压统称为“胸小肌综合征”[7]。诱因包括肩部外伤或与运动相关的手臂和肩部重复性活动。绝大多数患者都有神经源性压迫；虽然腋静脉和腋动脉受压非常罕见，但以往也有报道[2, 5]。神经源性胸小肌综合征的治疗包括以胸肌伸展为主的物理治疗，保守治疗失败后可行手术治疗。可通过腋窝入路或前入路行胸小肌肌腱离断术和部分肌纤维切除术。

（一）经腋窝入路至喙突下间隙

如前所述，患者侧卧位、手臂上举，固定在手架上。在胸大肌和背阔肌之间的腋窝皱襞下缘做一个 4～7cm 的横向切口（图 4-35）。切口穿过皮下组织和腋下筋膜后到达与第 3 肋骨相水平的前锯肌膜。应避免横断位于背阔肌边缘内后方的胸长神经（图 4-36）。向前方牵拉胸大肌即可显露附着于喙突的胸小肌[7]（图 4-37）。将胸小肌在其喙突起始处离断后，可将肌肉残端切除 1～2cm 以防止肌肉与臂丛神经粘连[7]，在手术过程中应注意避免损伤胸内侧神经和胸外侧神经。胸内侧神经起源于臂丛神经的内侧束，发出 2～4 支分支，随后在胸小肌中间部位穿进肌层进入胸肌间隙。胸外侧神经起源于臂丛神经的外侧束，在胸小肌内侧部位穿进肌层，进入肌间隙[33]（图 4-38）。在缝合切口前，应该一并切除残余韧带和肌纤维。

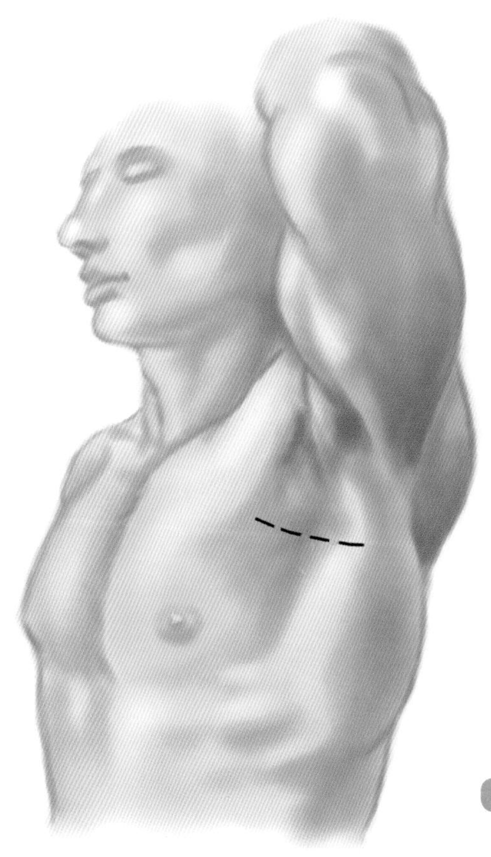

图 4-35 腋窝入路切口位于胸大肌和背阔肌之间的腋窝皱襞下缘

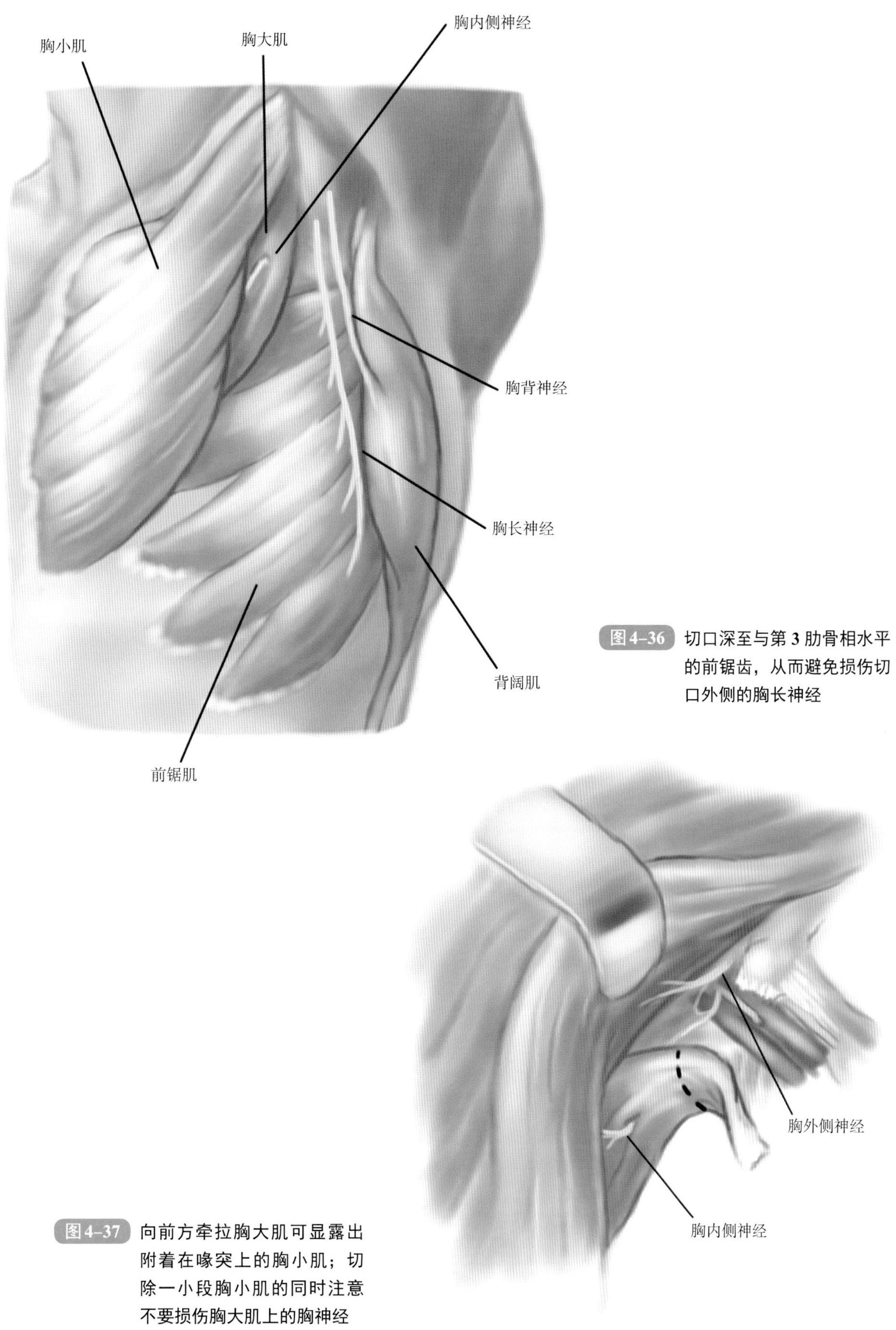

图 4-36　切口深至与第 **3** 肋骨相水平的前锯齿，从而避免损伤切口外侧的胸长神经

图 4-37　向前方牵拉胸大肌可显露出附着在喙突上的胸小肌；切除一小段胸小肌的同时注意不要损伤胸大肌上的胸神经

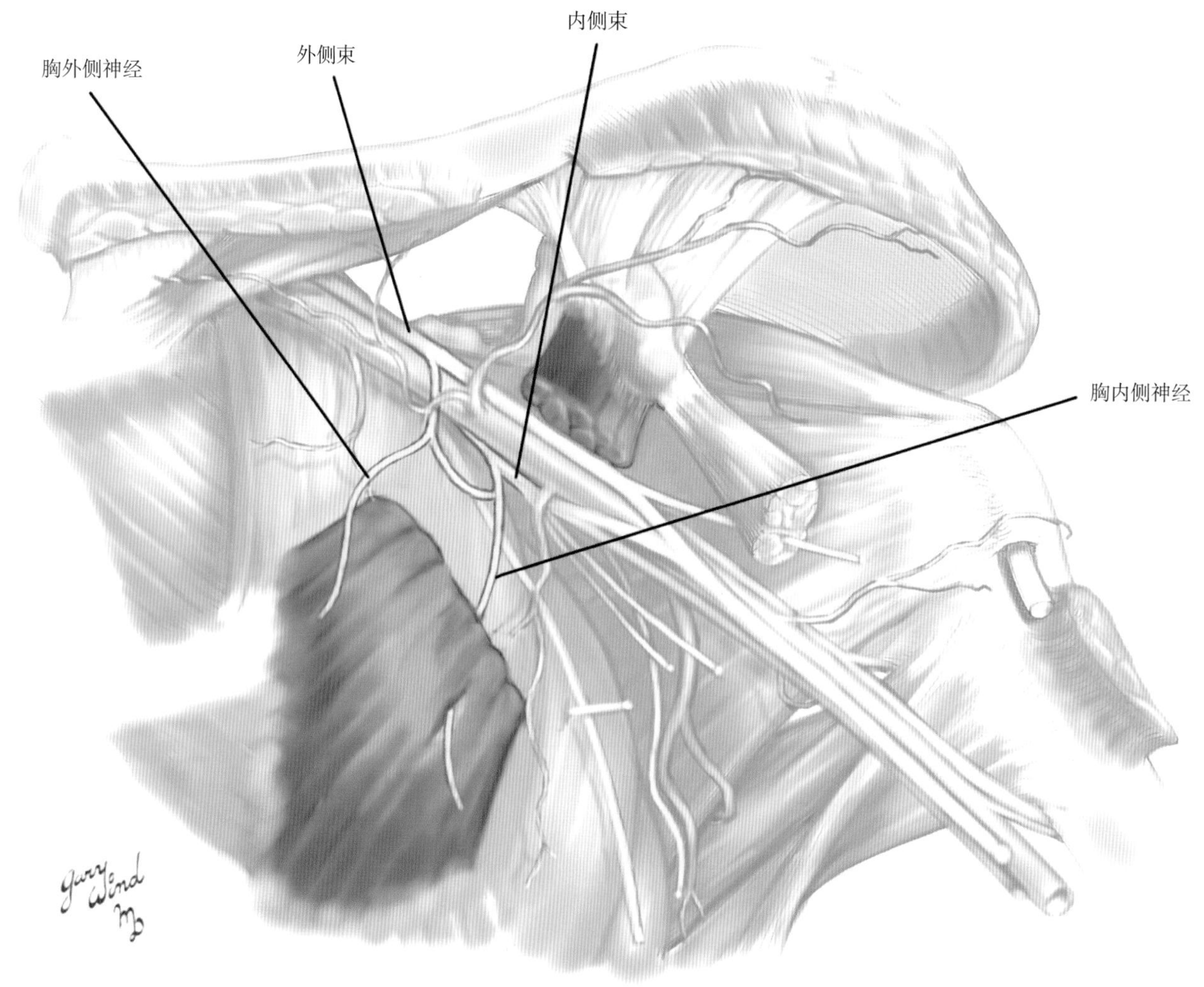

图 4-38 胸外侧神经自臂丛的外侧束发出，穿过胸小肌的内侧支配胸大肌的锁骨部；胸内侧神经通常穿过胸小肌，支配胸大肌的胸肋部

（二）经前入路至喙突下间隙

患者仰卧，双臂内收。胸部、颈部和上肢常规消毒、铺巾。在喙突正下方的三角胸肌间沟做一个2～4cm的切口（图 4-39）。将三角肌和胸大肌游离，然后解剖至头静脉内侧，进入胸肌间隙。向内牵拉胸大肌外侧缘即可显露锁胸筋膜下的胸小肌（图 4-40）。沿着胸小肌内侧缘切开筋膜后，用手指钝性游离胸小肌，注意保护下方的神经和血管[34, 35]。完成外侧缘的游离后，直接将胸小肌与肱二头的短头钝性分离并切开外侧缘的筋膜，然后使用电刀在胸小肌的喙突起始处分割肌肉，将手指放在肌肉下方以避免损伤神经及血管（图 4-41）。将远端肌肉与神经血管游离，为防止损伤胸神经，应避免过多的切除远端肌肉。Thompson[34] 和 Vemuri 等[35] 建议将肌肉的游离缘缝合以防出血。充分止血后，切除覆盖在神经及血管上的所有残余韧带和肌纤维。

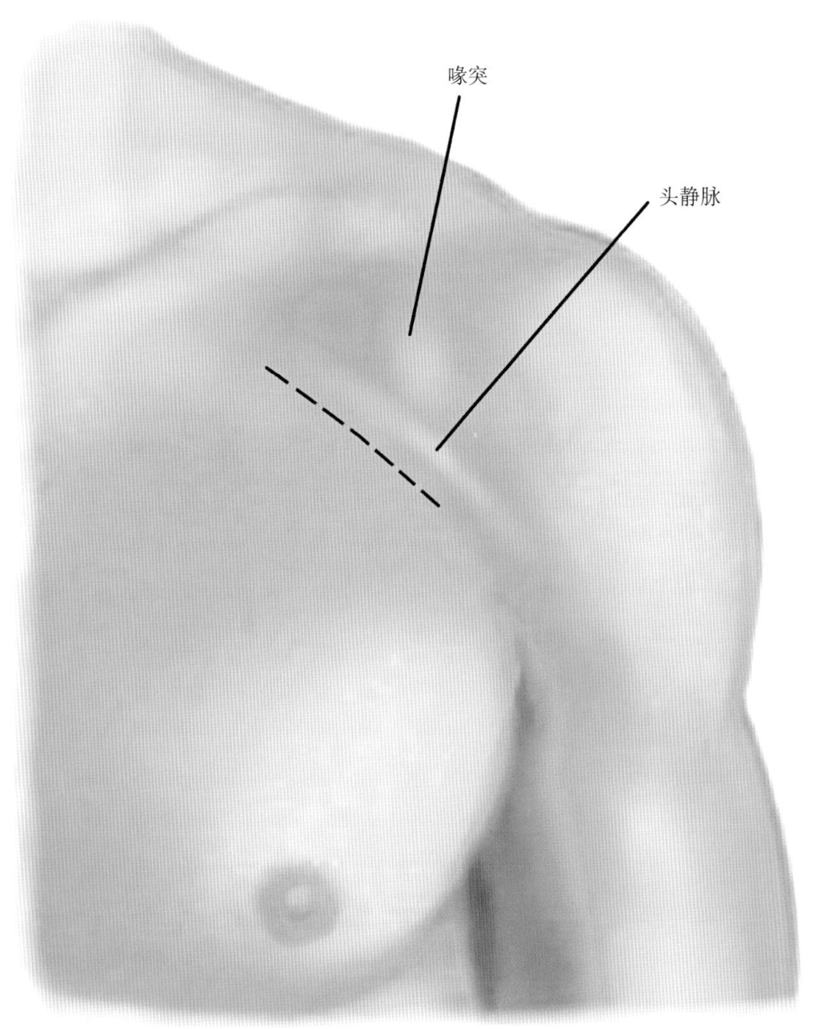

图 4-39 经前入路至喙突下间隙；在喙突正下方的三角胸肌间沟做一个 **2～4cm** 的切口

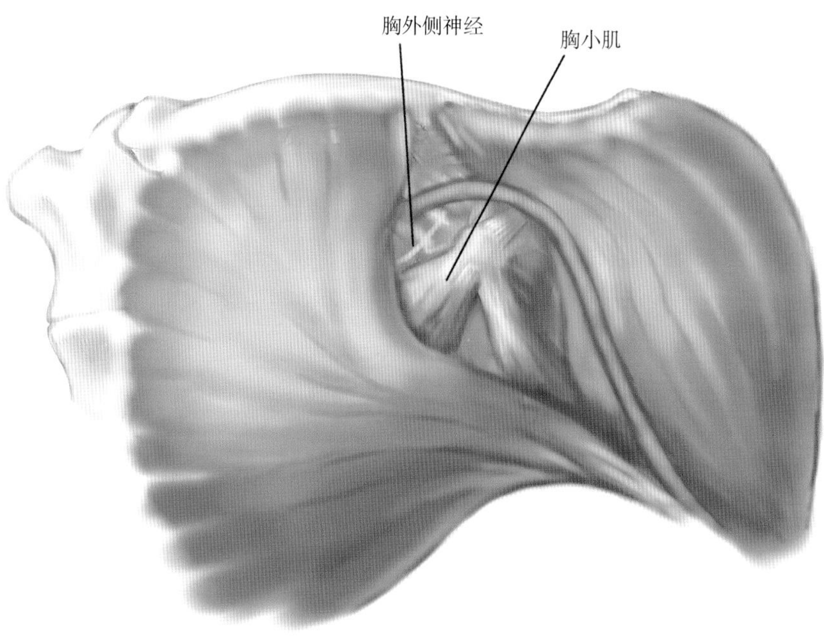

图 4-40 将胸大肌与三角肌分离；向内牵拉胸大肌外侧缘，向外牵拉三角肌内侧缘及头静脉，显露出喙突和胸小肌

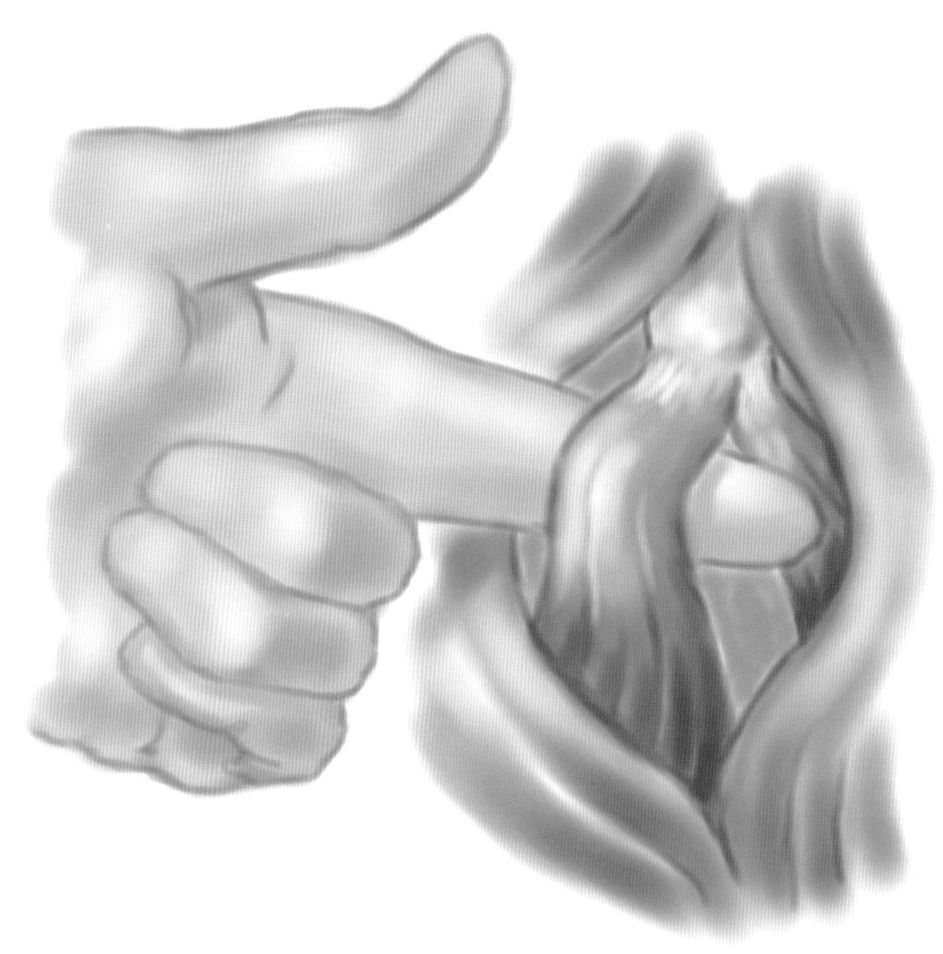

图 4-41 胸小肌起始端用手指钝性游离

六、颈胸交感神经链的解剖

颈胸交感神经切除术的作用变得越来越有限，原因主要有两个。首先，越来越多的经验表明，该手术最好使用内镜技术。胸腔镜胸交感神经切断术具有发病率低、术后美观、Horner 综合征发生率低、住院时间短等优点 [36, 37] 其次，该手术的适应证尚未达成共识。大多数现代外科医生认为颈胸交感神经切除术适用于上肢多汗症的治疗和复杂性区域疼痛综合征的早期治疗 [37]。交感神经切除术在治疗原发性雷诺综合征和血栓闭塞性脉管炎方面更具争议性，并且该术式不再适用于治疗心绞痛、癫痫、胸廓出口综合征、偏头痛和高血压等疾病。

交感神经的切除范围同样无法确定。为了确保交感神经完全失去功能，有些学者认为应该切除从颈下神经节至第三背神经节的交感神经链 [38]，但这会导致永久性 Horner 综合征。为了防止这种情况的发生，大多数有经验的外科医生倾向于至少保留星状神经节的上半部分 [39]。第 2 至第 3 甚至第 4 胸背神经节及其相互连接的分支均应被切除。对于手部多汗症患者，可行第 2～4 胸交感神经切除术 [36, 37]。

颈胸交感神经链切除术有 4 种传统入路，即胸前入路、椎旁后入路、锁骨上前入路和腋入路。胸前入路能够更广泛和直接的显露交感神经链 [40, 41]，由于需要开胸，该术式渐渐被遗弃。椎旁后入路需要切除第 3 肋骨且对解剖结构显露有限，尤其是对星状神经节的显露 [40, 42]。接下来将描述两种仍在使用的显露交感神经链的手术方法。虽然内镜技术已经相当成熟，但为了阐释的完整性，我们将做简单叙述。

（一）经锁骨上前入路行胸交感神经切除术

方法简单易行，并且能够减少术后切口的疼痛。唯一的缺点是对位置较低的交感神经链显露有限，会导致交感神经切除不充分以及不易行深部伤口止血。尽管有这样的缺陷，该术式仍被认为是简单有效的，且手术效果与其他开放手术无明显差 [40, 44]。

患者仰卧位，头部转向对侧。锁骨上切口和深部组织的解剖如上所述。游离脂肪层，显露脂肪下组织。游离出胸锁乳突肌和颈动脉鞘并将其向内侧牵拉，游离过程中避免损伤膈神经。将前斜角肌在第 1 肋骨附着处离断，显露出正下方的锁骨下动脉 图 4–42。用“鞋带”环绕锁骨下动脉以控制其活动度。椎动脉的锁骨下至头侧段也需要控制其活动度，这可能需要结扎椎静脉。星状神经节位于椎动脉后方、臂丛神经的前内侧。将锁骨下动脉向下方牵拉并游离椎动脉后方的组织即可显露出神经

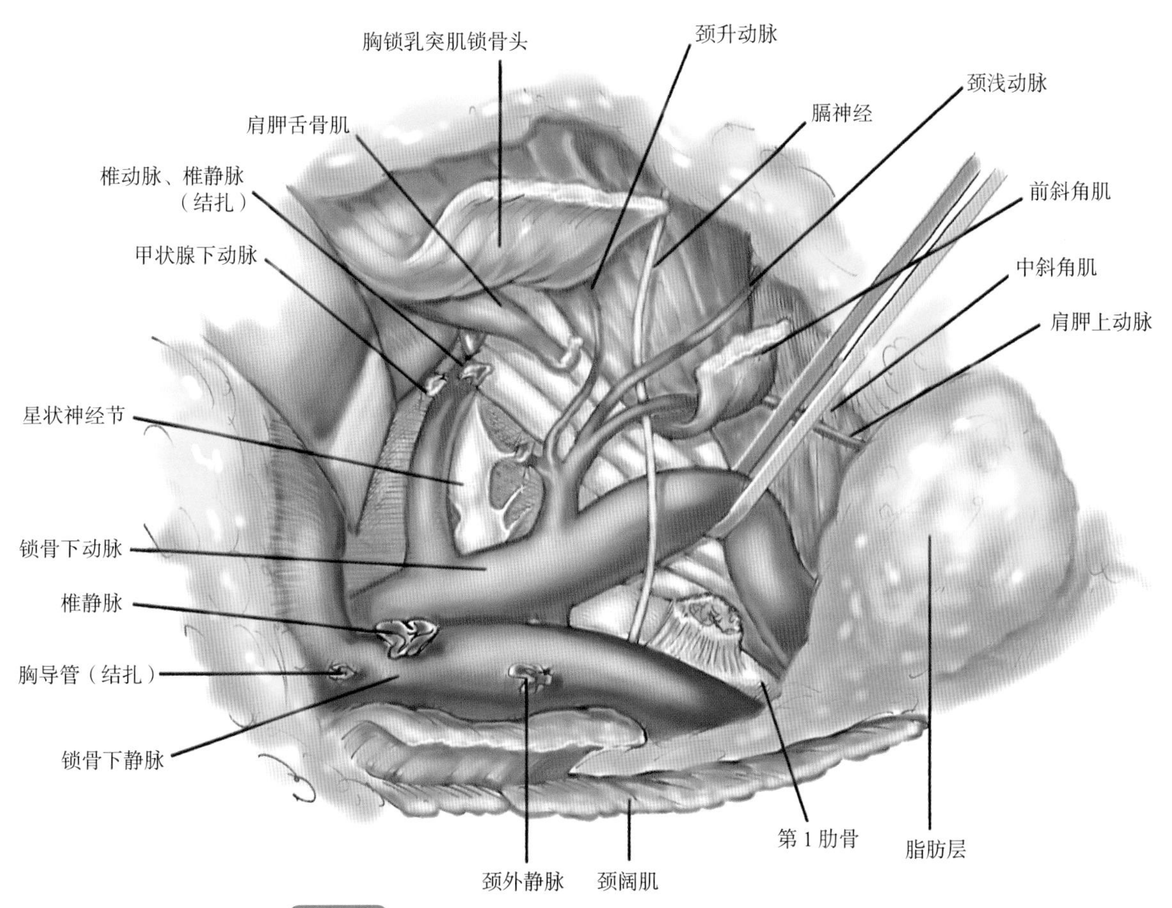

图 4–42　显露出锁骨下动脉和椎动脉，进而显露星状神经节

节 图 4-43。在第 1 肋骨下缘游离胸膜上膜，然后钝性游离壁胸膜后进入胸膜后间隙，从而显露胸交感神经链。进一步分离胸膜，直到显露出前四根肋骨和相关的神经节。

（二）经腋窝入路行胸交感神经切除术

该方法能够完全显露出交感神经链而且切口美观[40, 43, 45, 46]。主要缺点是切口相对较窄，此入路不适用于肌肉发达的患者。虽然经胸膜入路是首选，但对于有胸膜粘连的患者也可以采用胸膜外入路[47]。

患者侧卧位，同侧手臂固定在手架上 图 4-19。尽管 Haimovivi 更倾向于从第 3 肋骨床进入胸膜腔[40]，但也有人选择从第 2 肋间隙进入胸膜腔[38, 46, 47]。于第 2 肋间隙做一横切口，从胸大肌前方延伸至背阔肌后方。分离皮下租住和腋下筋膜并加深至胸壁外侧。胸长神经和胸背神经位于切口后方的背阔肌前内侧缘，在牵拉肌肉的过程中应注意保护这两天神经。于前锯肌和肋间肌纤维进一步加深切口，在第 2 肋骨的上缘将前锯肌和肋间肌离断。进入胸腔后，用小型肋骨牵开器慢慢分开第 2 和第 3 肋

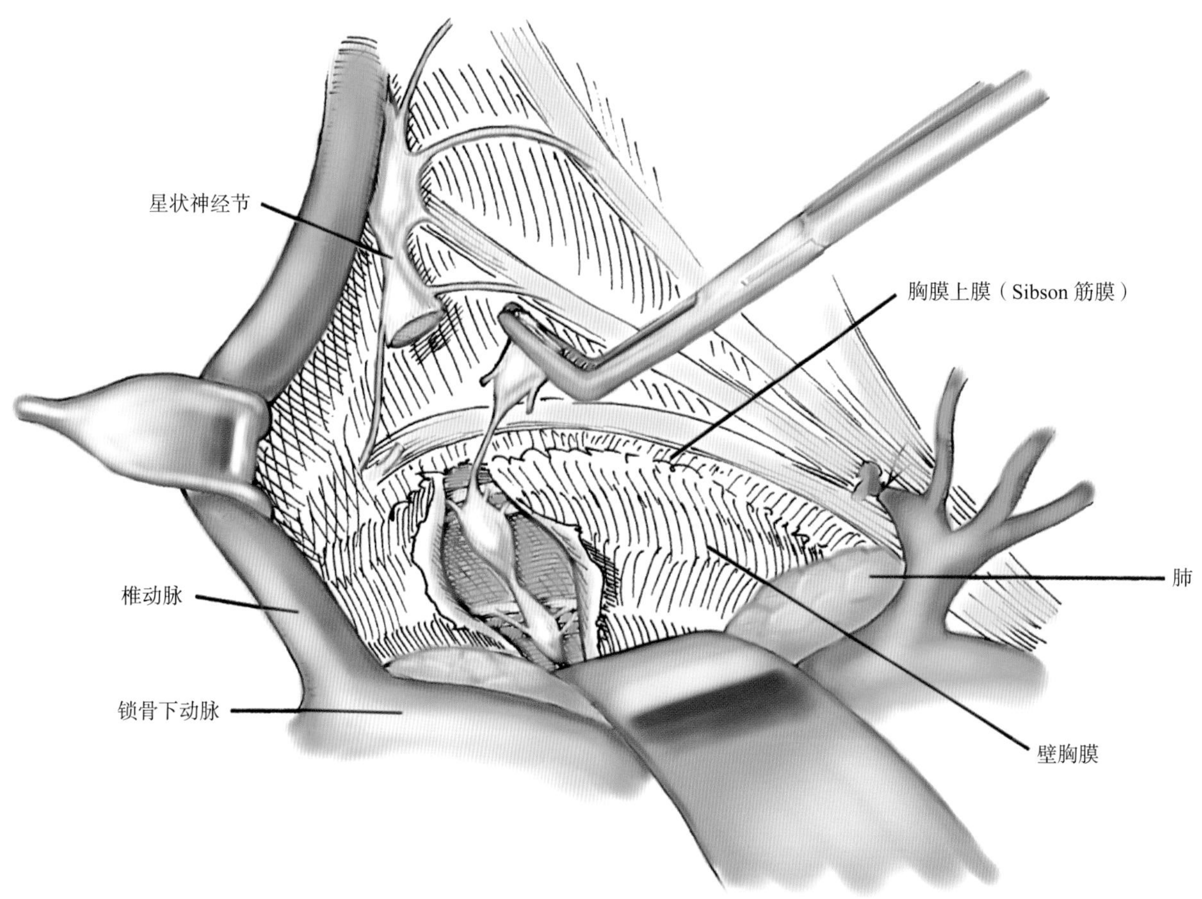

图 4-43 离断星状神经节的下部，打开壁胸膜并向下牵拉肺尖以显露胸上神经节

骨（图4-44）。将肺尖向下方牵拉，在后方的壁胸膜下很容易辨认出交感神经链。于交感神经链上方将胸膜打开，然后用神经拉钩提起交感神经链。胸交感神经切除术是指分离出第 4 胸神经节的分支并切除头颈段。为了防止出现 Horner 综合征，应至少保留一半靠近第 1 肋缘的星状神经节。应注意保护于左侧胸上星状神经节附近走行的胸导管。

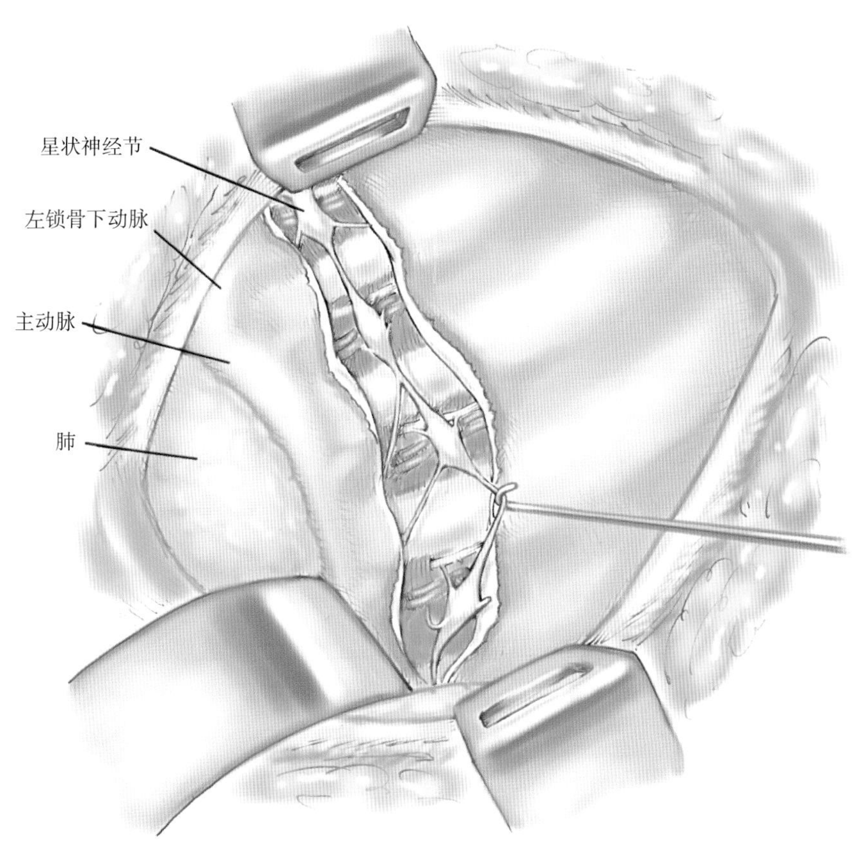

图4-44　经腋窝入路，理想化显露左胸交感神经链的解剖结构

第三篇 上肢血管

Vessels of the Upper Extremity

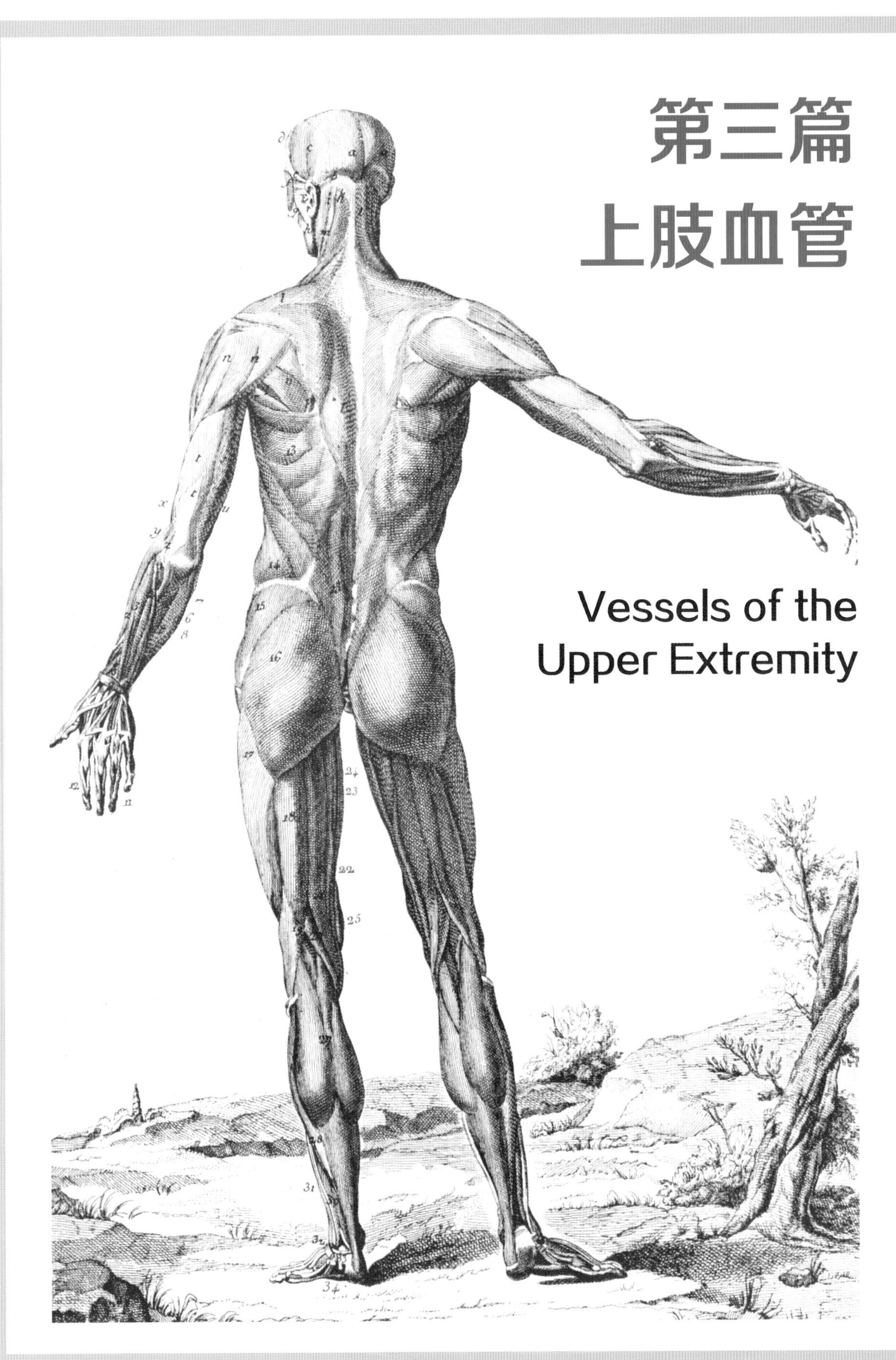

第5章 腋动脉

Axillary Artery

一、腋动脉解剖

当上肢处于放松状态下、内收的位置时，腋动脉被胸壁、肩带和上肢近端的肌肉包绕。当手臂处于静止状态时，体表标志能够帮助对骨骼肌结构下的血管进行定位，向后走行的锁骨下缘构成了腋窝的上界（图5-1）。在锁骨中段下方的上部胸壁走行的胸部肌肉逐渐减少，而肱骨头及其上面附着的三角肌以及肩胛下肌构成了一个显著的隆起，该隆起的内侧由肩胛骨喙突所顶起的三角肌内侧部分组成。不是每个人都能很好地从视诊上辨认喙突，有时需要浅触诊来定位。头静脉走行于三角肌的肌间沟内，在较瘦或是肌肉发达的个体上容易看见，在锁骨下，喙突和胸大肌锁骨缘形成了一个深窝，腋动脉在该深窝内，容易被触及，若探查该血管的走行，需要打开肌层来显露整个血管的解剖走行。

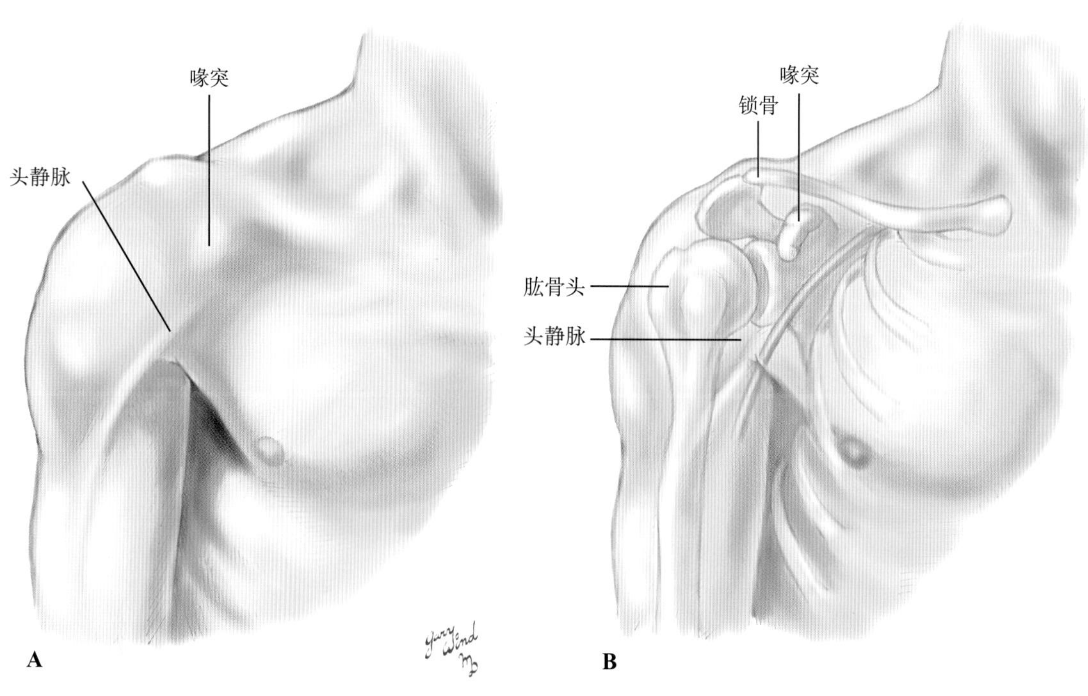

图5-1 在外侧三角肱骨突起和内侧胸肌群之间，腋窝神经血管束上有一条沟

（一）肌肉边界

腋动脉在解剖学上范围为：近端为第 1 肋骨外侧缘，远端为大圆肌外侧缘，在该范围内，动脉走行于肩胛骨肌肉附着处形成的裂隙间 图 5-2 ，汇聚附着于肱骨头的肩胛下肌，形成了腋动脉大部分的后壁，动脉的最低点从大圆肌和背阔肌附着处穿过。

该裂隙的内侧壁由前锯肌组成，该肌肉从肩胛骨深面内侧缘的起始点开始包绕上部肋骨，喙突拱盖于腋血管神经束上方，并且为覆盖于腋血管神经束上方的肌肉提供附着点，其中的胸小肌，作为腋动脉分段的标志，将腋动脉分为三部分，分别为胸小肌内侧段、胸小肌后段及胸小肌外侧段，类似大腿内收肌的喙肱肌及肱二头肌的短头均附着于喙突。血管神经束与这些肌肉走行一致，胸大肌最终覆盖于腋动脉局域的最前方。

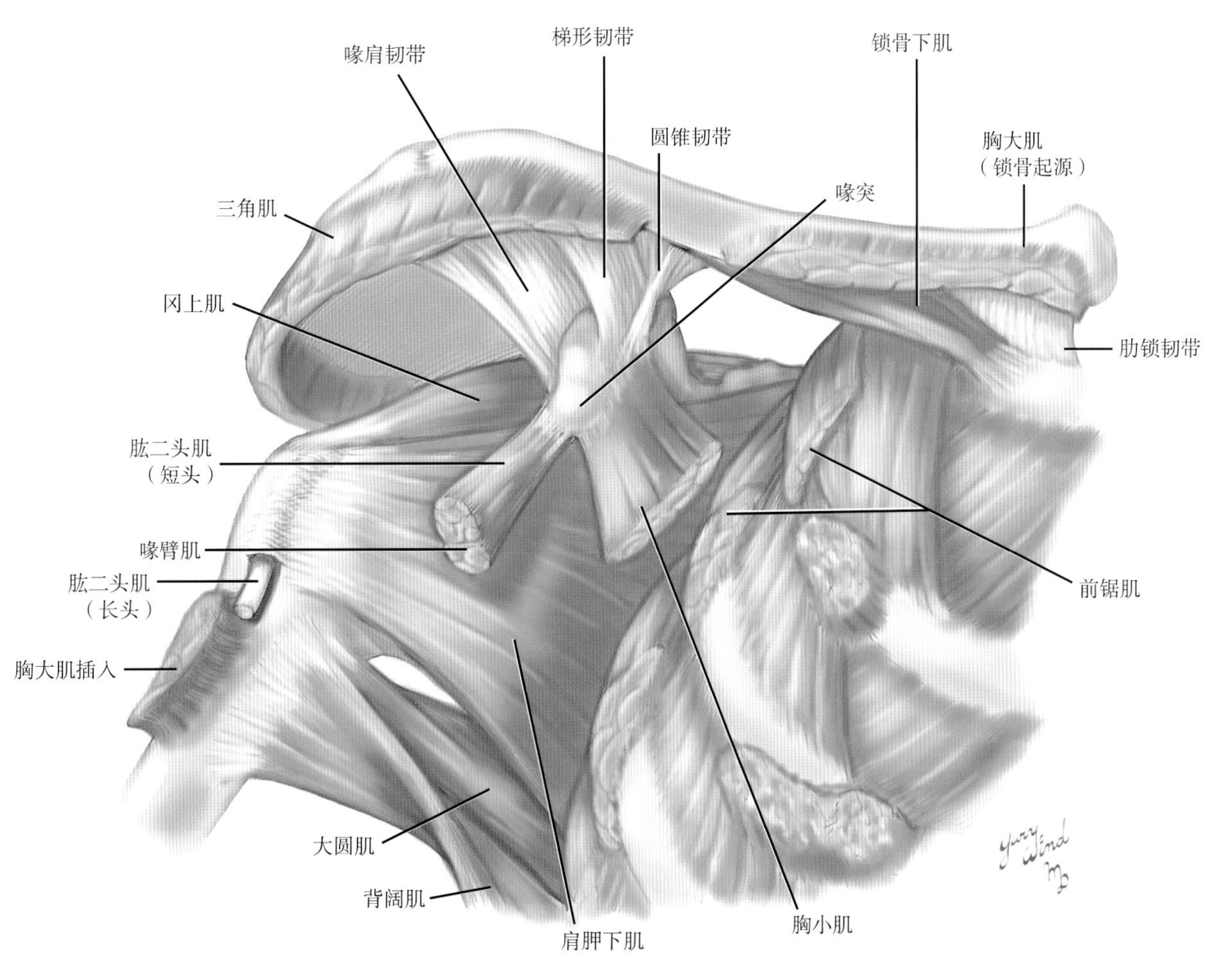

图 5-2　腋窝内容物被胸肌包围

（二）腋动脉分支

腋动脉在第一段有 1 个分支，第二段有 2 个，第三段有 3 个（图 5-3）。腋动脉在穿过第 1 肋的外侧缘后，马上发出一支较小的胸最上动脉。

在胸小肌内侧缘的后方，腋动脉的第二部分，有胸肩峰动脉从其前方发出，胸外侧动脉从其下方发出。穿过锁胸筋膜后，胸肩峰动脉分成肩峰支、三角肌支、锁骨内侧支以及胸肌支。胸肌支及其伴行静脉以及胸外侧神经，构成了胸大肌的主要血管神经蒂，胸外侧动脉自腋动脉第二部分开始，沿着外侧胸壁、胸大肌及乳房下行。

腋动脉最大的分支是肩胛下动脉，起自第三部分外侧，向胸小肌走行，该分支被腋窝中央的脂肪及淋巴结包绕，并分为旋肩动脉及胸背动脉，后者与胸背神经共同形成了背阔肌的血管神经蒂。腋动脉末端的两个分支为旋肱后动脉及旋肱内动脉，旋肱内动脉走行于肩胛下肌和三角肌之间，旋肱后动脉与腋神经伴行，穿过大圆肌、小圆肌、肱三头肌长头及肱骨，到达肩膀的后方。

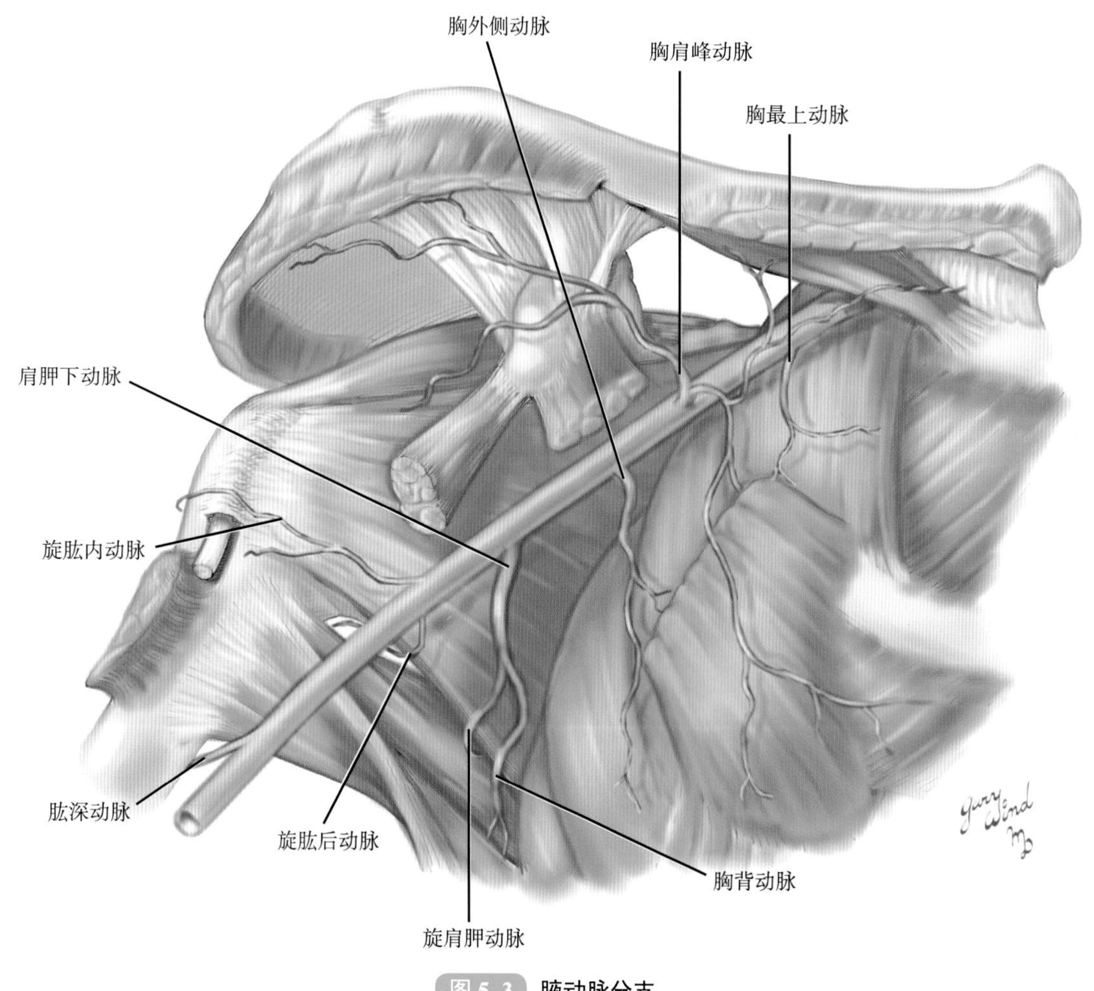

图 5-3　腋动脉分支

（三）腋窝神经

臂丛各股及各束的神经纤维在腋窝近端交错并包绕腋动脉的第三段，形成最终支配手臂的神经（图 5-4）。几个重要的分支从臂丛的支、干、股、束发出，横穿过腋窝。

腋窝神经中最近端的分支是胸长神经，由第 3、第 4、第 5 颈神经腹侧分支组成，胸长神经穿过臂丛背侧的中斜角肌内，到达前锯肌并支配该肌肉，该神经同样走行于之前提到的前锯肌 / 肩胛下肌裂隙中，位置相对靠后。

胸外侧神经及胸内侧神经的命名源自它们的发出部位。从解剖学上讲，它们所处的位置恰恰与它们的名称相反，临床文献中描述了它们是如何依据位置得来的名称[1, 2]。下面的讨论使用了基于起源的描述。胸神经由于支配着大部分胸部肌肉而极为重要。胸外侧神经有 2～4 个分支，支配胸大肌的上部，这些分支与胸肩峰动脉的胸部分支一起形成血管神经蒂，从而能应用于胸大肌移植。胸内侧神经从腋动、静脉之间穿过，进入并支配胸小肌，接着穿过胸小肌、分成一支或多支支配下部的胸大肌。

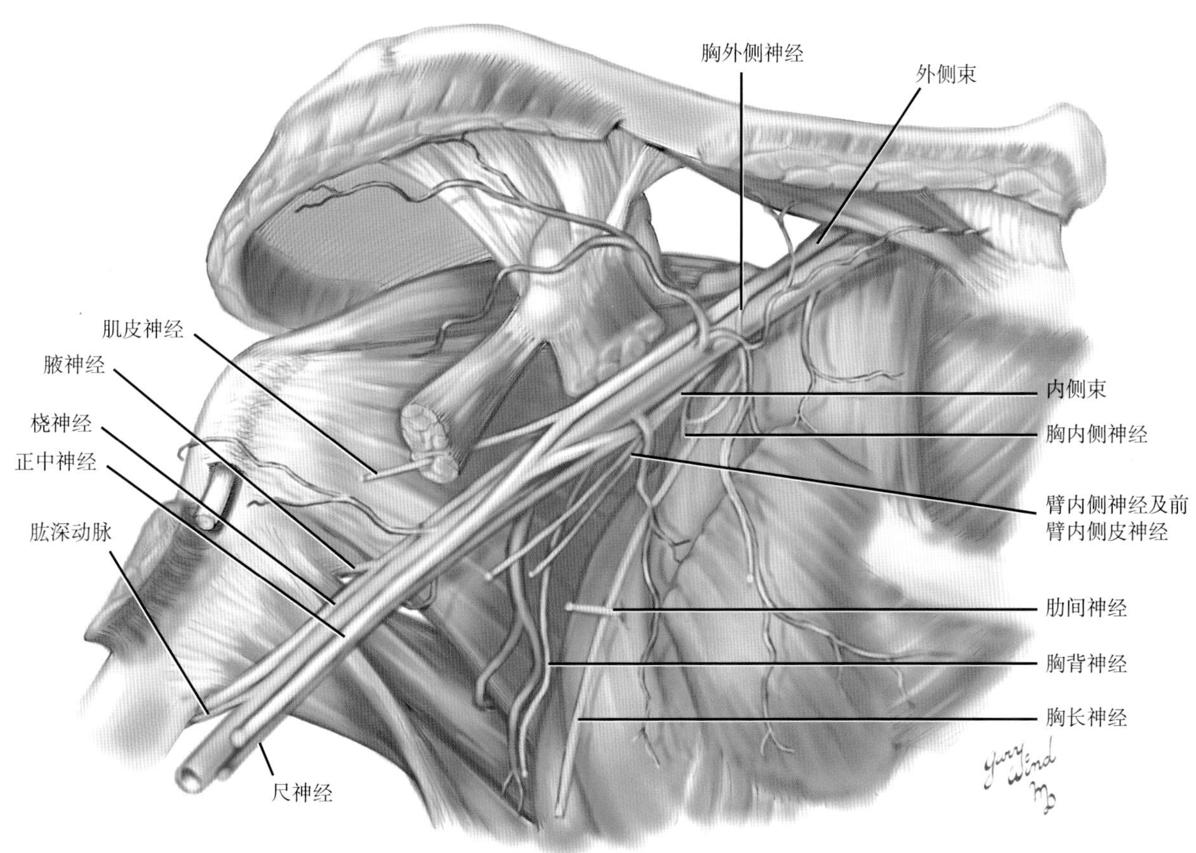

图 5-4 腋鞘内腋动脉周围的臂丛神经

肌皮神经起自外侧束，支配喙肱肌、肱二头肌以及肱肌的内侧部分。前臂内侧皮神经和前臂皮神经于腋窝中点起自内侧束。后者通常与肋间臂神经联合，该神经来自第 2 肋间神经分布在腋窝远端。胸背神经起自后束，与同名血管下降至背阔肌，肩胛下神经亦起自于后束，支配肩胛下肌及胸小肌，后束的最后一个分支是腋神经，支配小圆肌和三角肌及肩膀后部。

支配上肢最主要的 3 支神经是正中神经、尺神经及桡神经，包绕腋动脉远端。正中神经及尺神经与肱动脉伴行，桡神经自背阔肌腱末端走行远离神经血管束，与肱深动脉伴行绕过肱骨。

（四）腋窝的筋膜

腋窝的中央区由血管神经束、脂肪及含有淋巴管和淋巴结的蜂窝组织组成（图 5-5）。血管神经束被称为腋鞘的筋膜所包绕。血管及神经的分支穿过该鞘膜及腋窝脂肪并到达各自的区域，腋窝脂肪覆盖于腋鞘的前方、后方及尾部。沿着腋静脉的前方，在腋鞘与脂肪之间存在一个很清晰的分层。该分层在解剖腋窝时用于鉴别腋窝的分支。第二个清晰分层位于脂肪与覆盖在前锯肌上的深筋膜之间。在腋窝的末端，肋间臂神经穿过腋窝脂肪，为了清楚地解剖腋窝，这些分支常需要被离断。

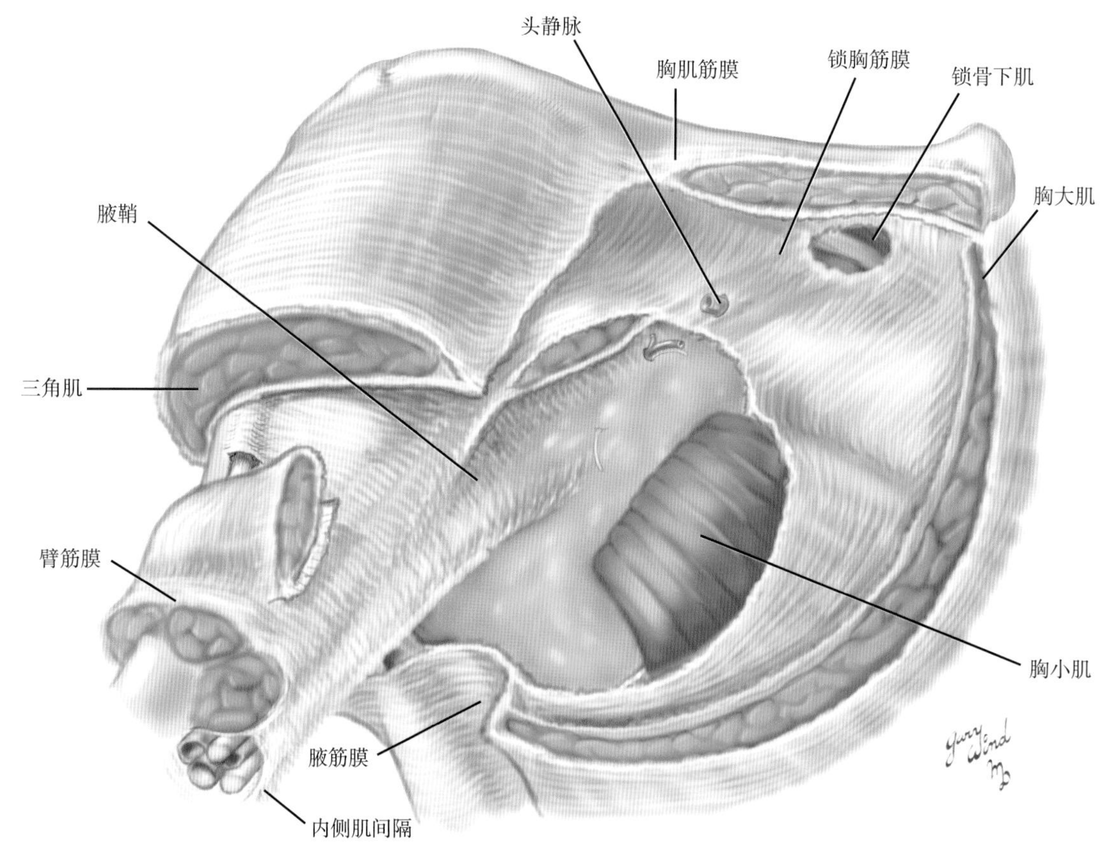

图 5-5 锁胸筋膜是腋窝内容的外层包裹

腋窝前方的下一层筋膜是封闭锁骨下肌及胸小肌的锁胸筋膜，其间有胸肩峰血管、胸外侧神经及头静脉穿过。胸小肌的侧方，锁胸筋膜与腋筋膜连接，并被认为附着于后者，从而造就了腋窝皮肤内凹的形状。最外层的筋膜为胸肌筋膜，封闭胸大肌及三角肌，该筋膜在胸大肌及背阔肌侧边的延续，被称为腋筋膜。

二、腋动脉显露

如需向对侧上肢或是下肢行解剖外旁路转流术，腋动脉是理想的供血血管。该血管为主动脉弓分支的直接延续，并且通常没有影响流量的动脉狭窄。它位于胸腔外的锁骨下方，易于解剖并且利于建立表浅的旁路。在高龄、不能耐受直接开胸开腹建立旁路的高风险患者中，通过腋动脉建立旁路的生理优势显而易见[3–5]。在主动脉感染损伤的患者中该旁路亦可作为下肢血管重建术的选择[5, 6]。

腋动脉位置表浅和其近端邻近臂丛也存在缺点，就是使得该血管神经束容易受到损伤。长期预后取决于神经损伤的程度[7–9]。单纯腋动脉损伤很少出现长期的功能缺陷，但如果合并血管神经损伤，患者会出现严重的肢体功能障碍甚至需要截肢。除了事故或暴力引起的损伤，腋动脉易于因有创性的检查而发生医源性损伤，如动脉造影。强韧的腋鞘一方面可以防止大量失血，但另一方面却会导致腋窝内容物的快速受压，臂丛压迫症状唯有通过快速清除鞘内血肿才能得到可逆缓解。

在腋动脉复合伤和部分穿通伤的患者中，覆膜支架逐渐成为一种备受欢迎的开放手术替代治疗[10, 11]。据报道，初始成功率高达 95%[11]。然而，由于创伤患者的随访率低，该技术的长期效果仍不太明朗。有限的数据显示，在上肢大动脉的患者中覆膜支架长期效果可能不佳，最近的一项关于锁骨下动脉和腋动脉损伤后支架植入术治疗的研究表明，30% 的患者发生支架内闭塞的中位时间为 132 天[12]。无论结果如何，大部分外科医师一致认为以下几种情况为支架治疗腋动脉损伤的禁忌，包括血流动力学不平稳的患者、血管横断患者及近端锚定区不足的患者[10, 12, 13]。迅速打开并显露腋动脉仍然是当今心血管外科手术的最重要组成部分。

为了显露的需要，腋动脉被分为三个解剖区域 图 5-6。第一部分，从第 1 肋至胸小肌的内侧缘，位置相对固定并且走行于臂丛之前；第二部分位于胸小肌之后，需要向深方解剖显露；第三部分，从胸小肌的外侧缘至大圆肌的外侧，外侧切口是其最好的入路。

（一）锁骨下入路至腋动脉第一部分

患者手术侧肢体外展约 90° 图 5-7。为确保吻合的移植物血管有一定的松弛度，手臂外展极为重要[14–16]，然而过度外展会造成臂丛牵引损伤。肩膀前胸壁以及腋窝都应该行术前准备并消毒铺巾，手术如需转流至股动脉，手术准备区域还应包括前躯干及双腿，消毒铺巾至大腿中部水平。

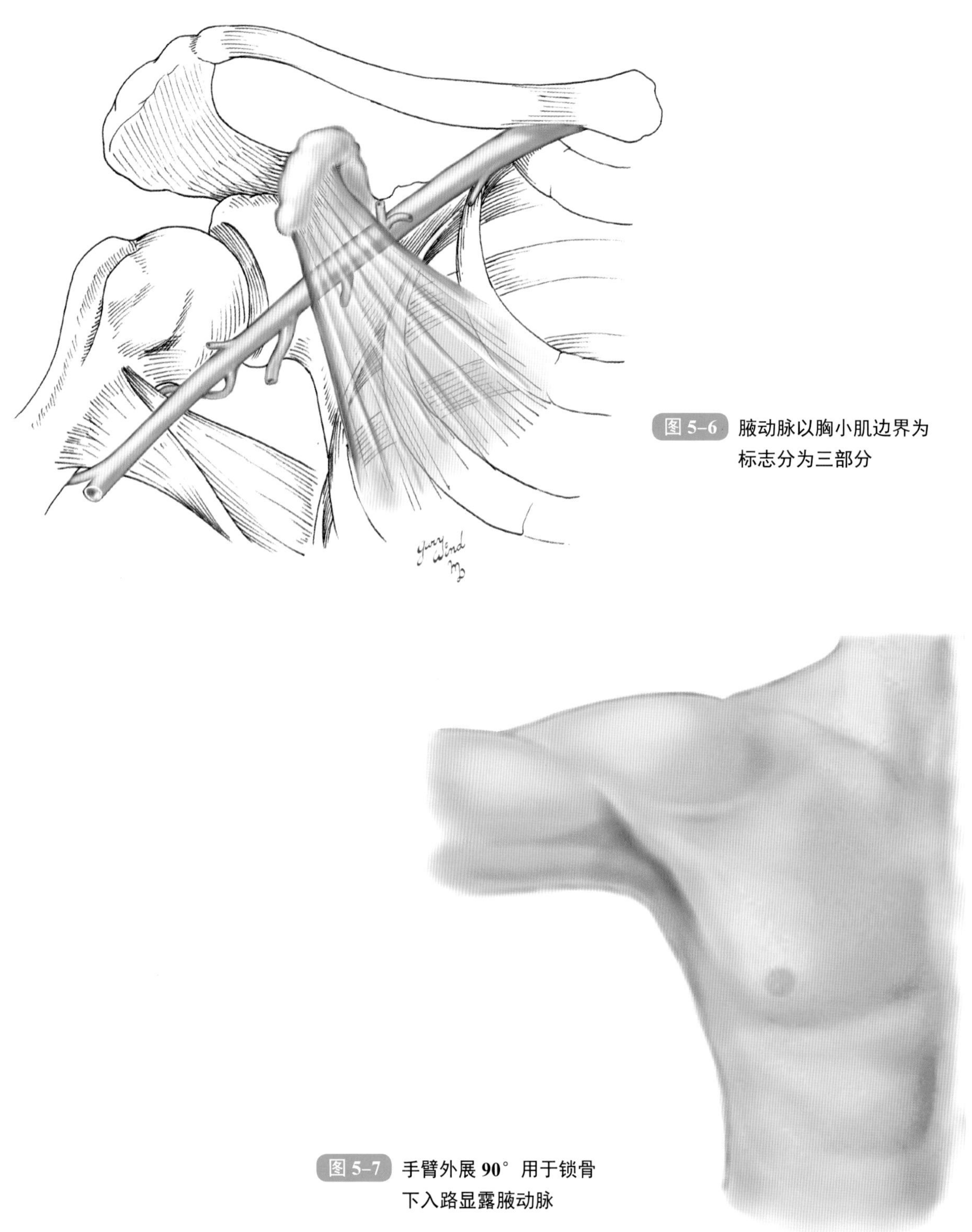

图 5-6 腋动脉以胸小肌边界为标志分为三部分

图 5-7 手臂外展 **90°** 用于锁骨下入路显露腋动脉

皮肤切口自锁骨中内 1/3 交点下 2cm 开始，水平向外延伸 6cm（图 5-8）。沿着切口向深方打开皮下组织及胸肌筋膜，钝性分离下方的胸大肌肌纤维长度与切口一致，显露出坚韧的锁胸筋膜。血管神经束及其包绕的腋鞘位于锁胸筋膜深层的脂肪组织内，需要锐性分离。在切口的外侧缘，游离胸小肌牵离拉至外侧，充分显露第一部分腋动脉（图 5-9），游离胸小肌时需小心，勿损伤胸外侧神经。

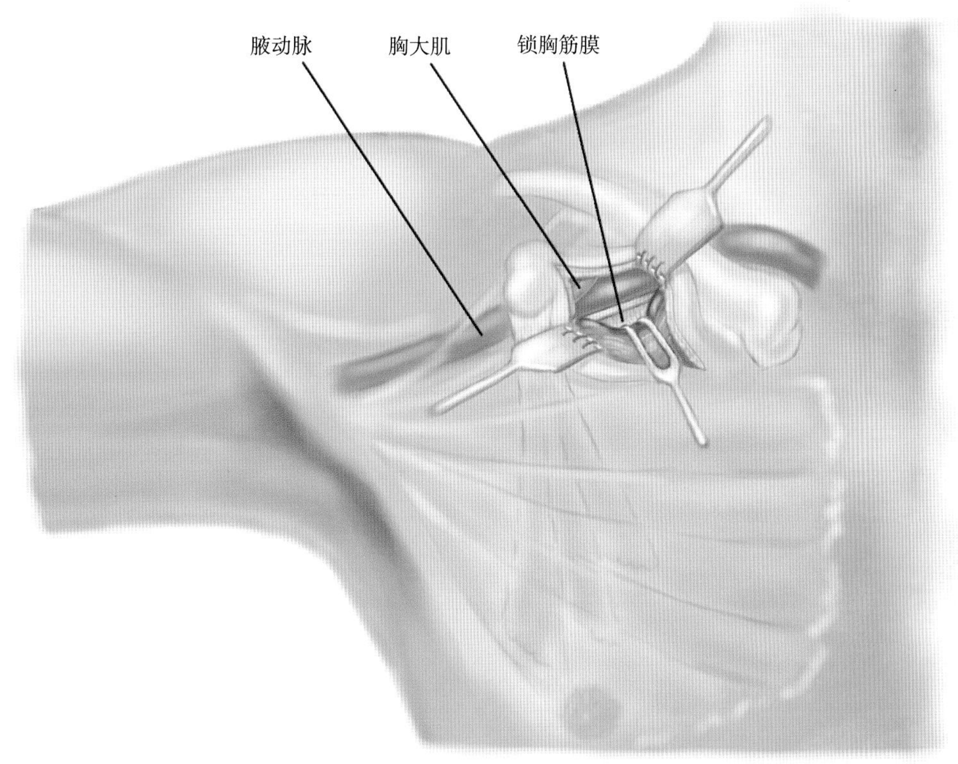

图 5-8　游离覆盖于腋动脉第一部分表面的胸肌纤维

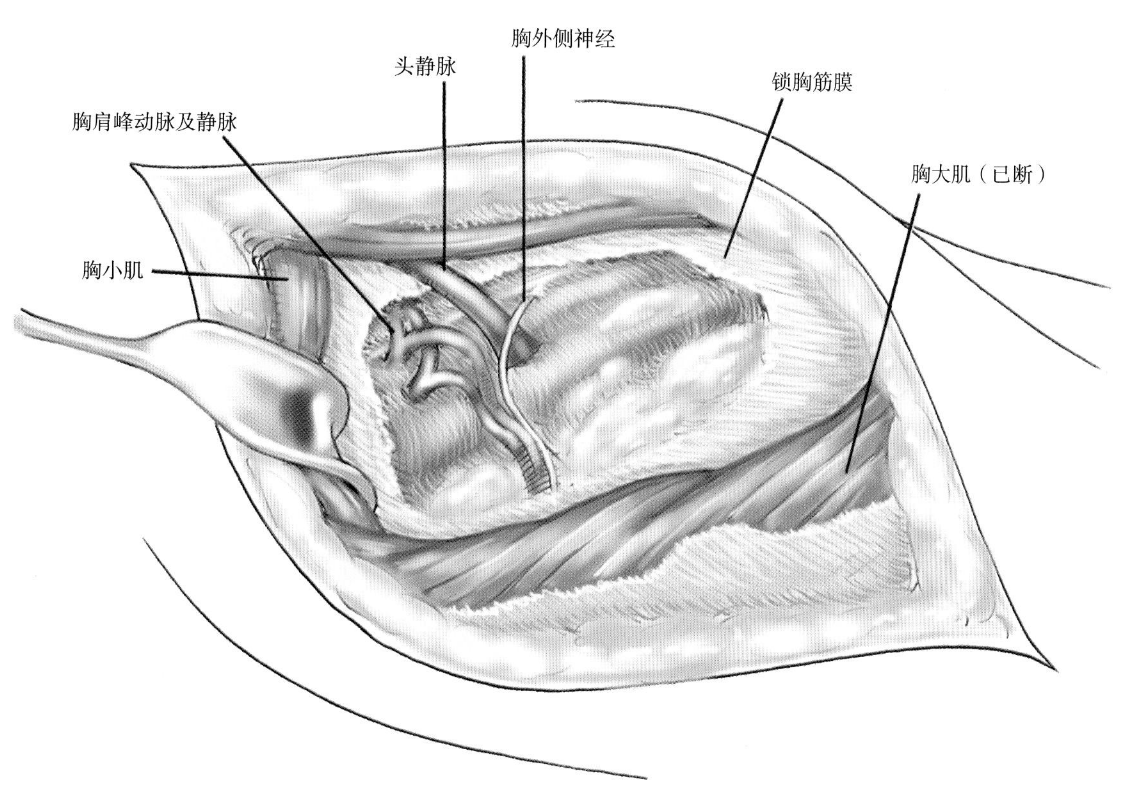

图 5-9　打开锁胸筋膜显露腋鞘，术野中可见胸神经、血管及头静脉

腋静脉是腋鞘中碰到的第一个结构。动脉位于其深部的上方，松解并向足侧牵拉静脉后很容易显露出腋动脉（图5-10）。操作时，部分静脉属支需结扎。大多数的吻合口位于胸肩峰动脉近端。腋动脉的大支动脉常被原位保留，但在一些瘦小的患者上，该动脉会由根部结扎断开以充分地显露腋动脉。胸外侧神经与胸肩峰动脉的胸部分支伴行，因此在结扎该动脉时应注意保留神经。臂丛神经位于腋动脉第一部分的深处，因而在盲目钳夹动脉时容易损伤神经，尽可能向近端松解腋动脉，注意识别附近的胸部神经及它们之间的交通支（图5-11），一旦完成松解，腋动脉套带，钳夹前抬高超越静脉及臂丛，从而保护这些结构免受损伤。

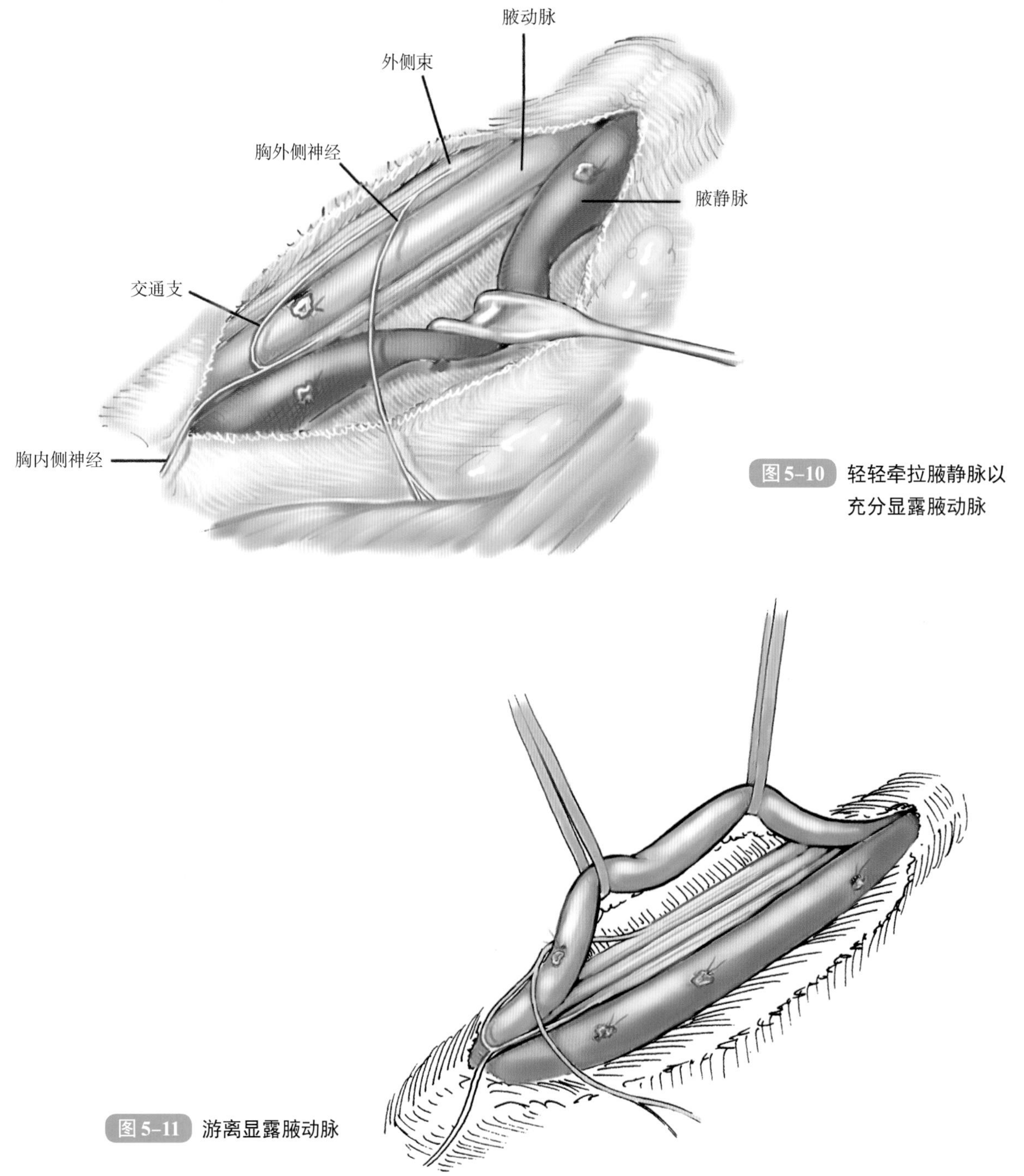

图5-10 轻轻牵拉腋静脉以充分显露腋动脉

图5-11 游离显露腋动脉

腋动脉旁路的近端吻合口应位于第一部分，且为肩膀活动时紧张度最小的位置。在腋动脉 – 股动脉旁路中，被报道近端移植血管断裂的发生比例为 5%，该严重并发症与上肢外展过猛或肩部创伤有关（图 5–12）。

为了降低移植血管断裂风险，Taylor 等 [14] 建议移植血管吻合于腋动脉第一部分并且于胸小肌下与腋动脉平行走行 8～10cm，如此走行可使移植物沿腋下的柔和曲线向下定向并放置，经过皮下隧道到达腹股沟区（图 5–13）。此方法除了可以让移植物处于非限制形态外，亦可使腋动脉的解剖入路靠近近端第一部分而无须游离臂丛神经。

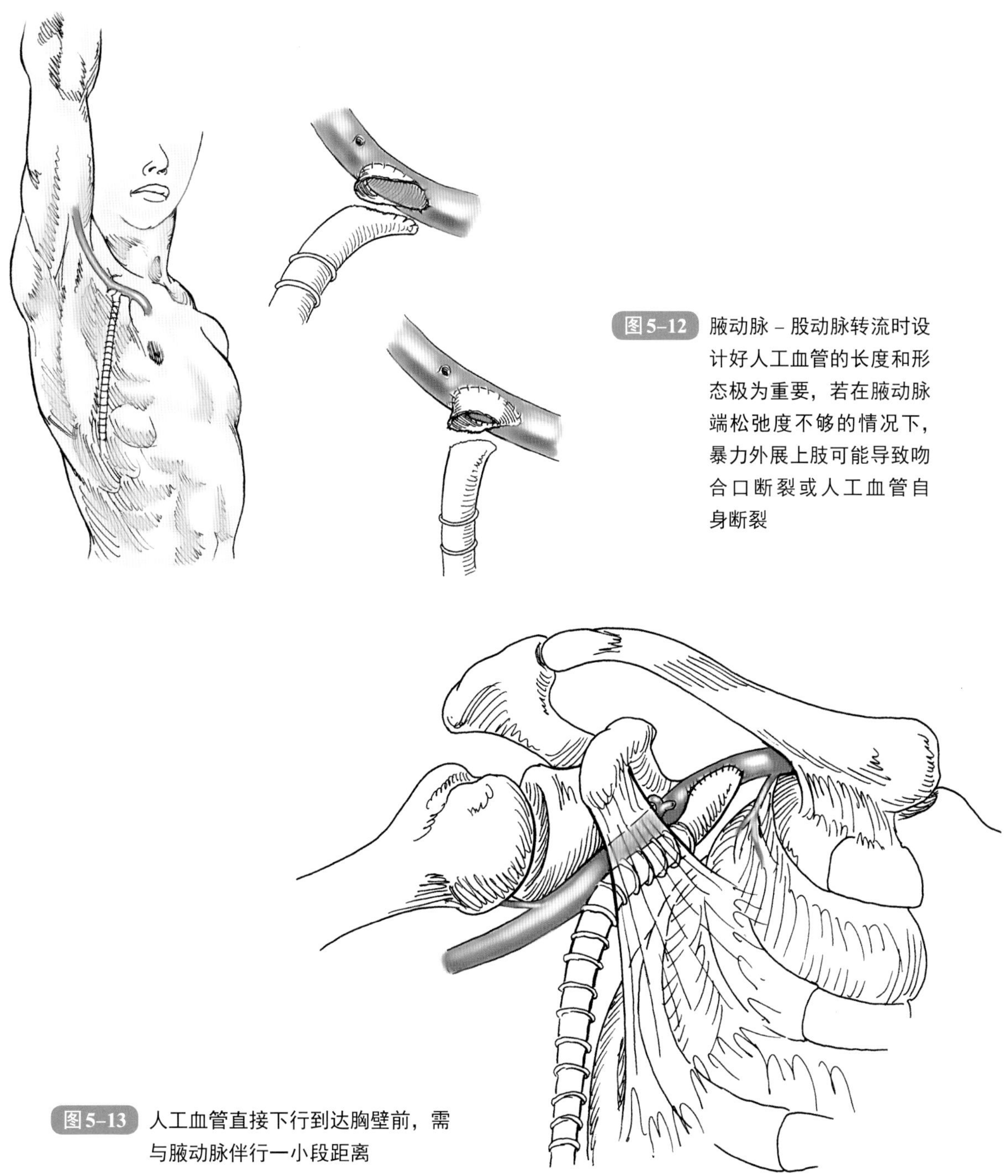

图 5–12　腋动脉 – 股动脉转流时设计好人工血管的长度和形态极为重要，若在腋动脉端松弛度不够的情况下，暴力外展上肢可能导致吻合口断裂或人工血管自身断裂

图 5–13　人工血管直接下行到达胸壁前，需与腋动脉伴行一小段距离

（二）腋窝入路至腋动脉第二、第三部分

这种方法在外观上很吸引人，是控制远端腋动脉损伤的理想选择。对于快速清除腋鞘血肿，该入路极为有效，然而，通过此腋窝切口，腋动脉靠近胸小肌内侧的部分不能很好地显露。因此，该入路在腋动脉第一或第二部分损伤时不能单独应用，此时控制内侧的腋动脉更为重要。在这些情况下，近端的控制应该采用锁骨上和锁骨下切口入路。或者，完全放弃整个腋窝切口，转而选择胸三角肌入路（见后述）。

患者取仰卧位，同侧手臂外展 90°。整个腋窝、肩膀、前胸壁及上肢行术前准备并消毒铺巾以便手臂在术中可以活动。

切口自胸大肌外侧，沿着胸壁至胸大肌与肱二头肌交汇处 图5-14。沿切口向深部经过皮下组织，胸大肌沿其后外侧缘松解，并向内侧牵拉，切口的外侧缘可见喙肱肌，内侧缘可见胸小肌，并与喙肱肌成直角，腋鞘包绕的血管神经束位于喙肱肌后缘的结缔组织内。

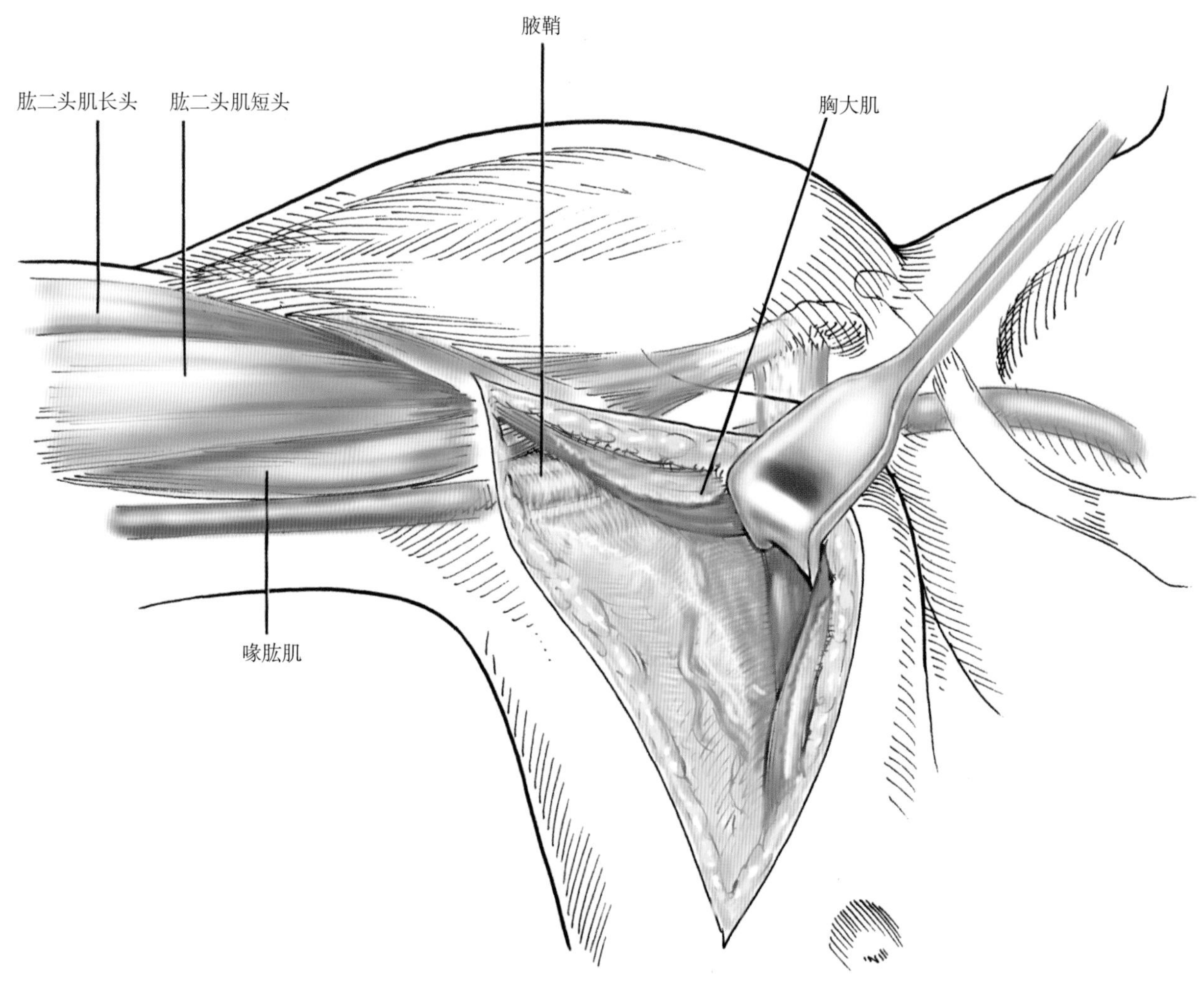

图5-14 打开胸大肌外侧缘的深筋膜，向内侧牵拉肌肉

正中神经是腋鞘远端最表浅的结构。因腋动脉位于该神经深处，故需仔细游离该神经以获得足够的动脉显露效果。腋静脉走行于动脉的内侧缘，动、静脉之间由尺神经将其两者分开 图5-15。在靠近近端的部位，正中神经分出内侧束及外侧束，从胸小肌的外侧缘横跨动脉上方。腋动脉第三部分应该完全游离出来并在钳夹前应用血管橡皮带抬高超越周边结构，腋动脉在胸小肌外侧受神经分支影响而显露受限，该处的损伤需要显露更近端腋动脉。

腋动脉第二部分可以通过在近喙突附着处断开胸小肌进行显露。抬高上臂，放松胸大肌可以使血管显露得更加充分。肌肉分离前注意胸神经的确认和保护，肌肉向尾部牵拉显露神经血管束，而打开腋鞘即可显露出腋动脉。臂丛环绕腋动脉的三面，在正前方未包绕动脉 图5-16。胸肩峰动脉由根部结扎断开以增加显露，腋动脉能够在断开的动脉分支处游离出来并套带，操作时小心，勿损伤胸外侧动脉 图5-17。

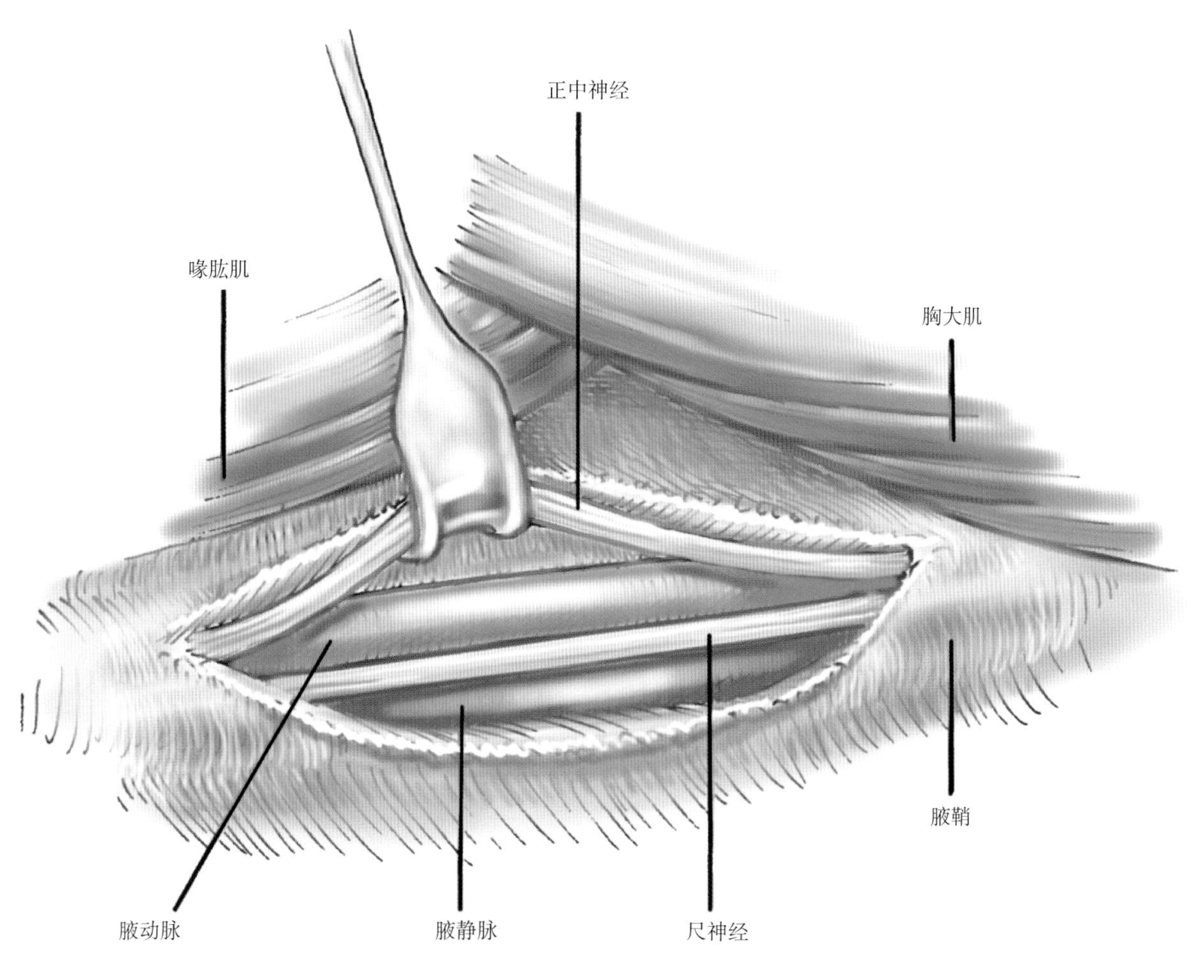

图5-15 打开腋鞘，小心地松解牵开腋动脉前方的正中神经

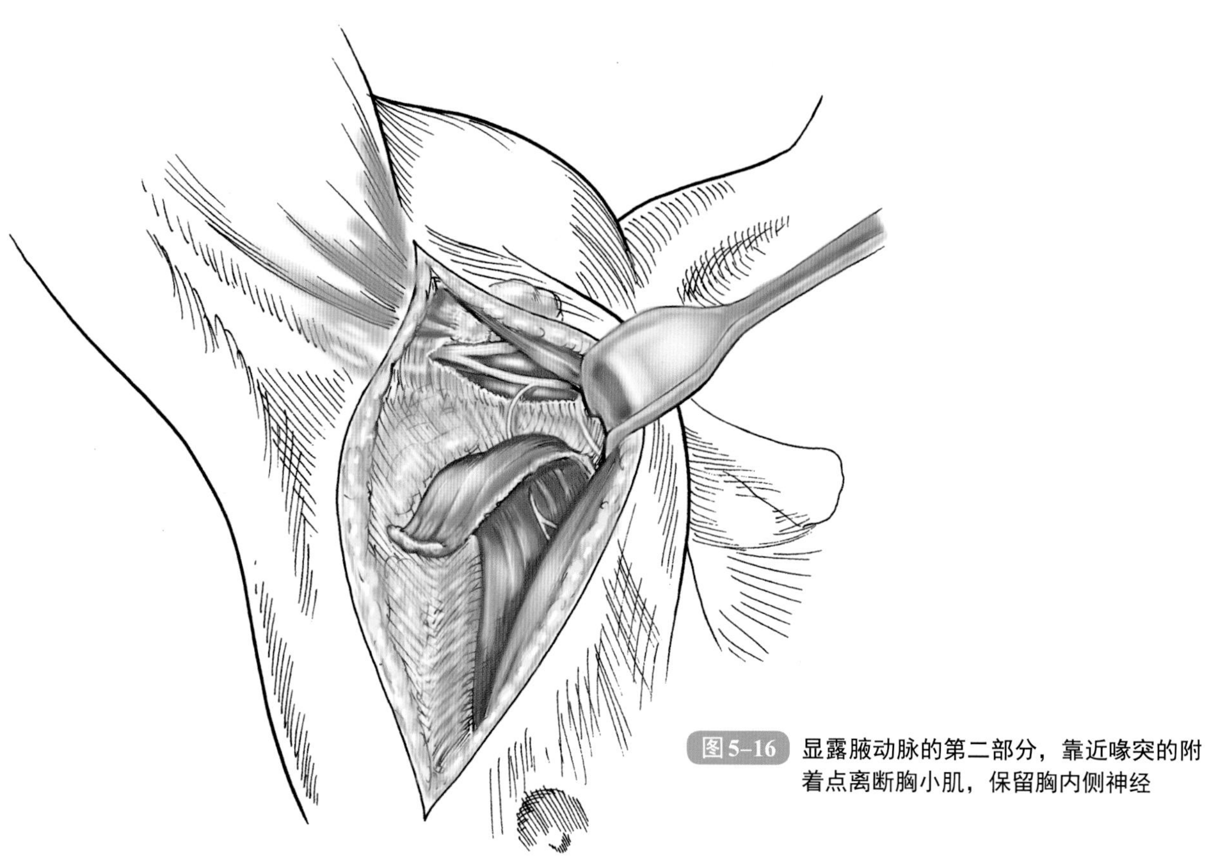

图 5-16 显露腋动脉的第二部分，靠近喙突的附着点离断胸小肌，保留胸内侧神经

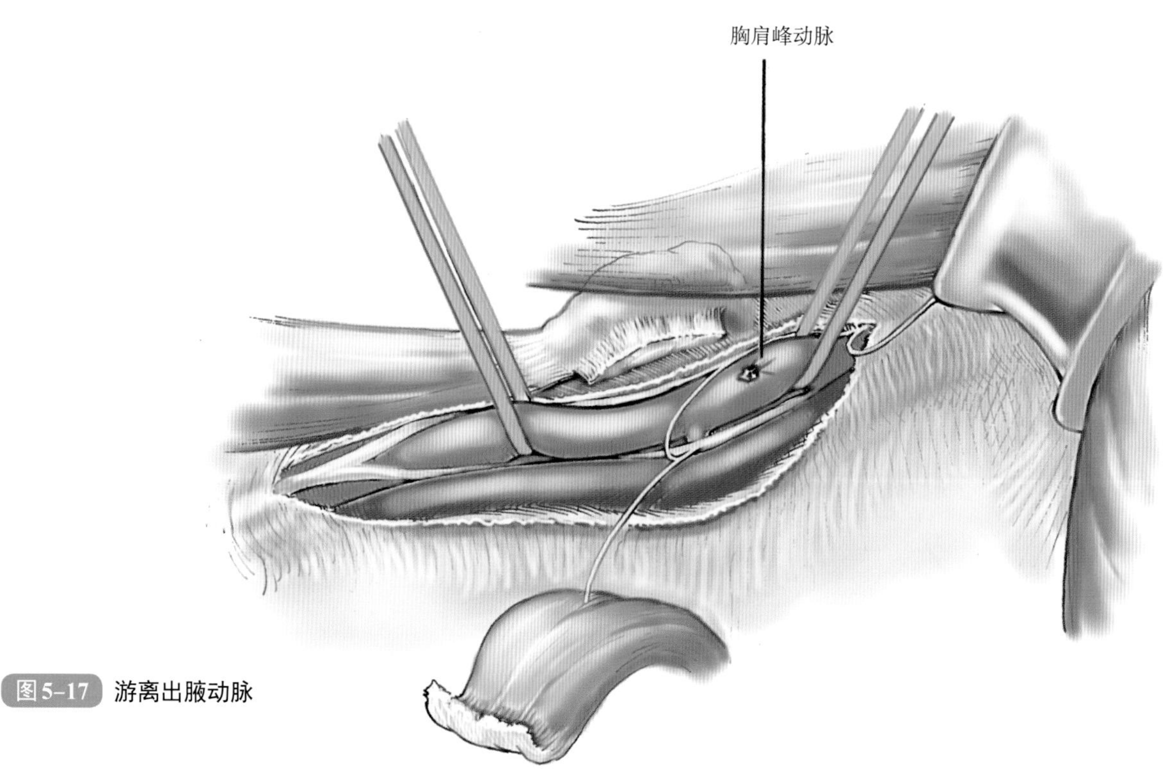

图 5-17 游离出腋动脉

（三）胸三角肌入路显露腋动脉各部分

该入路具有一定的难度。腋动脉第二部分及第三部分在这个狭小的切口中位于很深的部位，该切口需要精确解剖层次定位，但可能会受到出血影响。然而，在腋窝血管创伤时，胸三角肌切口是极为常用的入路，因为该切口能直接到达腋动脉的三个部分。并且，该切口可以作为前述的锁骨下切口的有效延伸。

患者于仰卧位，上肢外展约 30° 并外旋。切口自锁骨中点开始，沿三角肌前缘，切口长 5～7cm 图5-18。继续深入经过皮下组织到达胸大肌与三角肌之间的肌间沟，以其内走行的头静脉为标志。根据切口，分离相应长度肌间沟，并将胸大肌牵拉至内侧 图5-19。如果需要增加外侧的显露，可以贴近胸大肌腱附着点断开胸大肌，而头静脉，可从其内侧缘游离，并与三角肌一道牵拉向外侧，此时可见其下方的锁胸筋膜及胸小肌，沿着切口末端的喙肱肌下缘向上至喙突切开锁胸筋膜，可显露腋动脉第三部分 图5-20。神经血管束位于锁胸筋膜之下的蜂窝组织内，在腋鞘内，由内侧束和外侧束汇合成的正中神经是最表浅的结构。通过游离并向头侧牵拉正中神经，可显露腋动脉的第三部分。不要游离神经束接合处，以避免神经过分牵拉，在仔细游离尺神经及腋静脉的内侧缘后腋动脉能被游离出来并套带 图5-21。

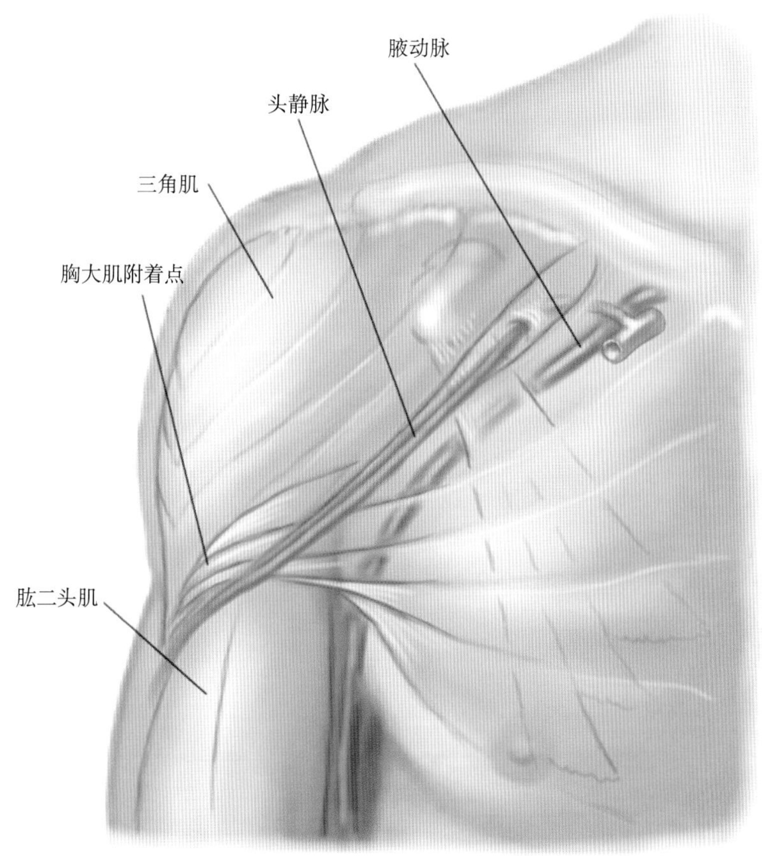

图5-18 三角胸肌间沟的体表标志

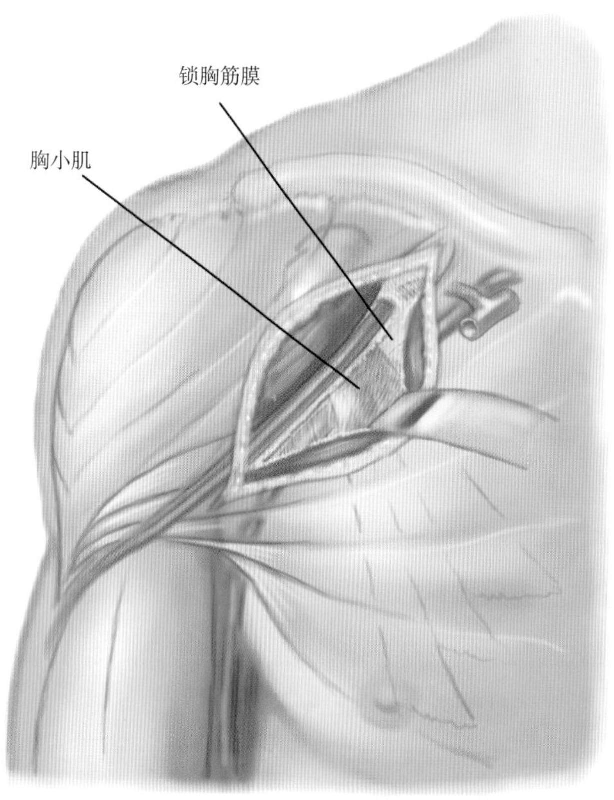

图 5-19 沿着三角胸肌间沟打开深筋膜，将胸大肌牵向内侧

图 5-20 为显露腋动脉第三部分，靠近胸小肌外侧打开锁胸筋膜

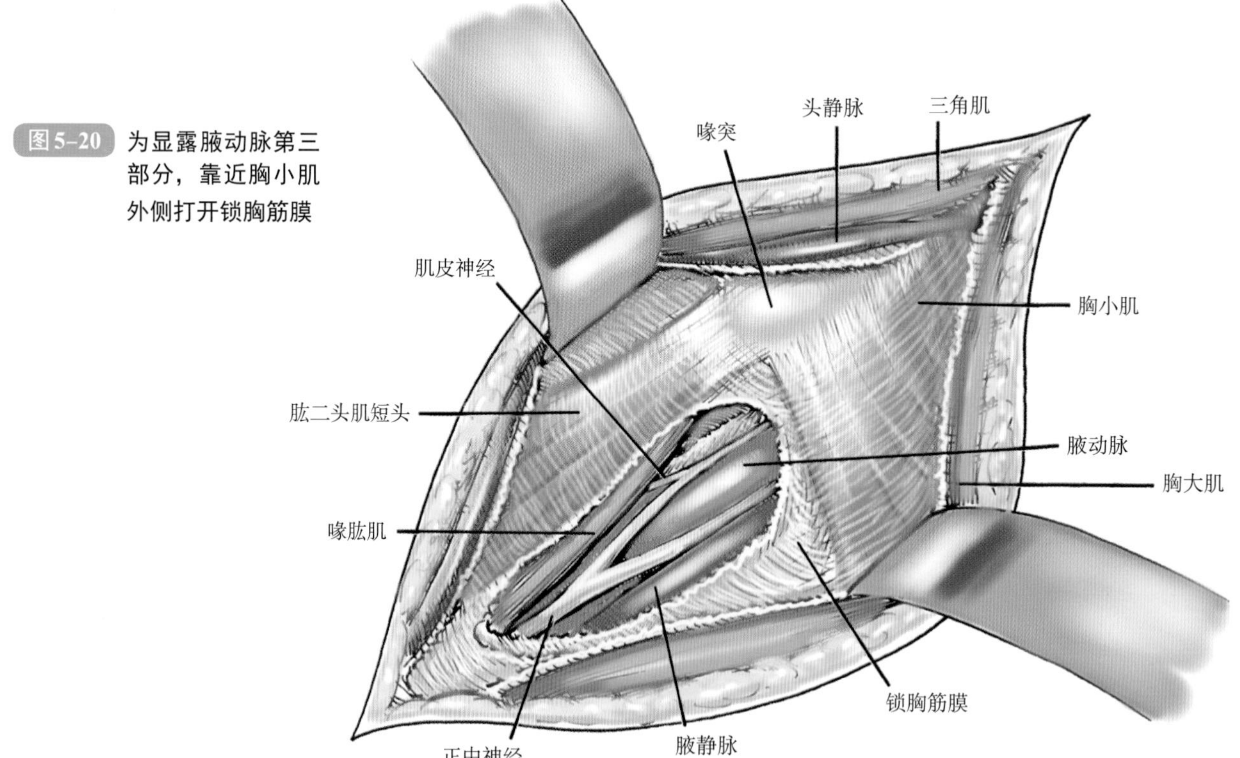

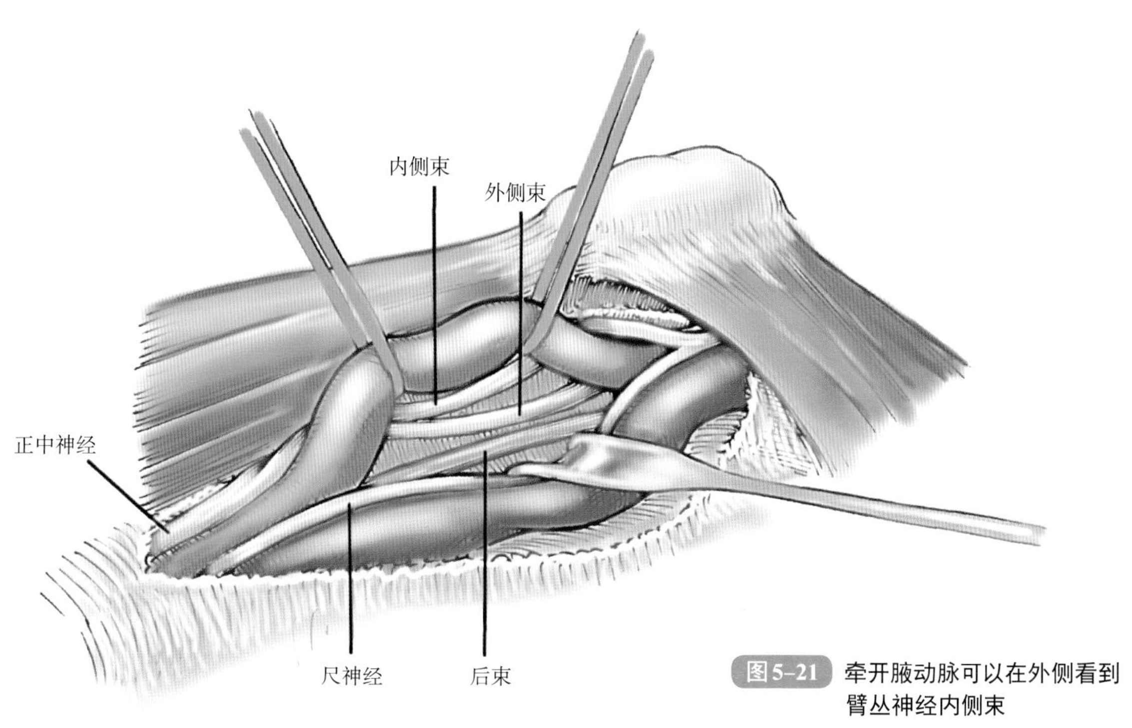

图5-21　牵开腋动脉可以在外侧看到臂丛神经内侧束

通过靠近喙突横断胸小肌，可以显露出腋动脉的第二部分 图5-22。胸肩峰动脉在根部离断后，有利于显露出胸小肌边界再进行切断，此时注意辨认及保护胸神经 [1]。内侧束和外侧束的汇合处位于腋动脉的前方，远端走行于胸小肌的外侧缘，此区域，连接胸神经的神经环路亦横跨腋动脉之前，因此容易在游离时受到损伤。第二部分的腋动脉，最好在神经环路及神经束汇合处之间游离。位于腋动脉后方的胸外侧动脉需要仔细辨认，除非需要显露更加充分时，才考虑结扎。

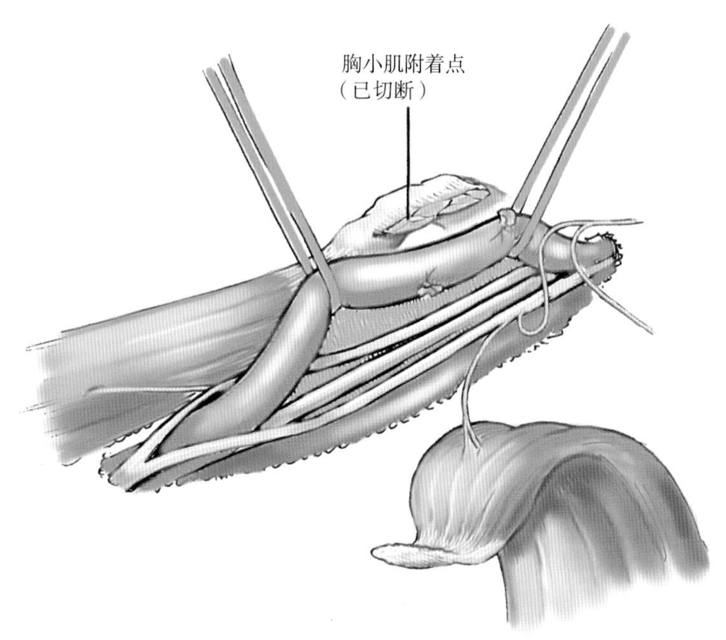

图5-22　将胸小肌从附着点上离断可显露腋动脉第二部分

切口内腋动脉第一部分应于胸小肌的近端进行显露。同前一样，在该节段离断胸肩峰血管可使腋动脉显露得更加充分。锁胸筋膜应尽可能往近端游离，直到锁骨下肌水平 图 5-23，腋鞘位于锁胸筋膜下方的脂肪蜂窝组织内。腋动脉位于腋静脉的深层头侧，松解并向尾部牵拉腋静脉有助于显露腋动脉。同前所述，动脉在钳夹阻断前最好套带提高以位于周围血管神经结构的上方。

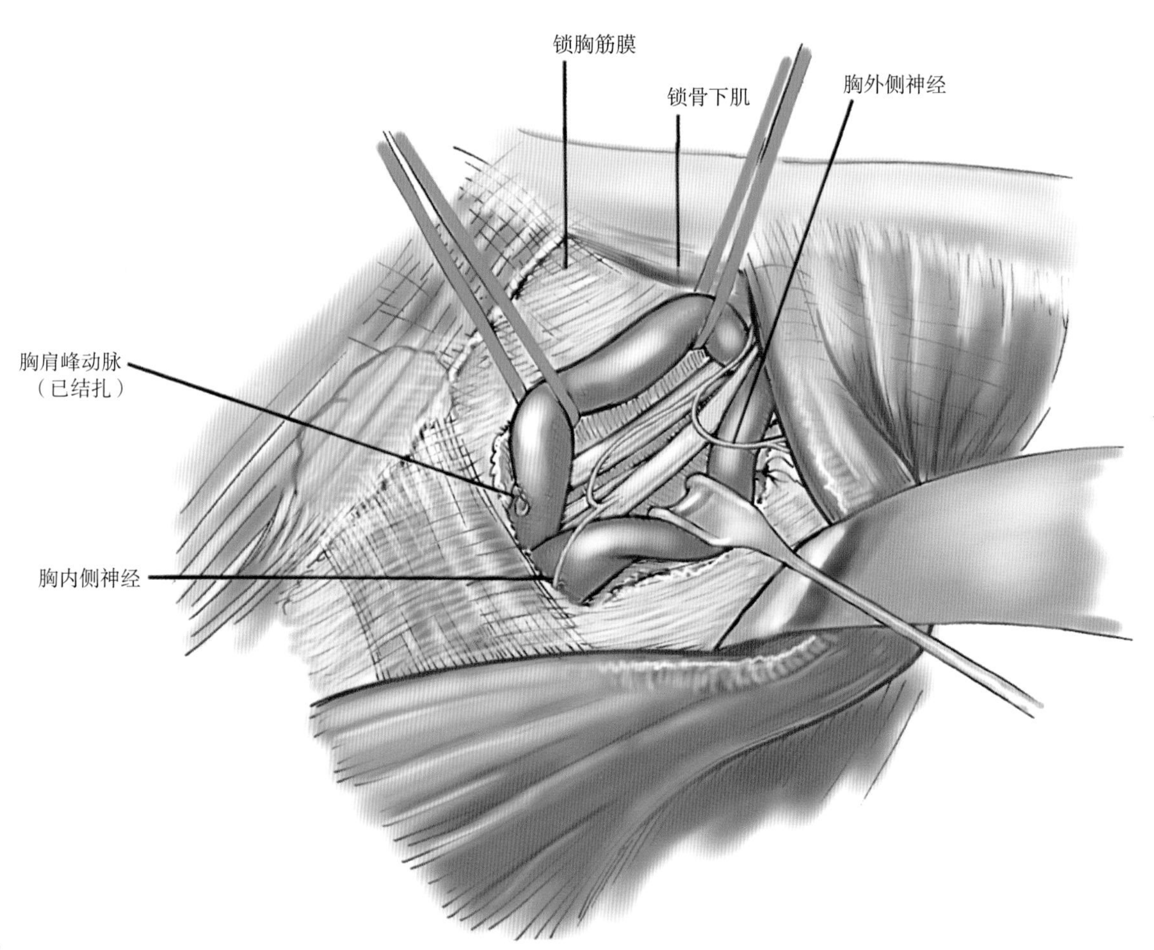

图 5-23 从胸小肌内侧显露腋动脉第一部分

第6章 肱动脉
Brachial Artery

一、上臂的外科解剖

与腿部解剖结构不同的是，上臂的主要神经和血管主干汇聚于一根神经血管束内。但上臂的肌肉与腿部解剖结构一样分成明显的屈肌肌群和伸肌肌群，只是表面的肌间隔和筋膜没有腿部那么强健。神经血管主干应该与其周围的肌肉和筋膜一起描述。

（一）上臂筋膜

上臂的前屈肌群筋膜室和后伸肌群筋膜室分别被一层薄但坚韧的深筋膜鞘所包绕 图 6-1。肌群筋膜室之间被起于肱骨远端髁上嵴的内侧肌间隔和外侧肌间隔所分开（隔离）。包绕着的筋膜与这些肌间隔相连接并在远端依附于鹰嘴及肱骨髁。腋鞘内的神经血管束向手臂方向移行并深入至上臂深筋膜内，桡神经和肱深动脉在背阔肌肌腱远端离开神经血管束并向后方走行，同时正中神经、尺神经及两支内侧皮神经与肱动脉伴行，进入密闭且界限清楚的肱部神经血管鞘。这个肱部神经血管鞘位于上臂中段的皮下组织中，因此很容易从内侧肌间隔前方解剖分离出来。

（二）上臂神经

在背阔肌肌腱外侧缘有三支主要神经干包绕着肱动脉。正中神经位于血管前方，尺神经位于血管内侧，桡神经位于血管后方。肌皮神经从腋窝中部的臂丛外侧束发出，独立行走并穿过喙肱肌达到其他手臂屈肌。

正中神经与肱动脉伴行沿着上臂走行，从相对外侧位置斜行跨过肱动脉至其内侧。尺神经在上臂中段穿过内侧肌间隔，并于肌间隔后侧走行，抵达肱骨内上髁后方的尺神经沟。桡神经于阔肌肌腱的尾端边缘转向后方，并在肱三头肌的外侧头和内侧头的起点之间呈螺旋形走行。在上臂中部，桡神经穿过外侧肌间隔到达前臂伸肌筋膜室。从这些神经主干发出的皮神经分支在此不再赘述，但应注意其与神经主干相区分，且在选择切口时应注意避开这些皮神经分支。

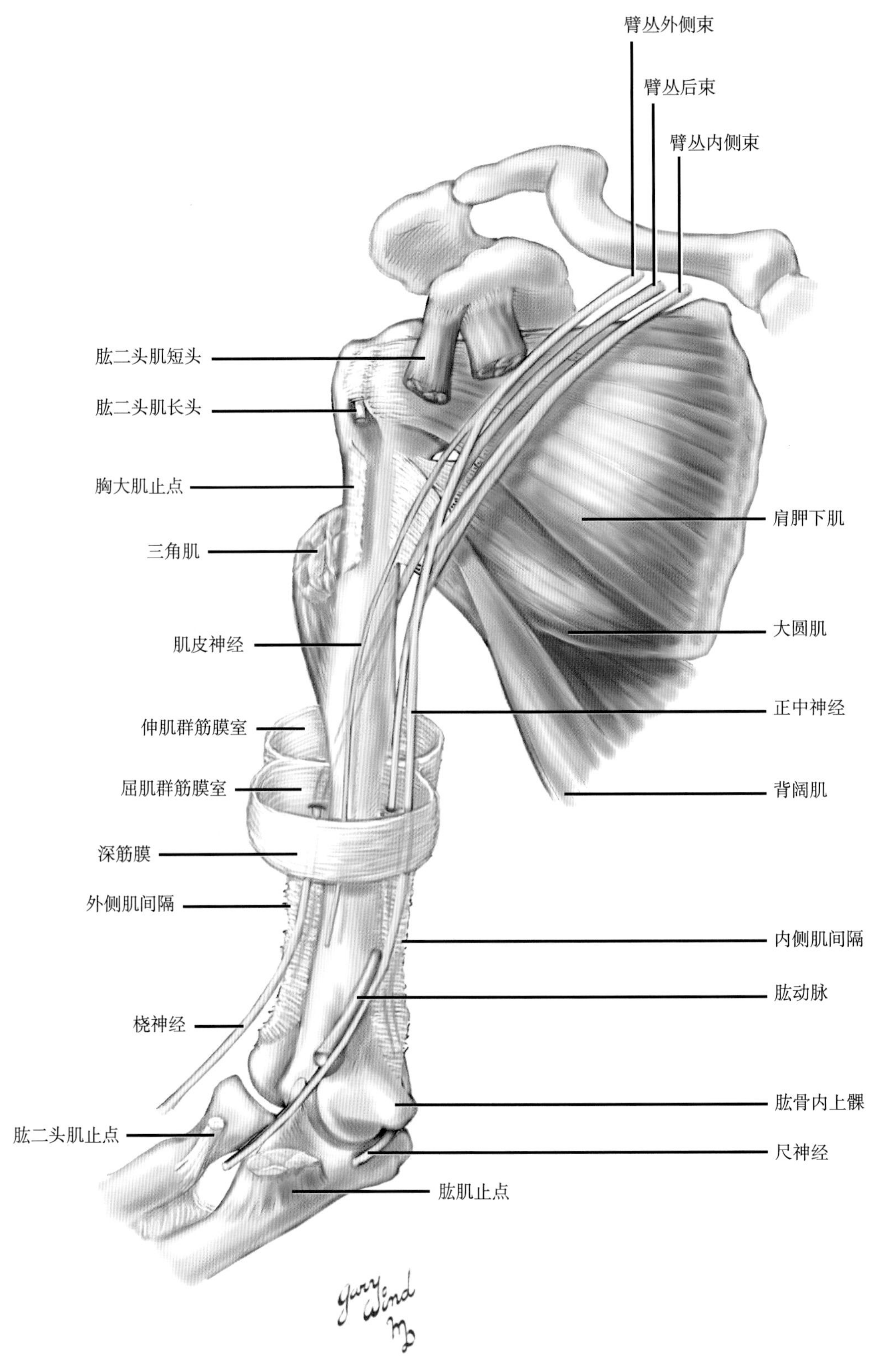

图 6-1 上臂髁上间隔和深筋膜内包括位于前方的屈肌肌群和位于后方的肱三头肌肌群；肱动脉和正中神经被包裹于前屈肌群筋膜室内，而尺神经和桡神经在上臂的远端经肌间隔穿行于不同筋膜室内

（三）上臂血管

手臂的每一支主要神经都与相对应动脉伴行。如上文所述，肱动脉与正中神经在前屈肌群筋膜室内侧伴行（图 6-2）。在近端，肱深动脉和桡神经伴行并穿过外侧肌间隔，此时该动脉被称之为桡侧副动脉。尺侧上副动脉自肱动脉中点发出并和尺神经伴行穿过内侧肌间隔，尺侧下副动脉在更远处穿过肌间隔。除了供应肌肉的肌支以外，肱动脉还向股骨干中部发出一支主要滋养血管。

肱动脉通常伴行两条肱静脉。贵要静脉走行于皮下，从肘窝至上臂中部内侧穿过深筋膜汇入至一条肱静脉。两条肱静脉之间在深浅层形成大量吻合并在大圆肌水平汇合成腋静脉。头静脉全程较为表浅，走行于三角肌间沟，与肱深动脉伴行注入肱静脉与腋静脉的移行处。

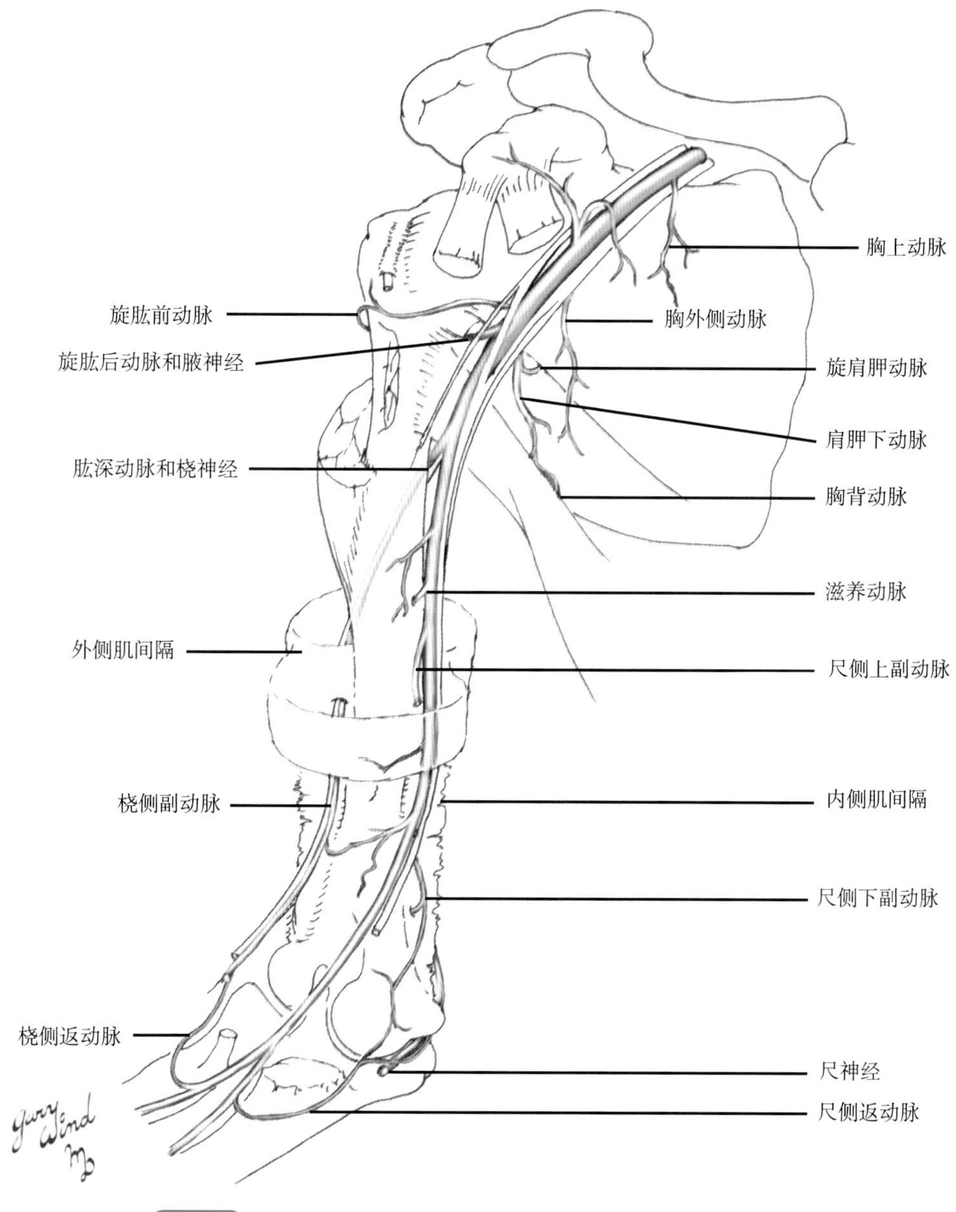

图 6-2　肱动脉的分支和其伴行神经以及在肩部、肘部形成的侧支循环

（四）臂肌前群

在近端，肩关节周围的几块强健肌肉将肱骨与上肢带骨及胸壁连接在一起 图 6-3。在远端，宽阔的肱肌是附着于肱骨的臂肌前群中最主要肌肉。较小的喙肱肌与肱二头肌短头都起自肩胛骨喙突，肌皮神经穿过喙肱肌，在肱肌和肱二头肌之间下行，并支配这两块肌肉。

肱动脉近端及其伴行神经首先行走于靠近股骨干的喙肱肌后方，然后斜行跨过肱肌肌腹的中部。桡神经位于肱肌肌腹远端的外侧缘。

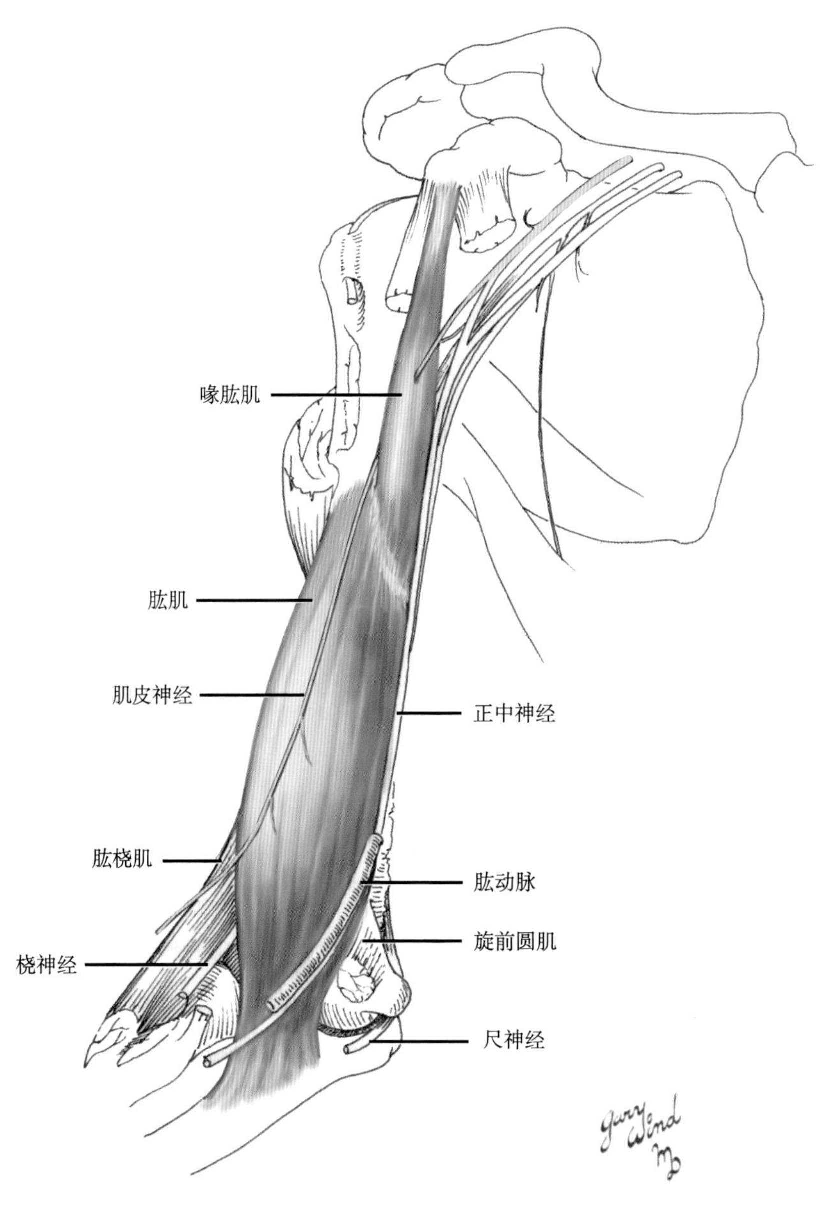

图 6-3 上臂的深层肌肉，喙肱肌和肱肌由肌皮神经支配，该神经穿过喙肱肌走行于肱肌和肱二头肌之间

肱二头肌从前方覆盖肱骨全程 图 6-4 。在近端，肱二头肌长头和短头被横跨其表面并附着于肱骨二头肌沟外侧缘的胸大肌肌腱所约束。在远端，肱二头肌逐渐变细汇聚成强健的肌腱并附着于桡骨二头肌粗隆。从该肌肉远端发出一宽阔的继发性肌腱腱膜向内侧延伸并附着于前臂屈肌的深筋膜，该带状肌腱腱膜横跨于肱动脉和正中神经表面。

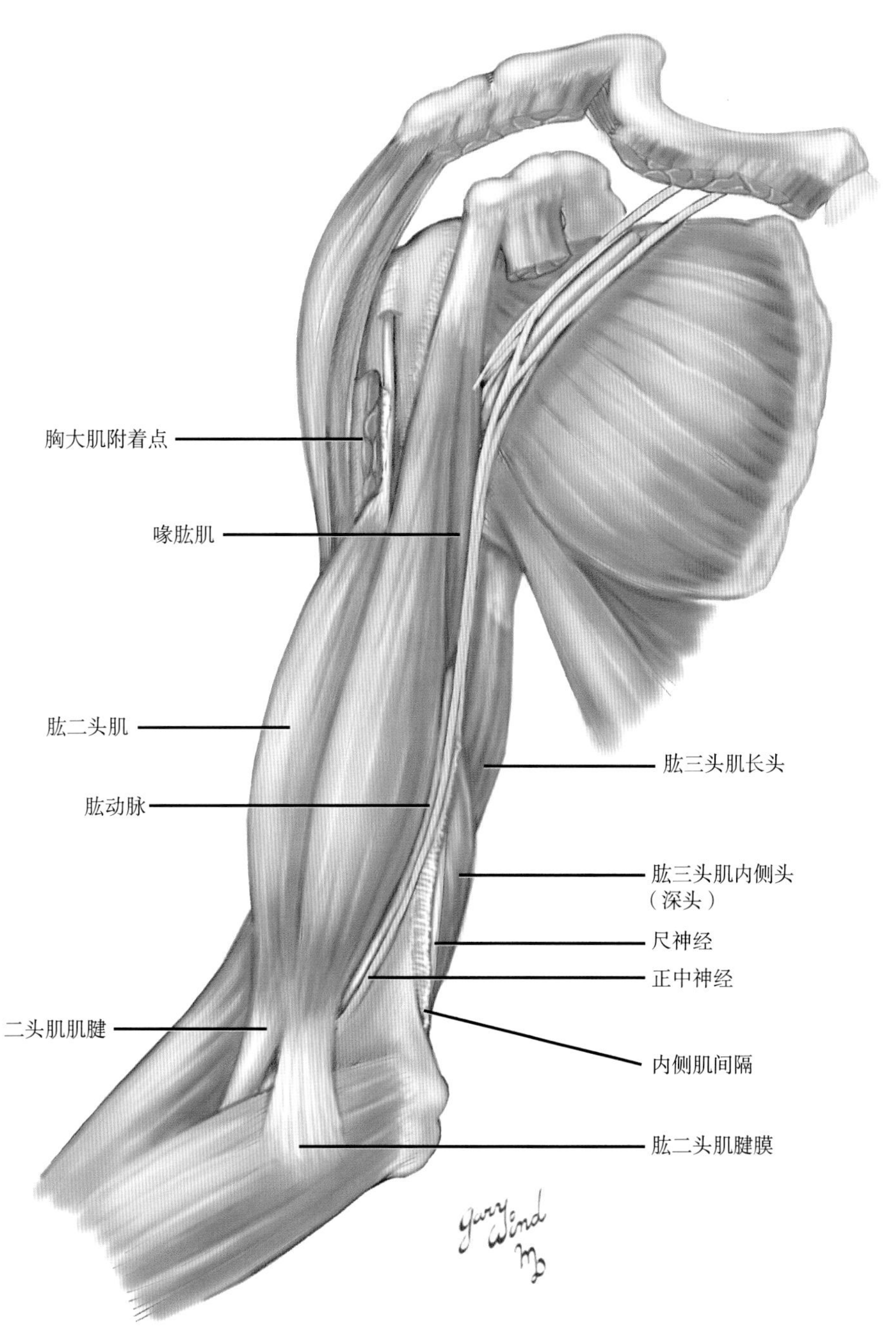

图 6-4 肱二头肌横跨肩关节和肘关节，其内侧毗邻肱动脉和正中神经

（五）臂肌后群

上臂后方主要肌肉是肱三头肌 图 6-5。肱三头肌长头起自肩胛骨盂下结节，内侧头和外侧头起自肱骨后方。肱深动脉和桡神经斜行于内外侧头之间的肱骨桡神经沟。肱深动脉和旋肱后动脉相交通。肱深动脉和神经在桡神经沟远端穿过外侧肌间隔之前，肱深动脉发出一支后降支与肘窝的副动脉升支血管相吻合。

尺神经穿过内侧肌间隔后，与肱动脉发出的尺侧上副动脉及尺侧下副动脉伴行于肱三头肌内侧头的内侧。

肱三头肌的三个头在肱骨末端汇集成一条宽阔且坚韧的肌腱止于尺骨鹰嘴 图 6-6。

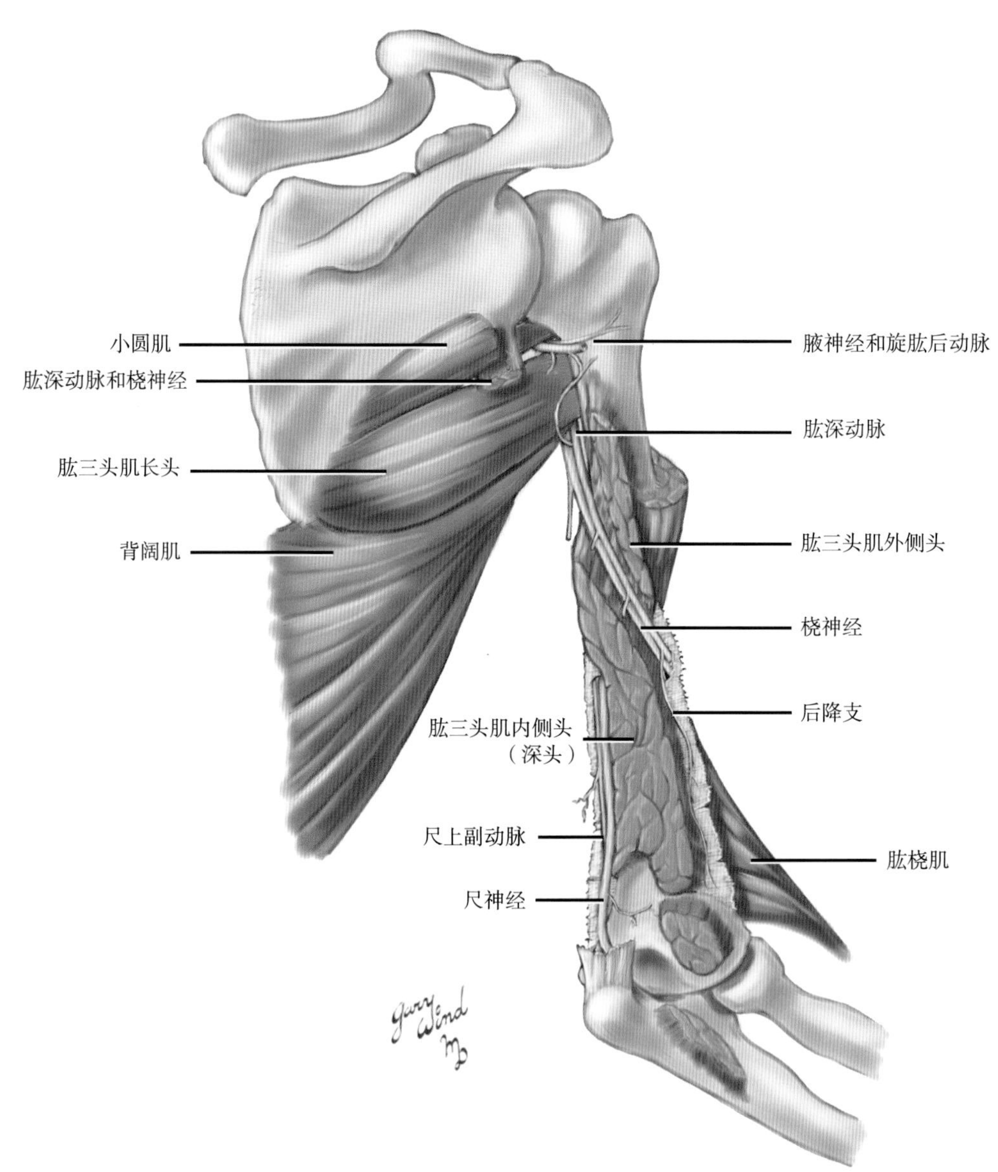

图 6-5 肱三头肌外侧头和内侧头（深头）发自肱骨，肱深动脉和桡神经走行于内外侧头之间形成的螺旋线间隙中

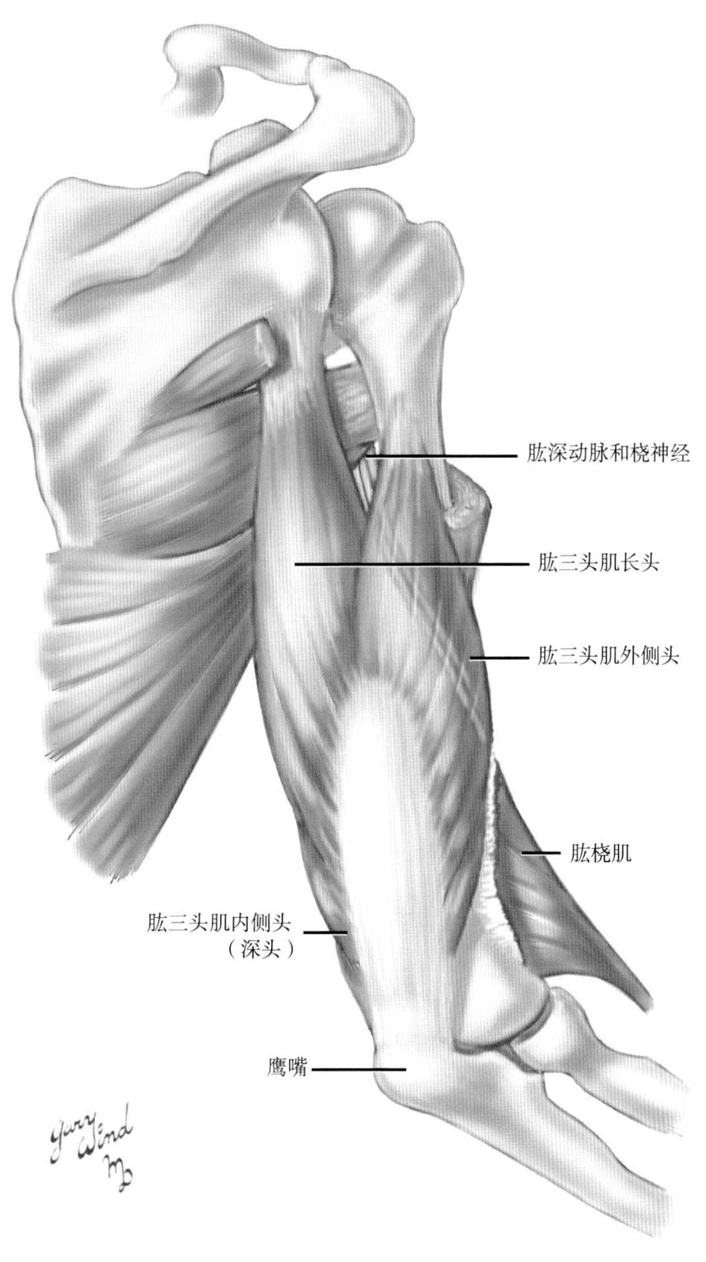

图 6-6　肱三头肌覆盖上臂后部

（六）体表标志

当上臂外展伸直时，在屈肌肌群筋膜室和伸肌筋膜室之间的条索状结构就是神经血管束（图 6-7）。在肱骨近端表面可见大块肌肉形成的隆起。

在外侧面，桡神经的走行被肱三头肌的外侧头所覆盖（图 6-8）。外侧肌间隔可由肱骨外上髁近端的脊状突起来标记。三角肌与肱三头肌长头之间的凹陷标记桡神经和肱深动脉起始段。三角肌远端的附着点和肱桡肌近端的起始点将肱骨干分为三段。桡神经穿过外侧肌间隔的部位刚好处于肱桡肌起始点以远。

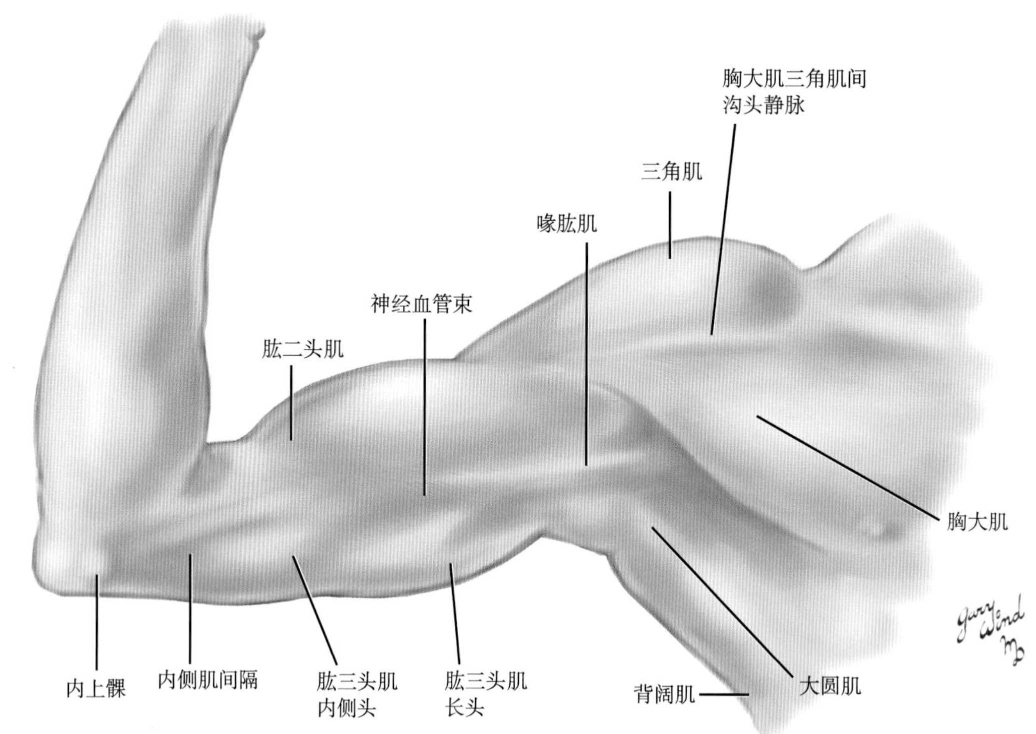

图 6-7 喙肱肌及其毗邻的神经血管束形成的条索状嵴位于肱二头肌和肱三头肌之间，头静脉为三角胸肌间沟的体表标志

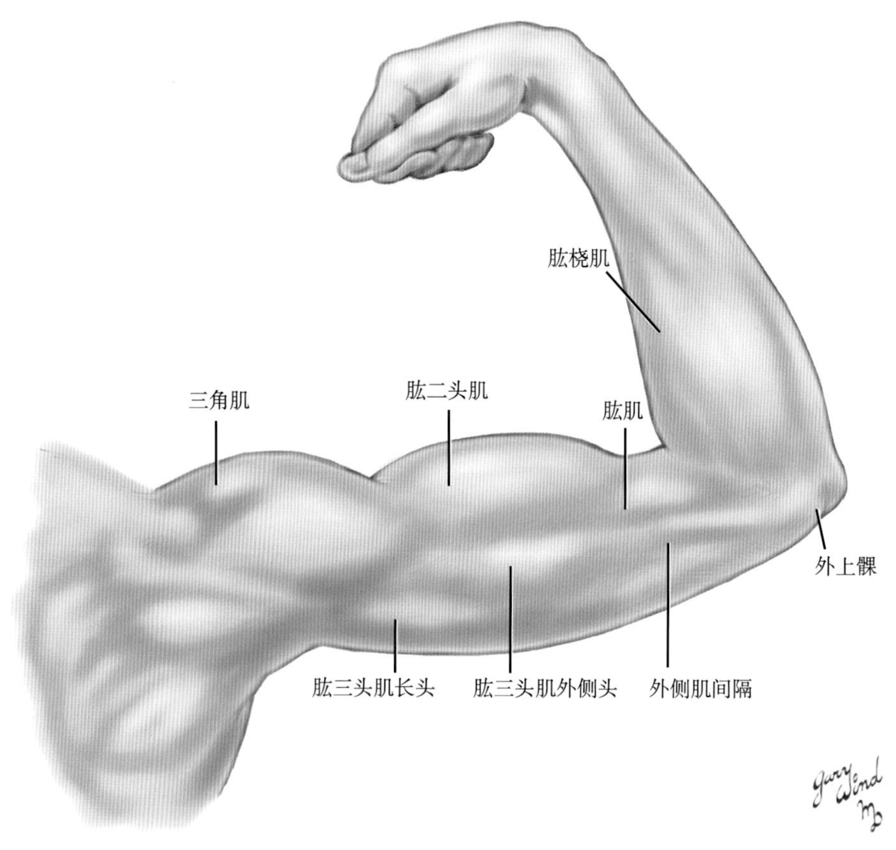

图 6-8 三角肌和肱三头肌长头之间的浅沟标志着肱深动脉和桡神经的近端

二、肱动脉解剖显露

肱动脉位置表浅且近端靠近肱骨，因此易于被损伤。肱动脉创伤在上肢血管损伤中最为常见 [1-3]。虽然多数外伤的修复都很简单，但是超过 50% 患者的外伤由于合并有骨和神经损伤而导致长期残疾 [4]。损伤的机制往往取决于高危人群的特点：在美国城市中，绝大多数肱动脉损伤与穿透性创伤有关 [1]，而钝性损伤在美国农村 [5] 和欧洲创伤中心更常见 [6, 7]。有文献报道，儿童的肘关节后脱位和髁上骨折会引起肱动脉远端损伤 [8-9]。在髁上骨折时，移位的方向决定了哪些结构易受损：骨折远折端向内侧移位可能会损伤桡神经，而远折端向外侧移位则可能会损伤正中神经和肱动脉 [8] 图 6-2。

肱动脉解剖显露很简单。下面讨论的重点是解剖游离靠近肘窝部位的肱动脉，肱动脉分叉处的解剖分离将在第 7 章讨论。

患者取仰卧位靠近手术床边缘，上臂外展 90°，护臂板支撑手臂。应避免肩部过伸，以防止对臂丛神经的损伤。腋窝、臂部及手部均应行术前准备和消毒铺巾。手部和前臂穿戴无菌弹力袖套，便于术中更改患者体位和触诊桡动脉搏动 图 6-9。

在上臂内侧，于肱二头肌和肱三头肌之间的肌间沟处做一个 5～8cm 的纵切口，切口可以向近端或远端延长便于血管显露。在上臂的远半部分，切口深达皮下时需要注意防止损伤贵要静脉，该静脉穿过上臂中段以远的深筋膜，并与在这一区域近心端深层组织中走行的肱动脉、肱静脉伴行。贵要静脉很容易被牵拉至切口后侧，必要时结扎横跨的静脉分支。

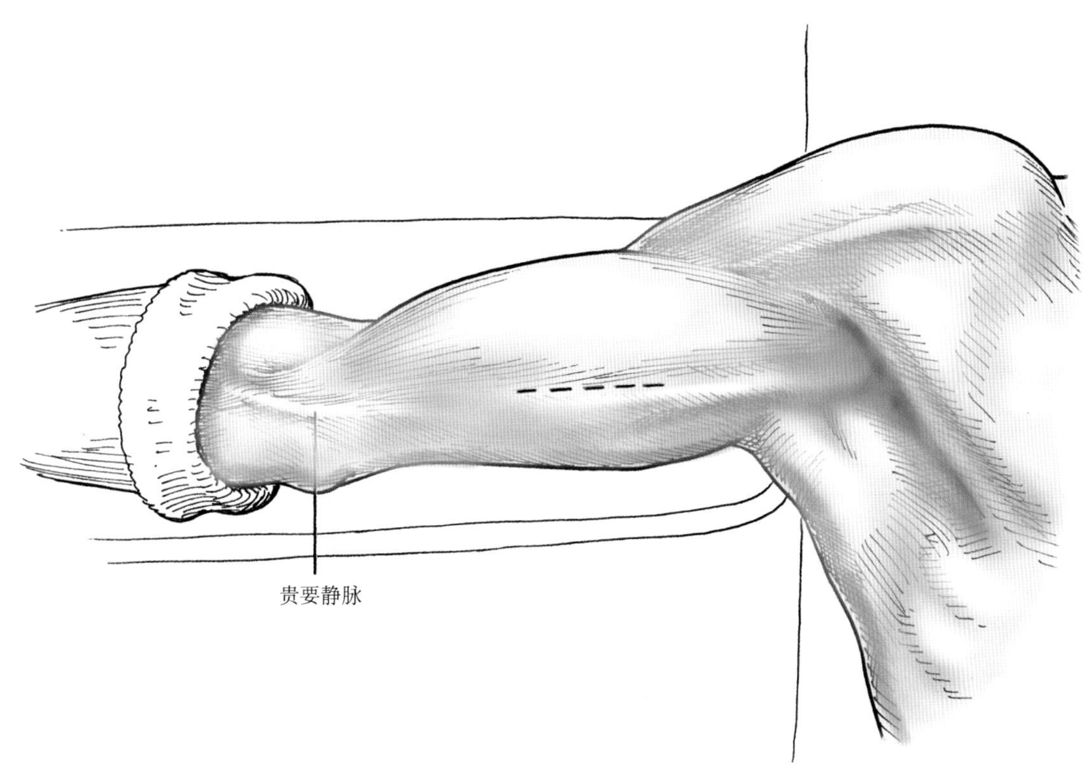

图 6-9　解剖肱动脉时上肢外展 90°

切开肱二头肌内侧缘的深筋膜，并将该肌肉向前方牵拉，可以显露出神经血管束（图6-10）。此时需要确认行走于肱部神经血管鞘内侧的贵要静脉。轻轻将贵要静脉牵拉至切口后侧，即可显露肱部神经血管鞘了。正中神经是打开肱部血管神经鞘后见到最表浅的结构，该神经需要充分游离并轻轻地牵拉至切口前方（图6-11）。肱动脉位于正中神经深面，两条肱静脉分列动脉两侧，尺神经位于动脉侧后方。游离动脉时，需要结扎横跨动脉内侧表面的静脉交通支。在上臂近端，肱深动脉需要确认并予以保护，此时肱深动脉位于背阔肌外侧缘以远的肱动脉后内侧表面。解剖分离上臂中段及远段的肱动脉时，另外两支动脉分支——尺侧上副动脉及下副动脉，可能需要分别控制。

在有些患者中可以见到两条平行的动脉自上臂向肘前区走行，该变异是由于肱动脉分叉位置较高所形成的，这个分叉位置最常见于上臂上1/3处[10]，但最高也可达腋动脉[11]。两条平行的动脉占据着神经血管束中原本肱动脉的位置，并于前臂分别延续为桡动脉和尺动脉（图20-7）。

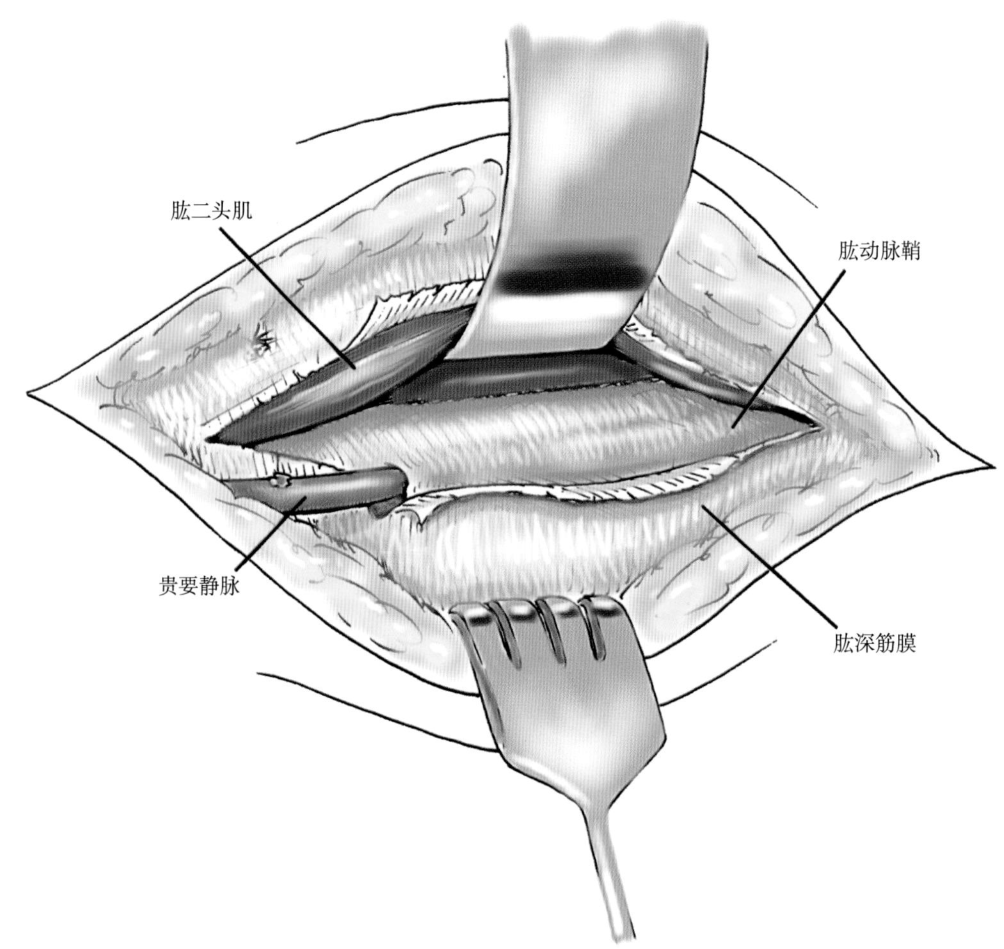

图6-10 切开肱二头肌内侧缘的深筋膜，显露被筋膜鞘包绕的神经血管束，保留穿过深筋膜的贵要静脉

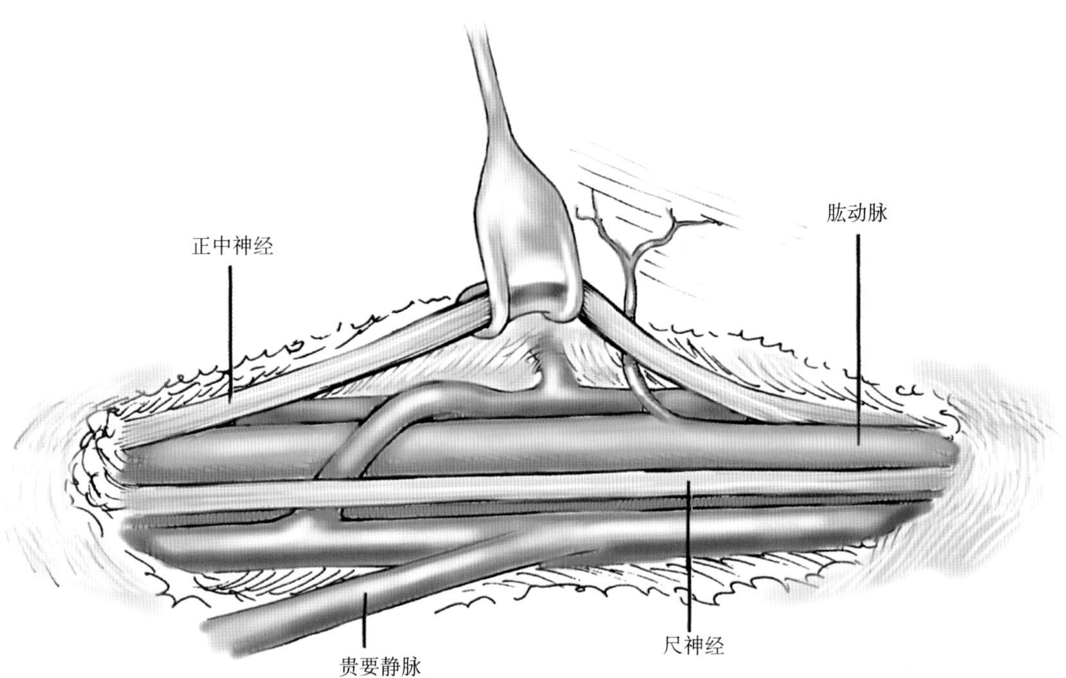

图 6–11　血管和神经显露后，轻轻牵拉正中神经，切断并结扎静脉分支便于游离动脉

第 7 章　上肢血管

Forearm Vessels

一、前臂的外科解剖

前臂的主要神经和动脉走行在两组重要肌群之间，并且与之相平行，接近腕部时逐渐汇聚。前臂的特有的轴向旋转与屈肌 / 旋前肌和伸肌 / 旋后肌的从内侧到掌侧，从外侧到背侧的螺旋状分布相关。安全的血管外科手术显露方法要求对血管，神经和肌肉之间的关系有良好的三维认识，尤其是在肘窝区域。

（一）浅静脉和神经

上肢远端的浅静脉变异较多，但随着它们向肘前间隙汇聚，这些浅静脉呈现出更稳定的走行模式 图 7-1。前臂远端最恒定的静脉是头静脉，其始于桡骨的外侧，在肱二头肌腱前方分出肘正中静

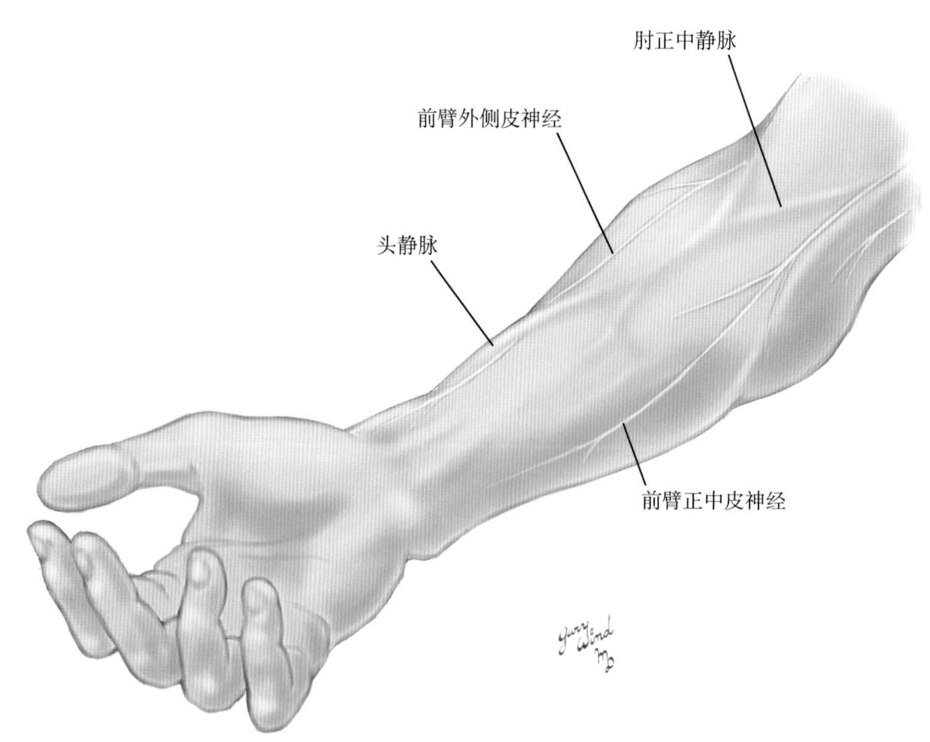

图 7-1 前臂浅静脉和神经分布，轴向走行的前臂内侧和外侧皮神经支配前臂 2/3 的皮肤感觉

脉，然后在臂部沿肱二头肌的外侧向上继续延伸。肘正中静脉与贵要静脉相连。贵要静脉由引流前臂内侧血液的静脉形成，并穿过分支内侧的深筋膜。贵要静脉通过肘前窝的肱二头肌腱和远端肱骨的深筋膜与下面的肱动脉和正中神经隔开。

有两个浅神经沿前臂前面分布，管理其周围 2/3 范围的皮肤感觉。臂内侧皮肤神经起源于臂丛的内侧束，与肱动脉伴行至臂中部。在那里，它通过贵要静脉穿过的同一开口穿出深筋膜，并沿前臂向下至尺侧。前臂外侧皮神经是支配肱二头肌的肌皮神经的延续。该神经出现在肱二头肌腱的外侧，分成两个分支，并从前臂的桡侧向下到皮下。在经肘前部静脉穿刺操作中，这两个神经都可能受到损伤。

剩余的前臂伸肌群的区域受前臂后皮神经支配 图 7-2。该神经来自于走行在螺旋状的桡神经沟中的桡神经，并在肱三头肌腱的外侧边界处移行为皮神经，经外上髁的后方到达前臂背侧。

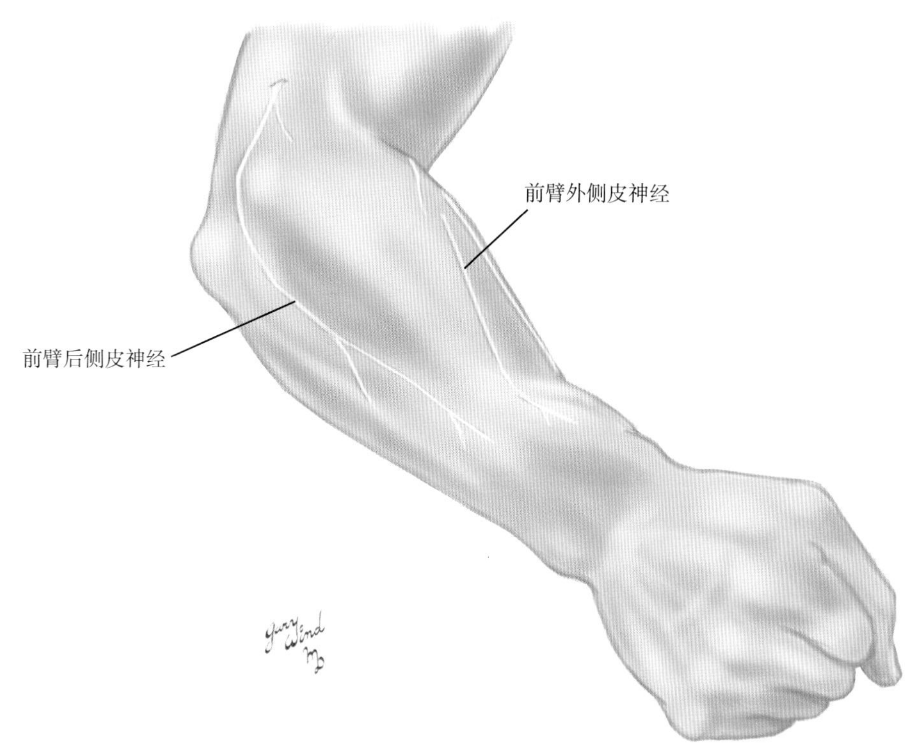

图 7-2　前臂后侧皮神经分支支配前臂剩余皮肤的感觉

（二）骨骼解剖和肌肉概述

凭借其近端和远端关节，桡骨的远侧端几乎能够旋转 180° 图 7-3。桡骨和尺骨之间的固有旋后肌、旋前肌及主要肌肉群都会影响这种剧烈运动。旋前圆肌的两头的作用于近侧端，而扁平的旋前方肌作用于位于桡骨和尺骨之间的远侧端。旋后肌从尺骨后方的起点处包绕着桡骨的近侧端。

前臂主要由两大肌群组成，每组肌群均来自髁上的总肌腱。屈肌 / 旋前肌群起自于肱骨的内上髁，呈扇形走行在前臂的前面。其深面的屈肌起自桡骨，尺骨和骨间膜。伸肌 / 旋后肌群起自于肱骨的外上

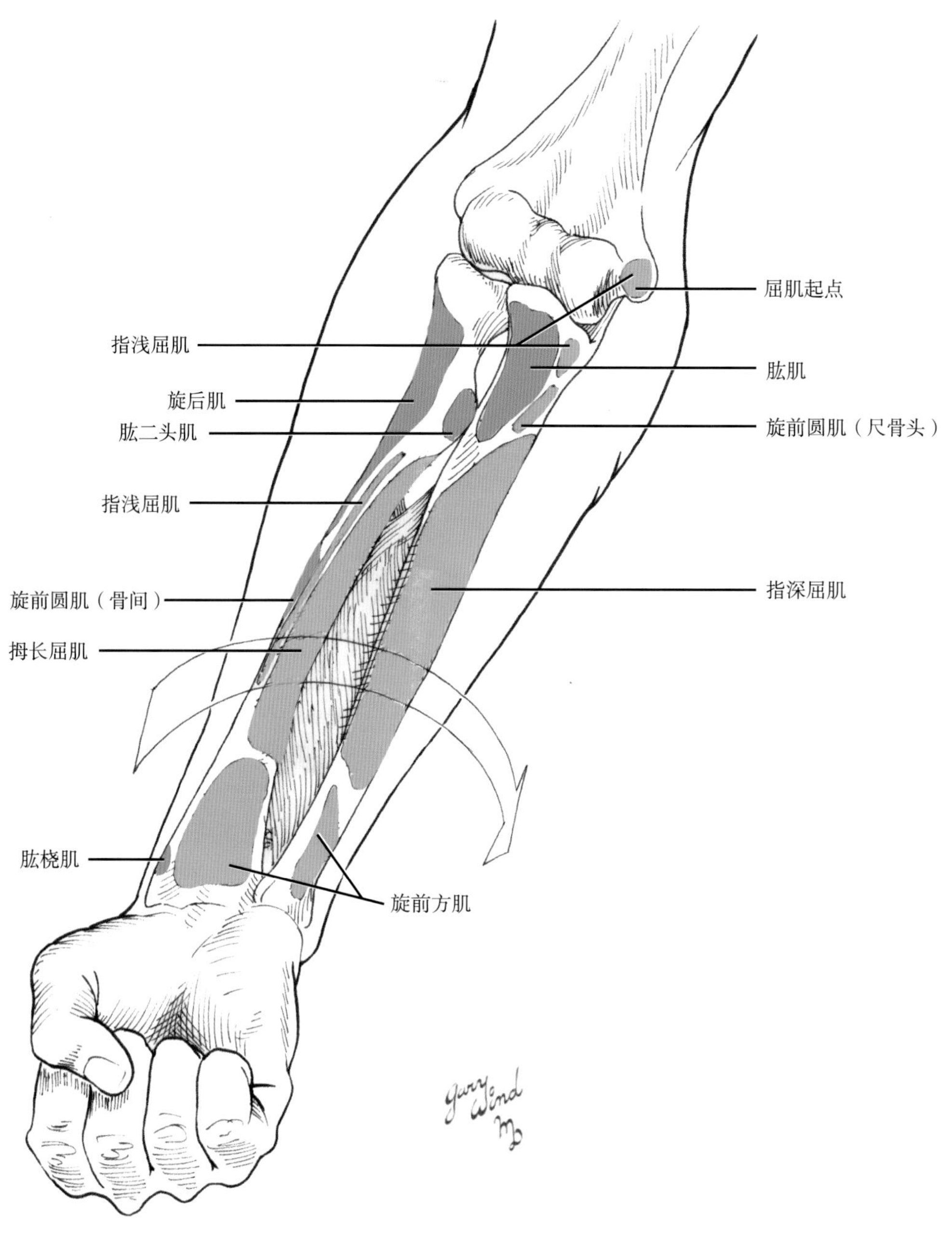

图 7-3 前臂连接尺桡骨的肌群

髁，并向腕背部延伸，它也覆盖着更深一层的肌群。在解剖学上，另外两条肌，即肱肱肌和桡侧腕伸肌，是这两组肌群的过渡区，确切地说，它们与伸肌肌群更相关，因为共同受桡神经的支配。在肱桡肌和屈肌近端是肘窝的深部。

前臂被深筋膜紧紧包绕，与臂部的筋膜相连续，并在肱二头肌腱周围、上髁处和腕部增厚，形成了背侧和掌侧支持带。此外，深筋膜到尺、桡骨之间还有间隔，这种分隔被致密的骨间膜彻底分隔开。

（三）屈肌

在肘窝底部，宽阔的肱肌汇聚后止于尺骨近端（图 7-4）。肱二头肌腱穿过肱肌，止于桡骨粗隆，桡骨粗隆几乎位于中线。肱二头肌腱形成扁平的肱二头肌腱膜，向下延伸至前臂内侧，跨过屈肌的近侧端。

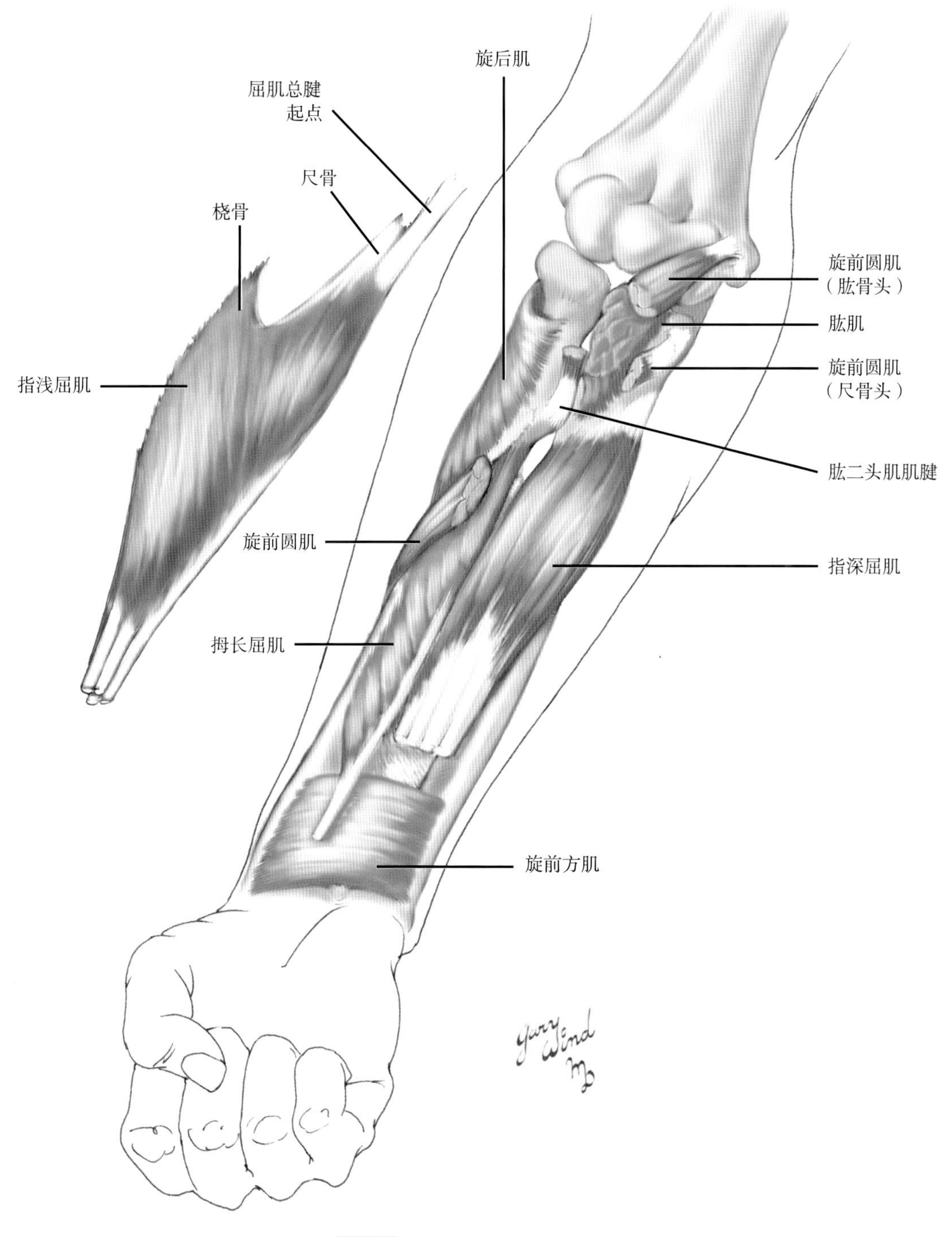

图 7-4　前臂深部和中间肌肉

屈肌的近侧端位于肱肌和肱二头肌止点的内侧。其最深层由指深屈肌和拇长屈肌组成。指浅屈肌起自肱骨、尺骨和桡骨，形成中间层。位于最浅层的屈肌，包括旋前圆肌，与总肌腱共同起自内上髁（图 7-5）。

除尺侧腕屈肌和指深屈肌的尺侧半之外，所有屈肌均由正中神经支配。尺神经则支配尺侧腕屈肌和指深屈肌的尺侧半。

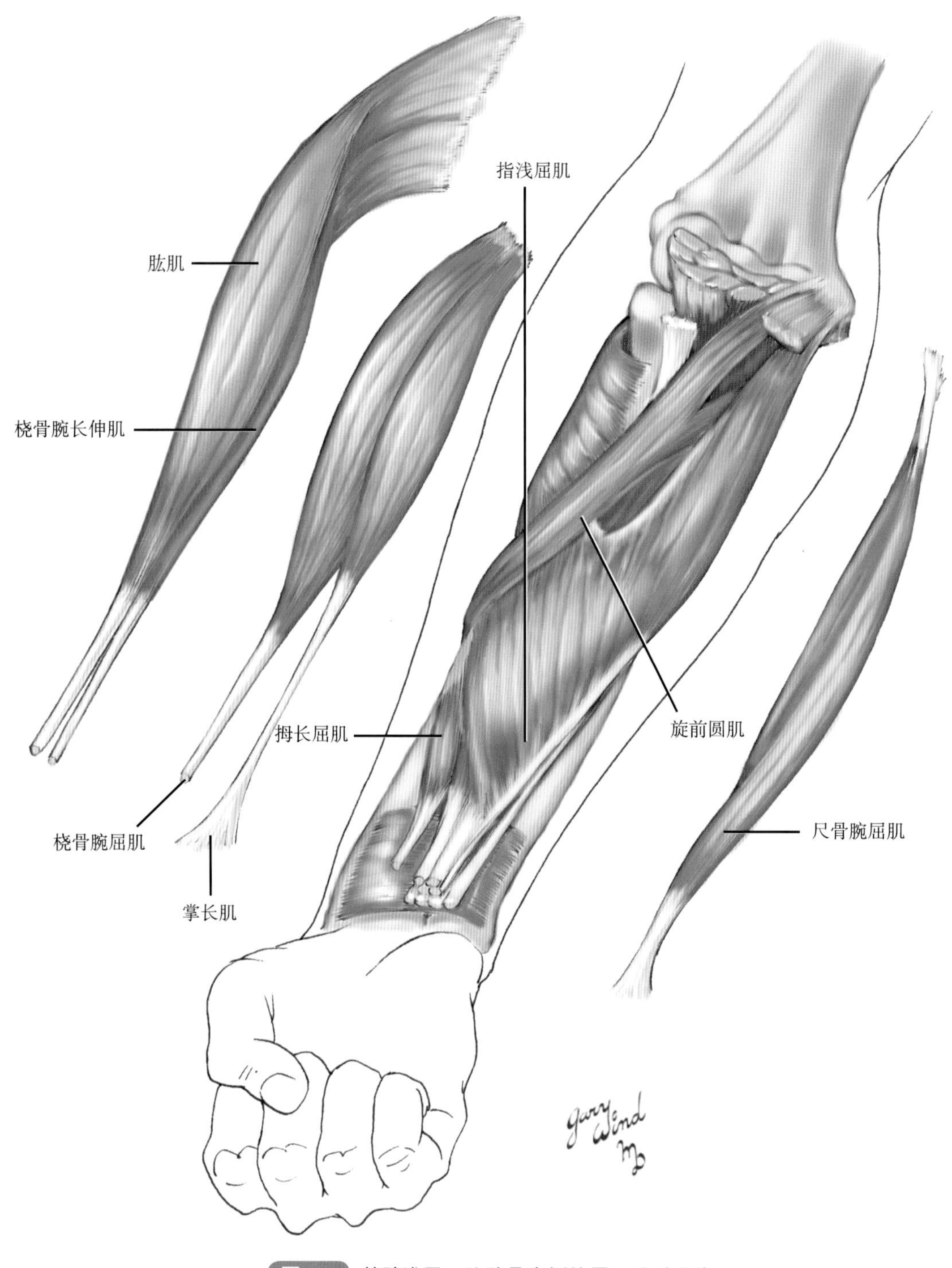

图 7-5 前臂浅屈肌从肱骨内侧的屈肌总腱发出

（四）中间和伸肌肌群

肱桡肌和桡侧腕长伸肌起自肱骨外上髁线和肌间隔的外侧。它们沿着手臂的外侧向下走行，在其近侧端就已受桡神经支配。

前臂的后群肌分为浅层和深层两组，浅层肌群共同起自内上髁 图 7-6。前臂的后群肌有一个有趣的特征，即管理拇指的肌与其他肌交叉排列。

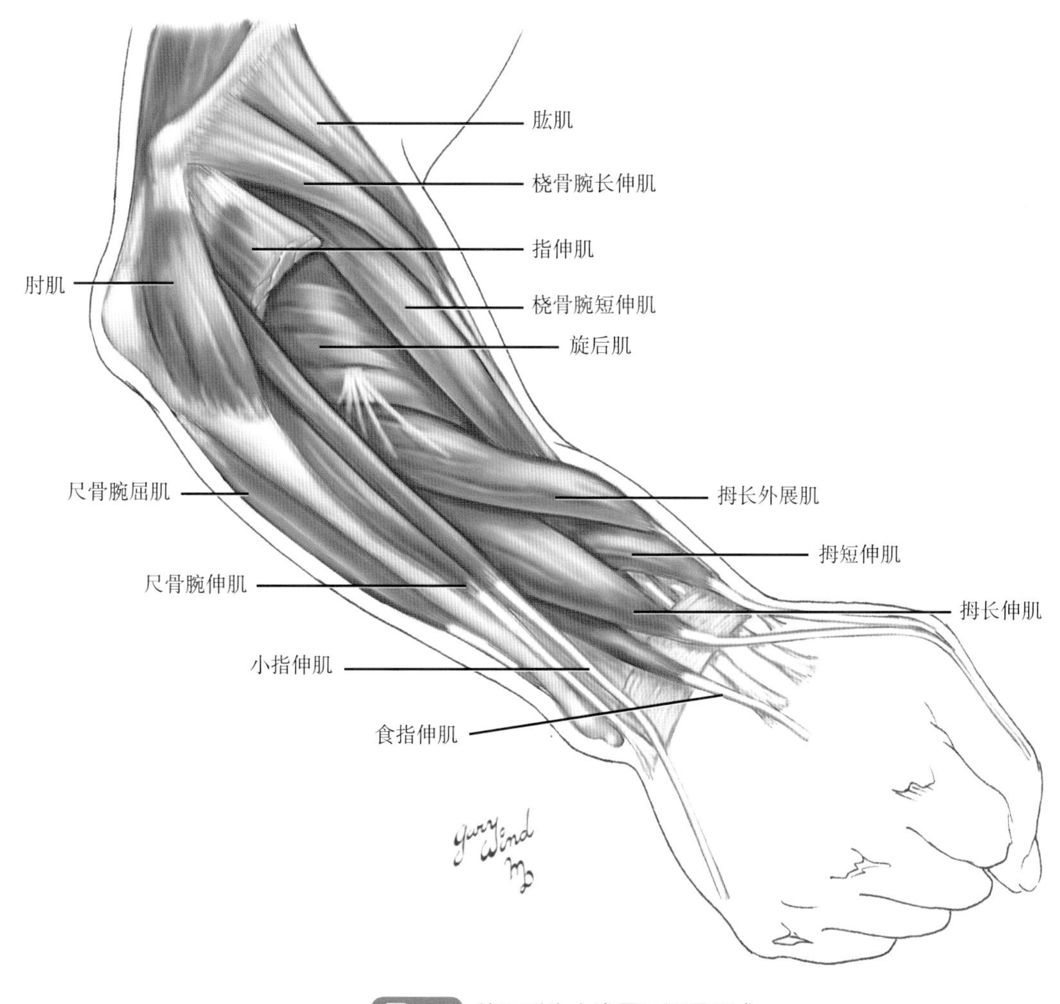

图 7-6　伸肌群也由浅层和深层组成

（五）动脉和神经

与膝关节的腘动脉一样，肱动脉是供应远端肢体的唯一主干血管 图 7-7。肱动脉在桡骨粗隆处分为桡动脉和尺动脉。桡动脉是肱动脉主干的延续，而较大的尺动脉则以直角的角度从肱动脉分出。尺动脉在分出后立即发出一条短的骨间总动脉，骨间总动脉的发出部位位于骨间膜近侧端的裂孔处。骨间前动脉和骨间后动脉分别走行在前臂骨间膜的前面和后面，为相应区域的深层肌提供血供。

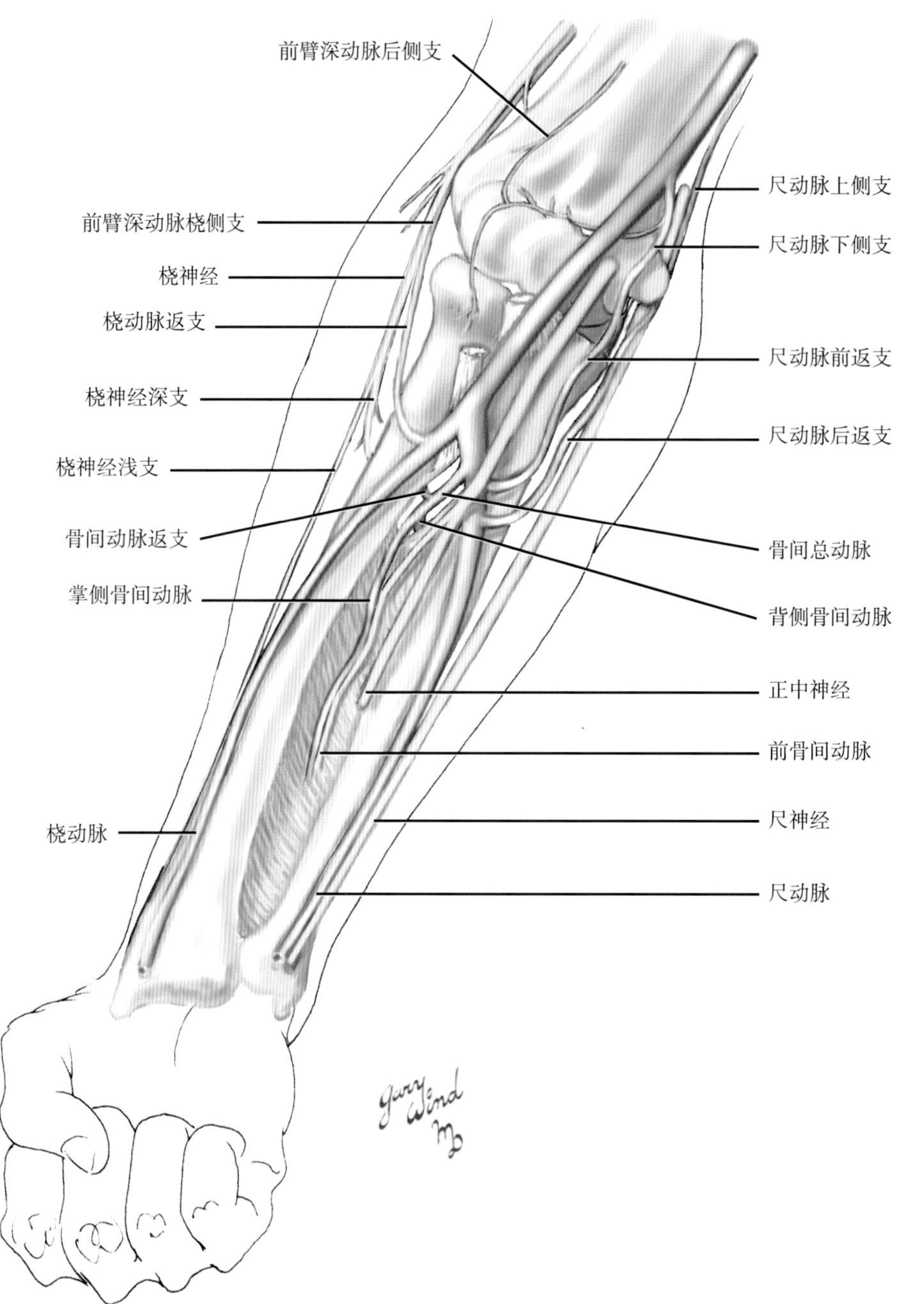

图7-7 前臂中的主要神经和血管分布的相对简单，但需注意肘部的侧支循环

桡动脉和尺动脉的近侧端均发出侧副返动脉，与肘动脉的分支相互吻合。桡侧返动脉和肱深动脉的桡侧副动脉吻合，并与桡神经伴行。前方和后方的尺侧返动脉和静脉与肱动脉的尺侧上、下副动静脉在内上髁的前后方相互吻合。另外，发自骨间总动脉的骨间返动脉走行在尺骨的背面，与肱深动脉的后方分支和尺侧下副动脉相吻合。

桡动脉的远侧端紧贴桡神经的浅支，尺动脉的远侧端与尺神经伴行。正中神经沿着前臂正中向下走行。正中神经的深支与骨间前动脉伴行，而桡神经的骨间后神经穿过旋后肌，绕着桡骨颈到达骨间后动脉和伸肌区域。

（六）肘窝

在肘窝深处，动脉与周围肌肉和神经的毗邻关系较为复杂（图 7-8）。在这个局部解剖区域，有两个要素是掌握前臂血管位置的关键。一是旋前圆肌的结构，另一是指浅屈肌的结构。

旋前圆肌有两个头。肱骨头是起自内上髁的屈肌总腱的最主要部分。尺骨头起自尺骨，肱肌止点外侧的骨面。尺骨头位置较深，位于正中神经和尺动脉之间并分隔正中神经和尺动脉，然后与肱骨头合并。同时，正中神经穿行处形成一个独立的裂口。因此，在跨过尺动脉后，肌肉会汇聚在一起。然后，它走行在桡动脉的深面，止于桡骨中段的外侧面。

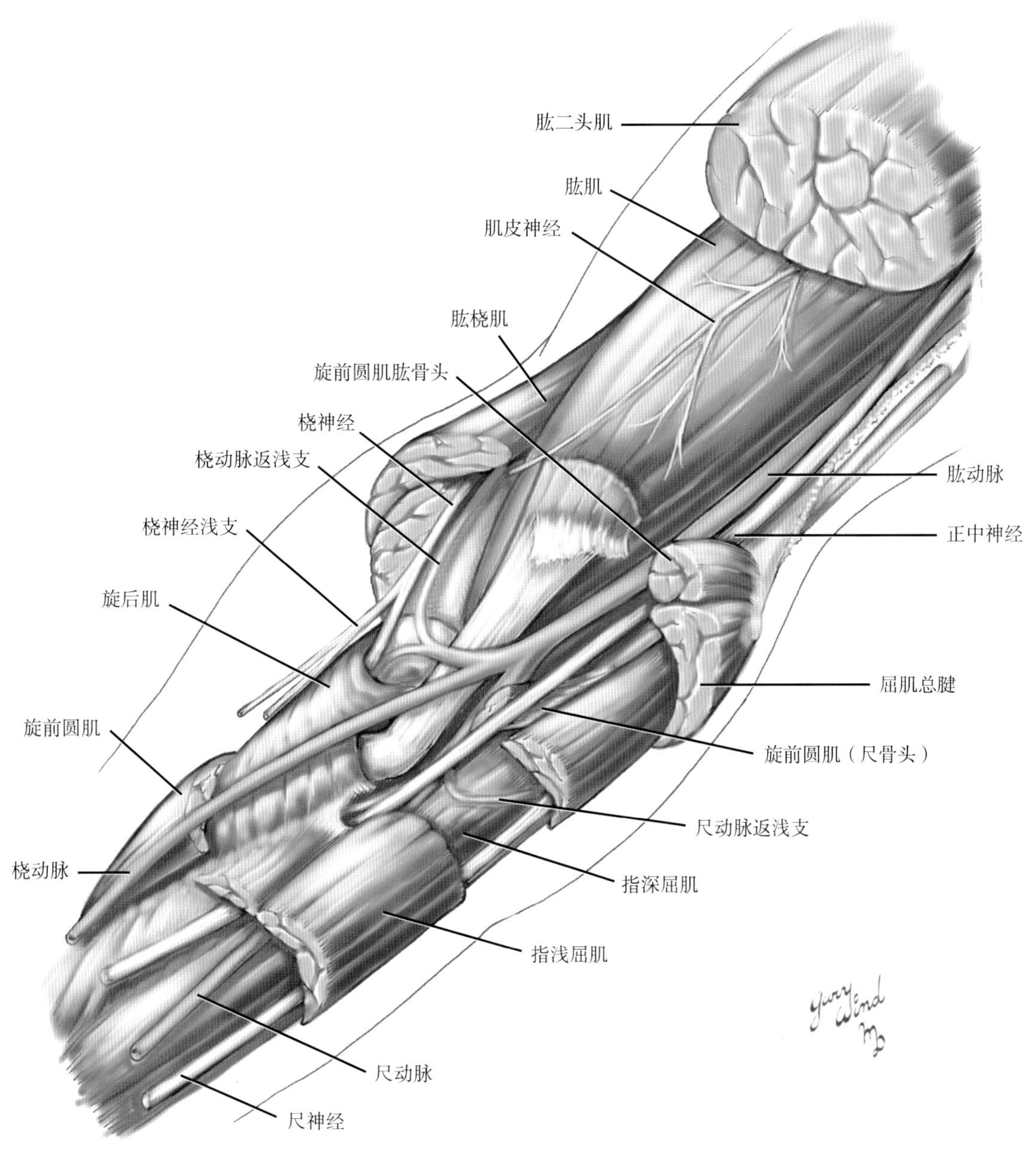

图 7-8　肘窝中神经、血管和肌肉的交叉显示

指浅屈肌形成前臂的中间肌层。它在内侧有两个起点，第一个起自肱骨内上髁侧的屈肌总腱，第二个起自尺骨上，肱肌止点的外侧骨面，位于深部的旋前圆肌前起点的近侧端。其宽阔的外侧起点走行在桡骨的前面，旋后肌的止点和拇长屈肌起点之间。两个头所形成的倒置的弓形结构是尺动脉和正中神经所经过的通道，然后尺动脉和正中神经到达指浅屈肌和指深屈肌之间的平面。在此弓附近，动脉和神经从内侧到外侧交叉。同样在该弓形结构下方，骨间血管和骨间前神经穿过骨间膜。

如以下描述所示，桡神经浅支、桡动脉和尺神经的走行相对简单。

（七）前臂远端

在前臂中间，桡动脉位于肱桡肌内侧边界下方 图 7-9。尺动脉在前臂远侧端走行逐渐表浅，走行于指浅屈肌的外侧。尺神经被尺侧腕屈肌覆盖。正中神经在前臂部，横穿指浅屈肌和指深屈肌。

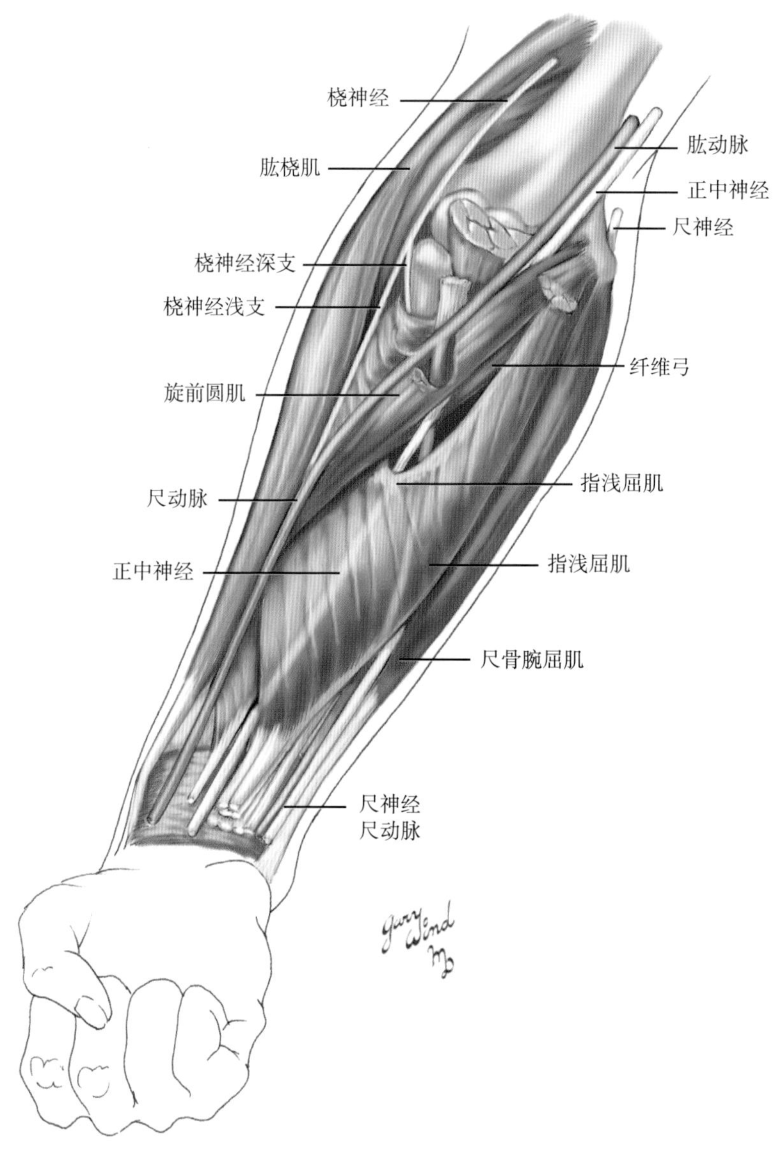

图 7-9 桡动脉和桡神经浅支在前臂中部相对较浅，而尺动脉、正中和尺神经位于手指的指浅和指深屈肌之间

在腕部附近，桡动脉变为浅表，位于桡骨和旋前方肌的前方，肱桡肌与桡侧腕屈肌之间 图7-10。在尺侧腕屈肌腱的桡侧可触及尺动脉和神经。正中神经位于尺侧腕屈肌腱的尺侧，指深屈肌腱和拇长屈肌腱之间。

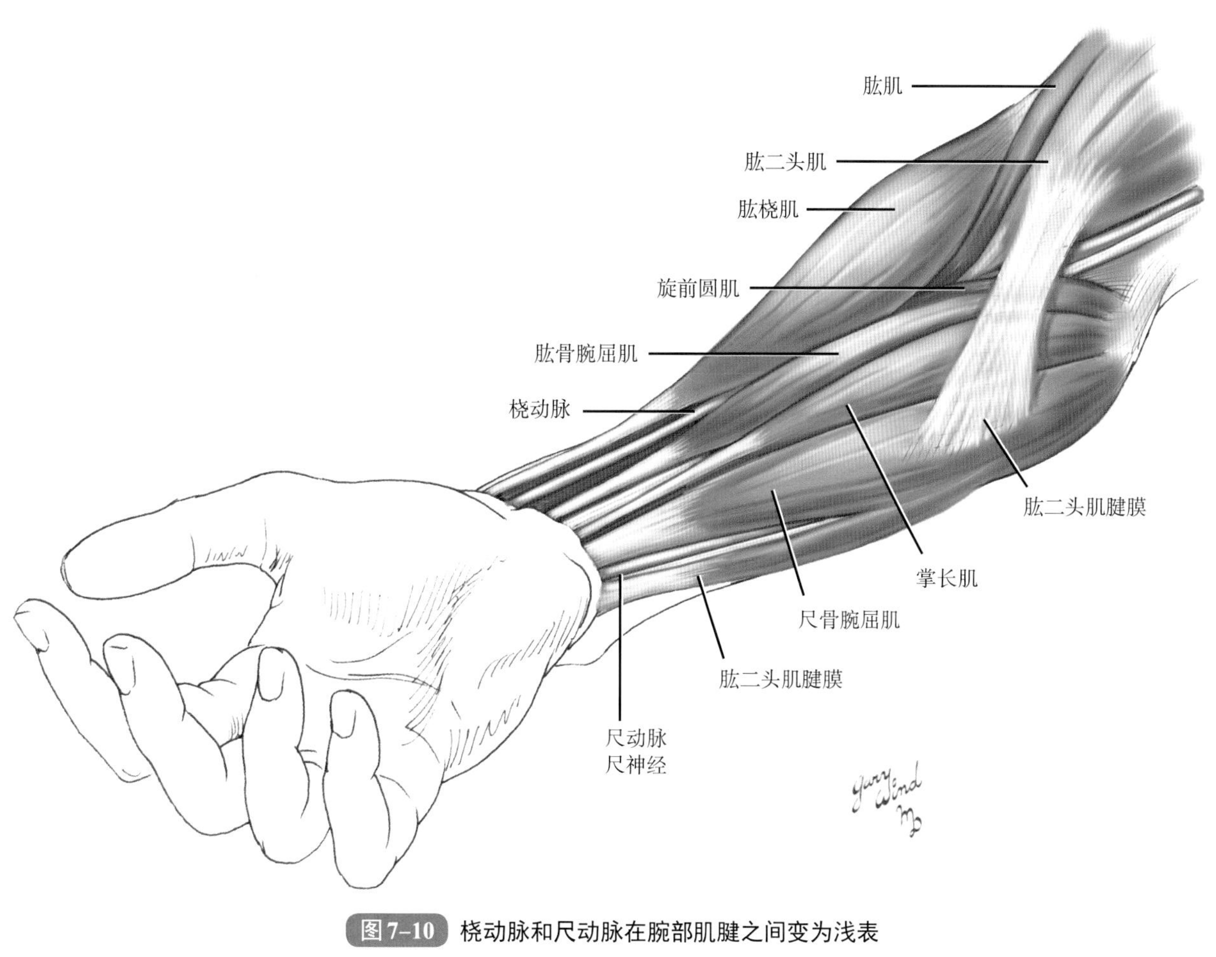

图7-10 桡动脉和尺动脉在腕部肌腱之间变为浅表

二、前臂动脉的显露

桡动脉和肱动脉的表面位置使其成为动脉导管插入和建立血液透析通路的理想位置。桡动脉是留置动脉导管和介入放射学操作中插入导管的常见部位[1-3]。接受这些手术的患者中有1%～10%发生桡动脉闭塞[4, 5]，但桡动脉血栓形成不容易导致远端坏疽发生。在大多数情况下，认为手指坏疽是由初始动脉血栓形成部位的栓塞引起的[6]。

手部的动脉循环是可变的。在大多数情况下，前臂动脉终止于连接桡和尺动脉循环的掌浅弓和掌深弓。掌浅弓、掌深弓不完整很常见，但是大多数人其中掌弓都是完整的 图20-8。由于尺动脉通常是手的主要动脉，因此常规应用桡动脉作为冠状动脉搭桥的旁路血管[7, 8]。然而，需要注意的是，有些患者的尺、桡循环是不通畅的。在获取桡动脉后，有多达10%的人存在轻至中度手部缺血[9]。尽管在动脉导管插入术之前对手部循环进行评估的实用性被质疑[10]，但大多数手外科医师仍认为在进行桡动脉取血管之前，确定具有独立的手部动脉循环对患者非常重要[11]。Allen 试验作为一种评估手部侧支循环的简单且廉价的方法，受到很多人的青睐，但是假阳性率和假阴性率也很高[12]。建议筛查手掌弓，手指压力或用超声检查尺动脉全长。

肱动脉和桡动脉通常用于建立高流量动静脉导管以进行血液透析。血管的大小似乎是平衡长期导管通畅与避免高输出充血性心力衰竭的理想选择[13]。最佳的通畅率是使用自体动静脉瘘[14]，并且美国肾脏基金会已发布的指南指出这是首选动静脉瘘[15]，而 Brescia 最初描述的桡动脉 - 头静脉瘘，其次是肱动脉 - 头静脉瘘和肱动脉 - 贵要静脉瘘[14-16]。

（一）远端肱动脉及分支的显露

将患者置于仰卧位置，手臂外展 90°，并支撑在与手术台相连的板上。手、前臂和手臂应沿周向准备，并垂在远离躯干的地方。

为了显露肘前窝中的肱动脉，在肘前折痕中点远端 1 cm 处皮肤做一个横切口，并向内延伸 3～4cm 图 7-11。应避免在肘前折痕上进行纵切口，以防止因肥厚性瘢痕形成屈曲挛缩。可以通过创建 S 形切口来获得肱动脉近端及其分支的近端更广泛的显露。上纵向部分沿着二头肌的内侧边界制成，水平部分穿过屈曲折痕。下部分相对于掌前臂中点横向延伸 4～6cm 的距离。

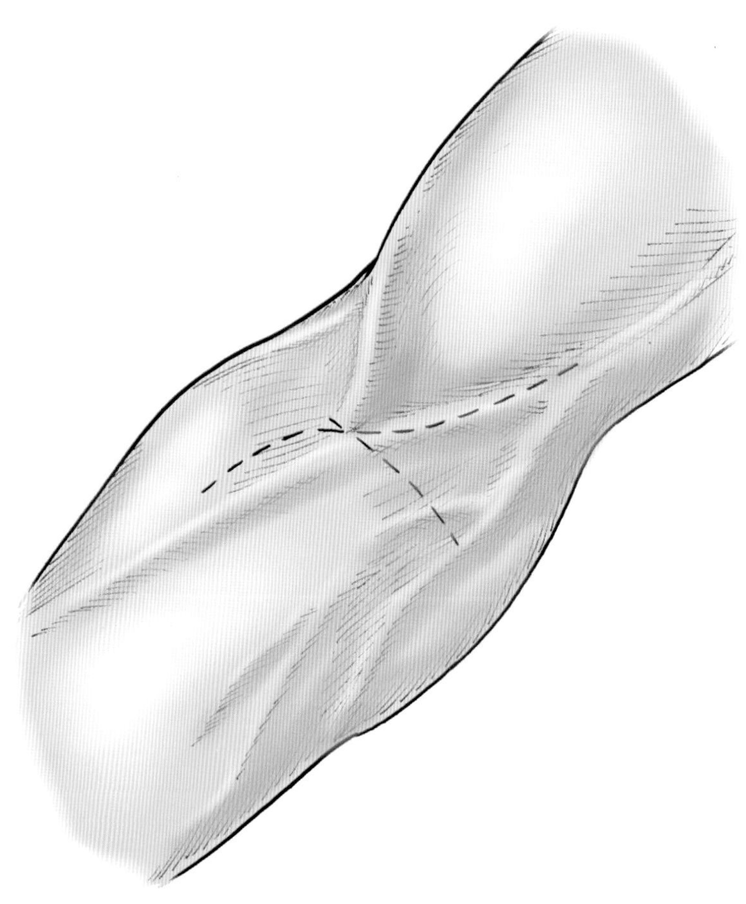

图 7-11 可以使用横向或 S 形的肘前切口

在加深切口时，应注意避免损伤皮下静脉，该静脉可在动静脉分流手术中用作流出血管 图 7–12，通常可游离贵要静脉并向内牵拉。前臂内侧皮神经也应注意保护。做 S 形切口时，如果其肘部静脉妨碍其显露，则可能有必要分离肘中静脉。

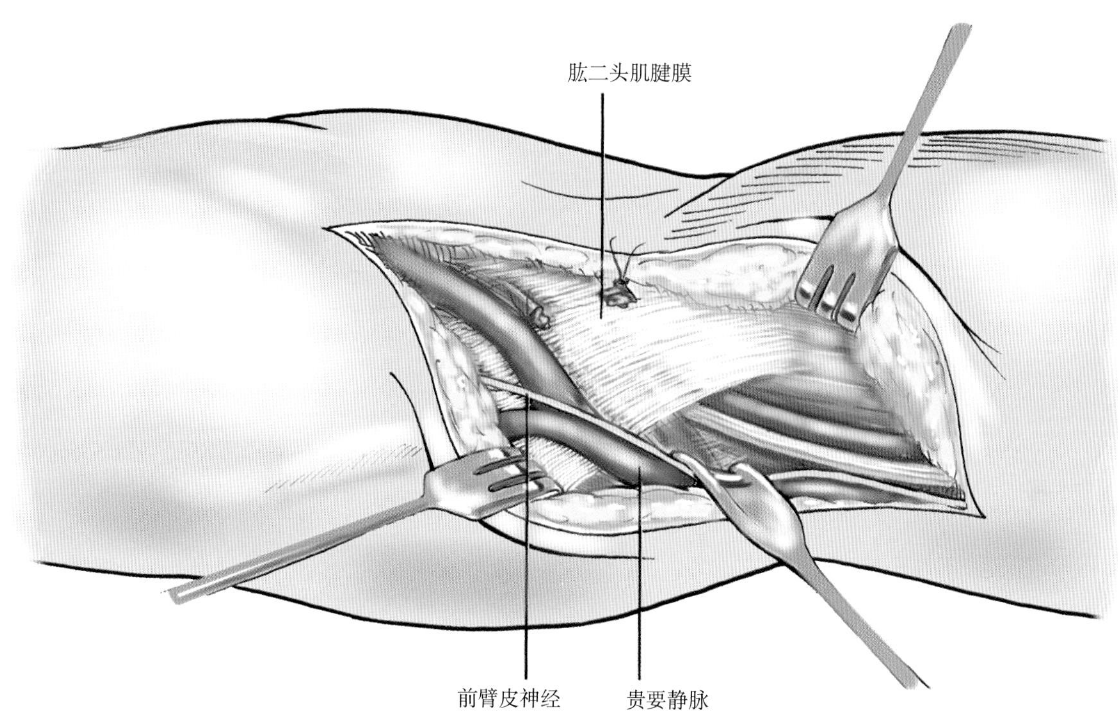

图 7–12　贵要静脉和前臂内侧皮神经牵拉，显露肱动脉和正中神经上的深筋膜和肱二头腱膜。为了清楚展示，描绘了 S 形切口

在筋膜水平，切口中央可以识别到肱二头腱膜。这种腱膜的分离显露出肱动脉，其两侧有两条深静脉，并由它们的连通分支交叉 图 7–13。肱动脉的分离需要结扎和分离这些交叉的静脉分支。

通过牵拉横向皮肤切口的远端皮肤边缘或通过加深 S 形切口的远端部分来显露桡动脉和尺动脉。肱动脉分叉通常位于旋前圆肌和肱桡肌交叉点附近的肘前窝 图 7–14。通过向远端追踪肱动脉最容易识别。桡侧分支方向与肱动脉朝向前臂桡侧的方向相同。它可以在肱动脉叉分叉处或在肱桡肌内侧边界的任何位置分离。尺侧分支在其原位下方分离即可显露。分离小段远端尺动脉需要单独的切口（见后述）。

（二）前臂中段桡动脉显露

患者仰卧位，手臂在支撑板上以 90° 固定。在要显露的动脉部分上做一个 5cm 的纵切口。切口的界线沿从肘前折痕的中点到桡骨茎突的直线，对应于肱桡肌内侧边缘上的凹槽 图 7–15。随着切口的显露，结扎皮下静脉并使其分离，并沿肱桡肌内侧边界切开前臂筋膜。在前臂的近端和中部 1/3

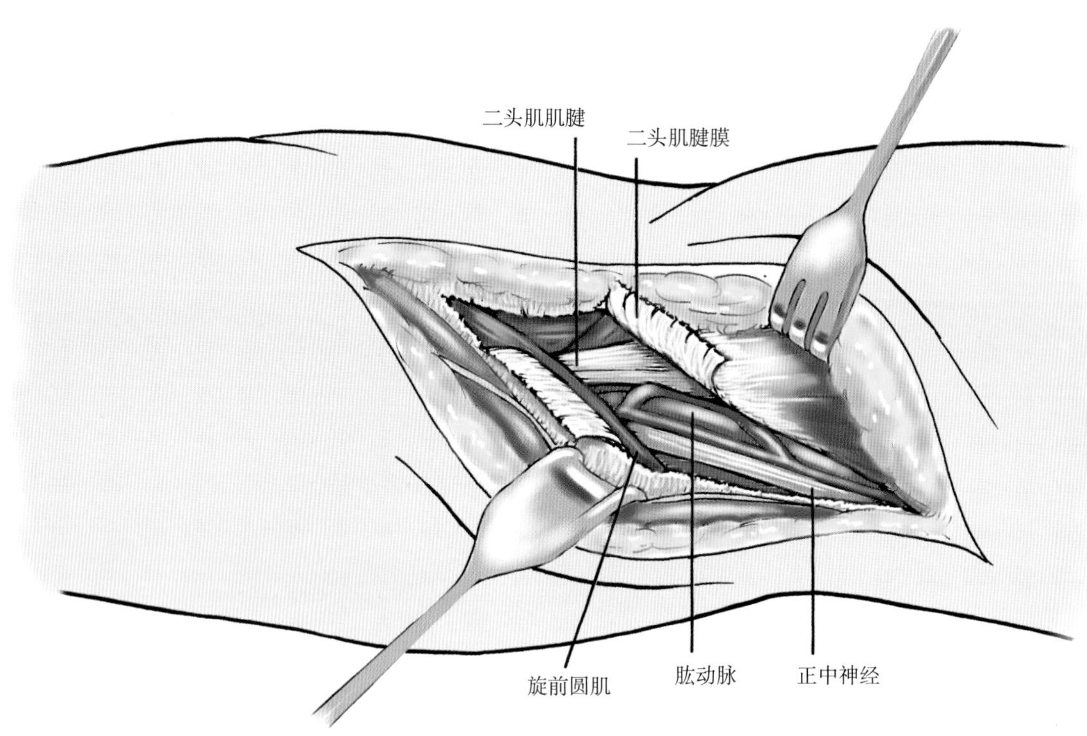

图 7-13 打开筋膜，露出肱二头肌腱的动脉和神经，动脉伴有两条伴行静脉

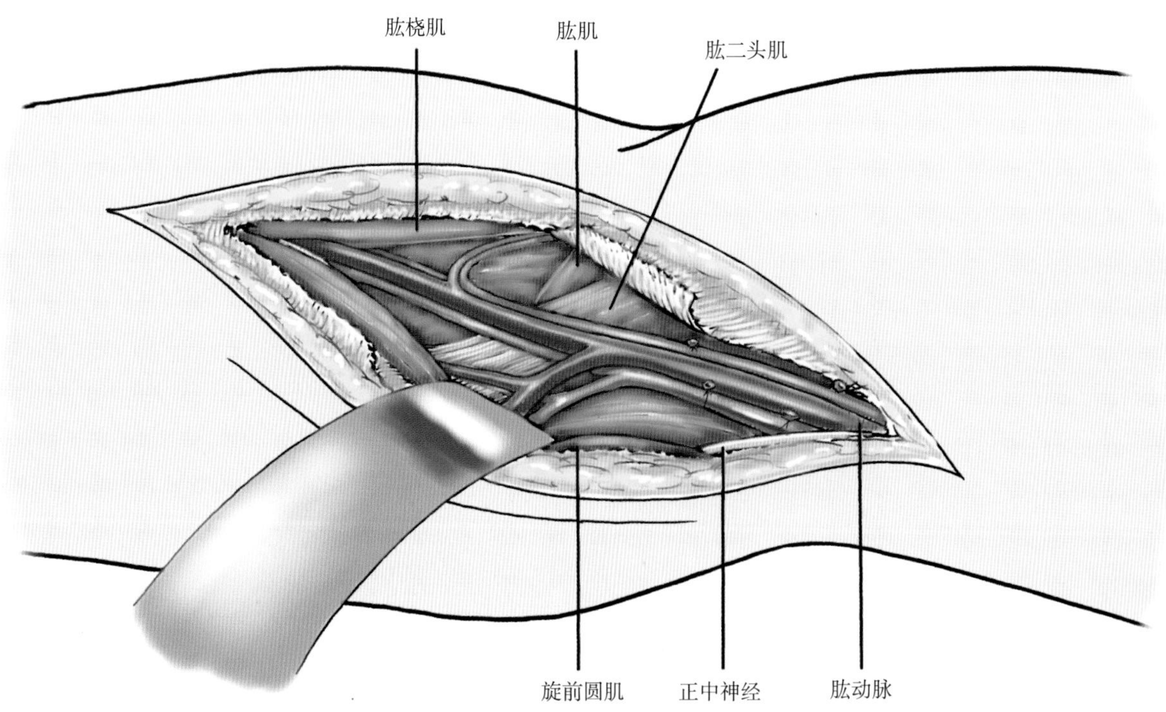

图 7-14 可以通过牵拉旋前圆肌和屈肌群来显露肱动脉分叉，桡动脉可以随切口的长度显露，但是较大的尺动脉在指浅屈肌的头之间潜行

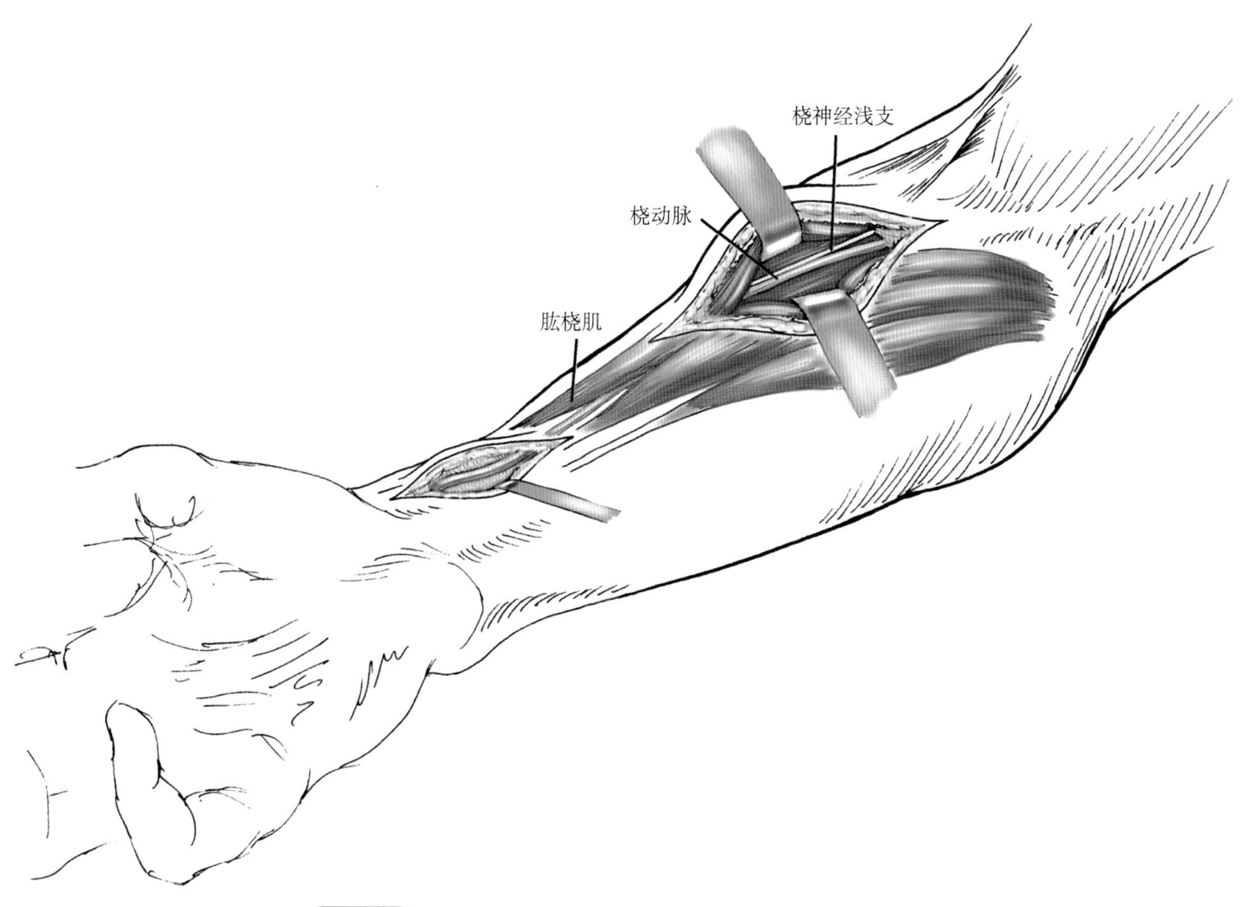

图7-15　前臂中段的桡动脉可以很容易地显露于肱桡肌下方

处，桡动脉位于肱桡肌的内侧纤维下方，可以通过将肱桡肌和前突肌分开来使其显露。在前臂的远端，动脉位于肱桡肌腱和腕屈肌肉之间的前臂筋膜下方。在前臂中部 1/3 处，桡浅神经与桡动脉的外侧紧密相关，术中必须注意保护。桡动脉在其整个过程中均伴有成对的静脉伴行，在动脉分离过程中应小心。

（三）腕部桡动脉的显露

如上所述放置患者，整个前臂和手沿轴向准备并垂下。切口的正确放置将决定桡动脉显露的指征。在涉及开放动脉线放置或简单动脉结扎的情况下，应在桡骨突水平的近端开始在径向脉搏上直接做一个纵切口 图7-16。为了形成桡动脉 – 头静脉瘘，应在桡动脉和头静脉的中间，在外侧边界附近，做一个 2～3cm 的纵切口。纵切口可以增加静脉和动脉的分离显露；一些学者更喜欢横向、倾斜或乙状切口的修改。

头静脉显露在外侧皮瓣的皮下组织中 图7-17。切开桡骨中间前臂筋膜即可显露桡动脉。在此水平处，两条深静脉伴随着动脉，在动脉分离过程中应仔细解剖。桡浅神经及其内侧和外侧分支在该区域的头静脉和桡动脉之间走行。这些神经位于臂前筋膜的表面，在动静脉瘘的手术过程中应小心保护。

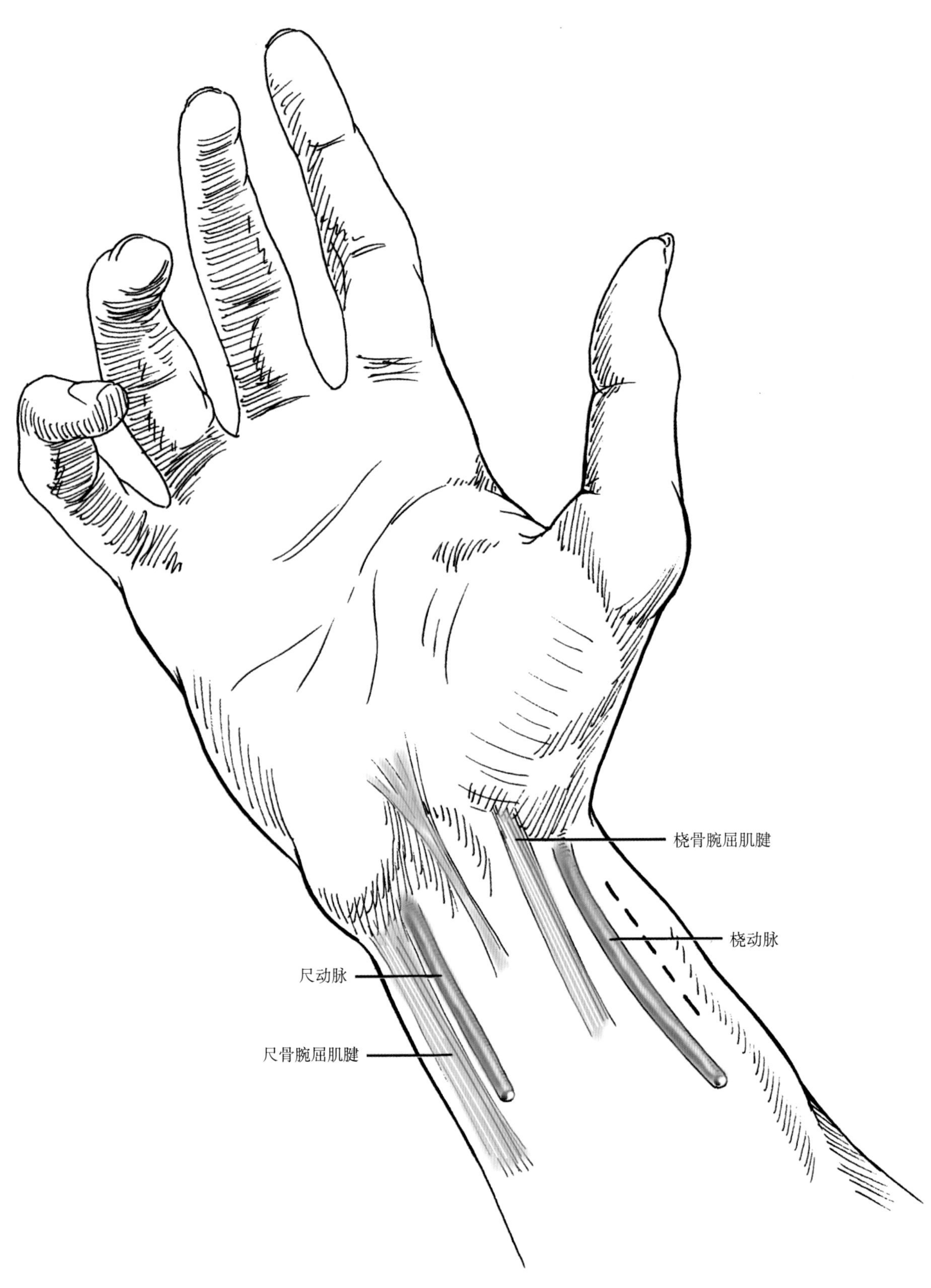

图 7-16 图中显示了用于显露桡动脉的切口，较外侧的切口还可以通向头静脉，用于动静脉瘘

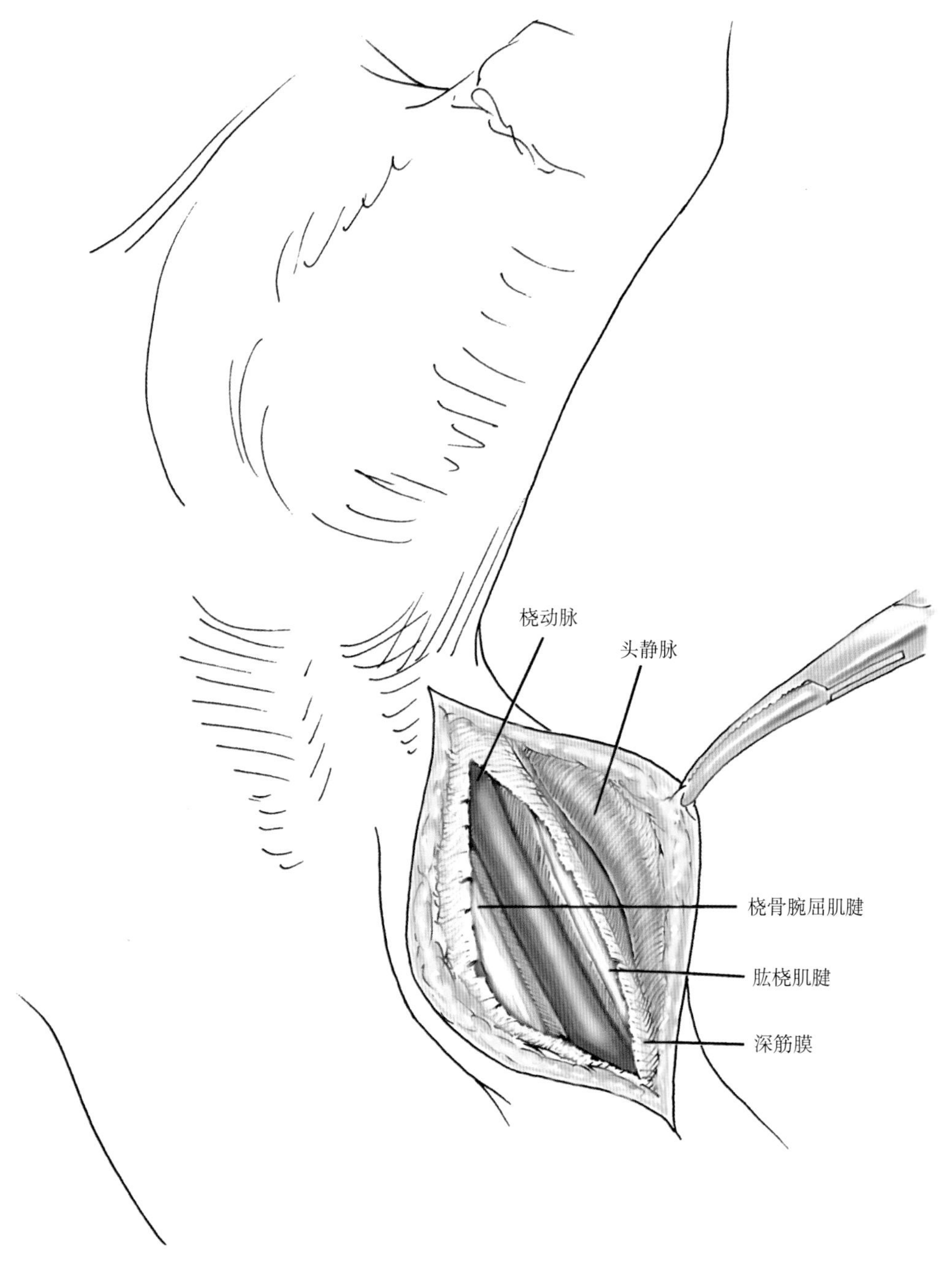

图 7-17　腕部的桡动脉位于桡骨腕屈肌腱与肱桡肌之间的深筋膜深处

（四）桡动脉的获取（做桥血管）

尽管左、右胸廓内动脉（ITA）仍然是冠状动脉搭桥术中的首选桥血管，但桡动脉已成为具有胸骨裂开风险和大隐静脉或 ITA 移植物不足患者的合适替代选择 [7, 17]。桡动脉也已成功用于涉及动脉粥样硬化闭塞性疾病和颅内动脉瘤的神经外科手术中 [18]，与浅表隐静脉相比，桡动脉位于掌前臂的深层组织中。血管外科医师必须熟悉掌前臂解剖结构，以防止神经血管并发症（图 7-18）。

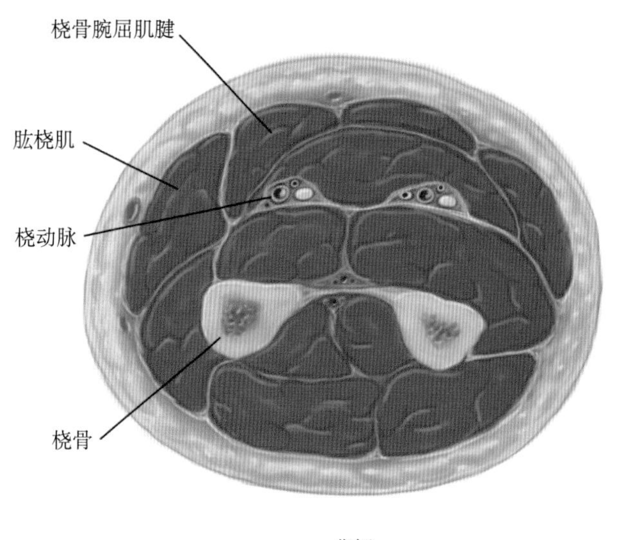

图 7-18 桡动脉位于前臂的深层组织中

开放的桡动脉采集仍然比内镜下采集更可取，因为前者与内皮功能的良好保存相关[19]。术前准备应包括血流动力学评估，以确保动脉循环中断后手部仍具有足够的侧支循环（图 7-19）。桥动脉采集的近端和远端边界分别由桡动脉返支和掌浅动脉标记（图 7-20）。桡动脉返支从主桡动脉分支到距肱二头肌腱膜桡骨边缘约 1cm 处，并为前臂的伸肌群提供血供（图 7-21）。掌浅动脉起源于桡骨远端，并延伸至手掌，以供应桡骨突隆起的肌肉[8]。在桡动脉收获过程中，均不应牺牲两条动脉。

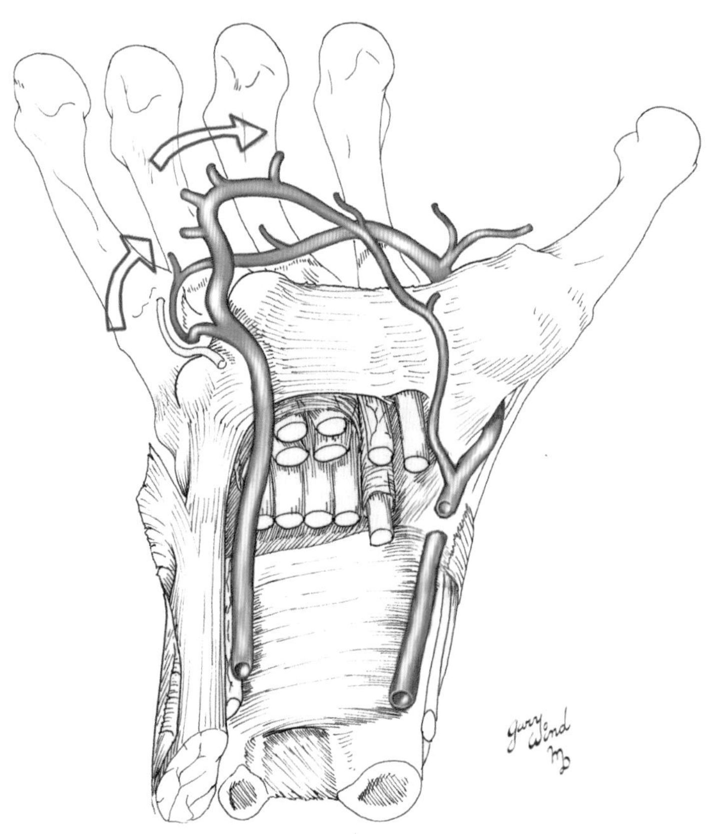

图 7-19 在中断桡动脉之前，必须确认手部有足够的侧支循环

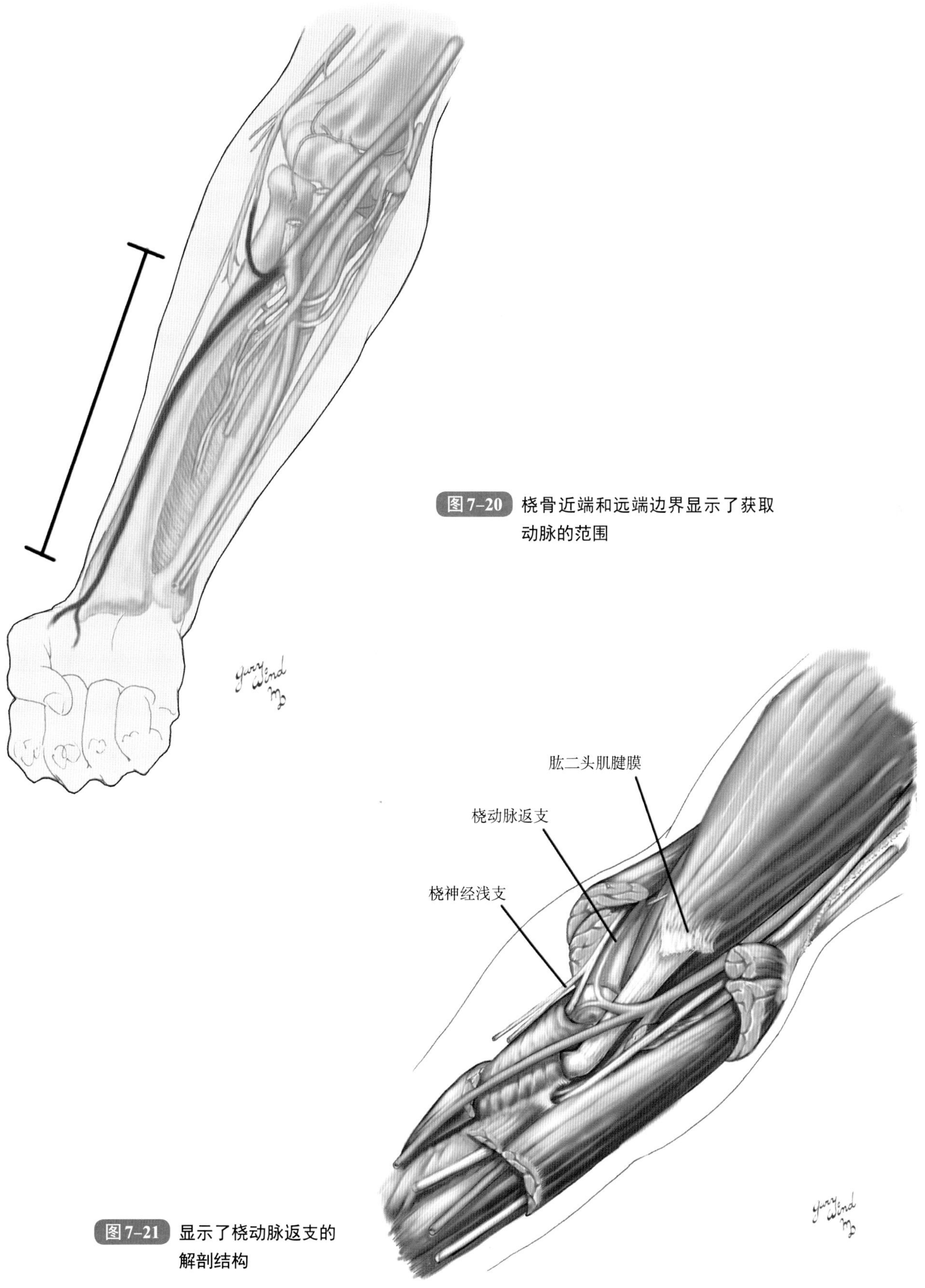

图 7-20　桡骨近端和远端边界显示了获取动脉的范围

图 7-21　显示了桡动脉返支的解剖结构

将患者仰卧，手臂在支撑板上以 90° 固定。在肱二头肌腱的外侧边缘上划一条横跨掌前臂的纵切口，沿着肱桡肌的圆形边缘，并一直延伸至桡骨茎突近端[19]（图 7-22）。随着切口的加深，结扎皮下静脉并使其分开，并在肱桡肌腹肌和桡侧腕屈肌之间切开前臂筋膜。应当识别肘前外侧皮神经，并使其在筋膜分区的外侧牵拉。通过轻轻地收缩肱桡肌和桡侧腕屈肌来显露桡动脉。在前臂中部 1/3 处，桡动脉位于肱桡肌的内侧纤维下方，可以通过使肱桡肌和旋前圆肌牵拉而显露出来（图 7-23）。在此水平上，桡神经浅表神经与桡动脉的侧面紧密相关，必须小心保护。在前臂的远端，动脉位于肱桡肌腱和腕屈肌之间的前臂筋膜下方。桡动脉在其整个过程中均伴有成对的静脉，在动脉分离过程中应小心分开。桡动脉显露动时必须仔细结扎或修剪多个侧支。这些分支通常从动脉背侧伸出，并因过度牵引而容易导致撕裂。

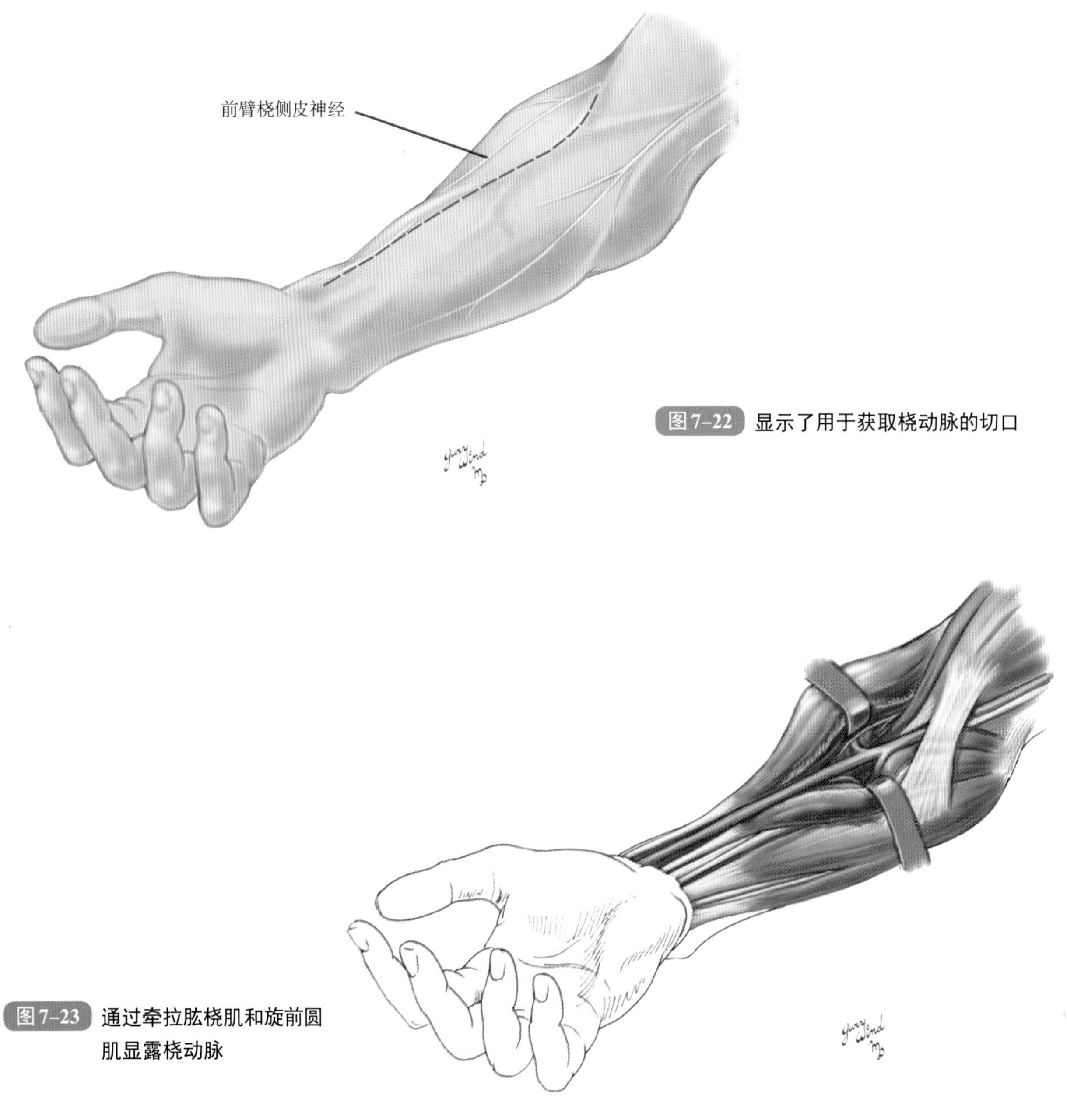

图 7-22 显示了用于获取桡动脉的切口

图 7-23 通过牵拉肱桡肌和旋前圆肌显露桡动脉

（五）前臂尺动脉的显露

尺动脉在前臂近端的浅屈肌下方走行，在肘部和腕部之间的中点在尺骨边界附近出现。由于其位处深在并走行于前臂的近 1/3 处，因此显露有些困难。

患者仰卧，手臂掌侧向上，手稍屈以放松屈肌。在前臂近端，尺动脉显露于浅屈肌群的肌肉之间。在肱骨内上侧下方约四指宽处开始做一个 8～10cm 的切口，沿着从内上侧到豆状骨延伸 图 7–24。必要时结扎浅静脉，并切开前臂筋膜。通过在尺侧腕屈肌和指浅屈肌之间显露一个平面来定位尺动脉。在前臂的近 1/3 处，可通过横向牵拉指浅屈肌来识别动脉及其伴随的静脉。在前臂中部 1/3 处，血管仅位于尺骨腕深处，应向内牵拉。尺神经在前臂上半部和中部三边的边界附近连接动脉。应当在远端伤口的动脉内侧边界上识别神经，并在动脉分离显露期间对其进行保护。

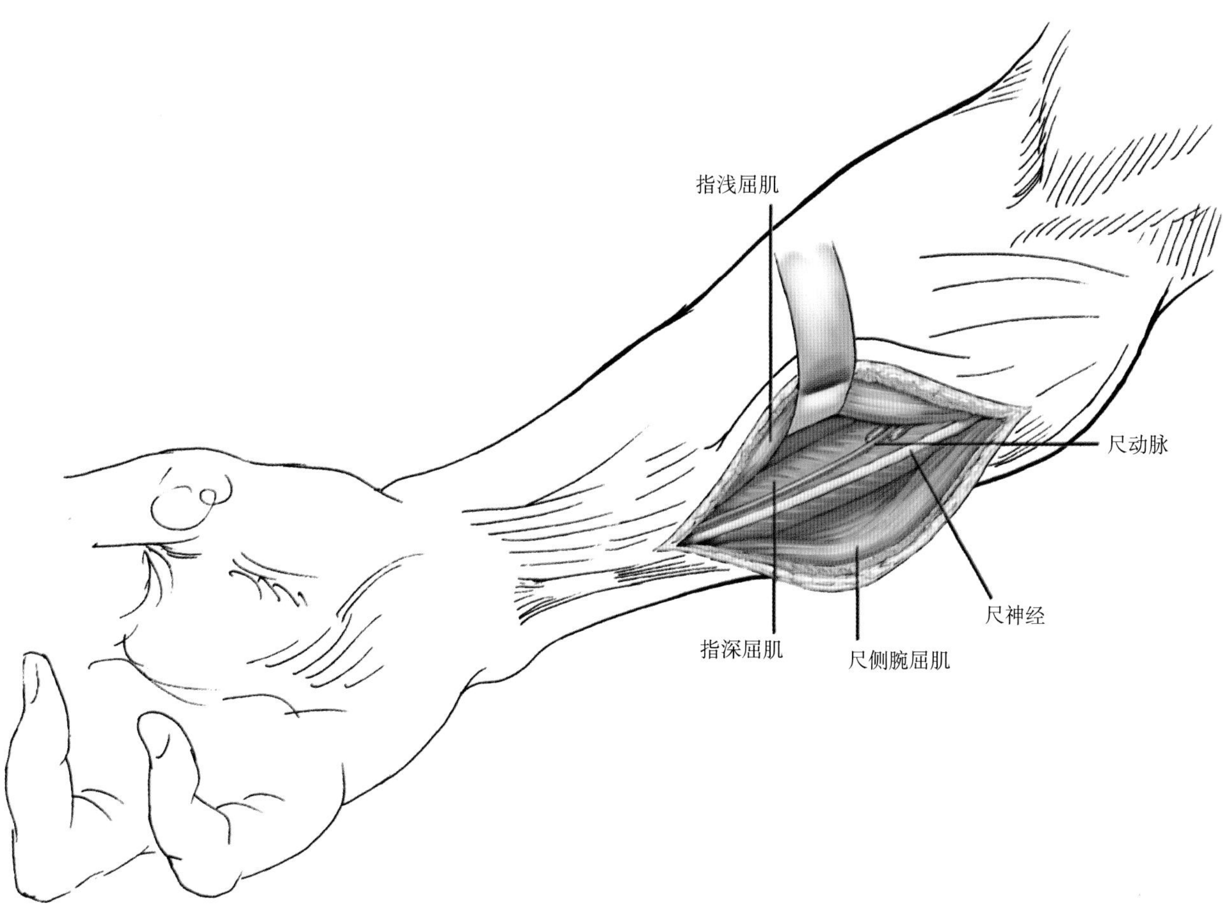

图 7–24 尺动脉在前臂中段位于尺侧腕屈肌和指浅屈肌之间

在前臂远端，尺动脉恰好在前臂筋膜下方行进，并容易通过尺骨腕屈肌放射状的纵切口显露出来 图 7-25。尺神经的手掌分支位于前臂筋膜的表面，在动脉显露时应注意保护。

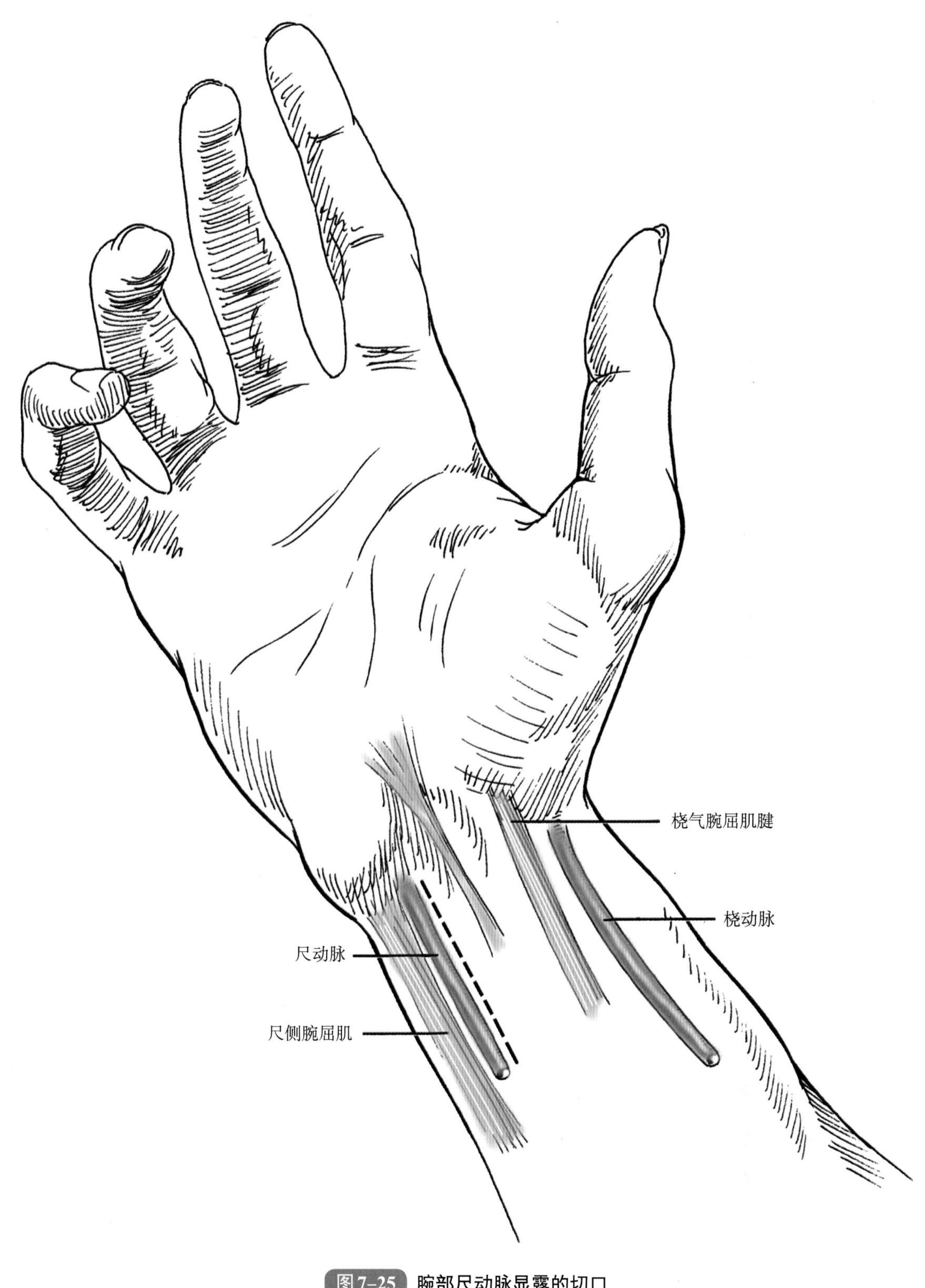

图 7-25 腕部尺动脉显露的切口

（六）前臂筋膜切开术

每当封闭的解剖空间内的间质组织压力升高至损害组织灌注的水平，从而导致低氧血症和细胞死亡时，就会发生急性筋膜室综合征。前臂的主要肌肉群（如腿部）被密集的筋膜划分为牢固的筋膜室，并且扩张能力相对较小。肢体受伤（如外伤挤压、骨折或电灼伤）、感染或再灌注可能导致局部组织肿胀，从而使封闭筋膜室内的组织间压力迅速增加，组织灌注减少。及时识别和治疗对于预防不可逆的坏死，功能受损，肢体丢失甚至死亡至关重要。诊断是根据临床症状进行的，并通过测量筋膜室内压力进行确认。诊断标准和干预指征已有报道[20–22]。

前臂是急性上肢筋膜室综合征最常见的部位[23]。最常见的原因是成人的桡骨远端骨折和儿童的内上髁骨折[20, 23, 24]。为了防止严重的功能丧失，必须及时识别和治疗包括挛缩、神经功能缺损或需要截肢的可能[20]。肌肉坏死可导致缺血性挛缩，最早由 Richard von Volkmann 于 1881 年描述[25]，Botte 随后也报道了这一现象[26]。残疾挛缩包括肘部屈曲、前臂内旋、腕部屈曲、拇指屈曲和内收、指掌指关节伸展和指间关节屈曲。

必须彻底了解前臂骨筋膜室解剖结构，以确保有效和完全减压。深筋膜袖如同套筒一样牢固围绕前臂肌肉 图 7–26。这些筋膜依次将肌内间隔分为三个主要腔室 图 7–27，即掌侧（屈肌，浅层和深层）、外侧（活动小肱桡肌、桡侧腕长伸肌和短肌）和背侧（伸肌，浅层和深层）。掌骨区包括前骨间动脉提供的三块“深”肌肉，即指深屈肌、指长屈肌和选前方肌。由于前骨间动脉的脆弱和细小，在前臂骨的筋膜室综合征中，深部掌侧间隔的肌肉损伤最常见。释放“深部”的筋膜室非常重要。

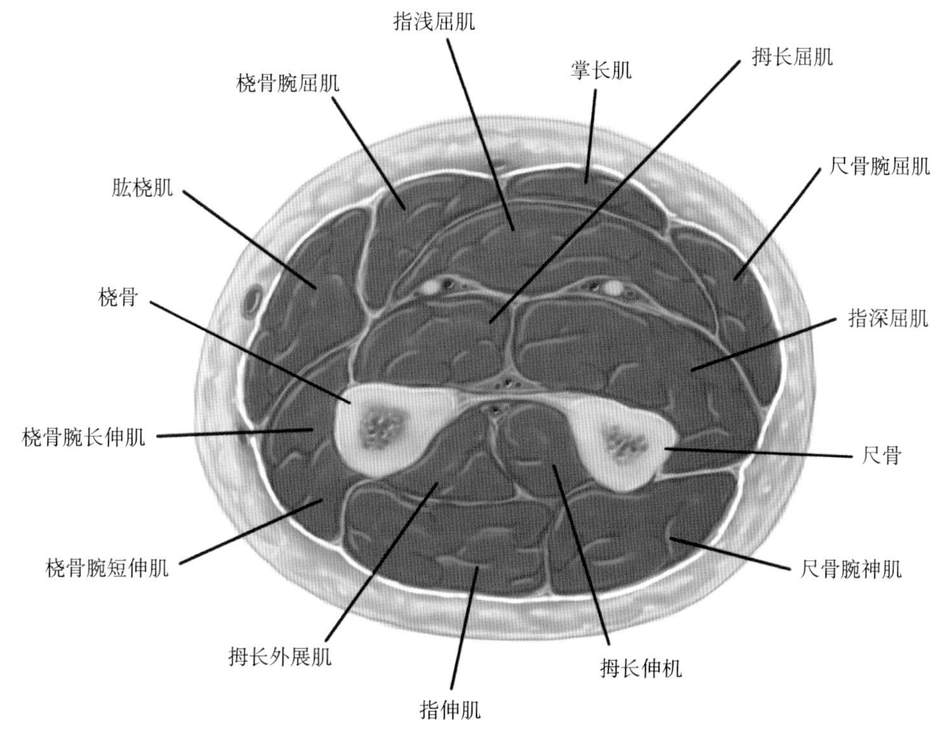

图 7–26　前臂周围有牢固的深筋膜袖

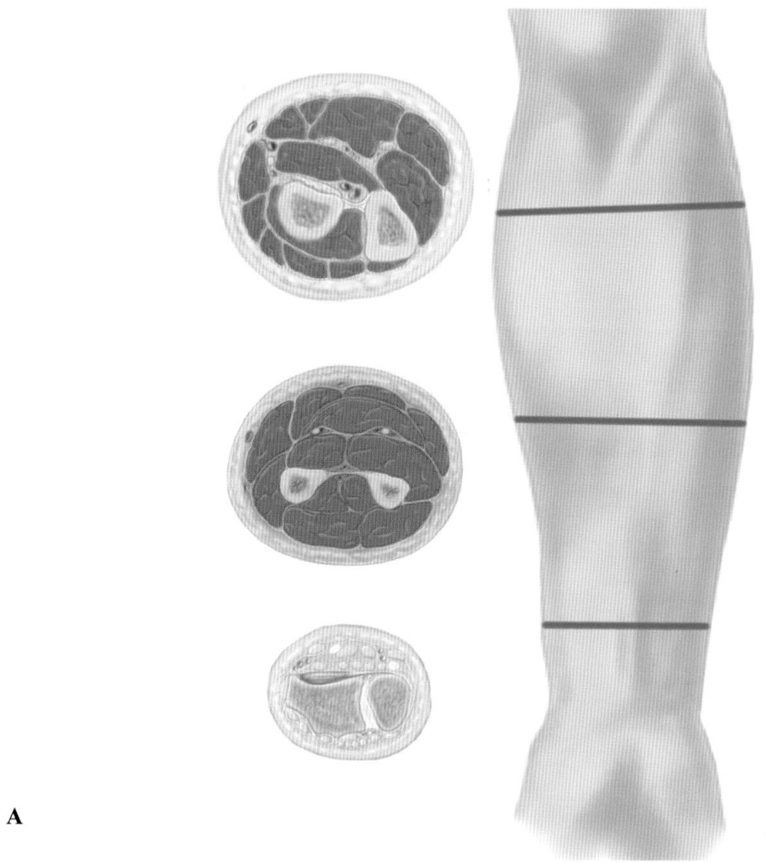

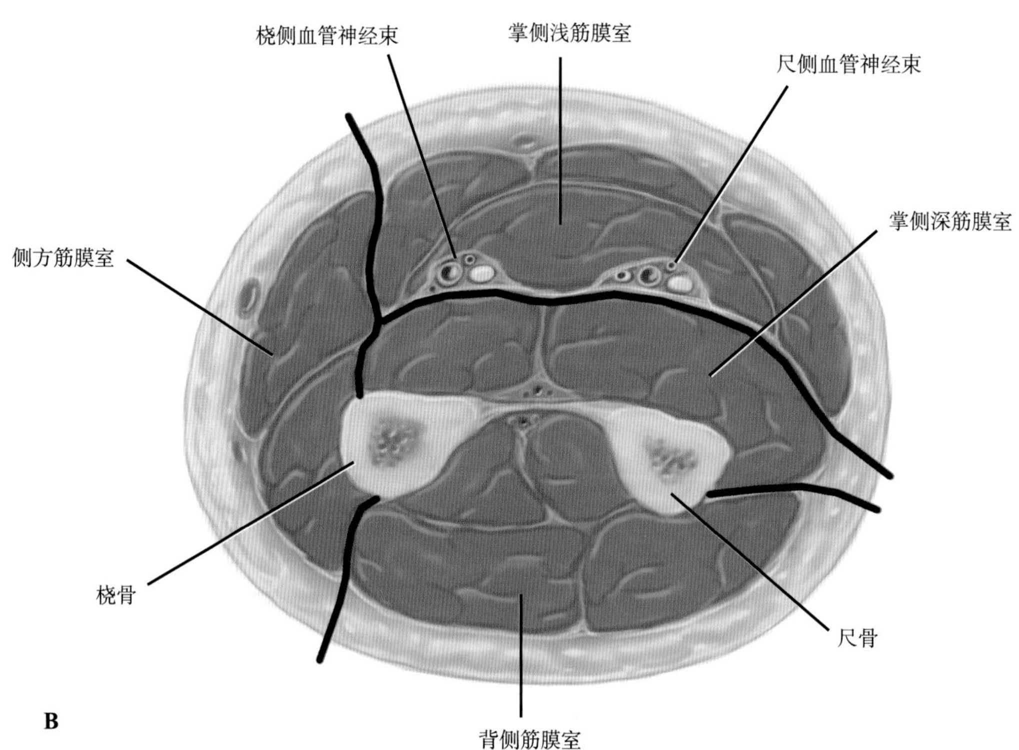

图 7-27 **A.** 肌肉的关系显示在右前臂的三个水平上；**B.** 右前臂的水平位置显示了右前臂的三个主要筋膜室

单个切口用于掌膜筋膜切开术以减压外侧和掌筋膜腔室 图 7-28。切口从手掌开始，经典的腕管切口与无名指的径向边界呈一直线，并向桡侧折痕延伸 2～3mm 尺骨侧 图 7-29。远端切口应延伸到手掌上足够远的距离，以允许通过手掌筋膜和腕横韧带充分进入正中神经。然后将腕管切口沿着远侧腕屈肌折痕转向前臂的尺侧，以到达尺骨腕尺肌腱。将切口沿尺腕腕尺骨的尺侧向近侧旋转 4～5cm，然后轻轻弯曲至中线。该切口保护位于肌腱桡侧的尺神经和动脉。可以在远端伤口中引起皮肤皮瓣覆盖远端正中神经。

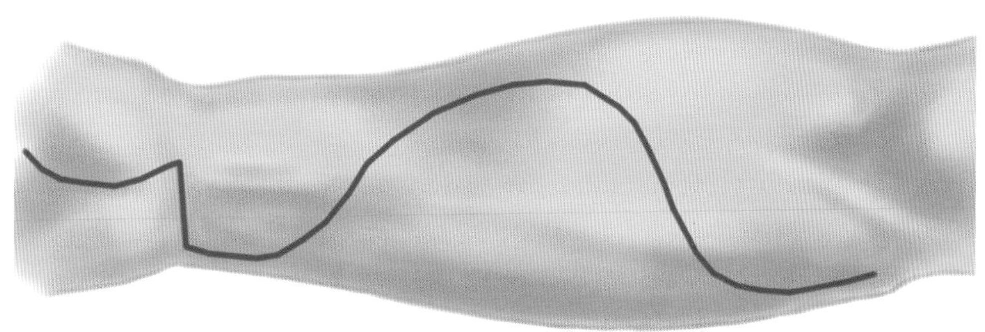

图 7-28 推荐的切口位置

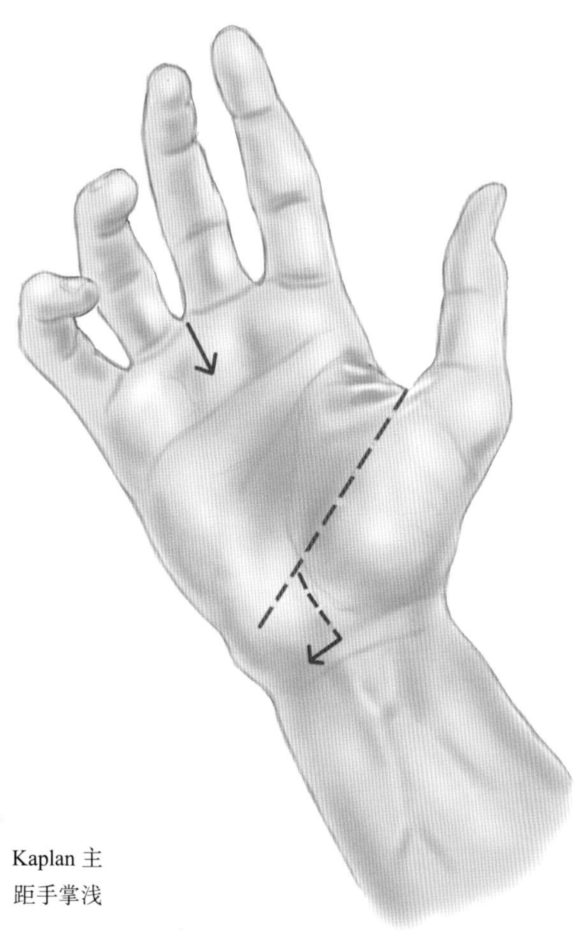

图 7-29 显示切口的初始手掌部分

Kaplan 主干线显示为红色。通常认为，Kaplan 主干线从第一个网状空间延伸至钩骨钩，距手掌浅血管弓约 1cm

皮肤切口向近端并向中线延伸，以使活动的一叠式肌肉减压。穿过切口路径的大静脉通常需要缝合结扎，一般以牺牲穿过前臂的浅神经来完成。切开筋膜后，可通过抬高筋膜在尺侧形成全层皮瓣。皮瓣应沿其整个长度抬起（图 7-30）。将皮瓣从尺侧腕屈肌腱上抬起，但应保留完整的半透明肌腱，以保护更深的尺神经和血管。

尺神经血管束通常附着于浅指屈肌腹部的深部和尺侧，然后在指浅屈肌腱与桡侧腕屈肌腱之间变得相对表浅（图 7-9）。可以牺牲从尺动脉到深部肌肉的分支，以接近拇长屈肌和指深屈肌（图 7-31）。覆盖掌侧深部肌肉的肌肉筋膜不如覆盖指浅屈肌的筋膜厚。

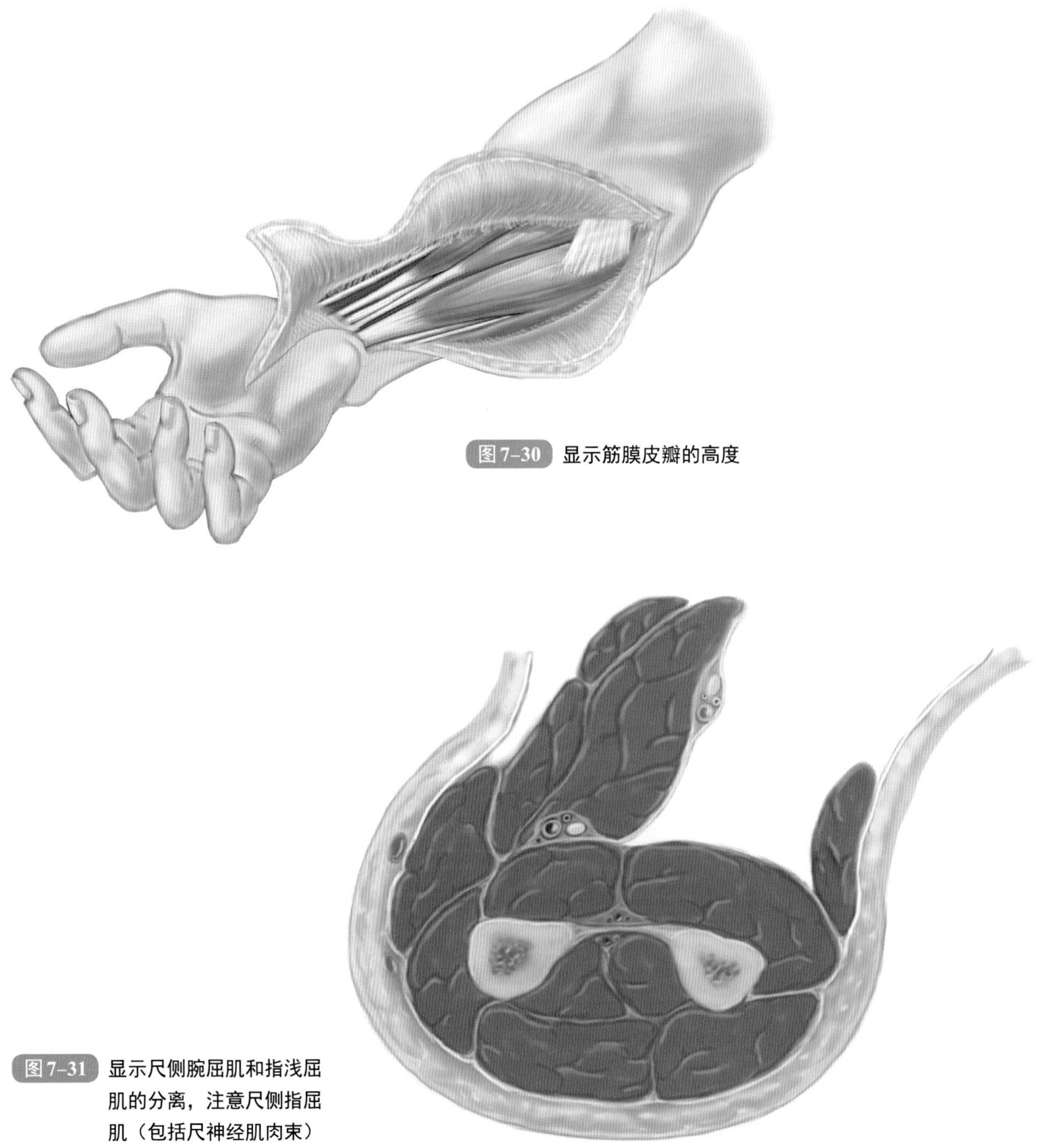

图 7-30 显示筋膜皮瓣的高度

图 7-31 显示尺侧腕屈肌和指浅屈肌的分离，注意尺侧指屈肌（包括尺神经肌肉束）

在完成深掌筋膜室的释放后，可移动垫已准备好减压。切口中部位于活动的一叠肌肉附近。在切口的放射状侧面钝性分离筋膜和全层皮肤后即可进入外侧筋膜室（图 7–32）。更近端的解剖可能损伤桡动脉和神经，因而不是必需的操作。

在大多数情况下，全长掌侧切口会充分缓解背侧肌肉的压力。但是，一些损伤，如长时间挤压或电灼伤，将需要实行背侧筋膜切开术。从活动垫的尺侧上沿到桡骨茎突内上的连线做一个 6～8cm 的背侧切口（图 7–33），可以释放筋膜室的空间。

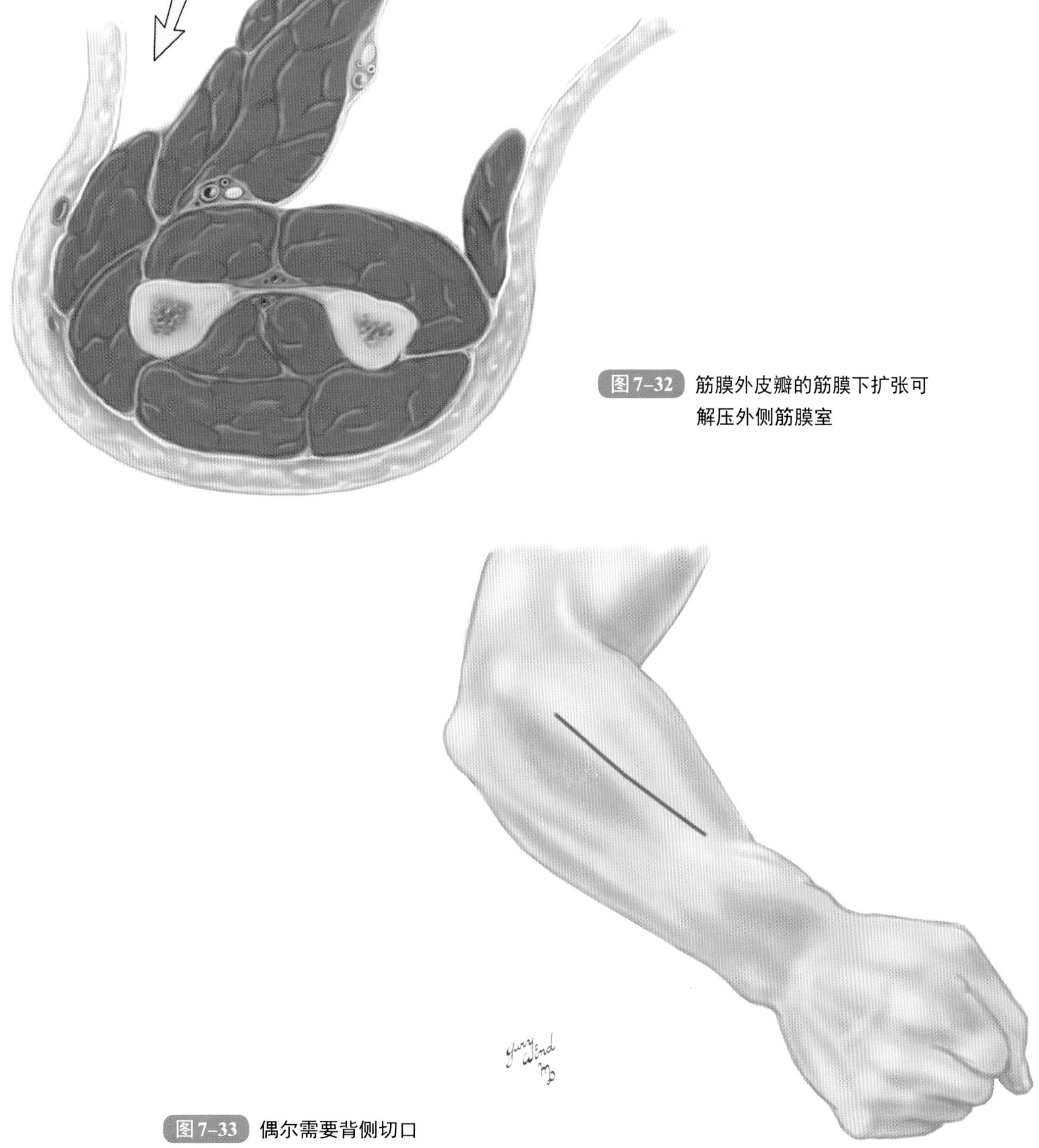

图 7–32　筋膜外皮瓣的筋膜下扩张可解压外侧筋膜室

图 7–33　偶尔需要背侧切口

第 8 章　手部血管
Hand Vessels

一、手部血管解剖

手部解剖很复杂，而且被肌肉骨骼结构紧密包绕的血管分支也很难做到可视化。下面我们将把手部解剖作为一个框架阐述，以便大家理解手部血管的走行。

（一）手部感觉支配神经

手的浅表神经支配影响着血管外科医生选择解剖血管的入路。手部的感觉功能比身体其他任何部位都要重要。上臂的三大主要神经都为手部各个区域提供感觉，而且神经分支在邻近区域也有相互联系。

在手的掌面 图8-1A，两个主要区域的感觉是由正中神经和尺神经支配，两者的交界在环指中线。掌面皮神经分支发自前臂中部的正中神经，该分支穿过腕部的深筋膜支配大鱼际的皮肤，其余手掌面皮肤和手指的掌面皮肤的感觉，则是由来自深筋膜下正中神经和尺神经主干发出的分支——指掌侧总神经和指掌侧固有神经支配的。小鱼际隆起底部的掌短肌表面由尺神经支配，大鱼际桡侧和拇指背侧由桡神经浅支发出的外侧分支支配。

手背的感觉由尺桡神经支配 图8-1B。尺神经的背侧支在前臂远端距离腕部皱褶 5cm 处发出，在尺侧腕屈肌和尺骨远端之间走行，到达手背的尺侧，支配区域的分界同样是环指的中线。桡神经浅支行走在肱桡肌肌腱深面并穿过鼻烟窝，在第一伸肌筋膜室上分为前述的外侧支和一支支配手背其余部分感觉的更大的内侧支。这种分布的特点是示指、中指及环指桡侧半边的远端的感觉均由正中神经支配。当外科游离鼻烟窝处的桡动脉时，要注意避免损伤桡神经浅支。

（二）手部的骨骼

理解手部骨性框架的关键是腕弓 图8-2。腕骨组成的掌深凹陷组成了主要肌腱从前臂到手部的通道，并建立了拇指和小指之间对掌运动的基础。屈肌肌腱穿行的通道表面被一条致密的横韧带覆盖，该韧带起于大多角骨和手舟骨结节桡侧，止于豌豆骨和腕弓尺侧末端的钩骨钩突。需要注意的是，豌豆骨和钩骨钩突相对于尺骨并非轴向排列，而是朝向第三掌骨的基底部呈斜向排列。

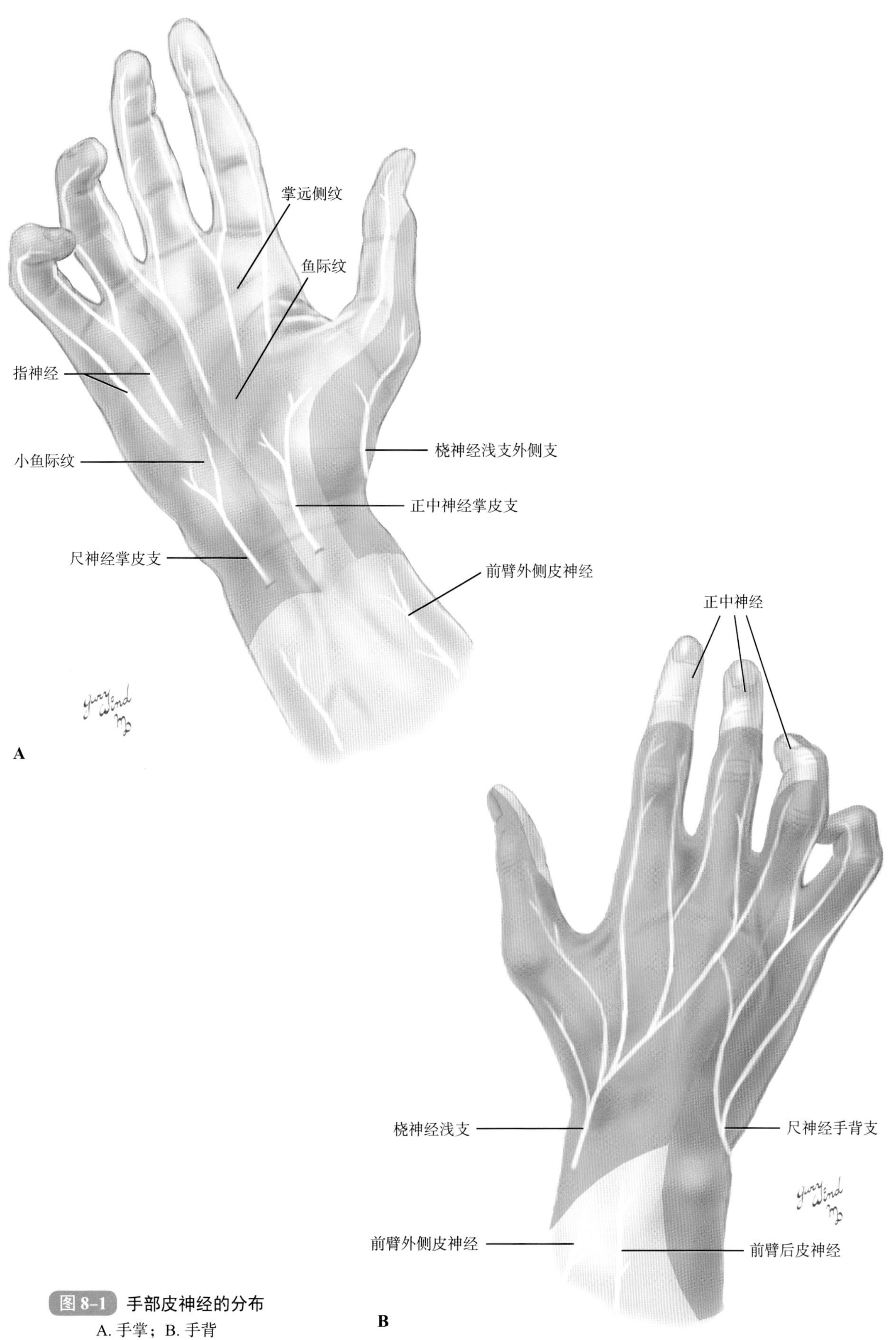

图 8-1 手部皮神经的分布
A. 手掌；B. 手背

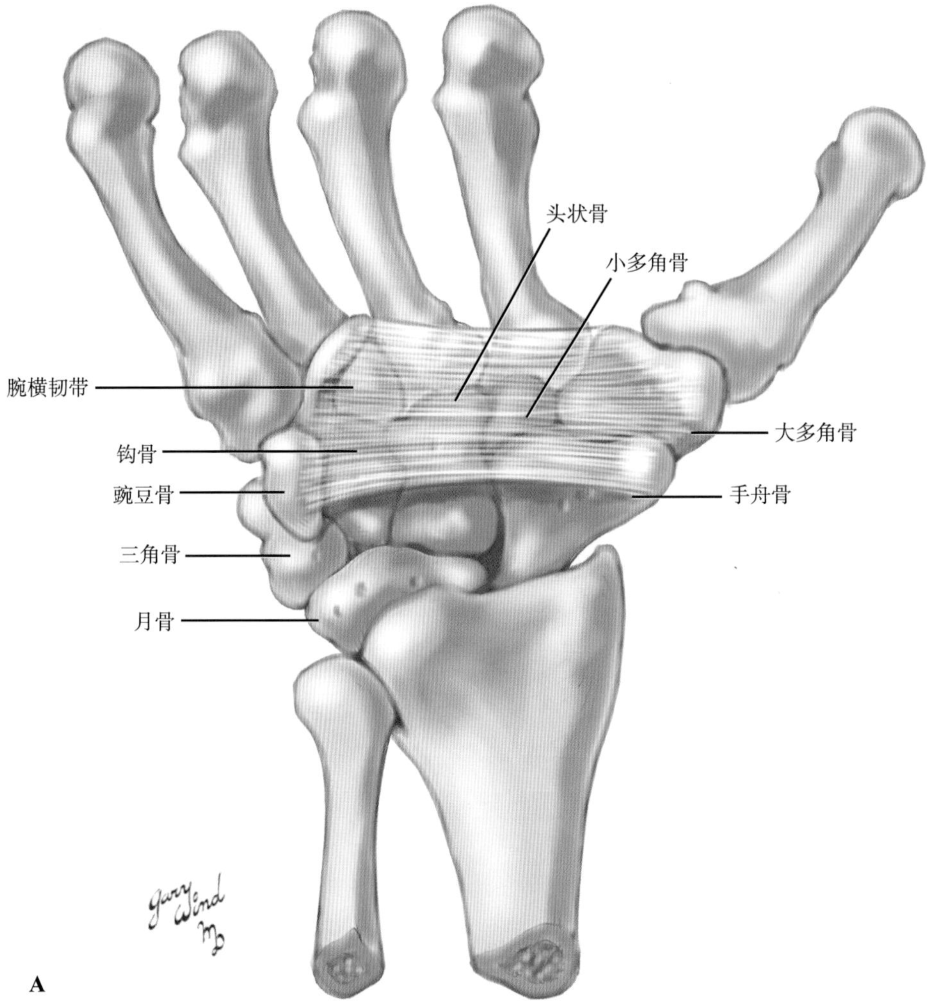

头状骨
小多角骨
腕横韧带
大多角骨
钩骨
豌豆骨
手舟骨
三角骨
月骨
A

大多角骨
钩骨钩突
腕横韧带
豌豆骨
手舟骨
B

图 8-2 腕骨形成的掌侧深弓以容纳屈肌腱

A. 掌侧；B. 近端横断面

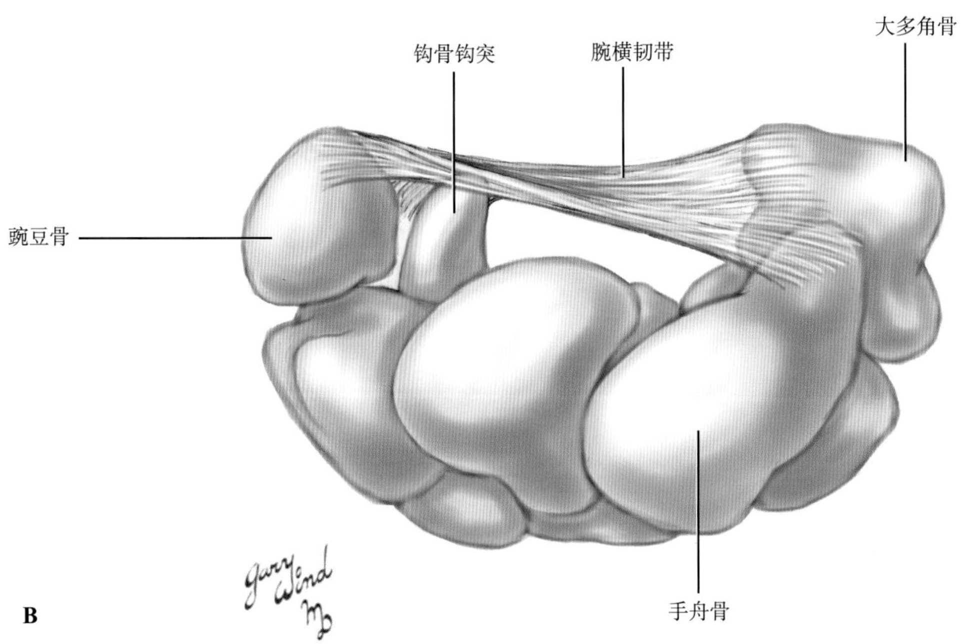

（三）筋膜

前臂的深筋膜在手腕部增厚，形成了背侧的伸肌支持带和掌侧的腕掌侧韧带（图 8-3）。掌长肌腱和腕掌侧韧带在手腕部融合，向掌心呈扇形扩展，加固这一部位的深筋膜并形成掌腱膜。但这层封套筋膜与其深面的腕横韧带不同，后者是从腕弓的一侧末端到另一侧末端形成的支持带以约束屈肌腱。腕横韧带源自由尺侧腕屈肌腱参与构成的腕韧带，而腕掌侧韧带则是深筋膜增厚带状物。掌腱膜和腕横韧带之间的中线接合关系比较复杂，这个接合在手腕部尺侧形成一条管道，尺动脉和尺神经行走于这一管道内（Guyon 管，腕尺管）。腕横韧带的桡侧附着处形成另一条容纳桡侧腕屈肌腱的通道。

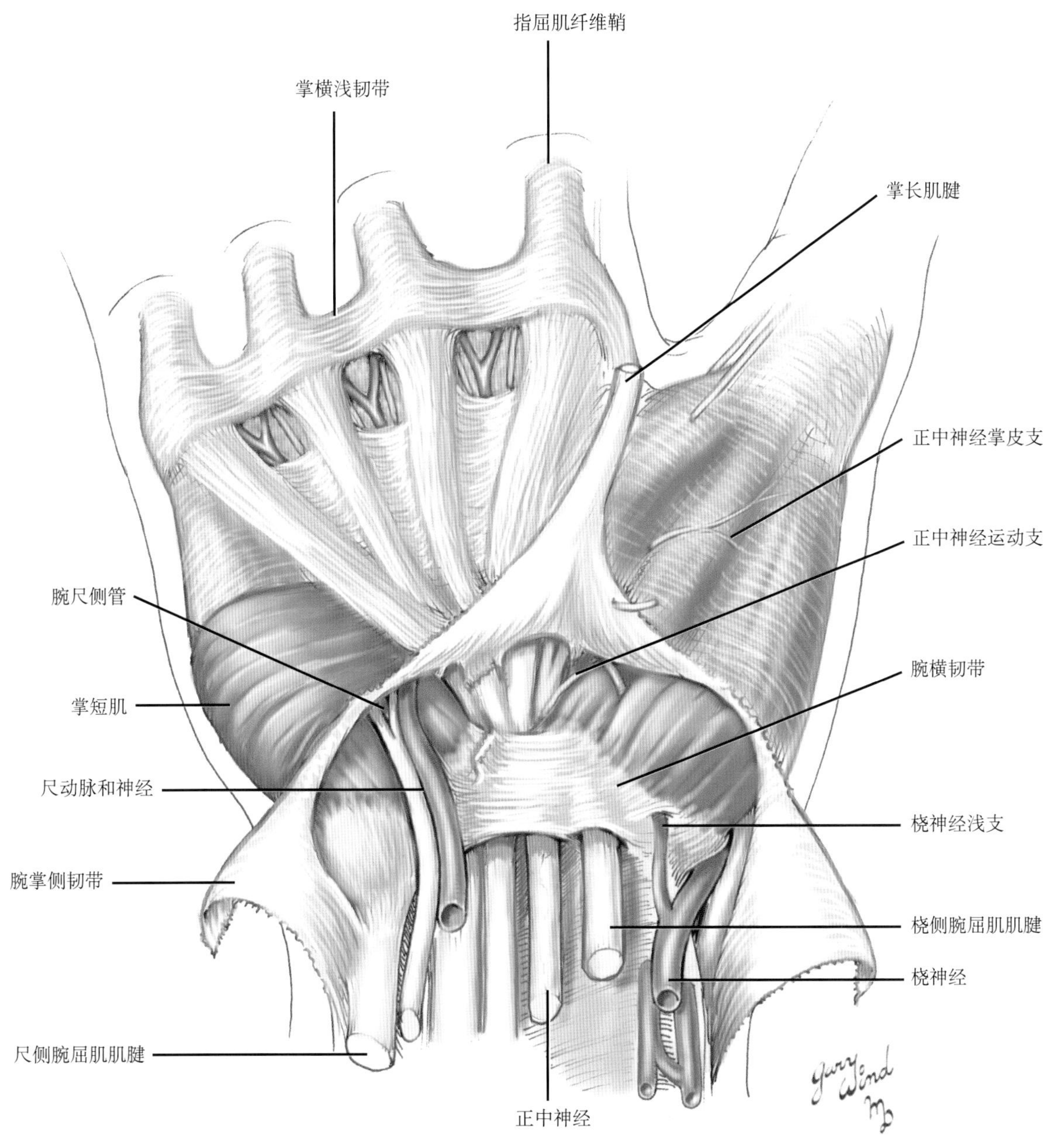

图 8-3　腕掌侧韧带是增厚的深筋膜，位于包绕腕弓的腕横韧带浅层

在手腕部以远，掌腱膜分别与第一和第五掌骨相连接形成的两个浅间隔将手掌分成 3 个筋膜室（图 8-4），这些间隔分别将大鱼际筋膜室和小鱼际筋膜室从手掌中心筋膜室分开。8 条指屈肌被包裹在一个总滑膜囊内并充填手掌中心筋膜室，蚓状肌、指神经及血管也位于这一区域内。

在上述总滑膜囊深面和中间掌骨体之间有一斜行的结缔组织间隔，此间隔将屈肌腱和骨间掌侧肌两层组织之间的掌间隙分成尺侧的掌中间隙和桡侧的鱼际间隙，这些间隙是手掌深部感染的潜在区域。

掌腱膜在手掌远端纵向分散为 4 根条索状物，并于掌骨末端各自形成指屈肌腱纤维鞘，条索状物之间的指间间隙包绕着下面的指神经、动脉和蚓状肌。在屈肌腱鞘之间，掌深横韧带和掌浅横韧带包裹上述神经血管等组织形成 3 条密闭通道。蚓状肌和骨间肌腱分别于掌深横韧带上、下走行。

桡侧滑膜囊和第二掌骨滑膜囊包裹着拇长屈肌腱并穿行于拇短屈肌两侧头之间，这些滑膜囊和肌腱也因此均位于鱼际间隙内。

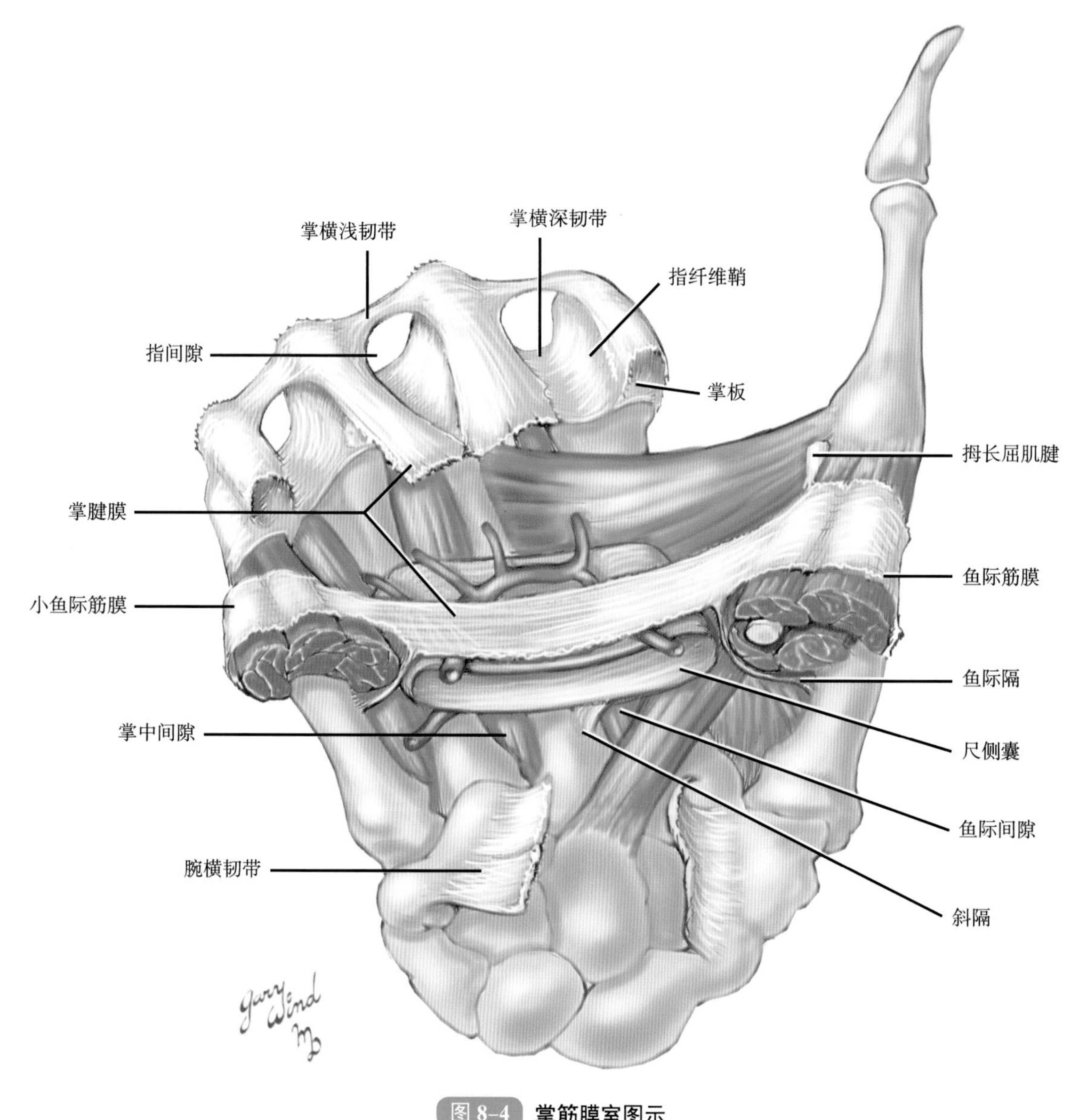

图 8-4 掌筋膜室图示

（四）手部固有肌

展肌、屈肌和对掌肌三组肌肉分别组成大鱼际和小鱼际的肌肉群 图 8-5，这些肌肉均起自腕弓两端的骨骼和腕横韧带。尺动脉和尺神经的深支穿过小鱼际的基底部，尺动脉组成掌深弓的一端，位于尺侧滑膜囊与掌骨平面之间的潜在空隙中。

正中神经的返支刚好自腕横韧带的末端边缘发出，支配大鱼际肌群的运动。桡动脉掌浅支往往穿过掌侧鱼际肌和拇短展肌完成掌浅弓的组成。拇指的活动还受到一额外的手内在肌——拇收肌的支配，桡动脉则通过拇收肌的横向头和斜向头之间达到掌深部。尺神经支配小鱼际群、所有骨间肌、拇收肌、拇短屈肌深部头端及尺侧两个蚓状肌的运动，而桡侧蚓状肌的运动则由正中神经支配。

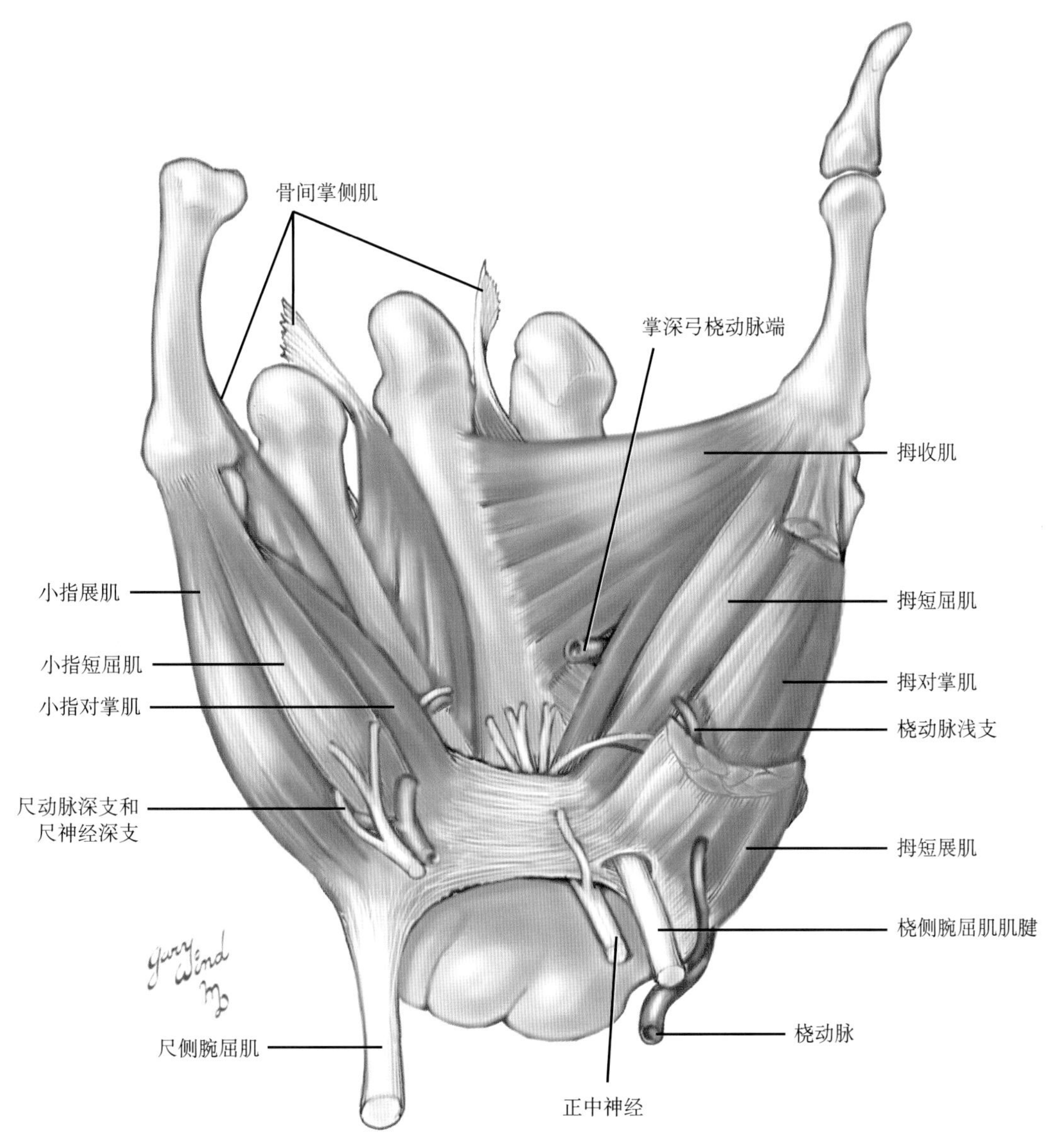

图 8-5　手部固有肌呈杯状包裹着中央肌腱、神经和血管

（五）桡动脉走行

桡动脉在拇长展肌肌腱和拇短伸肌肌腱深面绕过腕骨的桡侧（图 8-6），然后位于手舟骨上拇短伸肌肌腱和拇长伸肌肌腱之间的凹陷，即所谓的鼻烟窝，然后发出走行于伸肌肌腱深面的腕背支。桡神经浅支走行在深筋膜外的桡动脉上方。然后，桡动脉穿过拇长伸肌肌腱的深面，潜入第一骨间背侧肌的两头并经过第一、第二掌骨到达手掌深部间隙。

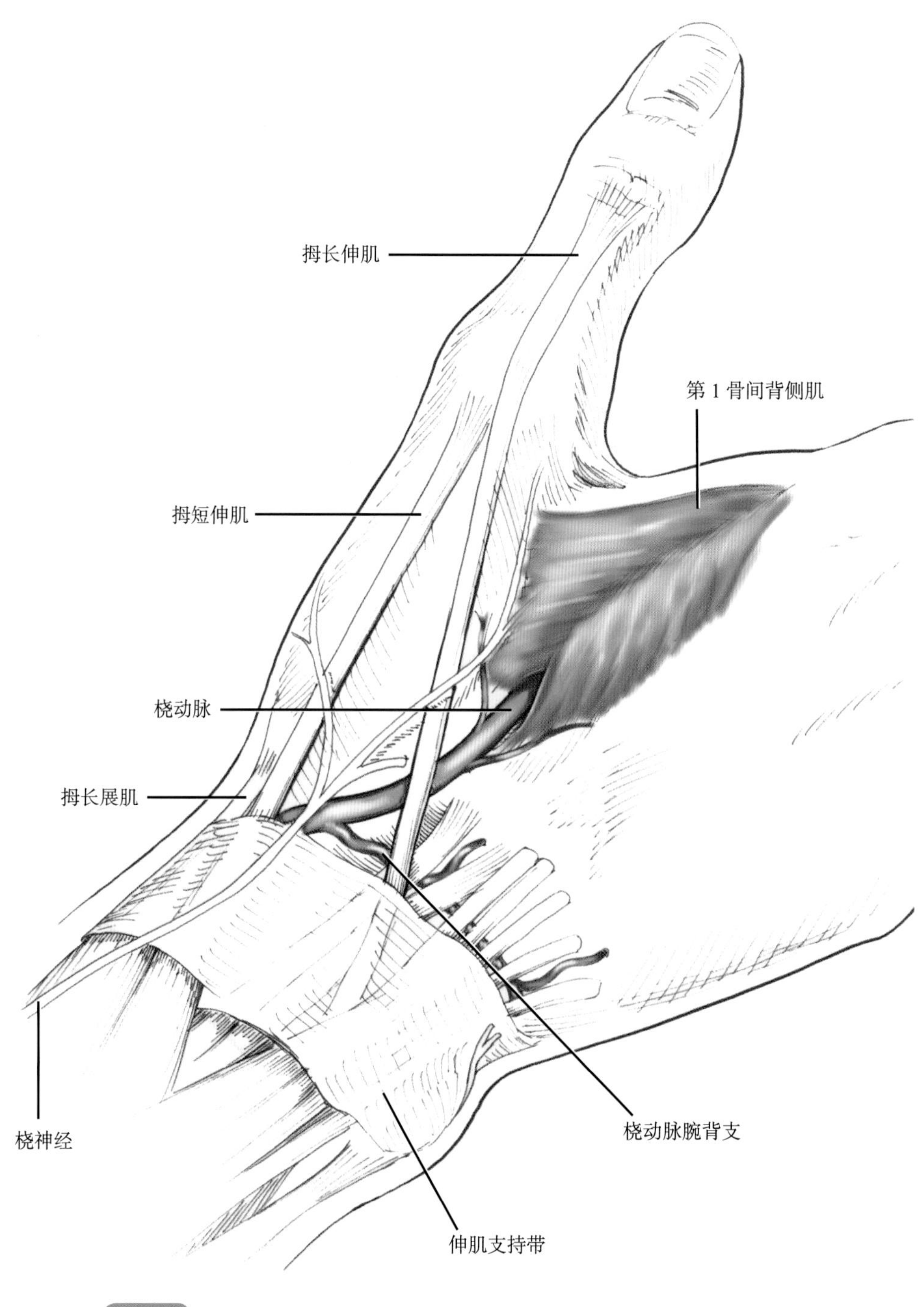

图 8-6 桡动脉绕过腕骨的外侧缘，穿过第一、第二掌骨间到达手掌部

通过掌骨后，桡动脉在拇收肌深面发出 2 根分支动脉，拇指主要动脉和示指桡侧动脉，这些分支动脉也可能共干（图 8-7）。桡动脉继续前行并经拇收肌头部之间穿过成为掌深弓的一侧末端。

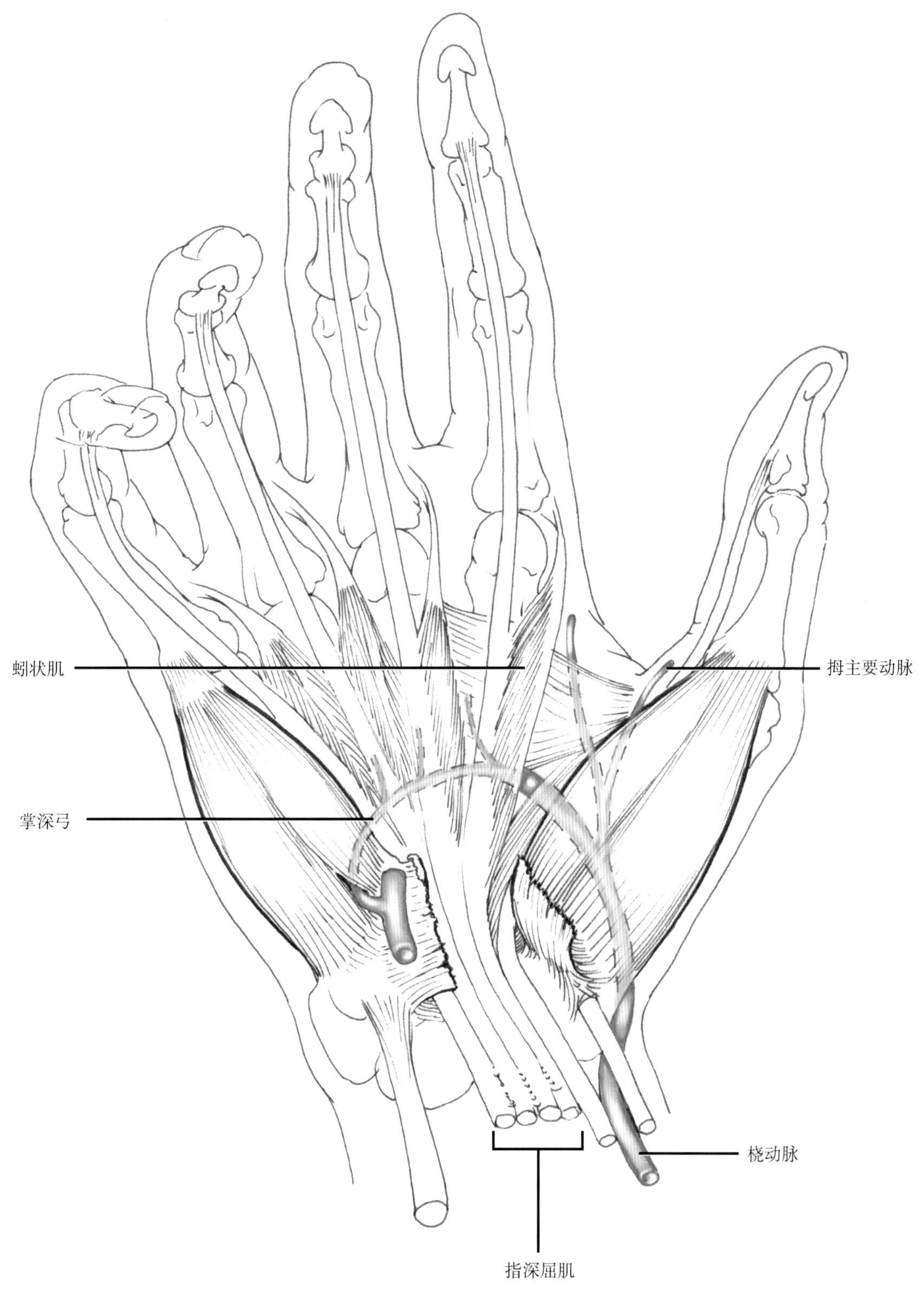

图 8-7　桡动脉发出两根指动脉分支（图示 2 根分支共干），深达拇收肌

（六）掌深弓和掌浅弓

掌浅弓由一侧优势尺动脉端和一侧可能会缺如的细小的桡动脉端供血[1]（图 8-8）。掌浅弓的顶端位于手掌皱褶近端水平。

掌深弓由一侧优势桡动脉供血，位于掌浅弓稍向近心端和掌骨基底部的正上方，8个指屈肌腱和正中神经分支穿行于掌深弓和掌浅弓之间。

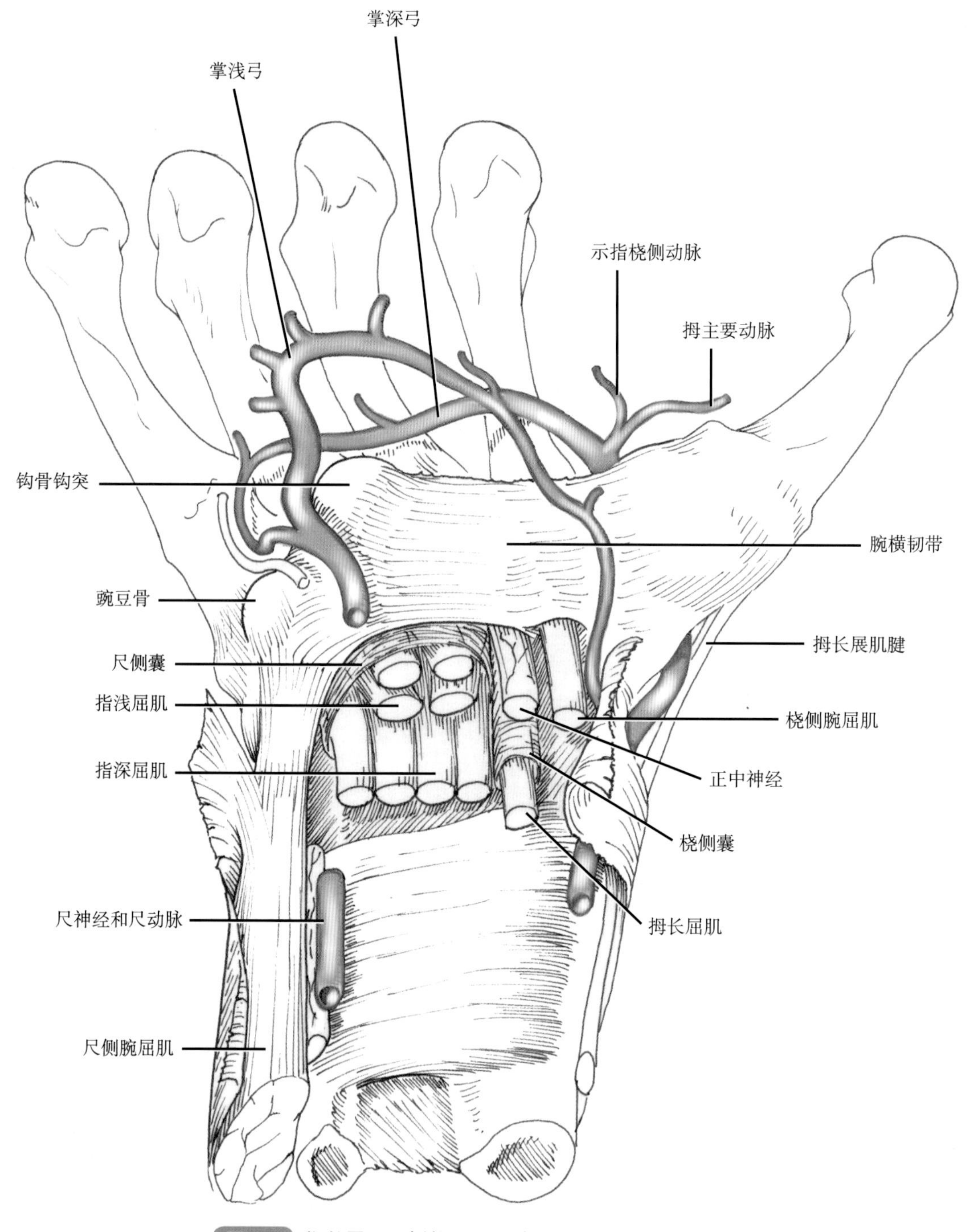

图 8-8 指长屈肌，蚓状肌及指神经位于掌深弓和掌浅弓之间

移开掌筋膜后，可见掌浅弓位于指神经和指屈肌腱表面 图 8-9。弓的尺侧端起自掌侧腕韧带和腕横韧带之间的间隙，越过小鱼际群的基底部，横跨手掌中央的组织和桡动脉浅支汇合。需要记住的是，掌浅弓的走行是横跨手掌，并穿过由掌筋膜分别与第一和第五掌骨相连接形成的小鱼际隔膜和大鱼际隔膜。指血管在掌浅弓附近时位于神经的浅层，延续至手指内时则位于神经的背侧。

在掌指关节基底部，手掌的掌深弓和掌浅弓之间存在丰富的连接 图 8-10，掌骨之间也有掌深弓分支与掌背动脉网的吻合。

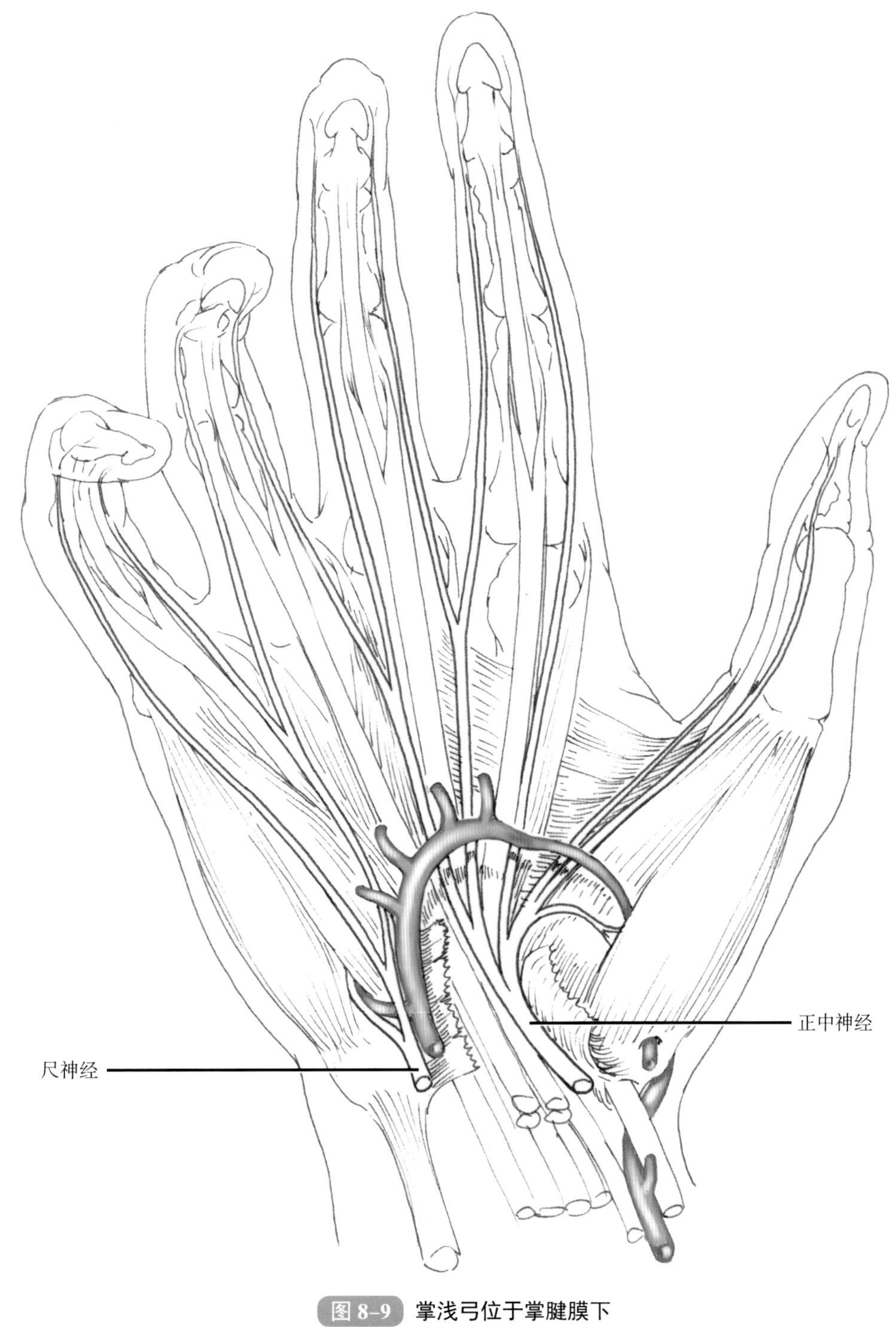

图 8-9 掌浅弓位于掌腱膜下

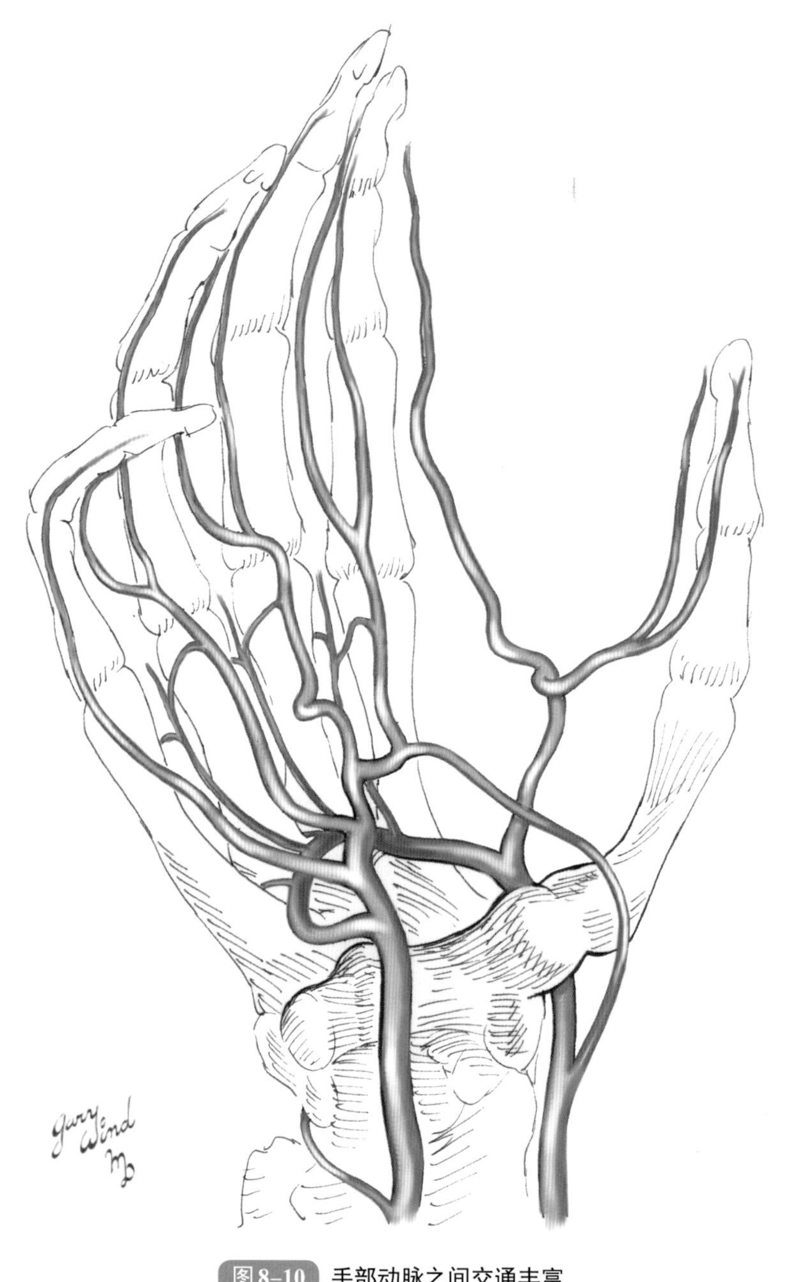

图 8-10 手部动脉之间交通丰富

二、手部动脉的显露

血管外科医生在两种情况下可能需要解剖显露手部动脉，如人工透析通路的建立，引起手指动脉栓塞的动脉瘤或不规则动脉的切除。由于鼻烟窝部位的桡动脉和头静脉位置靠近且呈平行走行，因此推荐在鼻烟窝部位重建桡动脉 – 头静脉动静脉瘘 [2, 3]。手部尺侧反复钝挫伤可引起钩骨水平的尺动脉的动脉瘤形成或内膜不规整损伤 [4, 5]，这个病变与所谓的小鱼际锤击综合征密切相关，可引起尺动脉血栓形成或指动脉栓塞造成手指坏疽 [4, 6]。虽然这一综合征常发生于原本就有潜在动脉异常又反复遭受职业性创伤的患者，但有时也可见于娱乐活动或一些孤立性创伤后 [7]。

（一）鼻烟窝处桡动脉的解剖显露

患者取仰卧位，手臂外展放置于支撑板上，手臂需要向内旋转使得手的尺侧位于支撑板上，整个手部和前臂消毒铺巾。

于鼻烟窝处表面做一个 3cm 的纵切口，从桡骨茎突至第一掌骨根部 图 8-11。拇指部位的头静脉位于皮下组织中，在建立动静脉瘘时需要充分游离出来。桡神经浅支的手指分支在深筋膜浅层，应注意保护。这些手指分支神经可能需要游离出来，并根据其各自的位置轻轻牵拉至掌侧面或背侧面。切开拇长伸肌和拇短伸肌之间的深筋膜即可显露桡动脉 图 8-12。游离桡动脉需要结扎其腕背支。

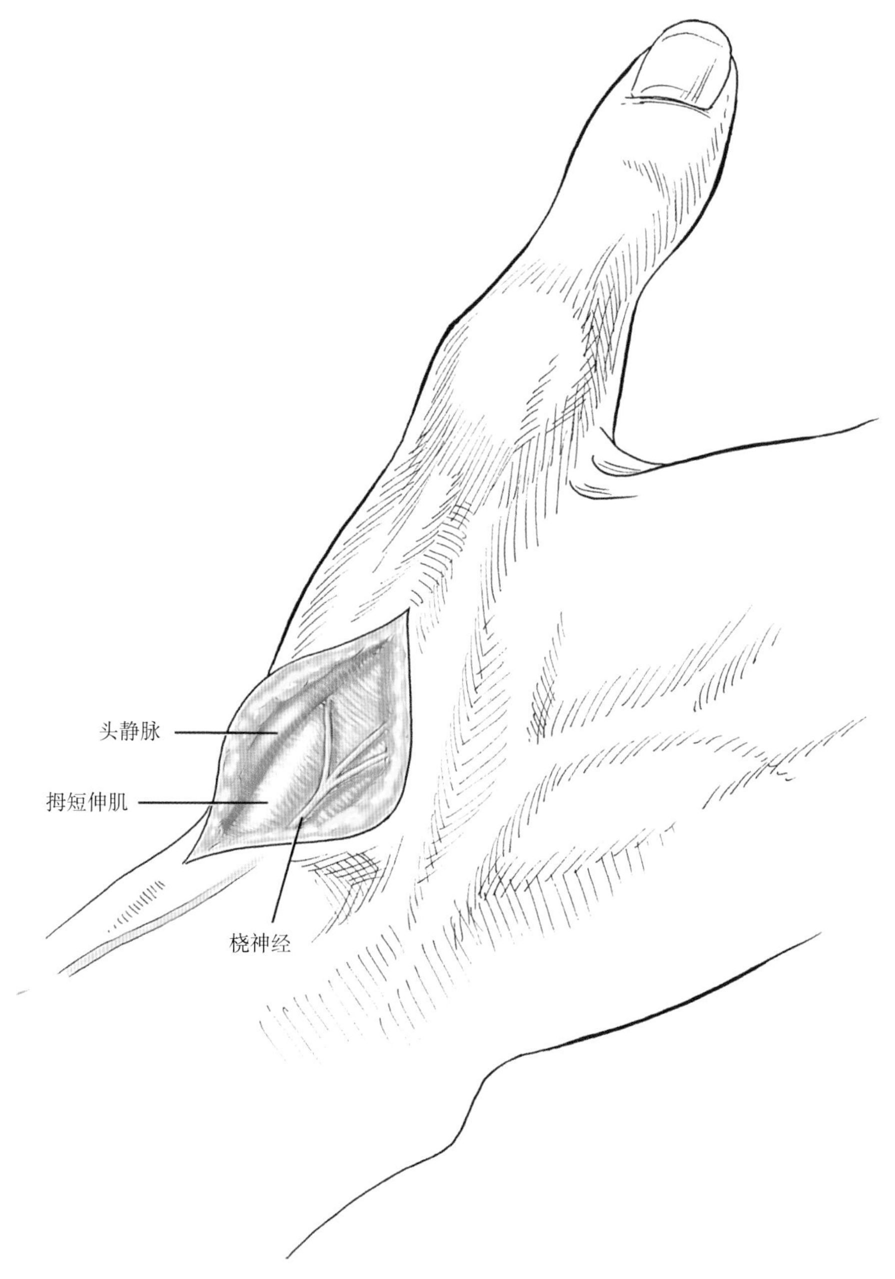

图 8-11 桡神经浅支位于鼻烟窝处的深筋膜表面，此处做锯齿形切口可以预防瘢痕形成

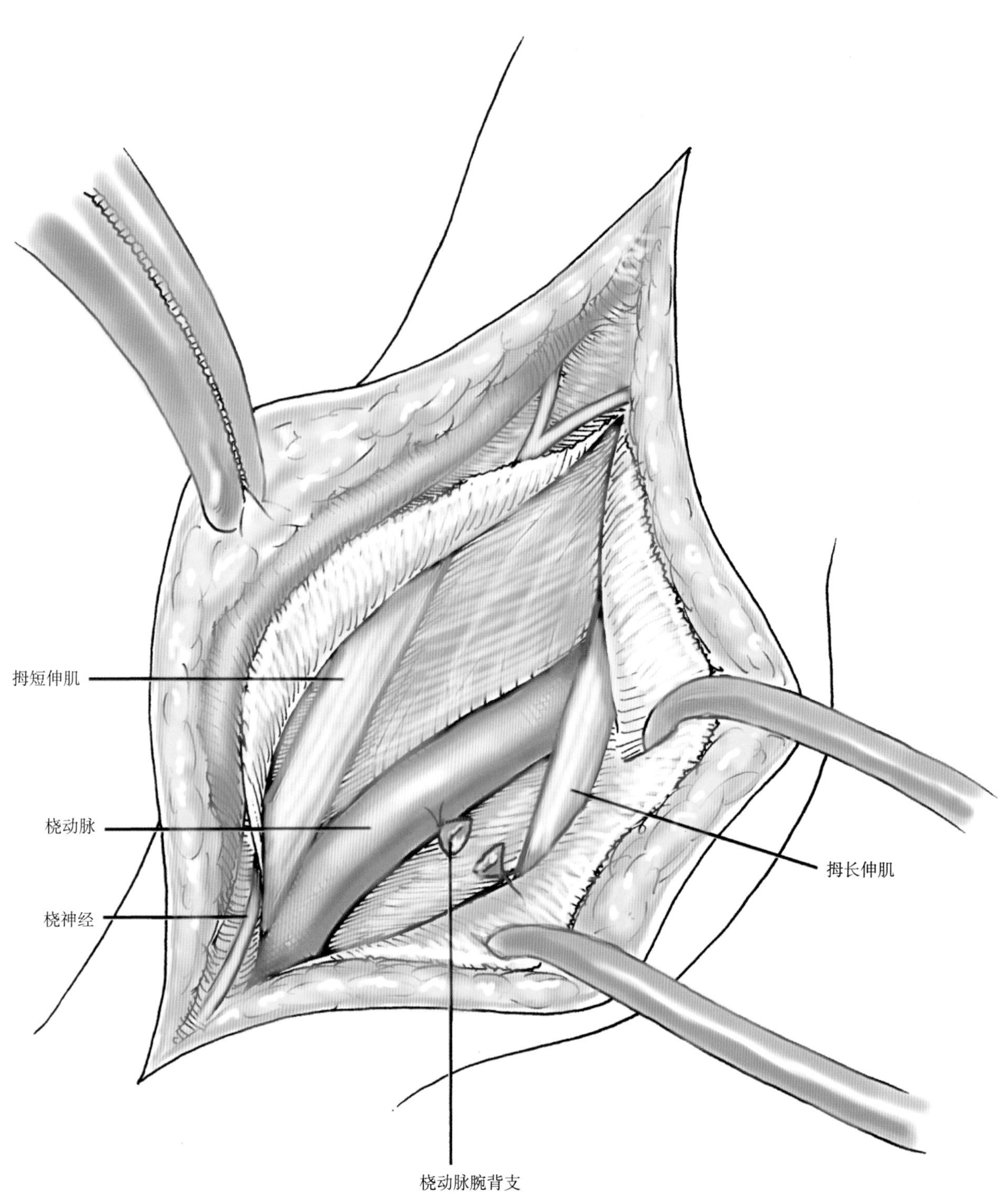

图 8-12 打开深筋膜显露桡动脉，并离断其腕背支

（二）手远端桡动脉的解剖显露

患者的体位和消毒铺巾准备如前所述。于第一骨间肌间隙表面做一平行于第二掌骨的纵切口（图 8-13），切口起自拇长伸肌水平并向远端延长至 3cm 左右，在皮下组织中游离出浅静脉并牵拉开，显露深筋膜。于第一背侧骨间肌的两侧头部之间切开深筋膜，仔细分离并牵拉开深筋膜以显露桡动脉。

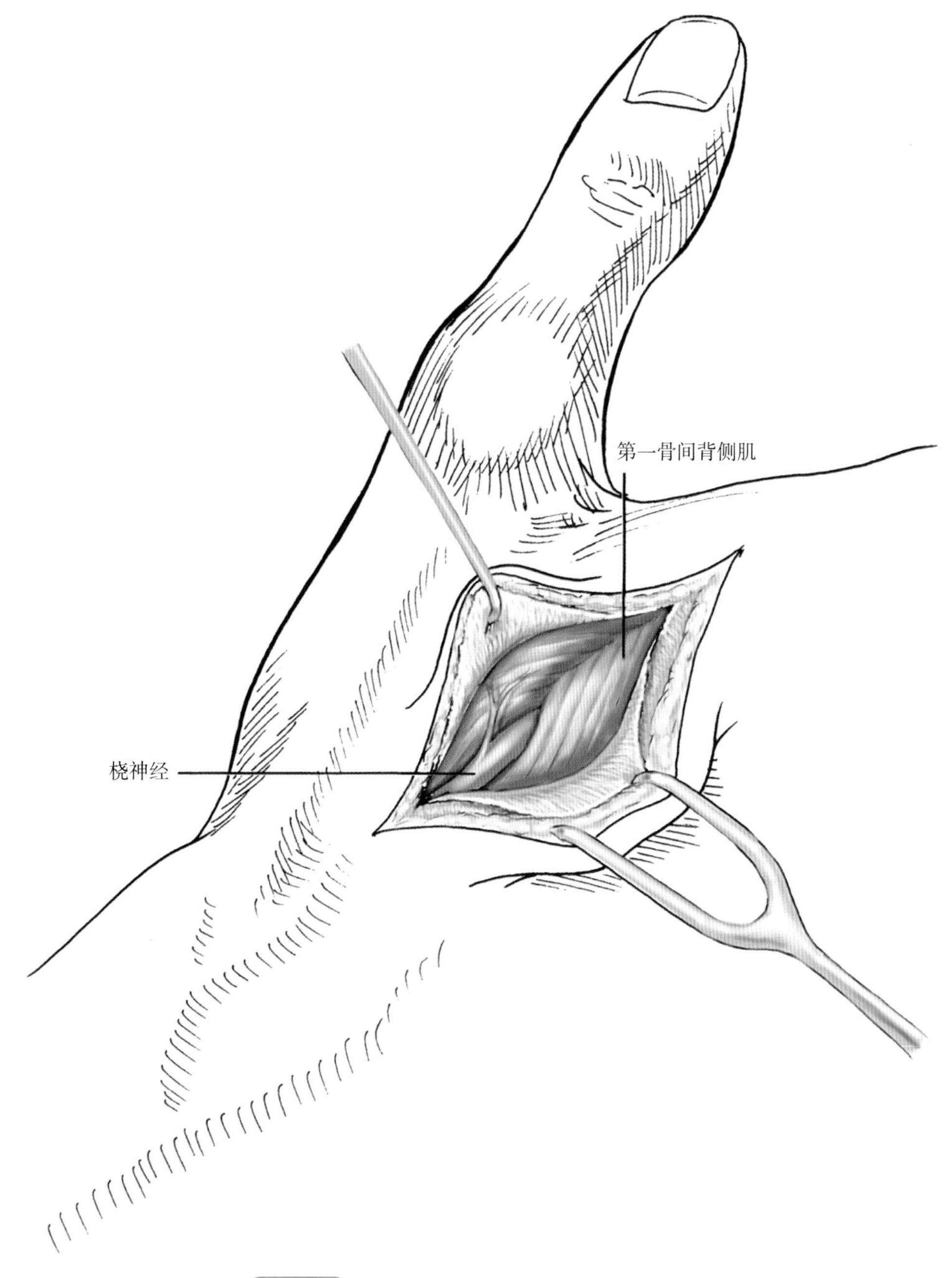

图 8-13　显露拇长伸肌腱以远的桡动脉部分

（三）尺动脉和掌浅弓的解剖显露

手和前臂消毒铺巾，掌面朝上。沿着小鱼际纹做一斜切口，从豌豆骨桡侧缘至远端掌横纹，斜跨近端掌横纹以避免瘢痕挛缩并发症（图 8-14）。切口深达掌短肌水平，该肌肉的近端边缘可以见到尺动脉，沿着尺动脉走行向远端切开肌肉，重要的是需要确认贴近尺动脉的掌面进行解剖避免损伤其分支。尺神经浅支的指掌侧神经走行位于尺动脉的尺侧，需要仔细保留。分离掌筋膜的纤维，尺动脉可以追踪至第五指动脉分支，这里则变为掌浅弓（图 8-15）。正中神经的手指神经分支走行于掌浅弓深面应予以保留。

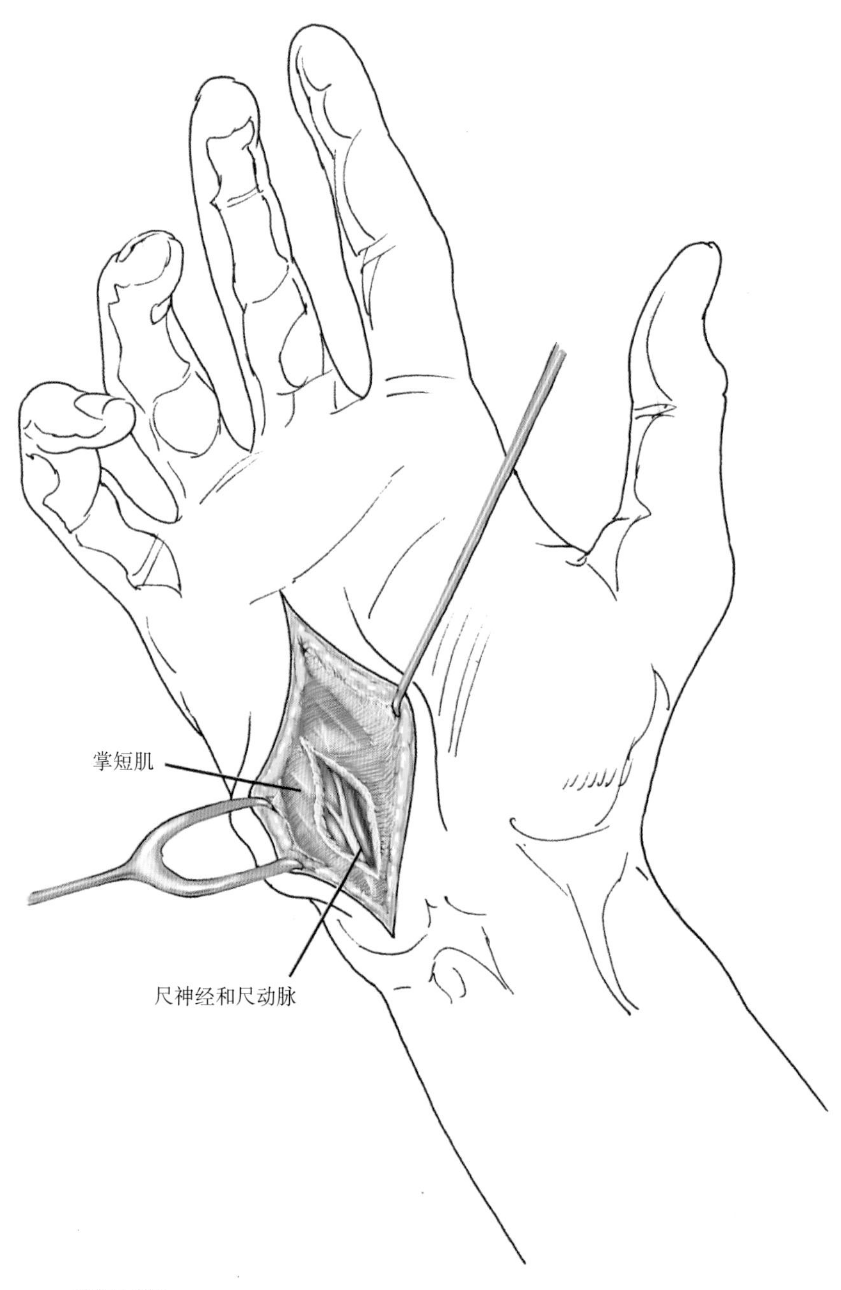

图 8-14 在掌短肌和小鱼际筋膜下显露腕尺管以远的尺动脉和尺神经

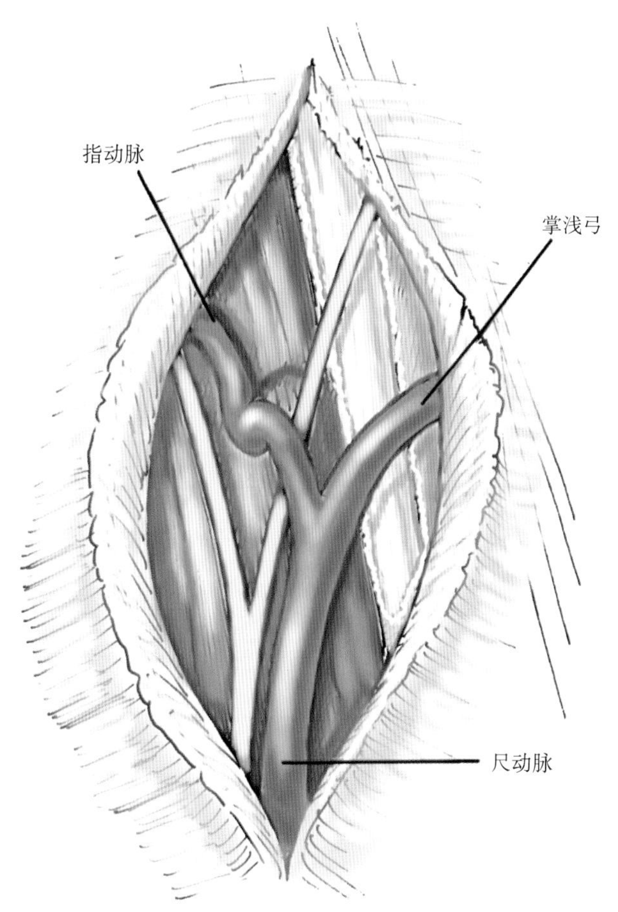

图 8-15 打开小鱼际筋膜室间隔进入掌腱膜，显露参与掌浅弓组成的尺动脉部分

（四）手筋膜室切开术

手部发生孤立性筋膜室综合征相对罕见。骨折是最常见的原因，很多其他原因也有报道，包括静脉补液的渗出、挤压伤、蛇咬伤和烧伤[9]。与其他部位的筋膜室综合征一样，早期识别和及时减压非常重要，以避免发生不可逆性功能丧失，甚至肢体坏死。

手部共有 10 个肌肉筋膜室，包括大鱼际、小鱼际、拇收肌及 7 个骨间肌筋膜室[8, 9]（图 8-16）。严格意义上来说，腕管位于腕部，但往往在手部筋膜室综合征时受到累及，因此腕管也被认为是手部筋膜室之一[9]。每一个筋膜室均由筋膜包膜包裹。大鱼际筋膜室位于掌侧，包含 3 块主要由正中神经分支和部分由尺神经支配的肌肉肌腹，即拇短展肌、拇对掌肌和拇短屈肌。小鱼际筋膜室位于尺侧，包含 3 块由尺神经支配的肌肉肌腹，即小指展肌、小指短屈肌和小指对掌肌（图 8-17）。拇收肌筋膜室位于掌侧，只包含由尺神经支配的拇收肌。4 块骨间背侧肌和 3 块骨间掌侧肌组成各自不同但高度易变的筋膜室，且相互之间有重要沟通。腕管包含指浅屈肌腱，指伸屈肌腱，拇长屈肌腱和正中神经。

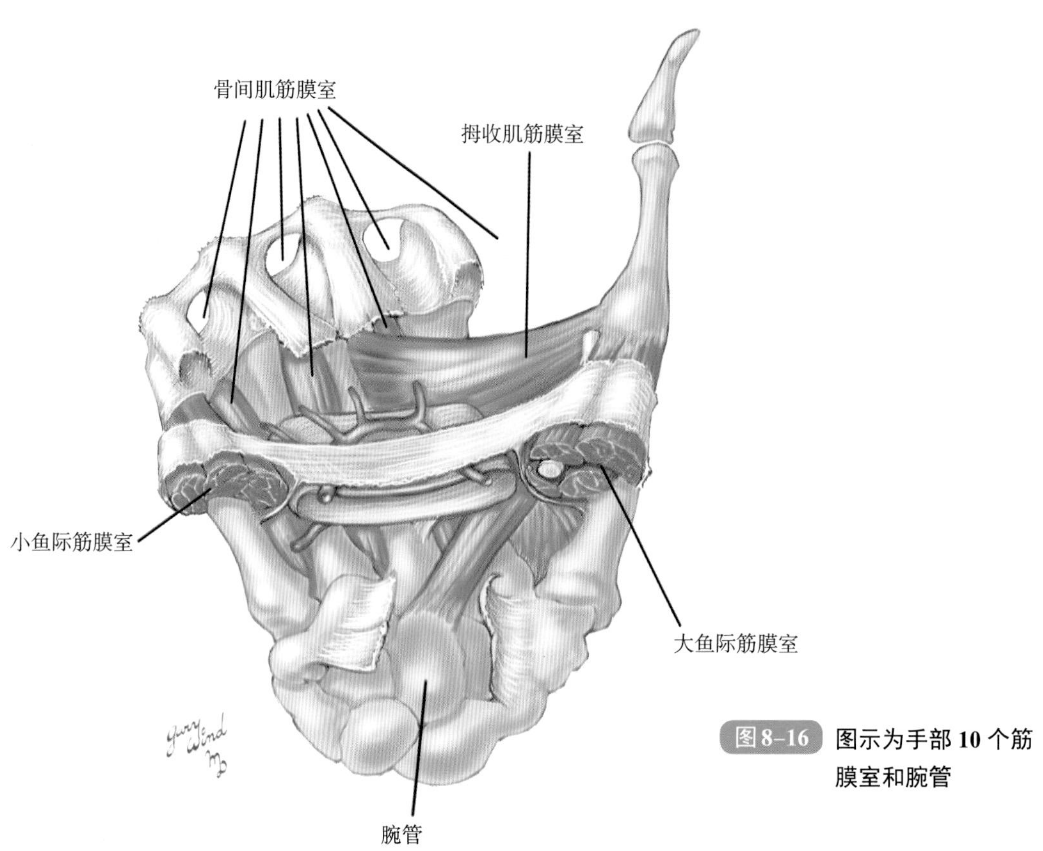

图8-16 图示为手部10个筋膜室和腕管

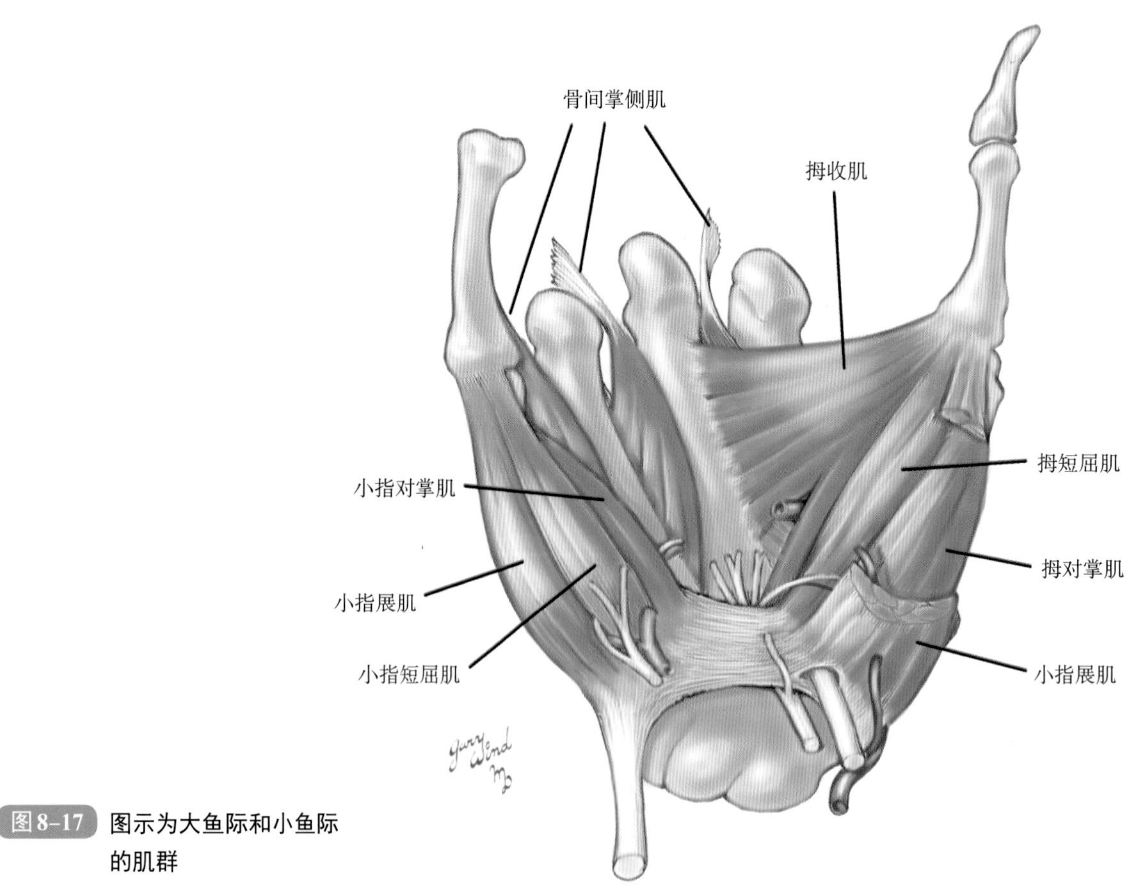

图8-17 图示为大鱼际和小鱼际的肌群

手筋膜室切开术需要在手背和手掌做纵切口。两个手背切口用于骨间肌筋膜室减压，一个切口位于第二和第三掌骨之间，另一个位于第四和第五掌骨之间 图8-18。有些学者主张将这两个切口直接置于第二和第四掌骨上面[10]，但 Oak 和 Abrams[8] 强调不要直接在伸肌上面有外科创伤以避免肌腱脱水的风险。解剖分离掌骨两侧可以为骨间背侧肌筋膜室减压 图8-19，骨间掌侧肌筋膜室压力可以通过更深层的解剖分离来减压，拇收肌筋膜室压力则可以通过解剖分离第二掌骨的桡侧来减压。

于手掌分别作平行于第一掌骨桡侧和第五掌骨尺侧的切口，为大鱼际筋膜室和小鱼际筋膜室减压 图8-20。腕管减压需要在手掌做第三个切口，该切口位于环指桡侧缘的延长线距离鱼际纹尺侧 2～3mm 处。

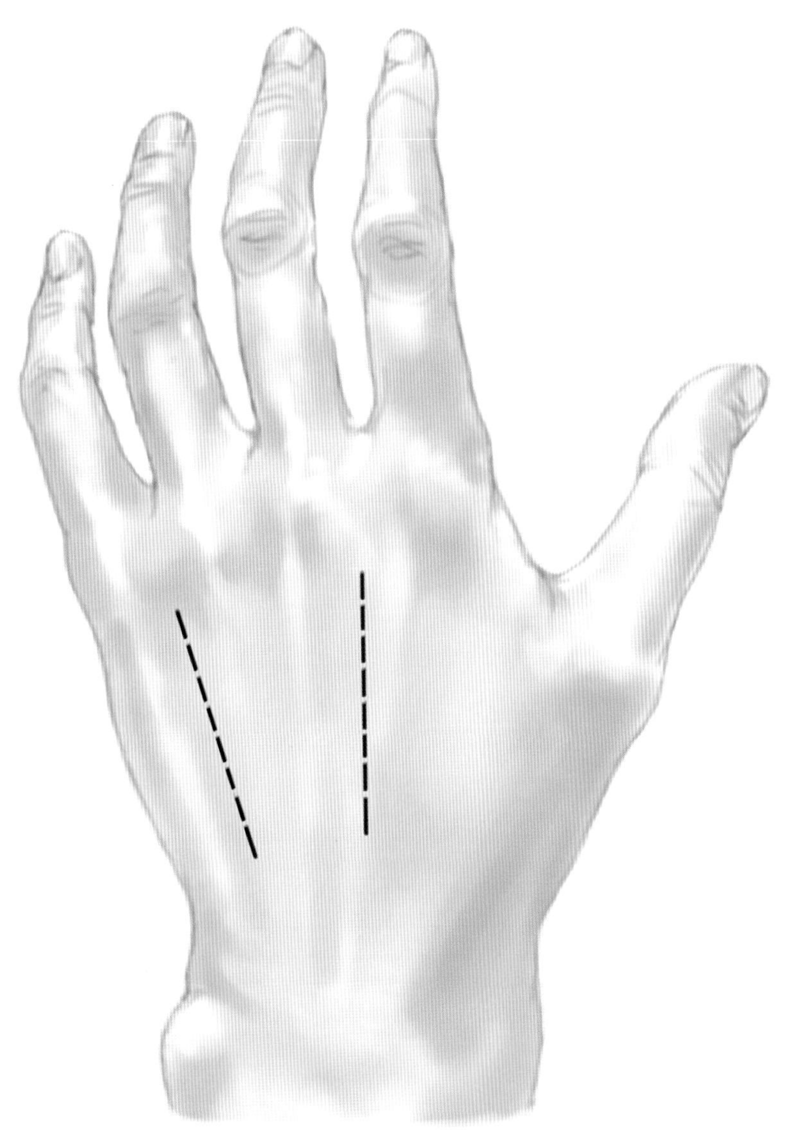

图8-18 图示为骨间肌筋膜室切开减压的手背部切口

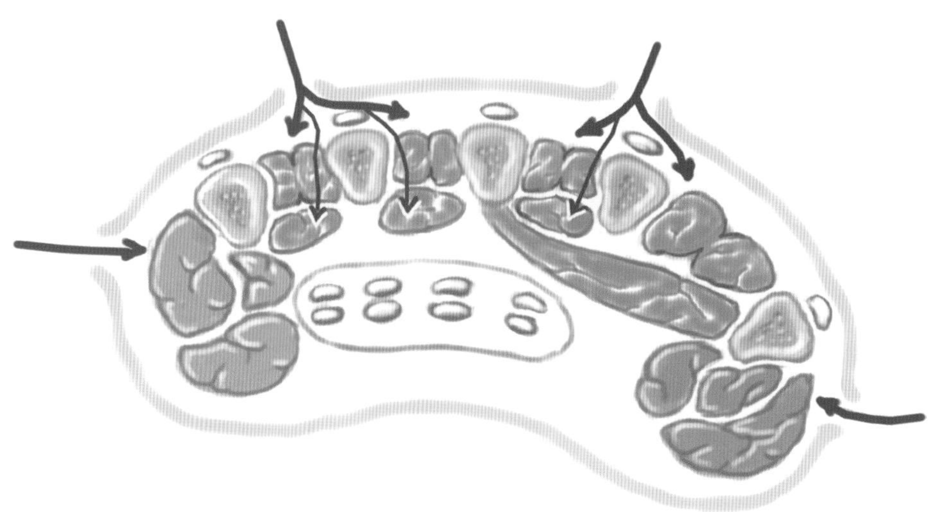

图 8-19 图示为 4 个骨间背侧肌和 3 个骨间掌侧肌筋膜室减压入路

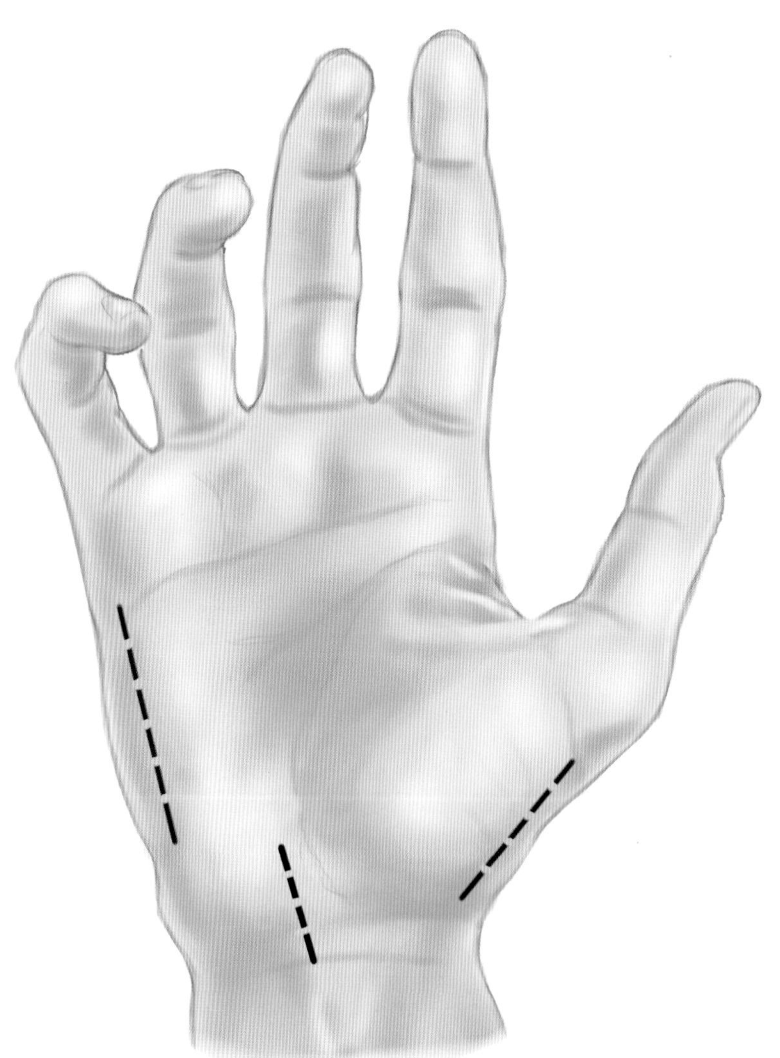

图 8-20 图示为大鱼际、小鱼际及腕管筋膜室切开减压的切口

第四篇 腹部血管

Vessels of the Abdomen

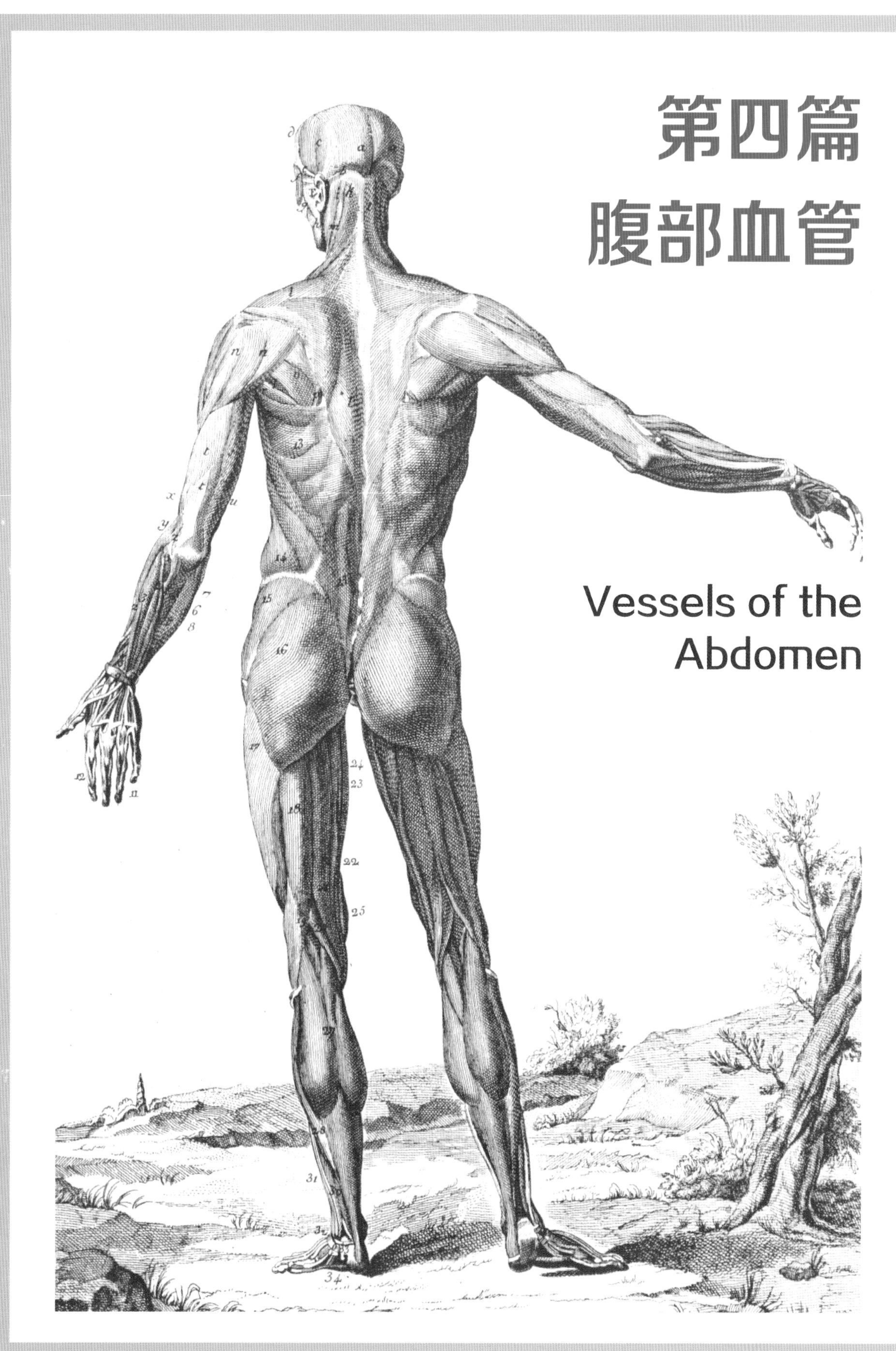

第 9 章　上腹主动脉（包括内脏和腹腔上段）
Upper Abdominal Aorta, Including the Visceral and Supraceliac Segments

一、腹主动脉的外科解剖

腹主动脉跨度虽短，却是身体中一些复杂的解剖关系中最为复杂的一部分。各个部分的特殊问题将在下一章中单独讨论。在关注局部细节之前，有必要在整个腹部的背景下回顾腹主动脉的解剖。

（一）概述

主动脉位于腹部的中心位置。上腹部的主要器官呈半圆状排列在大血管前方和膈肌之下（图 9-1）。

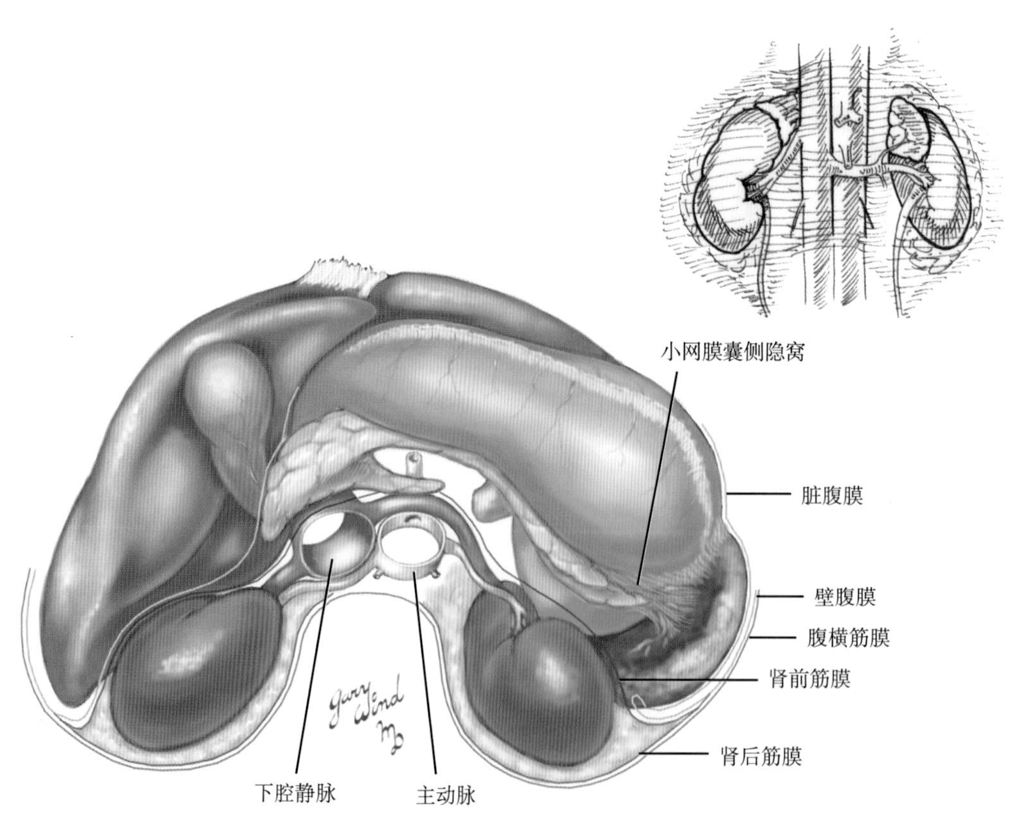

图 9-1　上腹部器官包绕在大血管核心周围，注意肾前筋膜与腹膜后血管的关系

大血管走行于跨越中线的肾前筋膜和肾后筋膜（Gerota 筋膜）之间。左侧的内脏可以在胰腺和肾前筋膜之间的间隙内松解。如需要游离肾脏和其他的内脏，肾前筋膜就必须打开。

中腹部腹面平坦，从腹至背面空间较小 图 9-2。腰椎椎体前屈进一步减小了前后径。所以，位于腰椎前方的腹主动脉在瘦人中更贴近于腹部。自 L_1～L_4 水平，腹主动脉向整个腹部发出分支动脉供血。

腹壁由骨和肌肉壁组成，两端都盖有隔膜，两侧由腹横筋膜包裹。腹腔内容物是由多数被包膜覆盖的脏器组成 图 9-3。

后腹膜壁是包纳了小肠、横结肠和乙状结肠系膜根部及肝脏、脾脏和降结肠连接部等 图 9-4。大血管、泌尿系统器官和胰十二指肠复合物则走行于后腹膜和后腹壁之间 图 9-5。胃、结肠和小肠填充了腹腔壁层并包裹了大血管 图 9-6。

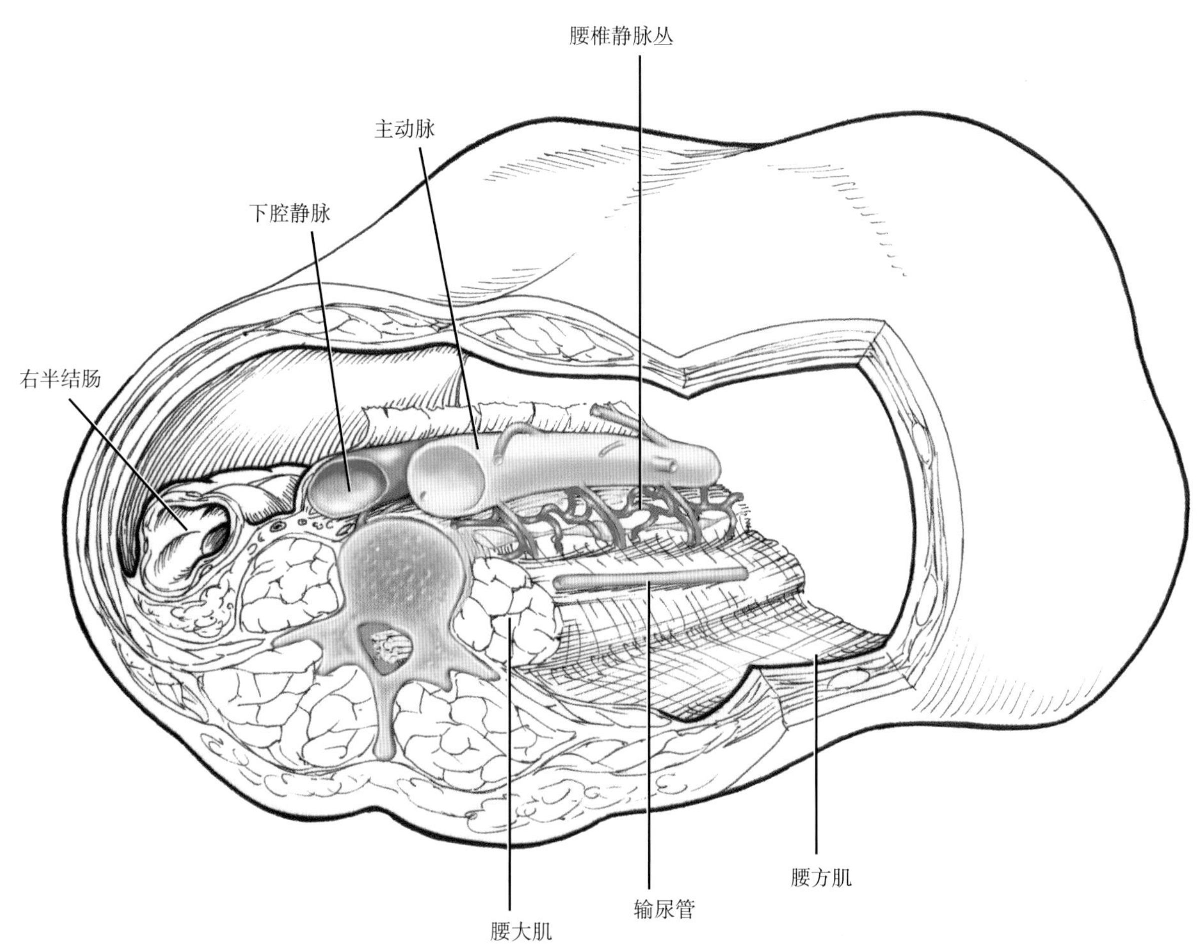

图 9-2　腹部的血管走行于腰椎前方

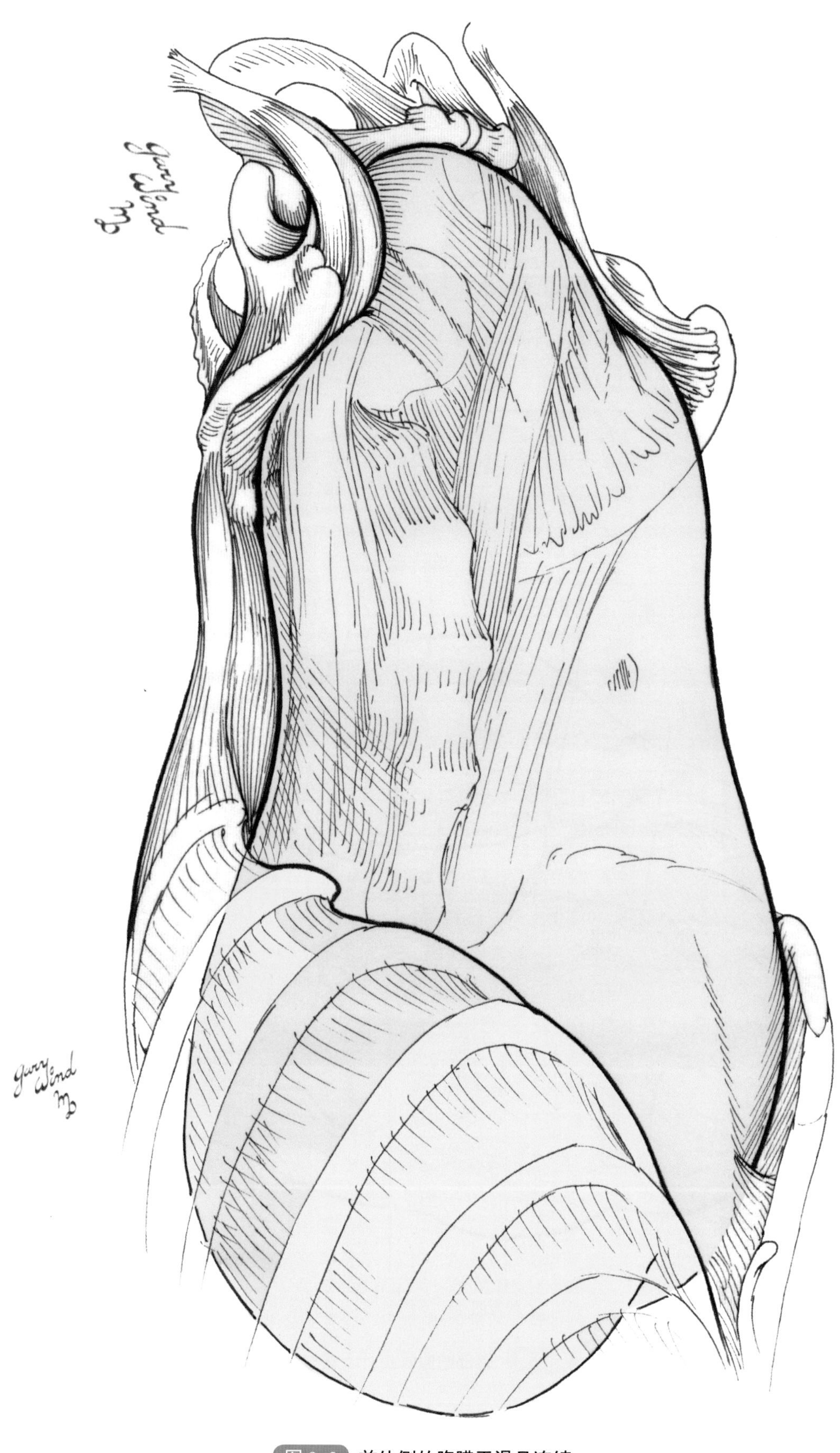

图 9–3 前外侧的腹膜平滑且连续

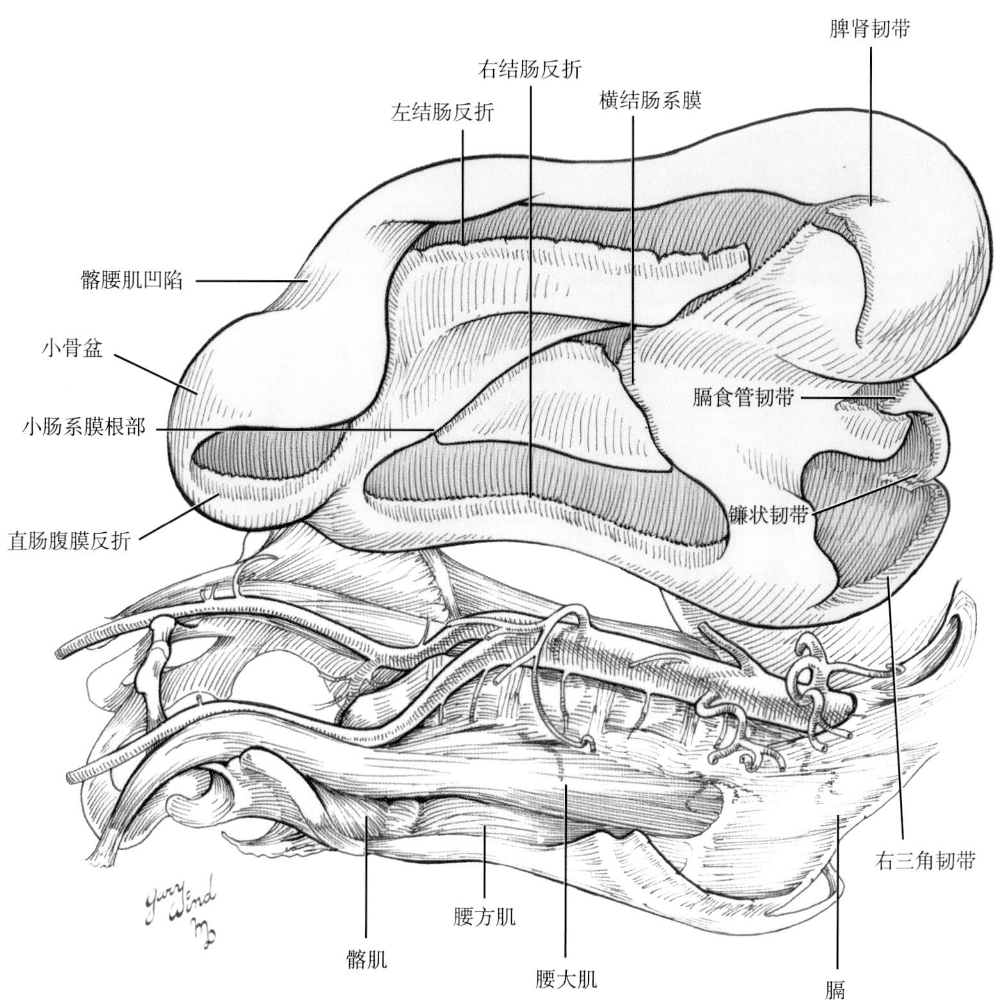

图 9-4 后腹膜壁层连续性被许多结肠和小肠附件凹陷中断

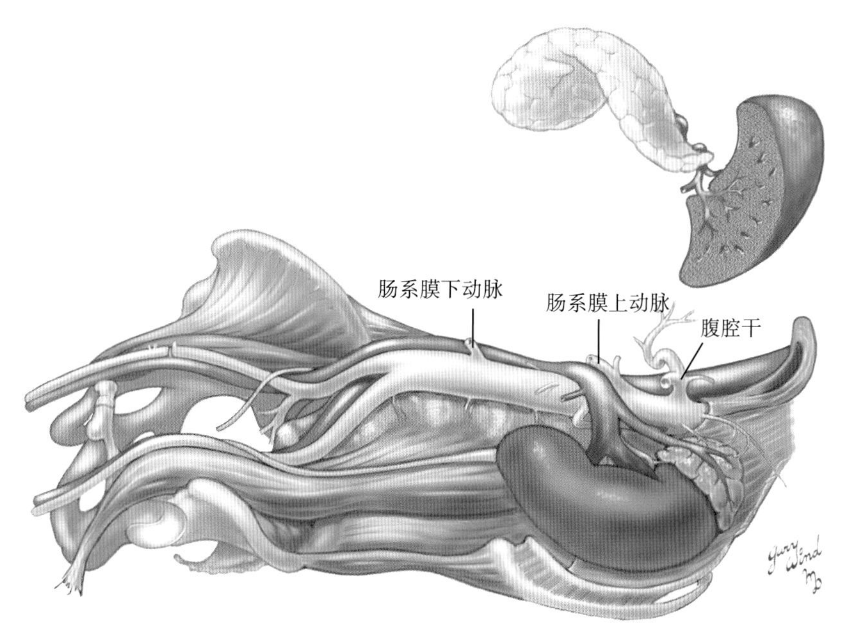

图 9-5 腹膜后主要结构的关系

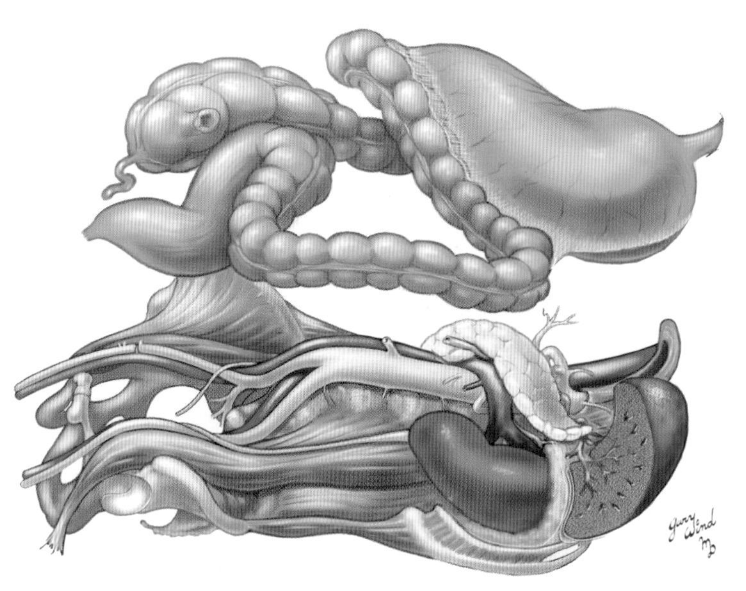

图 9-6 中空的内脏包裹大血管

（二）膈下、腹腔干上腹主动脉

为了更好地理解近端腹主动脉和分支的关系，我们必须了解膈肌的解剖。膈肌由轴向肌纤维构成，它起源于胸廓下口缘，并止于三叶状的中心腱（图 9-7）。膈肌的前 2/3 连接于肋软骨和肋骨下缘。这些连接起点与腹横肌的起点垂直相交。在由此形成的前沟的最深处，胸廓内动脉的肌膈分支沿着每侧肋缘走行。这些血管在游离肋骨缘时可被横切。胸廓内动脉穿过胸骨和肋软骨之间的隔膜。

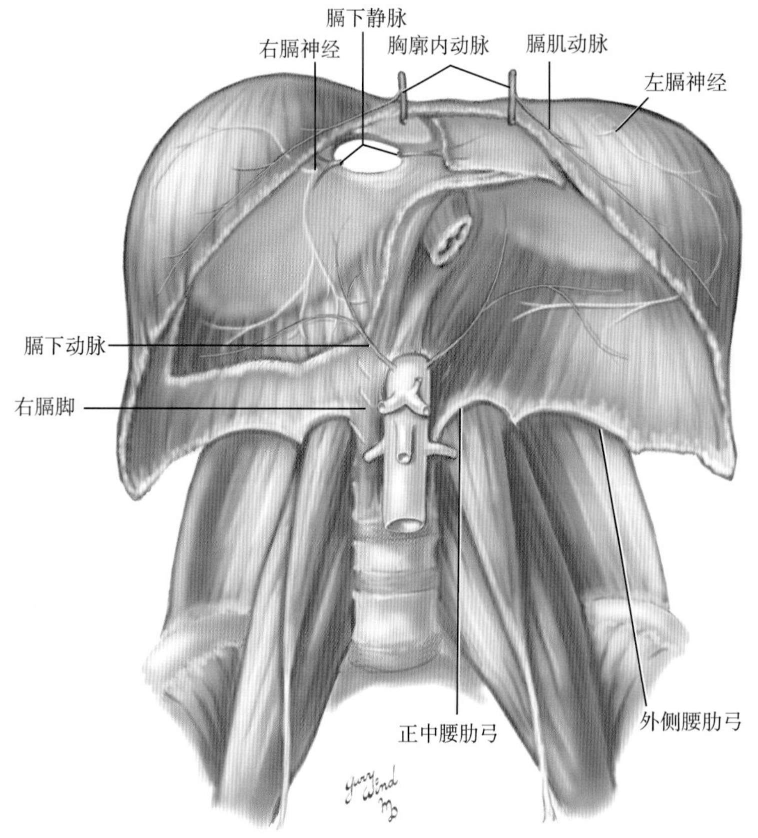

图 9-7 膈肌的起源和神经血管分布

在后方，膈肌起源于分别横跨腰方肌和腰大肌的正中腰肋弓和外侧腰肋弓。起缘的最后组成部分是膈肌脚，它起源于右侧 L_1～L_3 和左侧 L_1～L_2 的前表面和前纵韧带。

膈肌下表面的主要血液供应是由成对的膈下动脉组成的，这些膈下动脉起源于主动脉或其第一主干分支。这些血管在每一侧都有前后分支，由动脉流入静脉再流入下腔静脉。

食管裂孔肌肉发达，主要由来自膈右脚肌纤维组成。主动脉、食管和下腔静脉开口按升序排列。

俯视图可以最好地了解膈的解剖 图 9-8。膈肌的前缘反映出肋缘的倒 V 形，横向环绕后侧，从膈脚的根部发出。膈穹窿呈两叶状乳头状，于心脏中央位置凹陷，于脊柱和主动脉位置向后方凹陷。从图中可以看出在主动脉裂孔上方数厘米的胸主动脉末端的分布情况。

下腔静脉孔位于最头侧，走行于中央腱的中叶和右叶交界处，在右心房的正下方。食管裂孔位于下腔静脉和主动脉裂孔之间的中间位置，略偏中线左侧。它被右膈脚的肌纤维包围。

膈肌的运动是通过膈神经支配的，膈神经也携带感觉纤维。来自下肋间神经的额外感觉纤维支配传到周围感觉。右膈神经向膈肌头面发出一个分支然后穿过中央肌腱的右叶到下腔静脉口的外侧。它在下表面分为前分支和后分支。左膈神经在左侧心尖处也有类似的走行。

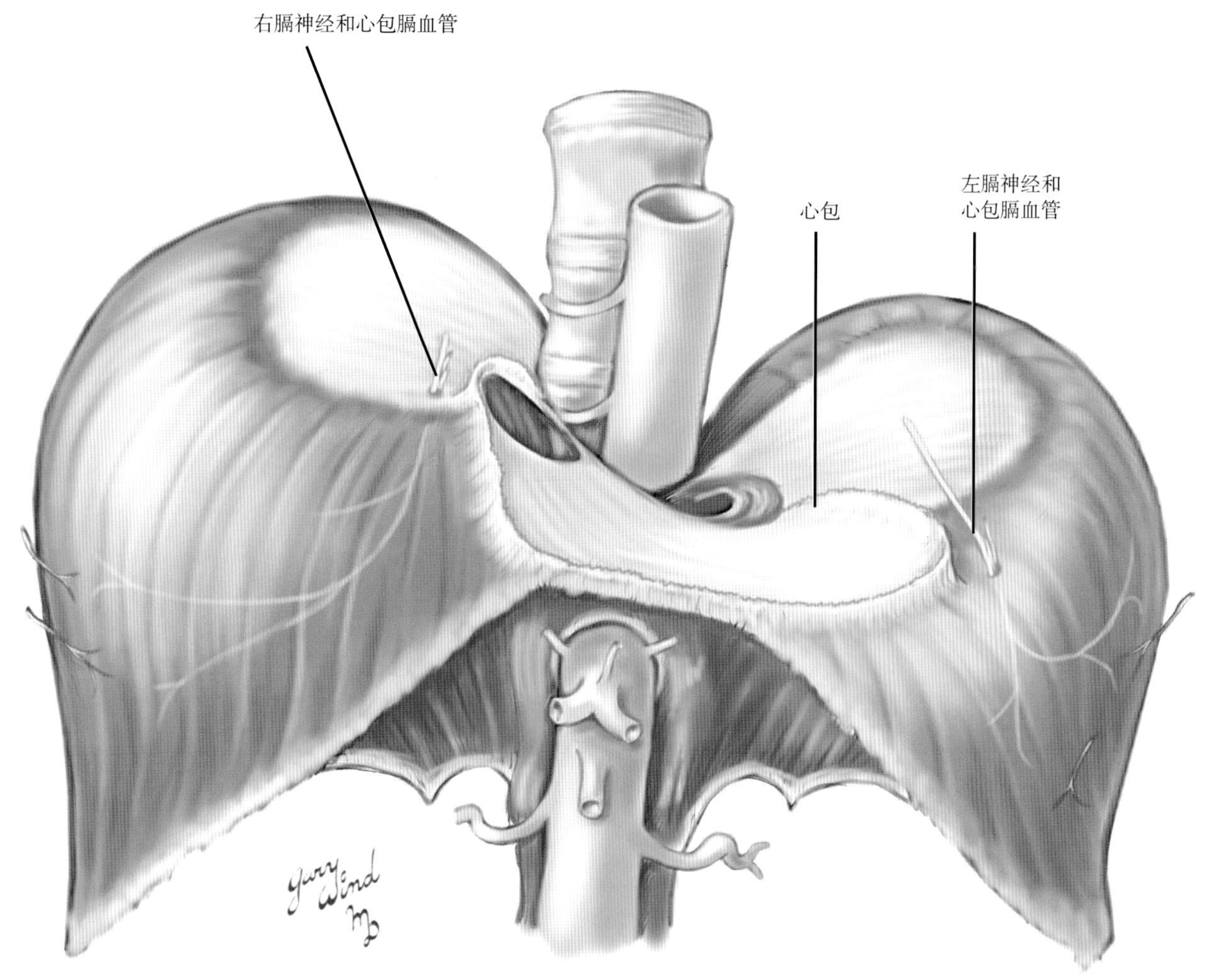

图 9-8　包绕主动脉和椎体的膈肌波状轮廓

从后面看，膈脚对主动脉形成包裹，因为它前后方围绕下食管 图 9-9。在腹部探查中确定食管裂孔最可靠的方法是定位经食管壁的主动脉搏动。膈肌后方的主动脉裂孔位于连接 T_{12} 前脚和后脚的弓状韧带。注意主动脉旁的结构，有利于理解主动脉前路的解剖。

腹腔干上腹主动脉仅 1～2cm 长 图 9-10。只有变异的膈下血管和 T_{12} 腰部血管起源于这个短节段。胸导管起源于乳糜池，位于主动脉右侧，走行于右膈脚下方。

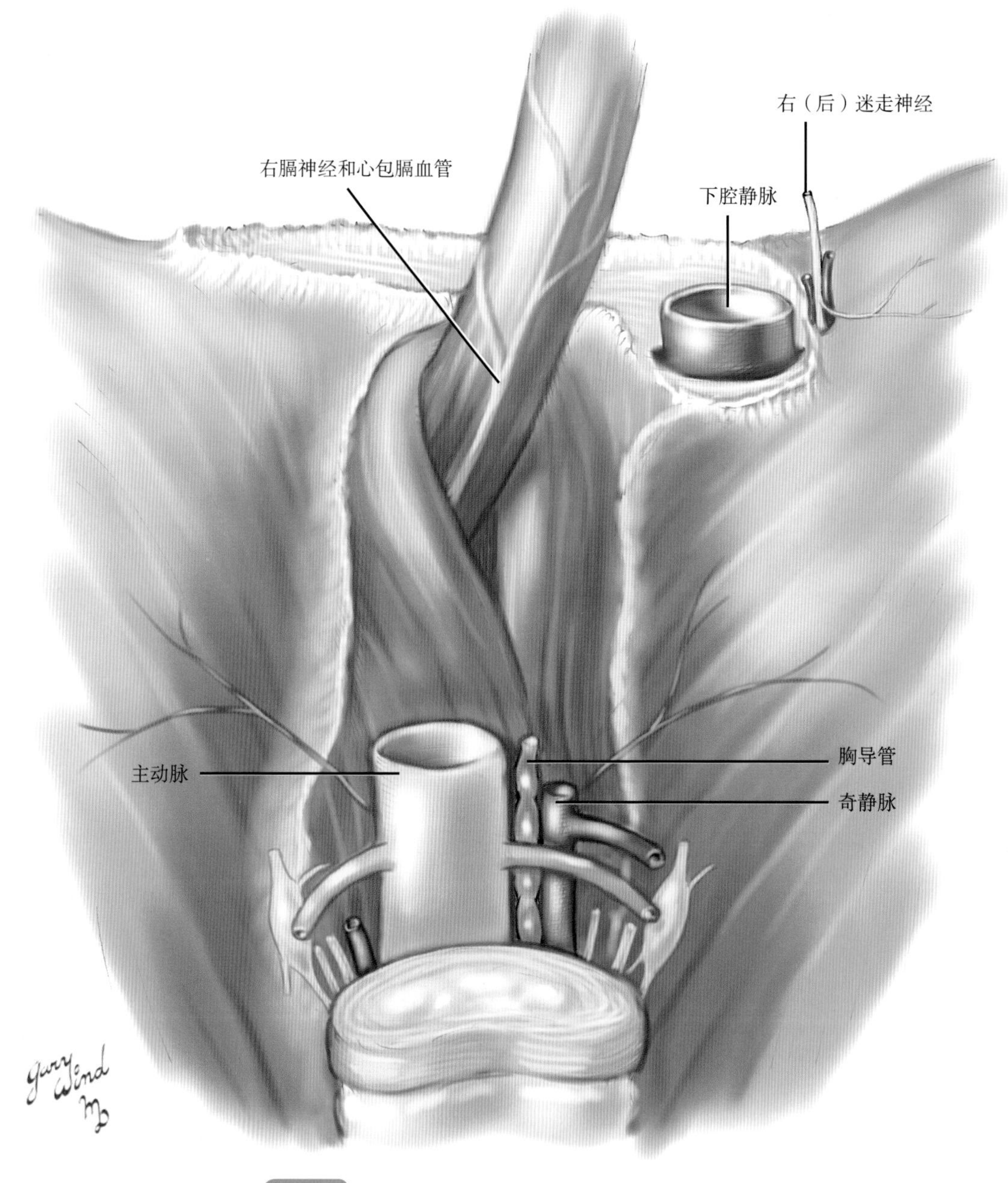

图 9-9 膈脚将腹腔内食管和下段胸主动脉分开

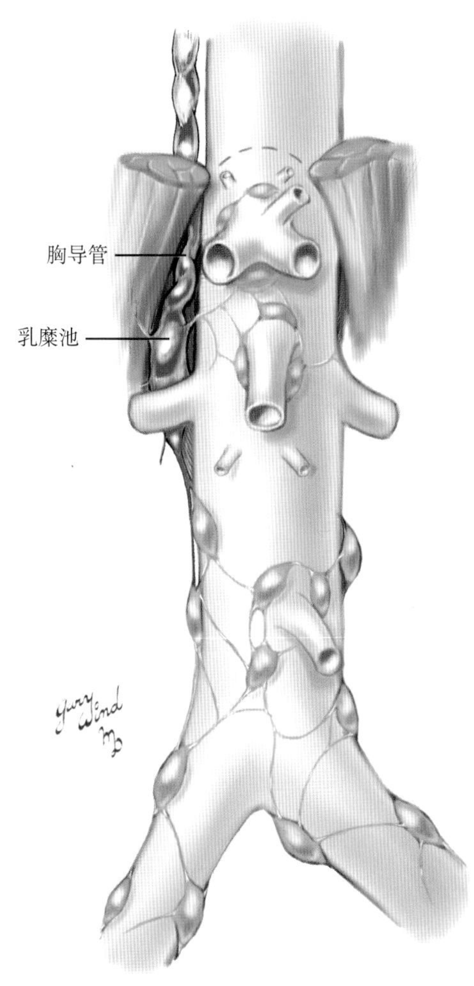

图 9-10 腹腔干自主动脉裂孔下方的腹主动脉上发出

二、腹主动脉的显露

血管内支架已经成为大多数类型的主动脉瘤和远端胸主动脉夹层的标准治疗方式。然而，尽管腔内移植技术有了许多改进，开放主动脉手术在处理复杂的主动脉病变如肾旁动脉瘤、主动脉移植感染和主动脉肠瘘方面仍有重要作用。此外，由于感染、持续性的内漏或后期动脉瘤破裂，经常需要进行开放性手术来替换失败的支架移植物。因此，血管外科医生必须精通开放腹主动脉的所有部位。为了便于讨论，上腹主动脉在解剖学上可以被起源于这个区域的脏器和肾动脉分支分成 3 段。腹腔干以上腹主动脉包括腹腔动脉和纵隔之间的部分。内脏段横跨肾动脉和腹腔轴之间，包括肠系膜上动脉的起点。肾旁区是肾动脉上下 1cm 内的部分，常与内脏段重叠。

显露腹腔干以上腹主动脉可以通过经腹或腹膜后入路来完成。当控制肾动脉水平以下腹主动脉存在技术难度时，类似复杂病理的主动病变，如肾旁动脉瘤、炎症性动脉瘤、局部组织破坏的破裂动脉瘤和不适合腔内修复的复杂瘤颈动脉瘤，经腹入路对控制腹腔干以上腹主动脉更为理想。有限显露的腹腔干以上主动脉也可见于肠系膜动脉上动脉的旁路重建术。腹主动脉近端通常没有斑块，在搭桥过程中可能是放置血管阻断钳的理想位置。

腹膜后入路可以更广泛地显露肾旁主动脉和内脏主动脉，特别适合修复更多的近端动脉瘤。它特别适用于治疗肾旁动脉瘤、炎性动脉瘤和栓塞内脏动脉的主动脉病变（珊瑚礁综合征）。然而，由于显露右肾和右髂动脉空间有限，在这些部位有广泛动脉粥样硬化的患者应避免此入路方式。

需要充分显露内脏动脉、腹腔干上段和胸主下段主动脉的手术不能通过简单的腹部切口安全地进行。要充分显露最常见的方法是同时进入腹腔和左胸腔，即所谓的左胸腹入路。这一区域的血管疾病的独特特征和胸腹切口的不良影响会在其他章节讨论。

下面将讨论经腹探查腹腔干上腹主动脉的局限性，更广泛的经腹膜后探查内脏主动脉，以及通往下胸段和内脏主动脉段的完整胸腹入路。肾下段主动脉的显露将在第 12 章讨论。

（一）经腹入路显露腹腔干以上腹主动脉

患者取仰卧位，胸部、腹部、腹股沟和大腿做术前消毒铺单准备。从剑突到脐的腹部中线做纵切口。通过白线进入腹腔，腹部脏器挤进腹部下半部分。将肝左叶向患者右上侧牵拉。切开肝脏左三角韧带后用 Deaver 拉钩拉开肝左叶可以增加显露空间（图 9-11）。

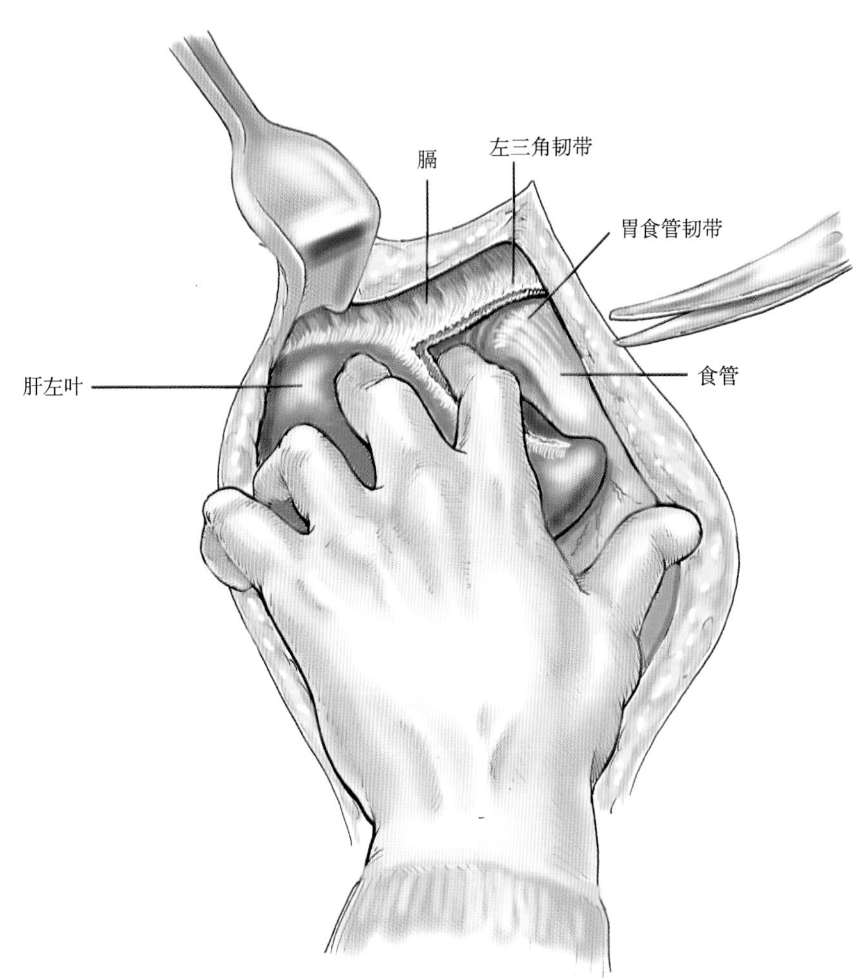

图 9-11 分开左三角韧带来移动肝左叶，记住肝静脉近端和肝顶的下腔静脉

小囊通过胃肝韧带的纵切口进入，切口位于食管右侧约 1cm 处，并沿胃小弯上缘延伸 图 9–12。在 10%～15% 的患者中，应注意避免损伤自胃左侧发出的替代肝左动脉和副肝左动脉（50∶50）。当存在时，这条血管位于肝胃韧带头侧 图 9–13。食管和胃向患者左侧牵拉显露出右膈脚，它位于小囊后腹膜下面。通过切开后腹膜，分离右脚的两个支点，在主动脉前壁上一个切开 5cm 的开口来显露主动脉 图 9–14。用手指钝性分离主动脉内侧壁 2～3cm，这并不困难，因为主动脉在这一区域没有外膜附件。由于这种方法显露和进入的范围有限，不应游离主动脉环周。左手示指和中指跨放在显露的主动脉上，作为放置血管阻断钳的参考。在手指上方平行于手指放置一个大弯钳，然后向后推向脊柱达到阻断主动脉的目的 图 9–15。

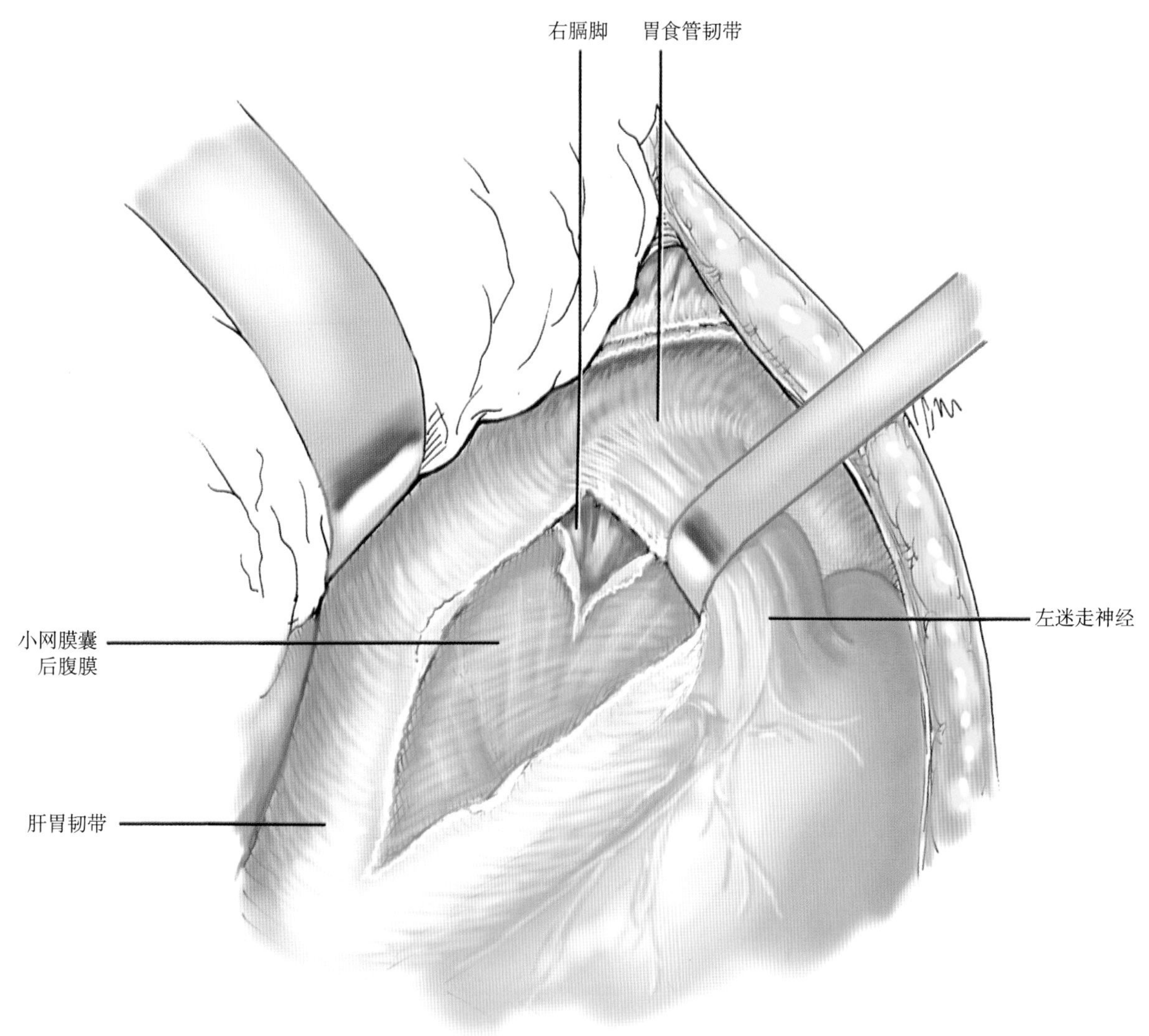

图 9–12　打开小网膜显露右膈脚

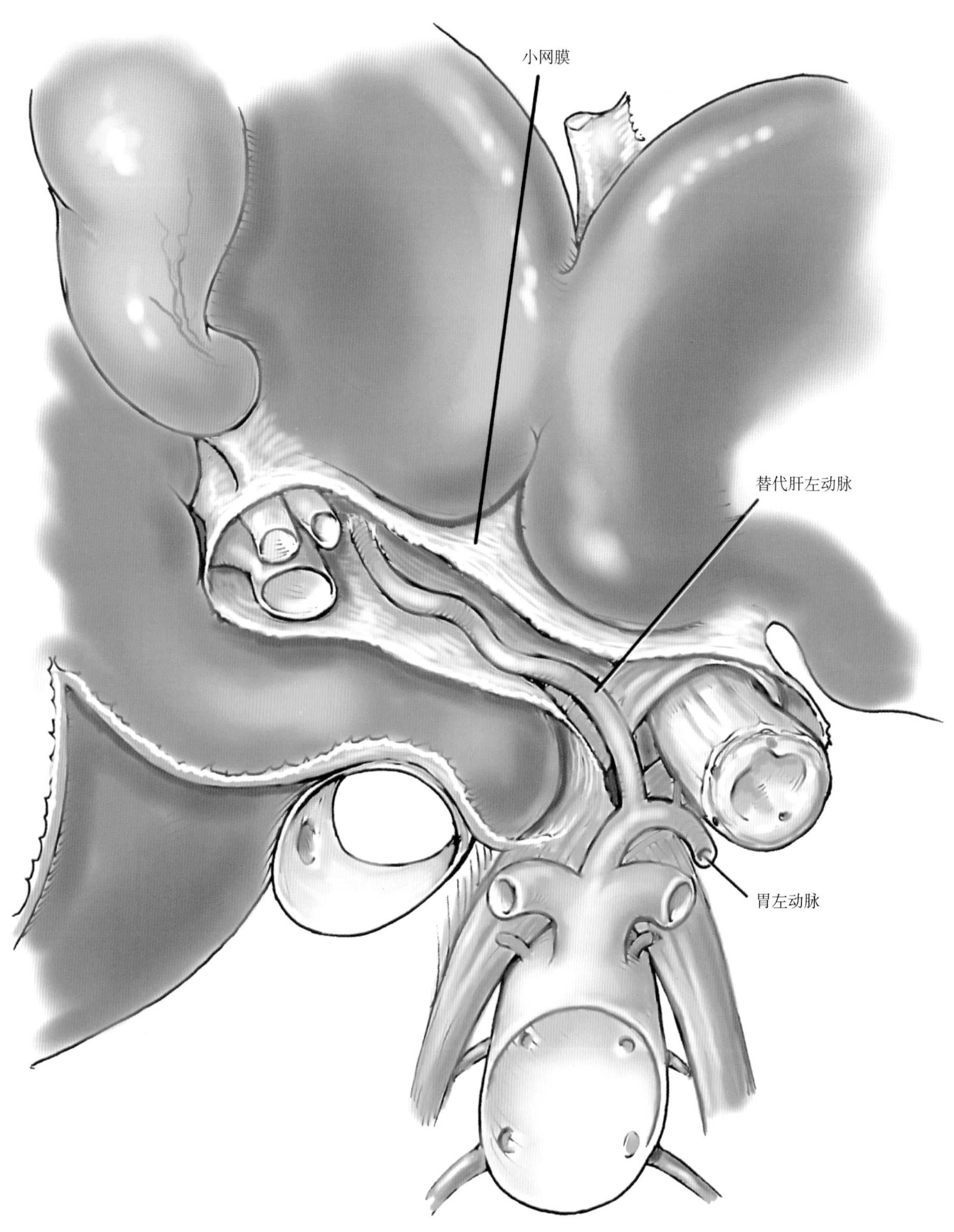

图 9-13 在 10%～15% 患者中，替代肝左动脉或副肝动脉发自胃左动脉并走行于肝胃韧带头侧

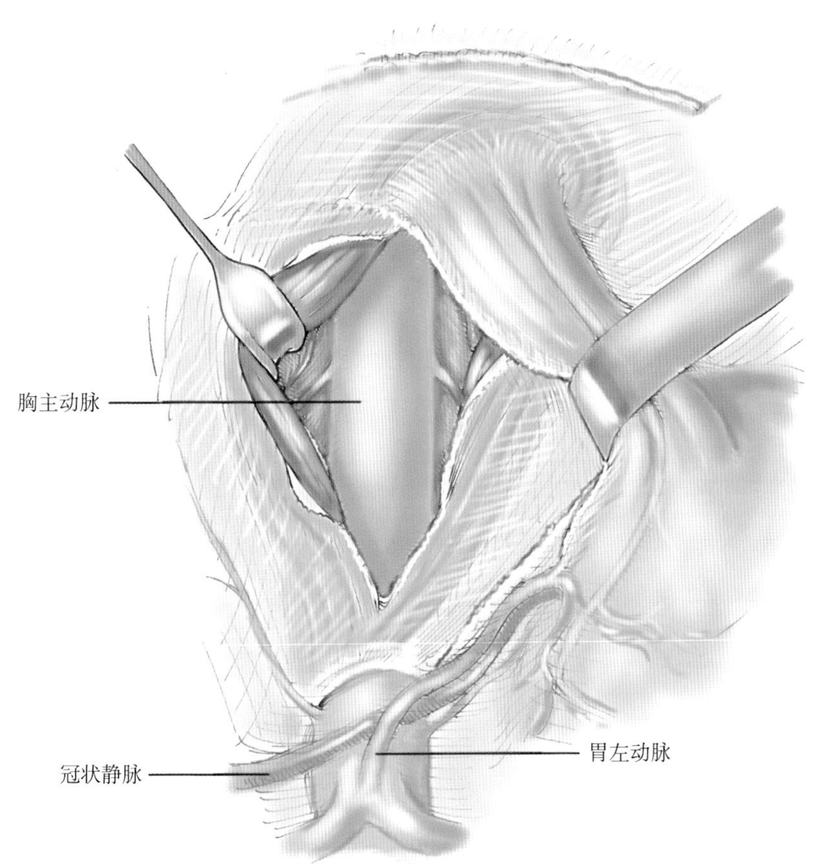

图 9-14　胸主动脉下段可在右膈脚之间显露

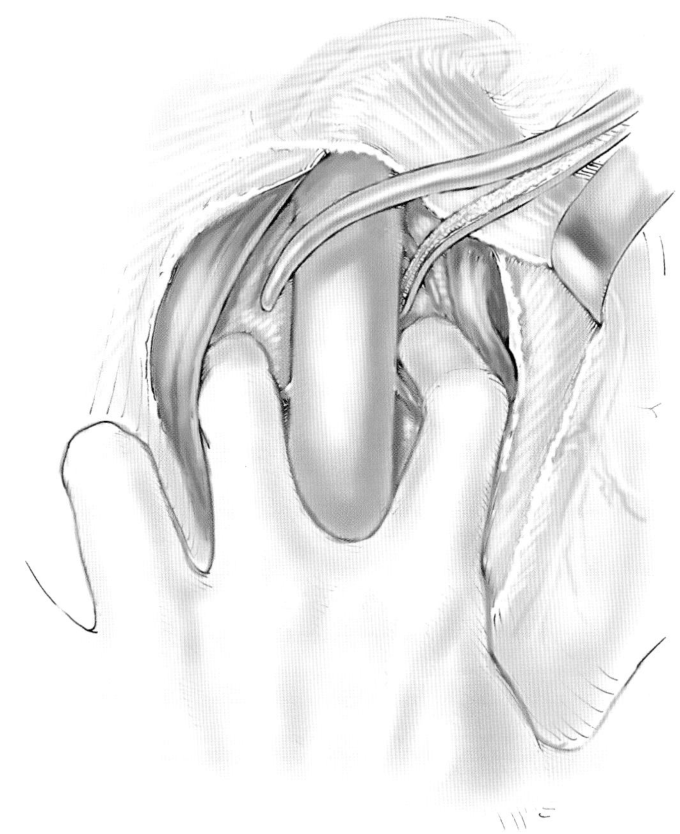

图 9-15　术中腹腔干上段腹主动脉的控制由阻断显露的胸主动脉实现

通过在前主动脉上方垂直切开正中弓状韧带和右膈脚，可以完全显露腹腔干上腹主动脉（图 9-16）。切口继续向上延伸至后纵隔，直到整个膈脚被分割。通常有必要分离穿过该区域的静脉和动脉分支，但应注意避免横断替代肝左动脉（见前述）。一旦分裂，将肌肉组织向外侧剥离，露出 5～7cm 的主动脉段。正中弓状韧带上方的部分实际上是后纵隔中的降主动脉。膈下动脉起源于此区域不同水平的主动脉，应注意识别以防损伤。

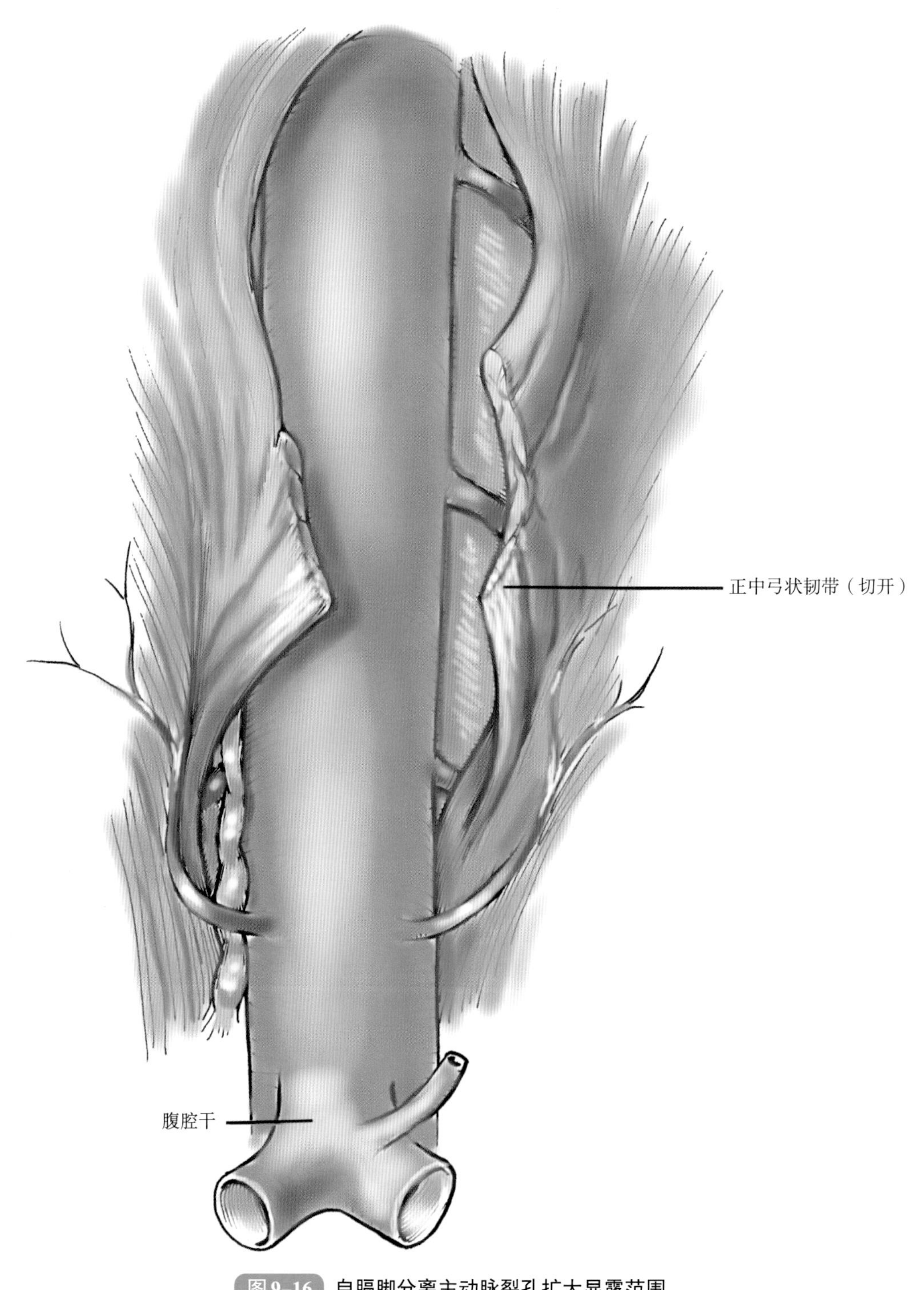

图 9-16 自膈脚分离主动脉裂孔扩大显露范围

（二）腹膜外入路显露内脏区腹主动脉

将患者放置在一个豆袋上，左胸抬高，使肩胛骨与手术台成 90° 左右。骨盆向后扭转，使其尽可能平躺，左臂置于悬吊支撑上。患者的位置应使左肋缘和左髂骨之间的中点位于手术台上中央处；然后，将手术台折叠以扩大肋缘和骨盆边缘之间的空间[17]（图 9-17）。豆袋充气后，用宽胶带进一步固定左胸和骨盆。

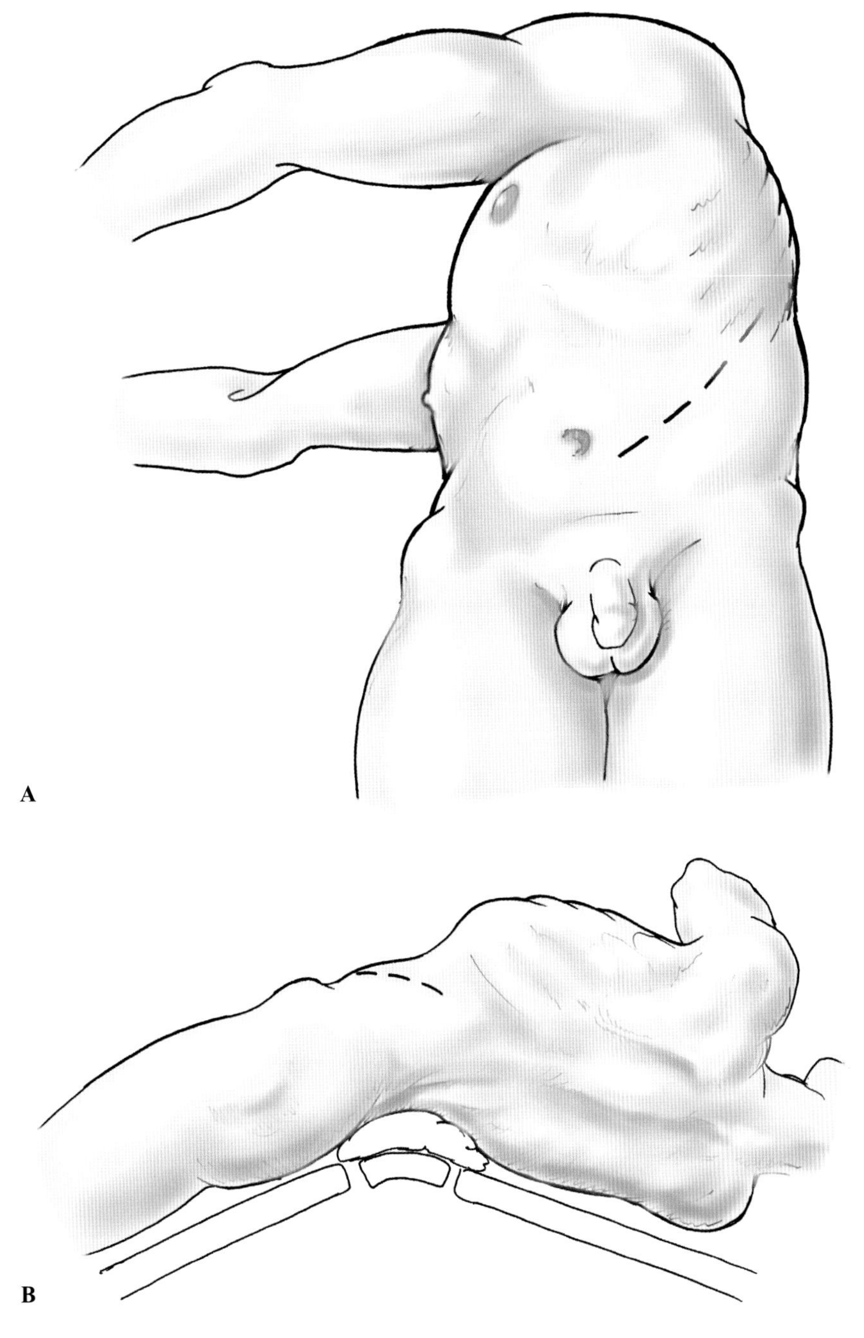

图 9-17　显露内脏区腹主动脉的后腹膜入路体位
A. 扭曲躯干使骨盆平卧而肩胛骨垂直于手术台；B. 手术床外折以扩展肋骨缘与骨盆缘的空间

要显露膈下腹主动脉最近端部分，切口应从第 10 肋间隙开始，从腋后线至脐下约 1cm 处的腹中线。主动脉下位显露可通过第 11 肋间隙完成。切口通过皮下组织、腹外斜肌腱膜和腹直肌前鞘。腹外斜肌按纤维方向分裂，腹内部斜肌和左侧腹直肌用电灼分开（图 9-18）。腹直肌后方的上腹壁血管分支应仔细结扎。

然后切开腹横筋膜，但切口的内侧应停止在离中线 2～3cm 的外侧，因为腹膜下表面可能在这个区域粘连在后直肌鞘。为了便于外侧伤口的显露，我们发现尽可能向远端移除第 11（或第 12）肋骨是有利的。应该用肋骨切割器干净地将肋骨分开，注意避免损伤肋骨下缘下方的神经血管束。

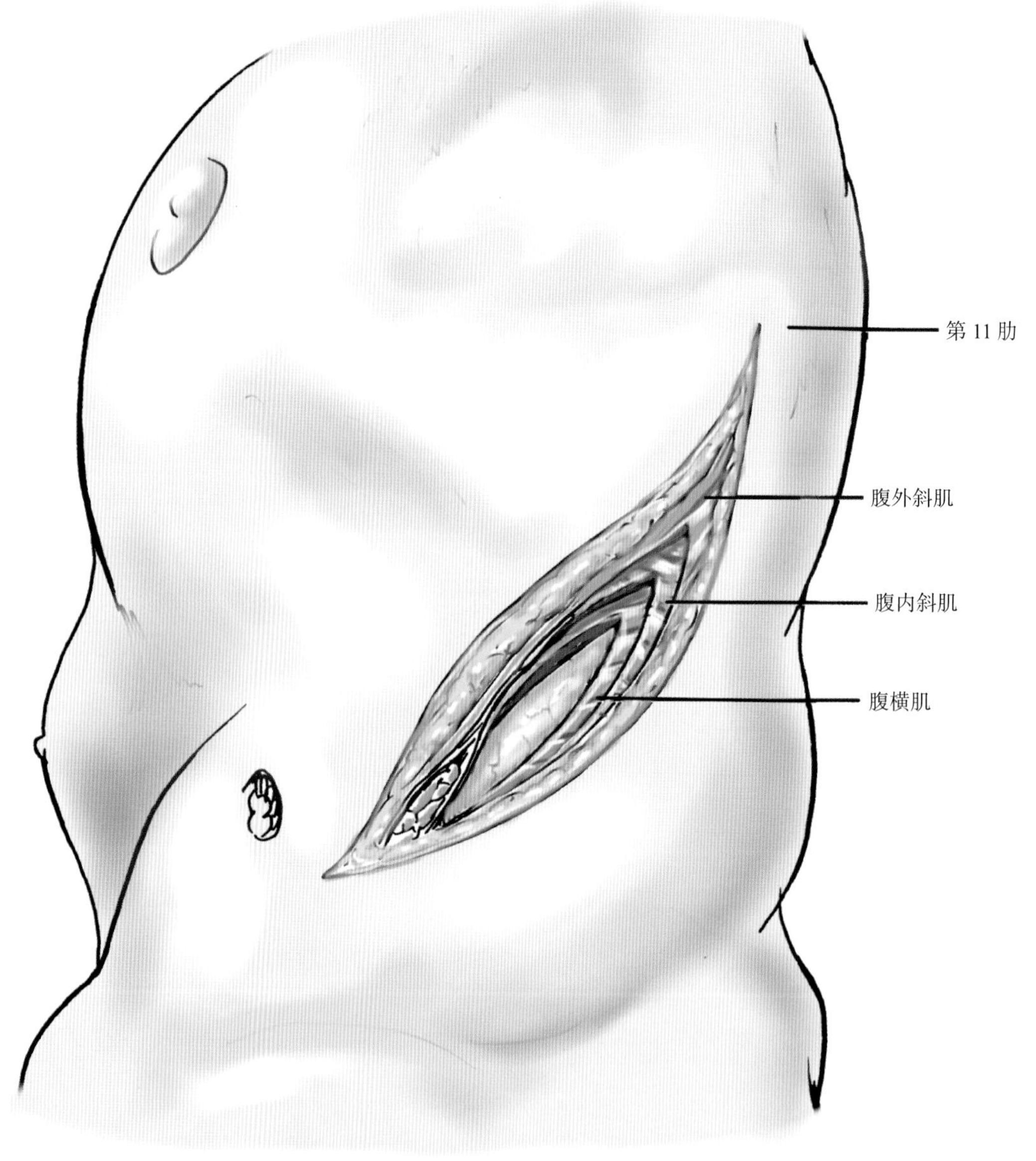

图 9-18 切口自第 11 肋间开始弯向脐下腹中线

通过手指钝性分离将腹膜从腹壁上剥离时，腹膜后内容最容易进入外侧伤口。为了加强显露，腹膜应该从腹壁尽可能向上和向下剥离。可以看到几条小静脉穿过外侧伤口的腹膜外间隙，在此操作过程中应该使用烧灼来进行。腰大肌上腹膜的剥离在后面进行。要显露前外侧的内脏主动脉，肾脏应向前移动，使输尿管与腹膜内容物一起进入内侧伤口 图 9–19。这是通过打开肾前筋膜，在肾脏后方形成一个空间来实现的。在此操作中，应小心结扎并分离主动脉外侧的左肾静脉的大腰支。通过在肾脏和腹膜前部插入一个自固定牵开器来改善显露。

在覆盖主动脉左前表面的组织中应仔细识别左肾动脉；Williams 指出，这是主动脉显露的第一步，因为主动脉是唯一可能受损的主要结构。在小心显露左肾动脉的起始部位后，通过切开前后表面周围的组织来剥离内脏主动脉。通过分离膈脚，可以很容易地显露位于腹腔干以上水平的腹主动脉 图 9–20。主动脉的血管控制应该通过前后表面的小心分离来完成；环形控制有损伤腔静脉或其他大静脉的风险。

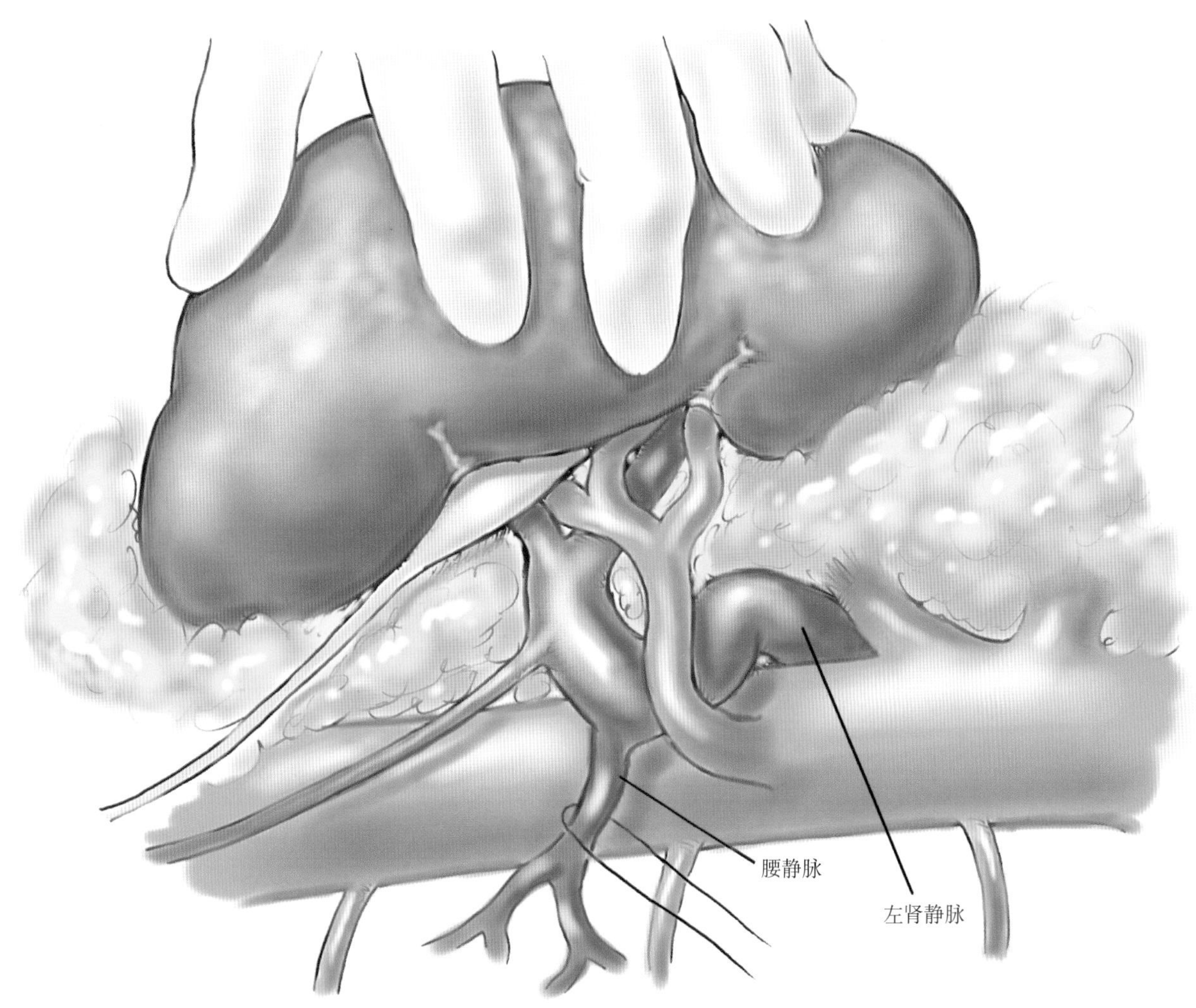

图 9–19　左肾前移需仔细结扎大的腰静脉

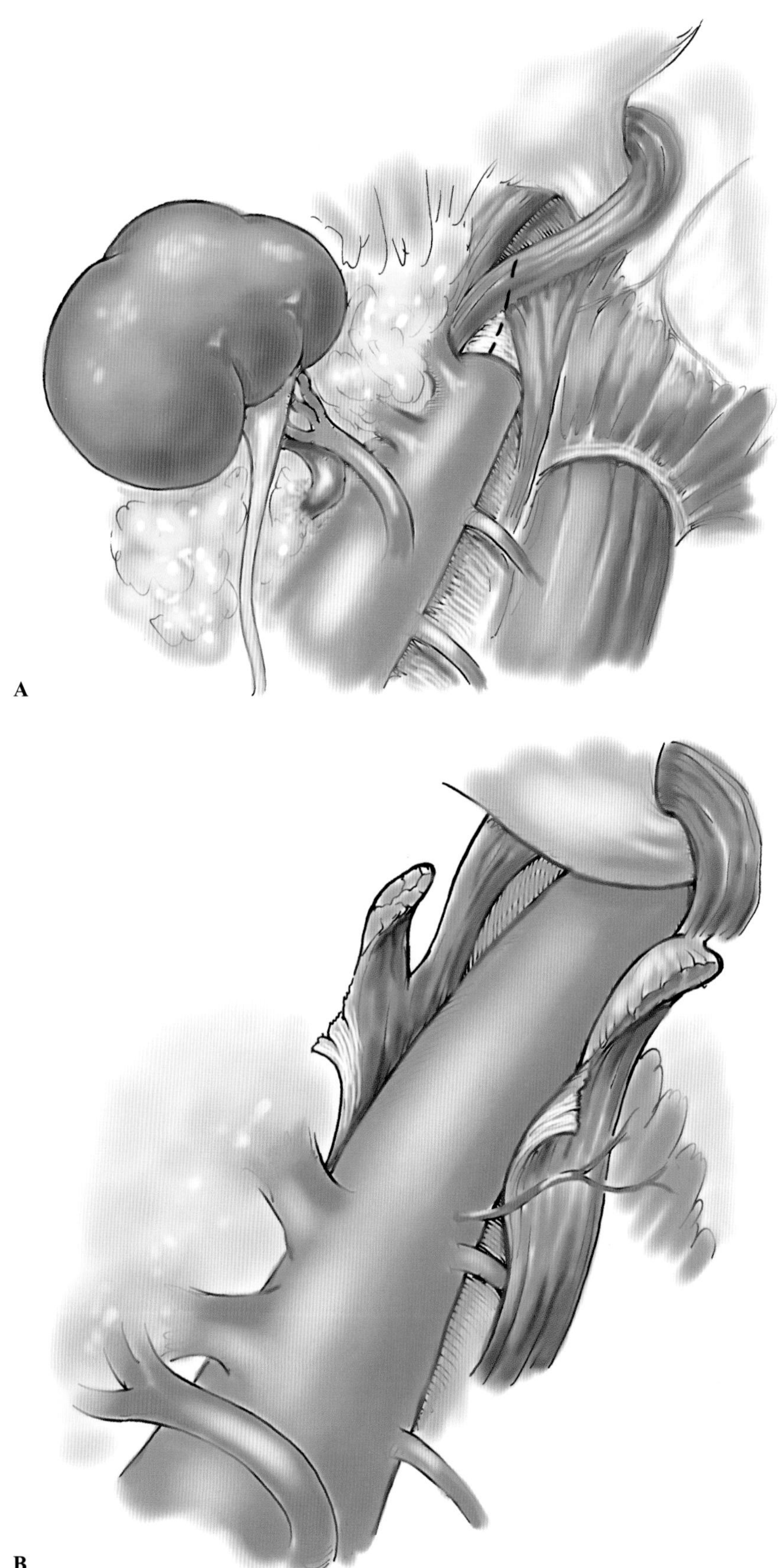

图 9-20 切开位于上腹主动脉前方的正中弓状韧脚（A），直接显露可以到达最低段胸主动脉水平（B）

（三）显露胸腹主动脉的切口，包括上部腹主动脉和下部胸主动脉

术前规划对减少这种手术的不良事件发生率非常重要。除了血管内容量的恢复，所有患者都应进行心脏和肺参数的优化。放置中心静脉导管监测心血管动力学；根据麻醉医师的经验，监测肺动脉导管或经食管超声心动图可能是有必要的。在手术过程中使用双腔气管插管使左肺塌陷，同时保持右肺充分通气，从而加强胸主动脉的显露。为了减少脊髓缺血的风险，许多外科医生和麻醉师通常提倡脑脊液引流、硬膜外冷却、提高血压、主动脉远端灌注或这些技术的联合使用。可惜的是，这些辅助措施都不能完全防止截瘫发生[23-24]。

气管插管后，患者在放气的豆袋上取仰卧位。左肩胛骨抬高到离手术台约 60°处，以使躯干扭曲。左臂置于悬垂的支架上，然后使豆袋充气。左侧胸部用宽胶带进一步固定（图 9-21）。与传统的胸侧位相比，这种不寻常的体位有两个优点，即当需要显露股动脉时，这种体位允许进入股动脉，而且躯干扭转可扩大切口，减少拉钩要求。

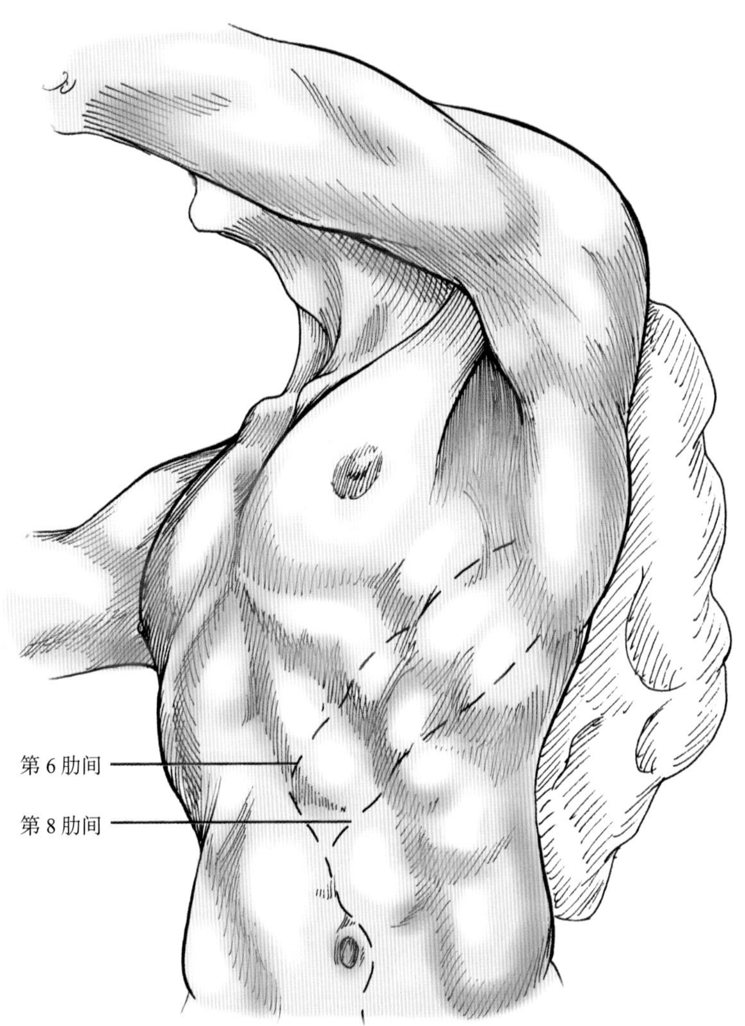

图 9-21　第 6 或第 8 肋间的胸腹主动脉切口可继续向下延伸至腹中线

胸腹切口的精确位置和范围应由主动脉需要显露的特定区域决定。在大多数情况下，这取决于动脉瘤疾病的范围。最广泛使用的胸腹动脉瘤分类最初是由 Crawford 等提出的（图 9-22）。Crawford Ⅰ型动脉瘤开始于左锁骨下动脉远端，并延伸至肾动脉上方的内脏主动脉。Ⅱ型动脉瘤，最广泛的，从左锁骨下动脉降至肾下主动脉。Ⅲ型动脉瘤从胸降主动脉中段延伸至肾动脉下方，Ⅳ型动脉瘤从膈主动脉延伸至髂分叉处。在 Safi 等提出的改进分类中，Ⅴ型动脉瘤从胸降主动脉中段延伸至肾动脉上方。

选择适当的肋间水平作为胸部切口是由动脉瘤的近端位置决定的。在远端弓或锁骨下动脉水平（Ⅰ型和Ⅱ型动脉瘤）的动脉瘤最佳显露位置是第 5 肋间。降主动脉瘤（Ⅲ型和Ⅴ型动脉瘤）的最佳显露胸部切口位于第 6 肋间，而第 8 肋间是膈肌水平动脉瘤（Ⅳ型）的最佳显露间隙（图 9-23）。

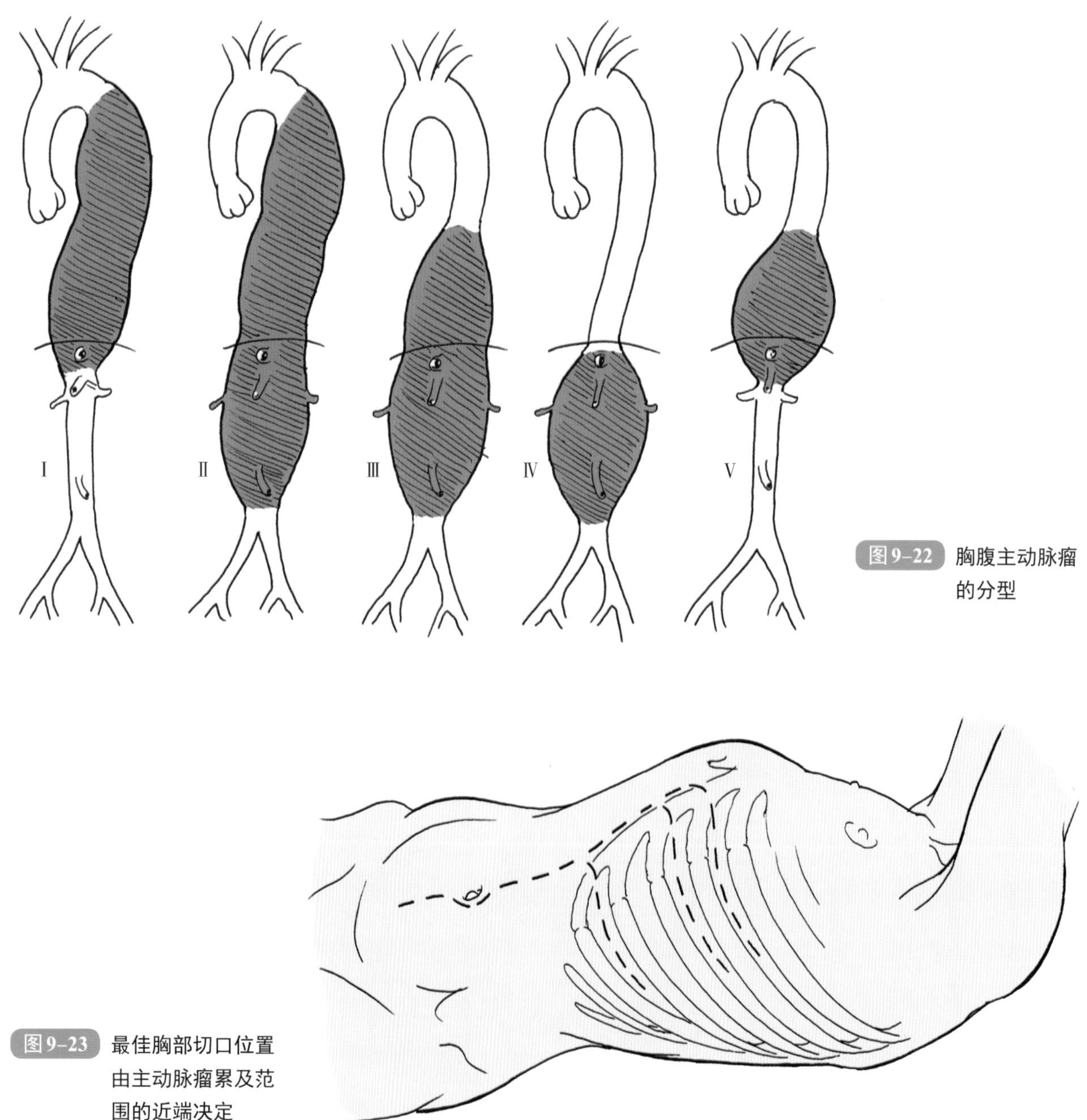

图 9-22 胸腹主动脉瘤的分型

图 9-23 最佳胸部切口位置由主动脉瘤累及范围的近端决定

腹部切口的长度和位置取决于动脉瘤的远端范围。如果需要部分显露腹腔动脉下方的腹主动脉（如动脉瘤Ⅰ型和Ⅴ型），则可以通过改良的胸腹切口显露上腹主动脉（图 9-24A）。切口应延伸至腹部中线，以显露累及内脏主动脉的胸腹主动脉瘤（图 9-24B）。Ⅱ型、Ⅲ型和Ⅳ型动脉瘤需要更广泛地显露肾下腹主动脉；更正式的胸腹切口应沿腹部中线向下延伸（图 9-24C）。

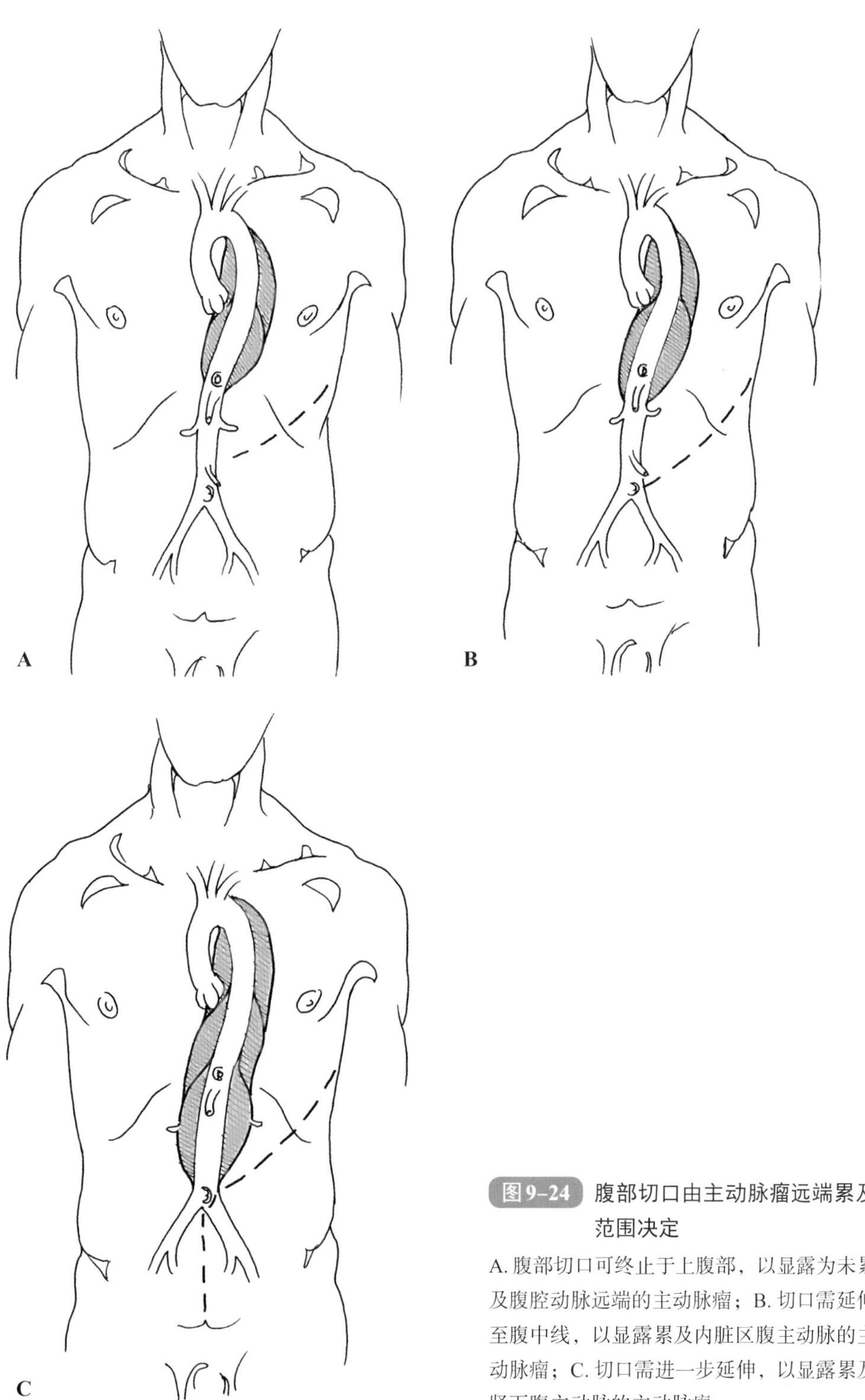

图 9-24　腹部切口由主动脉瘤远端累及范围决定

A. 腹部切口可终止于上腹部，以显露为未累及腹腔动脉远端的主动脉瘤；B. 切口需延伸至腹中线，以显露累及内脏区腹主动脉的主动脉瘤；C. 切口需进一步延伸，以显露累及肾下腹主动脉的主动脉瘤

切口从合适的间隙开始，继续穿过肋缘，斜向腹部中线（图9-25）。在耻骨联合水平的中线继续腹部切口可以获得更多的远端显露。腹部切口通过皮下组织、腹外斜肌腱膜、腹直肌前鞘。

腹外斜肌沿纤维方向分离，腹内斜肌和腹横肌在腹直肌鞘的肋缘和外侧缘之间分离左腹直肌被分开，注意结扎腹上血管的分支，这些血管在腹直肌鞘内的肌肉后方。

切口的胸段通常应向后延伸至竖脊筋膜。切口通过皮下组织和外斜筋膜扩展深度，在适当的间隙到达肋间肌。在尝试进入左胸膜腔之前，要先进行切口的腹部部分。主动脉可经腹膜外或经腹膜入路到达。腹膜外技术可能是修复胸腹动脉瘤的理想方法，特别是那些累及上腹主动脉的动脉瘤。在计划内脏动脉血管重建术的病例中，尤其在右肾动脉旁路手术中，经腹膜入路可能是首选。

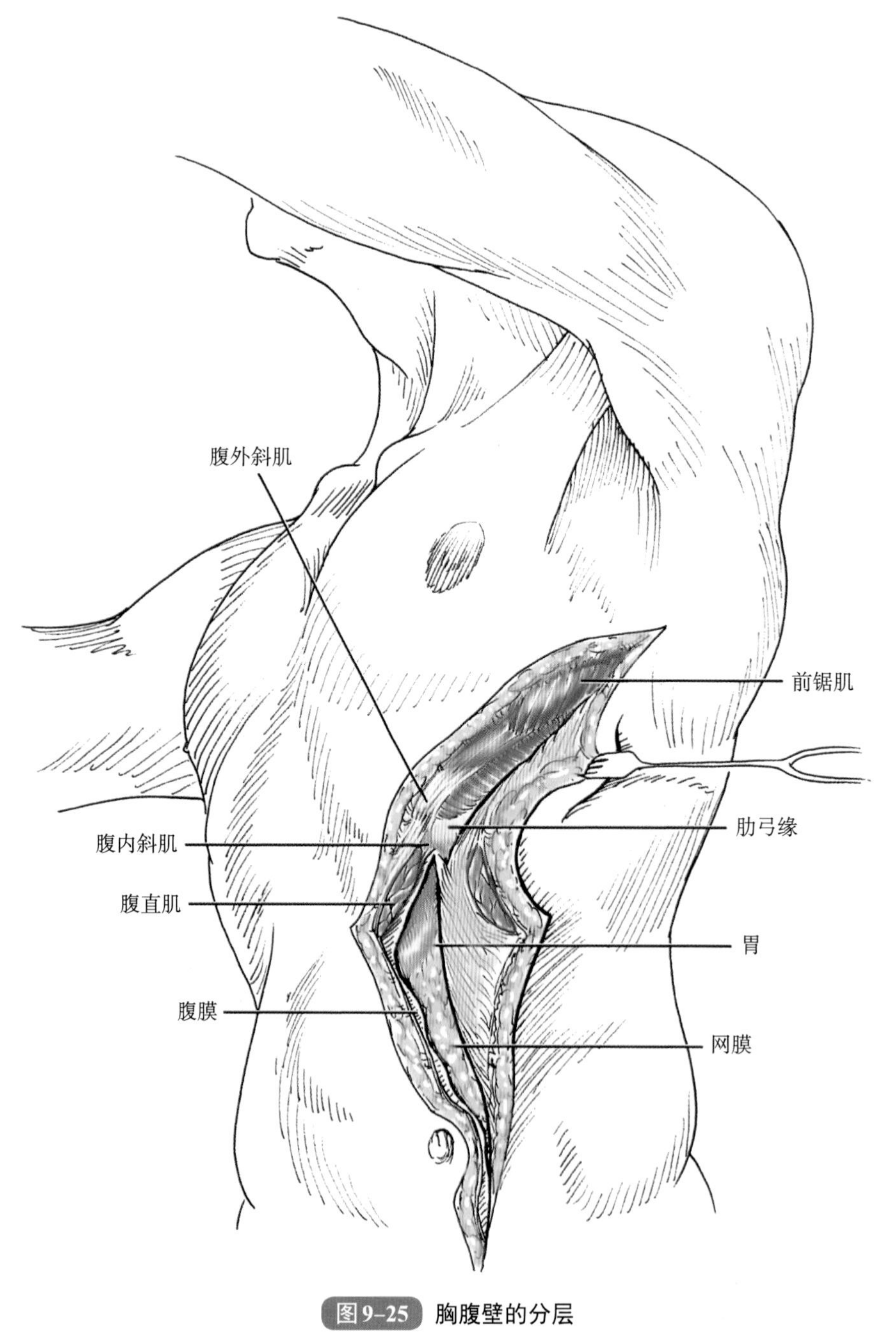

图9-25 胸腹壁的分层

腹膜外入路在腹横筋膜和腹膜壁之间形成间隙。腹膜与侧腹壁和后腹壁分离，然后与上方的隔膜分离（图 9-26）。为了帮助拓展腹膜后空间，下一步应通过打开左胸并分离膈肌来获得更广泛的显露。肋间肌被分割，胸膜腔从第 9（或第 6、第 7）肋骨的上缘进入。切除下肋骨有助于显露，并减少因用力收缩导致肋骨骨折的疼痛。肋骨切除时，确定肋间血管的位置是防止损伤的关键。肋骨牵开器用于扩大间隙，并将分隔胸腹伤口的肋缘分开。

通过部分或完全切开隔膜，切口进一步扩大（图 9-27）。建议部分切开膈肌的肌肉部分，保留中央肌腱部分，以减少呼吸并发症。膈神经止点外侧部分分离后，分别分离主动脉裂孔的肌纤维，并在膈蒂周围放置 Penrose 引流管以辅助活动。保存膈肌可减少肺部并发症；然而，这种方法需要额外显露主动脉裂孔。完全分离速度更快，从肋缘分离到主动脉裂孔。一些外科医生采用径向切口，而另一些外科医生则倾向于在距肋内缘约 3cm 处部分或完全环形分离膈肌，以避免切断膈神经的主要分支。理论上，保持膈神经的完整可以使膈肌功能恢复得更早。这一优势被证明可能是非常重要的，因为呼吸衰竭是胸腹切口最常见的并发症之一。然而，径向切口技术的拥护者注意到，圆周分割烦琐，难以闭合，而结果相当。

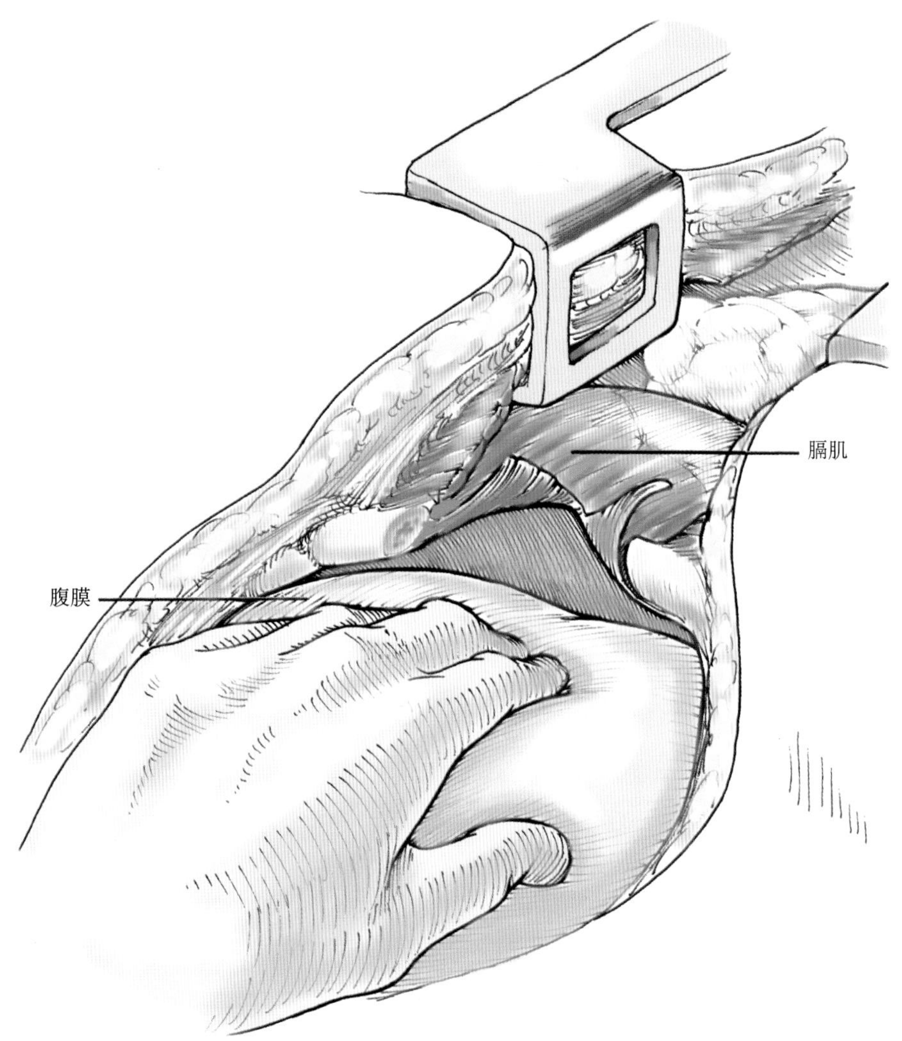

图 9-26　显露腹主动脉的腹膜外通路，腹膜由膈下表面分离，经肋缘进入胸腔

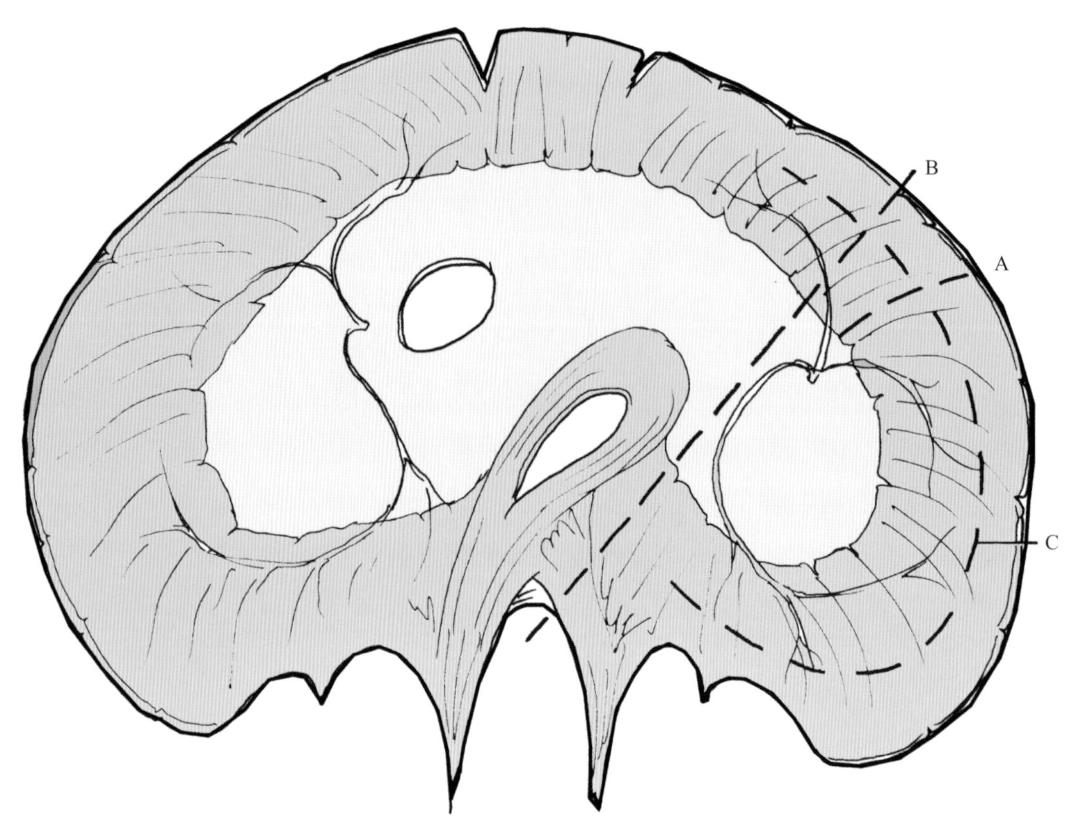

图9-27 膈肌可以被部分切开（A）、径向切开（B）或环形切开（C）

后腹部的腹膜后组织间隙现在可以很容易地扩展至主动脉。打开肾前筋膜，拓展左侧肾脏后间隙。左肾与肾上腺、脾脏和胰腺一起向前推动 图9-28。在此操作中，应结扎并分离左肾静脉的大腰椎支 图9-19。左输尿管应被识别，并通过腹膜后组织的运动反映出来。当腹膜从膈肌下表面剥离时，胰腺与腹膜内容物一起移动。在显露肾主动脉近段时，重要的是要在覆盖在主动脉前内侧表面的组织中识别左肾动脉。当向前牵拉左肾时，左肾动脉会处于不寻常的位置，当主动脉周围组织被切开时，左肾动脉容易意外横断。在切口远端分开腹膜囊时可以显露腹主动脉远端和左髂总动脉近端，并在起始处结扎肠系膜下动脉 图9-29。采用腹膜外入路显露左侧髂动脉远端或右侧髂动脉的任何部分在技术上是困难的；这些血管的血运重建应在股动脉水平进行。或者通过单独的右侧切口显露右髂血管（见第12章）。

如果选择经腹膜入路进入腹膜后组织间隙，腹膜应开放至腹部伤口全长，直至肋缘。通过沿左侧沟分离外侧腹膜附件，并将左侧结肠推至中部 图9-30，可以在左侧结肠肠系膜后部形成一个相对无血管的空间，结肠和结肠系膜的内侧反折被带到胰脏头部水平。脾可以通过分离脾肾和脾膈韧带从后腹膜游离出来。在这个接合点通过打开左侧胸膜腔可以得到比上述切开隔膜更广泛的显露。左肾和肾上腺在左肾静脉的腰支和性腺支分离后可以游离并前移。左肾、肾上腺、脾、胰腺、胃、结肠和肠子均被移动至中线，露出从分叉至膈部的腹主动脉。显露左髂动脉和右髂总动脉是通过对远端切口乙状结肠及其肠系膜的松解实现的。

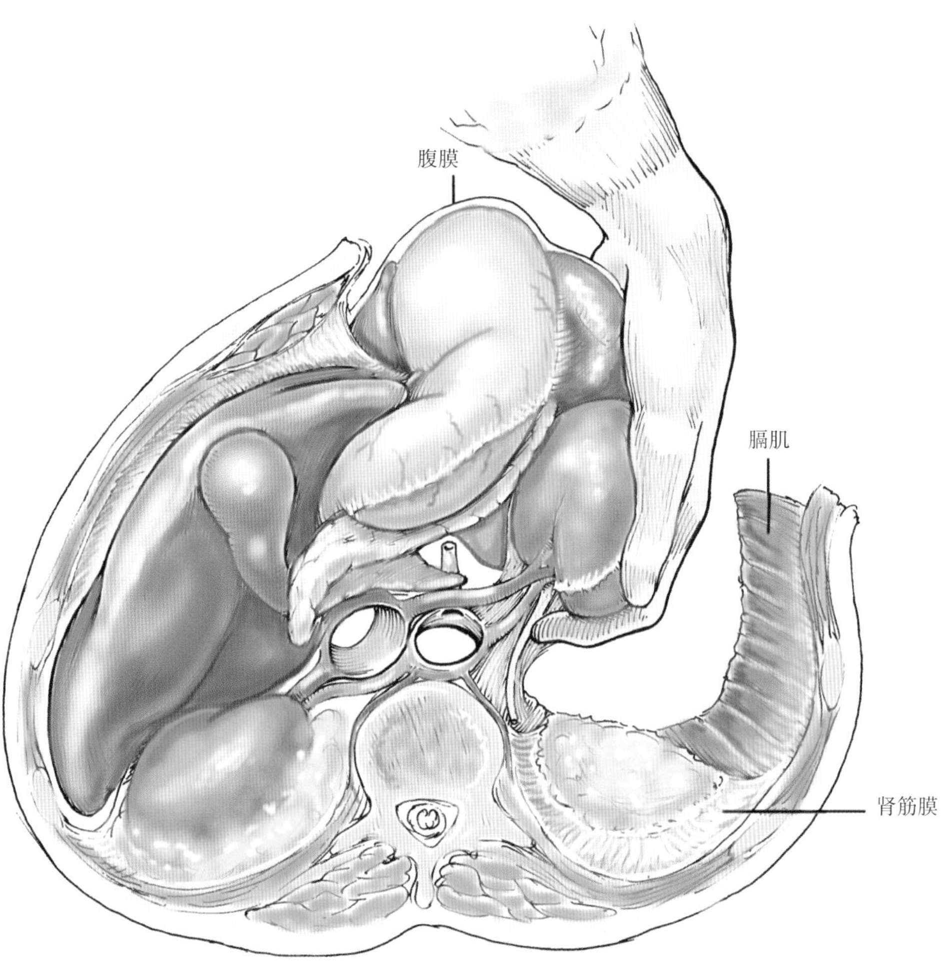

图 9-28　打开肾前筋膜，肾脏连同上腹部器官在左侧一同前移

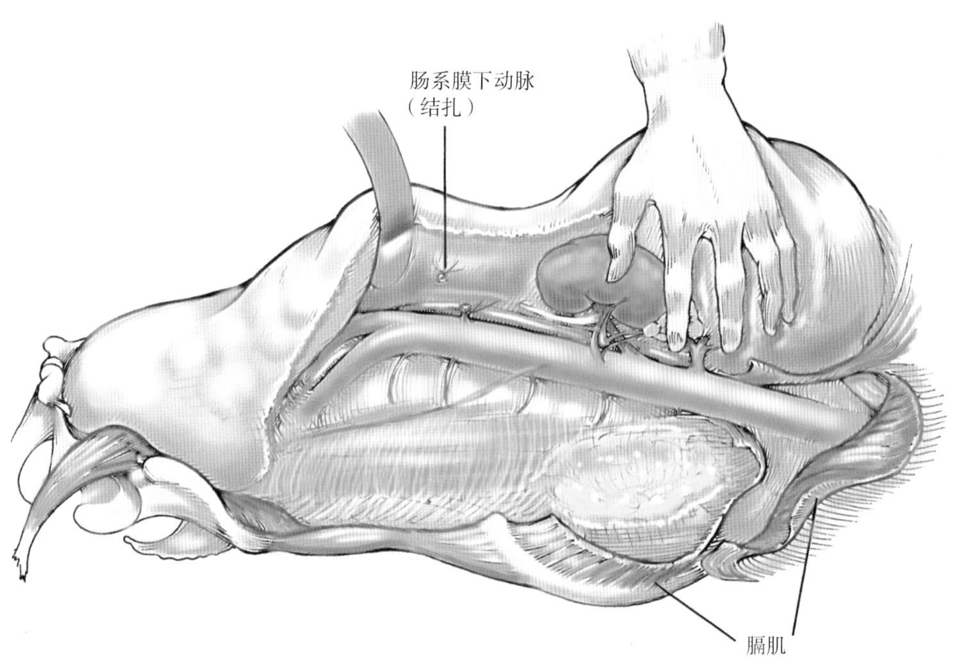

图 9-29　腹膜外左结肠沟进一步前移可显露腹主动脉下段

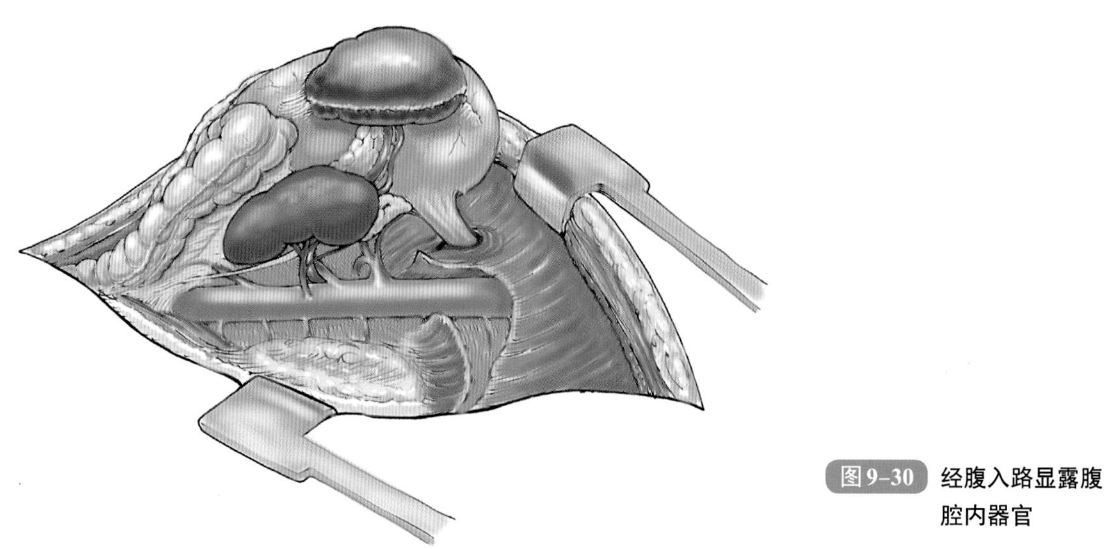

图 9-30 经腹入路显露腹腔内器官

为了通过胸腹切口显露胸降主动脉，需要切开下肺韧带和左肺与主动脉之间的粘连，使左肺收缩并向内拉回（图 9-31）。将胸膜壁层直接切开可以显露该段胸主动脉，获得游离主动脉外侧外膜的间隙。采用钝性剥离术，在需要的水平上环形控制主动脉，该操作最容易在肋间动脉分支之间进行。

腹腔干近段腹主动脉是通过分离左膈脚得到显露的。从主动脉裂口外侧经左膈脚延伸至环切口后缘，可显露整个胸腹主动脉。

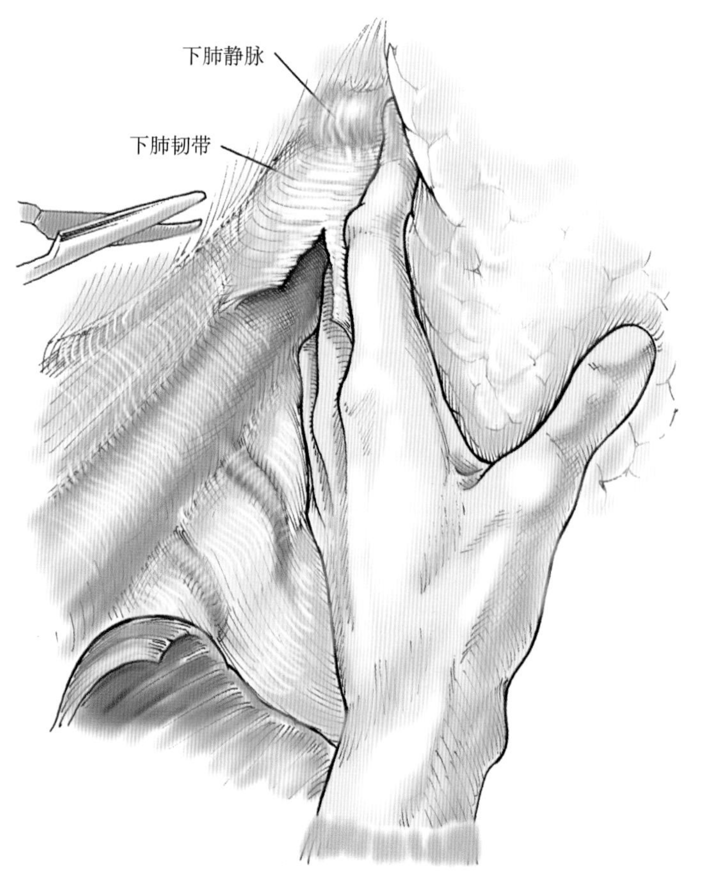

图 9-31 分离下肺韧带和下肺静脉显露下段胸主动脉

第 10 章　腹腔干动脉及肠系膜上动脉

Celiac and Mesenteric Arteries

一、肠系膜血管的外科解剖

被壁腹膜外层包裹的大部分器官由三条不成对的、位于中线的大血管供血。其中的两条，腹腔干和肠系膜上动脉，在 L_1 水平相互间隔几厘米发出 图 10-1。第三条，肠系膜下动脉，在 L_3 水平的腹主动脉前壁发出。

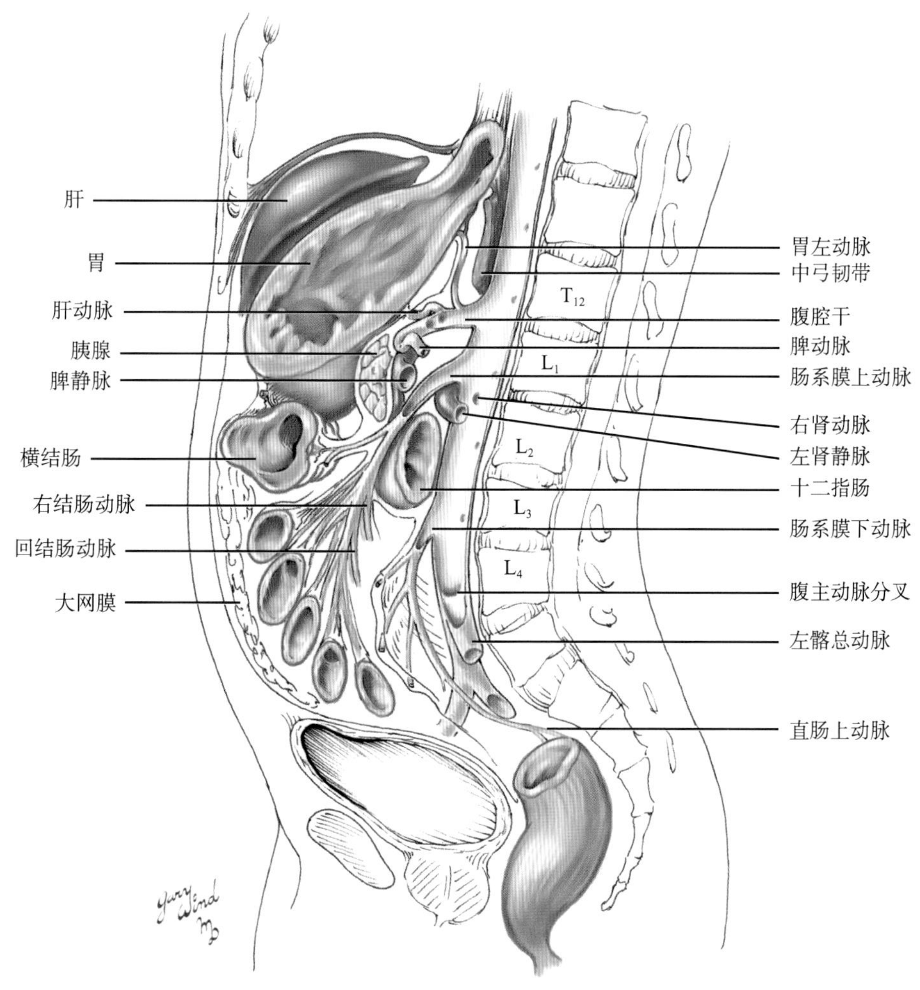

图 10-1　肠系膜主要血管的开口与邻近椎体的关系

（一）腹腔干动脉

腹腔干上方贴近主动脉裂孔的中弓韧带侧翼，下方位于胰腺上缘（图 10-2）。从前面看，腹腔干位于肝脏和胃重叠区的后方。在解剖这两个器官时，可以看到构成网膜囊前壁的肝胃韧带覆盖在腹腔干上。网膜囊内有最后一层膜，即壁腹膜后层。在壁腹膜下面，腹腔干被淋巴和神经丛所包绕。

腹腔干几乎与主动脉垂直。其三个分支通常形成三分叉（变异见第 20 章）。有一条重要的静脉，即胃左（或冠状）静脉，自胃小弯至门静脉走行的过程中，跨过腹腔干。

肝动脉在网膜囊后壁的深面向右走行，在幽门的上缘进入肝十二指肠韧带，并在胆总管左侧上行至肝门。肝动脉的终末分支变异较多，肝动脉分支的开口变异并不少见。

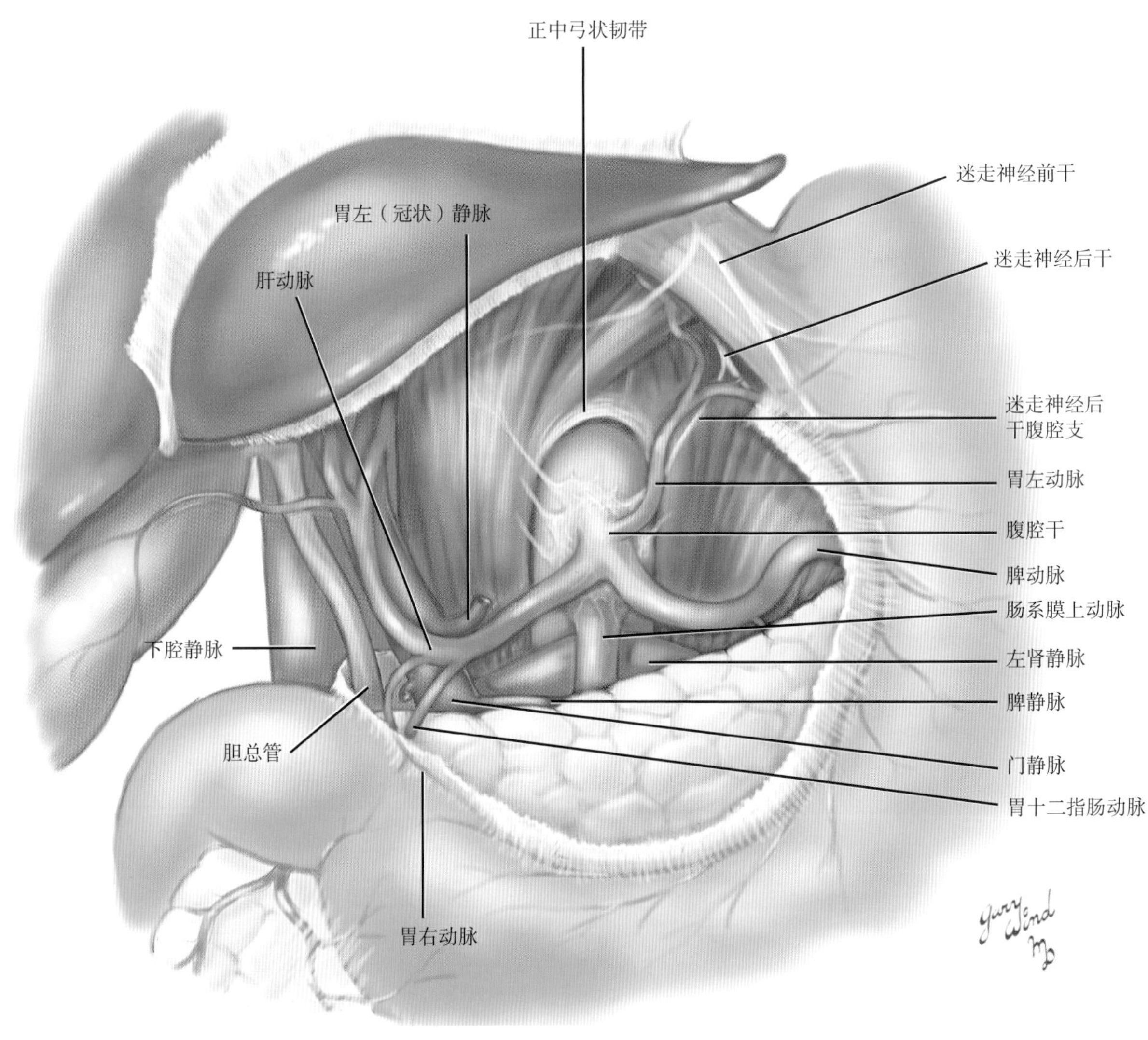

图 10-2 切除肝胃韧带及网膜囊后壁后，可以显露腹腔干

脾动脉在后腹膜深面下行，沿胰腺上缘蜿蜒前行，并发出一条重要的胰腺背支和一些较小的分支。在脾门附近分为 4～5 支后，发出胃短动脉和胃网膜左动脉，它们分别走行在胃脾韧带和胃结肠韧带内 图 10-3。

胃左动脉在腹膜后短暂上行，于胃食管交界处抵达胃小弯。其与胃左（冠状）静脉和迷走神经后干腹腔支伴行。食管游离后，胃左动脉会限制术者将手指滑向胃后壁。

（二）肠系膜上动脉

肠系膜上动脉（肠系膜上动脉）呈尾状锐角起始于主动脉。左肾静脉呈楔形走行于此夹角内。胰颈和脾静脉跨过肠系膜上动脉的第一段。在胰颈后方，肠系膜上动脉与 SMV 汇合，然后两者在胰颈的下缘并行 图 10-4，跨过胰腺钩突和十二指肠第三段，进入小肠系膜的根部。

肠系膜上动脉在胰腺下方发出结肠中动脉，进入其前面的横结肠系膜根部。在胰腺钩突水平，肠系膜上动脉发出胰十二指肠下动脉，通过胰十二指肠弓与腹腔动脉环构成潜在的重要交通。

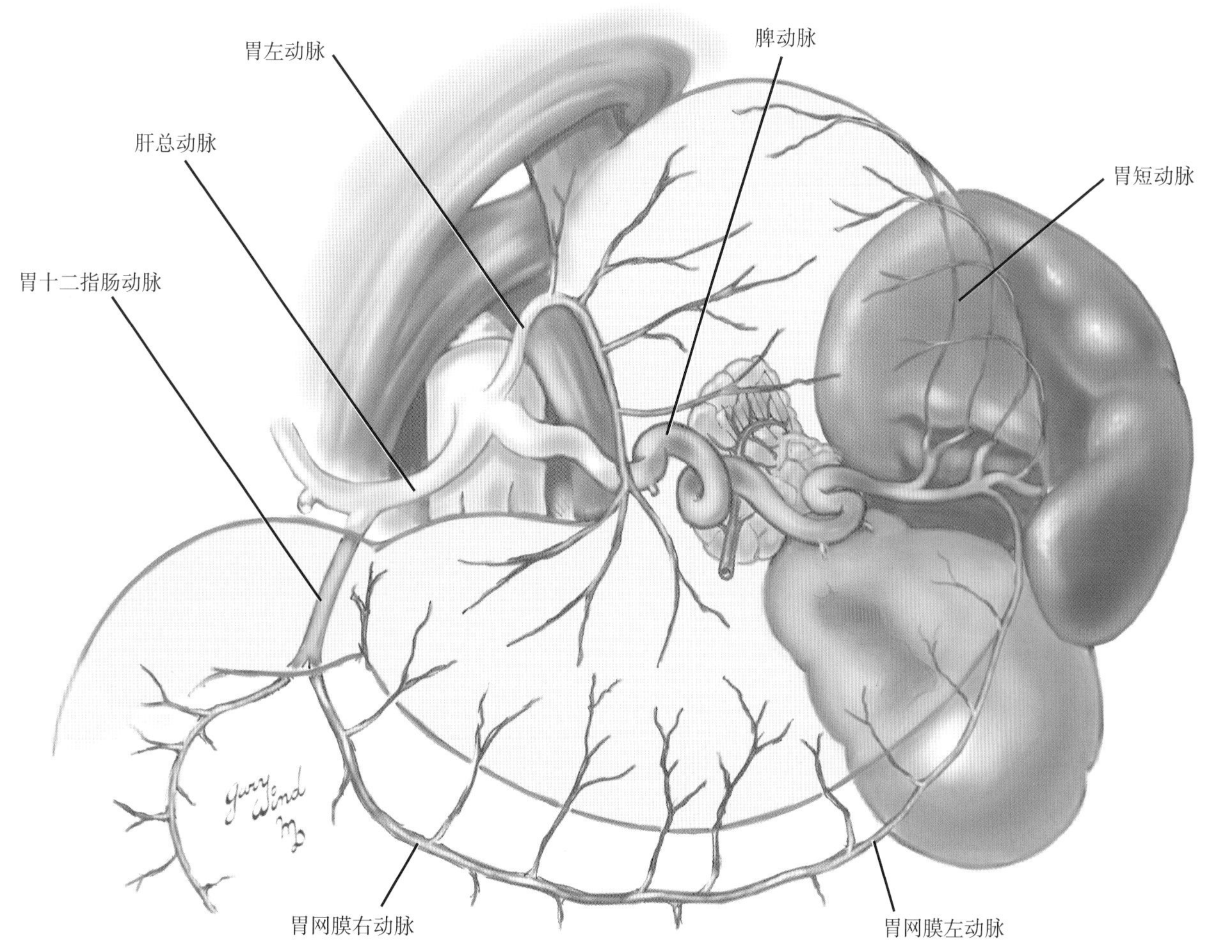

图 10-3 腹腔干的分支在胃周围广泛交通

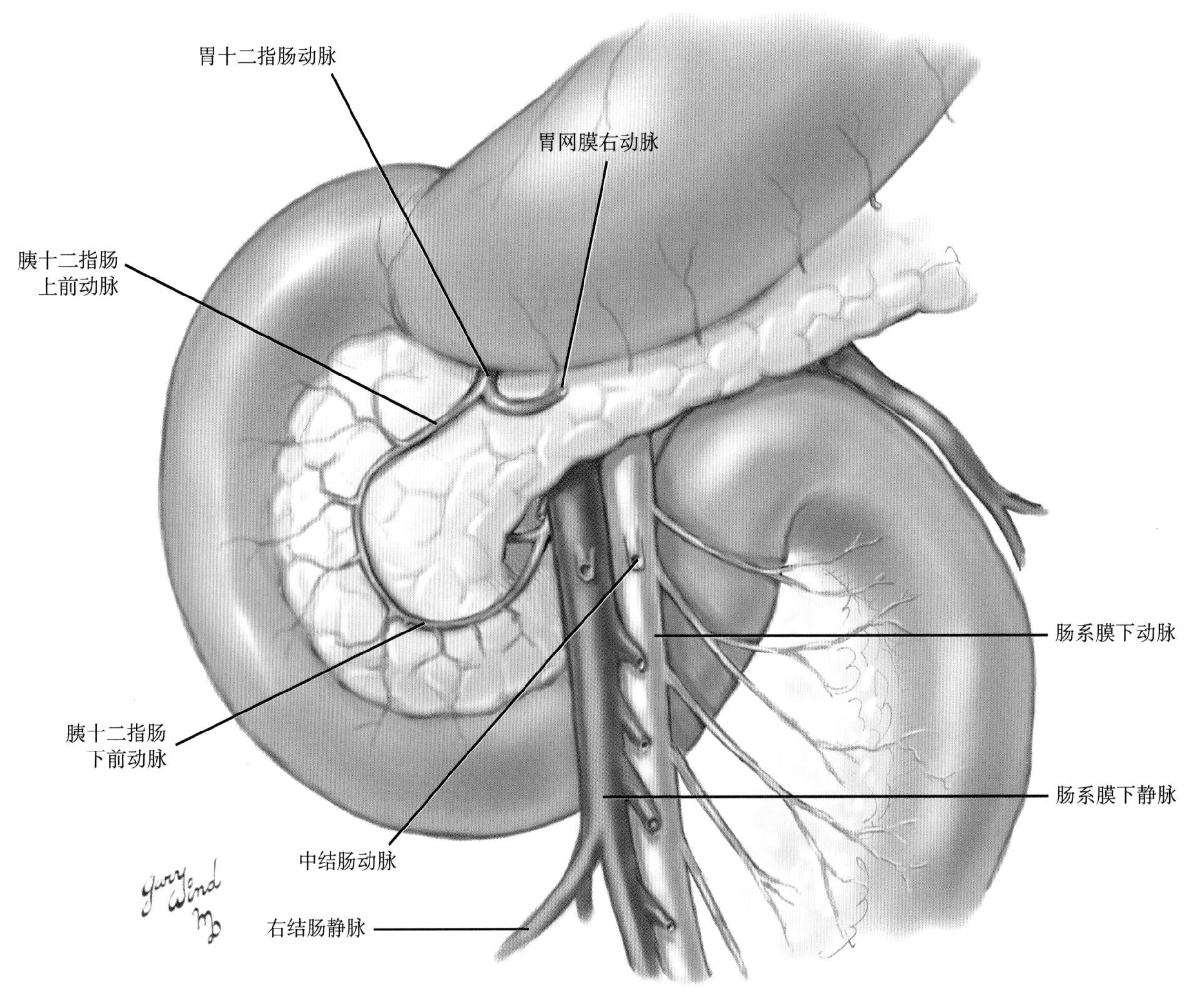

图 10-4 肠系膜上动静脉并行跨过十二指肠第三段和胰腺钩突部

肠系膜上动脉向下继续走行，发出两条有名称的分支和许多供应小肠的无名分支。跨过十二指肠后不久，肠系膜上动脉发出右结肠动脉，位于融合的右半结肠系膜内。回盲支与右结肠动脉共同发出或在右结肠动脉远端发出，并向盲肠下行。小肠系膜根跨越中线到右下象限，解剖主动脉时，可将肠系膜推向右侧 图 10-5。

（三）肠系膜下动脉

肠系膜下动脉在十二指肠水平段下缘发出，十二指肠在此处跨过腹主动脉 图 10-1。当它向左进入左结肠的融合肠系膜时，与主动脉紧密相贴。在起始部 5cm 内，首先发出左结肠动脉，然后发出多个乙状结肠动脉进入游离的乙状结肠系膜，最后延续为直肠上动脉。直肠上动脉跨过左髂血管到达直肠上段后壁 图 10-1。在一些肠系膜上动脉闭塞性疾病中，左结肠动脉和中结肠动脉之间的侧支扩张，形成肠系膜动脉弓（由 Riolan 描述，见后述），以代偿肠系膜上动脉系统供血不足。

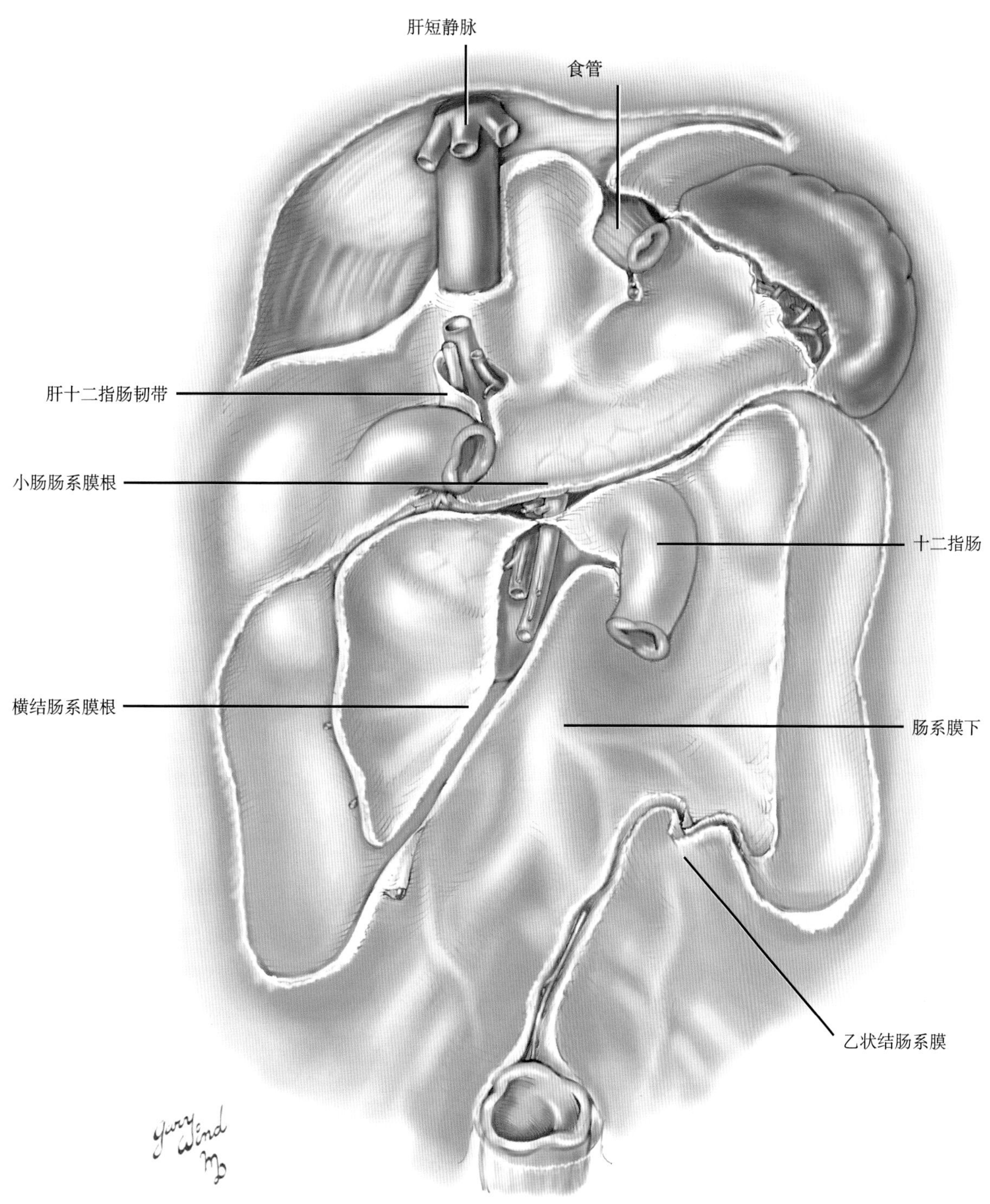

图 10-5 肠系膜上动脉可位于横结肠系膜和小肠肠系膜的根部交界处

（四）内脏侧支循环

在节段性闭塞的情况下，三条内脏血管之间的主要交通支可提供侧支循环（图 10-6）。胰十二指肠弓连接腹腔动脉和肠系膜上动脉循环。边缘动脉弓（Drummond 弓）由结肠中动脉左支和结肠左动脉升支组成。当肠系膜上动脉或肠系膜下动脉其中一条闭塞时，如果边缘动脉弓能完全越过脾曲，可能足以维持两个循环之间的内脏灌注。有些人在肠系膜上下循环之间形成一个增大的副侧支，即肠系膜动脉弓（Riolan 弓）。因其在肠系膜上或下动脉闭塞病例中广泛代偿性扩张，在横结肠系膜内呈现迂曲外表而得名。肠系膜下循环也接收直肠上动脉和髂内动脉的直肠下动脉之间的侧支供血。

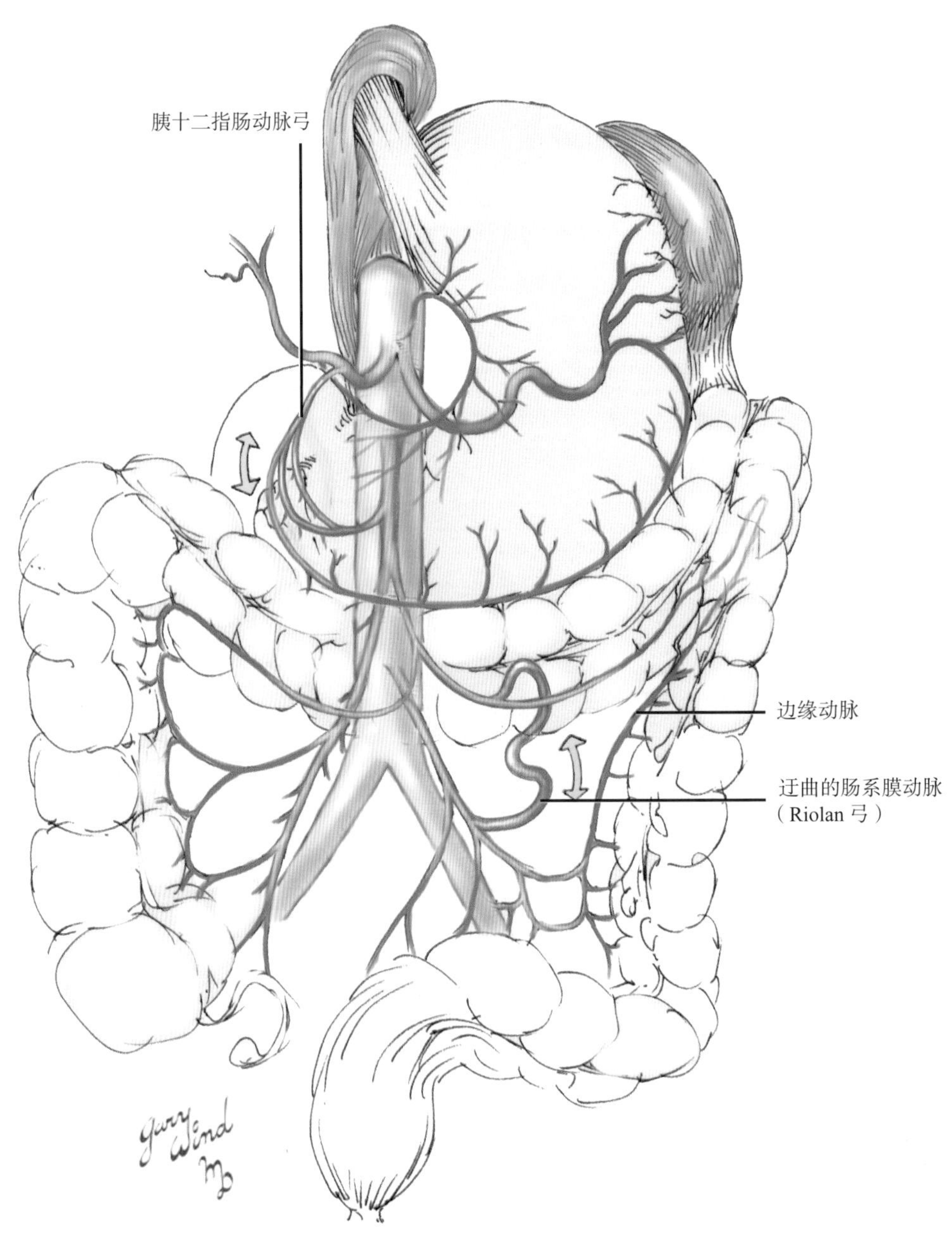

图 10-6 腹腔干、肠系膜上动脉和肠系膜下动脉的循环通过侧支血管互相交通

二、肠系膜动脉的显露

当动脉硬化性闭塞性疾病导致一支或多支肠系膜动脉血流减少时，肠系膜循环三支主要动脉之间的侧支循环为肠道存活提供了安全边际。一般来说，产生慢性肠缺血症状，需要三支动脉中至少有两支血供减少[1]。但是也有许多例外情况。在一些无症状患者中，观察到两支甚至三支血管完全闭塞[2, 3]。相反，许多学者认为，正中弓状韧带外源性压迫腹腔干和周围神经节，是所谓腹腔动脉压迫综合征患者慢性腹痛的原因[4, 5]。这种综合征仍存有争议，因为其他研究表明，解除腹腔干压迫后，某些患者的症状不能得到长期缓解[6, 7]。而且，约 3% 的健康无症状者，CT 检查中可见腹腔干受压的证据[8]。

与慢性肠系膜动脉供血不足相比，单支肠系膜动脉的急性闭塞通常会产生突然的腹部症状，因为没有足够时间来建立足够的侧支循环。肠系膜上动脉是急性闭塞性肠系膜动脉供血不足的最常见部位[1, 9]，如要避免肠坏死，就必须迅速恢复肠系膜上动脉的血流。非闭塞性的各种肠系膜缺血会在别处作充分总结[1, 10]。

肠系膜上动脉近端急性血流中断的两个常见原因，在剖腹探查术中通常是可以区分的。动脉血栓形成通常发生在近肠系膜上动脉起始处，导致整个小肠和近右半结肠坏死。相比之下，动脉栓子通常停留在肠系膜上动脉的结肠中动脉分支处，最初的几条空肠分支可维持一小段近端空肠的存活[11]（图 10-7）。

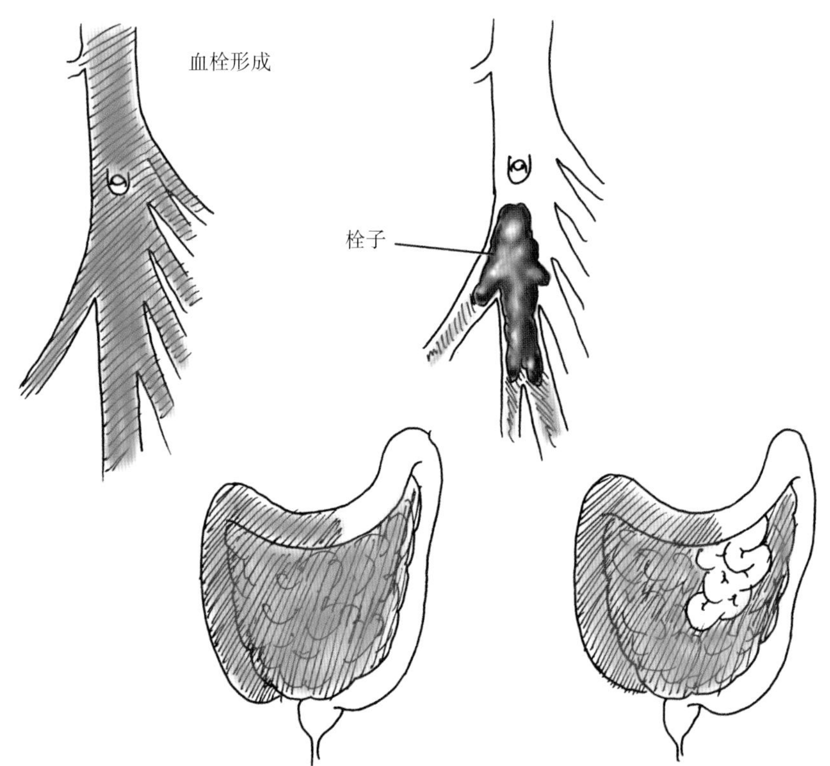

图 10-7　肠系膜上动脉内的栓子通常位于留存一小段近端空肠的部位；动脉血栓形成则影响整个中肠的血液循环

随着血管腔内技术的进步和实践经验的日渐丰富，肠系膜动脉支架被广泛应用于治疗慢性肠系膜缺血。与开放手术相比，腔内治疗住院时间短、早期并发症少、初始费用低；然而，血管腔内治疗有较高的复发率，需要再干预[12-14]。因此，治疗方法的选择应针对患者的具体情况。开放手术仍被认为是治疗大多数慢性肠系膜缺血的金标准；血管腔内治疗更适合于有严重并发症或预期寿命较短的患者。

血管腔内技术和开放手术也用于治疗急性肠系膜缺血。肠系膜上动脉切开取栓术治疗急性栓塞性闭塞，简单、快速、效果持久。另外，急性血栓性闭塞的治疗更为复杂，通常需要行血管旁路术。因此，许多作者认为血管腔内技术是治疗急性血栓性肠系膜缺血的首选方法[1, 15, 16]。对于需要剖腹探查及腔内技术无法开通的肠系膜动脉完全闭塞性病变，行开放手术血运重建可能是更好的选择。恢复栓塞性闭塞患者肠系膜血运的最佳开放性手术方法存有争议，并取决于潜在的疾病。文献报道顺行旁路术、逆行旁路术（图 10-16）和经主动脉内膜切除术，均具有出色的远期疗效[17-19]。

作为旁路手术的备选方案，可采用杂交技术，在手术探查时逆行植入支架开通闭塞的肠系膜上动脉，可缩短患者的缺血时间（图 10-8）。这种所谓的逆行开放式肠系膜动脉支架植入（ROMS）技术可以快速恢复肠系膜血运，同时直视探查肠管。据报道，ROMS 具有很高的技术成功率和一期通畅率，特别适用于无法经皮入路在主动脉内开通、肠系膜上动脉完全闭塞的患者[20, 21]。

下面将讨论采用腹部切口经腹腔显露肠系膜动脉。采用胸腹联合切口的经腹膜后入路，适用于经主动脉内膜切除术，已在第 9 章中做了详细讨论。

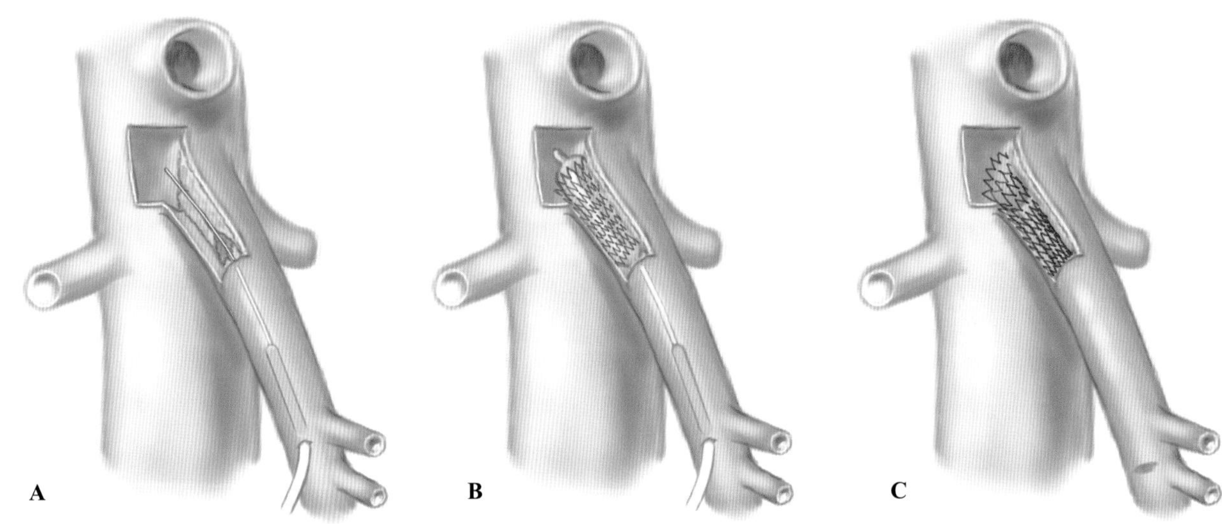

图 10-8 **A.** 逆行开放式肠系膜动脉支架植入术，先在肠系膜上动脉远端做一个小的横切口，导丝由远及近穿过肠系膜上动脉闭塞病变；**B.** 然后导入支架，充盈球囊，释放支架；**C.** 撤出球囊，关闭肠系膜上动脉切口

（一）经腹腔显露腹腔干和肠系膜动脉起始部

患者取仰卧位，全腹部和下胸部消毒铺巾。取腹部正中纵切口，从剑突延伸到脐部。逐层切开皮下组织、腹白线，直视下进入腹腔。常规探查腹腔内容物后，自动拉钩牵开手术切口。

切断左三角韧带，游离并向右侧牵开肝左外叶 图 10-9。从胃食管交界处至幽门，切开后方的肝胃韧带，注意保护在靠近胃小弯侧的迷走神经。轻柔地将食管下端和胃小弯牵向患者左侧，显露腹腔干动脉及其位于腹膜后深面的主要分支。打开后腹膜，纵向分开正中弓状韧带及主动脉前面左右脚的交叉纤维，显露胸主动脉远端 图 10-10。分离腹腔神经节，显露腹腔干 图 10-11，该神经节围绕着腹腔干起始部 3～5mm，可能与一层厚纤维组织相关联。在 47% 的病例中，膈下动脉由腹腔干发出 [22]，分离腹腔干时应将其控制。

游离胰腺上缘，继续在腹主动脉前面解剖至腹腔干下方，显露肠系膜上动脉的起始部 图 10-12 [23]。继续在胰腺上缘与肝脾动脉分支之间解剖。为防止脾动脉的胰背分支撕裂，应避免在外侧解剖或用力向主动脉左侧牵拉胰腺上缘。应清除腹腔干下方的腹腔神经节纤维，显露一小段主动脉。游离胰颈并与脾静脉一起向前牵拉，在胰颈后方显露肠系膜上动脉起始部。如果胰周炎症或其他局部病变，增加了肠系膜上动脉显露的难度和风险，可以在小肠系膜内分离肠系膜上动脉（见后述）。

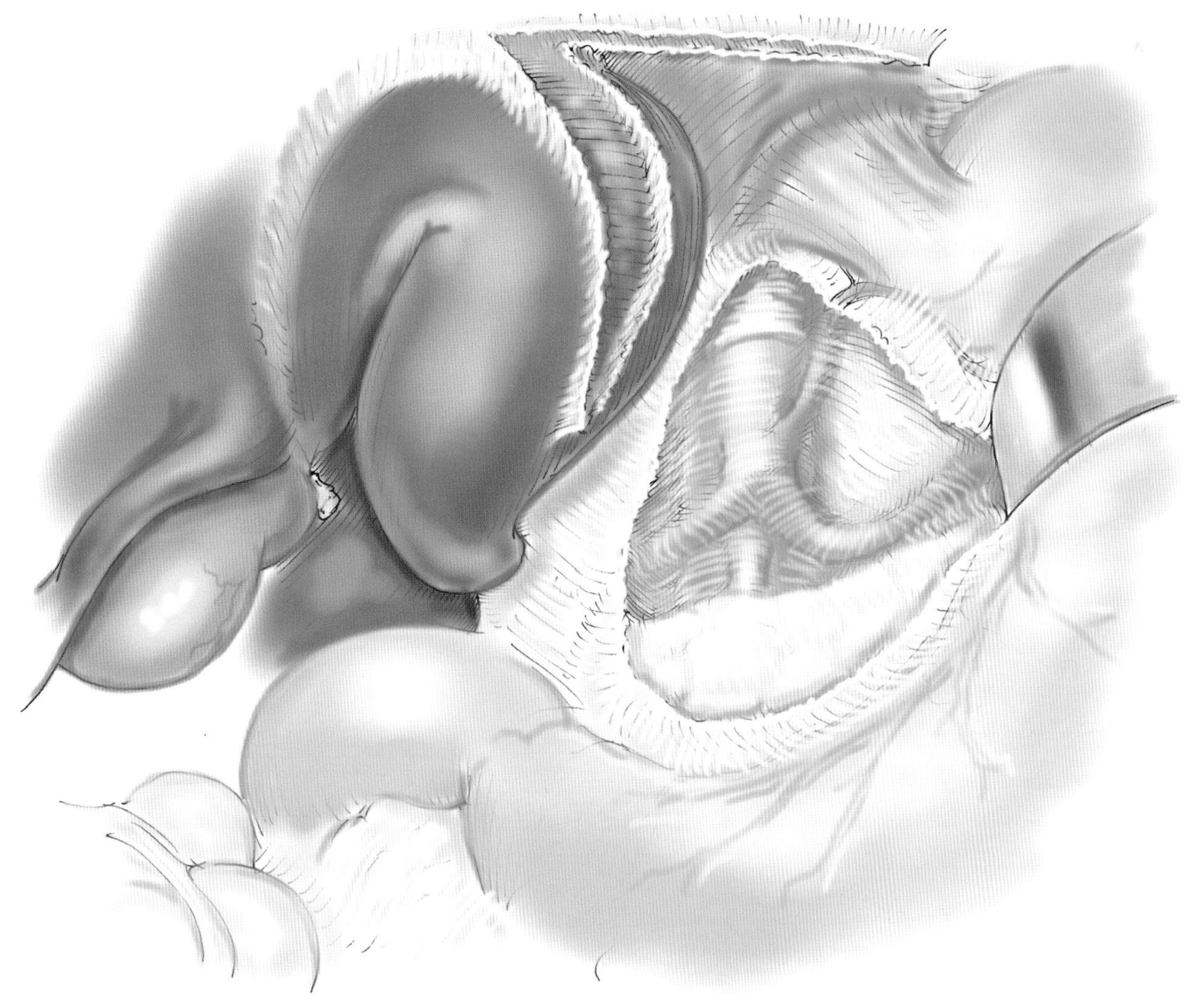

图 10-9　切开左三角韧带，向右侧牵开肝左外叶，打开网膜囊，直接显露腹腔干

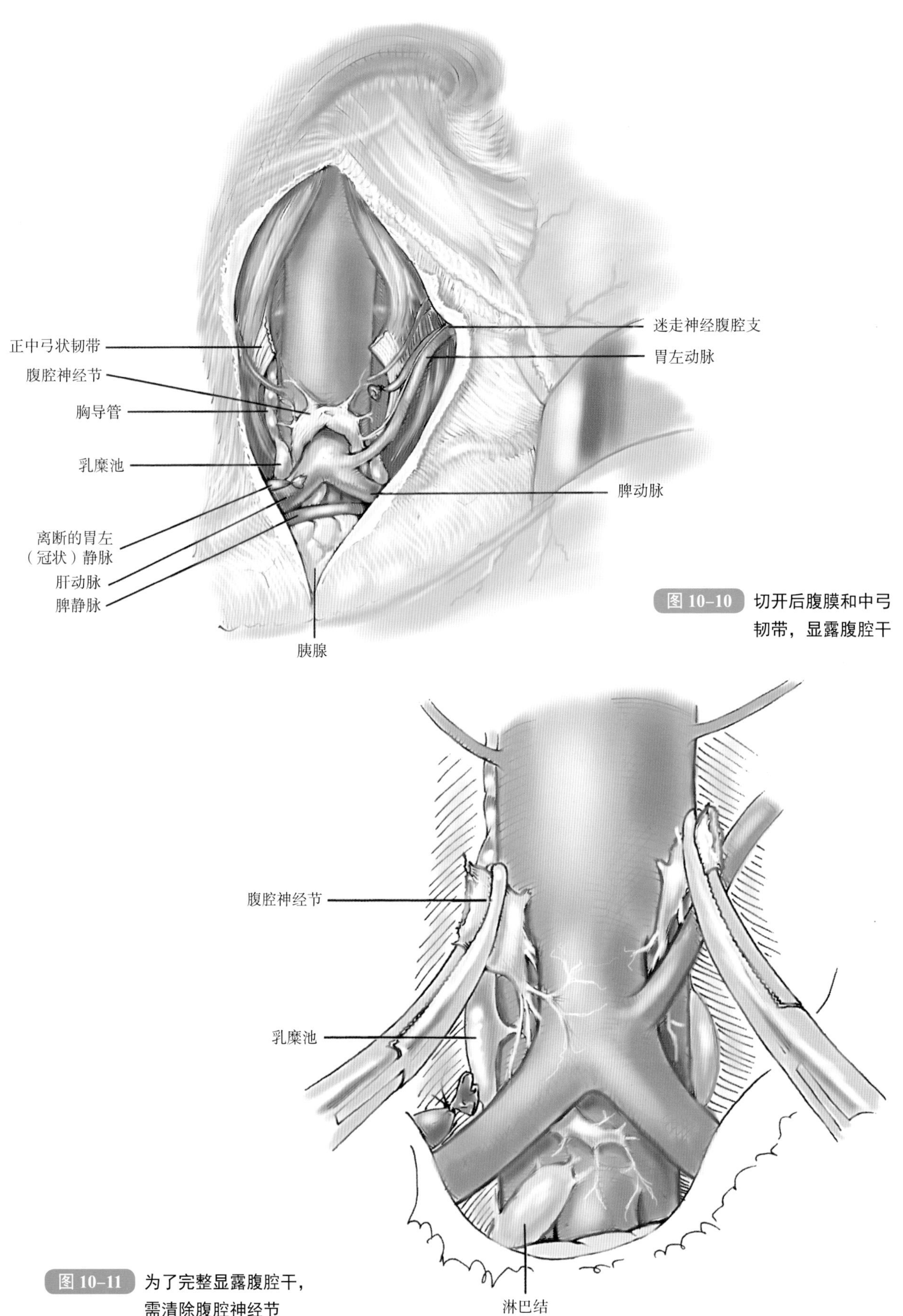

图 10-10 切开后腹膜和中弓韧带，显露腹腔干

图 10-11 为了完整显露腹腔干，需清除腹腔神经节

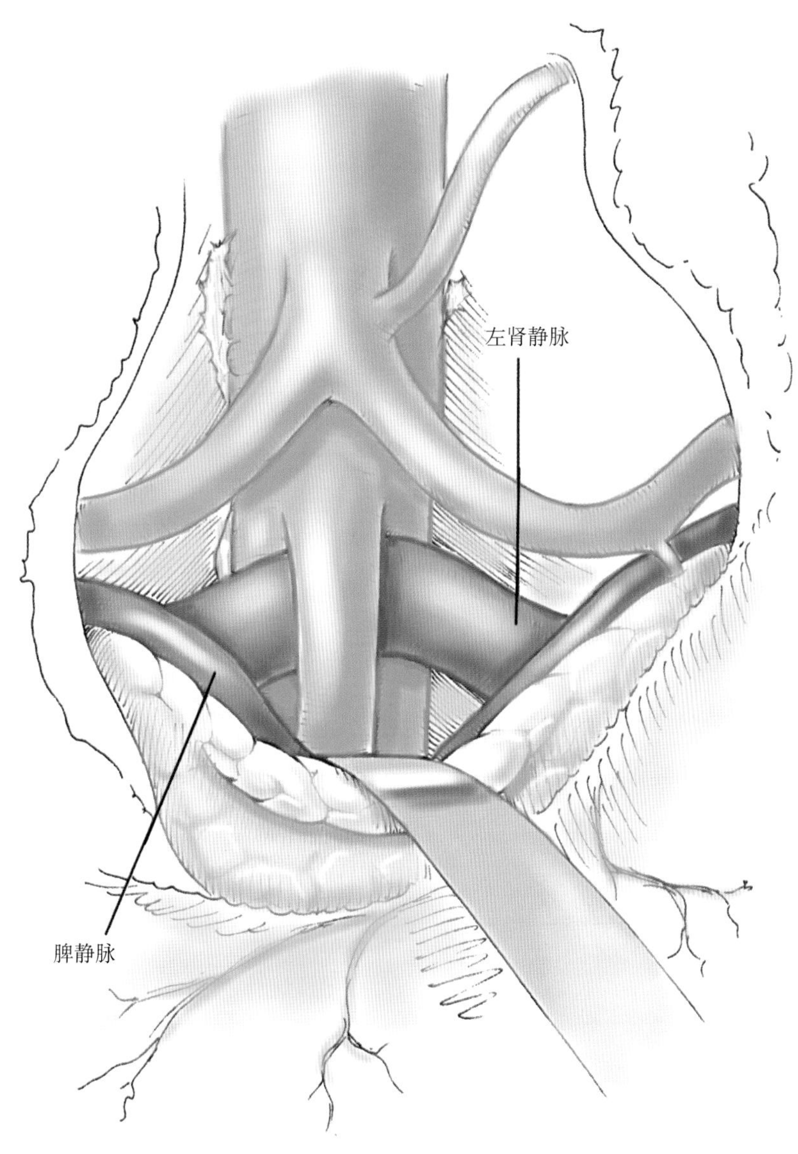

图 10-12 向下牵开胰腺上缘，显露肠系膜上动脉起始部

（二）在小肠系膜内显露肠系膜上动脉

有两种常用的方法，可以在胰腺下缘以远显露肠系膜上动脉。在横结肠系膜根部的前入路，可快速显露肠系膜上动脉，对于急性闭塞性病例行简单的切开取栓术来说已足够。然而，由肾下腹主动脉逆行搭桥时，不跨过十二指肠，不能到达前入路显露的肠系膜上动脉。在这种情况下，需要经十二指肠第四段上方的侧入路。

直视下进入腹腔后，迅速评估腹腔内容物，特别注意肠管坏死的位置和范围。为了从前方抵达肠系膜上动脉，需提起横结肠和大网膜，用湿纱布垫包裹肠管并推向右侧。在横结肠系膜根部，从十二指肠与空肠交界向右侧横向切开后腹膜。在横结肠系膜中找到结肠中动脉，并向近端追踪其起始部至肠系膜上动脉（图 10-13）。

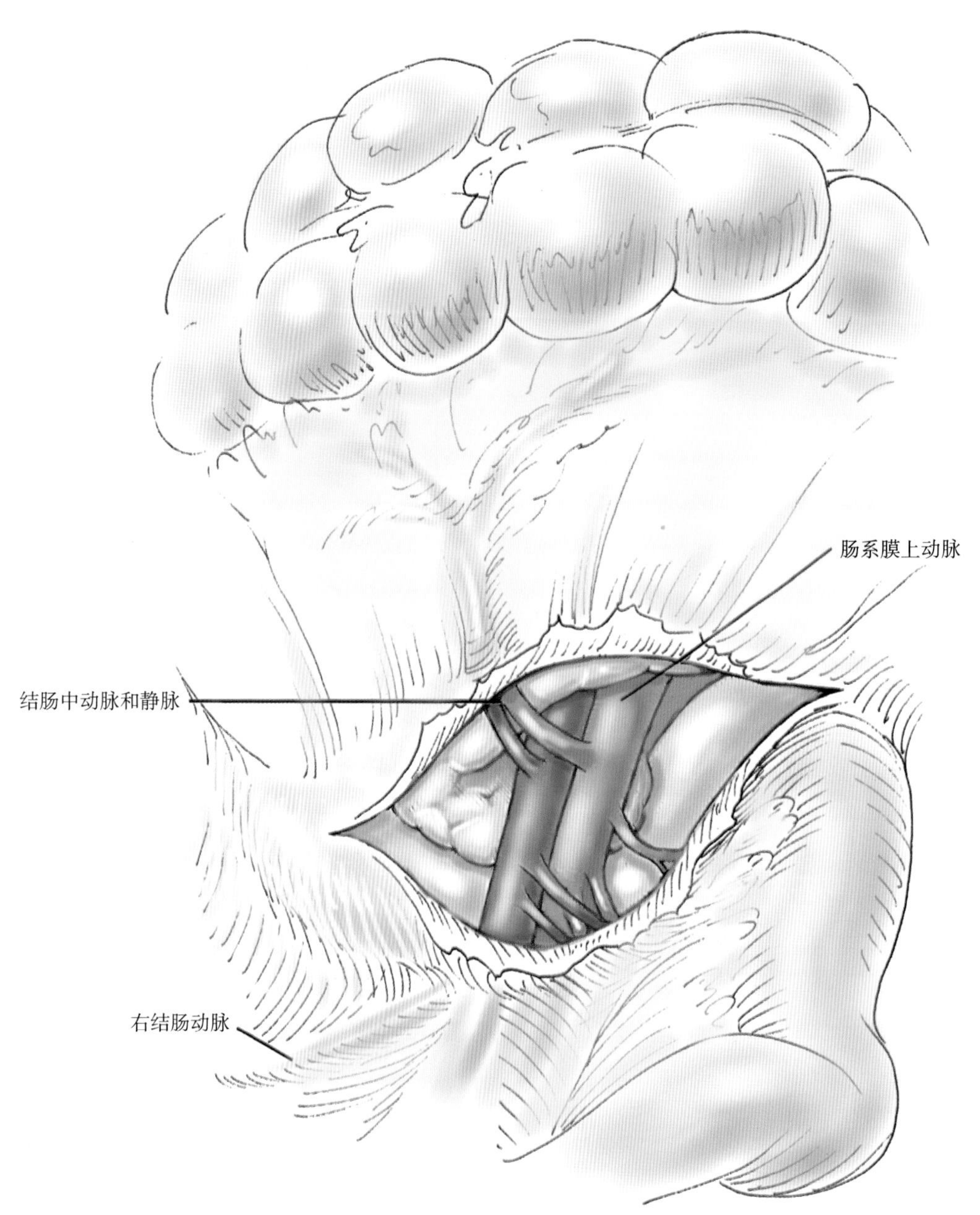

图 10-13 急性栓塞性闭塞时，优先选择前入路，在横结肠系膜根部显露肠系膜上动脉

结肠中动脉和右结肠动脉分支之间的肠系膜上动脉段，很容易从周围的淋巴管和自主神经纤维中分离出来。在进行切开取栓之前，保留所见的任何一支空肠动脉很重要 图 10-14 。在分离过程中，应特别注意不要损伤脆弱的肠系膜上动脉或其分支。小心地向头端牵拉胰腺下缘，可以显露肠系膜上动脉的更近节段。

从外侧入路显露肠系膜上动脉，需切断 Treitz 韧带和其他腹膜粘连，游离十二指肠的第四段。可以在十二指肠头侧的组织中分离出肠系膜上动脉 图 10-15 。将胰腺下缘牵拉至左肾静脉水平，可显露肠系膜上动脉的更近段。

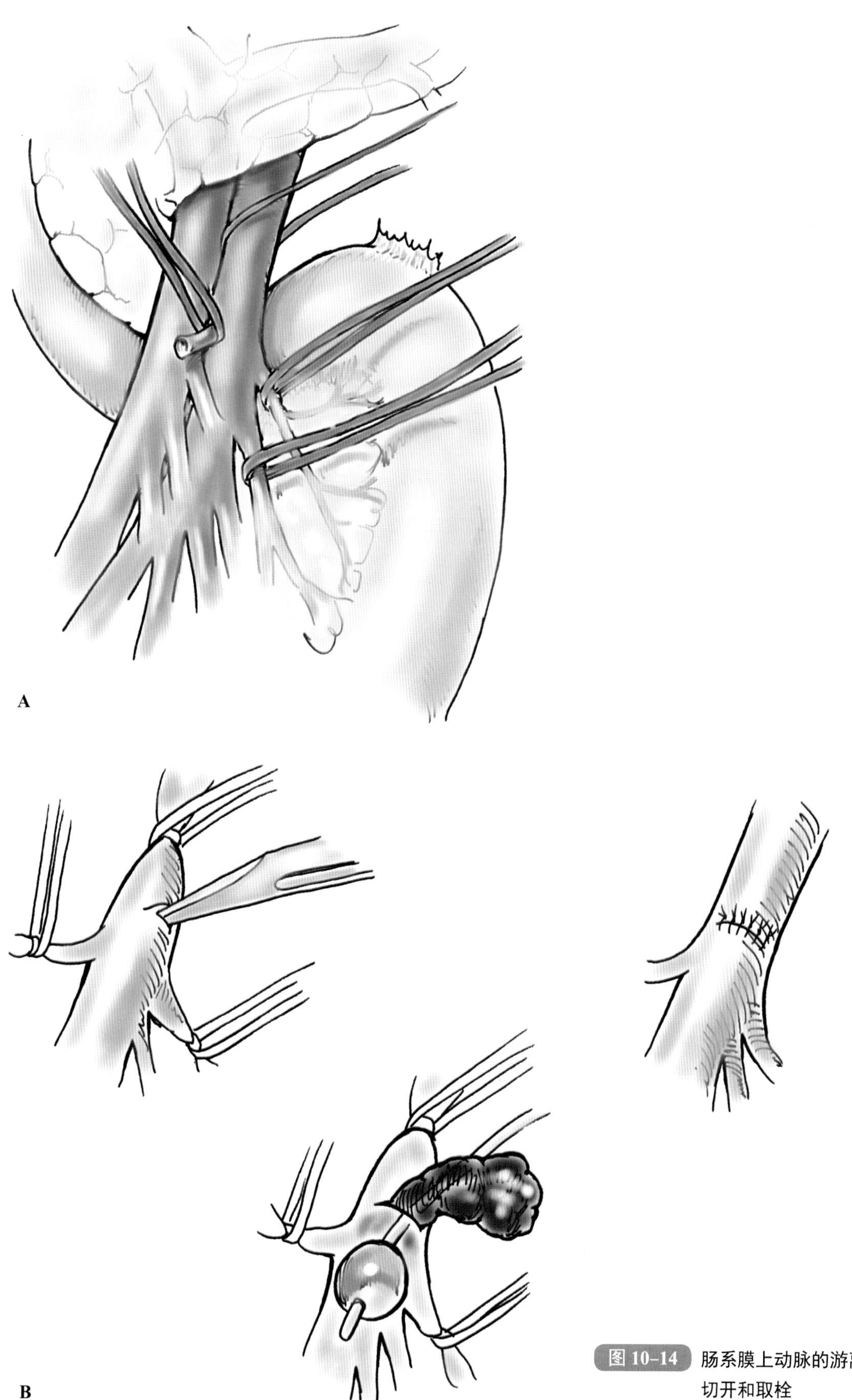

图 10-14　肠系膜上动脉的游离、切开和取栓

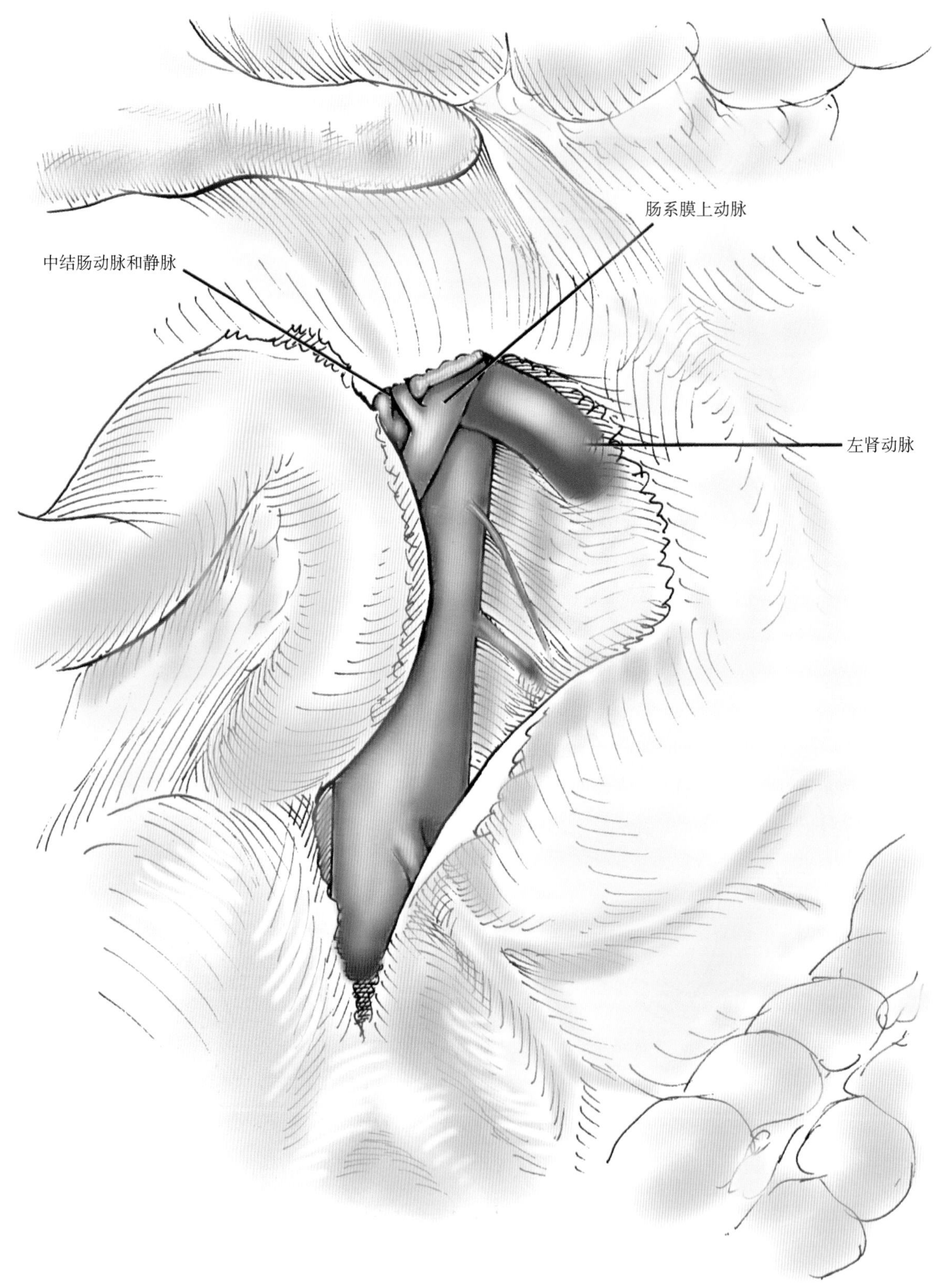

图 10-15 肠系膜上动脉慢性狭窄行旁路术时，需游离十二指肠第四段，以显露肠系膜上动脉的胰下段和邻近的主动脉

肠系膜上动脉血运重建的方法有多种。直接从肾下主动脉逆行搭桥至肠系膜上动脉的短旁路，可以快速完成并且解剖简单（图 10-16）。然而，由于肾下主动脉常常存在动脉粥样硬化斑块，通常首选其他的流入道部位。文献报道，无论是用自右髂动脉（图 10-17）逆向长 C 形旁路，还是用自腹腔干上主动脉经胰腺后的顺行旁路，都有较高的通畅率[24, 25]（图 10-18）。

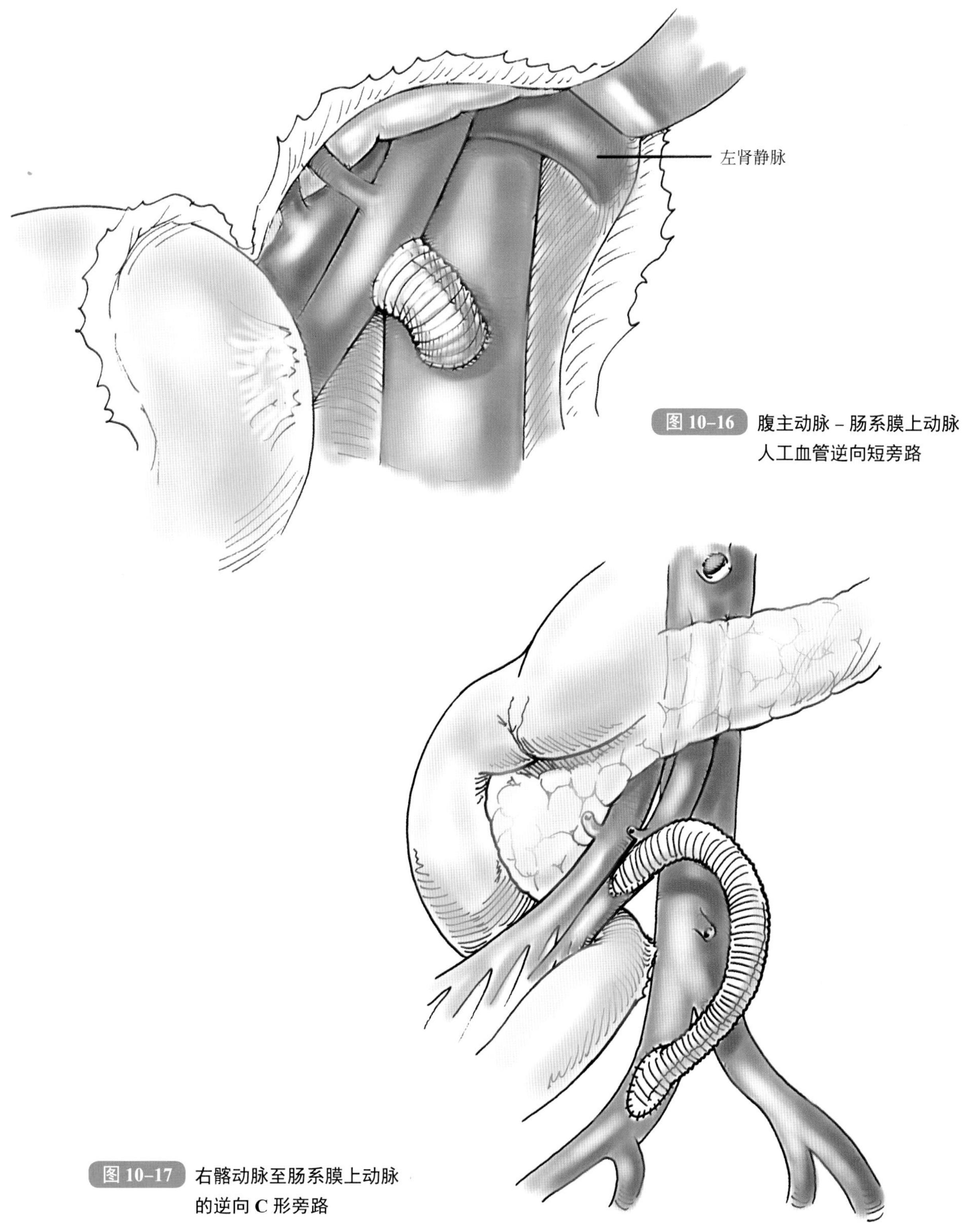

图 10-16 腹主动脉 – 肠系膜上动脉人工血管逆向短旁路

图 10-17 右髂动脉至肠系膜上动脉的逆向 C 形旁路

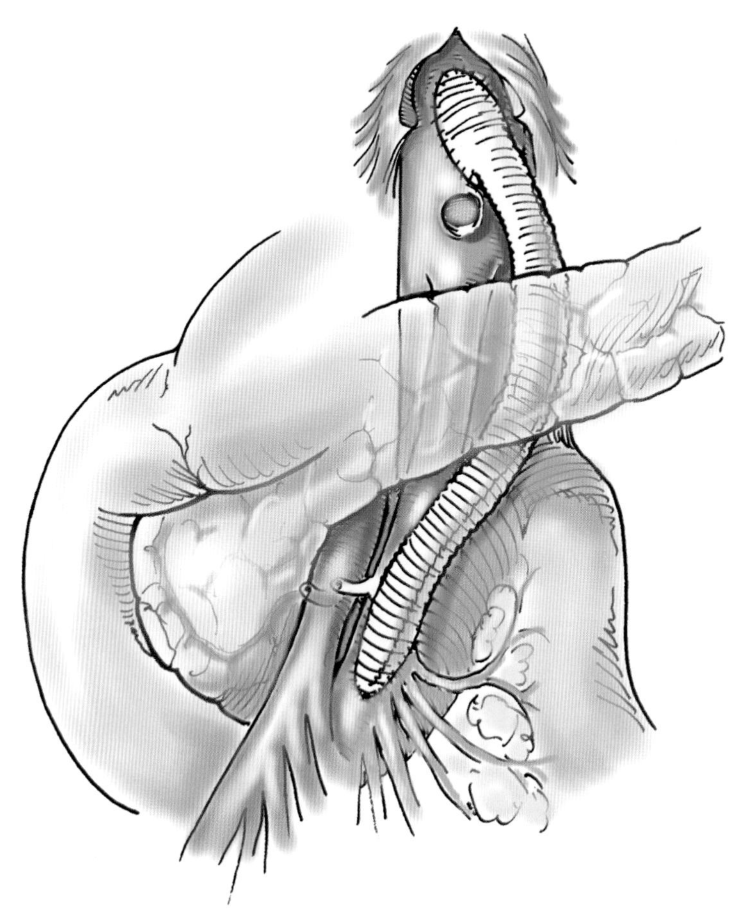

图 10-18 腹腔干上主动脉至肠系膜上动脉的顺行旁路

（三）肠系膜下动脉的显露

在治疗局部动脉瘤，或者罕见的肠系膜缺血性疾病时，需要显露肠系膜下动脉 [26, 27]。当因流出道不足、既往肠系膜动脉旁路术失败或腹腔内广泛粘连，导致无法重建腹腔干或肠系膜上动脉血运时，可考虑单独进行肠系膜下动脉血运重建 [27]。必须有证据表明与肠系膜下动脉之间存在大量且完整的侧支循环 [27]。

患者体位和手术准备如前所述。大多数人喜欢正中纵切口，但脐下横向切口有更出色的显露和切口愈合能力 [28]。进入腹腔后，提起横结肠，用湿纱布垫包裹，推向上腹壁。将小肠用湿纱布垫或肠袋包裹，然后轻柔地推向右侧。切断 Treitz 韧带和十二指肠其他粘连后，将十二指肠连同小肠的剩余部分一起移向右侧（图 10-19）。切开后腹膜显露腹主动脉。重要的是，将解剖范围限制在主动脉中线的右侧，以避免对肠系膜下动脉或其分支造成意外损伤。应离断并结扎覆盖在主动脉前壁上的纤维组织，以防止淋巴漏。切开一个薄层纤维鞘后，进入外膜周围层面，可见到闪闪发光的主动脉外膜。应清除自主动脉分叉附近至左肾静脉水平，覆盖于主动脉表面的组织。肠系膜下动脉由主动脉中线左侧的前壁发出，距离主动脉分叉 3～4cm。分离肠系膜下动脉时，应尽可能贴近其根部，以免损伤其邻近的分支。

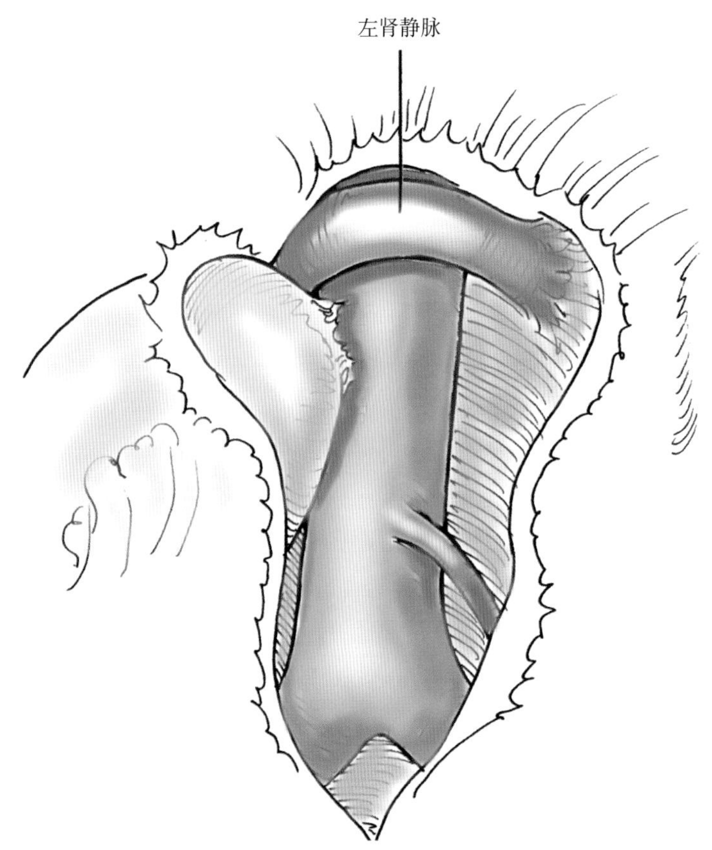

图 10-19 游离十二指肠，在其下方切开后腹膜，在中线右侧显露肠系膜下动脉

（四）肝动脉的显露

血管外科医生可能会在以下两种情况下显露肝动脉，即修复肝动脉瘤和准备以肝动脉作为解剖外旁路的流入道。虽然经皮动脉栓塞术可用于治疗肝动脉瘤，但开放修复手术仍然是保留肝脏动脉血供的标准治疗方式[29]。在一些存在主动脉病变或既往有腹膜后手术史的患者中，显露主动脉的难度和风险增大，作为流入道的一个来源，肝动脉已用于右肾动脉的血运重建 图 11-14 。对于肾血管性高血压或缺血性肾病患者，需要行右肾动脉血运重建时，肝 – 肾动脉搭桥术被认为是一种安全且耐用的方法[30, 31]。肝 – 肾动脉搭桥术也是一种很好的“去分支”方法，可以用于拓展复杂主动脉瘤的近端锚定区[32]。

患者取仰卧位，右侧腰部用布卷垫高 图 10-20 。下胸部、腹部、腹股沟区和大腿消毒铺巾。平行于肋缘下方 4～5cm 处做一右肋缘下切口，自中线延长至右侧第 11 肋尖所对应的点[33]。对于高大或肥胖的患者，切口可能呈 V 形延长越过中线[34]。

向上牵拉肝右叶，用湿纱布垫包裹小肠和右半结肠并填塞至切口下方，显露肝十二指肠韧带 图 10-21 。在十二指肠上壁附近横行切开肝十二指肠韧带，可见肝动脉位于胆总管的左侧。在胃十二指肠动脉的两侧，小心游离肝动脉并用弹性血管阻断带套绕。旁路可与胃十二指肠动脉近侧或远侧的肝动脉侧壁吻合[33]，也可牺牲胃十二指肠动脉直接作为流入道[35]。

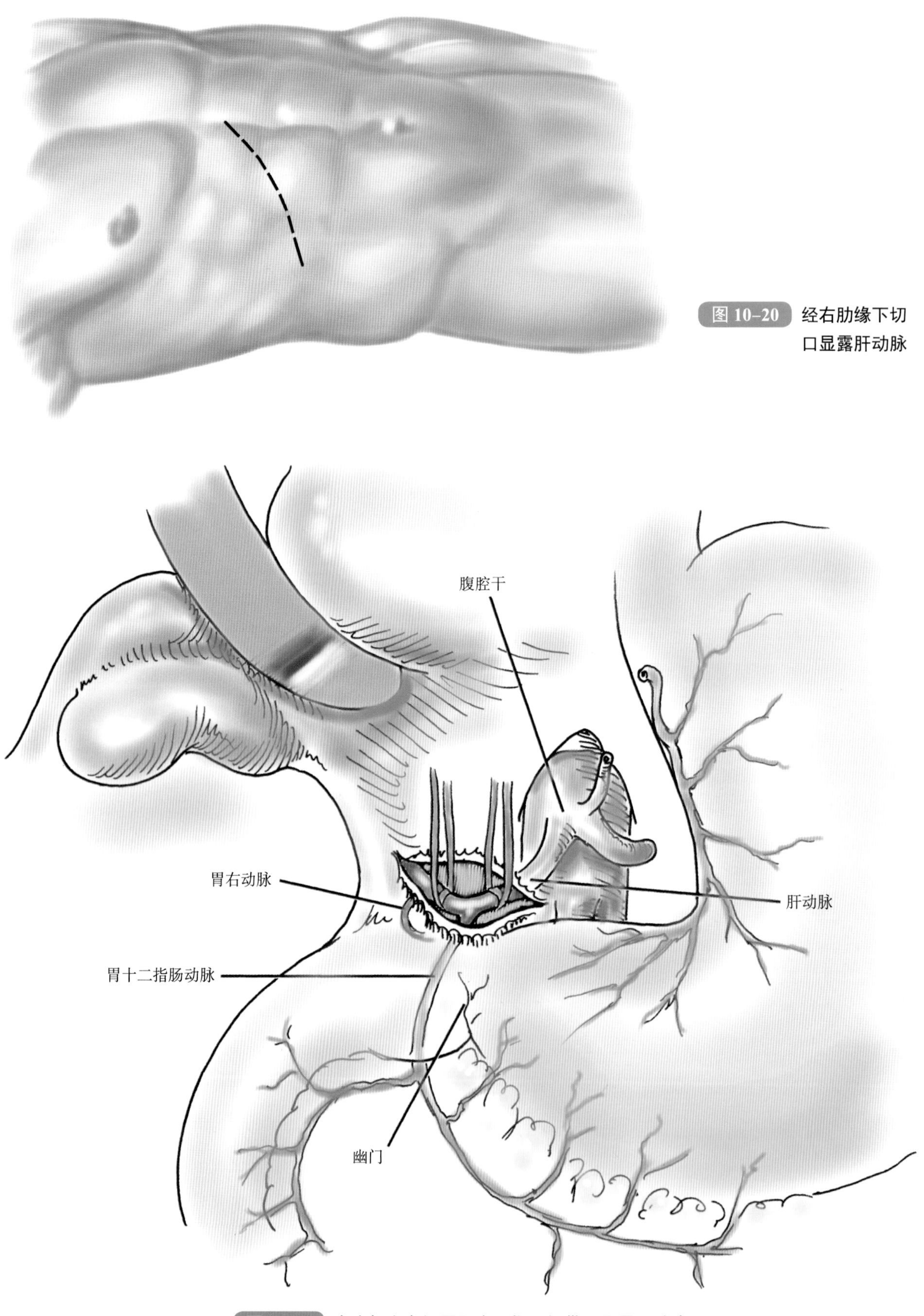

图 10-20 经右肋缘下切口显露肝动脉

图 10-21 在幽门上方切开肝十二指肠韧带，显露肝动脉

（五）脾动脉的显露

脾动脉已被用作左肾动脉血运重建的替代流入道，用于因既往手术史、局部病变或感染而不能使用主动脉的患者[30, 31, 36]（图 11-14）。脾－肾动脉旁路术也被用于在短瘤颈腹主动脉瘤中拓展近端锚定区[37]，以及 EVAR 术中肾动脉被意外封堵之后的补救措施[38]。为了评估血流是否充足，术前应进行影像学检查评估脾动脉的通畅性，排除其在腹腔干起始处有闭塞性病变[2]。

患者取仰卧位，左侧腰部用布卷垫高，下胸部、腹部、腹股沟区和大腿前部消毒铺巾。尽管有学者主张使用胸腹联合切口显露脾动脉[33, 39]，但其他学者通过双侧肋缘下切口获得了很好的视野和显露[40, 41]。使用自动拉钩对向头侧牵开切口极有帮助。

常规探查腹腔后，向上提起横结肠，湿纱垫包裹肠管后推向右侧。切开左结肠外侧腹膜附着，于左结肠系膜和肾前筋膜（Gerota 筋膜）之间的无血间隙内分离，游离左结肠。游离至结肠脾区后，切开脾膈韧带和脾肾韧带，游离脾脏。分离胰腺与肾前筋膜（Gerota 筋膜）之间的层面，将脾脏和胰腺向前内侧翻起（图 10-22）。在胰腺上缘可以很容易找到脾动脉。为避免游离过长后发生扭曲，只解剖

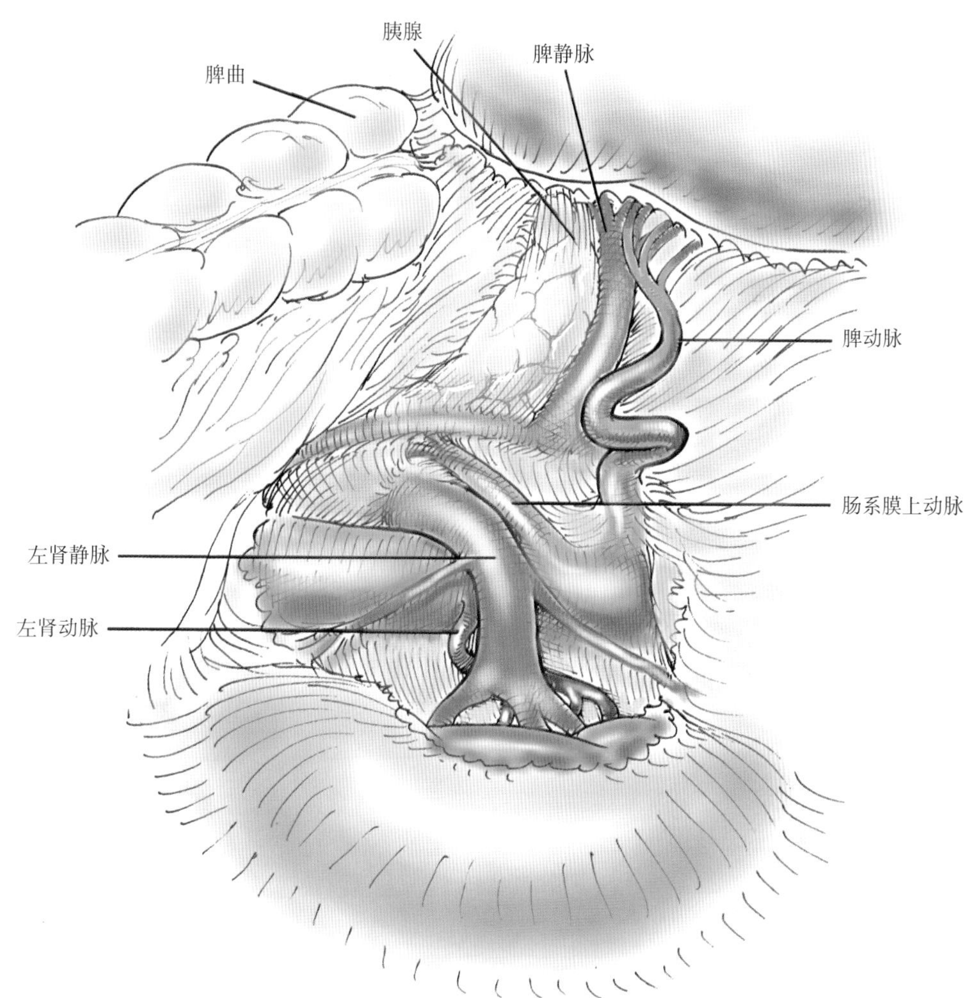

图 10-22　用于脾－肾动脉旁路术时，可通过游离脾脏和左半结肠，经腹膜后入路显露脾动脉

和游离脾动脉的中间部分。脾动脉远端通常直径较细，应保持原状。切断胰背动脉之前应先用细丝线结扎，以免止血夹脱落引起麻烦的出血。脾动脉近端应游离足够长度，保证与左肾动脉吻合时无张力。钳夹切断脾动脉后，远断端结扎，近断端用球囊取栓导管或血管探条轻轻扩张，以解除痉挛[30, 31]。脾脏可从胃短动脉和胃网膜动脉的侧支循环获得充足的血供，不需要切除[39-41]。不过，脾 – 肾动脉旁路术后有发生脾梗死的报道[42]。

第 11 章　肾动脉

Renal Arteries

一、肾动脉的外科解剖

肾动脉通常在 L_1～L_2 椎间盘水平，于腹主动脉发出 图 11-1。左肾动脉通常比右肾动脉更偏向头侧，多生血管并不罕见。由于主动脉在脊柱的岬角处抬高，肾脏在脊柱两旁的浅窝内，肾动脉与主动脉间的夹角几乎为 90° 图 11-2。主动脉的位置在正中线的左侧，使得右肾动脉较左肾动脉长。

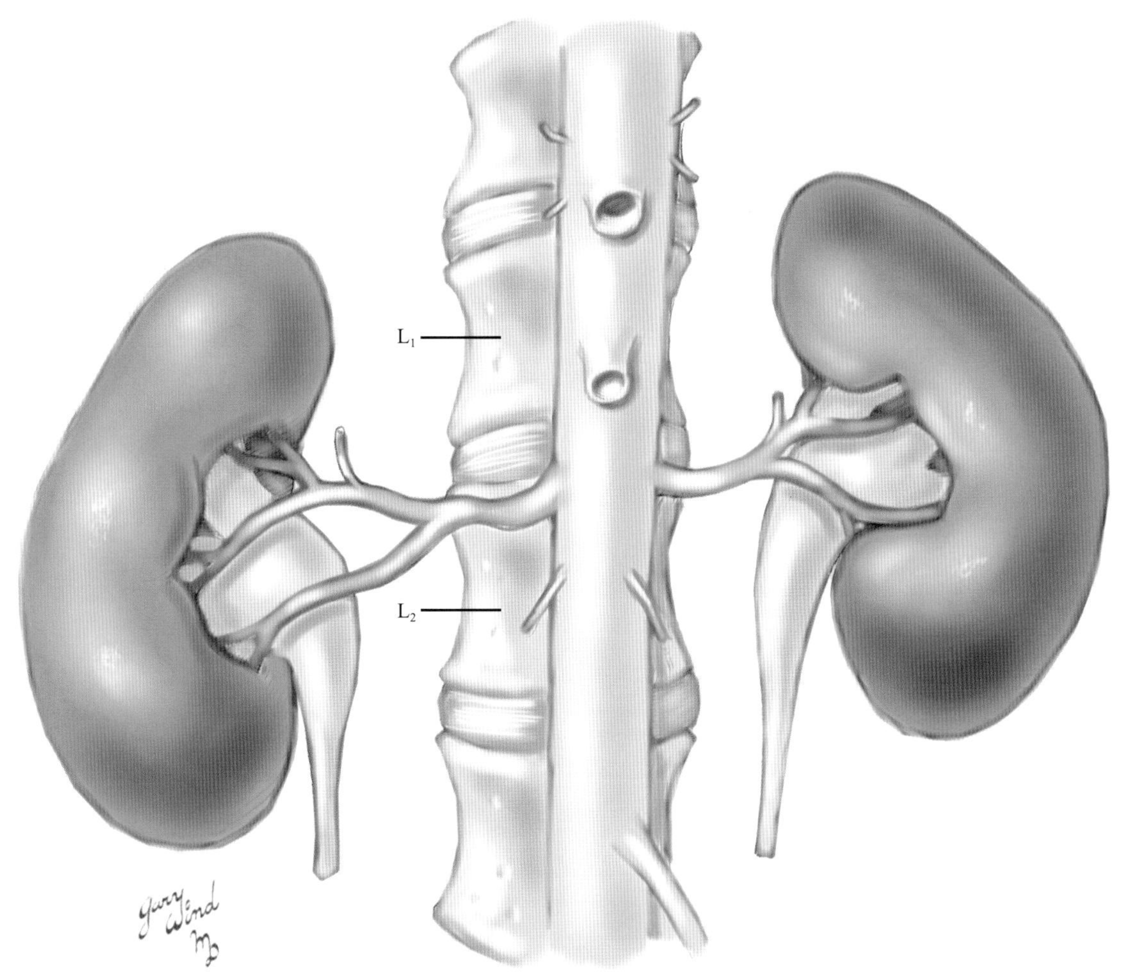

图 11-1　肾动脉起始于腹主动脉的 L_1～L_2 椎间盘水平；副肾动脉存在于 25% 左右的人群中，通常进入肾脏的一极

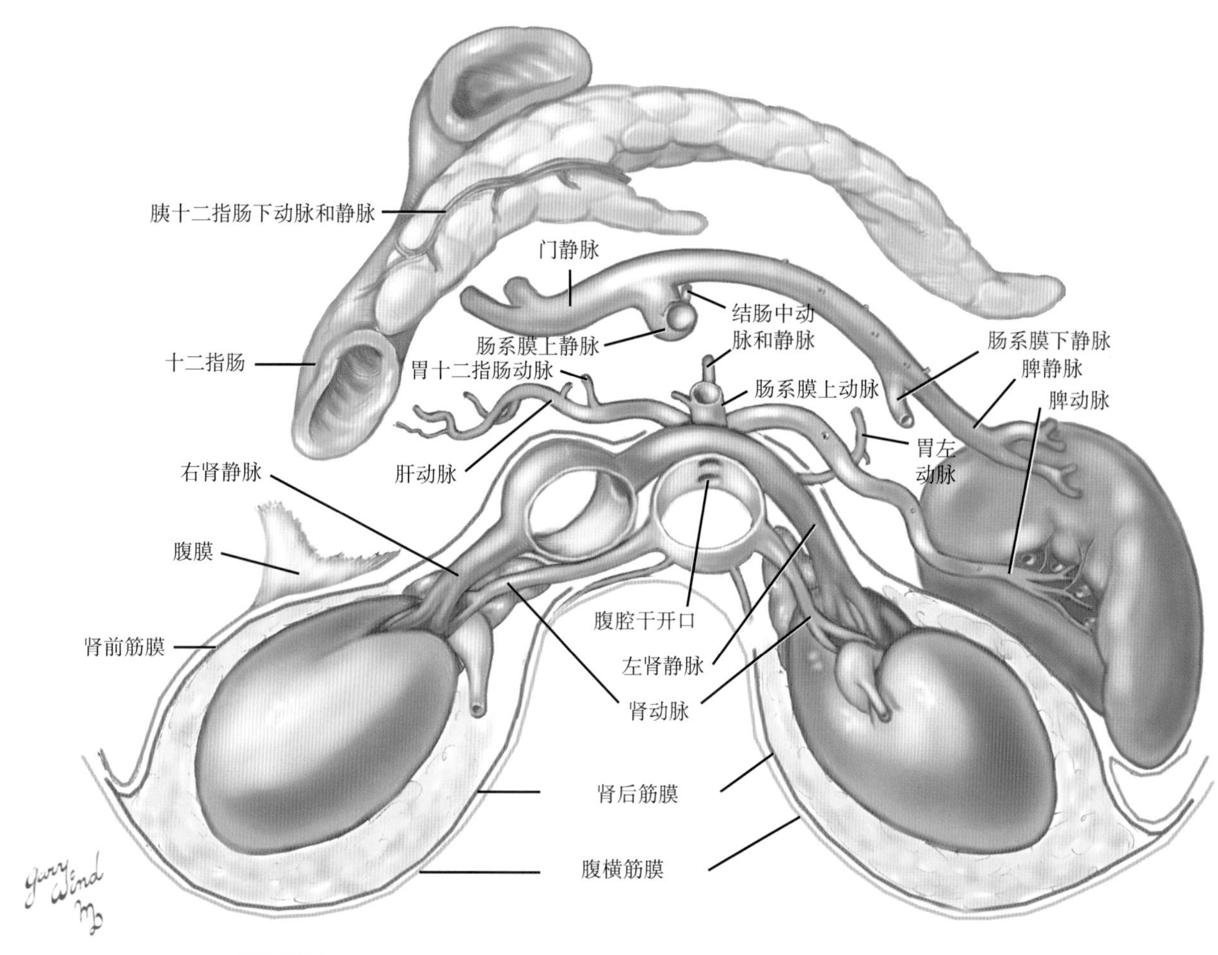

图 11-2 肾动脉向后垂挂在脊柱两侧；右肾动脉通常在下腔静脉后方分叉

（一）筋膜

肾脏包埋在脂肪层中，前后被筋膜层包裹。肾前筋膜和肾后筋膜在侧面相互融合，并与后腹膜融合。肾前、后筋膜继续分别松散地跨过大血管的腹侧和背侧中线，后层覆于腹横筋膜上。

肾筋膜层向上、下逐渐变窄，包绕两侧肾上腺和近端输尿管 图 11-3。肾前筋膜部分被后腹膜覆盖。右肾前筋膜的剩余部分被十二指肠降部和结肠肝曲所覆盖 图 11-4。左侧肾前筋膜不与腹膜接触的部分被胰尾、脾和结肠脾曲所覆盖。

（二）血管

每侧肾动脉位于肾静脉的后方，右肾动脉在下腔静脉后方通过，通常在此处发出第一分支 图 11-5。每侧肾动脉通常向同侧肾上腺发出一个小分支，与主动脉和膈下动脉的分支共同为肾上腺供血。在每侧肾门附近，肾动脉分成4～5个分支，于前面的肾静脉分支与后面的肾盏之间进入肾脏。

左肾静脉是定位肾动脉起始部水平的标志。左肾动脉通常位于左肾静脉后方，靠近静脉上缘。与左肾血管相比，右肾动静脉与主动脉和下腔静脉的交角略向尾侧倾斜。2 条肾静脉可能都有 1 支腰静脉汇入。此外，左肾静脉还有左肾上腺和左性腺静脉汇入。

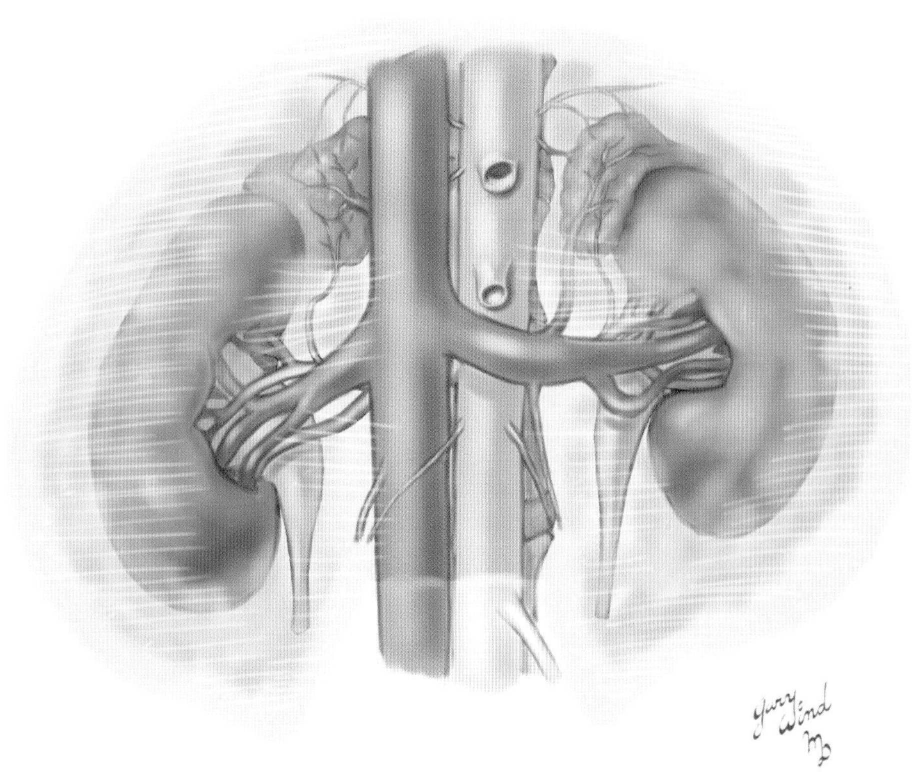

图 11-3　肾筋膜包裹肾脏和肾周脂肪，其向上、向下分别收窄在肾上腺和输尿管周围

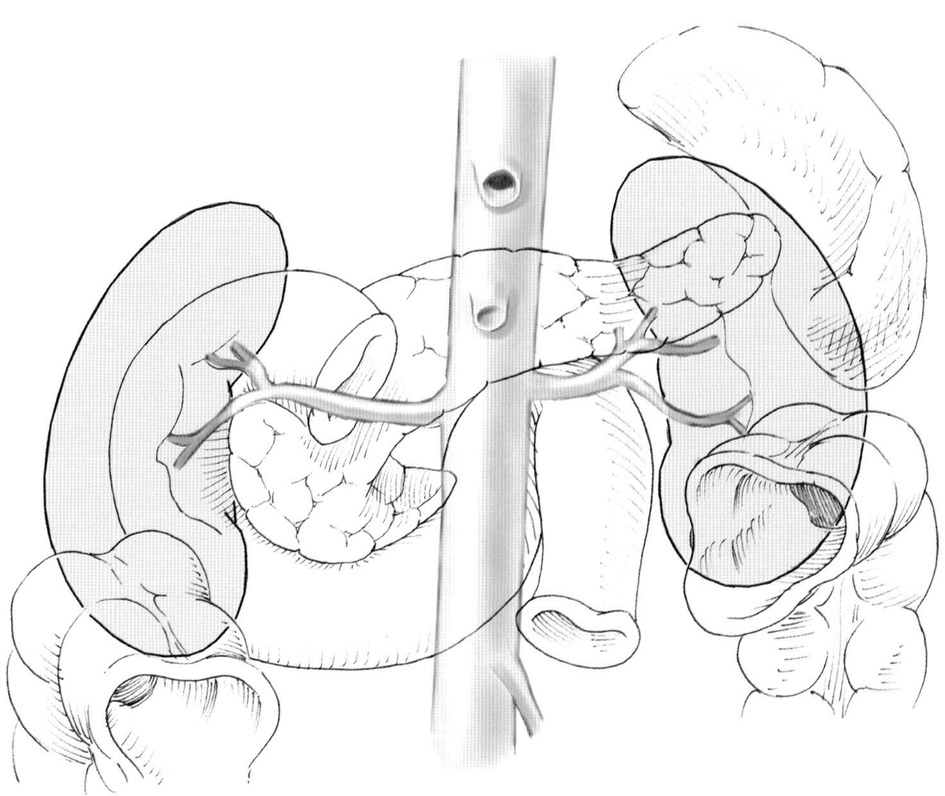

图 11-4　肾动脉和肾脏及其所覆盖器官之间的毗邻关系

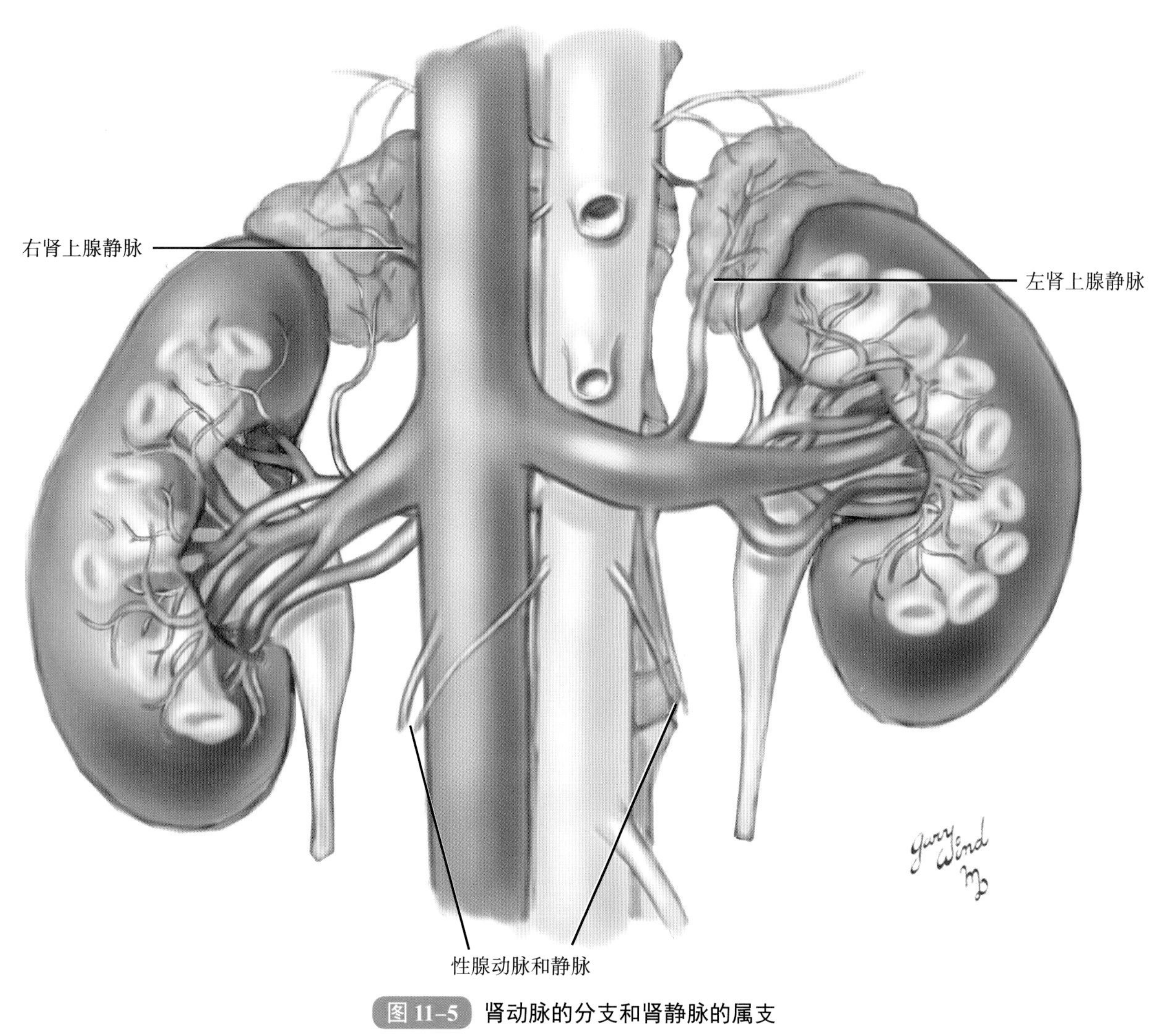

图 11-5 肾动脉的分支和肾静脉的属支

二、肾动脉的显露

在过去的 20 年里，显露肾动脉的指征发生了变化。肾动脉旁路术和动脉内膜剥脱术，曾一度被认为是治疗肾动脉粥样硬化类疾病的金标准。目前，肾动脉狭窄多采用腔内技术治疗，然而与指南推荐的药物治疗相比，腔内成形和支架植入术的获益仍存在争议[1, 2]。在现代外科临床实践中，肾动脉显露可能对治疗动脉创伤或动脉瘤是必要的。在创伤性患者中，游离肾动脉的常见指征是，在探查肾实质损伤之前控制肾动脉。肾动脉损伤的修复仅适用于有血流的假性动脉瘤或夹层。对于外伤性肾动脉完全闭塞，动脉血运重建术后很少能保留肾功能；因此，在这种情况下，尝试修复仅限于孤立性肾动脉损伤、双侧肾动脉损伤的病例，以及创伤后 3h 内可修复的损伤[3, 4]。肾动脉瘤修复的适应证另有详细说明[5, 6]。这些病变常常位于远端动脉分支或肾门处。因此，当需要手术时，需要有离体修复这样的先进技术[7]。下面的讨论涉及采用正中和外侧入路显露肾动脉。作为流入道来源，主、髂动脉的显露见第 12 章。用于肾动脉解剖外旁路的脾动脉和肝动脉的外科显露见第 10 章。

（一）正中入路显露肾动脉起始部

患者取仰卧位，全腹部、下胸部及双侧腹股沟区消毒铺巾。由剑突至脐下 5～7cm，做一腹部正中纵切口入腹。作为备选入路，一些外科医生更喜欢使用脐上延伸至两肋下的横切口。

常规探查腹腔后，用湿纱布垫包裹横结肠和大网膜，并在切口上端将其向上提起推向前腹壁。用湿纱布垫或肠袋包裹小肠并将其向右侧推开。切断 Treitz 韧带和十二指肠其他附着物，将十二指肠远端和空肠近端翻到右侧，显露肾下主动脉。切开覆盖在主动脉上的后腹膜，结扎其间的淋巴管以防止淋巴囊肿或乳糜漏的发生[8, 9]。当到达腹主动脉前壁的血管外膜层面时，继续解剖至左肾静脉上方水平 图 11-6。多数人（97%）仅有 1 支左肾静脉，从主动脉前方跨过[10]，其上缘几乎总是与左肾动脉起始部重叠[11]。了解这一区域的几种静脉变异非常重要，包括环主动脉左肾静脉（高达 8.7%）、主动脉后左肾静脉（高达 3.4%）、左侧下腔静脉（0.2%～0.5%）和双下腔静脉（1%～3%）[12, 13]（另见第 20 章）。为尽可能显露左肾静脉至左肾门，可沿胰腺下缘向左侧延长后腹膜切口 图 11-7，在此操作中需结扎肠系膜下静脉。

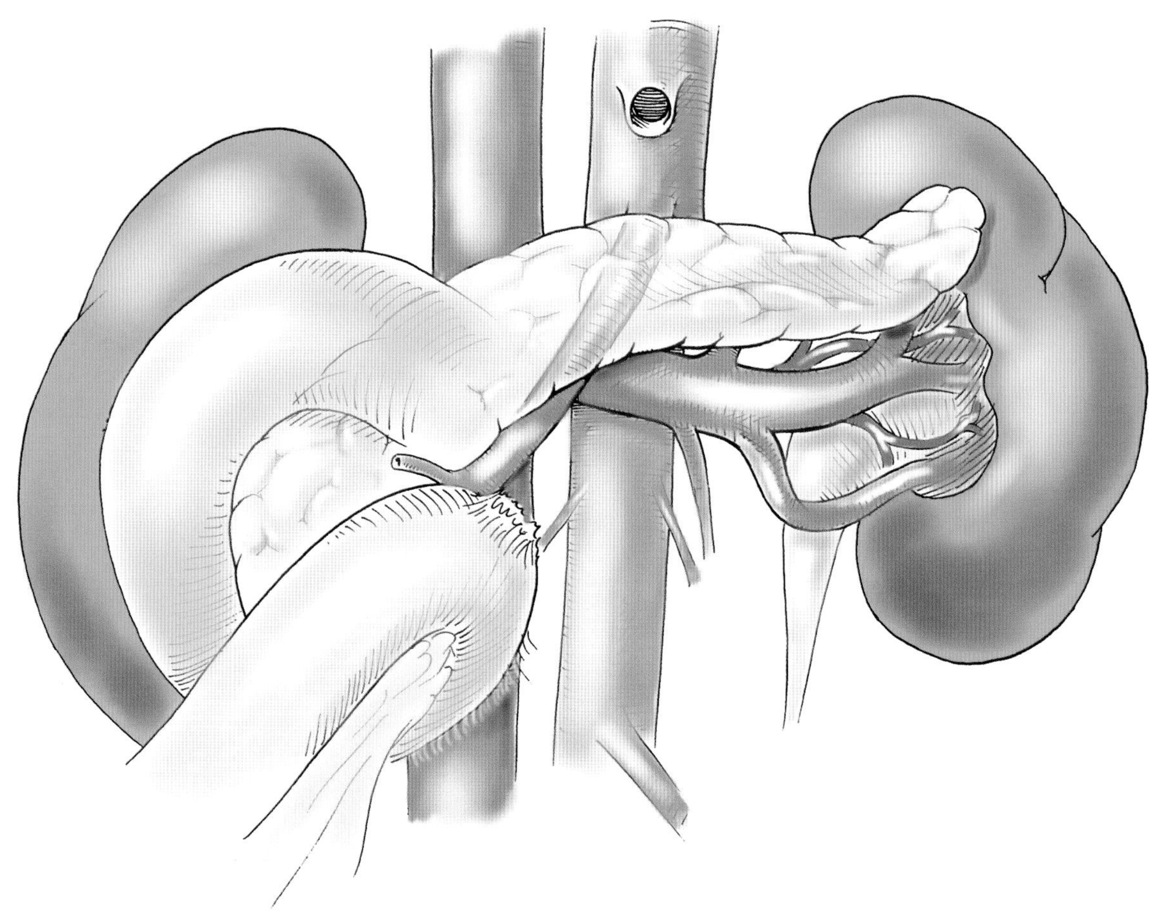

图 11-6　游离前方的十二指肠第四段，显露左肾静脉

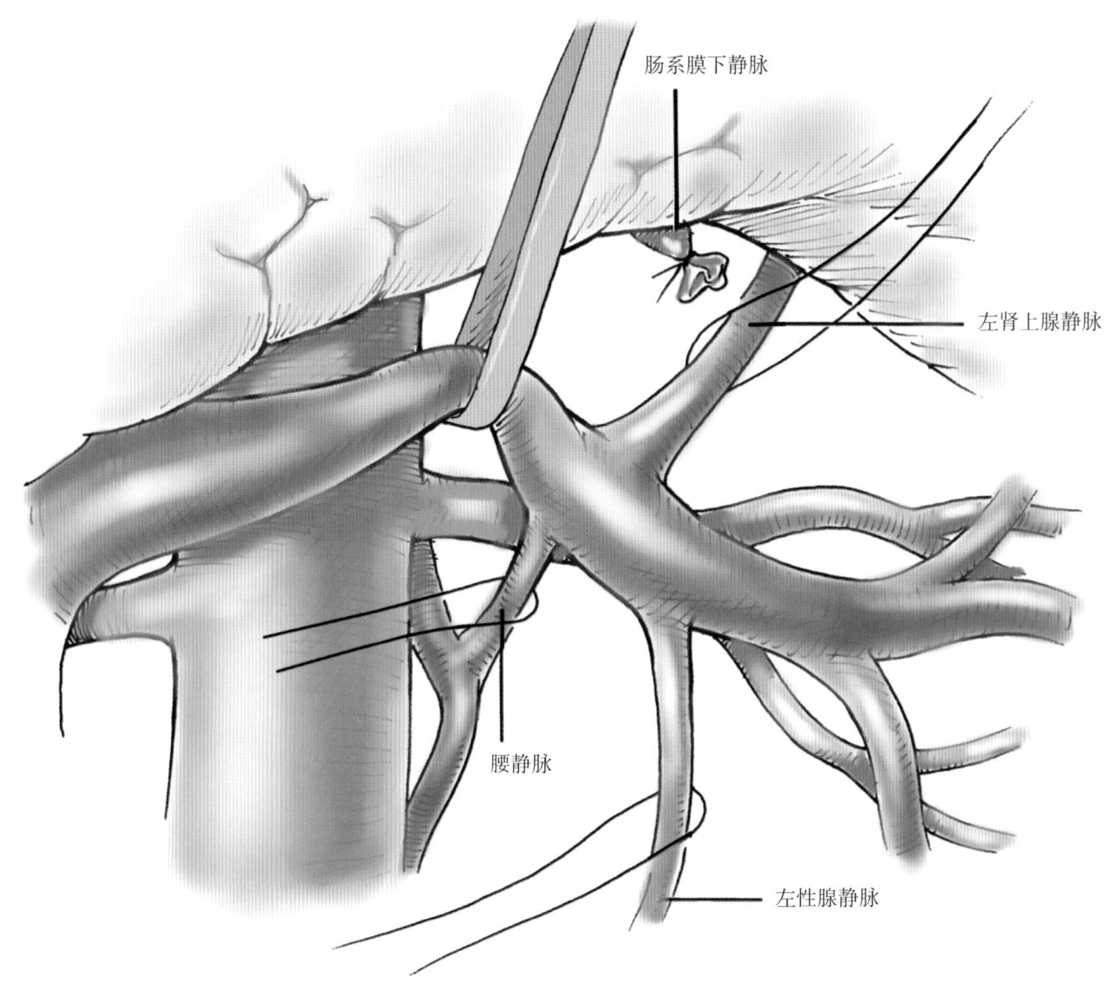

图 11-7 必要时离断和结扎左肾静脉的左肾上腺、性腺和腰静脉属支，以便游离左肾静脉并显露下面的左肾动脉

为了显露双侧肾动脉起始部，需要游离左肾静脉。向头侧牵开胰腺下缘，以便显露并解剖左肾静脉的上缘。应小心用血管阻断带环绕左肾静脉以便牵拉。为达到最大限度的游离，应离断并结扎左性腺和左肾上腺静脉属支，以防止在牵拉过程中发生撕脱。常有粗大的腰静脉汇入左肾静脉后壁，也需要结扎之，以防牵拉肾静脉时造成损伤。此时可以向上或向下牵拉左肾静脉，以显露左肾动脉的起始部。

在一些病例中，有必要切断左肾静脉，以便更好地显露肾周主动脉。为维持左肾的静脉回流，不应结扎左肾上腺和性腺静脉，而应在左肾静脉与腔静脉汇合处切断。许多外科医生强调在手术完成时重建肾静脉连续性的重要性[14]，以降低肾损害和血尿的风险，但另有已发表的研究提示这样做没有必要[15, 16]。

为了在其起始部显露右肾动脉，需游离下腔静脉内侧壁。在左肾动脉上方或下方向侧方牵开下腔静脉，同时分别向上或向下牵开左肾静脉，可以在主动脉汇合处显露右肾动脉近端（图 11-8）。

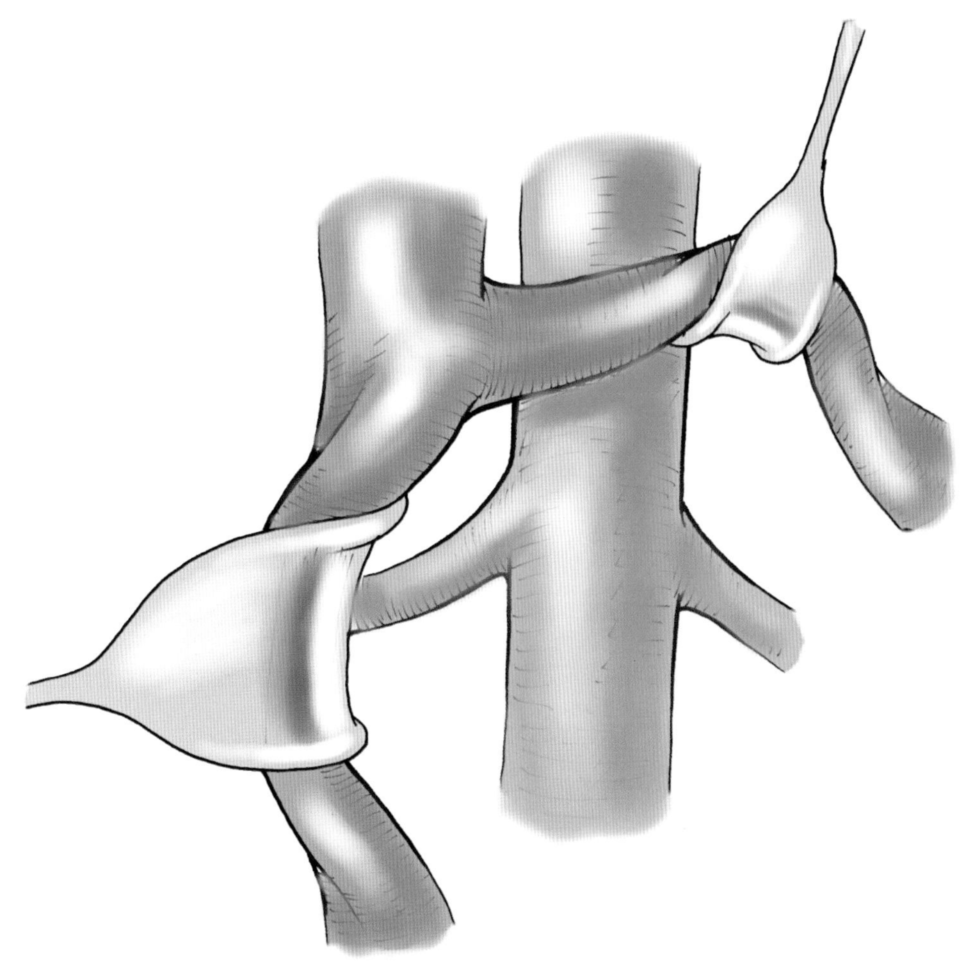

图 11-8　可以在左肾静脉和下腔静脉之间显露双侧肾动脉的起始部

（二）左肾动脉的显露

患者取仰卧位，左腰部用布卷垫高。下胸部、腹部、双侧腹股沟区及大腿前侧消毒铺巾。可做正中纵切口或横切口。若选择后者，则在肋缘与髂前上棘之间，由右锁骨中线至左腋后线做一横切口，横跨肚脐上方（图 11-9）。常规探查腹腔脏器后，温湿纱垫包裹肠管并推向右侧。在左结肠系膜和肾筋膜（Gerota 筋膜）的前表面之间，相对无血的腹膜后间隙中，可显露左肾动脉。切开乙状结肠至结肠脾区的侧腹膜粘连，向内侧翻起结肠及其系膜，继续扩大这一层面。切断脾膈韧带与脾肾韧带，在切口上方游离脾脏。钝性分离胰腺后面和肾筋膜前面之间的间隙，从而将脾脏、胰腺、左半结肠及其系膜向内翻至主动脉前方的中线（图 11-10）。

左肾静脉越过主动脉前方，很容易定位。该静脉套一血管阻断带，结扎性腺、肾上腺和腰静脉属支，游离左肾静脉以利大范围的牵拉（图 11-11）。在大多数病例中，左肾动脉就在左肾静脉上缘的正下方。将动脉从周围的淋巴管中分离出来，并套一血管阻断带。为确保解剖的是左肾动脉主干，而不是远端分支，应向近端显露该动脉至其在主动脉的起始处。

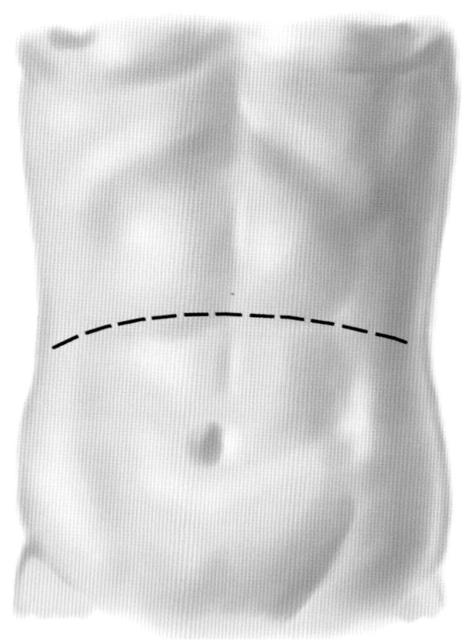

图 11-9 脐上横切口有助于任一侧的肾动脉显露

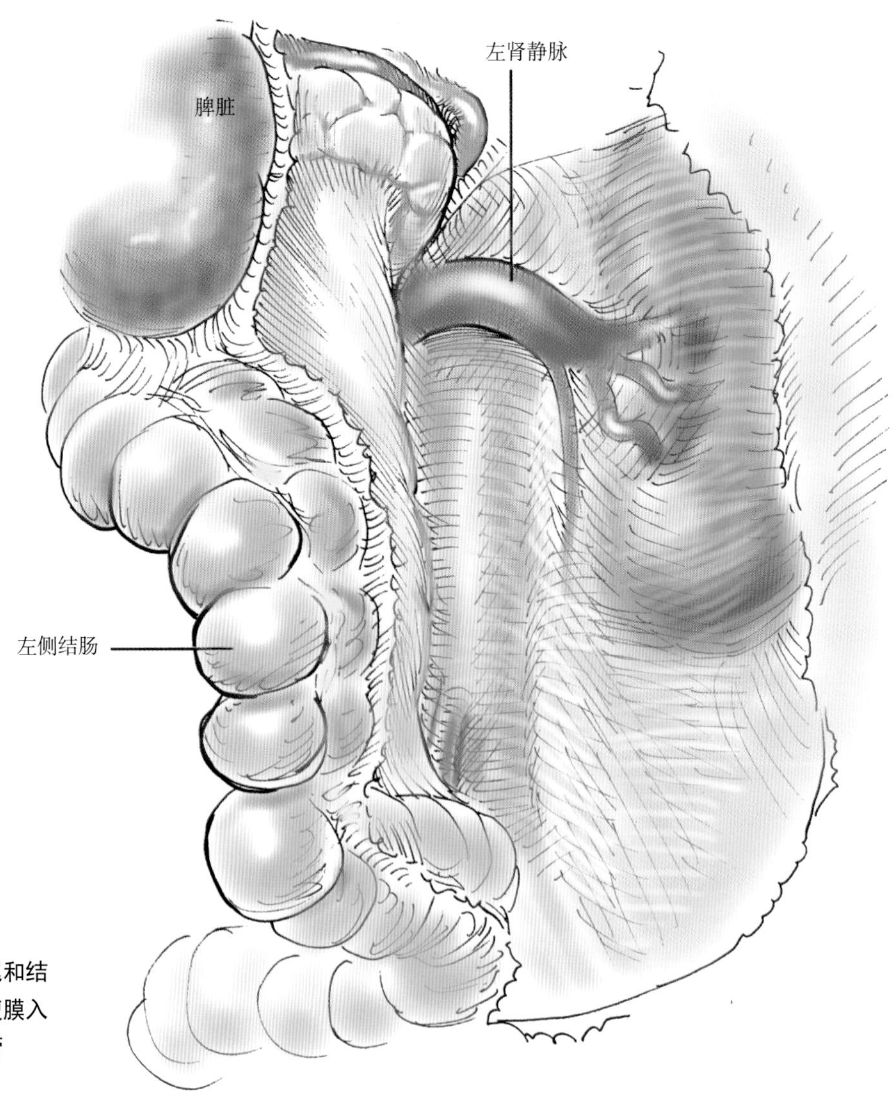

图 11-10 游离脾脏、胰尾和结肠脾曲，经后腹膜入路显露左肾血管

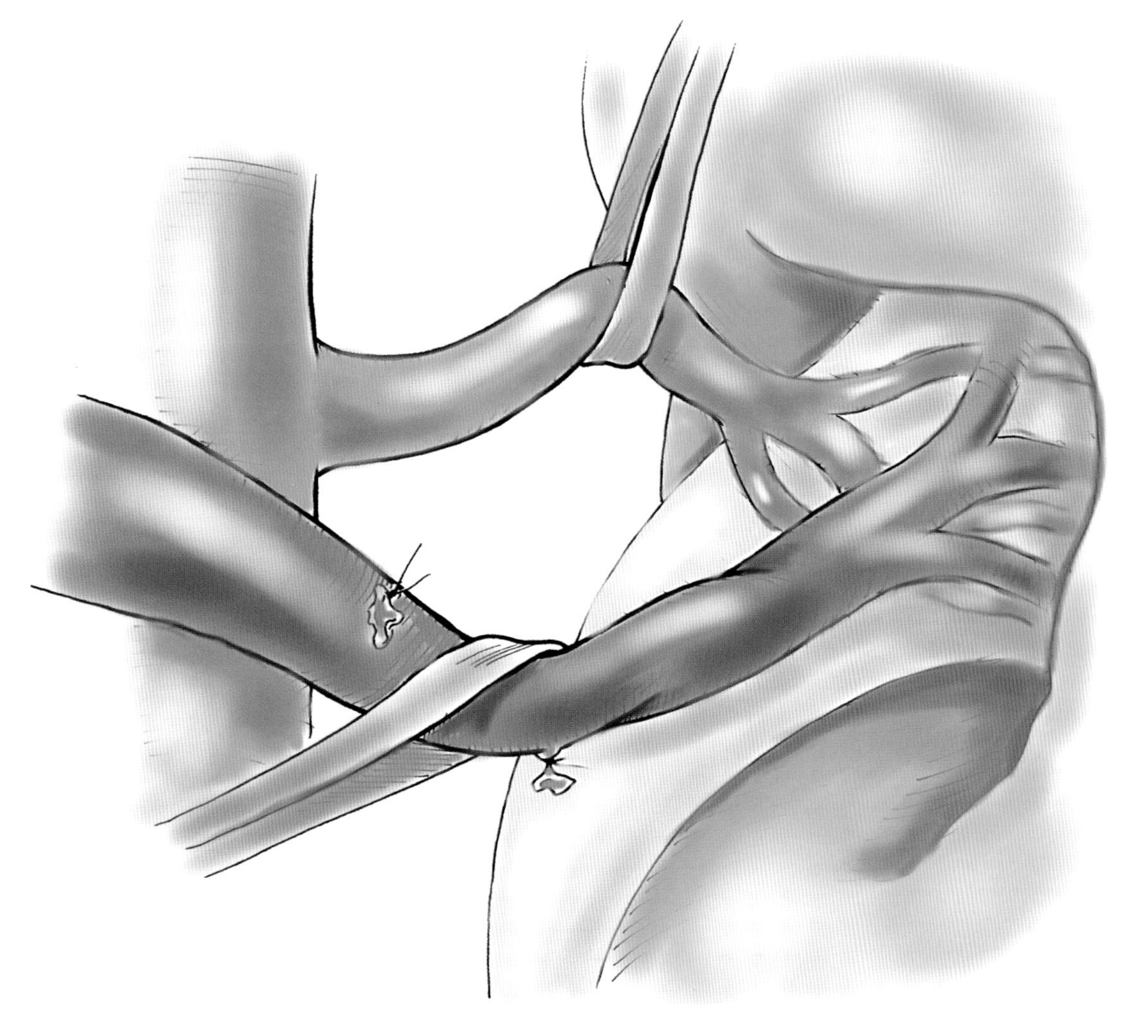

图 11-11　游离左肾静脉显露肾动脉

（三）右肾动脉的显露

患者取仰卧位，右腰部布卷垫高。下胸部、腹部、双侧腹股沟区和大腿前侧消毒铺巾。如上所述，可做正中纵切口或横切口。如选择后者，由左锁骨中线至右腋后线做一横切口，在肋缘下和髂前上棘之间，于肚脐上方 3～5cm 处跨过中线。

常规探查腹腔后，湿纱布垫包裹小肠并推向左侧。切开升结肠外侧腹膜，由盲肠游离至结肠肝区，将升结肠及其系膜翻向内侧。同样方法游离十二指肠。在十二指肠降部外侧切开后腹膜，至上方的肝十二指肠韧带（Kocher 法），将十二指肠和胰腺大范围地翻向左侧 图 11-12。此方法也可显露下腔静脉。右肾静脉很容易被识别并绕一血管阻断带。在腔静脉的外侧、右肾静脉后的腹膜后组织中，解剖和分离出右肾动脉。为确保显露的是肾动脉主干，应向近端游离至主动脉。这就需要小心地向左牵开腔静脉外侧壁，无论是在右肾静脉汇入处的正上方还是正下方 图 11-13。在肾静脉下方汇入腔静脉的腰静脉，应小心结扎。由主动脉或右髂动脉到右肾动脉的血管旁路，最好置于腔静脉后方。在某些情况下，血管旁路经过腔静脉前方更好，走行在右肾静脉上缘的下方向后至右肾动脉 图 11-14。

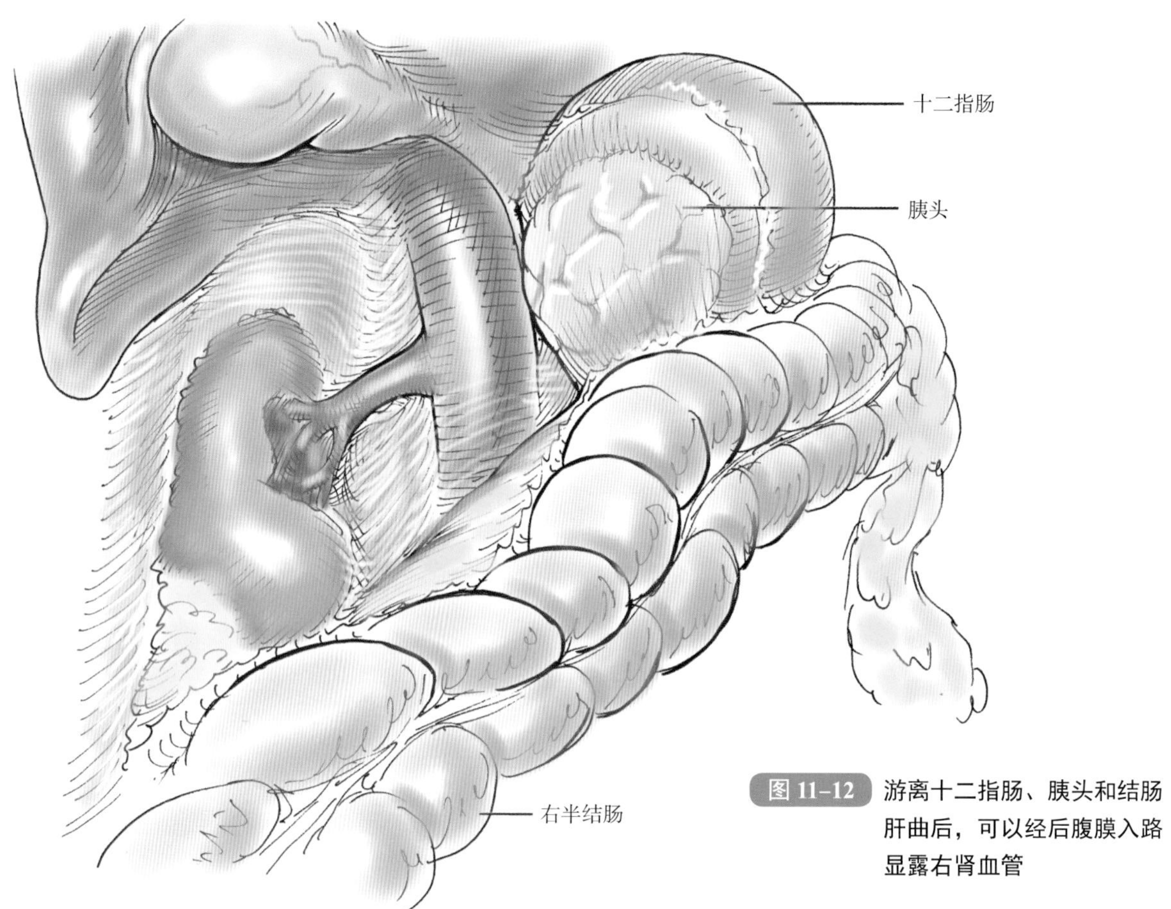

图 11-12 游离十二指肠、胰头和结肠肝曲后，可以经后腹膜入路显露右肾血管

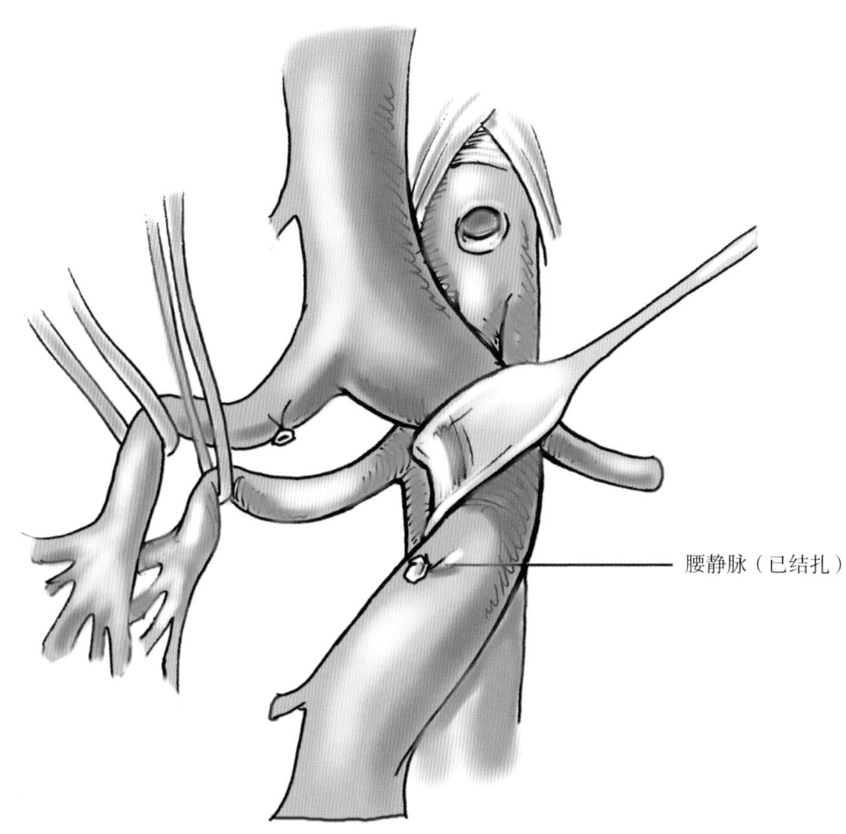

图 11-13 游离右肾静脉，并向左侧牵开下腔静脉，显露右肾动脉起始部；必要时结扎下腔静脉的腰静脉属支

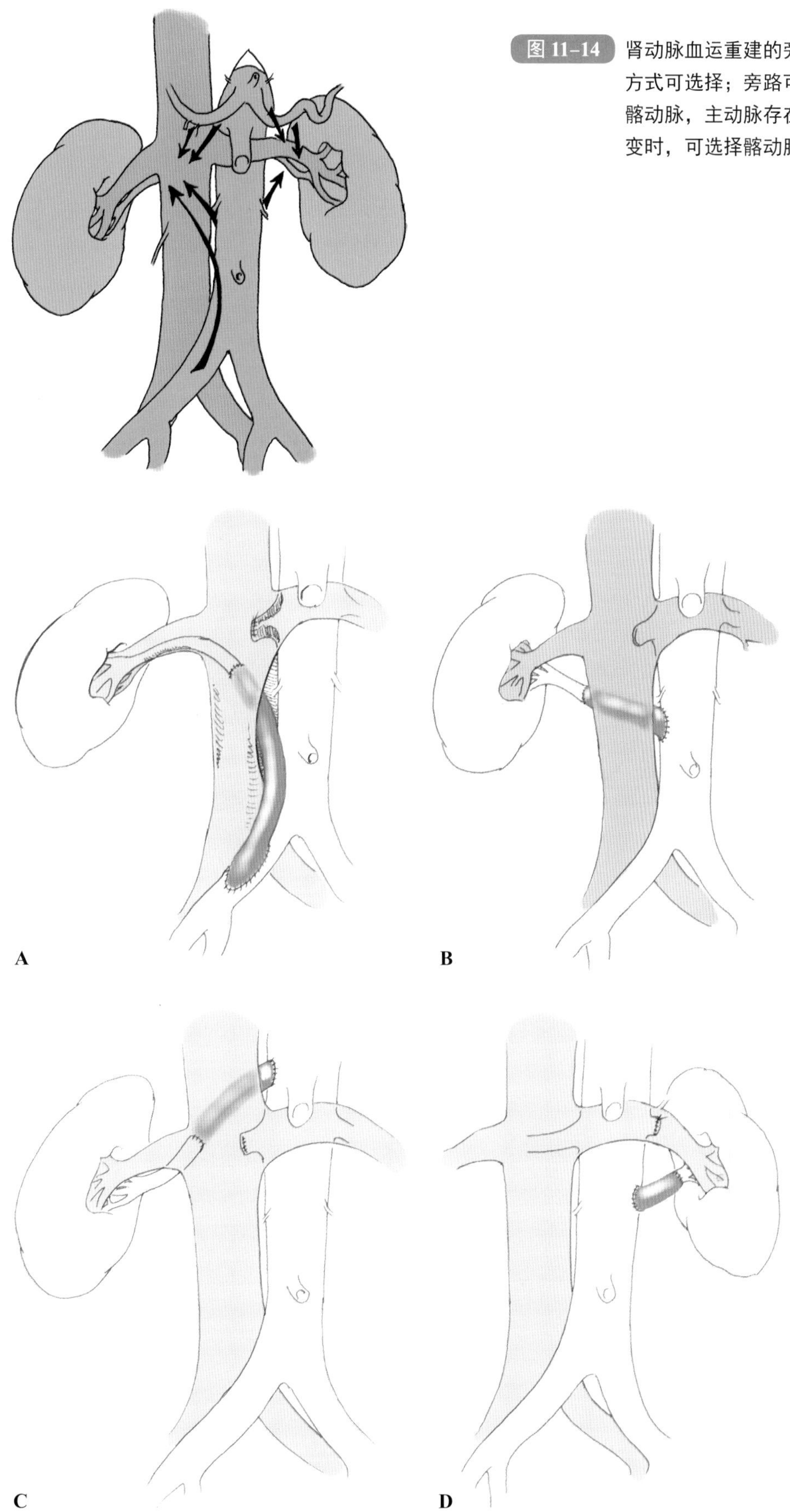

图 11-14　肾动脉血运重建的旁路有多种方式可选择；旁路可以起自主髂动脉，主动脉存在严重的病变时，可选择髂动脉的分支

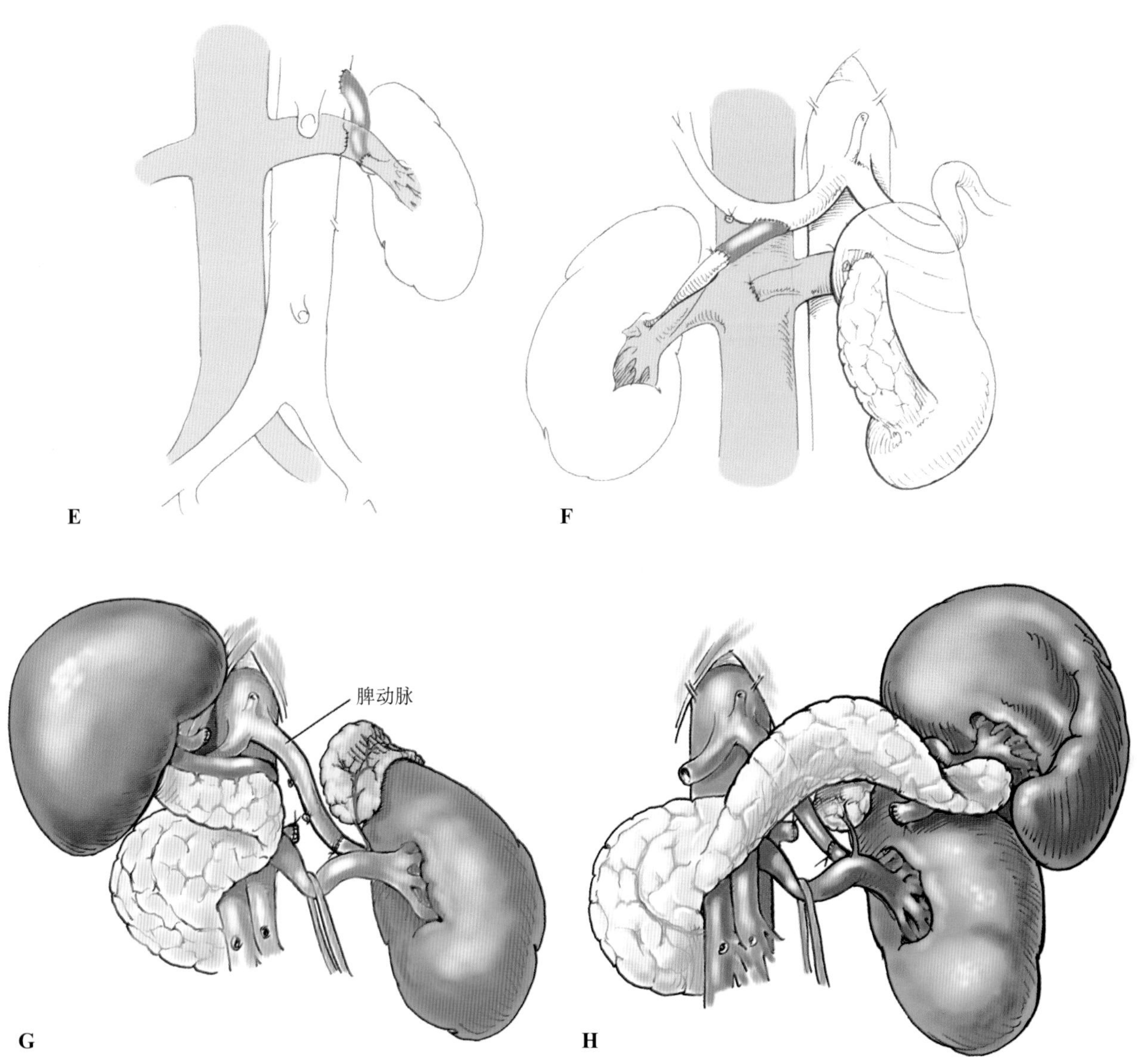

图 11-14（续） 肾动脉血运重建的旁路有多种方式可选择；旁路可以起自主髂动脉，主动脉存在严重的病变时，可选择髂动脉的分支

如肾动脉开口存在病变需要处理，可以在下腔静脉和主动脉之间的狭小间隙内分离出右肾动脉（图 11-8）。这可以通过正中经腹入路（见前述）或本节所述的右侧腹膜后入路完成。

第 12 章　肾下腹主动脉及盆腔动脉

Infrarenal Abdominal Aorta and Pelvic Arteries

一、肾下腹主动脉及盆腔动脉外科解剖

主动脉下段是指 L_2 上缘肾动脉开口处至 L_4 水平主动脉分叉处，位于正中线略偏左侧 图 12-1。成对的腰动脉起自主动脉后壁并环绕 L_1～L_4 椎体。第五对腰动脉位于主动脉分叉下方，可发自髂总动脉或骶正中动脉。肠系膜下动脉是唯一起自此段主动脉的内脏分支（见第 10 章）。

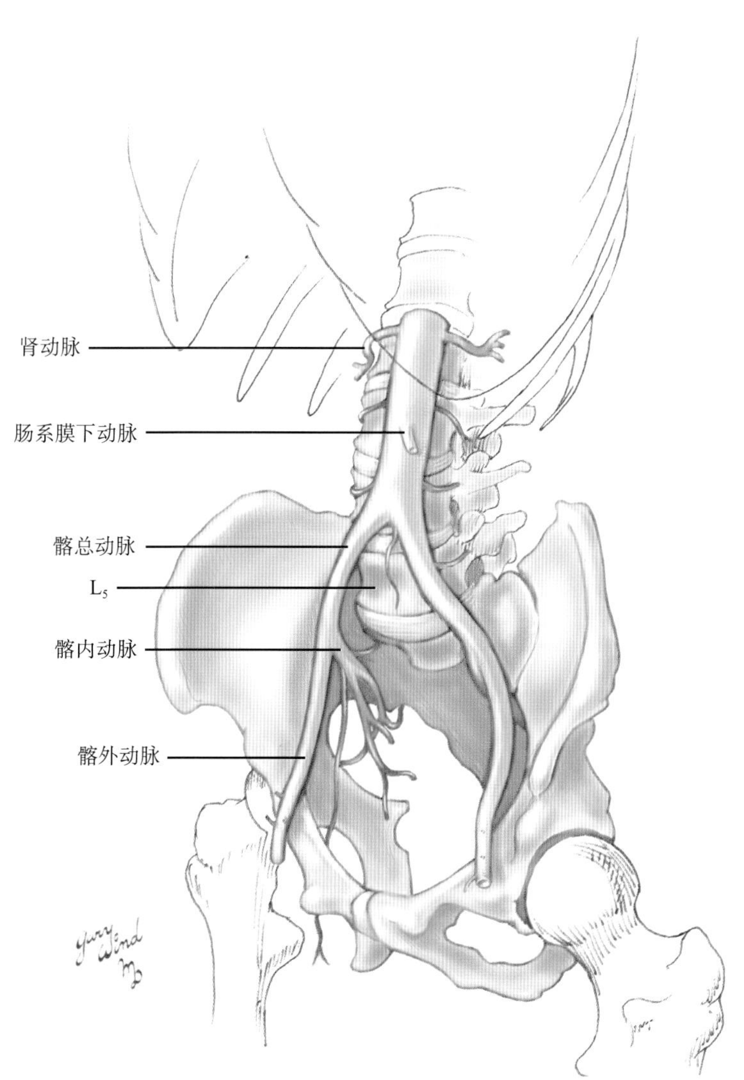

图 12-1 肾下主动脉骑跨在腰椎嵴前方

髂总动脉从主动脉分叉，并向下延伸一小段距离到骨盆缘，分成髂内、髂外动脉（图 12-2）。髂内动脉潜行进入小骨盆后，立即以不同形式发出分支至盆腔内脏及骨盆外肌肉（图 20-20 和 图 20-21）。髂外动脉紧贴骨盆缘，在腰大肌内侧走行，仅在腹股沟韧带附近发出细小的腹壁下动脉和旋髂深动脉。

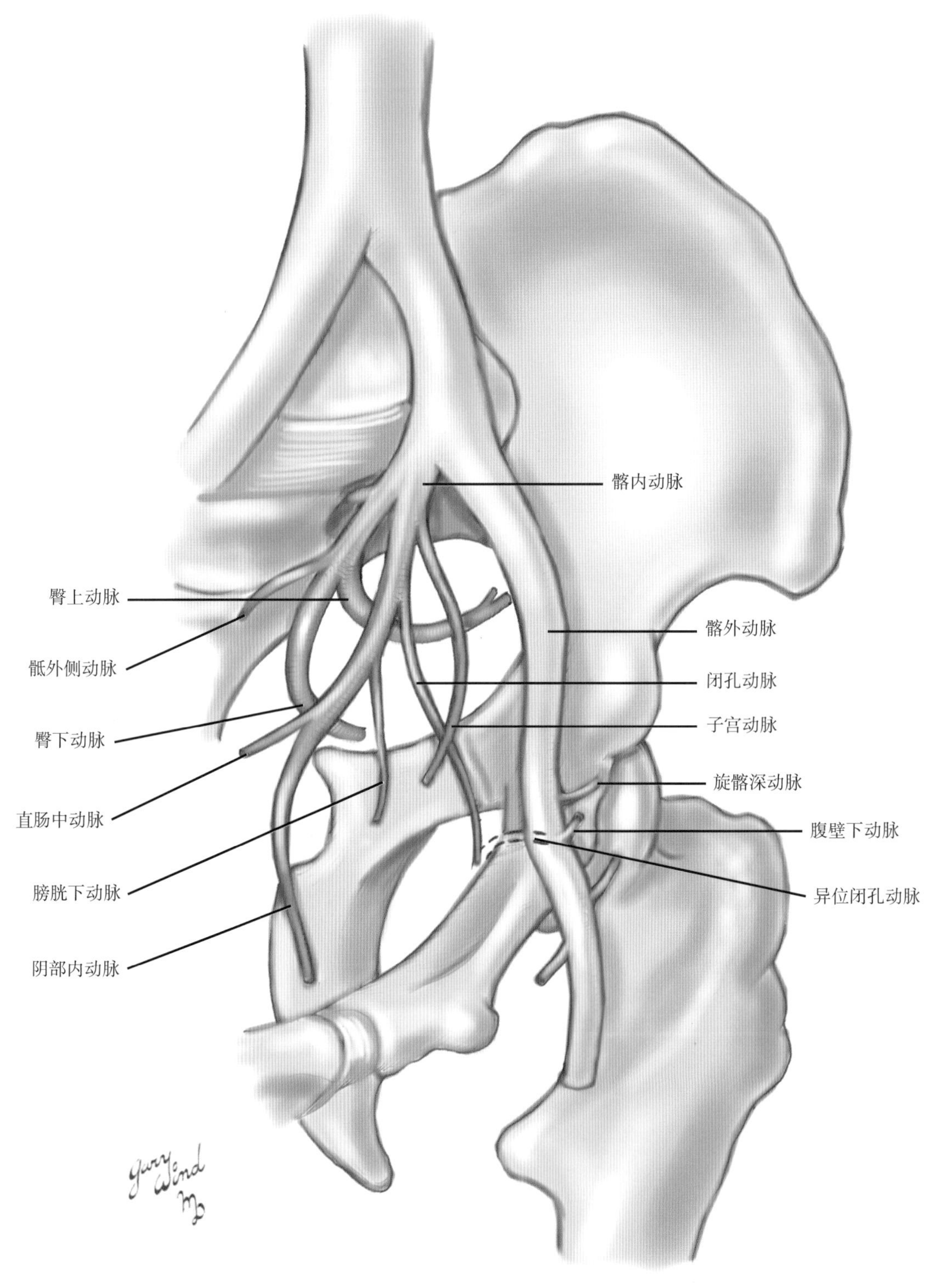

图 12-2 髂血管在小骨盆腔内走行于骨盆缘

（一）髂静脉

主动脉分叉和 L_4 被左髂总静脉隔开。左髂总静脉在右髂动脉后方走行，并与右髂总静脉在 L_5 椎体右侧汇合，形成腔静脉（图 12-3）。左髂总静脉受到前方的右髂总动脉的压迫，可导致静脉高压并增加血栓形成的潜在风险（May-Thurner 综合征），这一解剖变异已经在他处做了很好的描述[1]。

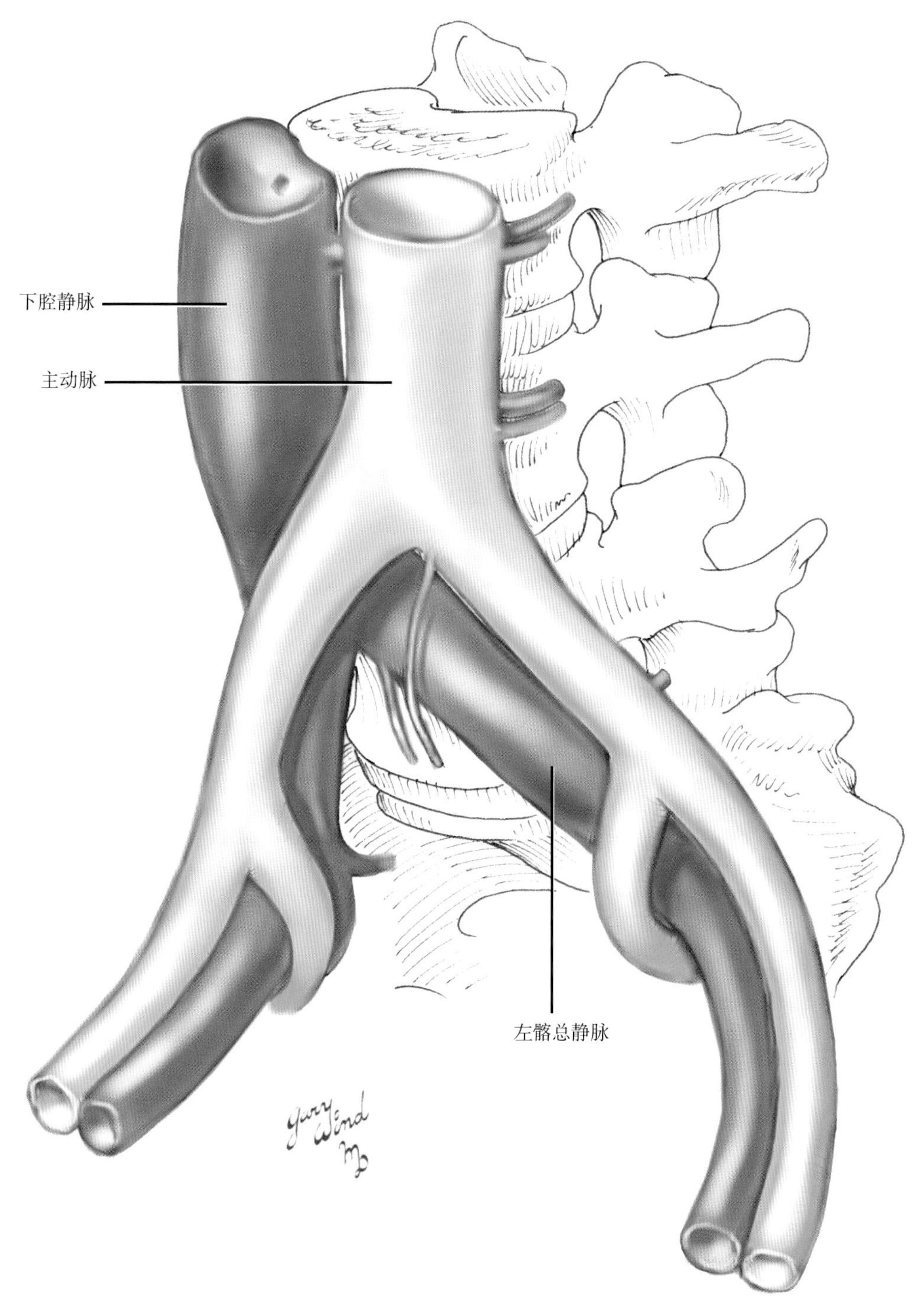

图 12-3 主动脉分叉越高于下腔静脉分叉，越容易粘连

主动脉分叉和腔静脉之间的粘连并不少见，使得对该节段血管的操作存在危险。在后入路腰椎间盘手术中，操作咬骨钳不小心咬穿前纵韧带时，这些血管节段也容易受损伤。已有动脉、静脉及联合损伤导致动静脉瘘的报道[2]。髂静脉位于髂总和髂外动脉的内侧深面，占据腰大肌和股盆缘形成的凹槽深处。

（二）腹膜后的毗邻关系

生殖血管和输尿管沿腰大肌在椎旁沟内走行，在骨盆内于髂血管前面跨过 图 12-4。乙状结肠系膜的根部跨过左髂血管，右髂血管位于后腹膜的正下方。

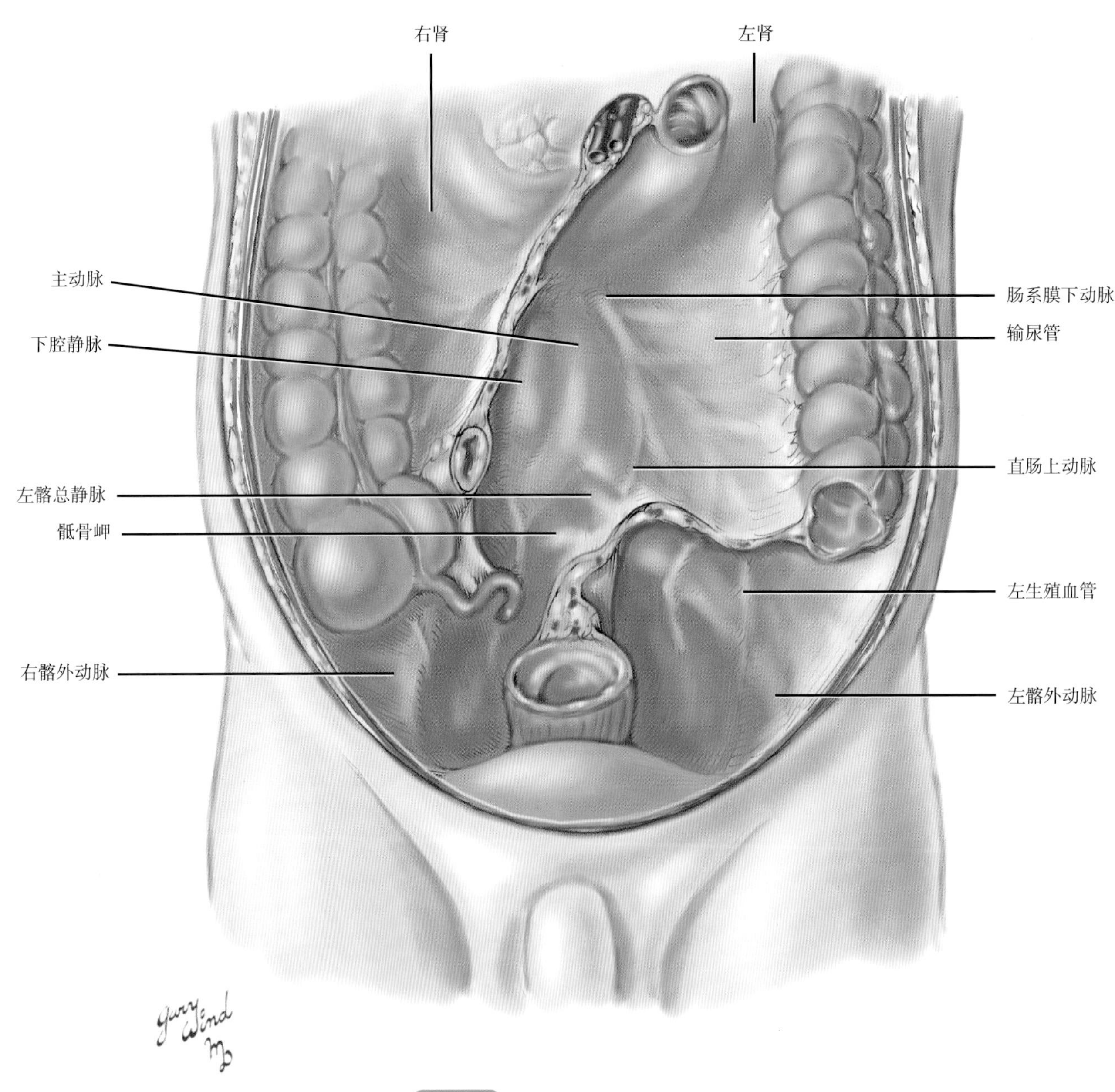

图 12-4 与主动脉相关的腹膜结构

主动脉的腰动脉分支和腔静脉的腰静脉属支，走行于交感神经链的后面，纤维束拱形跨过腰大肌起始部，绕椎体向深部走行至腰大肌 图 12-5。偶有静脉属支走行于交感干前方。腰交感干相比胸交感干位于椎体的更前方。腰椎交感干位于腰大肌前缘和大血管之间。由于大血管的偏右侧，左侧主动脉外侧缘与腰大肌之间的空隙，比右侧腔静脉外侧缘与腰大肌之间的空隙略大。交感神经干在髂总血管后穿过，进入骨盆的骶骨凹。

成对的腰静脉相互交通。主要的交通支是位于椎体和横突所形成夹角内的最内侧，腰大肌深面的粗大的腰升静脉。交感神经干前方会有较小的前交通静脉，使得神经干及神经节的显露更加困难。

（三）神经

腰脊神经于腰升静脉后方的椎间孔发出，并进入腰大肌的后部 图 12-6。在那里，它们相互连接形成腰神经丛 图 12-7。前三节腰神经的腹支和第四节腰神经的一部分构成腰丛。腰丛发出的 2 个主要运动神经分别是，支配大腿股四头肌的股神经和支配内收肌的闭孔神经。

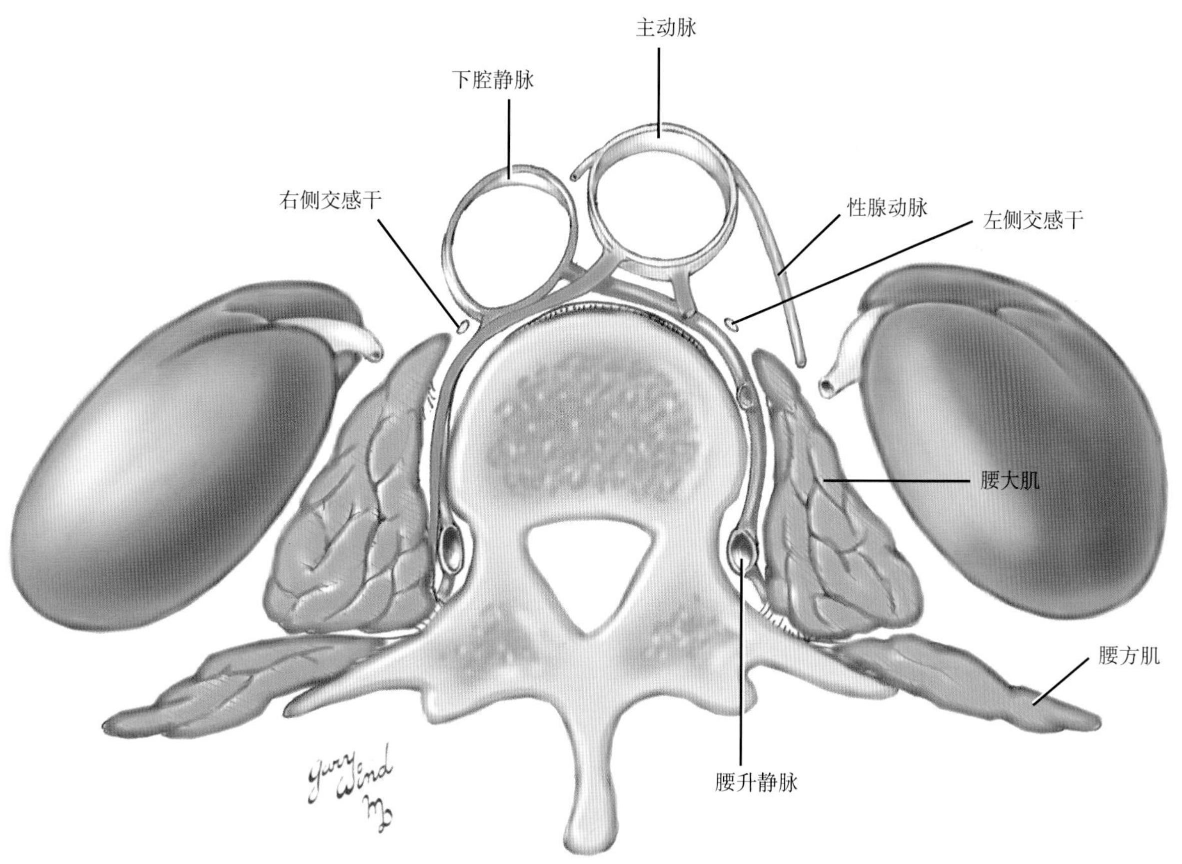

图 12-5 腰血管位于椎体和腰大肌之间

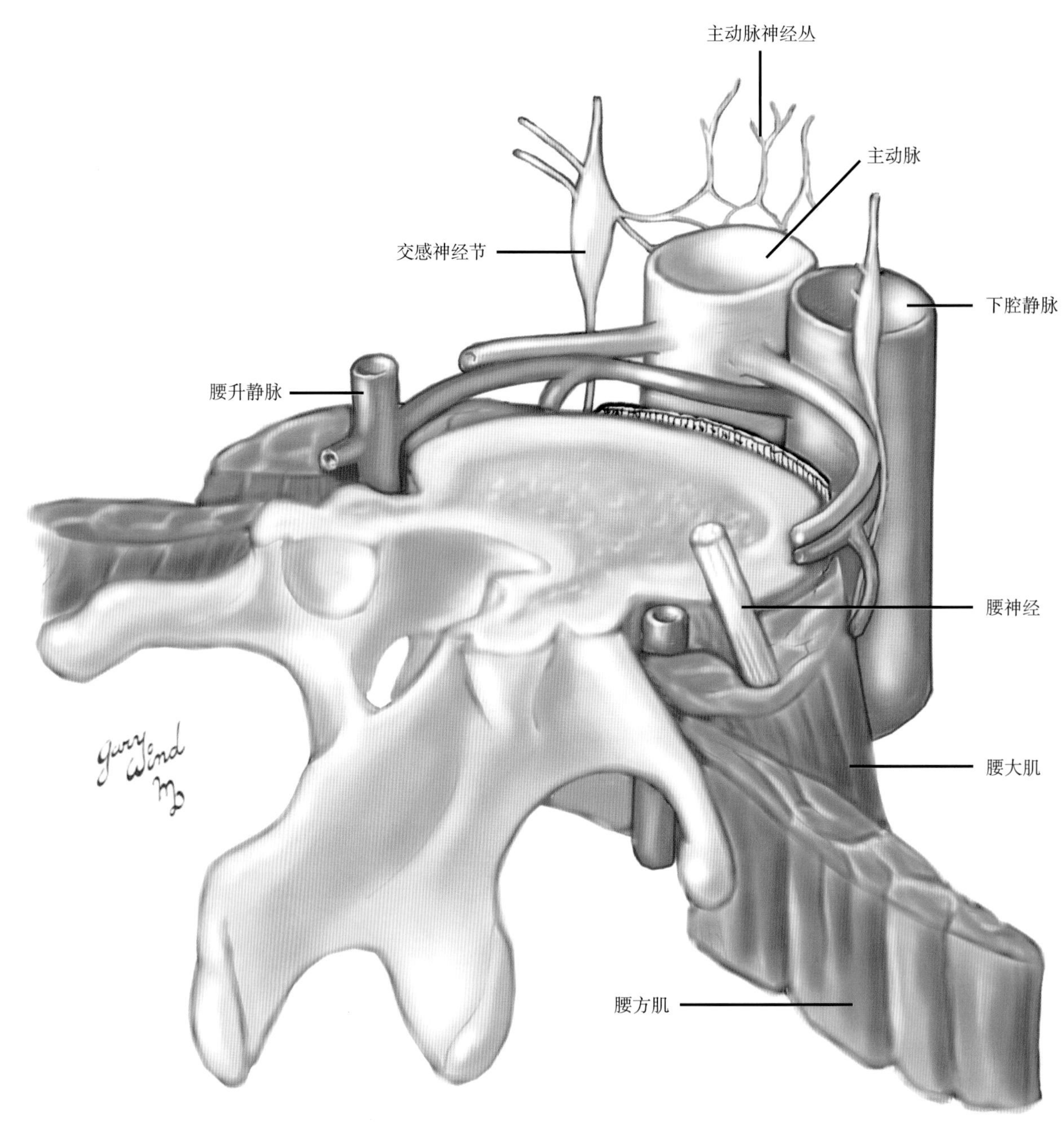

图 12-6 腰神经在腰升静脉后方通过，并且穿过腰大肌

腰交感神经链由 2～6 个神经节以不同形式组成 图 12-8。神经节接收来自前两根腰神经的交感传出纤维，并向所有腰神经发出传入纤维灰色支。腰神经内脏支从交感神经链走行至主动脉神经丛，在此处与来自腹腔干神经丛的节后纤维连接。在肠系膜下动脉周围形成另一个神经丛。神经丛发出的脏支，沿着肠系膜下动脉走行至相应供血器官。从肠系膜下神经丛足侧发出的纤维，汇合成数目不等的腹下神经。这些神经跨过主动脉分叉处，在骶骨凹内形成腹下神经丛上丛。自主神经纤维随后进入腹下神经丛下丛，并在那里与盆腔神经丛相连。

阻断由前两个腰神经节发出的腹下神经和腹下神经丛的交感传出纤维，会导致男性射精障碍。

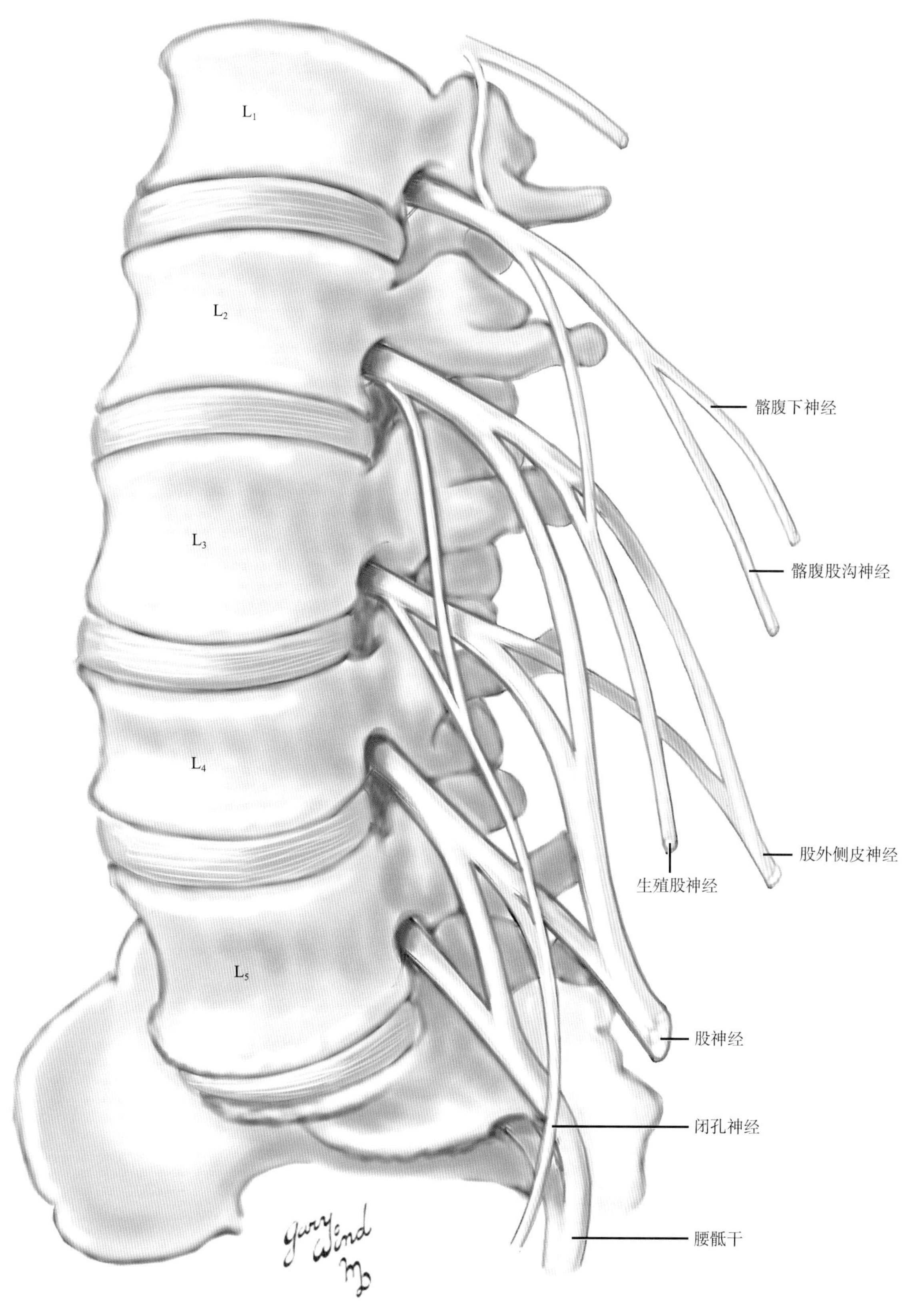

图 12-7　腰神经丛位于腰大肌内

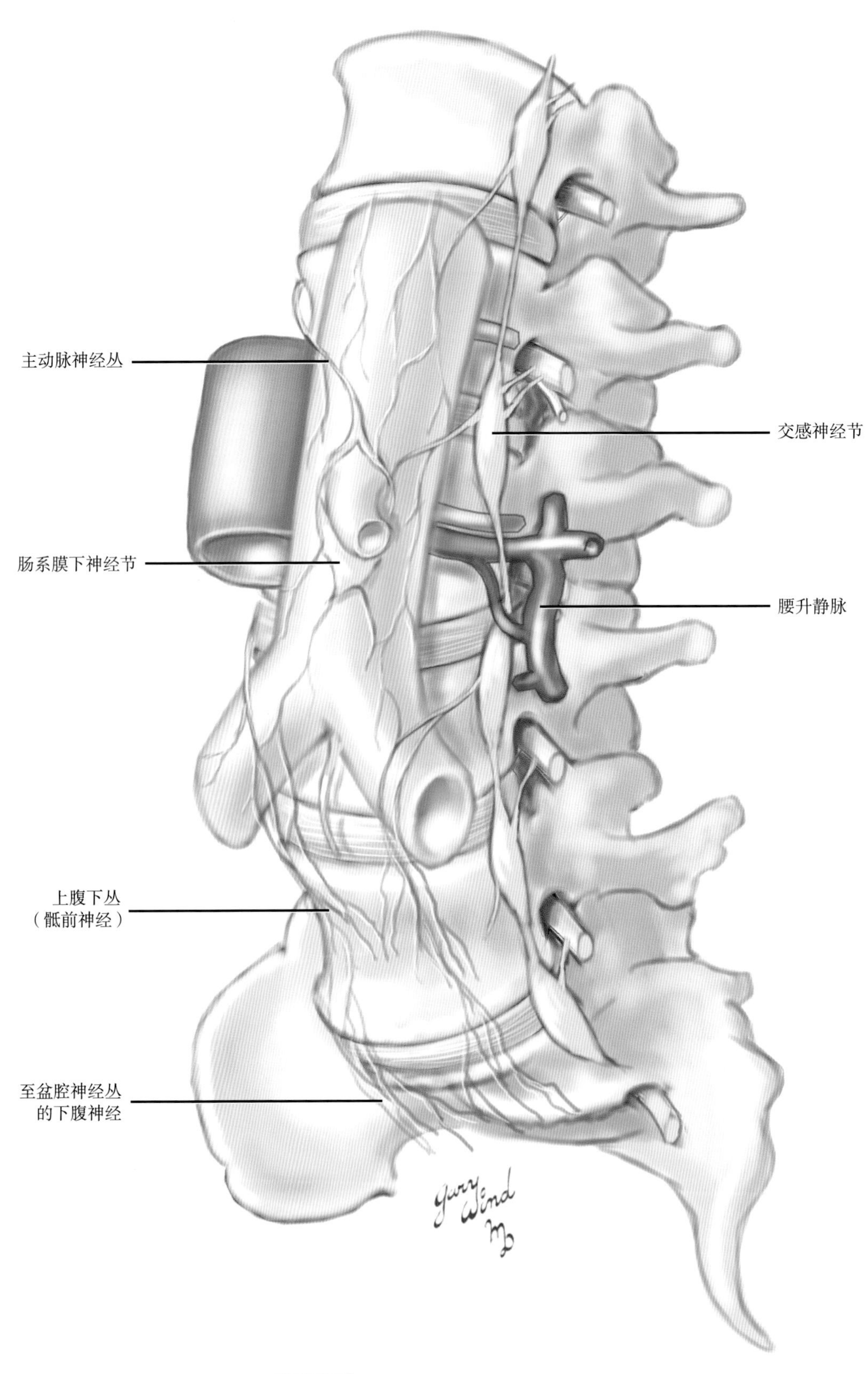

图 12-8 腰交感神经链位于椎体的前内侧

二、肾下腹主动脉的显露

大多数主动脉病变局限于肾下段，需要在手术修复时，将近端阻断钳放置在肾动脉下方。腹主动脉肾下阻断相比于肾上阻断，有着非常显著的生理学优势。肾下腹主动脉的显露要比肾上腹主动脉的显露明显容易些，后者往往需要更大范围的解剖（见第 9 章）。

肾下主动脉可以通过简单的腹部或腰部切口显露。有两种常用的方法，即经腹膜腔入路（即腹膜内）和后腹膜入路。外科医生更熟悉的是经腹膜腔入路，它可以检查腹腔以发现可疑的病变[3, 4]。由于经腹膜腔入路对大多数外科医生来说更快捷，因此是治疗破裂腹主动脉瘤的首选方法。后腹膜入路通常用于更近端的动脉瘤，尤其适用于腹腔粘连的患者和那些有复杂主动脉问题的患者，如炎性动脉瘤和马蹄形肾[5, 6]。左侧后腹膜切口可以很容易地修复内脏动脉，但很难游离右髂外动脉和右肾动脉。主动脉手术和需要同时修复右髂外动脉病变的手术，应选择经腹膜腔入路，或通过分别行左腰部切口和右下腹切口经后腹膜入路进行。左侧腹膜后入路不适用于右肾动脉的血运重建。

（一）经腹腔显露肾下主动脉

有两种常用的切口可以充分显露肾下腹主动脉，即正中纵切口和脐下横切口（图 12-9）。正中切口做得更快，不太可能造成腹壁浅神经损伤。然而与正中切口相比，横切口与麻醉药需求低、术后第一天每秒用力呼气量的变化小、疝发生率低相关[7]。

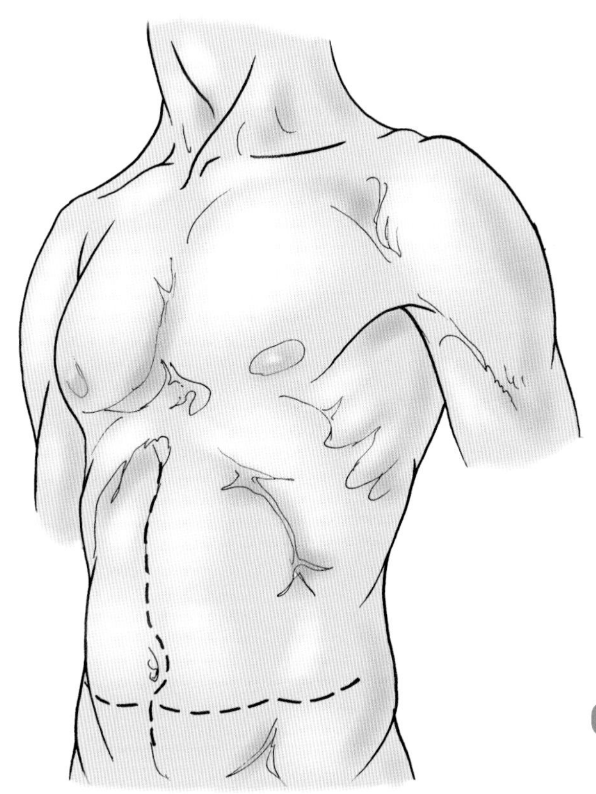

图 12-9 腹正中切口和脐下横切口，可经腹膜腔充分显露肾下腹主动脉

进入腹腔后，将横结肠和大网膜用湿纱布垫包裹，拉向上腹壁，移位到上腹腔中。小肠置于一个消毒的塑料囊袋中或者用湿纱布垫包裹，拉向右腹部。靠近十二指肠切开壁层后腹膜，进入腹膜后间隙（图 12-10）。向上延长该切口，切断 Treitz 韧带，将十二指肠的第三和第四段翻向右侧。结扎覆盖在主动脉表面的任何可识别的淋巴组织，以防乳糜漏 [8]。切开一层薄薄的纤维组织，显露出光滑的主动脉壁前方的外膜周层面。继续向上延长切口至左肾静脉水平，96% 的患者左肾静脉在主动脉前方跨过 [9]，这是鉴别肾周主动脉的有用标志（见第 11 章）。

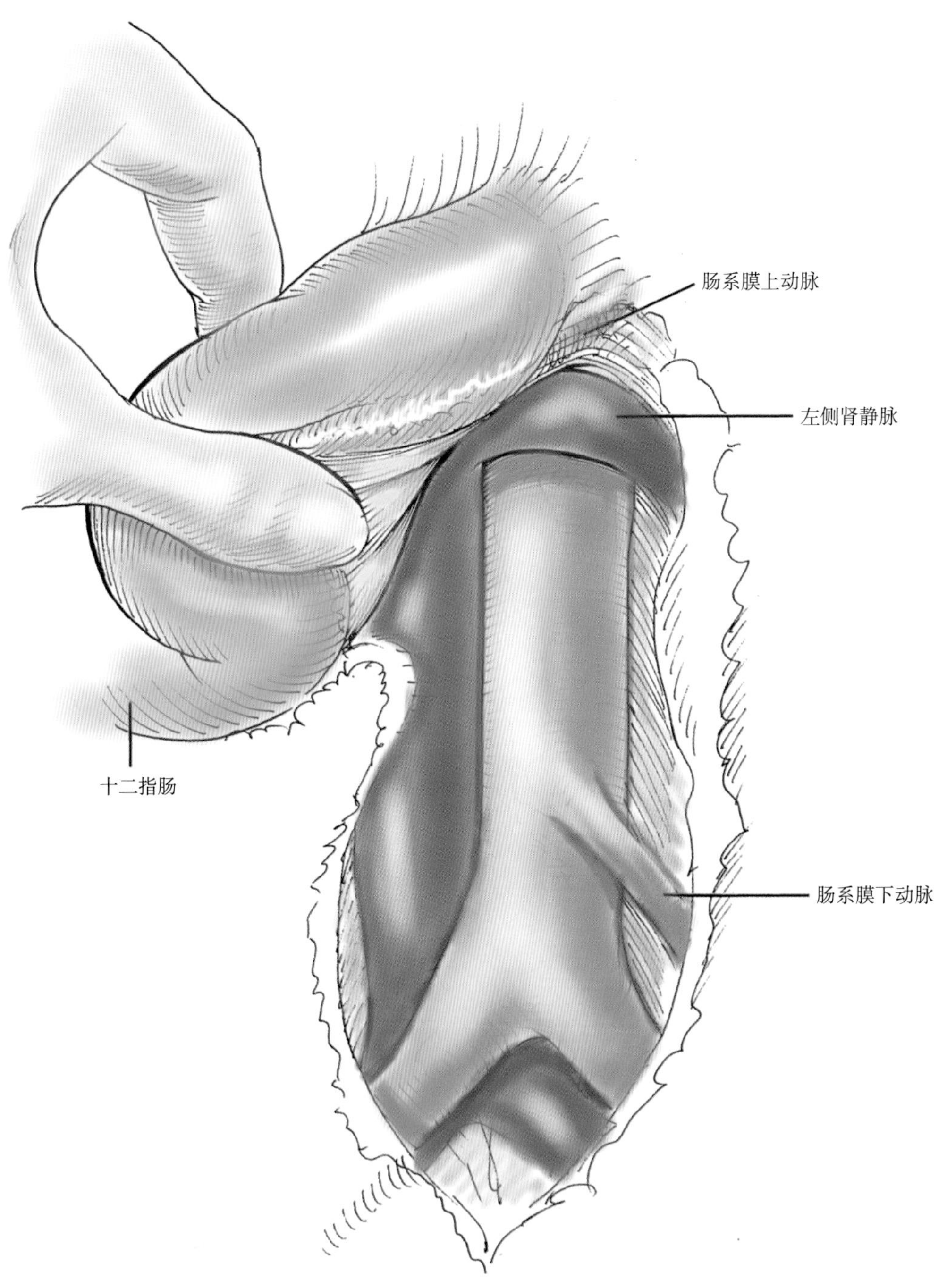

图 12-10 游离十二指肠第四部分，可显露从左肾静脉至分叉处的主动脉

靠近小肠系膜根部，继续向下切开后腹膜和主动脉前组织，直至主动脉分叉水平。切口应在主动脉中线的右侧，以免损伤乙状结肠系膜内的肠系膜下动脉和其他血管。局限在右侧离断主动脉前组织，可降低主动脉前自主神经丛损伤导致性功能障碍的风险 [10]。在进行主动脉后壁的操作时，应非常小心，以免损伤静脉结构。在贴近肾动脉下方游离主动脉时，需要用手指紧贴主动脉后壁小心分离，避开腰动脉分支。腰静脉丛位于靠近脊柱的主动脉后组织内，受损时极易快速失血 [11]。如果不注意，主动脉后左肾静脉和肾环（即环主动脉左肾静脉）特别容易受损。主动脉分叉部位的游离是有危险的，因为髂静脉汇合处常常因为主动脉周围纤维化而粘连在主动脉后壁上。最好在髂总动脉水平控制主动脉远端（见后述）。

（二）经腹膜后显露肾下腹主动脉

患者取改良开胸体位，左肩与手术台约呈 60°，臀部尽可能向后旋转至水平位置（图 12-11）。臀部后旋对于显露腹股沟区进行可能的股动脉吻合很重要，而且轴向旋转减少了拉钩的需求。胸部应用宽的约束带固定，真空豆袋装置有助于保持轴向旋转体位。

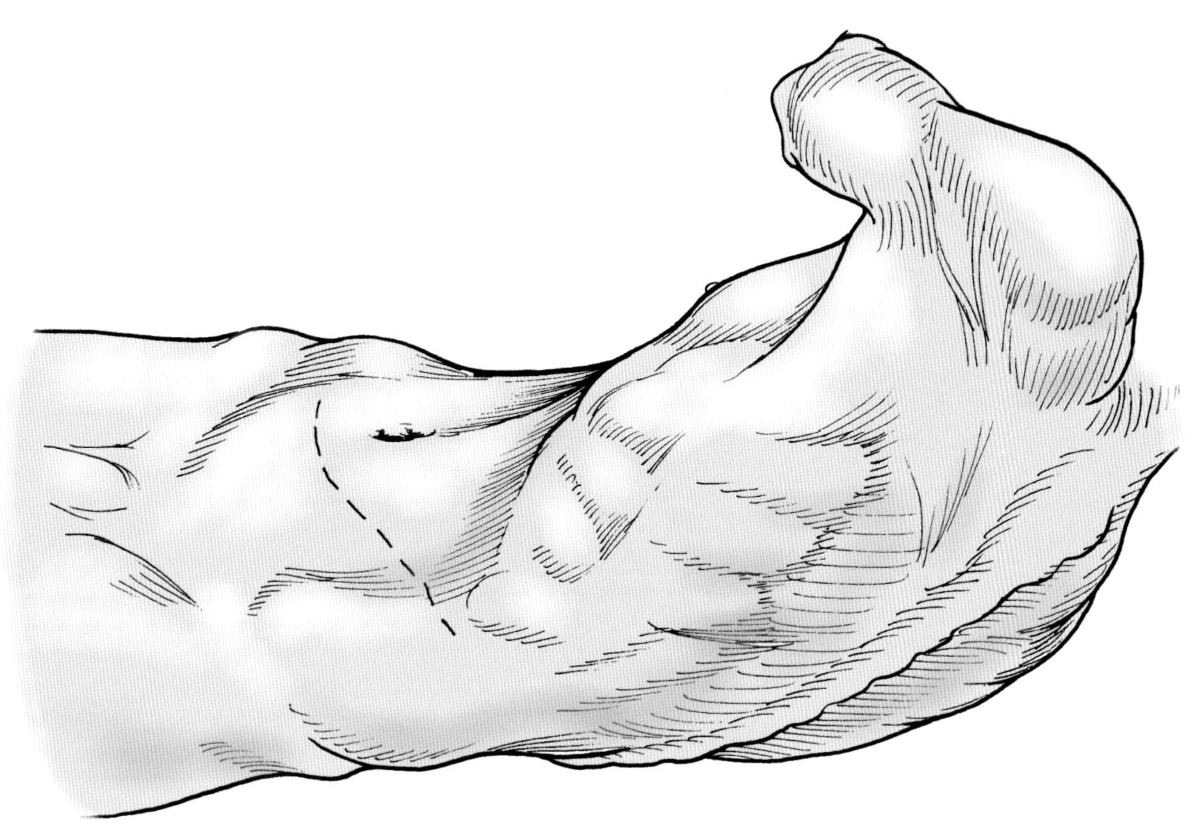

图 12-11　扭转躯干，有利于经腹膜后入路显露肾下主动脉

自第 11 或第 12 肋尖到腹中线脐以下 4～5cm，取左侧腰腹部斜切口。对于需要显露右髂总动脉，或者需要将移植物置入右股部的患者，该切口可以通过切开右侧腹直肌鞘延长。向深处切开皮下组织、腹外斜肌、腱膜、左侧腹直肌前鞘。然后离断左侧腹直肌，注意结扎位于肌肉后面的腹壁下动脉的分支。切开腹内斜肌和腹横肌后，从切口外侧很容易进入腹膜后间隙。将腹内斜肌层和腹横肌层分开后，经外侧切口进入腹膜后间隙最容易。打开腹直肌鞘外侧的腹横筋膜，剥离腹横筋膜表面的腹膜，切开腹横筋膜与切口等长（图 12-12）。居中切开腹直肌后鞘，将其后表面的腹膜剥离开来。由于腹膜常黏附于腹直肌后鞘，可能需要在距白线 2～5cm 处停止切口，以免误入腹腔。关闭任何因疏忽造成的小的腹膜破口。

从侧后方将腹膜从腹壁剥离后，可见腹膜后层面。在切口外侧可见数支小静脉穿过腹膜外间隙，在操作过程中应进行烧灼止血。继续向后解剖，越过腰大肌，保持在肾前筋膜（Gerota 筋膜）前方越过左肾静脉。当需要显露肾上腹主动脉时，在肾前筋膜（Gerota 筋膜）后扩大该层面并向前游离左肾（见第 9 章）。当切口延至左肾前方时，由于后腹膜面被拉向前方，输尿管最好留在后面的腹膜后组织内。如果将左输尿管连同后腹膜一起向前游离，近端输尿管将位于邻肾主动脉的正前方，使得显露不方便。

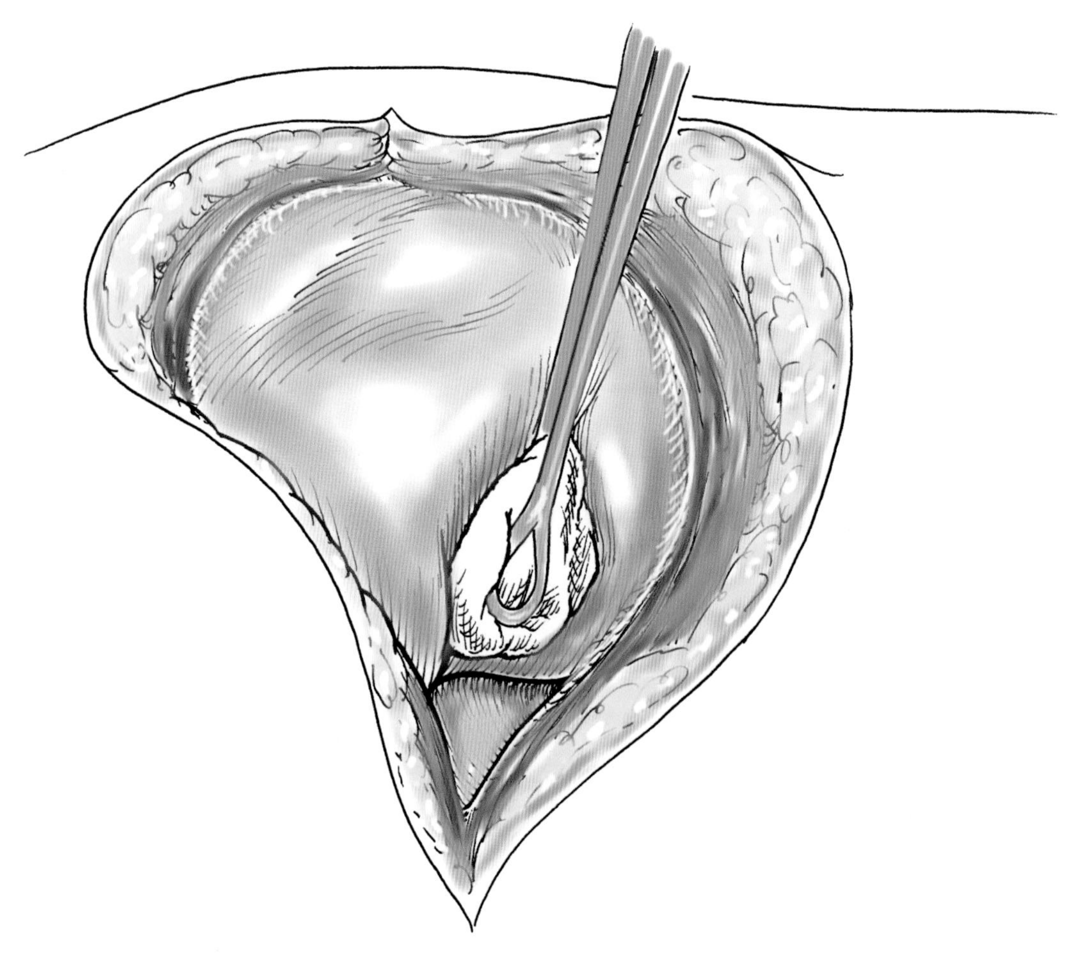

图 12-12 从切口外侧开始剥离后腹膜

将网膜囊向内向上掀起，直到主动脉从左肾静脉显露到左髂动脉分叉处 图 12-13，这需要贴近主动脉前壁离断并结扎肠系膜下动脉。在与肾静脉汇合处，离断并结扎左侧生殖静脉，防止其撕脱损伤。可以游离腹膜远至患者右侧，以显露右髂总动脉起始部。左髂动脉很容易控制，但右髂动脉常因巨大动脉瘤或其他局部病变被遮挡。在这种情况下，使用 Fogarty 导管在主动脉腔内控制血管更容易。在右下腹部另做横切口，应该可以在腹膜后显露右髂外动脉（见后述）。

（三）经腹膜腔显露髂动脉

摆体位、腹部切口和移动内脏，按照经腹膜腔显露主动脉的方法进行。在十二指肠第四部分左侧切开后腹膜，显露主动脉前表面。沿主动脉中线右侧向下继续切开后腹膜，并延伸至右髂总动脉前表面 图 12-14。在右髂总动脉的外膜周围层面的前方，钝性分离至髂动脉分支水平，注意识别和保护右输尿管，其在邻近髂总动脉分支部位的外膜周围组织中走行。输尿管常与外膜周围组织一起被拉向外侧。当从髂动脉分叉处游离输尿管困难时，可以用血管阻断带套绕输尿管并拉向外侧。然后用血管阻断带套绕髂动脉，注意避免损伤位于其后外侧表面的髂总静脉。显露髂总动脉远端至其分叉部位。然后游离髂内、外动脉，并套带。髂内、外静脉位于相应动脉的后内侧表面。

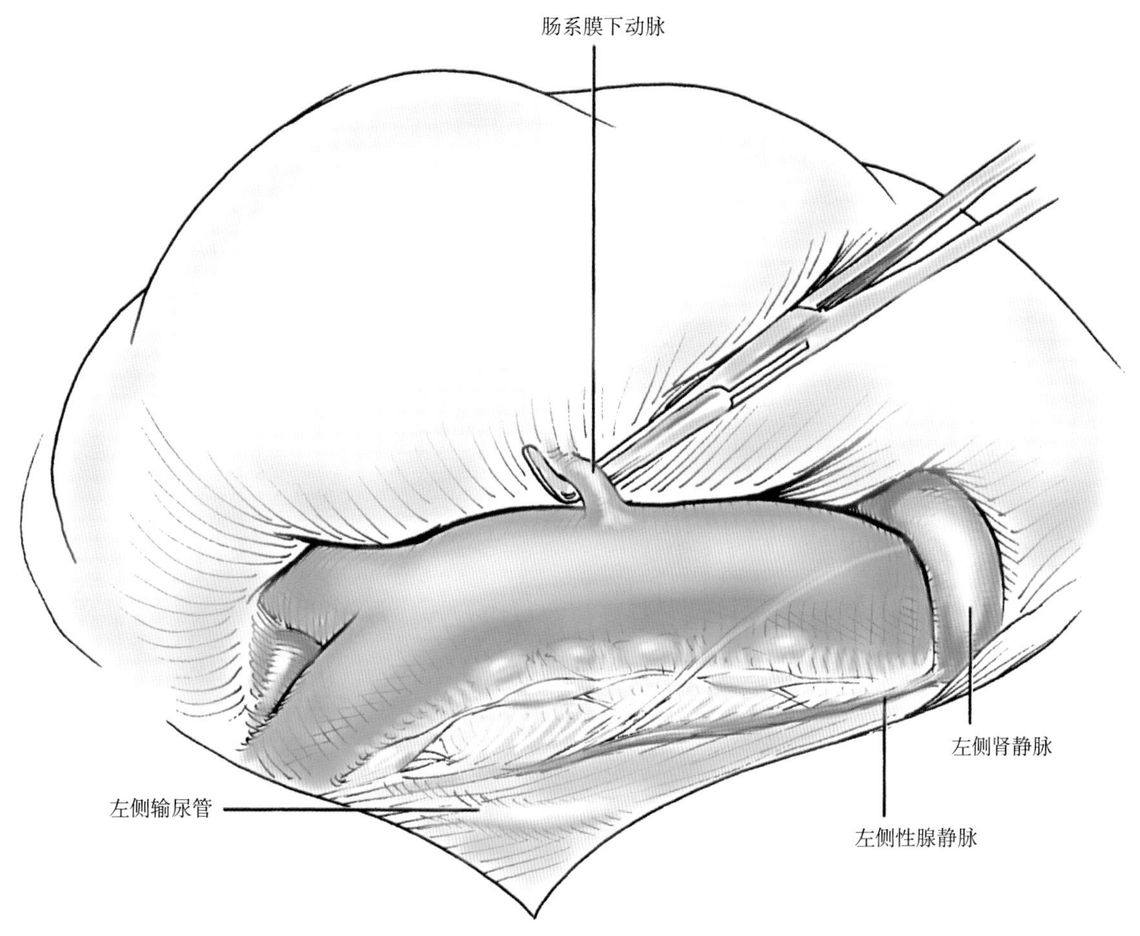

图 12-13　结扎肠系膜下动脉和左侧生殖血管，以便在腹膜后完全显露主动脉

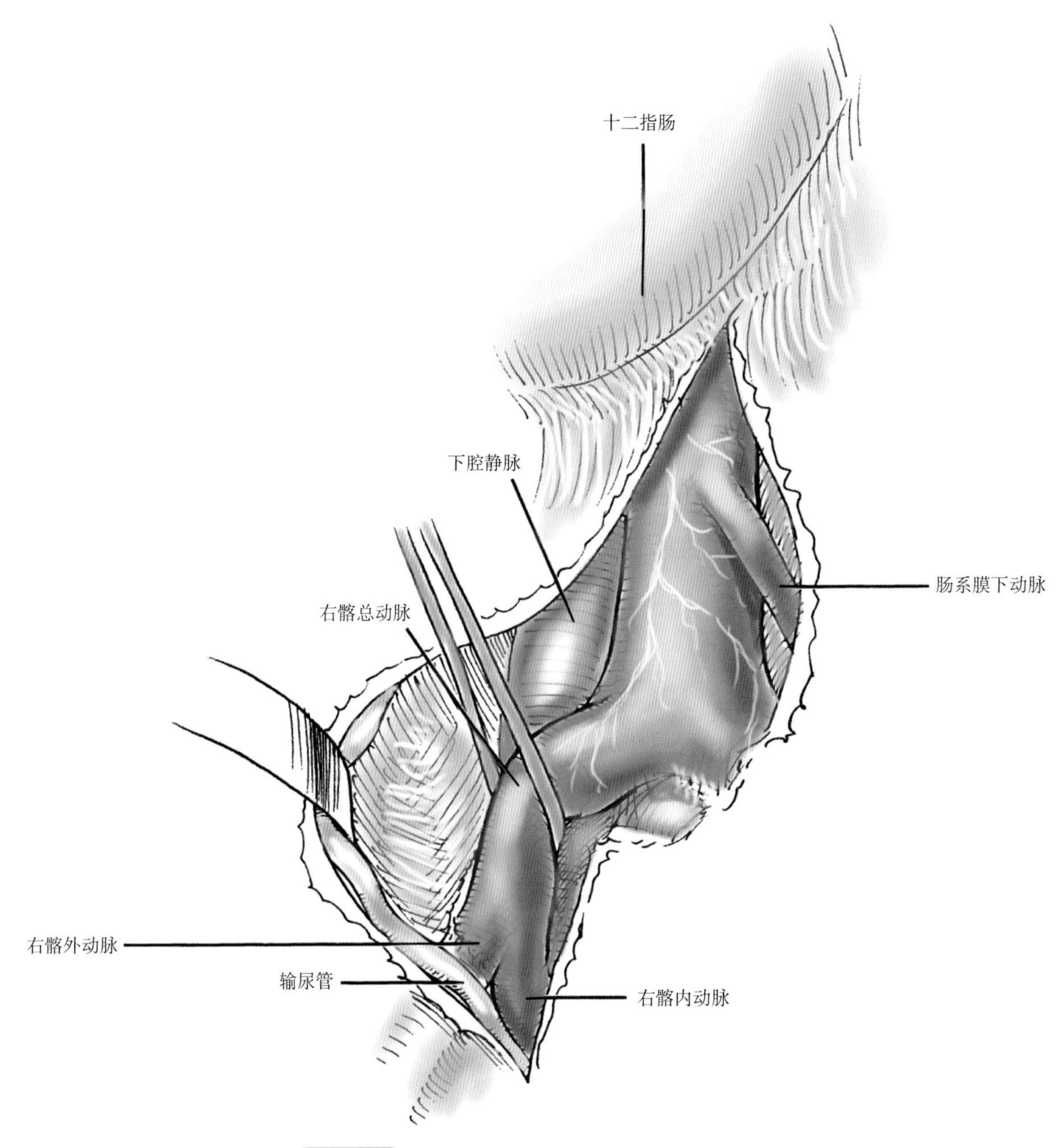

图 12-14 延长后腹膜切口，显露并控制右髂血管

向外侧牵开后腹膜切口，显露左侧髂总动脉及其分支（图 12-15）。因为切断交感神经可导致射精功能障碍，男性患者不应直接切开覆于主动脉分叉或左髂总动脉的后腹膜和外膜周围组织。向外侧拉开后腹膜切口的左侧，识别髂总动脉及其分支，并注意识别左侧输尿管。如果从中线拉开后腹膜不能充分显露，则需要另做外侧切口。沿乙状结肠外侧面切开后腹膜粘连，将其游离。在乙状结肠及其系膜的后侧形成一个相对无血管区，可将其翻向内侧，显露左髂总动脉及其分支（图 12-16）。当左输尿管行经髂总分叉前时，应识别并保护它。

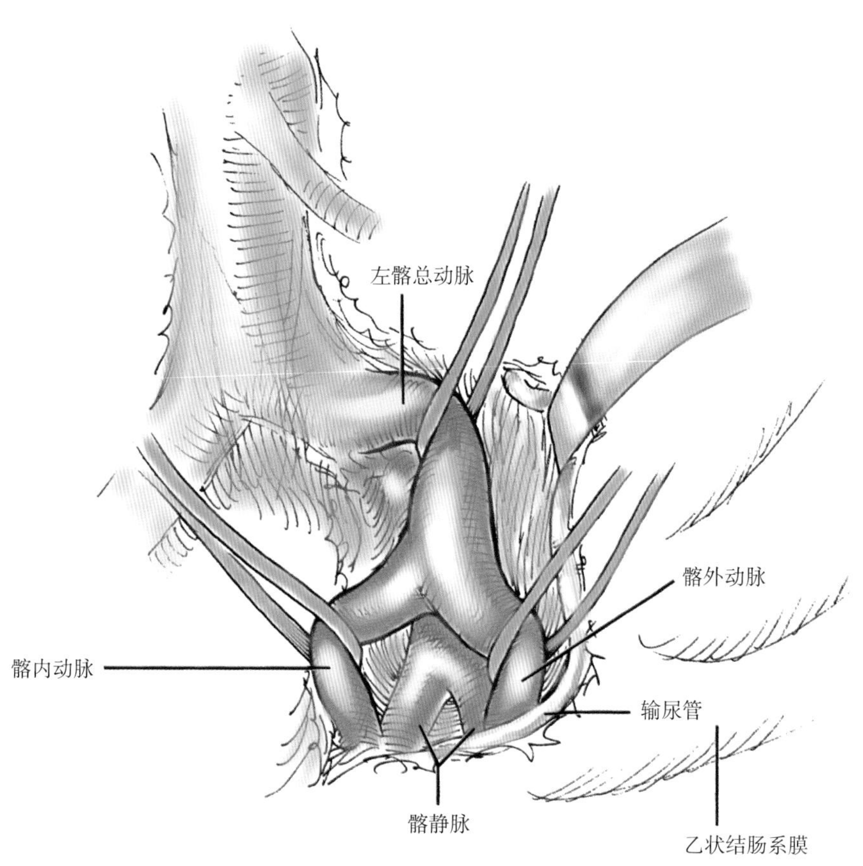

图 12-15　将后腹膜拉向左侧，游离左侧髂血管

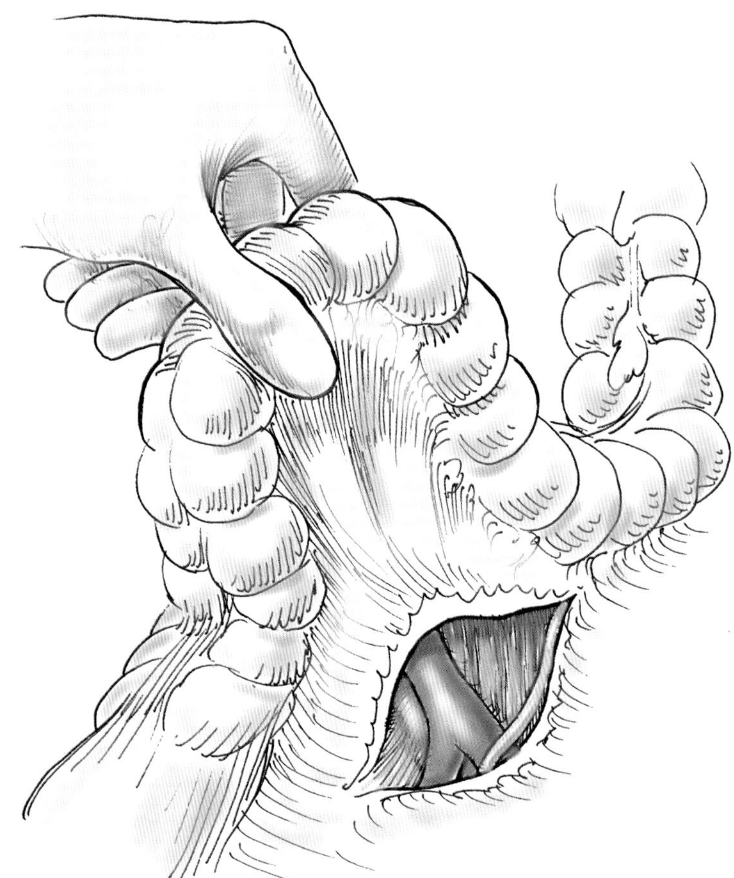

图 12-16　打开乙状结肠系膜根的外侧，也可显露左侧髂血管

（四）经腹膜后入路显露髂动脉

患者取仰卧位，同侧臀部布卷垫高 10°。全腹部及腰腹部消毒铺单。从腹股沟韧带上方约 3cm 处的腹直肌外侧缘开始，斜行切开皮肤，并延长至肋下缘和髂嵴中点的腋中线 图 12–17 。切开皮下组织时，应该结扎腹壁浅动脉和旋髂浅动脉，以避免切口边缘出血。

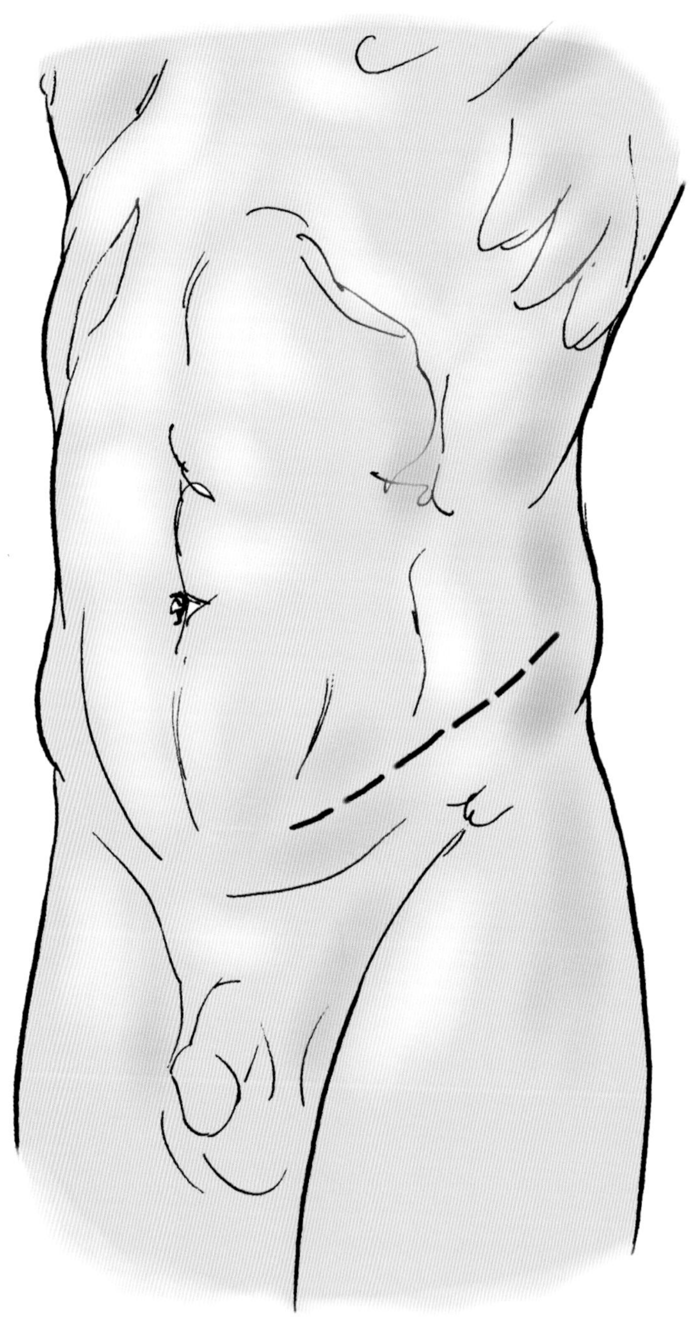

图 12–17 腰腹部前下斜切口，用于经腹膜外显露髂动脉

平行于切口切开腹外斜肌和腹内斜肌的腱膜。向外，沿纤维方向钝性分开腹内斜肌。在切口外侧，切开腹横肌和腹横筋膜，进入腹膜后间隙 图 12-18 。经切口外侧进入腹膜后间隙最容易，因为腹膜可能在中线附近与腹横筋膜融合。用手指小心地从骨盆侧壁钝性分离腹膜，注意烧灼穿过腹膜外间隙的小静脉。向内侧牵开腹膜囊，显露腰大肌和腰大肌内侧的髂血管。输尿管最好保留在后腹膜表面，可安全地与腹膜囊一起向切口中线牵开。可在切口下部发现髂外动脉，并向近端追踪辨认髂总和髂内动脉。将腹膜向中线牵拉，近端可显露到腹主动脉终点水平。

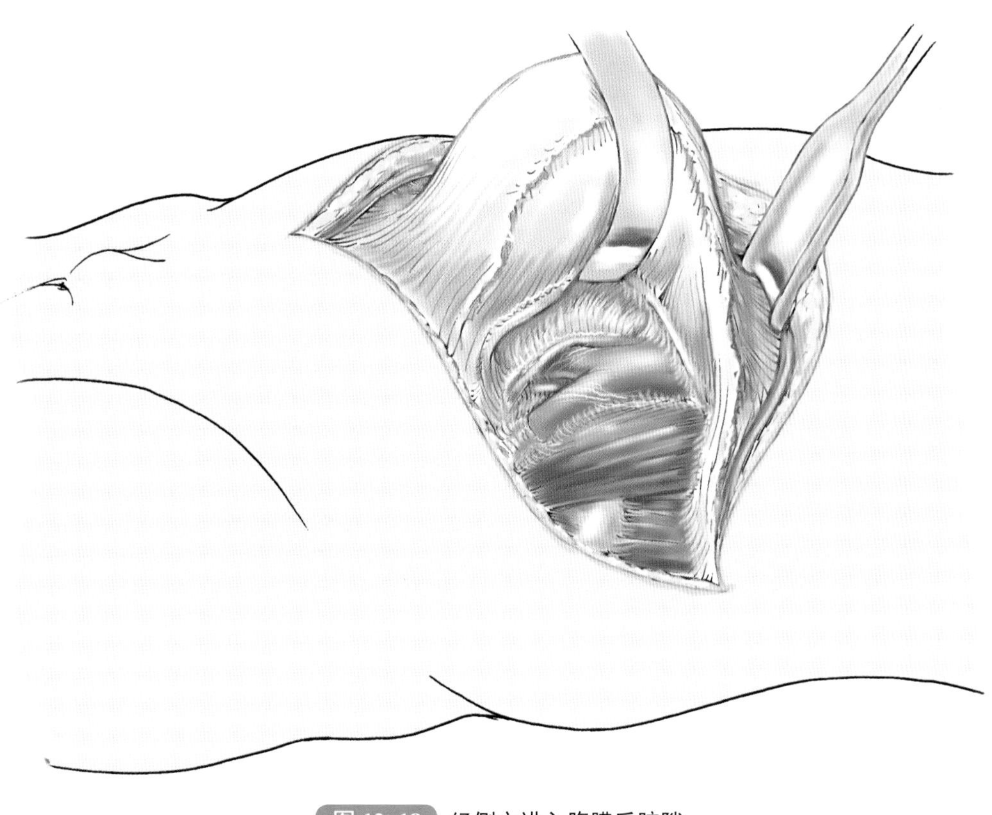

图 12-18 经侧方进入腹膜后腔隙

（五）经后腹膜显露髂外动脉

患者体位及术前准备如前所述。切口平行于腹股沟韧带上方 2cm 处，从腹直肌鞘外侧延伸至髂前上棘头侧 2cm 处 图 12-19 。结扎皮下组织内的腹壁浅血管和旋髂浅血管，确切止血。

切开腹外斜肌腱膜和内斜肌腱膜，钝性分开外侧切口下的腹内斜肌纤维。在外侧切口切开腹横肌和腹横肌筋膜，此处更容易将腹膜与前腹壁分离。从外侧进入腹膜后间隙，将切口下方腹壁的腹膜用手指钝性分离 图 12-20 。将腹膜向上牵开，在切口中心显露髂外动脉。髂外静脉位于髂动脉的后内侧。向上内侧牵开网膜囊，近端可显露至髂外动脉的起始部。向下牵拉切口边缘，远端可显露至髂外动脉的腹股韧带水平。在游离远端时应注意避免损伤旋髂深静脉和腹壁下静脉。显露腹股沟韧带下方的动脉段，需另做腹股沟切口（见第 16 章）。

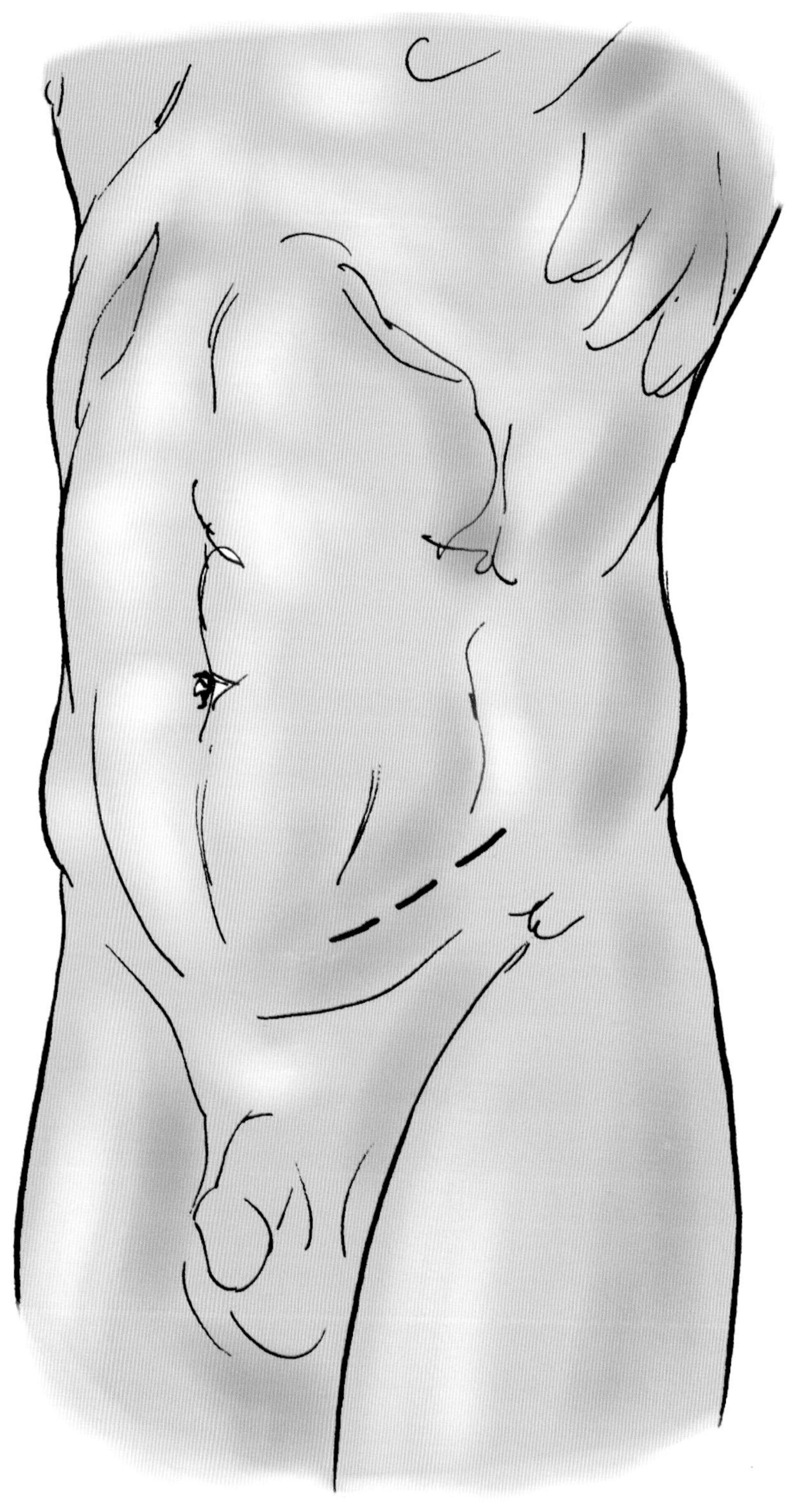

图 12-19 髂外动脉可以通过更有限的腹股沟上切口显露

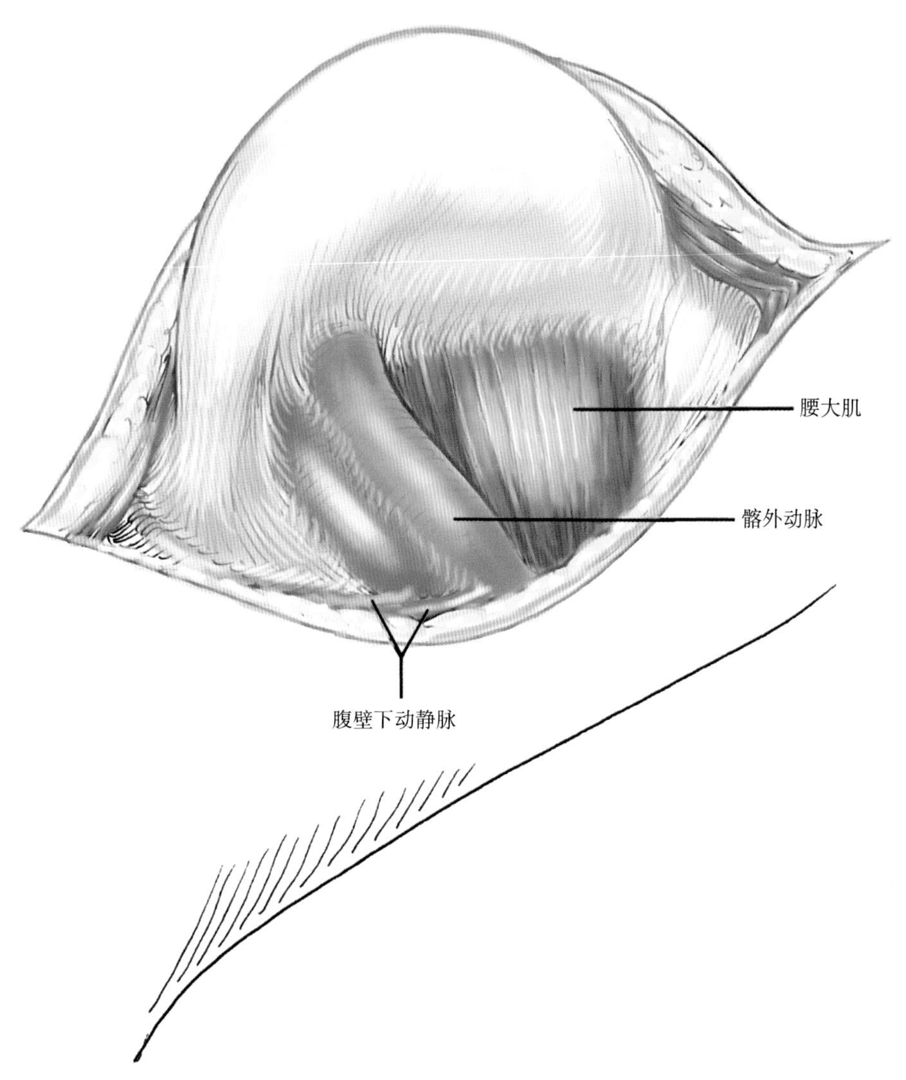

图 12-20 牵拉腹膜时，注意避免损伤髂外动脉远端的腹壁小分支

第 13 章　腰椎及腰交感神经链显露

Exposure of the Lumbar Spine and Lumbar Sympathetic Chain

一、腰椎血管显露

随着前入路椎间盘置换术或融合术的椎体固定器械的不断改进，再次引起了学者们对前入路治疗常见脊柱疾病的兴趣。后腹膜前入路可以显露整个受累椎间盘，便于椎间盘切除和植入术（前路椎间体融合术）[1, 2]。由于手术常常需要广泛解剖并游离主动脉、髂动脉、下腔静脉（IVC）和髂静脉，脊柱外科医生经常请求“显露外科医生”的帮助。血管外科医生可以提供安全的血管显露，并且在血管损伤的情况下随时提供帮助，作为手术团队的成员能够很好地发挥作用[3]。脊柱前入路显露时的血管并发症发生率已经被很好地量化（脊柱前入路显露时的血管并发症发生率已经很明确了）[3, 4]。

前入路手术最常用于 L_4/L_5 和 L_5/S_1 椎间隙脊柱减压术或肿瘤切除术[5]；血管外科医生应清楚地了解这些有损伤风险部位的解剖特性和血管结构（血管外科医生应密切注意这些部位的解剖特点和血管结构以及术中的损伤风险）图 13-1。下面讨论 L_5/S_1 和 L_4/L_5 水平脊柱前解剖显露。

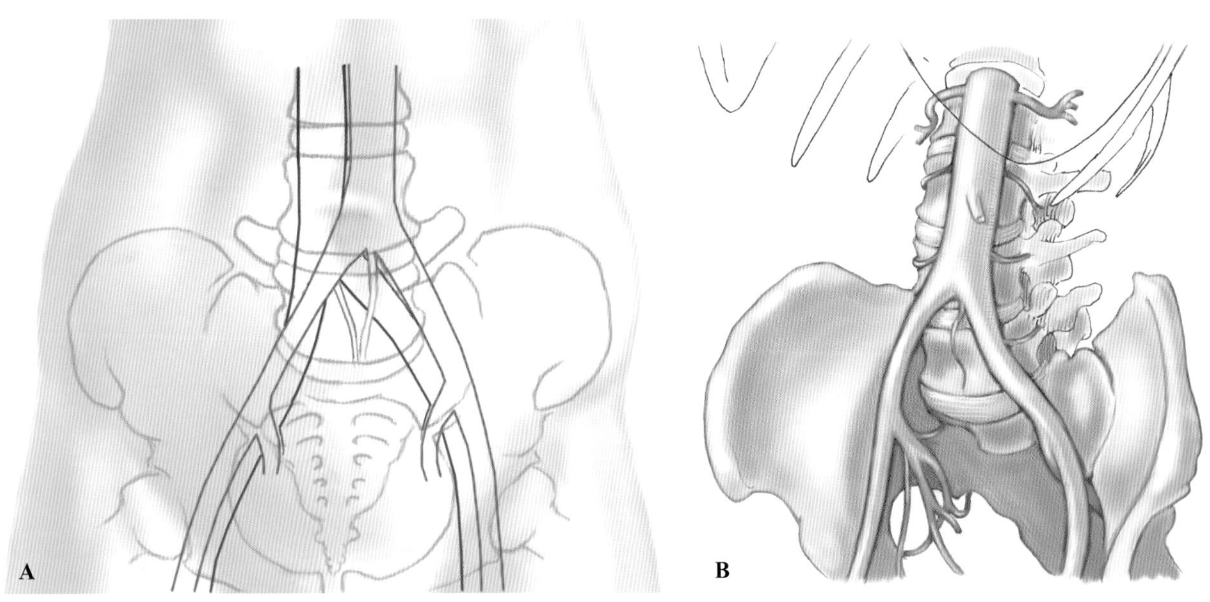

图 13-1　显示 L_4/L_5 和 L_5/S_1 椎间隙与主动脉和下腔静脉分叉的关系

（一）L_5/S_1 显露

患者仰卧在射线透视手术床上，手臂外展 90° 以避免干扰透视成像 图 13-2。用卷起的手术巾或者腰托把左侧腰部轻微垫高。消瘦患者可以触及 L_5 和 S_1 间隙，L_5/S_1 椎间隙的体表投位大约在脐和耻骨连线的中点 [5] 图 13-3。椎间隙的确切位置应通过侧位和前位透视来定位并在皮肤上标记。可以通过内侧或外侧切口显露椎间隙。我们倾向于以椎间盘皮肤标记为中点的左侧旁正中切口，因为它可以在必要时延长切口并适应现代牵拉装置 图 13-4。当需要显露多个椎间盘水平时，旁正中切口特别有用。

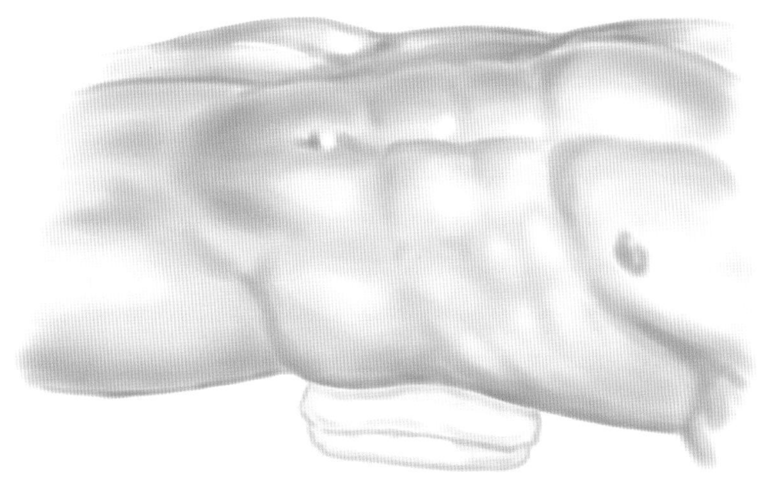

图 13-2　显示显露 L_5/S_1 时患者的体位

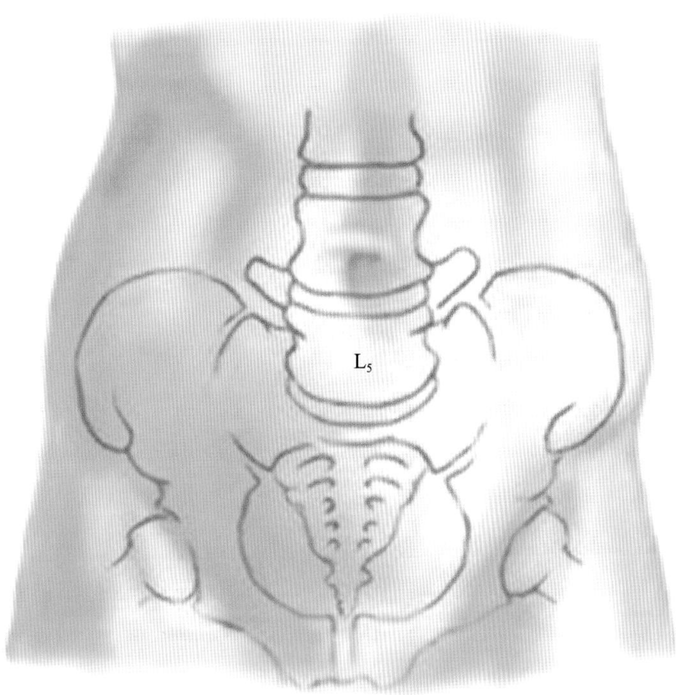

图 13-3　L_5/S_1 椎间盘的位置与体表标志的关系

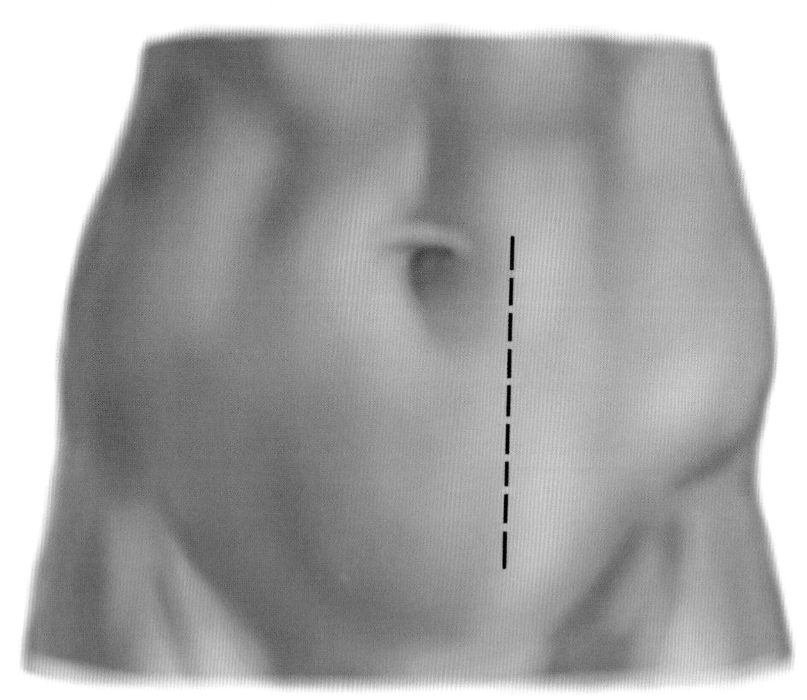

图 13-4 左侧旁正中切口的位置

切口从脐水平延伸至耻骨。距离腹中线 2～3cm 处，于腹直肌鞘前层表面做一纵切口。然后用 Allis 钳轻轻牵开腹直肌鞘前层，显露并向外侧拉开深面腹直肌，注意保护腹直肌深部的腹壁血管 图 13-5 。这可能需要游离几个肌肉内侧面的肌肉附着点。仔细结扎位于肌腱与中线交界处遇到的滋养小血管。进入腹直肌鞘深面时，要小心地将腹横筋膜尽可能从尾端和外侧分开，以避免无意中进入腹腔。分离弓状韧带下方的腹横筋膜显露腹膜外脂肪层。将腹膜从腹直肌鞘后层分离见腹膜前间隙。然后向上延长切口并切开弓状韧带上方的腹直肌鞘后层（腹内斜肌腱膜和腹横肌腱膜）。钝性分离腹直肌鞘深面的腹膜壁层向腹中线方向显露腹膜外层，向下并向患者右侧继续解剖分离。在背侧腹膜自外侧向内侧继续分离并显露腰大肌，且保持腹膜完整 图 13-6 。需要烧灼从腹壁外侧到腹膜表面的一些小血管，以避免出血给手术制造麻烦。位于腰大肌前方表面的生殖股神经和髂腹股沟神经应保留在原位，但输尿管应与腹膜一并向内侧牵开 图 13-7 。沿左髂总血管和髂外血管前方解剖；应小心保护穿过髂外动脉起始部的神经节，以防损伤导致男性逆行射精。女性患者子宫圆韧带在必要时可以离断以更好显露。男性的输精管应该小心游离并向内下方拉开。

L_5/S_1 椎间隙最容易在主动脉和腔静脉分叉下方，即左髂总静脉和右髂总动脉之间显露。通过 S_1 椎体与 L_5 椎体的锐角可以很容易地识别出间隙 图 13-8 ，椎间隙的中心可以骶正中动脉作为标记[6]。需要烧灼或结扎骶正中动脉和静脉，便于解剖椎间隙并游离右髂总动脉。狭小的解剖空间通常不易于用手打结。如果需要缝合结扎，腹腔镜下推结器可以帮助固定结扎。与退变性椎间盘疾病相关的炎症改变可导致血管与其深面的椎体发生粘连，使得游离操作变得困难且危险。在这些病例中，可能需要更广泛的游离，包括主动脉和远端髂血管等组织。在这种情况下，应小心控制和结扎腰动脉和未命名的静脉分支。

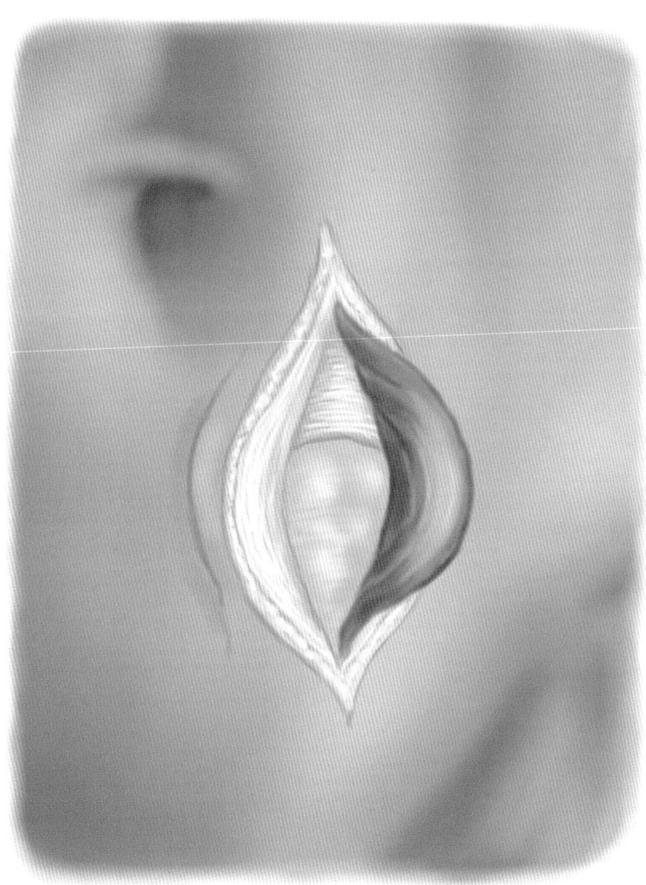

图 13-5　左侧旁正中切口和向外侧牵开腹直肌

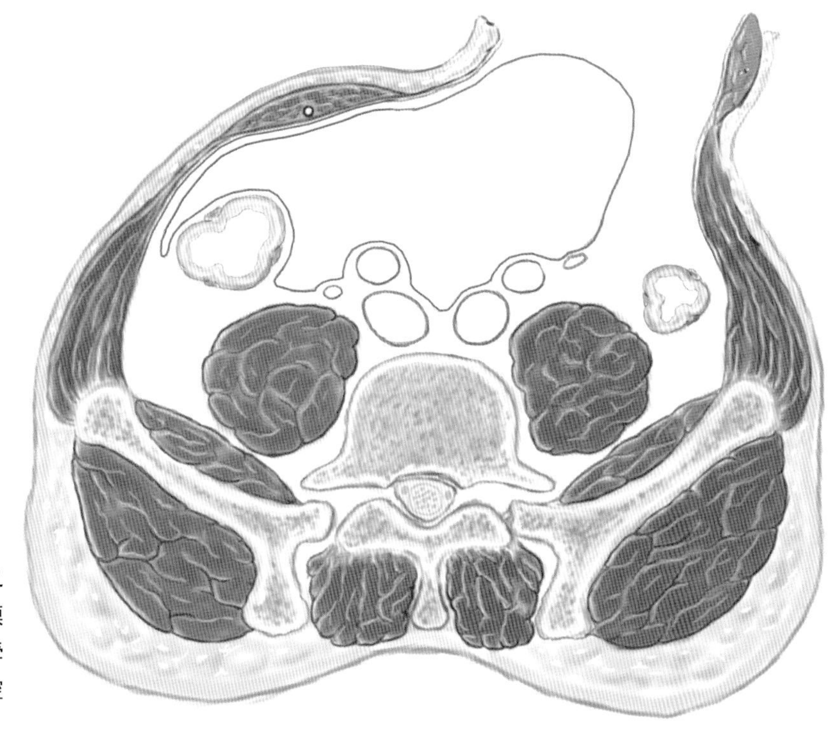

图 13-6　进入腹横筋膜与腹壁之间的腹膜前平面，腹膜与输尿管向内侧钝性牵开，显露主动脉与下腔静脉的分叉

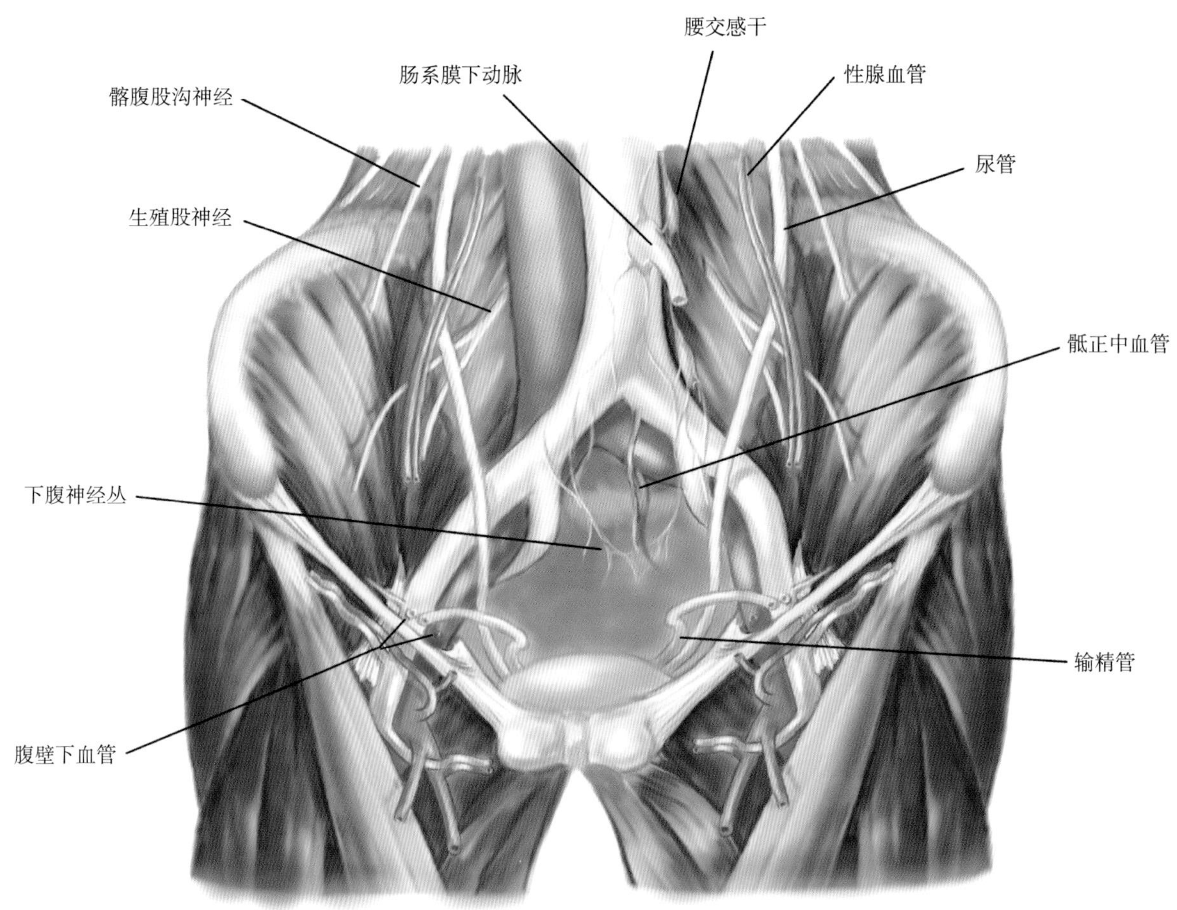

图 13-7 显示了腰神经丛和交感神经、精索内容物与其分叉之间的关系

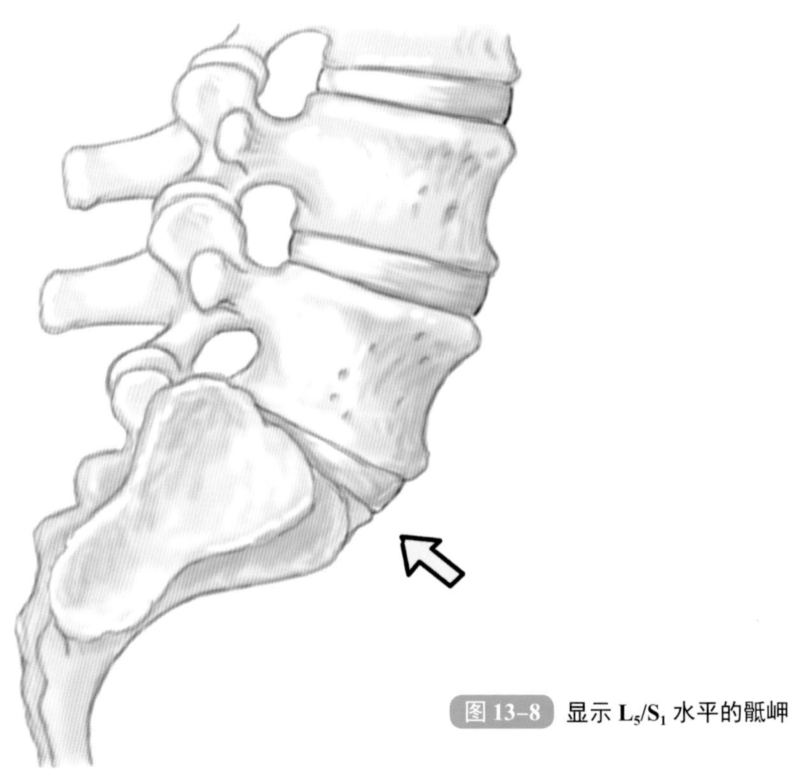

图 13-8 显示 L_5/S_1 水平的骶岬

于左髂总血管内侧继续解剖。腹腔镜手术中使用的 Kittner（花生米）有益于盆腔深部组织的钝性分离。安全分离髂静脉需要结扎并离断左侧髂骶内侧静脉 图 13–9，该静脉通常出现在髂总静脉分叉处近端的内侧缘。右髂总动脉和髂总静脉同样沿着各自内侧缘分离，以便于牵离椎间盘。为了获得最佳显露，可使用照明式自动牵开器，并用 3 个射线可透过的拉钩拉开内侧、外侧和头侧 图 13–10。内侧拉钩用于将腹膜内容物牵拉至患者右侧，从而显露髂总动脉之间的 L_5/S_1 椎间隙。外侧拉钩用于轻轻牵拉 L_5/S_1 椎间隙外侧的左侧髂总动脉和静脉。头侧拉钩可进一步向上牵拉左侧髂总静脉，以避免在内固定手术过程中出现损伤。尾侧刀拉钩可能干扰脊柱内固定，因此应避免使用。髂血管安全拉开后使用钝头器械（如 Cobb 或 Freer 钝头剥离器）小心游离 L_5/S_1 椎间盘表面的剩余软组织。椎间盘切除前，L_5/S_1 间隙应经放射学检查确认。脊柱外科医生在椎间隙放置不透射线的标记物，使用前后位和侧位透视评估脊柱水平 图 13–11。在脊柱内固定过程中，血管外科医生应刷手准备或在血管损伤时可以立即上台。必须小心避免不必要的牵引 / 压迫髂血管，以防止损伤或潜在的血流淤滞和血栓形成。

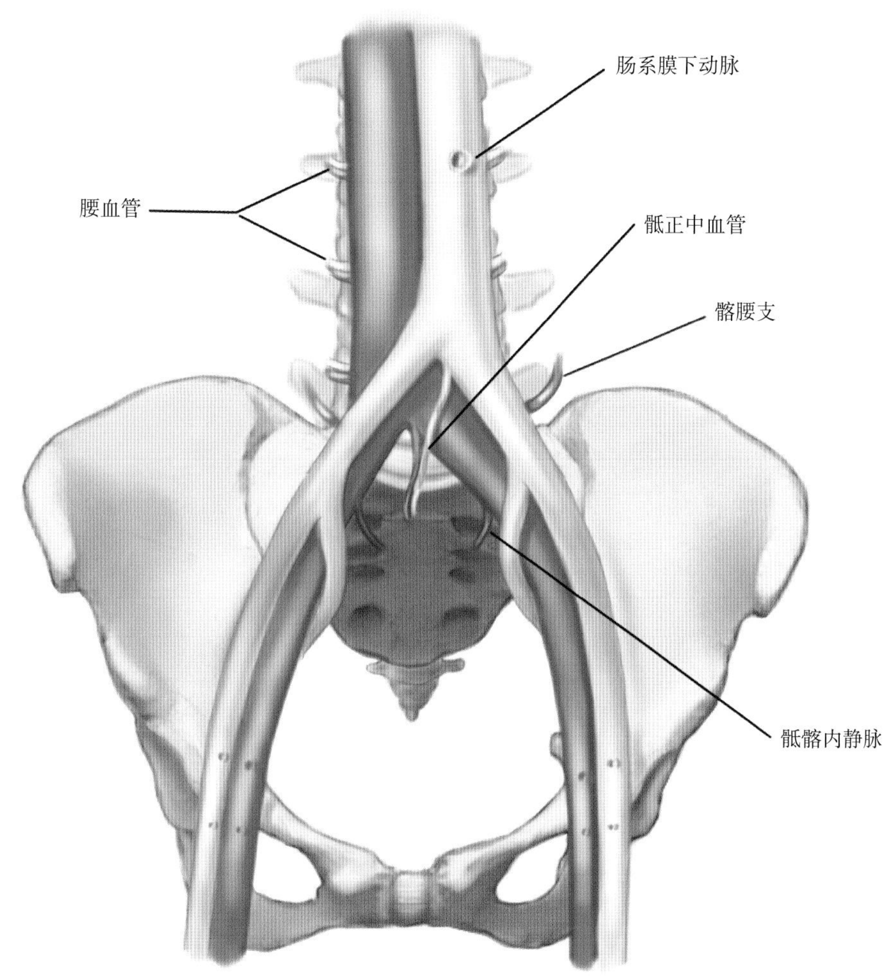

图 13–9　显示髂总静脉的静脉分支

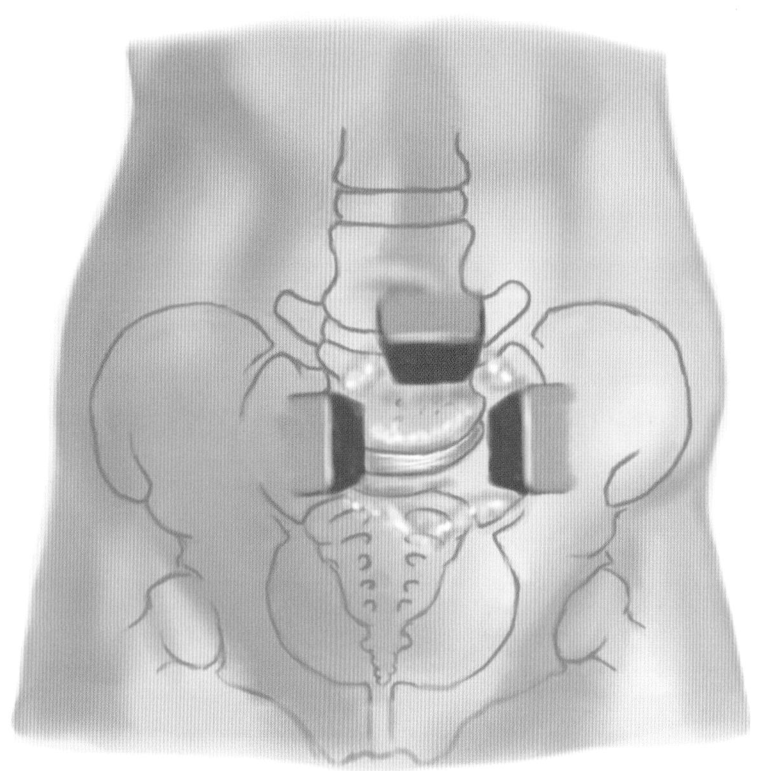

图 13-10 牵拉显露 L_5/S_1 椎间盘

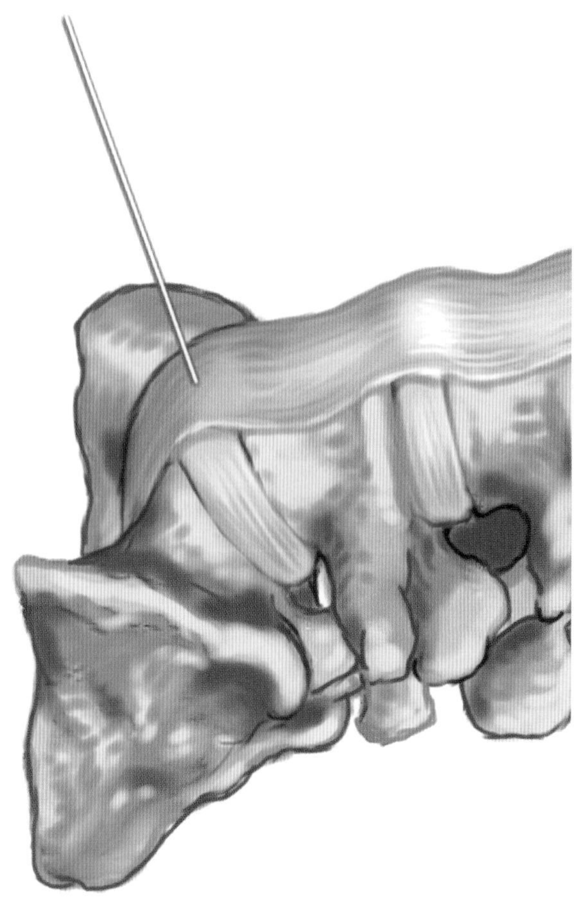

图 13-11 放置不透射线的标记物，前后和侧位透视图像确认椎体水平的位置

脊柱组完成椎间盘切除术和融合术后，小心地移除牵开器。充分止血后，将腹膜放回到原位。仔细缝合任何腹膜裂口。确认动脉远端搏动。虽然缝合腹直肌鞘后层或弓状线并非必需，但如果可以缝合的话，则有助于关闭腹直肌鞘前层。标准方式缝合腹直肌鞘前层和皮肤。

（二）L_4/L_5 显露

前入路腹膜后途径显露 L_4/L_5 椎间隙的方式与前面描述的 L_5/S_1 显露相同，通过旁正中切口进行（图 13-12）。显露 L_4/L_5 需要游离远端主动脉和左侧髂血管。血管外科医生应注意左髂总静脉的粗大静脉分支，包括髂骶内侧静脉和髂腰外侧静脉（图 13-9）。这个区域常有变异，外科医生必须警惕额外的静脉侧支，包括成对的髂腰静脉或伴随的腰升静脉。这些静脉应仔细控制和缝扎，若周围有慢性炎症时该操作可能比较困难。未控制这些静脉会导致向内侧牵拉左髂静脉时的撕脱损伤，控制这种损伤出血的挑战再怎么强调都不为过。其他分支，特别是 L_4/L_5 腰动脉和静脉，也需要在向近端游离髂血管时予以结扎。

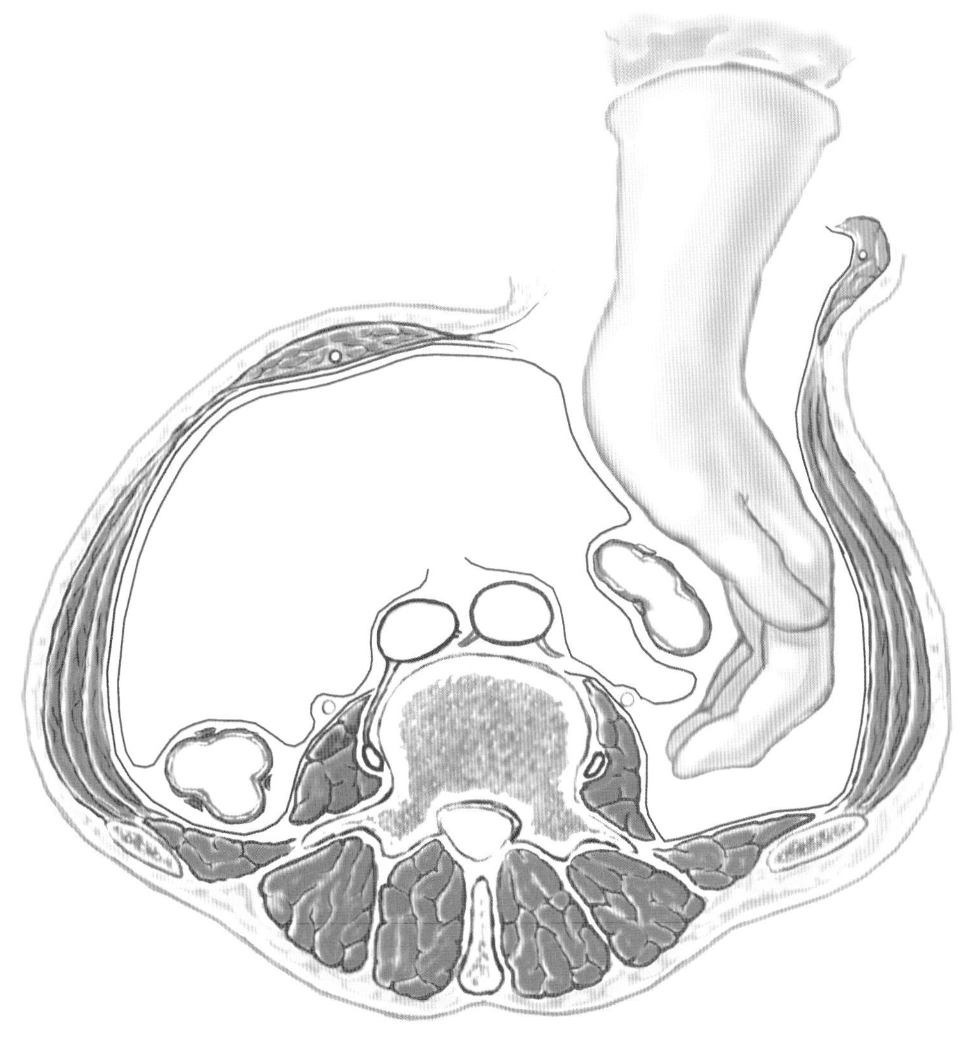

图 13-12　向内侧掀起腹膜显示 L_4/L_5 椎间隙

L_4/L_5 椎间隙的最佳显露取决于周围炎症粘连程度以及主动脉和下腔静脉分叉的解剖位置。根据分叉的解剖位置，椎间盘的空间可以显露在这些血管上方、血管之间或血管下方 [6]。由于分支最常见的位置在 L_4/L_5 椎间盘周围水平，需要向右牵拉血管（图 13-13A）。当分叉位置更高时，左侧髂总血管可向患者左侧牵拉至几乎水平位（图 13-13B），或将髂总动脉与髂总静脉分开（图 13-13C）。无论牵开器的牵开形态如何，在设置牵开器后，都应通过触诊脉搏或多普勒探头确认远端髂外动脉的血流。为了完成椎间隙的显露，覆盖在 L_4/L_5 椎间隙的软组织可以使用 Cobb 剥离器游离。

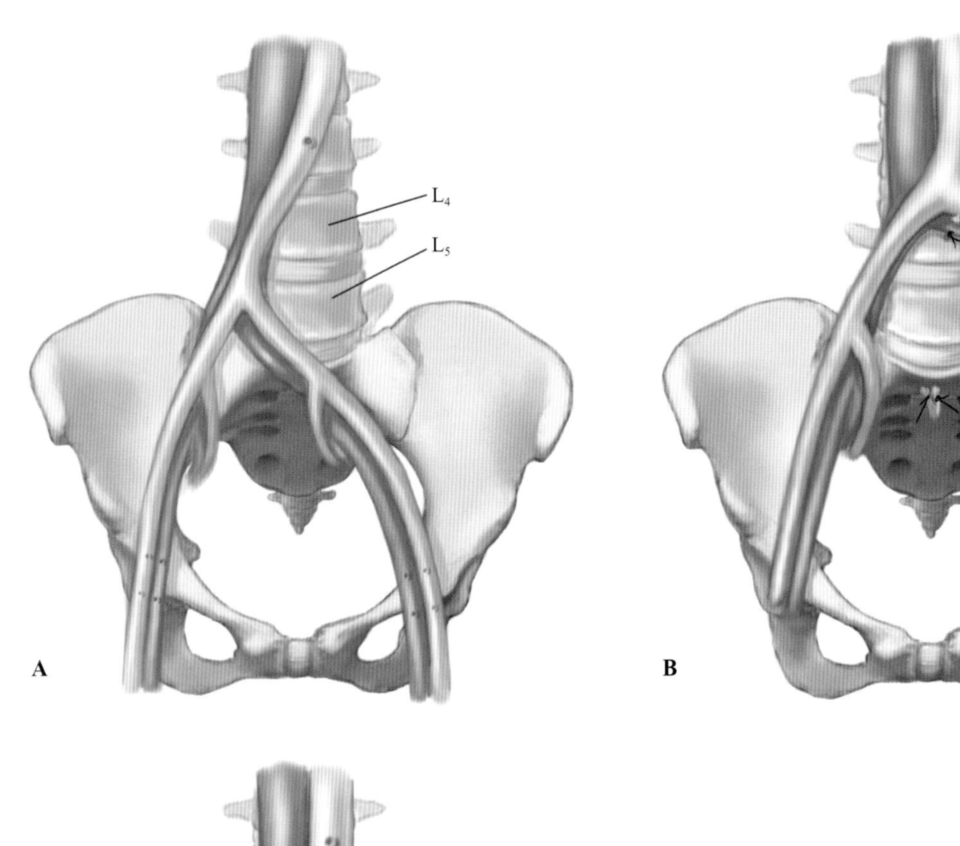

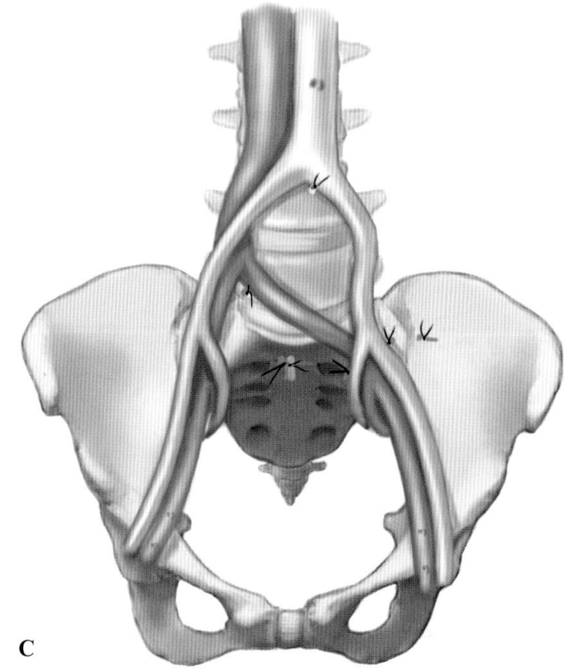

图 13-13 牵开策略取决于大血管分叉水平的变化

将不透射线的标记物放入椎间隙并通过侧位透视明确 L_4/L_5 椎间隙。如上所述，使用照明式自动牵开器和射线可透过的拉钩获得稳定的视野，用于椎间盘的切除和植入。任何进一步的血管牵开器操作都应由血管外科团队完成，因为在这种情况下，血管损伤的可能性大于 L_5/S_1 椎间隙的显露。完成脊柱手术后，小心地取出牵开器。充分止血后，将腹膜放回到原位。任何腹膜裂口都应仔细缝合。确认远端动脉搏动，缝合过程如上所述。

二、腰交感神经链显露

一个多世纪前，交感神经切除手术首次被提出用于治疗下肢血管疾病 [7]。然而对于血管外科医生现代血运重建技术使得腰交感神经切除术成为历史。腰交感神经切除术目前唯一指征是原发性足底多汗症；治疗复杂性区域疼痛综合征和特定的雷诺综合征患者的价值仍有争议 [8, 9]。腰交感神经切除术目前采用诸如后腹膜腔镜的微创技术；为了阐释的完整性，我们接下来将讨论开放性腰交感神经切除术。

患者取仰卧位，同侧腰部垫高 15°～20°。在肋骨缘和髂上嵴之间做一个横切口，并延伸到腹直肌鞘的外侧缘（图 13-14）。对于体型较大或肥胖的患者，切口可向外侧延伸至第 12 肋骨平面或向内侧穿过腹直肌鞘。

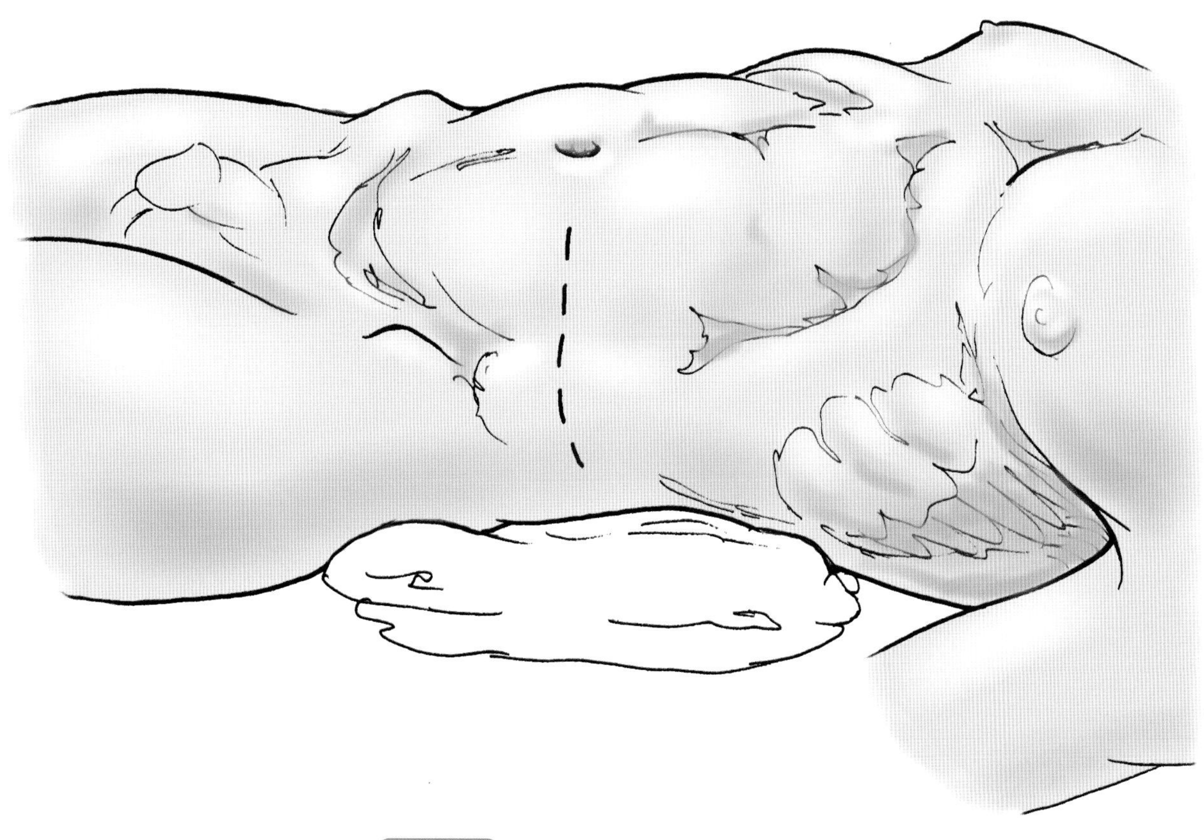

图 13-14　示侧切口显露腰椎交感神经链

切口深入皮下组织后，使用Pearl最初描述的肌肉分裂技术[10]。从切口外侧进入腹膜后间隙最容易，腹膜从腹壁外侧和后方钝性分离处理。腹膜囊及其内容物向内侧拉开，沿腹壁后方继续显露后腹膜。容易辨认腰大肌及沿着腰大肌外侧向下走行的髂腹股沟神经和生殖股神经。鉴别这些神经是很重要的，这样就可以将它们与腰交感神经链区分开来。需要辨认输尿管并予以保护，与腹膜囊一起拉开是最容易的方法。

交感神经链沿着腰椎椎体位于腰大肌内侧（图13-15）。交感神经链右侧刚好位于下腔静脉外侧缘，左侧毗邻主动脉外侧缘。最容易识别的方法是触及神经节，当它被拨动时，会发出有特点的"啪"一声[11]。表面脂肪组织予以轻轻去除以充分显示交感神经链。应小心结扎和游离一些跨过交感神经链前方的分支血管，以防止腹膜后麻烦的出血。为充分显露交感神经链右侧，有时需要将下腔静脉向内侧牵拉。最远端腰神经节很容易识别，是因为最远可触及的神经节位于髂嵴附近，因此可通过跟踪交感神经干向上逆行识别其他所有腰神经节。第1腰神经节可能部分隐藏在腰肋弓内侧；可以通过垂直切开覆盖的膈肌组织来显露。

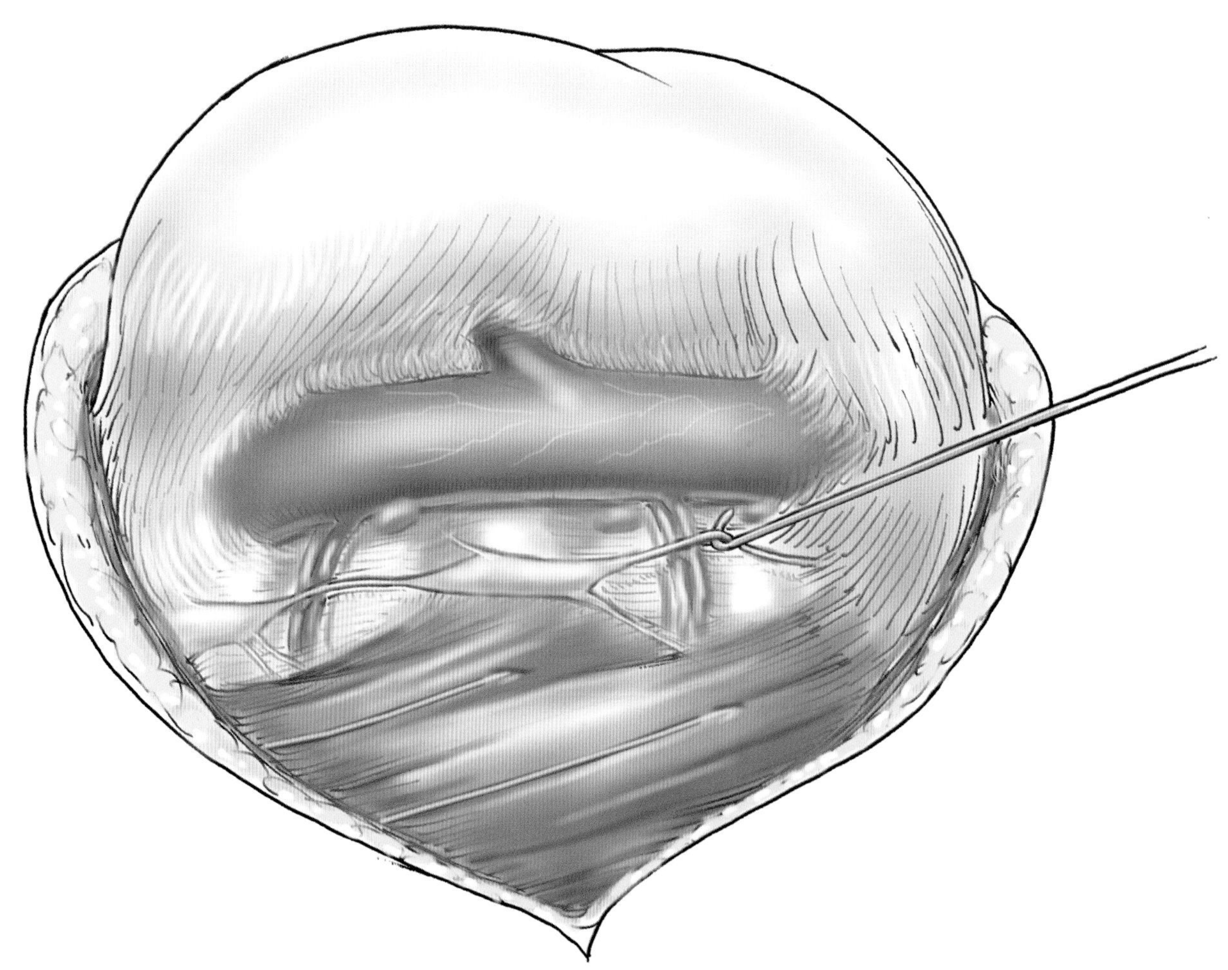

图13-15 剖开腹侧肌肉进入腹横筋膜与腹膜之间的腹膜前平面，腹膜囊向内侧掀开显露腰椎交感神经链和腰丛神经

第 14 章　下腔静脉

Inferior Vena Cava

一、下腔静脉外科解剖

下腔静脉远端起自 L_5 椎体前方、中线偏右侧的两髂总静脉汇合处 图 14-1，在 T_8 水平穿过膈肌的膜部后直接汇入右心房。小肠系膜根部、十二指肠第一段和第三段、胰头横过下腔静脉（图 10-5 和 图 12-4）。网膜孔裂隙将下腔静脉及其前方的肝门静脉分隔开，肾静脉上方的下腔静脉稍偏向右侧，腔静脉经过肝脏时部分嵌入肝尾状叶和肝右叶间。

（一）髂静脉

髂外静脉引流下肢的静脉血，起自腹股沟韧带后方，绕行于腰大肌内侧的真骨盆缘。髂内静脉引流除直肠乙状结肠区外的所有盆腔内脏的静脉血，在靠近骶髂关节处与髂外静脉汇合形成髂总静脉。双侧髂总静脉上升至 L_5 前方汇合。输尿管和输精管（男性）、子宫圆韧带和卵巢血管（女性）跨过髂外血管。交感干和来自腰丛的闭孔神经在髂总静脉下面经过。主动脉分叉点较下腔静脉分叉更偏向头侧。髂动脉以动脉跨坐并拥抱静脉的方式与髂静脉交叉 图 14-2。右侧髂总动脉在下腔静脉分叉前方跨过。因此，在腹股沟区动脉总是位于静脉的外侧。在主动脉和腔静脉分叉重叠处常存在致密粘连。

（二）肾下腔静脉

肾下腔静脉唯一的前向属支是细小的右侧性腺静脉。腰静脉成对开口于腔静脉后方，并参与构成广泛的椎旁静脉丛 图 14-3。椎旁静脉丛内纵向排列的腰升静脉与盆腔的骶外侧静脉，以及胸腔的奇静脉、半奇静脉相互交通。该静脉系统与腹后壁静脉系统间还存在其他多种吻合方式，偶尔还与肾静脉和肾上腺静脉相交通。此外，引流椎管的静脉属支通过椎间孔与椎旁静脉丛形成吻合，这些脊柱静脉属支沿整个椎管排列，形成广泛且无静脉瓣的静脉丛，引流脊柱骨性和神经性结构的静脉血。这一由 Batson 等描述的复杂结构被认为有利于恶性肿瘤与感染病灶在脊柱和脑组织间转移、蔓延。

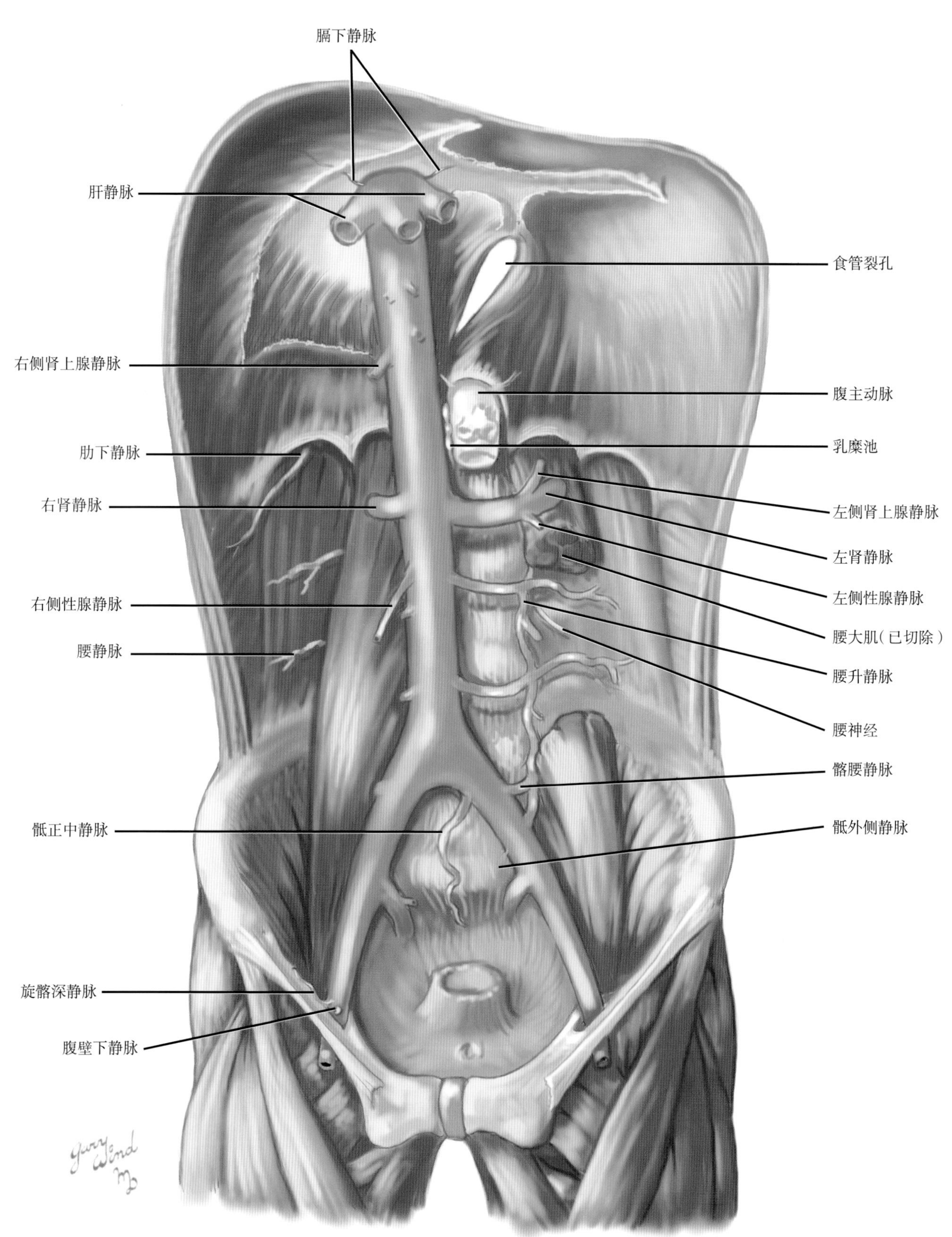

图 14-1 下腔静脉位于中线右侧、T_8～L_5 水平

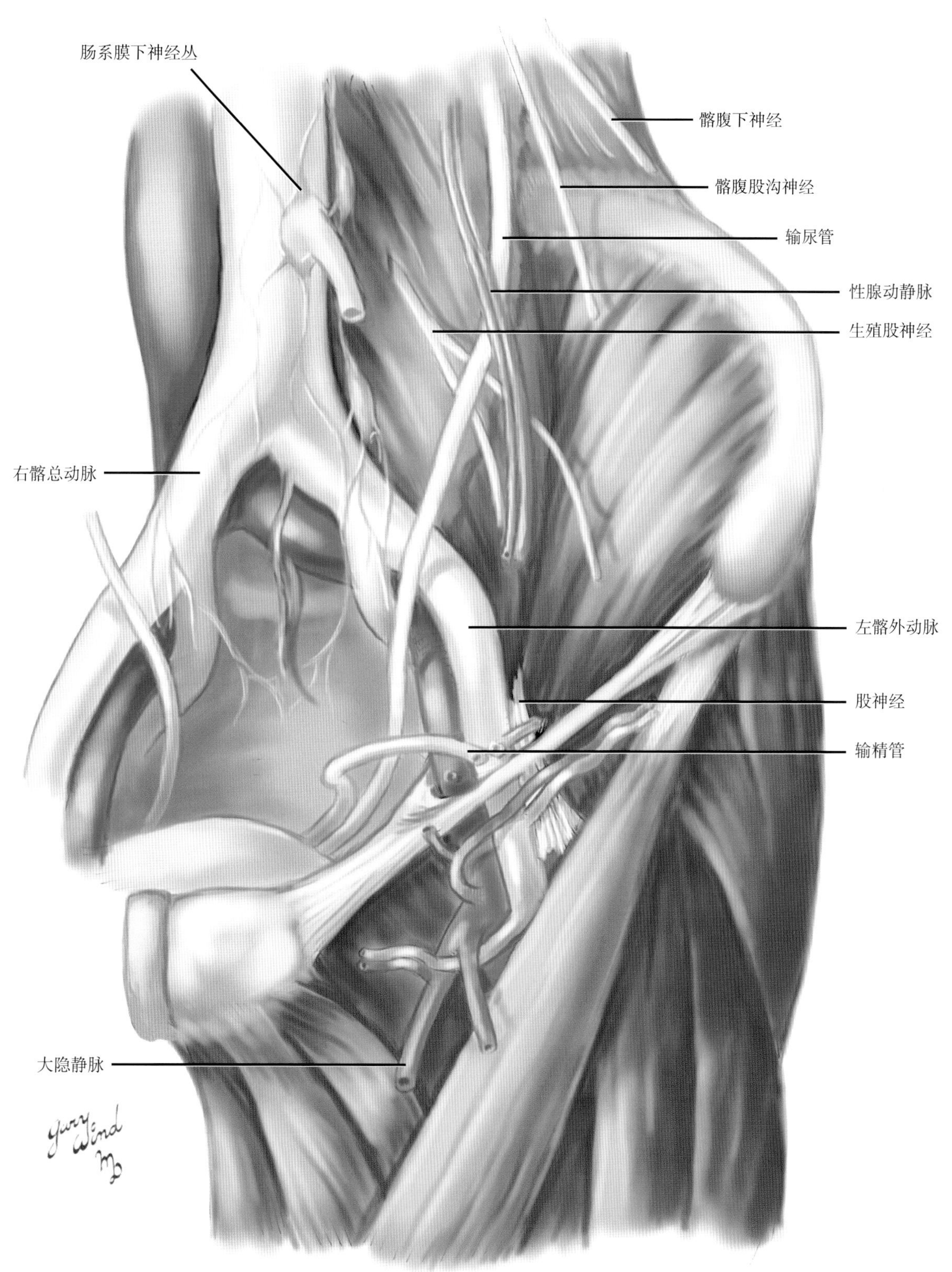

图 14–2　髂外静脉被髂动脉的分支包绕，在腹股沟韧带下面位于动脉的内侧

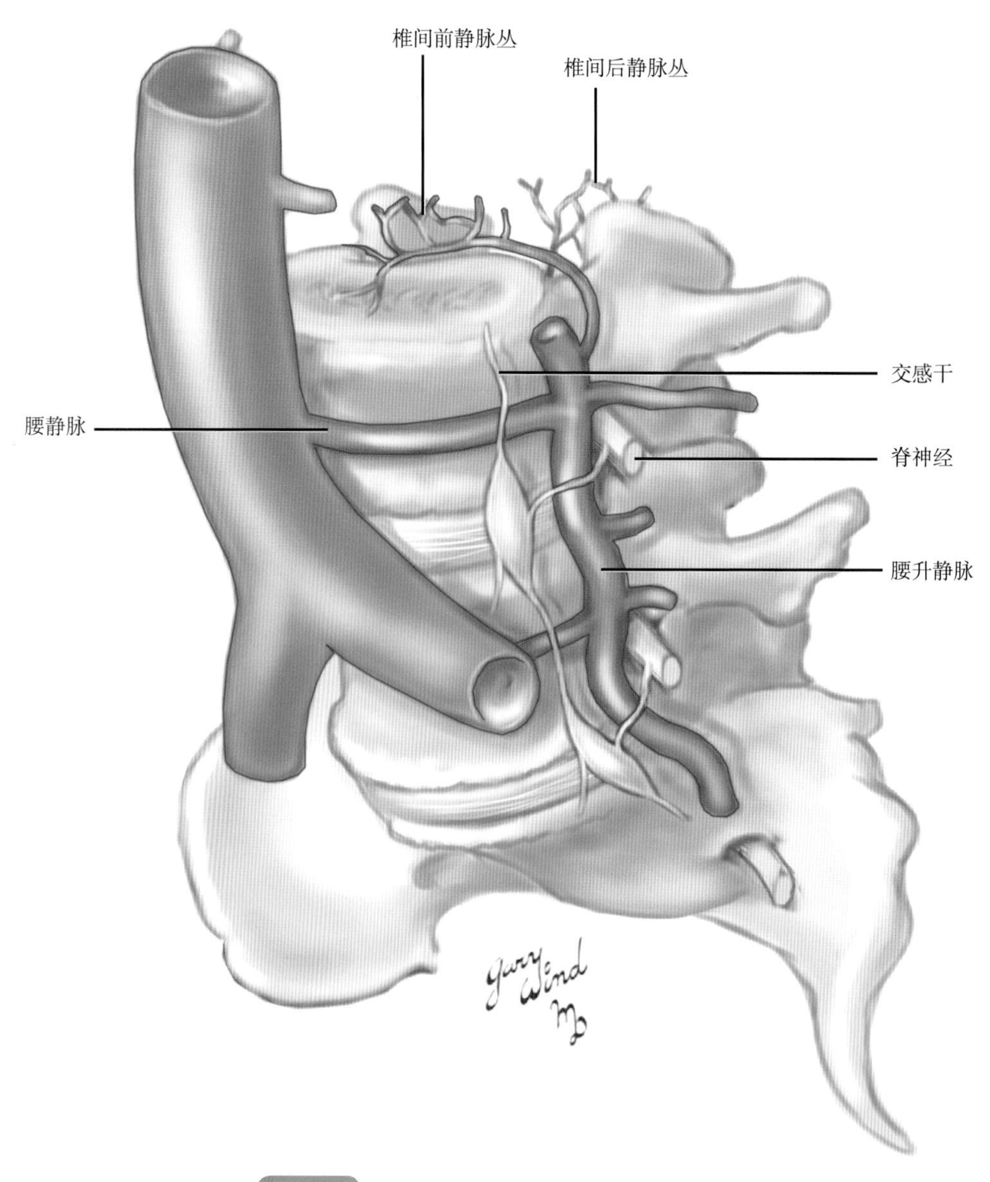

图 14-3 腰静脉与椎旁广泛的静脉网相交通

（三）肾周腔静脉

肾静脉通常在 L_2 水平汇入下腔静脉，且多为单根。右侧肾静脉出肾门后向前内侧走行，路程较短（图 11-2）。左肾静脉拱形跨过主动脉，在肠系膜上动脉与主动脉间形成的锐角内穿过，呈 90° 汇入下腔静脉。下腔静脉该节段前方的毗邻关系在第 11 章中已详述。

（四）肝后下腔静脉

下腔静脉通过肝脏的部分被肝实质从三面包绕（图 14-4）。有数条引流肝尾状叶的小属支直接汇入下腔静脉。在肝顶，腔静脉接受粗大的肝静脉的回流，通常为三支。肝静脉 – 腔静脉汇合处位于由冠状韧带围成的菱形肝裸区的前角（图 10-5）。切开左侧三角韧带和镰状韧带时，必须牢记这些结构的周围毗邻，以免损伤该处的静脉。

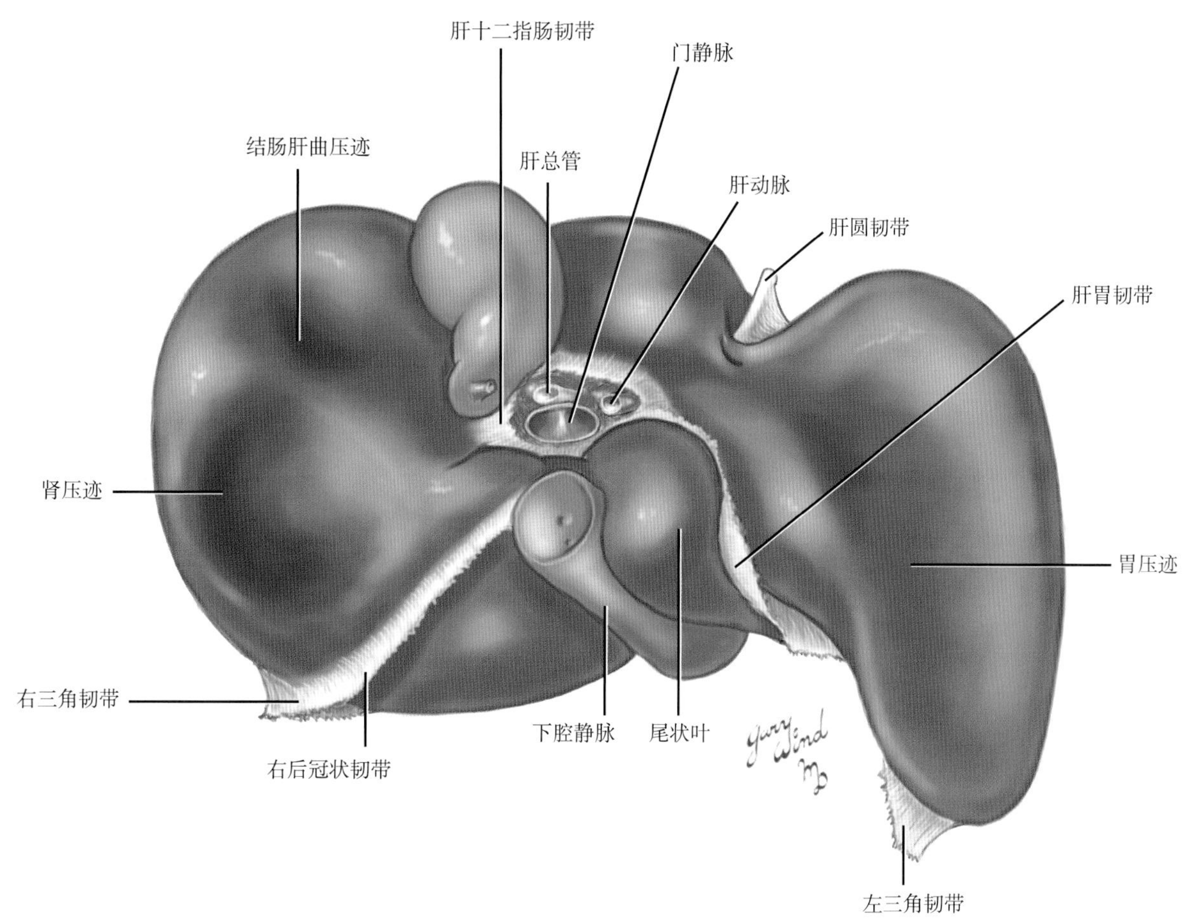

图 14-4　腔静脉肝后段部分嵌入肝脏内

二、肝下下腔静脉的显露

下腔静脉滤器被广泛用来降低肺栓塞的风险。虽然现在大多数滤器是可回收的，但回收率差别很大，以致许多滤器被作为永久滤器留置[1]。与滤器长期置入相关的并发症包括有滤器移位、构件断裂以及腔静脉穿孔[2-4]。出现腹膜后出血、肠穿孔或主动脉穿孔时往往需行开放手术取出滤器[4]。在这种情况下，腹膜后入路可良好地显露下腔静脉，但鉴于存在相关的肠管和（或）主动脉损伤的可能，通常首选经腹正中切口入路。

在现代临床实践中，外科显露下腔静脉的指征还包括肾癌腔静脉浸润的切除术[5, 6]、创伤的处置[7]，偶尔还应用于静脉手术重建[8]。在这些情况下，最理想的入路为经腹正中入路。

（一）腹膜外入路

患者仰卧位，右腰部用卷垫抬高 15°～20°。下胸部、腹部及右腰部备皮、消毒并铺巾。建议采用全麻，彻底地肌松有利于切口的显露。

横切口起自右侧腹直肌外侧缘，平脐上方，向外延长至第 11 肋 图 14-5。切开腹外斜肌腱膜，分离切口外侧的腹外斜肌。沿肌纤维方向分开下方的腹内斜肌，并游离其下表面以利牵开。在切口的外侧切开腹横肌及腹横筋膜，因为该处的腹膜与其上的筋膜易于分离。钝性分开腹膜后，再将上述层面向内侧切开至腹直肌。腹膜有任何破口都应缝合关闭。

从腰大肌表面下，将腹膜从腹横筋膜钝性分离开来以显露下腔静脉的腹膜后层面 图 14-6。输尿管留在后腹膜表面，并向前向左牵开。

下腔静脉位于切口深部的右侧腰大肌的前内侧。采用该入路，如果牵拉良好，可完全显露长约 6cm 的下腔静脉段。腔静脉的血管控制，宜选在紧靠最高位腰静脉的头侧。

（二）经腹入路

患者仰卧位，下胸部和腹部备皮、消毒并铺巾。创伤患者首选腹正中切口 [9]，择期患者可选择肋缘下切口。

进入腹腔常规探查后，将小肠牵向患者左侧。切开附着于右半结肠的侧腹膜，使右半结肠及其系膜能向内侧翻折。切开后腹膜，游离十二指肠第二、第三段。将十二指肠和胰头向内侧翻转，在其后方可显露从髂静脉分叉到尾状叶水平的下腔静脉 图 14-7。在尝试肾下下腔静脉操作之前，需从前外侧将其表面的疏松组织和淋巴管清除干净。可以在紧靠肾静脉下方的下腔静脉套以血管阻断带，以备更大范围的腔静脉游离。

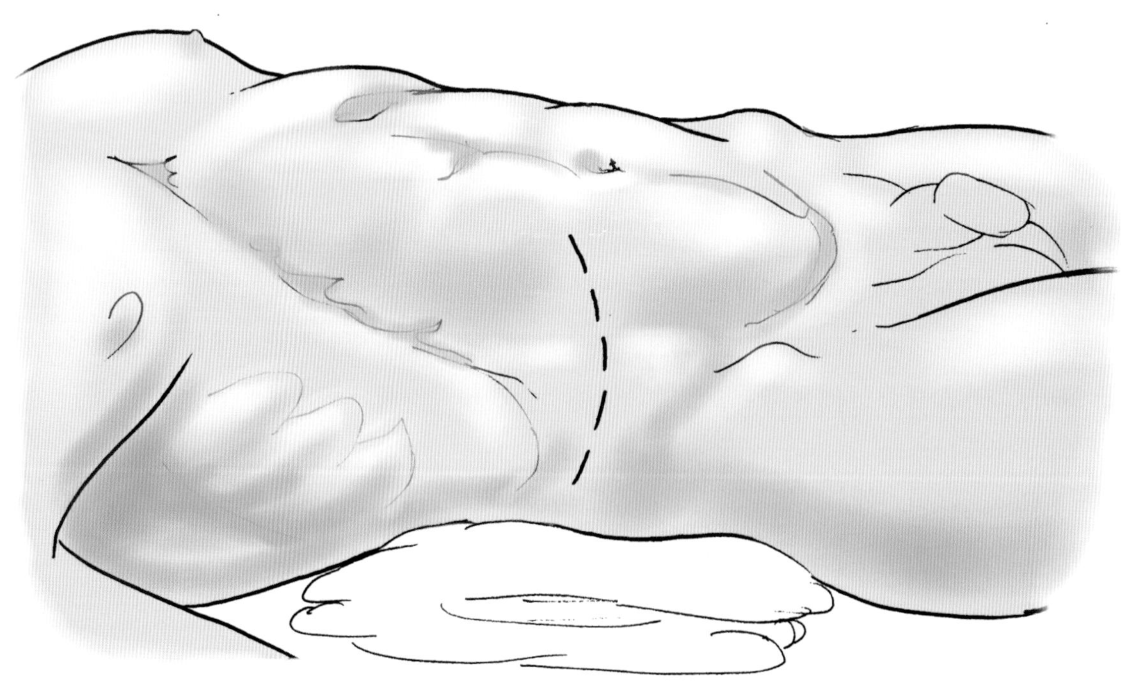

图 14-5 经右侧腰部切口可达下腔静脉

输尿管
交感干
腰大肌

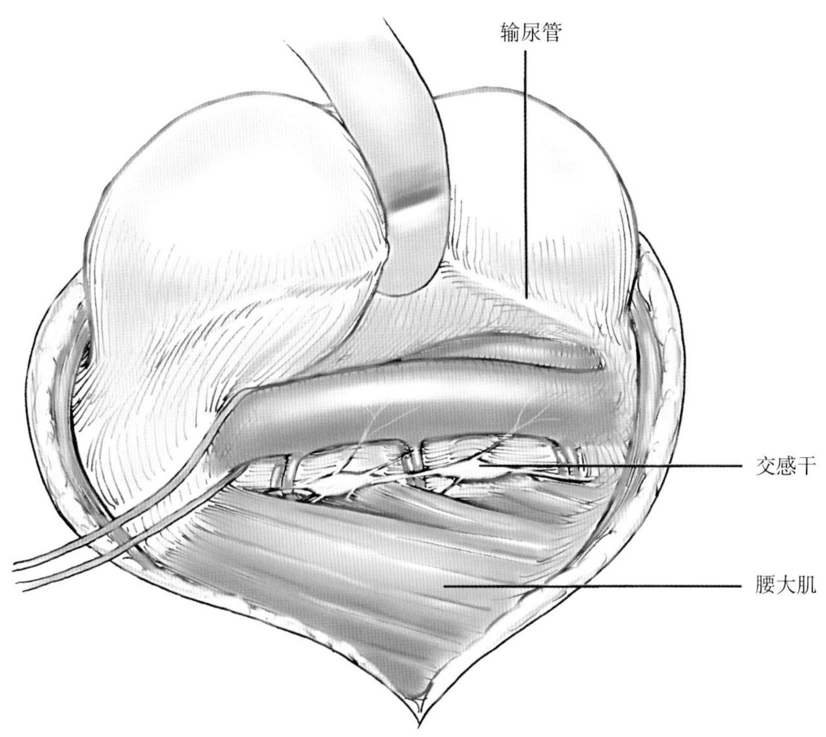

图 14-6 腹膜连同粘连的输尿管一并向上牵开以显露下腔静脉

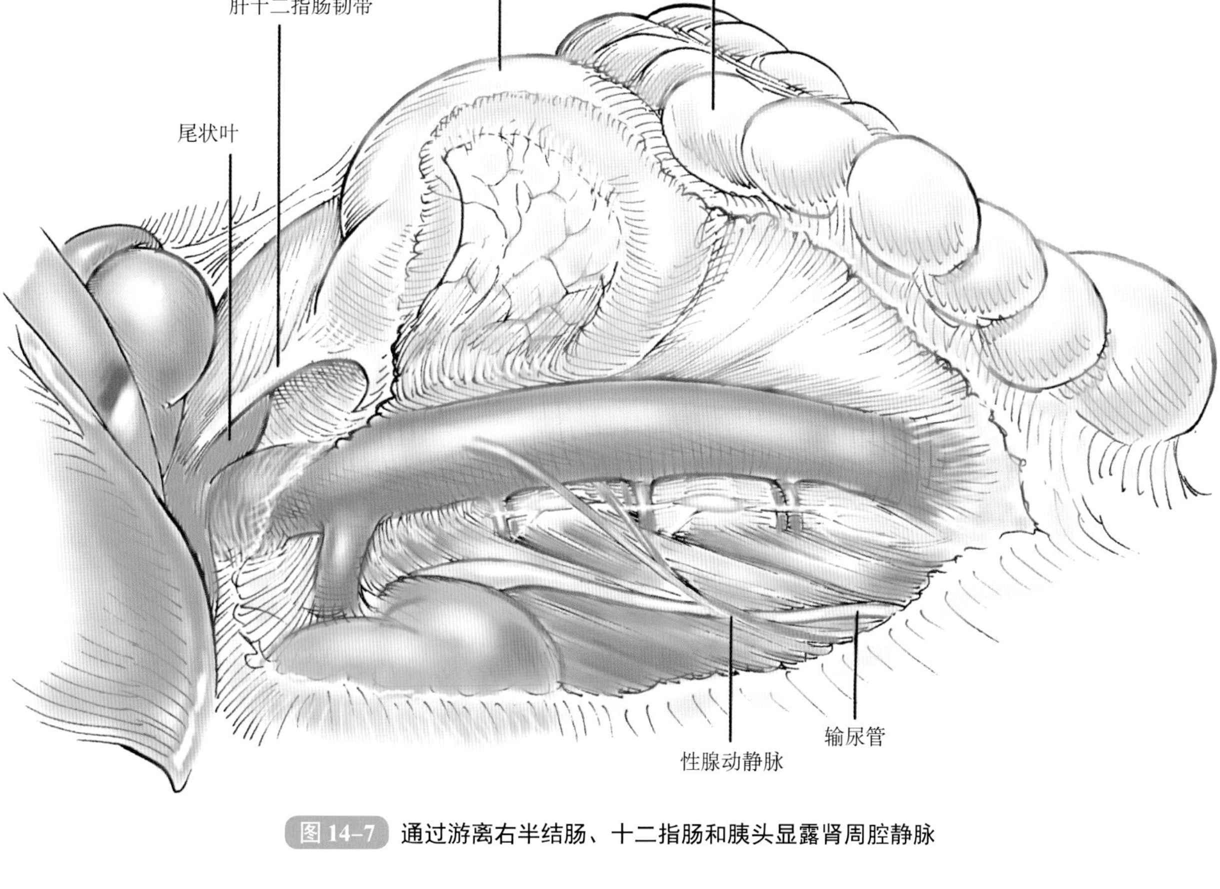

结肠肝曲
十二指肠
肝十二指肠韧带
尾状叶
输尿管
性腺动静脉

图 14-7 通过游离右半结肠、十二指肠和胰头显露肾周腔静脉

择期手术中，可将肾下腔静脉外侧向前旋转，从而显露其后壁 图 14-8。需小心控制汇入腔静脉后壁的腰静脉，结扎并切断这些静脉属支可使下腔静脉获得更大的游离度。由于可能撕裂腰静脉，因此该方法不适用于控制腔静脉后壁的损伤。此种损伤可能需扩大腔静脉前壁的切口，在腔静脉内关闭后壁伤口[9] 图 14-9。

位于肾静脉上方和肝尾状叶下方的腔静脉可环绕血管阻断带。术中应辨认并控制汇入下腔静脉的较短的右侧肾上腺静脉，以免操作时撕脱。由于此段腔静脉被限制在肾静脉（下方）和肝脏（上方）之间，因此很难获得广泛游离。

（三）左肾静脉移植至肾下下腔静脉的显露

主动脉和肠系膜上动脉之间的左肾静脉受压，可能导致所谓的“胡桃夹综合征”，因左肾静脉充血表现为左腰部或腹部疼痛、血尿、蛋白尿和左侧精索静脉曲张（男性）[10] 图 14-10。与该病检查和诊断相关的完整论述，将在其他章节阐释[11]。治疗方案包括保守治疗、血管腔内支架植入术和左肾静脉移植至肾下下腔静脉。对于有严重或持续症状的患者，由于有支架移位的报道，移植术更受青睐[12]。左肾静脉移植到下腔静脉远端最为方便，因为此处主动脉与肠系膜上动脉间的空间较大。

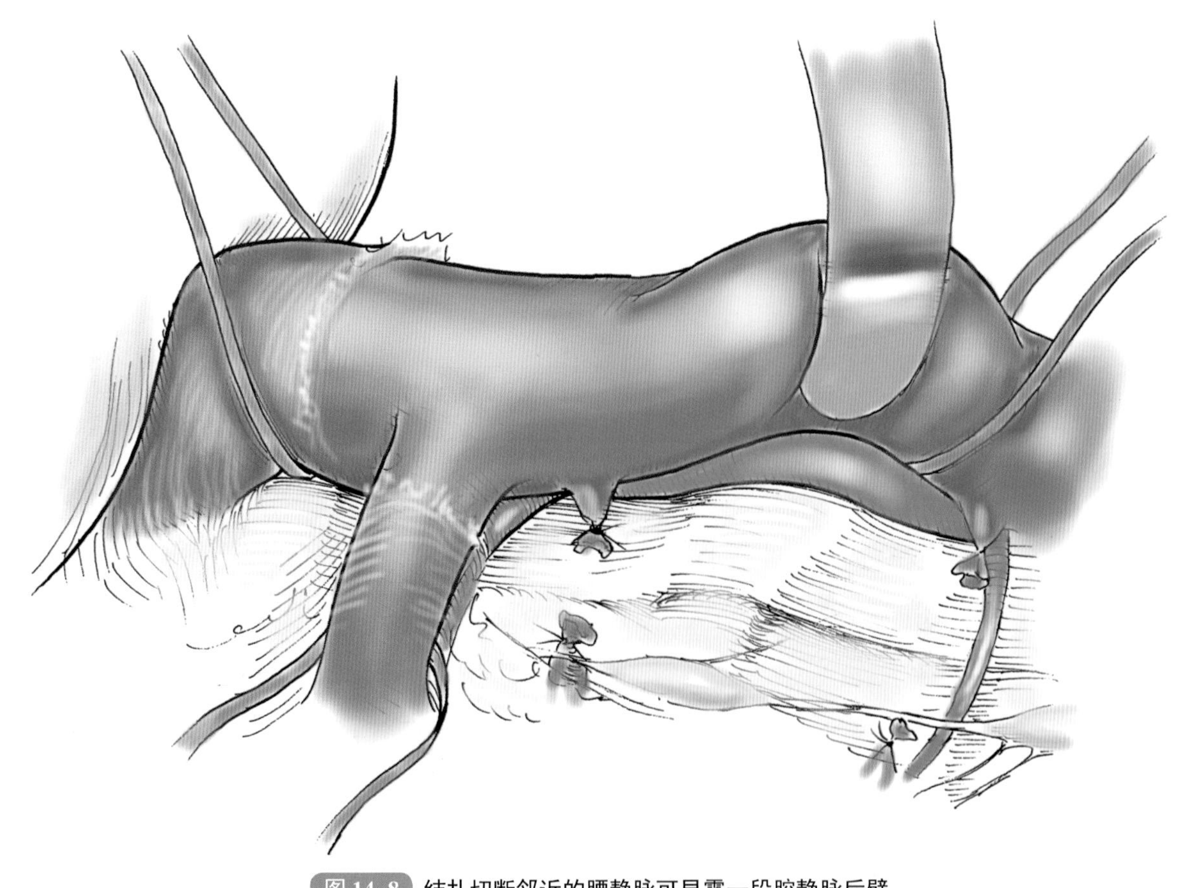

图 14-8 结扎切断邻近的腰静脉可显露一段腔静脉后壁

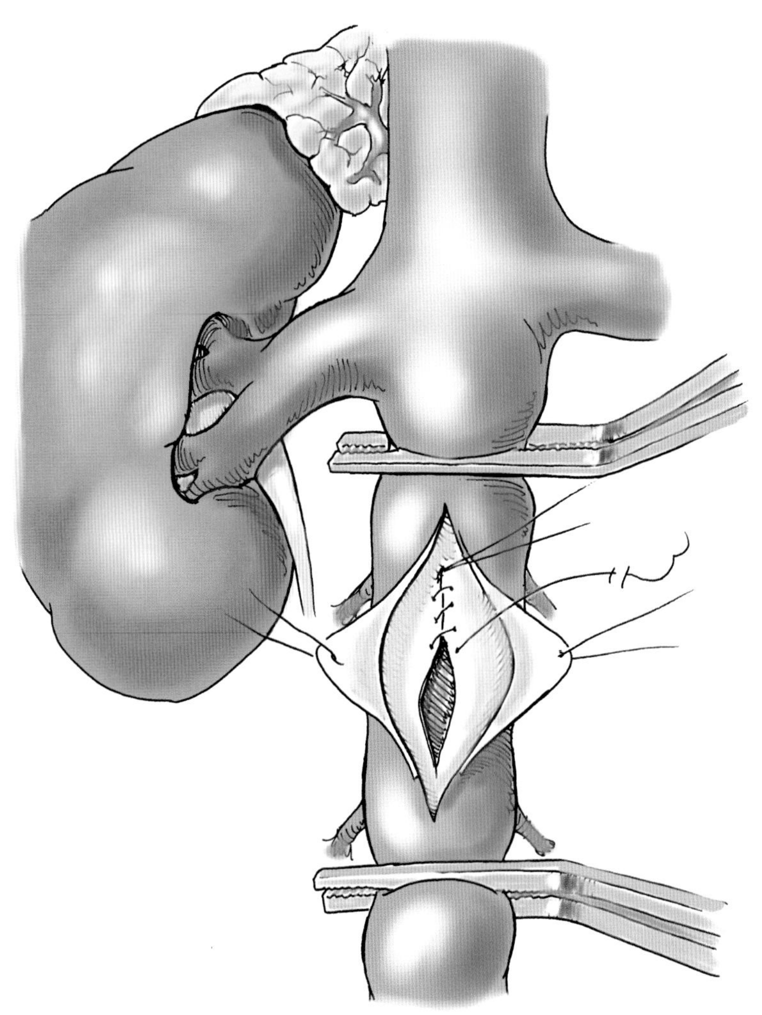

图 14-9　在血管腔内可以修复下腔静脉的后壁伤口

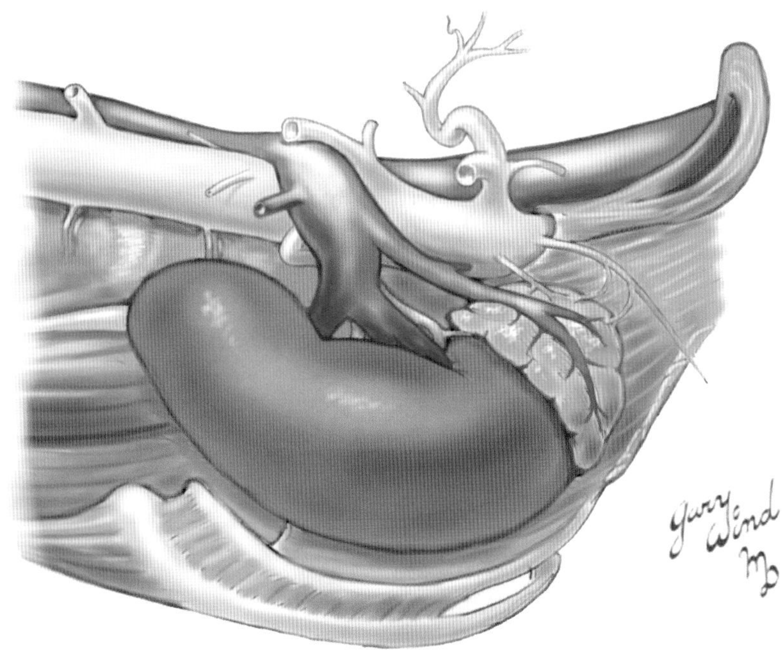

图 14-10　肠系膜上动脉下方的左肾静脉受压可引起“胡桃夹综合征”，并伴有充血，导致腰腹部或盆腔疼痛

患者取仰卧位，下胸部和腹部备皮、消毒并铺巾。从剑突至脐下数厘米处做腹部正中切口。进入腹膜腔，常规探查完成后，向上牵开横结肠，向患者右侧牵开小肠。从肾下腹主动脉上方，直接进入腹膜后间隙，在左肾静脉上方做腹膜后切口（图14-11）。这就需要游离十二指肠的第三、第四段，将其向右侧翻起。解剖左肾静脉周围，并游离肾静脉分叉至汇入下腔静脉处（图14-12）。要做到充分游离，需结扎和分离左肾上腺、性腺和腰静脉的属支。

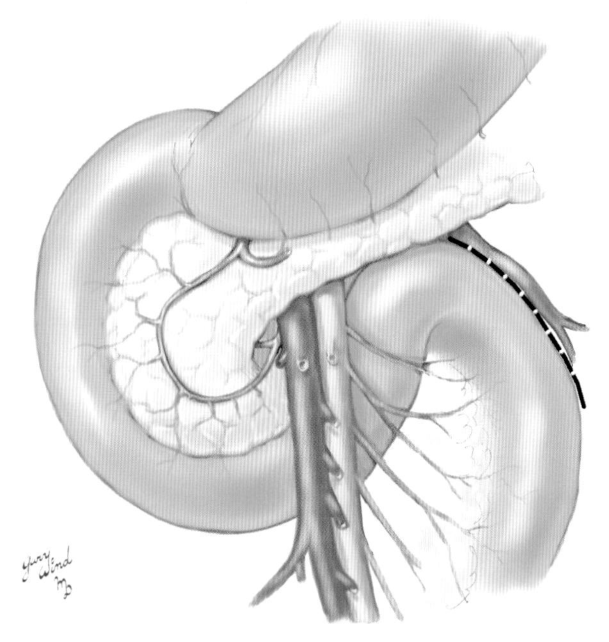

图14-11 通过十二指肠和肠系膜下静脉之间的腹膜后切口可将十二指肠的第三和第四部分向右游离，露出左肾静脉

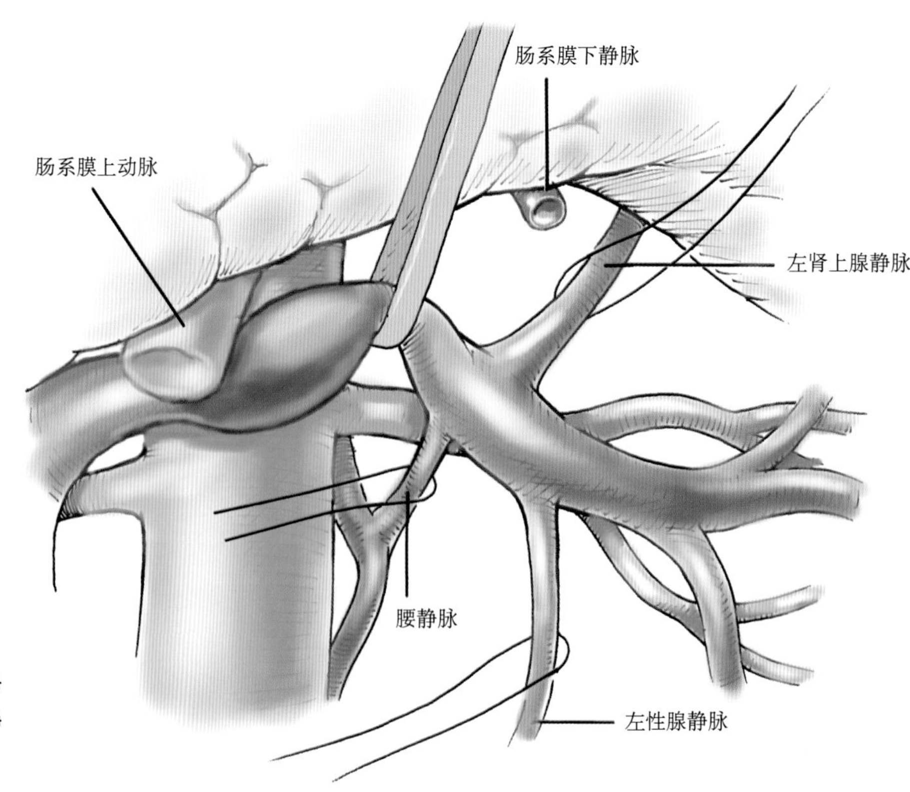

图14-12 肾静脉属支肾上腺静脉、腰静脉、性腺静脉属支的分离

在主动脉的右侧显露下腔静脉。应该在下腔静脉近端左侧游离出一段足够的距离，以便在左肾静脉汇入处安全地放置 Satinsky 侧壁钳。下腔静脉远端，在髂静脉汇合处和邻肾腔静脉的中点位置（图 14-13），也需游离出足够长的距离以放置 Satinsky 钳，为肾静脉移植做准备。安全游离需要结扎和分离数支粗大的腰静脉属支。一旦游离完成，即可横断并移植左肾静脉，将其与下腔静脉行无张力吻合（图 14-14）。当慢性静脉纤维化妨碍直接吻合时，可能需要额外的技术，包括用静脉补片成形术、自体隐静脉成袖或股静脉间置延长术[10]（图 14-15）。

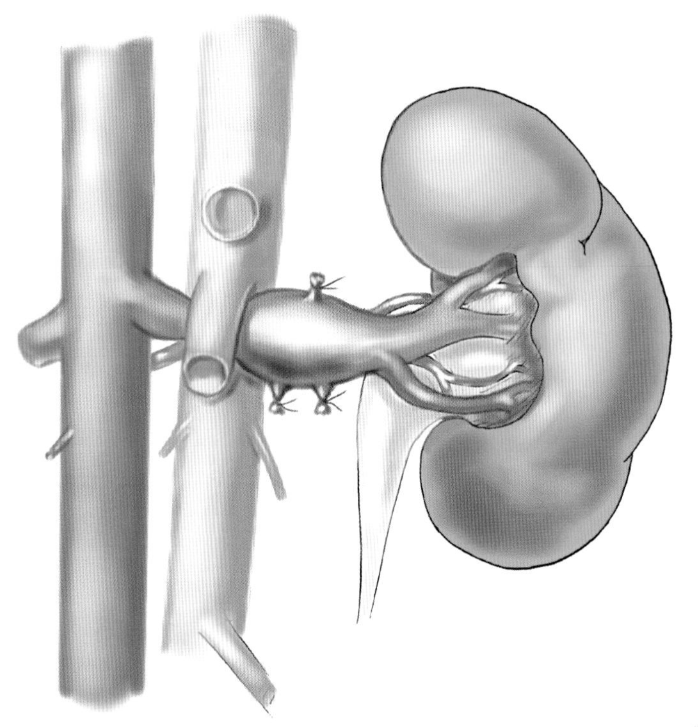

图 14-13 离断腰静脉等分支后游离左肾静脉下方的下腔静脉，显露出足够空间，使 Satinsky 钳可以翻转至阻断位置

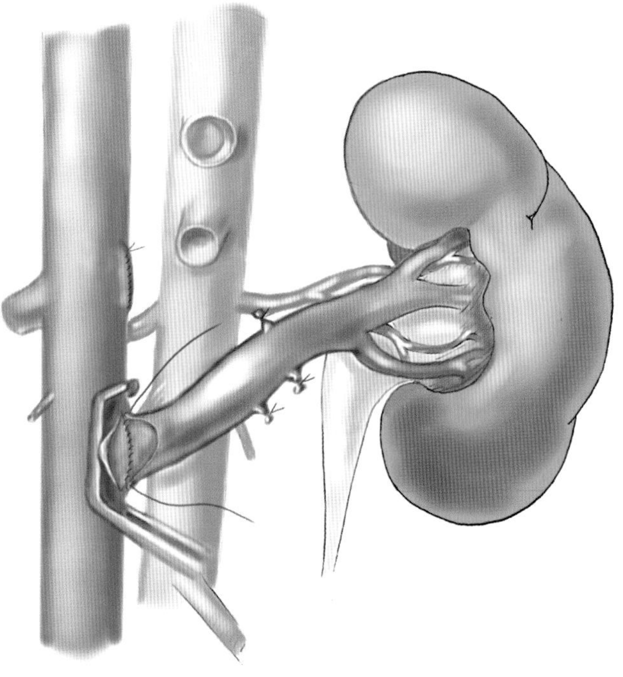

图 14-14 在完全游离后，可以横切左肾静脉，并与下腔静脉吻合进行无张力吻合

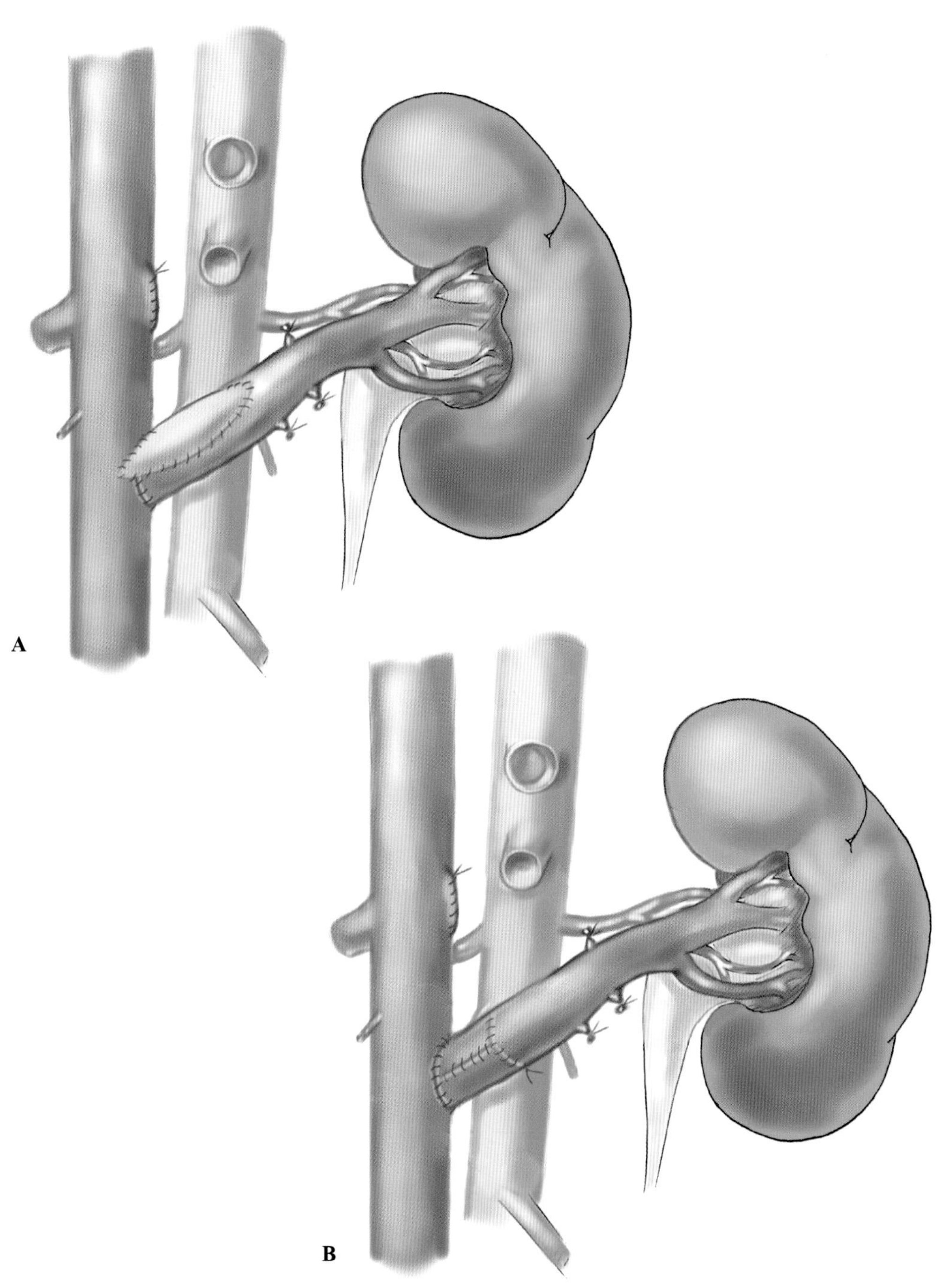

图 14-15 如果肾静脉近端纤维化阻止了直接吻合，则可能需要静脉修补成形术或袖静脉移植

（四）肝后下腔静脉的显露

患者仰卧位，全腹、前胸部和下颈部备皮、消毒并铺巾。部分外科医师选择胸腹联合切口显露此段腔静脉 [13]，但另外一些外科医生建议采用腹部正中切口入路，必要时加做胸骨正中切口 [14]。胸骨正中切口大大增加了肝右叶后方的显露范围，必要时可通过心包内快速控制膈上下腔静脉（见后述）。

垂直正中切口从剑突直达耻骨。进入腹腔后，自动牵开器置于上切口两侧边缘，将肋缘向上抬高（图 14-16）。

切开右侧三角韧带显露肝裸区，然后切开肝右叶外侧面和后面的腹膜附着缘，助手将肝右叶向内侧靠近中线牵拉（图 14-17）。如果肝脏的腹膜后部分用这些办法显露困难时，可加做胸骨正中切口（见第 3 章）。

完全游离肝右叶并牵向内侧，显露肝后下腔静脉。从肝右叶和尾状叶后表面发出数条（3～8 条）细小的肝静脉汇入下腔静脉，这些小血管应小心结扎并分离，以免造成麻烦的出血。肝上后面发出 3 支粗大的肝静脉进入下腔静脉。如何显露和控制这些粗大的静脉，将在后面的章节进行讨论。

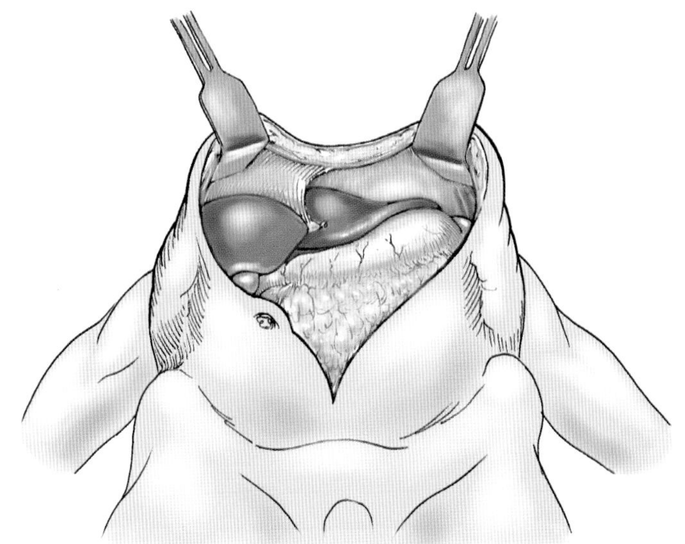

图 14-16　牵拉下胸阔以显露肝周腔静脉

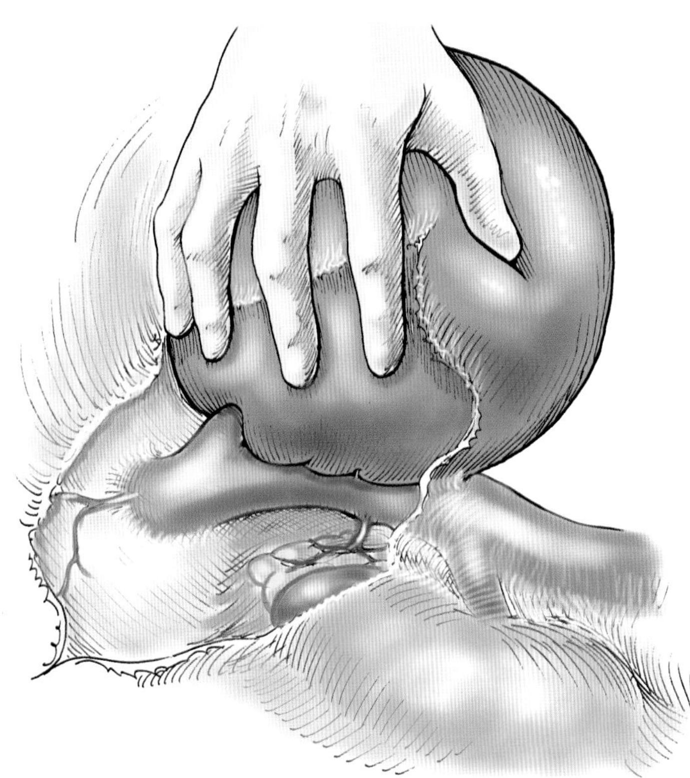

图 14-17　切开右侧三角韧带和冠状韧带，将肝右叶轻柔地转向左侧，可见肝后下腔静脉

（五）肝静脉的显露

急症控制出血性肝损伤和择期肝切除时需显露肝静脉。在紧急情况下，可能需考虑采用 Schrock 技术外科游离肝后下腔静脉[15]或采用大的球囊导管暂时阻断腔静脉。但 Schrock 分流术耗时、技术难度大，且成功率低，对于生命体征不稳定的患者，在显露腔静脉前，先对腹腔填塞止血以便争取短暂的复苏可能是明智的（“损害控制”）[16]。择期手术时，肝右叶切除术中需同时显露肝后下腔静脉（见前述）。

患者的准备和切口选择在之前的章节里已做叙述。进入腹腔并充分显露腔静脉的前方后，切断并结扎肝圆韧带。大范围切开肝上的镰状韧带和冠状韧带，显露肝裸区。将肝向足侧牵拉显露裸区疏松结缔组织内的 2～3 支粗大的肝静脉（图 14-18）。应小心解剖这些肝静脉并在其与腔静脉汇合处环绕血管阻断带。

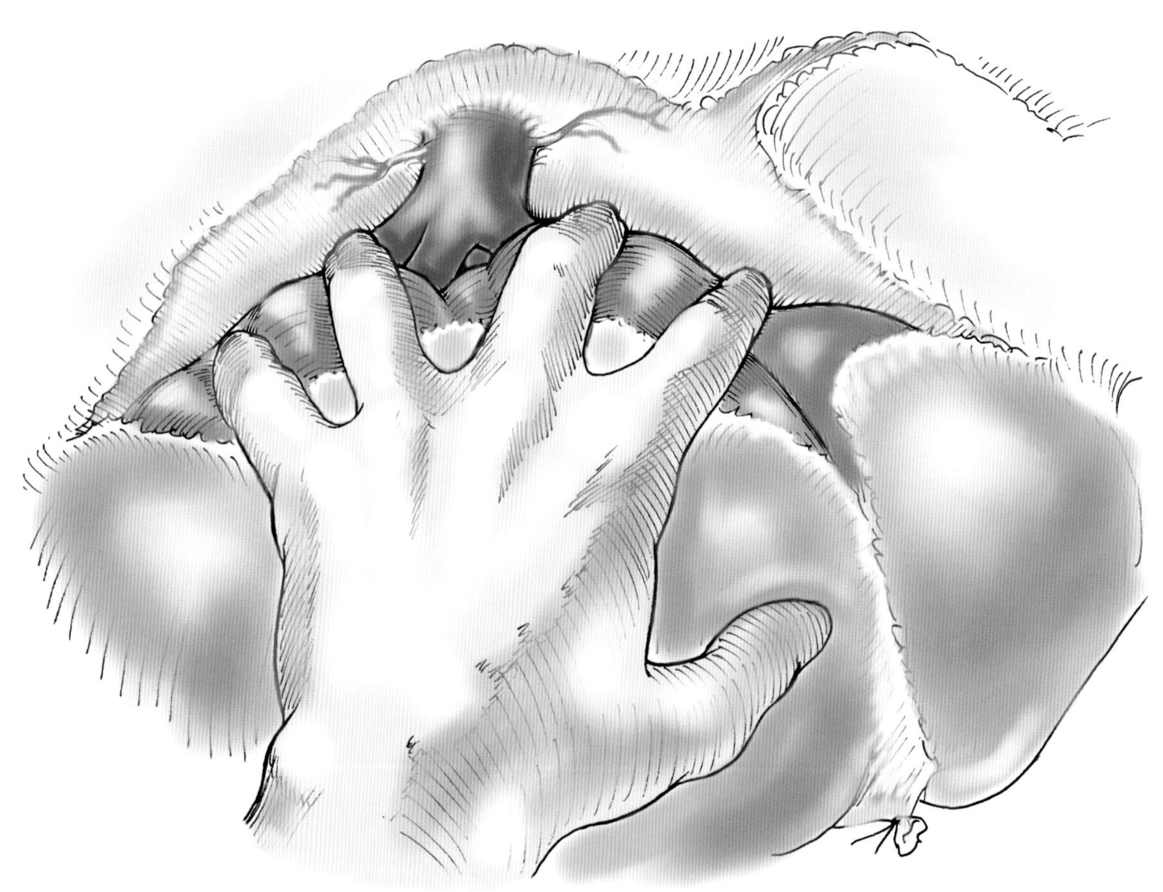

图 14-18 切开镰状韧带和冠状韧带

（六）心包内显露肝上下腔静脉

膈下存在肝静脉，膈上紧贴心包，妨碍了肝上下腔静脉的游离。尽管可通过切开心包下方的膈肌中心腱而游离短的膈上段腔静脉，但经心包内途径可以更容易、更快速地控制腔静脉。

充分显露需做胸骨正中切口（见第 3 章）。牵开胸骨缘后，沿正中线垂直切开心包。为增加显露，心包切缘可用缝线向外侧牵开（图 14–19）。下腔静脉终末段在患者的右侧，靠近心包腔下角处，汇入右心房。腔静脉后方为 Gibbon 间隙，内有疏松结缔组织易于钝性分离，可经此处绕穿血管阻断带。

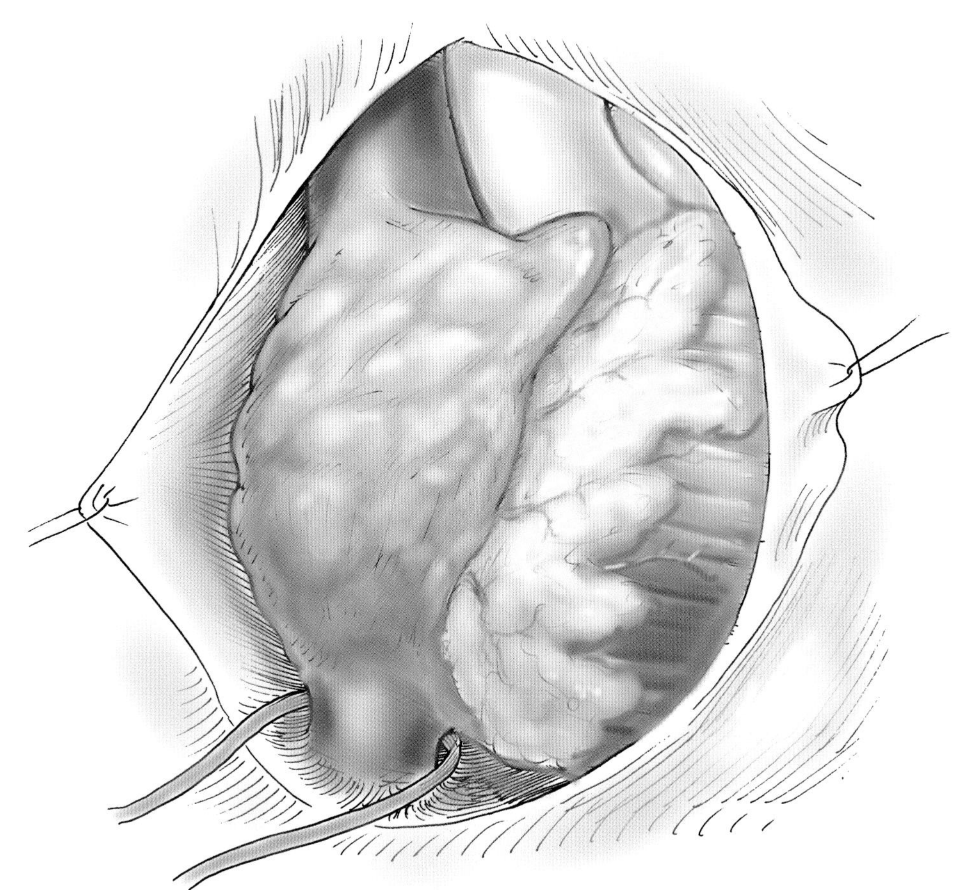

图 14–19　经胸骨正中切口，可汇入右心房处游离下腔静脉心包段

第 15 章　门静脉系统

Portal Venous System

一、门静脉的外科解剖

门静脉系统引流由腹腔干、肠系膜上动脉和肠系膜下动脉供血的内脏器官，正常情况下将血液输送至肝脏（图 15-1）。门静脉由脾静脉和肠系膜上静脉在 L_2 水平汇合而成。最常见的情况是，肠系膜下静脉汇入脾静脉近端，但也可能汇入肠系膜上静脉，或 3 根血管共同汇合而成门静脉。这三根静脉引流其对应动脉供血的区域。

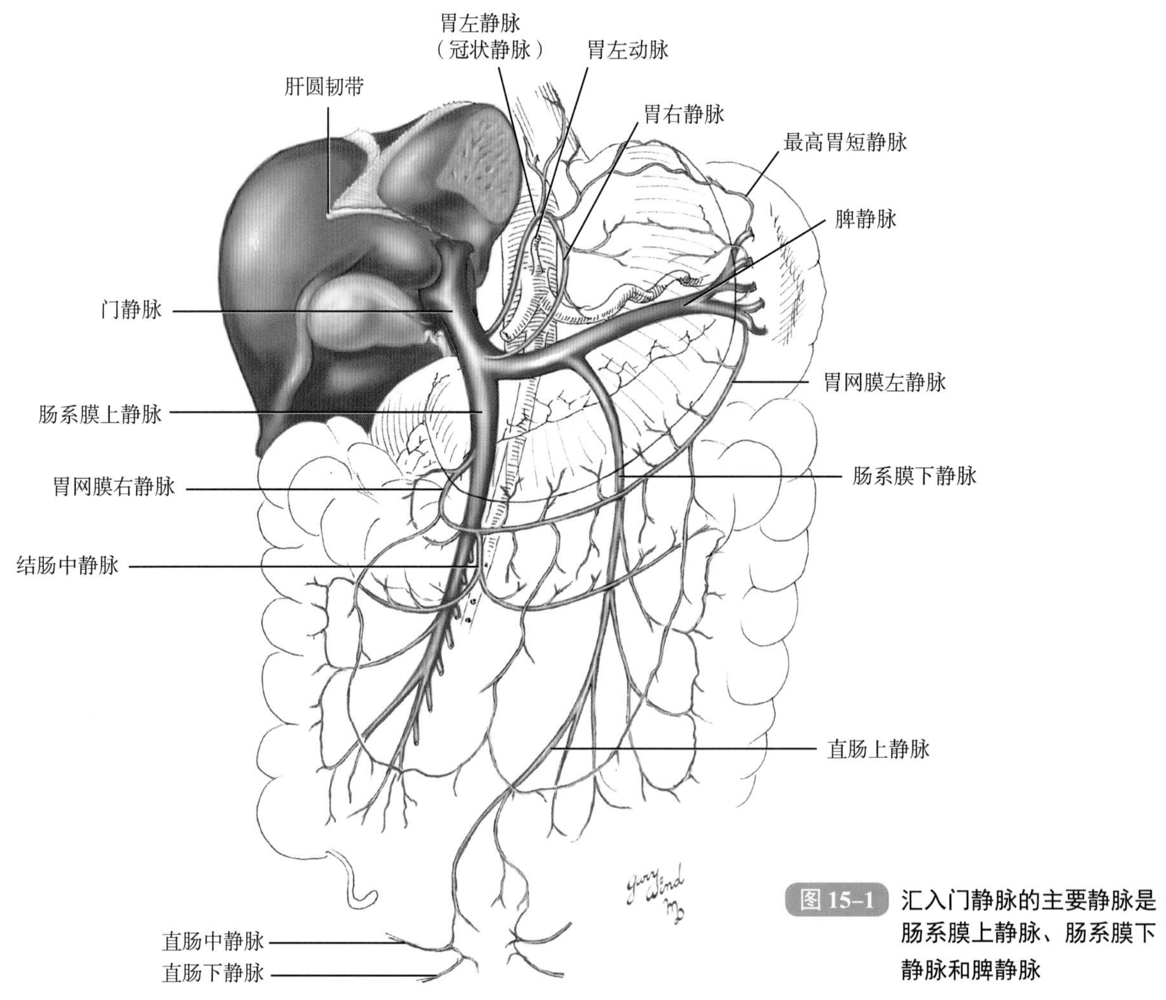

图 15-1　汇入门静脉的主要静脉是肠系膜上静脉、肠系膜下静脉和脾静脉

在解剖学上，肠系膜上静脉和脾静脉靠近相应的动脉 图 15-2。肠系膜上静脉位于肠系膜上动脉右侧的小肠系膜根部，上行跨过十二指肠第三段和胰腺钩突，继而走行在胰腺颈部后方，在胰腺头部边缘附近与脾静脉汇合。脾静脉被包裹在胰腺后方上缘的一条槽内（图 15-2 右下插图）。众多细小分支将胰腺体尾部的血流引流至脾静脉。

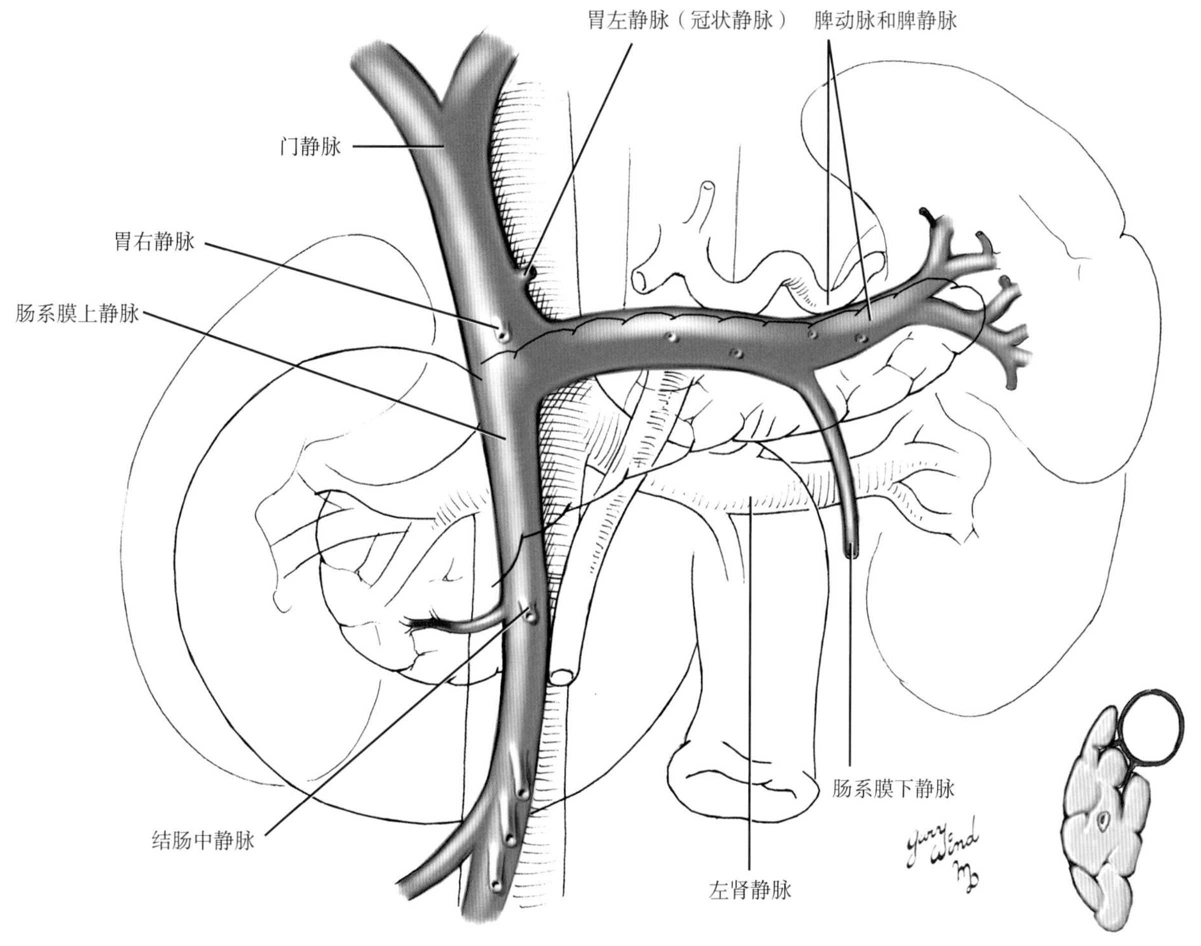

图 15-2 门静脉系统的主要血管和周围组织结构的关系，插图示脾静脉位于胰腺后缘上方

肠系膜下静脉位于腹膜后左侧深部，紧贴肾下腹主动脉上行，继而走行在横结肠系膜根部下方，在胰腺下缘汇入脾静脉、肠系膜上静脉或两者的连接处。这些分支汇合形成门静脉，门静脉在胃肝韧带增厚的边缘内伴随肝动脉和胆总管上行。

门静脉系统的另一组成部分是由胃左静脉（冠状静脉）和胃右静脉形成的环路，在靠近脾静脉和肠系膜上静脉的连接处汇入门静脉左侧 图 15-3。胃右静脉沿着胃小弯位于胃肝网膜的胃根部下方。胃左静脉沿着胃左动脉从胃食管连接部到达网膜囊后壁，斜行向下经过位于网膜囊腹膜后下方的腹腔干后到达门静脉。这个环路的顶端引流来自食管下段的静脉。一些较小的胃幽门和十二指肠静脉也在胃左静脉和胃右静脉附近汇入门静脉。

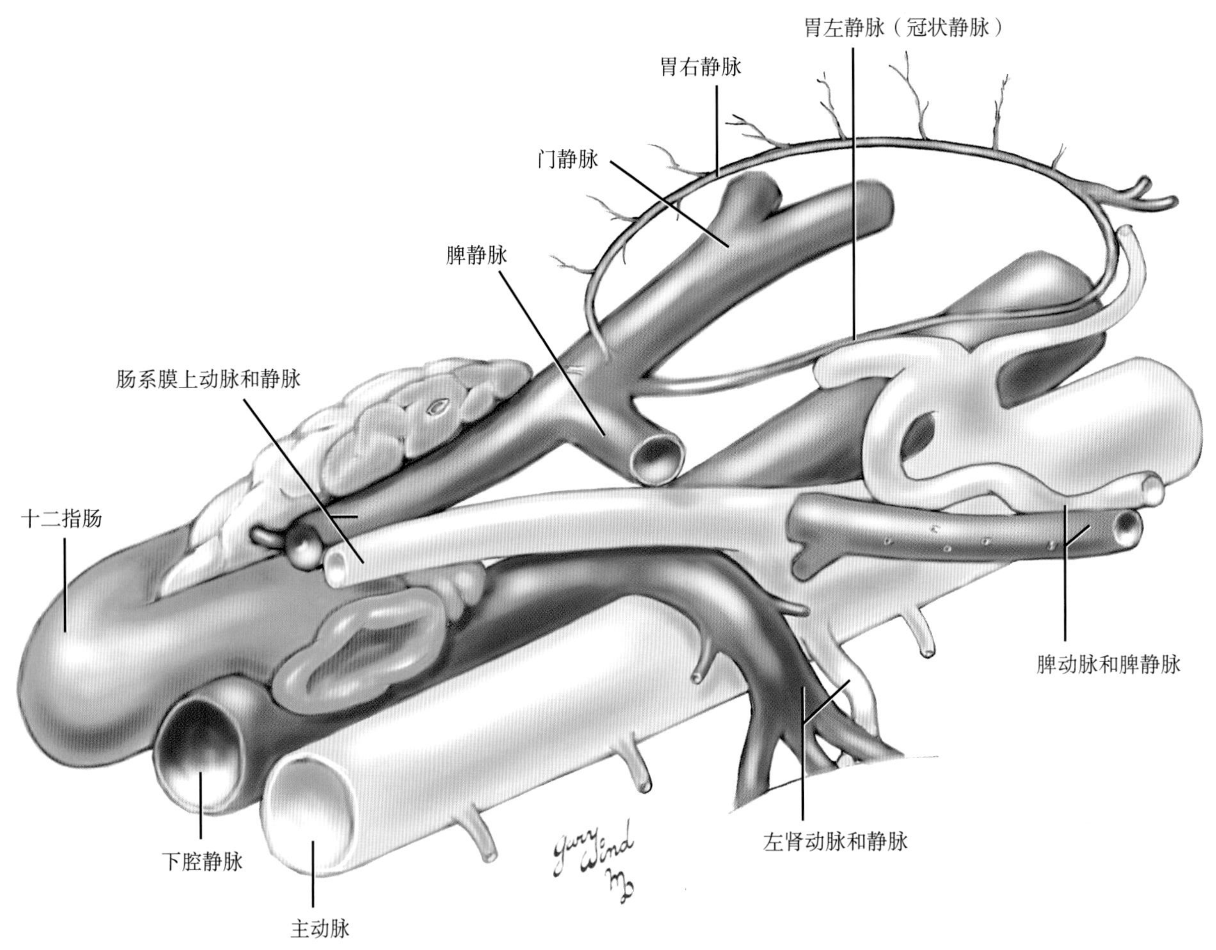

图 15-3 胃静脉环路由沿着胃小弯的胃右静脉和小网膜腹膜后下方的胃左静脉（冠状静脉）组成

（一）次要的门静脉交通

除上述之外，还有 3 条外周血管环路通过主要分支构成门静脉系统交通 图 15-4。胃网膜弓连接脾静脉末梢和肠系膜上静脉，在胃结肠网膜内走行，引流网膜和胃大弯的静脉。另一个交通由肠系膜上静脉、肠系膜下静脉和结肠中静脉的分支连接而成。最后一个交通是脾静脉末梢的胃短分支和胃的环路穿过胃贲门连接而成。

（二）门体静脉交通

门静脉高压的发生是由于门静脉阻力上升，或者在罕见的情况下，来自门静脉的流量上升所导致的。门静脉高压和很多肝脏及肝外的疾病都相关 [1]。门静脉高压除了会造成这些疾病的诸多后果之外，门静脉系统的薄壁静脉会充血而扩张。正常情况下，门静脉与体静脉循环之间细小的静脉交通，常常也因此在临床上变得更加明显。

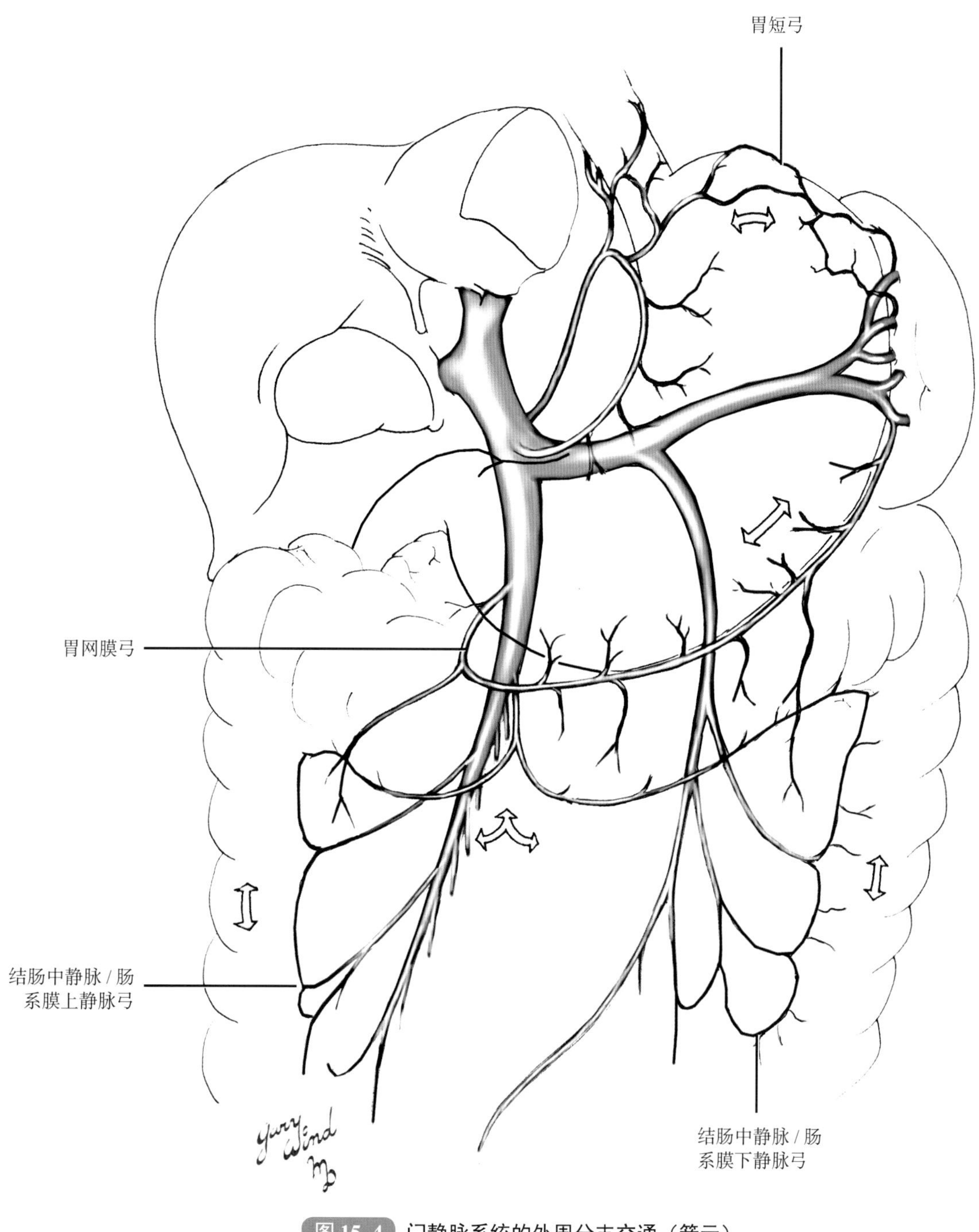

图 15-4　门静脉系统的外周分支交通（箭示）

有数个门静脉与体静脉循环之间的交通，在门静脉压力异常升高时明显扩张 图 15-5。最危险的是连接门静脉与奇静脉系统的黏膜下食管静脉丛扩张，导致的食管静脉曲张有糜烂和大出血风险。痔疮是直肠上静脉与直肠中静脉、直肠下静脉之间的交通充血可见时的临床表现。“海蛇头”是由于脐周静脉和腹壁前静脉的交通充血造成，腹壁前静脉通过镰状韧带边缘的脐静脉再通与门静脉系统交通。腹膜后有多处门体静脉之间较小的交通（Retzius 静脉），在腹膜后解剖和组织游离过程中可能会导致出血增多。

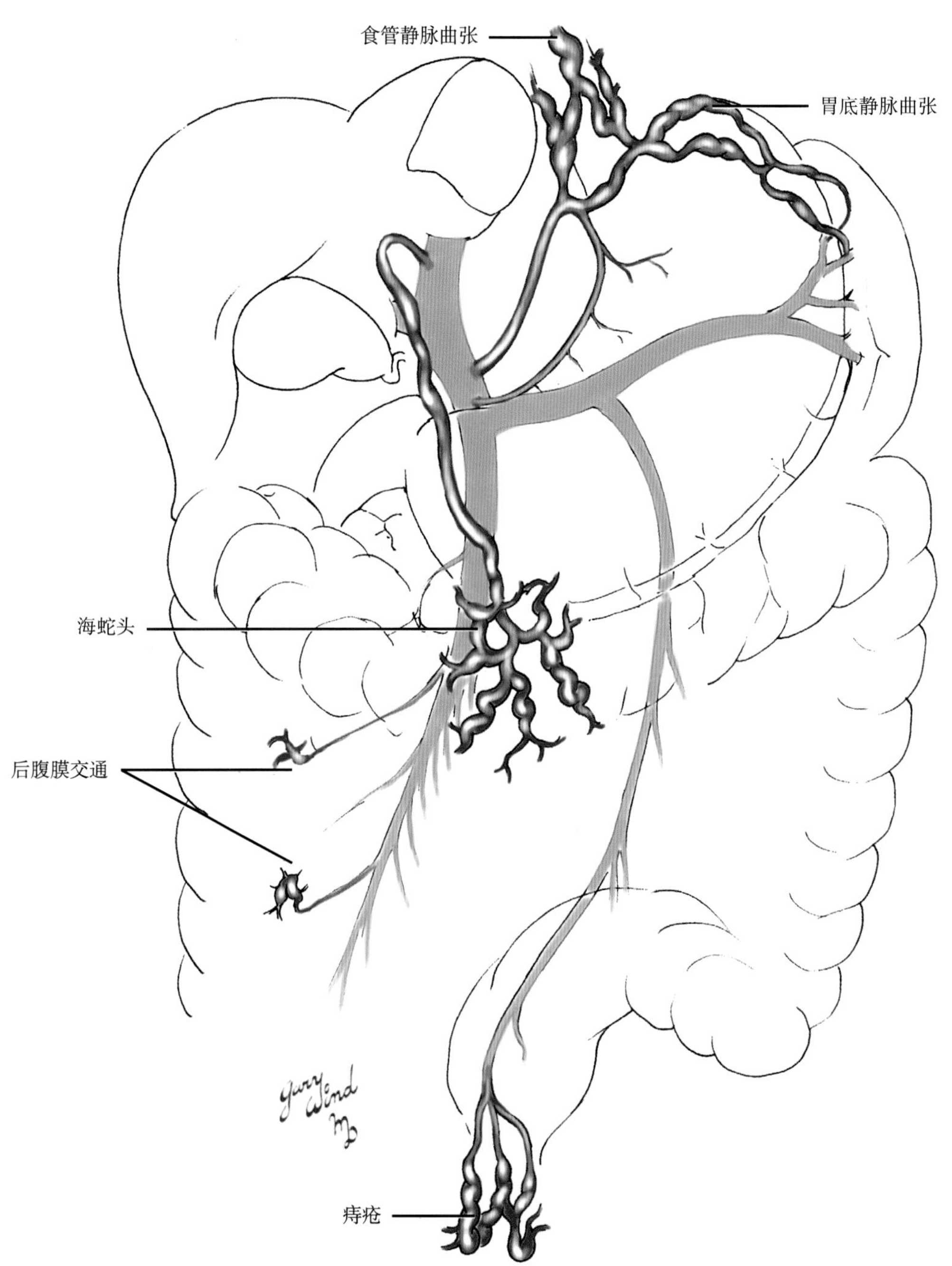

图 15-5 重要的门体静脉交通在食管、脐周和直肠，后腹膜交通也可在门静脉压力升高时出现

二、门静脉循环的显露

以往，门静脉循环显露的主要是为了建立门体分流，降低门静脉的压力。在过去的30年，对食管静脉曲张出血患者的管理有了很大发展。肝移植目前被认为是治疗门静脉高压的最佳方法，并且有许多暂时的治疗方法可以达到止血和预防再出血的目的，包括内镜下静脉曲张硬化术或环扎术、经颈静脉肝内门体分流术（TIP）和断流术[2, 3]。改进的治疗方案目的在于降低门静脉压力和促进肝脏再生，

可能会很快取代许多目前的治疗方法[2, 4]。在现代，手术分流已很少被应用并且可能成为禁忌证，因为这种治疗方法干扰了准备接受肝移植患者的解剖结构。然而，对于无法行肝移植手术或 TIP 失败的患者，手术分流可能是急性静脉曲张出血患者合理的选择[5, 6]。当胰腺肿瘤包绕肠系膜上静脉 – 门静脉 – 脾静脉汇合处时，很少需要通过门体分流术来重建门静脉循环[7]。

有各种各样的手术选择，可以将门静脉和体静脉系统连接 图 15-6。治疗性门静脉分流减压一般可分为两类，即非选择性和选择性。非选择性分流包括门静脉 – 腔静脉吻合（包括端侧吻合和侧侧吻合）、肠系膜静脉 – 腔静脉吻合和近端脾静脉 – 肾静脉吻合 图 15-7。如果这些分流保持通畅，可以防止复发出血，但因为肝性脑病的发生率高，患者的生存率和生活质量并没有改善[8, 9]。选择性分流包括 Warren 远端脾肾分流[10] 图 15-8 和在非选择性分流基础上的一些改良（如 Sarfeh 等报道的小口径 H 型人工血管门体分流[11]、Johansen 等报道的小直径门静脉 – 腔静脉吻合[12]）。

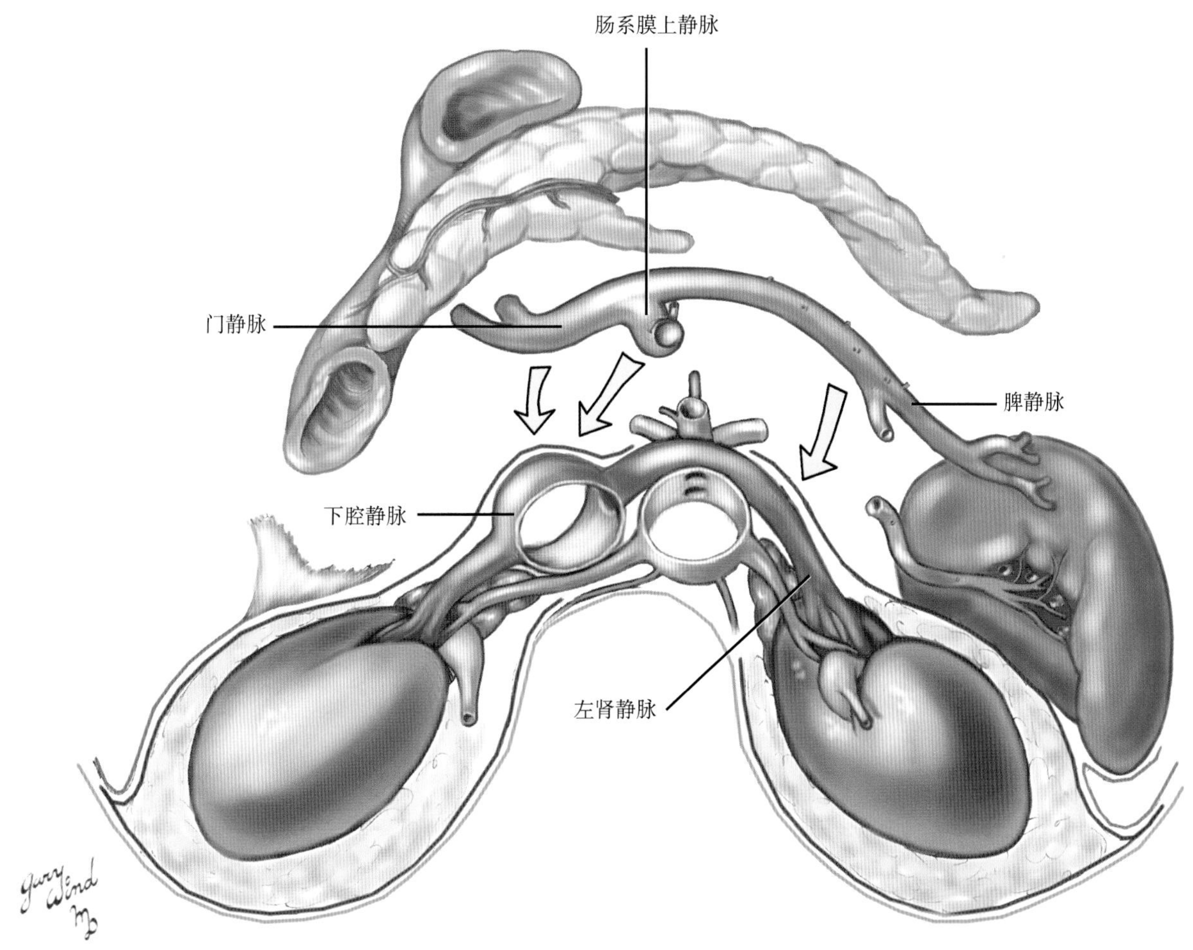

图 15-6　外科手术将门静脉系统减压至体静脉系统，通过将门静脉（左箭）或肠系膜上静脉（中箭）连接到下腔静脉，或将脾静脉（右箭）连接到左肾静脉

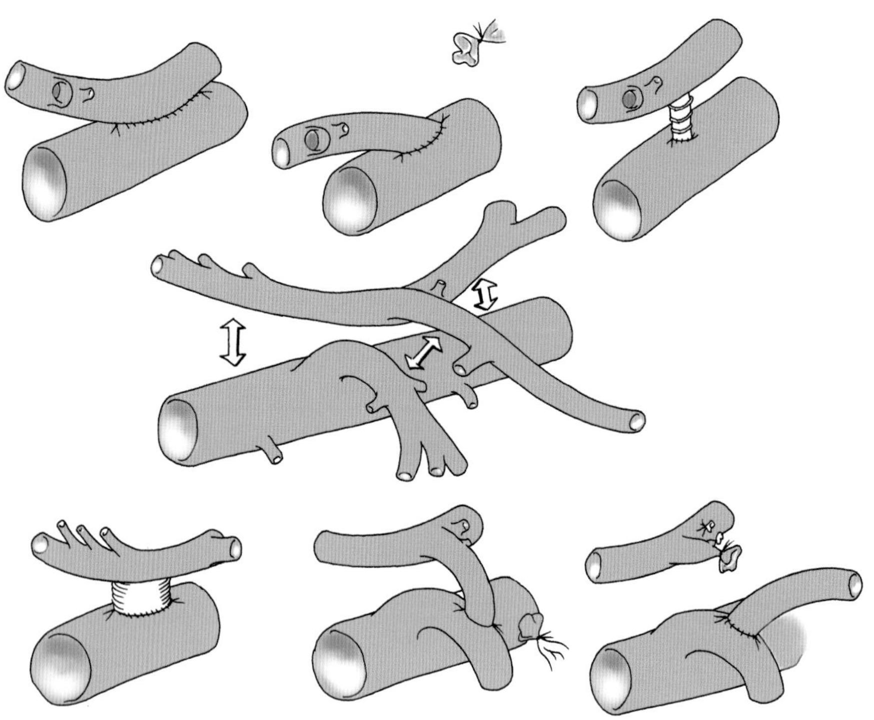

图 15-7 第一行的左侧和中间图片示非选择性侧 – 侧与端 – 侧门体分流，最下方的左侧和中间图片示非选择性肠系膜静脉 – 腔静脉分流和中央脾静脉 – 肾静脉分流，右上角和右下角图片示选择性分流［包括远端脾肾分流（右下角图片示）和在非选择性分流基础上改良的小口径门体分流（右上角图片示）］

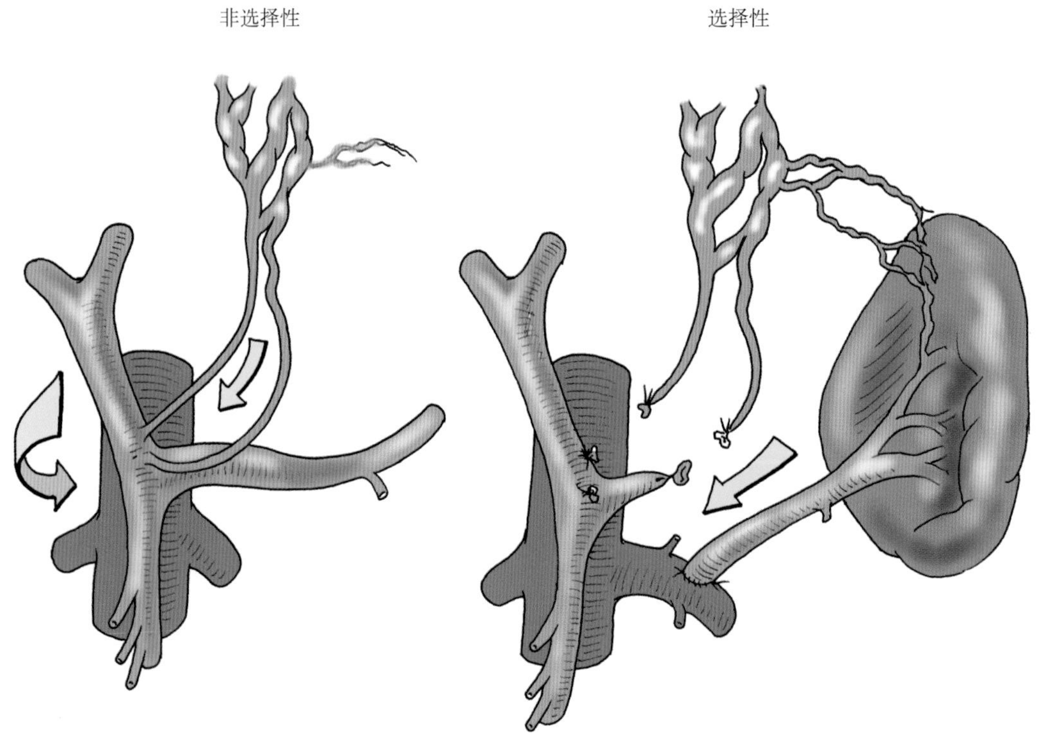

图 15-8 选择性远端脾肾分流术将食管静脉丛的静脉回流与门静脉系统分离，保持肝门血流不受影响

除了门静脉减压术，还有两种手术也需要显露门静脉系统，即外伤修补[13]和进展性胰腺肿瘤需要行门静脉和肠系膜上静脉切除重建[14, 15]。下面将讨论在行门静脉减压手术、外伤修补或进展性胰腺癌血管重建时的门静脉及其分支的显露。

（一）门静脉的显露

将患者置于仰卧位，右侧抬高 15°～20°。手术需要准备和显露患者的整个腹部、下胸部和右侧面，于右侧肋缘下 2～3cm 处做扩大切口，延伸至腹直肌和右侧面（图 15-9）。对于肝大的患者，切口不应低于此水平，否则会导致肝门显露困难。或者，对于因外伤行剖腹探查或者因肿瘤行胰十二指肠切除术的患者，正中切口可能更合适。

进入腹腔后，先常规对腹部脏器进行仔细探查。对于门静脉高压患者，脐静脉和镰状韧带的分离可以阻断门静脉和体静脉循环之间的重要侧支血流。门静脉压力可以在此时通过肠系膜静脉的分支进行测定。

将肝右叶向头侧牵拉、肝曲向下牵拉可以显露肝门（图 15-10）。偶尔可能需要游离结肠肝曲来便于显露肝门，但尽可能避免非必要的解剖分离以减少术中出血。然后分离附着在胃肝韧带右缘的外侧和后侧腹膜，以游离十二指肠的第一和第二段。向下方牵拉游离十二指肠极大增加了肝门结构的显露。

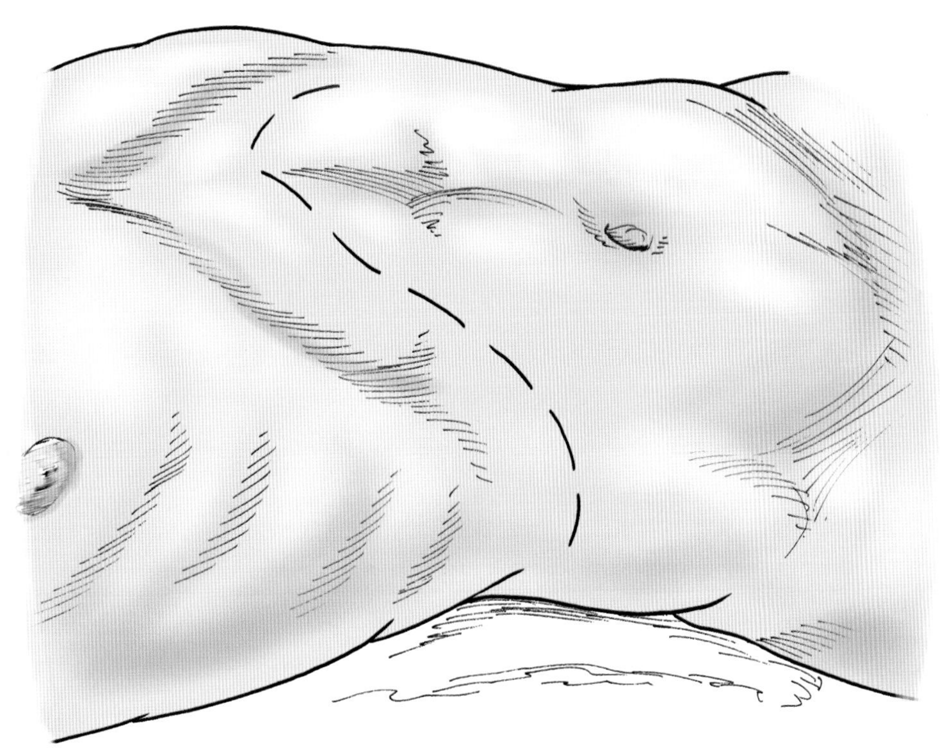

图 15-9　延长右肋缘下切口可以提供良好的肝门显露

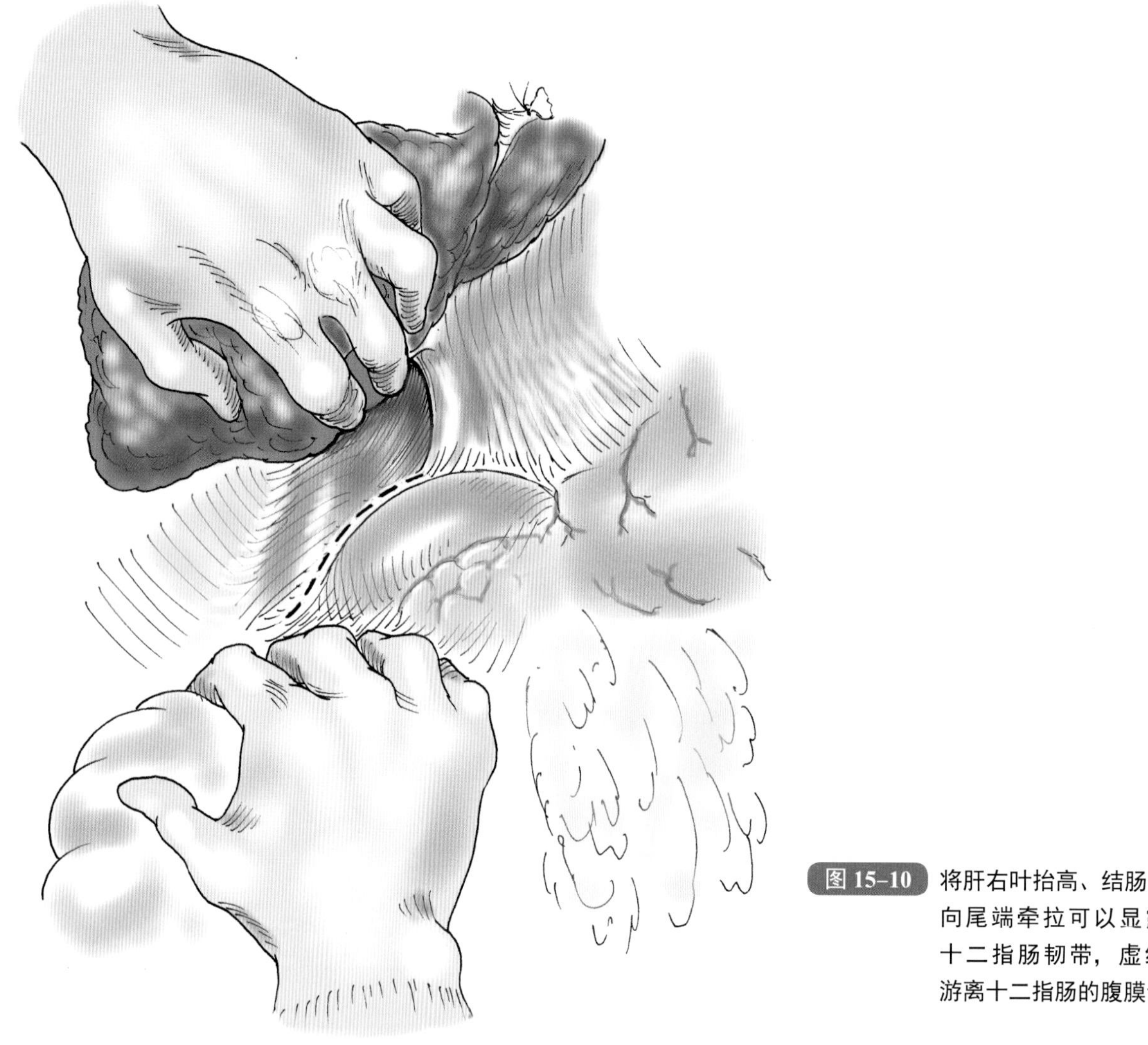

图 15-10 将肝右叶抬高、结肠肝曲向尾端牵拉可以显露肝十二指肠韧带，虚线为游离十二指肠的腹膜切口

门静脉的最佳显露位置是沿着肝十二指肠韧带的右后缘而远离前方，因为前方往往有肿大的淋巴结与较粗的血管[16]（图 15-11）。这种入路方式不需要显露胆总管。门静脉增粗后可以很容易在肝十二指肠韧带后方扪及[16]。在门静脉后壁处 Winslow 孔前缘的腹膜做一个纵切口，重点是切口做在后方且不要太靠近肝十二指肠韧带的游离缘[16]，小心地将切口向上延伸至肝门、向下延伸至胰头，仔细地钝性分离，在肝十二指肠韧带中点用血管带将门静脉悬吊。将门静脉轻轻牵引可以显露其主要的分支，包括幽门、十二指肠、胃右静脉和冠状静脉，这些分支均汇入门静脉内侧表面（图 15-12）。或者说，粗大的冠状静脉可以在门静脉内侧面与脾静脉交汇处被找到。在仔细结扎和分离门静脉所有的分支后，门静脉可以从胰腺到肝门分叉处被完全游离和显露。胰腺后方的门静脉分离困难，因为该区域有密集的血管、淋巴管和结缔组织[16]。在进展期胰腺癌患者中，分别显露胰腺下方的肠系膜上静脉和脾静脉可以在肿瘤切除时控制阻断血管[14]。术中须警惕异位肝右动脉可能从门静脉旁穿过（见第20章）。

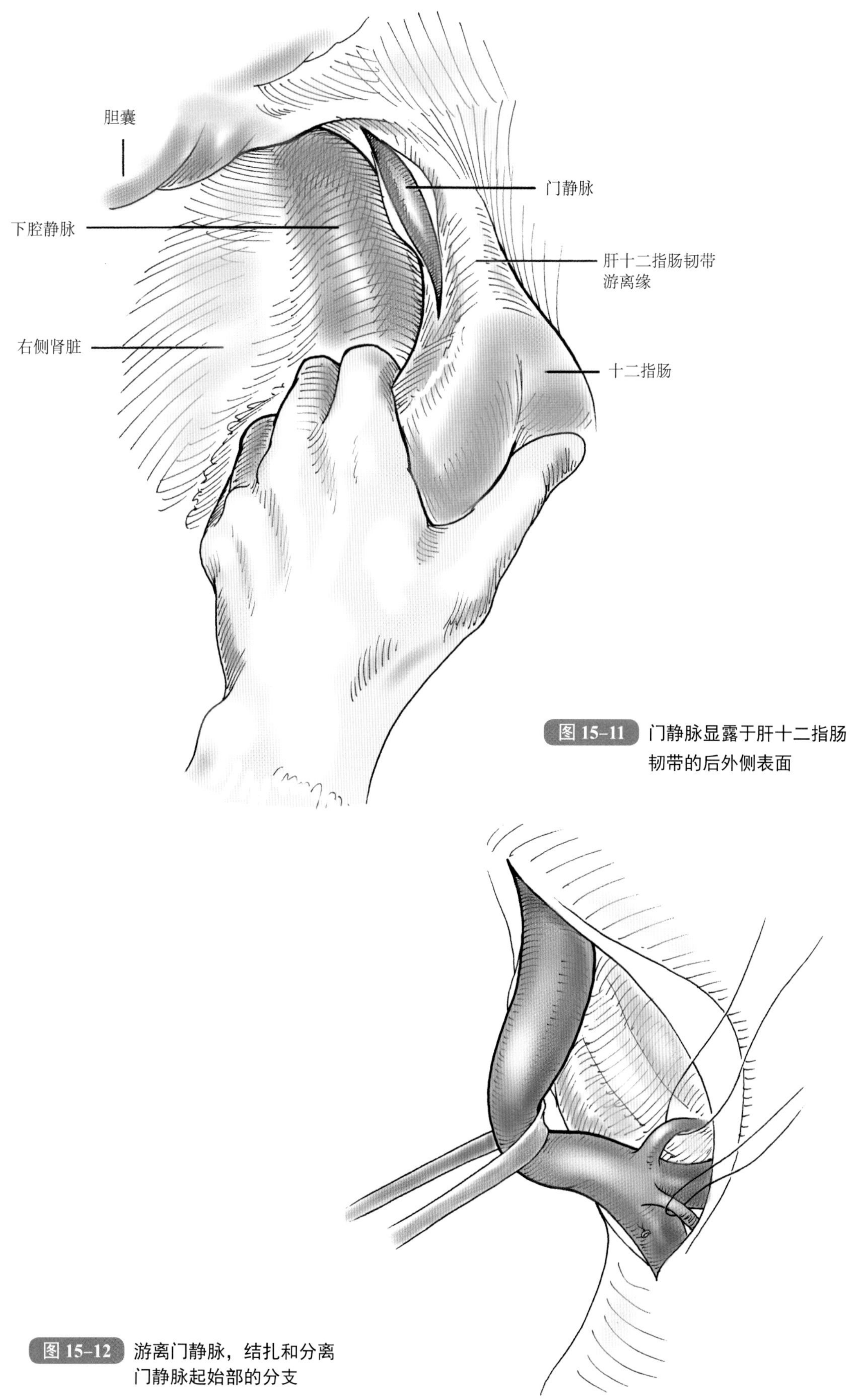

图 15-11 门静脉显露于肝十二指肠韧带的后外侧表面

图 15-12 游离门静脉，结扎和分离门静脉起始部的分支

（二）肠系膜上静脉的显露

将患者置于仰卧位，手术需要准备和显露患者的整个腹部和下胸部。采用腹部中线切口，可以很好地显露自脐和剑突中点到耻骨上方，必要时可向上方延长切口。切口应偏向脐左侧以防损伤充血增粗的脐静脉。腹中部横切口也是一种可选方法，但在门静脉高压患者中可能损伤腹壁静脉侧支，导致术中出血增加。

进入腹腔后仔细检查，将横结肠抬高和向上方牵拉，显露出肠系膜根部图 15-13。向下牵拉小肠，使肠系膜保持轻度的张力。在横结肠系膜底部可扪及肠系膜上动脉搏动，静脉位于中线附近动脉的右侧。在横结肠系膜根部的腹膜做一个 7cm 的横切口，小心分离和显露肠系膜上静脉。如有必要，可在横结肠系膜上做 T 形切口向上方延伸，以便更好地显露肠系膜上静脉的近端。此处有多个富含血管的淋巴结覆盖在静脉上方，需要仔细分离和控制以避免出血。在静脉各个方向均被游离后，可小心用血管带将静脉悬吊图 15-14。肠系膜上静脉覆盖于胰腺钩突上方，向上分离至结肠中静脉汇入肠系膜上静脉处[16]。有许多分支从前方和左外侧表面汇入，必须分离结扎。为了使近端获得更多显露，肠系膜上静脉可以在分离结肠中静脉后进一步分离至胰腺颈部下缘。向远端，肠系膜上静脉只能游离一小段，因为远端分成多个小分支后管腔细小而无法行旁路重建术。不过，游离位于钩突上方的肠系膜上静脉通常已够以建立一个较大的吻合口[16]。

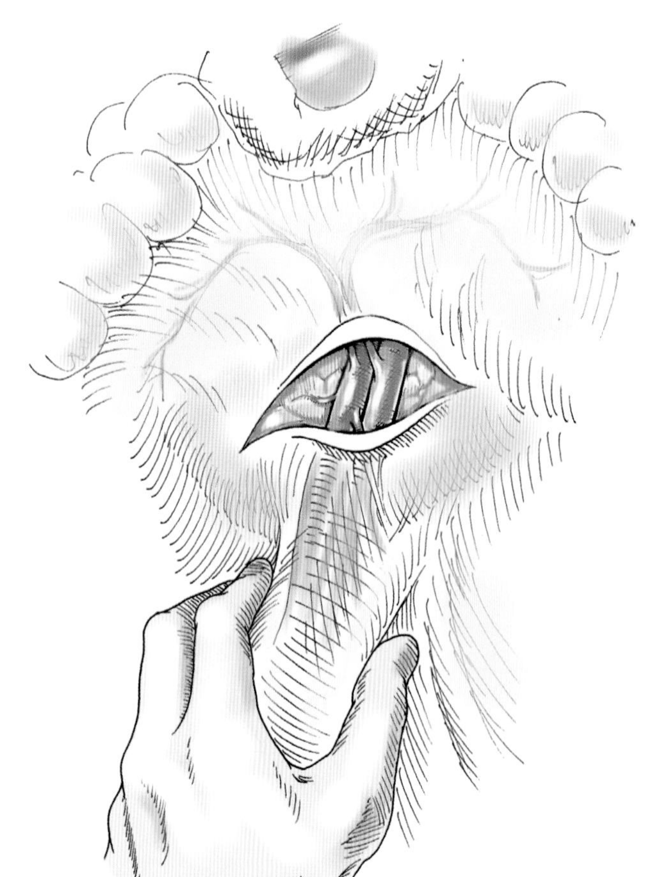

图 15-13 肠系膜上静脉位于胰腺钩突的上方，在横结肠和小肠系膜连接处切开腹膜可以显露肠系膜上静脉

在行门体分流的患者中，打开位于肠系膜静脉右侧十二指肠第三段上方的后腹膜可以直接进入下腔静脉。小心的向上游离十二指肠可以显露下方的下腔静脉（图 15-15）。下腔静脉前壁的移植物应从十二指肠下方呈 C 形弯曲通过，到达胰腺钩突上方的肠系膜上静脉前外侧表面。

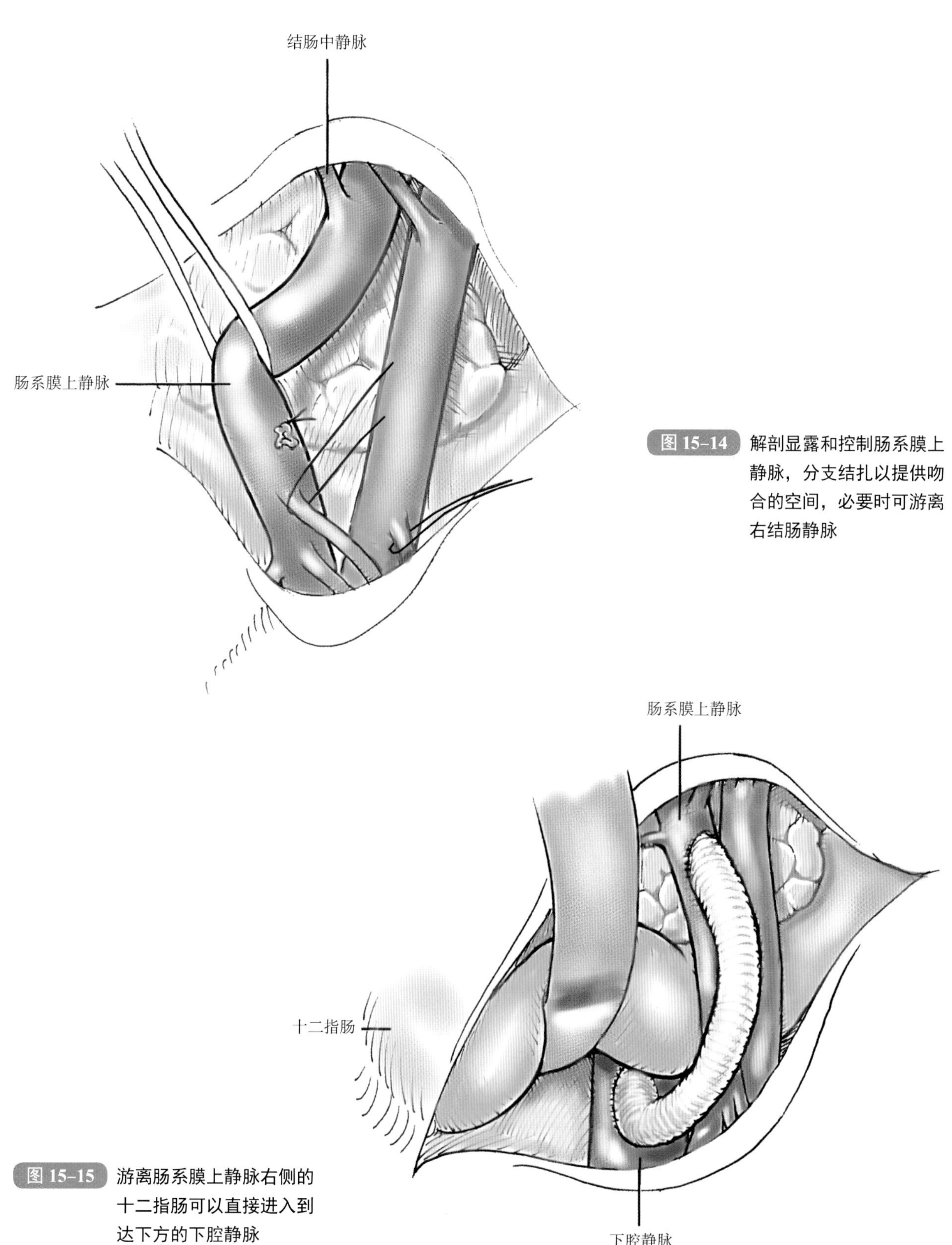

图 15-14　解剖显露和控制肠系膜上静脉，分支结扎以提供吻合的空间，必要时可游离右结肠静脉

图 15-15　游离肠系膜上静脉右侧的十二指肠可以直接进入到达下方的下腔静脉

另一种显露下腔静脉的可选择方式是游离右侧结肠（见第14章）。从下腔静脉到肠系膜上静脉的隧道需要在肠系膜上静脉右侧结肠系膜根部小心建立 图 15-16。以这种方式自肠系膜静脉至下腔静脉的移植物应环绕十二指肠第三段，并在胰腺钩突上方的肠系膜上静脉前壁行吻合。

（三）脾静脉的显露

脾静脉的显露有两种常用的方式，即经小网膜囊的直接入路[17]和结肠系膜根部的下方入路[18]。前一种方式的优势是可以同时行胃静脉断流，并完全显露胰体和胰尾，但解剖分离时往往通过一个较深较窄的孔进入后腹膜。

后一种方式可以减少牵拉并从更中央处显露脾静脉，但在胰腺和脾脏切除时完全游离脾静脉更困难[17]。

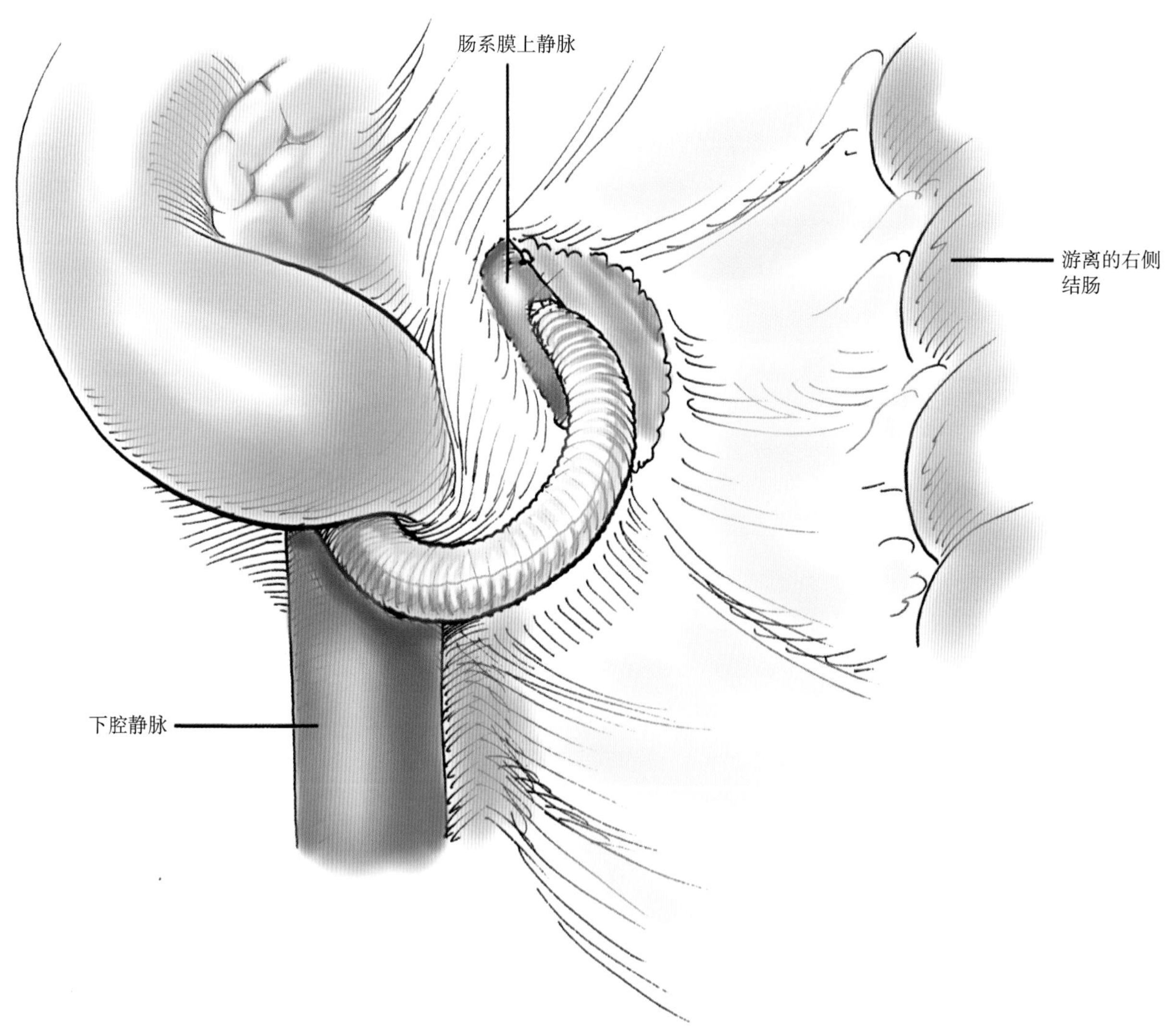

图 15-16 另一种方法是游离右侧结肠，以便更广泛地显露下腔静脉。移植物通过游离右侧结肠系膜的一个隧道，跨过胰腺钩突到达肠系膜上静脉

（四）经小网膜囊显露脾静脉

将患者置于仰卧位，手术需要准备和显露患者的整个腹部和下胸部。Warren 和 Millikan[17] 提出采用“曲棍球”切口，在左侧肋缘下方 1～2cm，向右侧延伸越过正中线至右侧腹直肌外侧缘（图 15-17）。另一种方式是腹部上方正中入路，但切口过大可能引起不必要的并发症。进入腹腔时，镰状韧带和脐静脉需要分离结扎。在胃大弯和胃网膜弓之间分离打开胃结肠韧带，进入小网膜囊，注意小心结扎所有胃的分支血管（图 15-18）。胃结肠韧带应从幽门向最低的胃短静脉方向分离，胃网膜右血管需要结扎。这样可以减少门静脉与体循环之间的侧支循环，但并不影响胃的血液供应。保留胃短静脉至关重要，因为这是降低食管静脉曲张压力的主要管道。将胃后壁与胰腺之间的粘连分离后，抬高胃大弯，以便向头侧牵拉胃后壁。

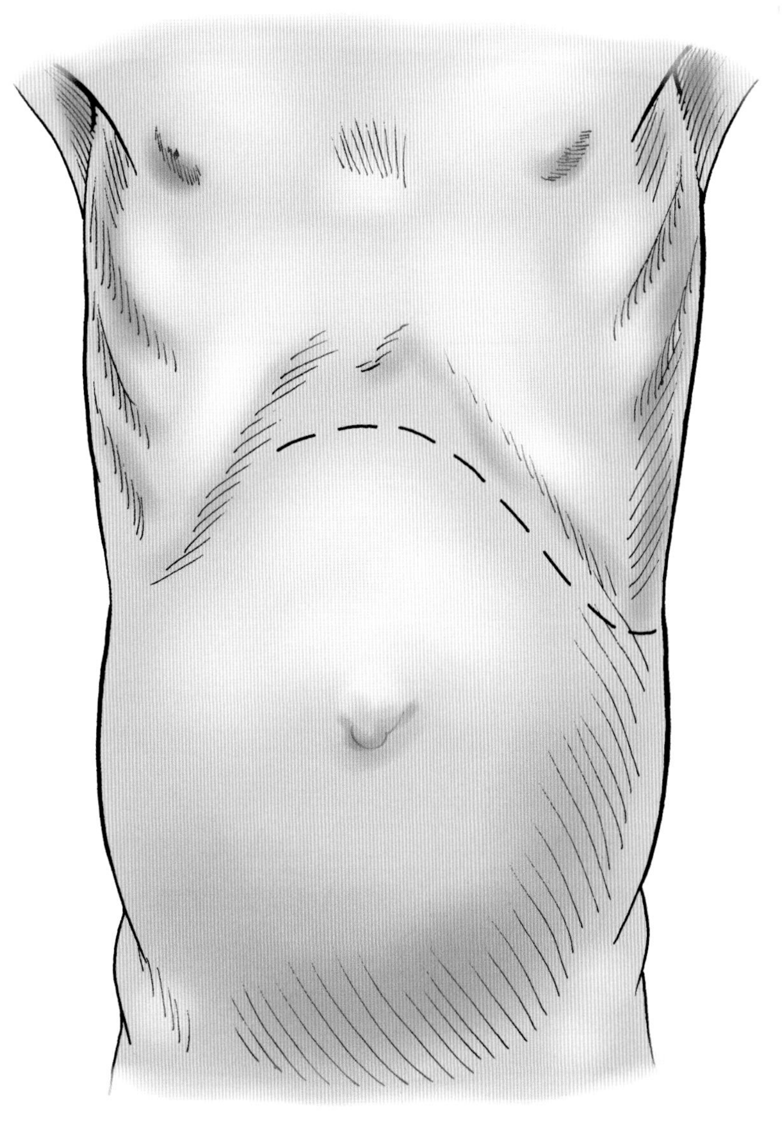

图 15-17　左肋缘下扩大切口可以良好地显露脾静脉

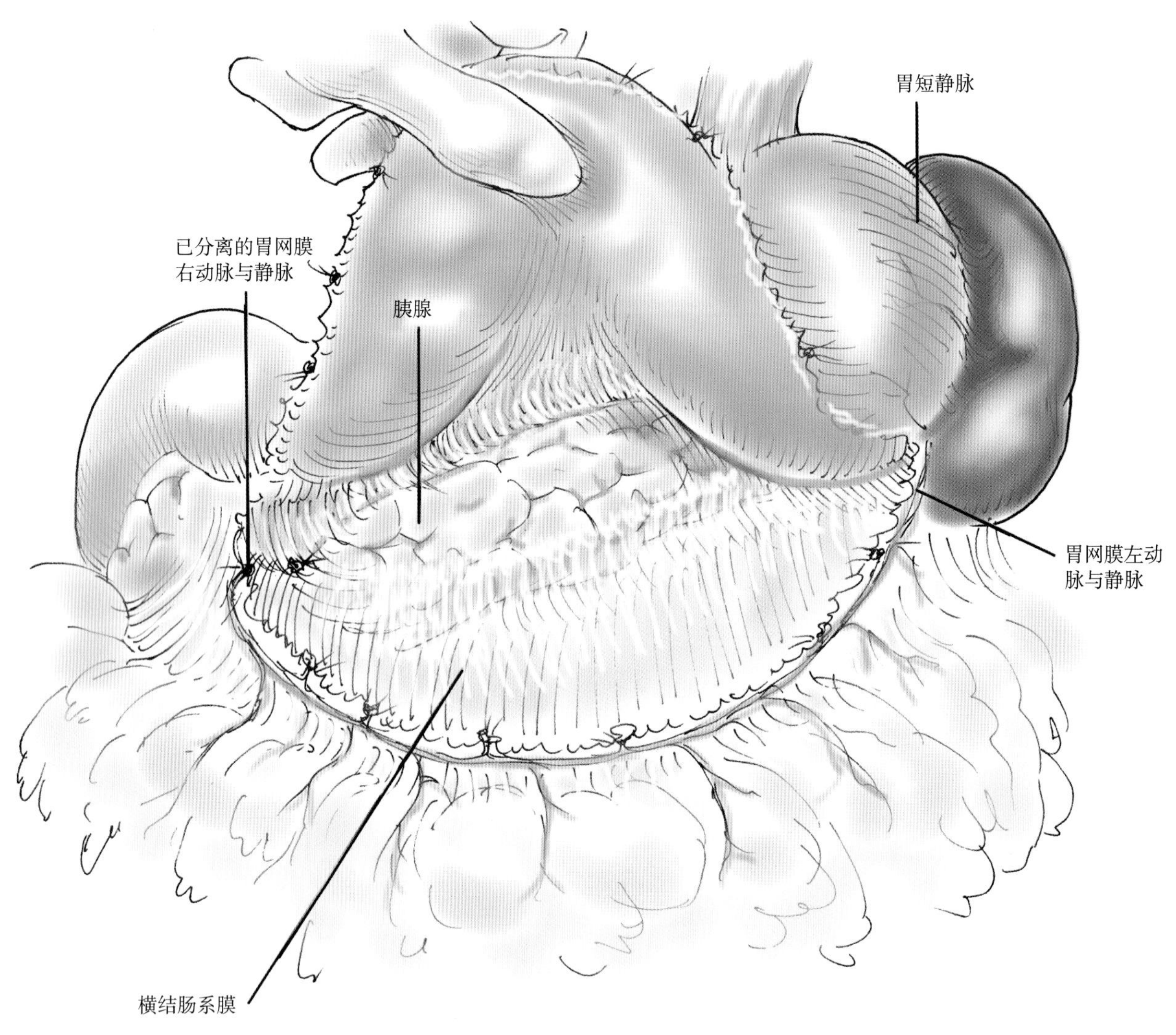

图 15-18 胃网膜弓与胃完全分离，胃右动脉和胃右静脉结扎分离，通过小网膜囊显露脾静脉

下一步是游离胰腺的下缘（图 15-19），在胰腺和十二指肠之间的部分腹膜后壁相对无血管，可以从肠系膜上血管至胰腺尾部切开[17]。抬高和向头端牵拉胰腺下缘，可以沿着腺体后方触及脾静脉。分离静脉时需切开静脉后表面覆盖的外层组织，在静脉后方完全显露后，沿静脉下缘向内侧进行分离至脾静脉与肠系膜上静脉交汇处。此处常常有一簇静脉分支汇入该区域，在游离脾静脉－肠系膜静脉－门静脉交界处时需要仔细分离与结扎以确保安全[17]。脾静脉可以完全游离，并在汇入门静脉处悬吊。在靠近汇合处上方仔细寻找和结扎冠状静脉与胃右静脉，在脾静脉或肠系膜上静脉根部分离结扎肠系膜下静脉。

解剖至此可以沿脾静脉上缘向外侧分离脾静脉，仔细控制和结扎引流胰腺后壁的多个小静脉分支（图 15-20）。缓慢仔细的分离可以避免分支撕裂导致的出血。Warren 和 Millikan 提出在胰腺和脾脏切除时，应该将脾静脉从胰腺上完全游离[17]。

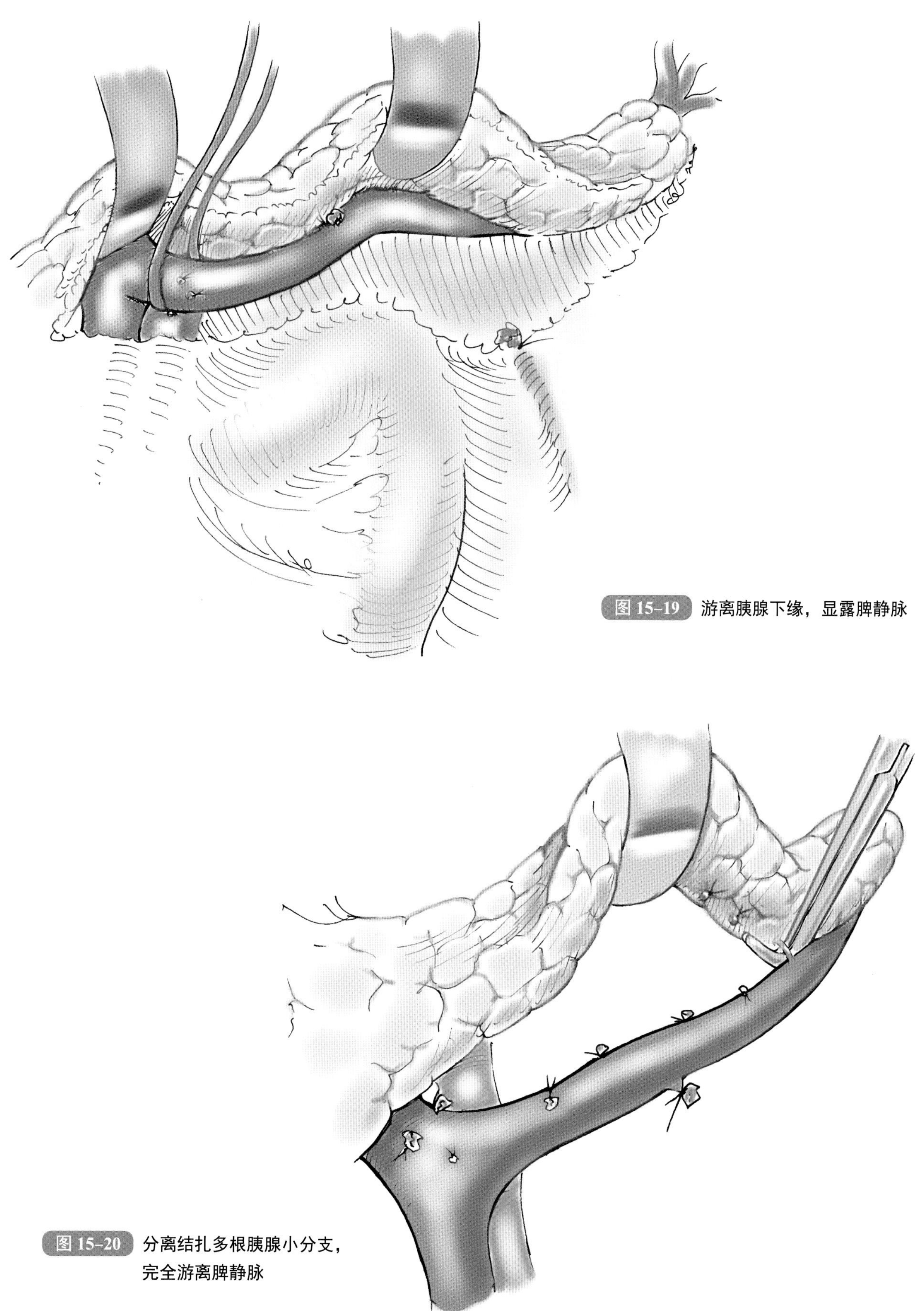

图 15-19　游离胰腺下缘，显露脾静脉

图 15-20　分离结扎多根胰腺小分支，完全游离脾静脉

在建立远端脾肾分流（Warren 分流）时，在脾静脉深部下方位于后腹膜的左肾静脉需要被游离。左侧肾上腺静脉和生殖静脉紧靠左肾静脉，为游离左肾静脉需要被分离结扎。在准备吻合时，脾静脉应尽可能分离至脾静脉 – 门静脉交汇处，然后将脾静脉直接吻合至左肾静脉（图 15-21）。

（五）经结肠系膜下方显露脾静脉

如前所述对患者进行准备，上腹部正中切口可以提供良好的显露，虽然脐部上方横切口也可以使用。

在进入腹腔后，抬高横结肠系膜，将小肠用潮湿的剖腹探查护垫包裹后向患者右侧牵拉。在腹膜后壁通过垂直切口进入肾下主动脉前方的后腹膜间隙。切口向上分离至屈氏韧带，使十二指肠第三和第四段向右侧牵拉。左肾静脉在切口上方跨过主动脉，将生殖静脉和肾上腺静脉分离结扎后左肾静脉可以广泛游离并悬吊。

为找到脾静脉，结肠系膜根部的后壁切口需要与胰腺下缘平行，并向左侧延伸（图 15-22）。肠系膜下静脉的走行沿着腹膜后壁下方至主动脉的左侧，找到肠系膜下静脉，再继续向上可以找到脾静脉。向前方和头侧牵拉胰腺下缘可以显露沿着胰腺后表面走行的脾静脉，其余的解剖游离操作如前所述。

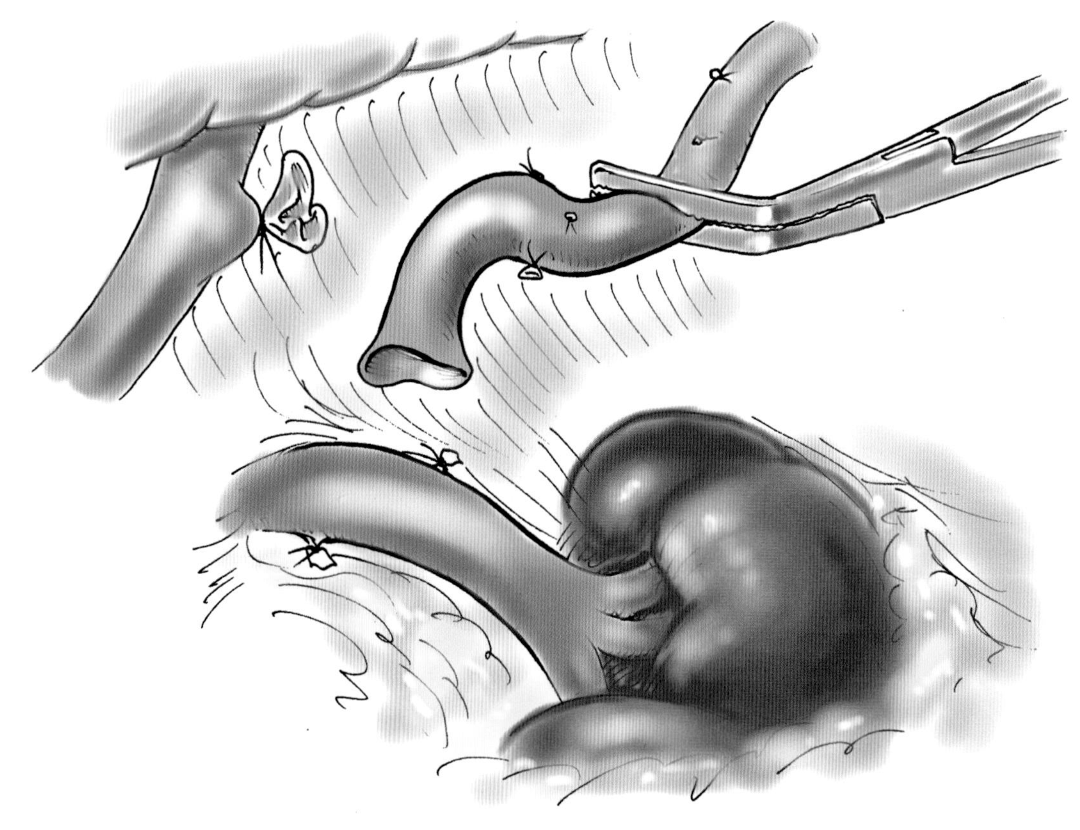

图 15-21 显露左肾静脉，将脾静脉尽可能向近端分离结扎

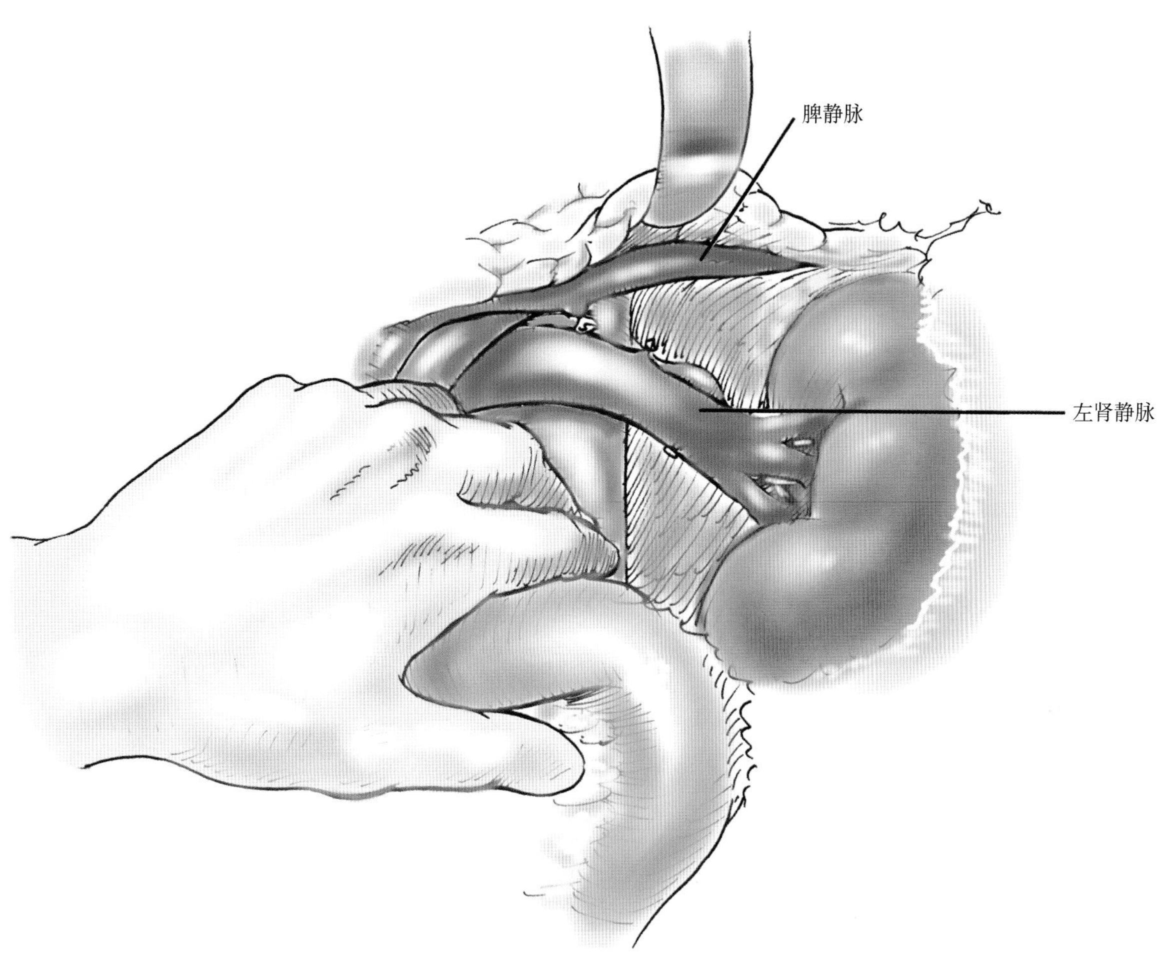

图 15-22　经横结肠系膜根部，同样可以显露脾静脉和左肾静脉

第五篇 下肢血管

Vessels of the Lower Extremity

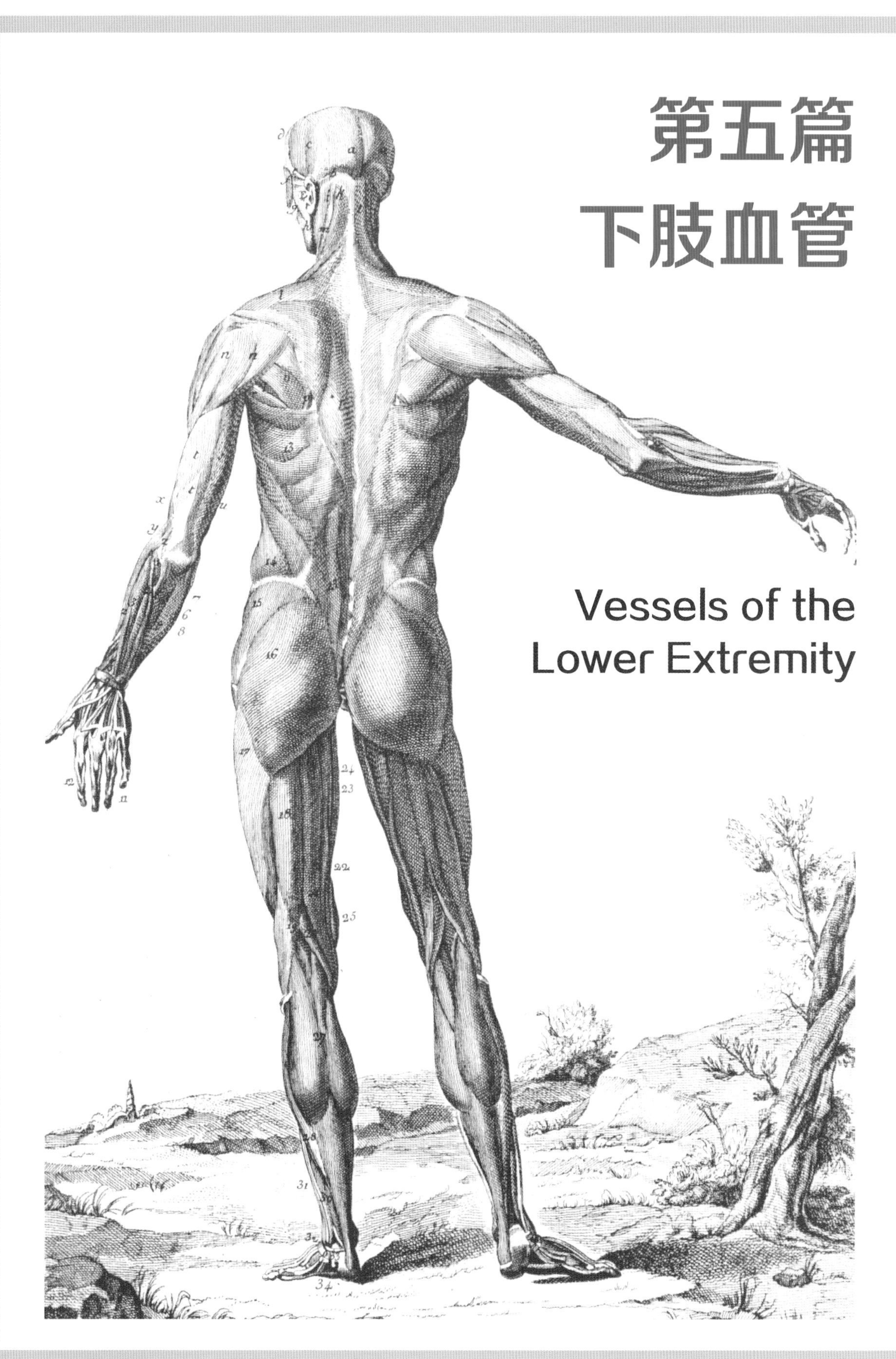

第 16 章　股总动脉
Common Femoral Artery

一、股部的外科解剖

股动脉是下肢血供的主要通路。髂外动脉和股总动脉的分界线是腹股沟韧带。动脉正好位于腹股沟韧带中点的内侧，位于骨盆和大腿之间的三角通道内。股血管孔的外侧为髂腰肌，内侧为腹股沟韧带的反折纤维（形成陷窝韧带），后方为耻骨上支 图 16-1 。

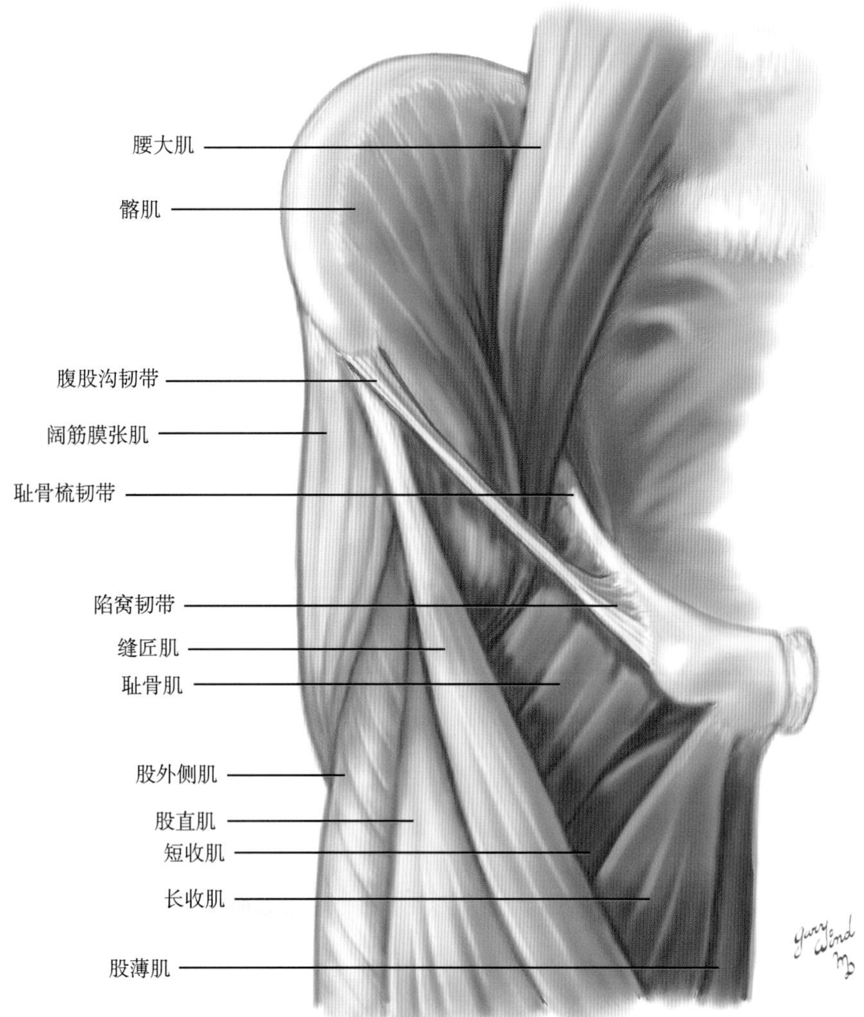

图 16-1 股血管从下方穿过位于大部分髂腰肌内侧的腹股沟韧带，穿过耻骨的耻骨梳之后，血管穿过耻骨肌进入缝匠肌下方的股管

股动静脉近端包裹在一层纤维样的覆盖物中，这层覆盖物称为股鞘。股鞘由以下几部分组成（图 16-2）。鞘的外侧部，邻近股神经，是覆盖髂腰肌的髂筋膜的延续。鞘的后部是覆盖耻骨肌的筋膜。股鞘向前和向内均是位于前腹壁的腹横筋膜的管状延伸。鞘内部，有一个发达的隔膜将动脉和静脉分开。股鞘紧密的贴合在血管周围，除了其内侧。其内侧有通过淋巴管的狭窄通道（股管）。这个通道在盆腔的末端被薄弱的筋膜覆盖，也是股疝通过的部位（图 16-3）。在股深动脉和静脉的起始部，股鞘成为血管外膜的延续。鞘上有小动脉分支和大隐静脉通行的孔。

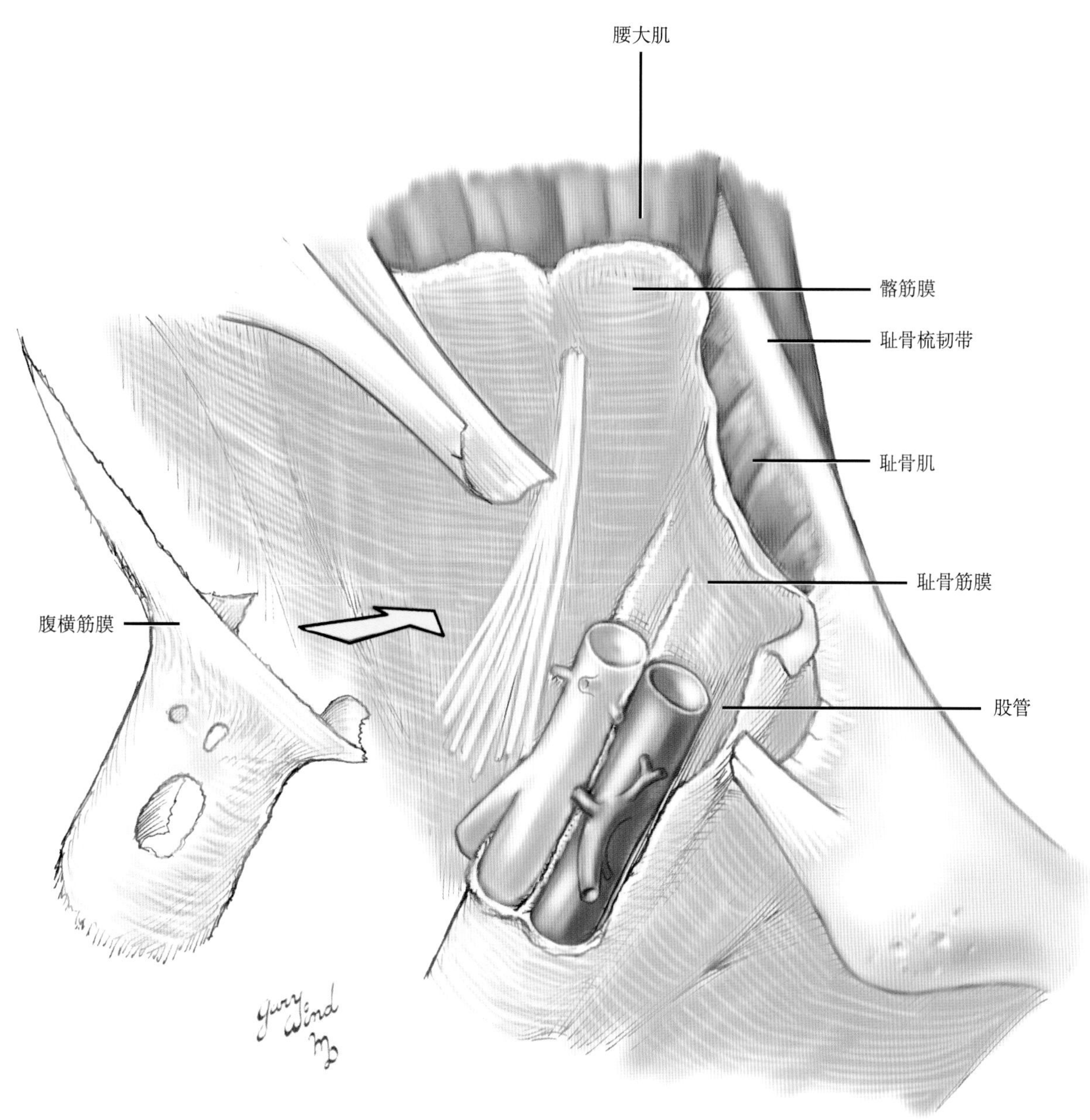

图 16-2　股鞘的分解图（箭），股鞘作为腹内筋膜的延续围绕着血管，组成鞘的筋膜成分以腹横肌、髂和耻骨筋膜来命名。股管是鞘位于股静脉内侧的空间

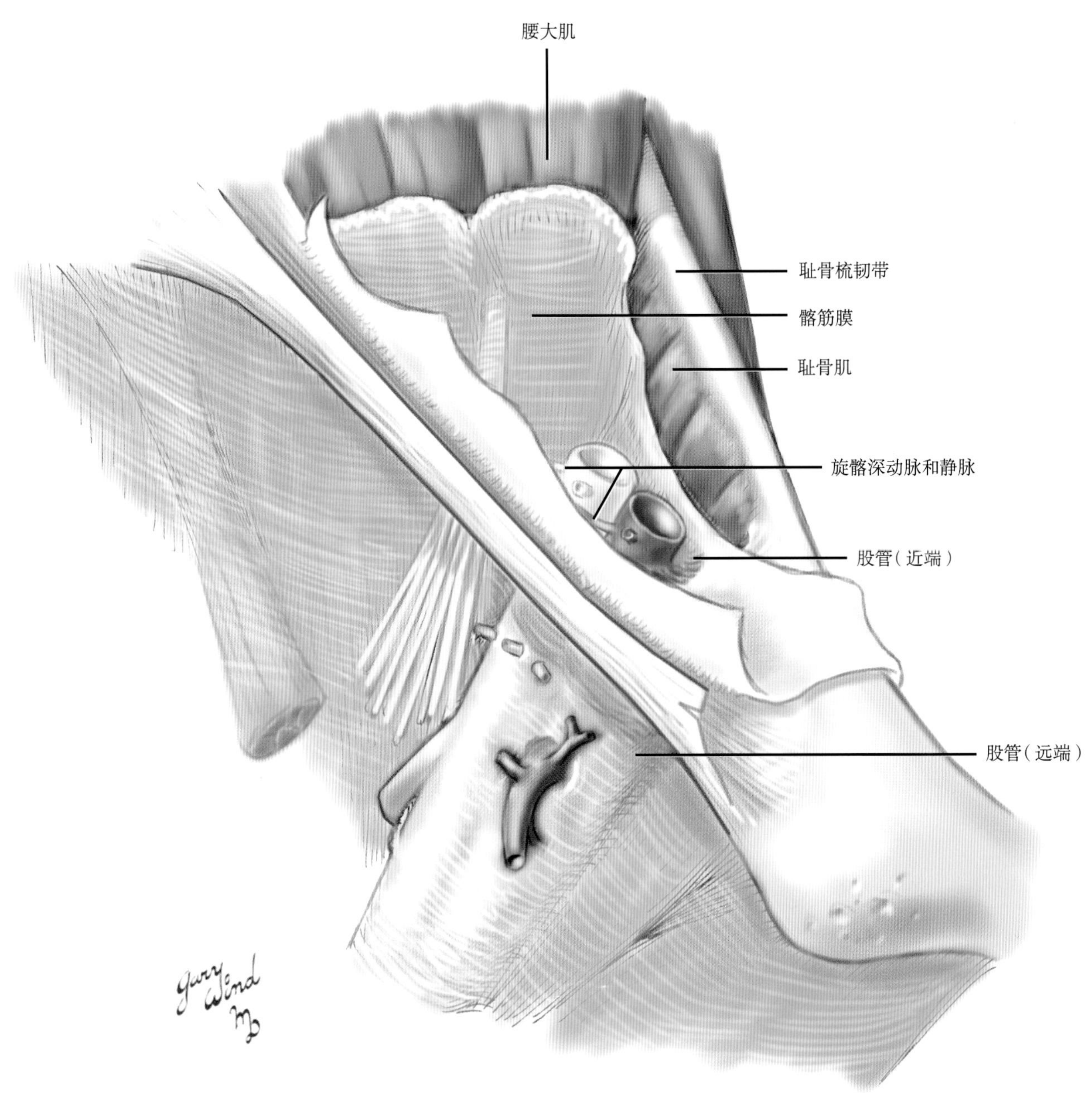

图 16-3 股管近端被疏松的筋膜所覆盖，因此出现股疝时筋膜会被突破。疝气撕裂并破坏了腹股沟韧带下方的内侧股鞘，之后形成凸起。腹膜覆盖于血管和腹内筋膜上面

包裹在鞘内的血管轻轻地躺在肌肉床上（图 16-4）。血管在大腿的近端 1/3 处位于另外一个三角空间里。这一空间（Scarpa 三角）由肌肉界限所定义。该三角的外侧缘为缝匠肌，内侧缘为长收肌，上缘为腹股沟韧带。当大腿固定于外旋位置时，该三角在呈现为一个凹陷的平面（图 16-5）。

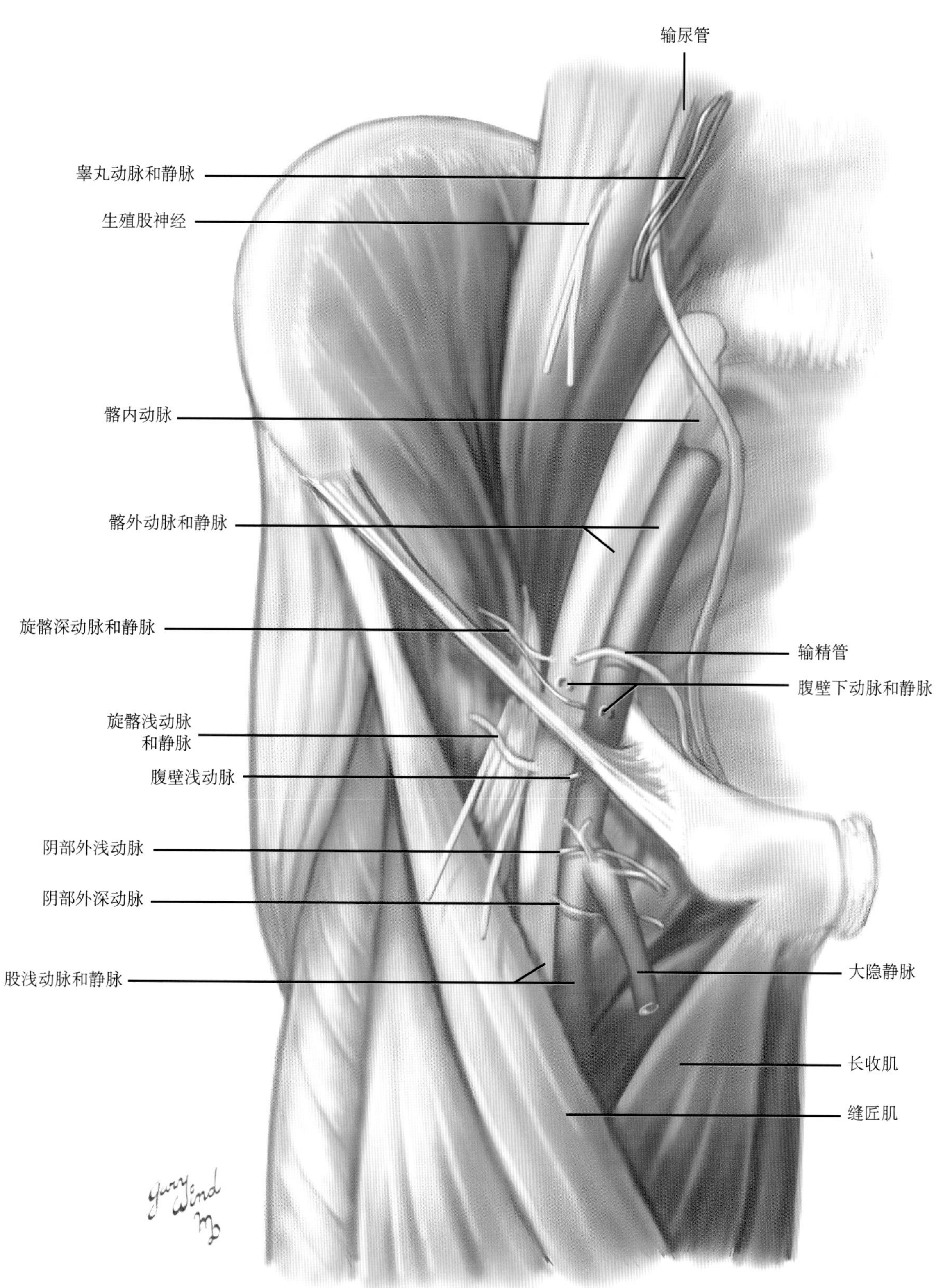

图 16-4　去除盆腔筋膜和股鞘显示出其他腹膜后结构和血管的关系，并分别显示髂外动脉和股总动脉位于腹股沟韧带上方、下方的小分支

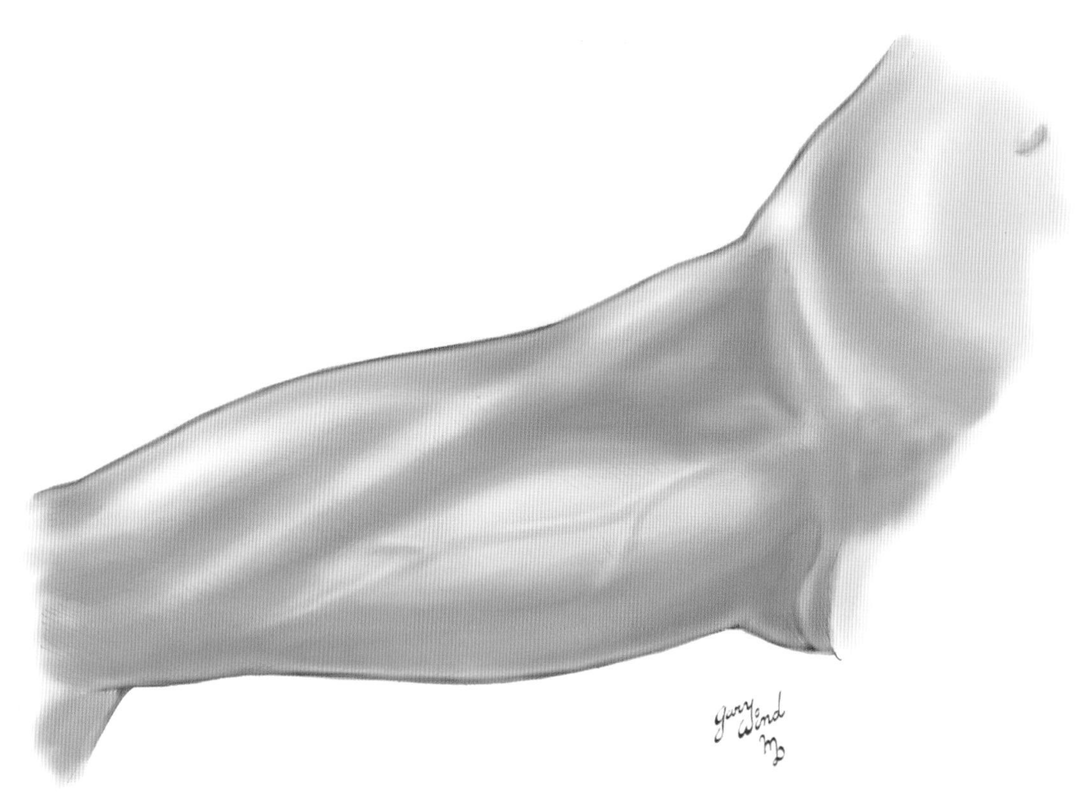

图 16-5 大腿屈曲并内旋可使股三角的肌肉边界显现出来，缝匠肌形成外侧边，内收长肌形成内侧缘

阔筋膜覆盖于股三角前面，并附着于腹股沟韧带。阔筋膜上有一个卵圆状的缺口（卵圆窝），可以通过淋巴管和大隐静脉 图 16-6。卵圆窝被筛筋膜所覆盖，该筋膜支撑了两组腹股沟下浅淋巴结的其中一组 图 16-7。更多的淋巴结头侧组沿腹股沟韧带平行排列。这些淋巴结位于腹股沟前方切口探查股动脉的入路上，并且这些淋巴结包绕有非常丰富的淋巴管道丛，增加了该区域切开后淋巴囊肿的风险。这两组淋巴结均引流汇入位于股三角的脂肪结缔组织中的腹股沟下深淋巴结，从这里淋巴液通过股管引流至髂外链。

股动脉的 3 个浅分支紧贴腹股沟韧带下方发出，穿过股鞘和阔筋膜达下腹部和大腿上部的皮下组织。这些分支即阴部外浅、旋髂浅和腹壁上浅动脉。相应的伴行静脉在大隐静脉和股静脉交界处（股隐交界）汇入大隐静脉。直接切开股动脉时，应该尽可能保护这些血管。长期以来，上腹部浅蒂被用来支持躯体下腹部皮瓣。阴部外浅动脉在紧邻股隐交界处跨过股静脉。

在游离开阔筋膜以检查股三角的深部结构之前，我们应该简要地看一下恰好位于腹壁内的髂外动脉的关系，从而预估一下股动脉的旁路移植必须经过的主要路径。

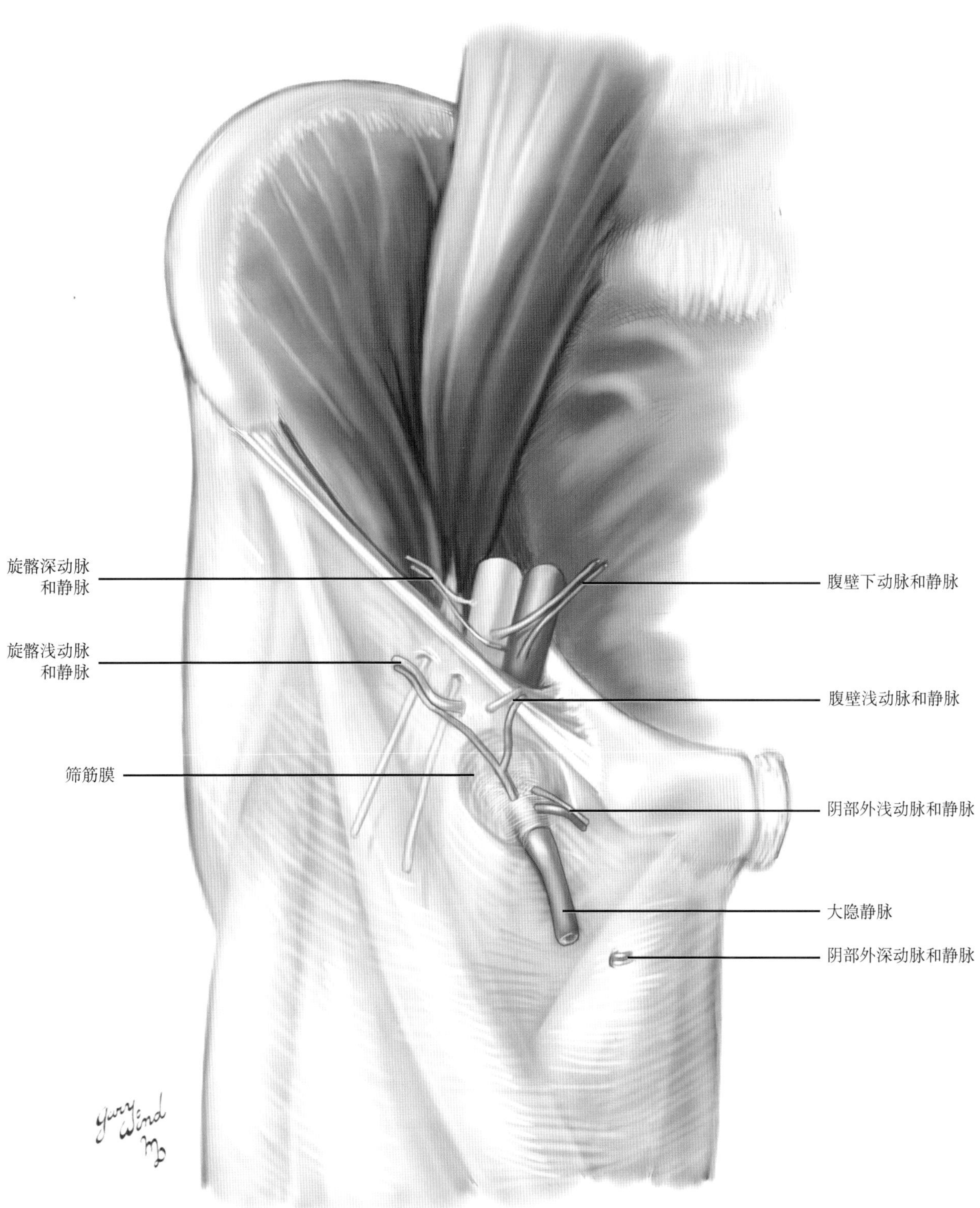

图 16-6 从前面，阔筋膜附着于腹股沟韧带。其上有股动脉分支和皮神经穿过的孔。静脉通道通过疏松覆盖的卵圆窝到达股静脉

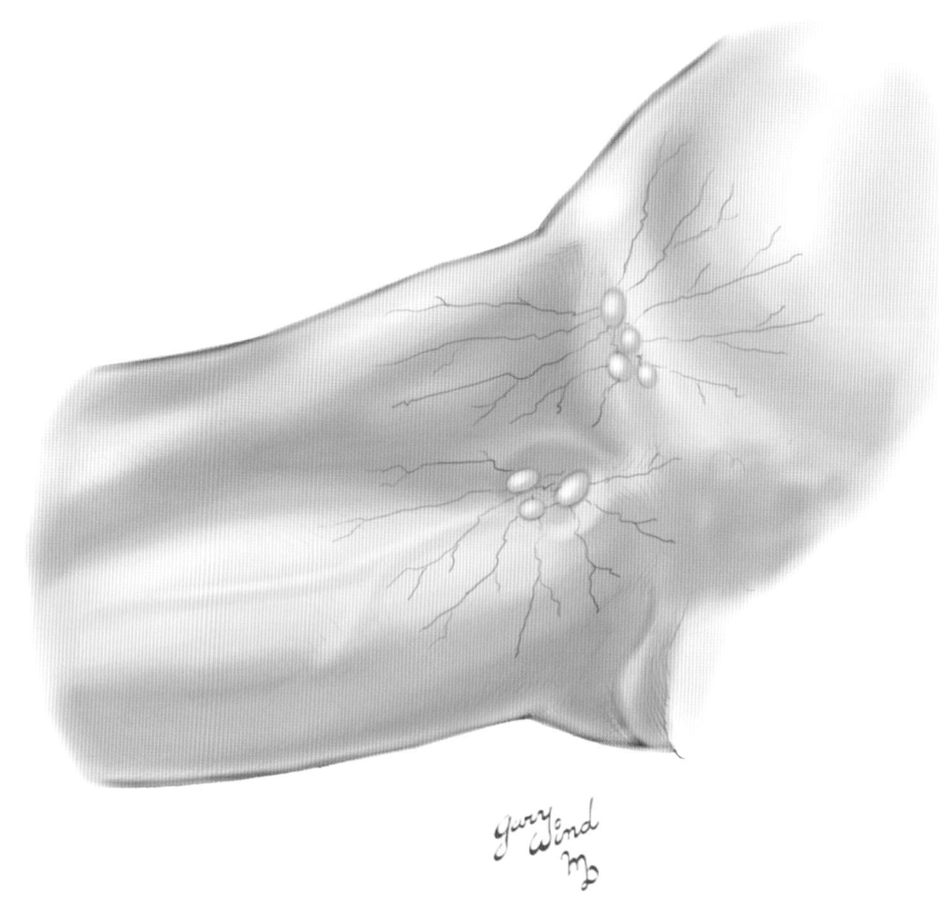

图 16-7 腹股沟浅表淋巴结聚集于腹股沟韧带下方和卵圆窝周围

在腹壁内，髂外动脉发出两个小分支，分支走行在腹膜和腹横筋膜之间 图 16-8 。腹壁下动脉走向肚脐，穿过腹直肌鞘后层形成的弓状线下方的腹横筋膜，为腹直肌的下 1/3 供血。腹壁下动脉在分出后很快就发出一个小分支，对于男性来说，小分支与形成提睾肌的腹内斜肌纤维相伴随，其上覆盖着精索。髂外动脉末端的第二个小分支是旋髂深动脉，走行于腹股沟韧带外侧部分的下方。任何一个小动脉，尤其是其伴随静脉，在为搭桥移植物做通道时，都有可能会被损伤到。后续的出血非常麻烦，而且会增加感染的风险。另外，约 20% 的患者闭孔动脉是起于腹壁下动脉，而不是来源于髂内动脉（ 图 16-9 和 图 20-21 ）。这种变异的血管从股管的盆腔端和耻骨梳下降至闭膜管。因此，为移植物做隧道时，就存在损伤该血管的可能，这是从股疝和腹股沟疝修补过程中学来的教训。

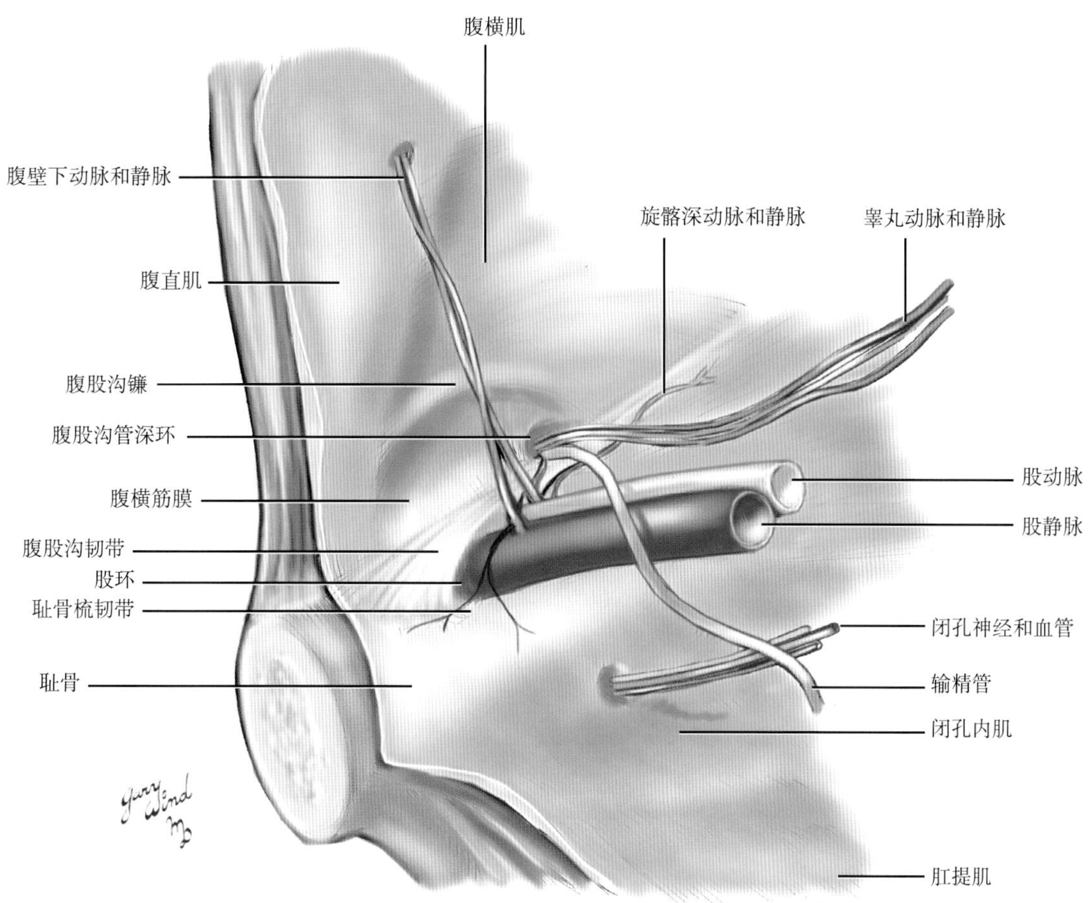

图 16-8 右侧耻骨上支去除腹膜后的内侧观显示了股和闭孔血管的关系

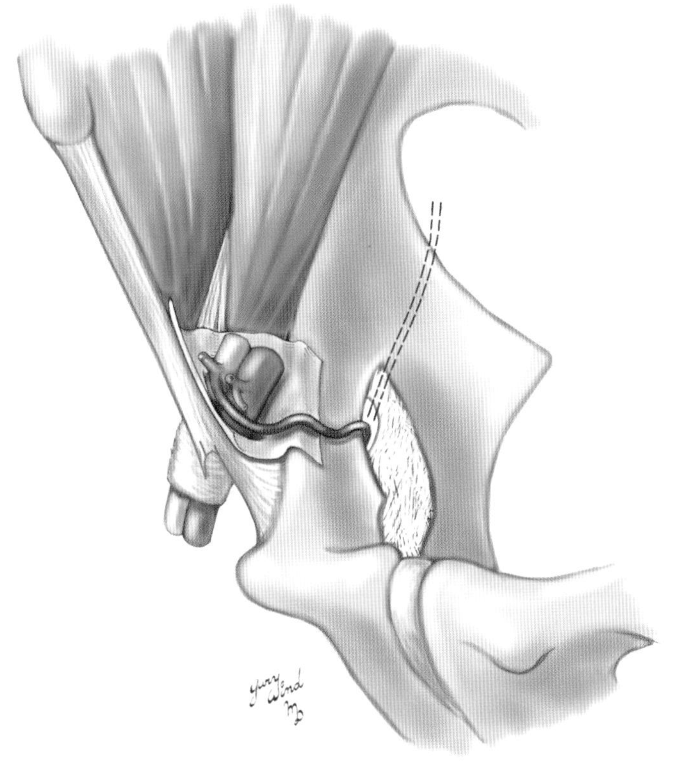

图 16-9 在近 1/5 的个体中发现手术危险起源于腹壁下动脉的闭孔动脉

股三角的底位于股血管下方，由内侧的耻骨肌和外侧弓状走行于髋关节前部的髂腰肌所组成 图 16-1 。当无菌操作技术被破坏时，股部动脉造影表明髋关节近侧端会偶发关节感染。耻骨肌深面有闭孔，除了近侧外，闭孔的所有部位都有一层致密的膜覆盖 图 16-10 。

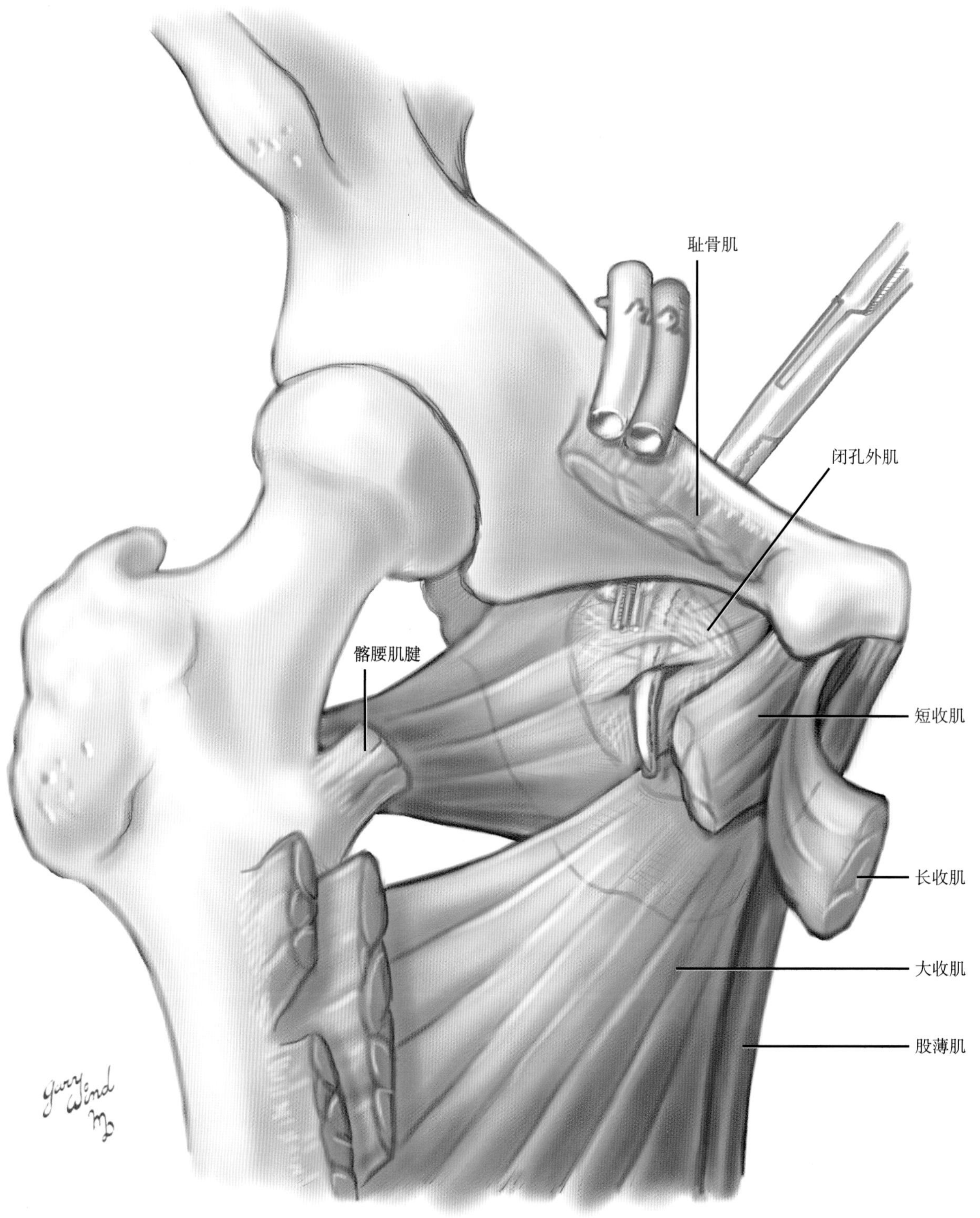

图 16-10 闭孔膜、闭孔管、闭孔外肌和周围内收肌起源的关系使闭孔膜成为一种可行的旁路移植途径

内收肌的止点位于闭孔骨缘周围，这些止点形成一个以闭孔膜为基底的圆锥体的边缘。在这个圆锥体内，闭孔外肌起源于膜的下部，而闭孔神经和血管从闭膜管的近侧穿过，从而从骨盆进入大腿。闭孔膜为股动脉旁路移植提供了另一种途径（图 16-11）。

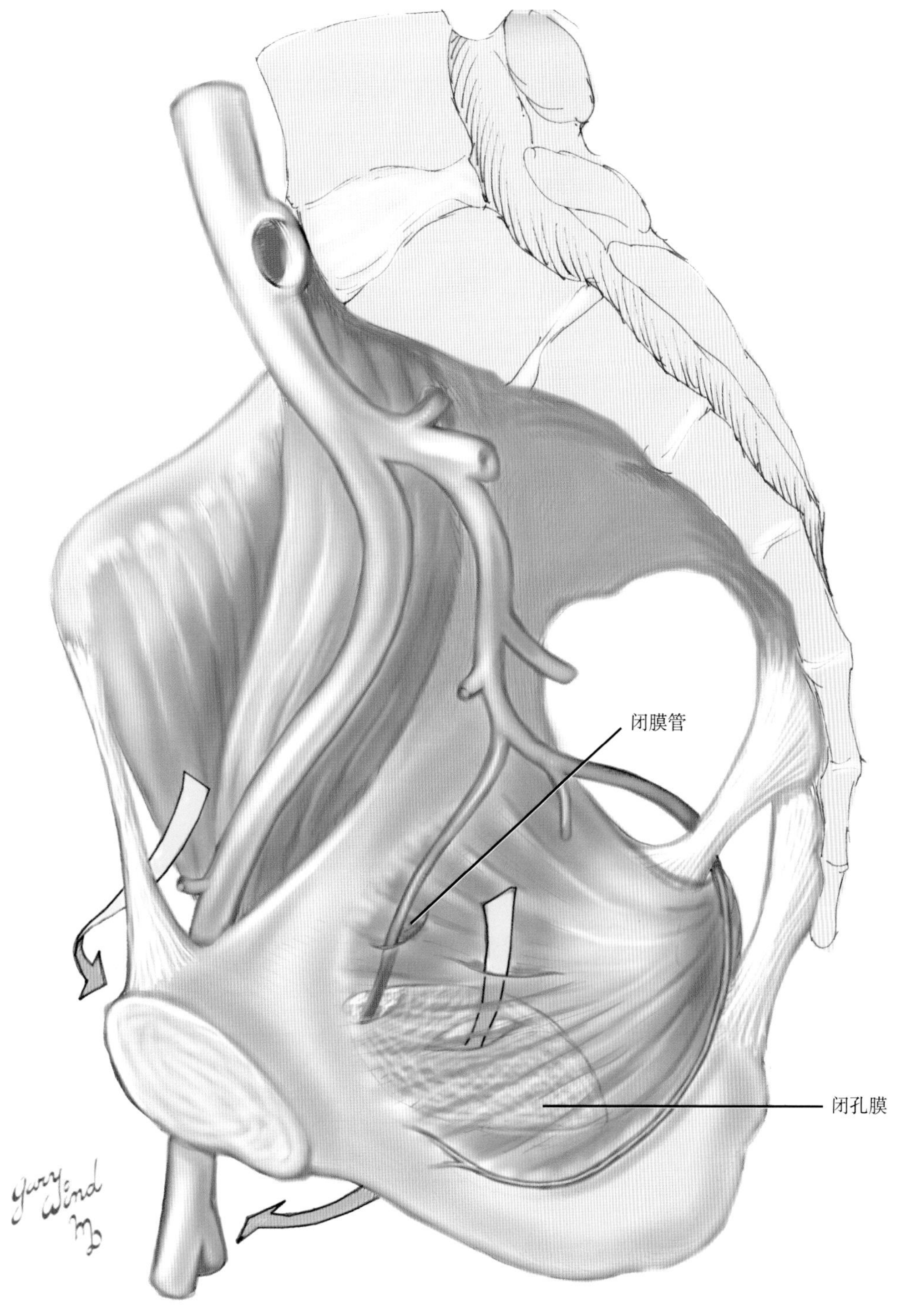

图 16-11　闭孔搭桥术与更常见的腹股沟搭桥术比较，注意远离闭孔管的闭孔膜中心，用于避免损伤位于孔内侧上角的闭孔血管和神经

股总动脉斜穿过耻骨肌之后分为股浅动脉和股深动脉。股深动脉为大腿肌肉提供了主要的血流量，并辅之以闭孔动脉以及臀上和臀下动脉的降支 图 16-12。股浅动脉到达股三角倒尖，然后穿过大腿股四头肌和内收肌之间的收肌管（又称 Hunter 管），只发出较小的肌支 图 16-4。股浅动脉在靠近收肌腱膜裂孔处发出膝上最高动脉，在股动脉闭塞性疾病中，膝上最高动脉可作为侧支通道（见第 18 章）。

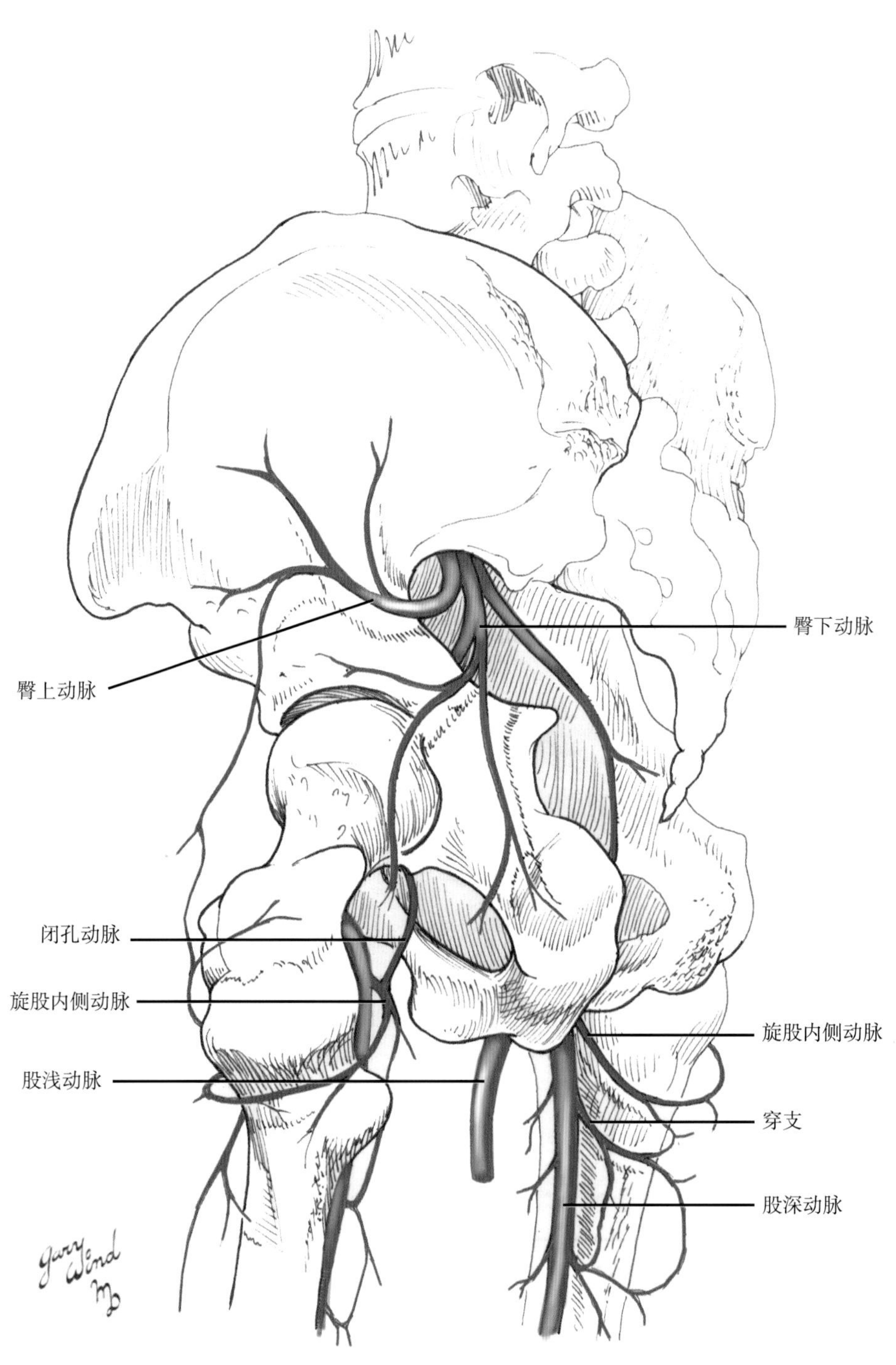

图 16-12 臀动脉的分支和闭孔动脉补充股深动脉，为大腿提供血供

股总动脉发出阴部外深小动脉，然后在腹股沟韧带远端约 4cm 处发出大的股深动脉分支。股深动脉通常起源于主干的外侧。发出后不久，股深动脉发出旋股外侧和内侧血管 图 16-13 。这些血管很少发源于股总动脉，并与股深动脉主干混淆。必须识别这样的变异分支，从而能控制这段解剖以便吻合。

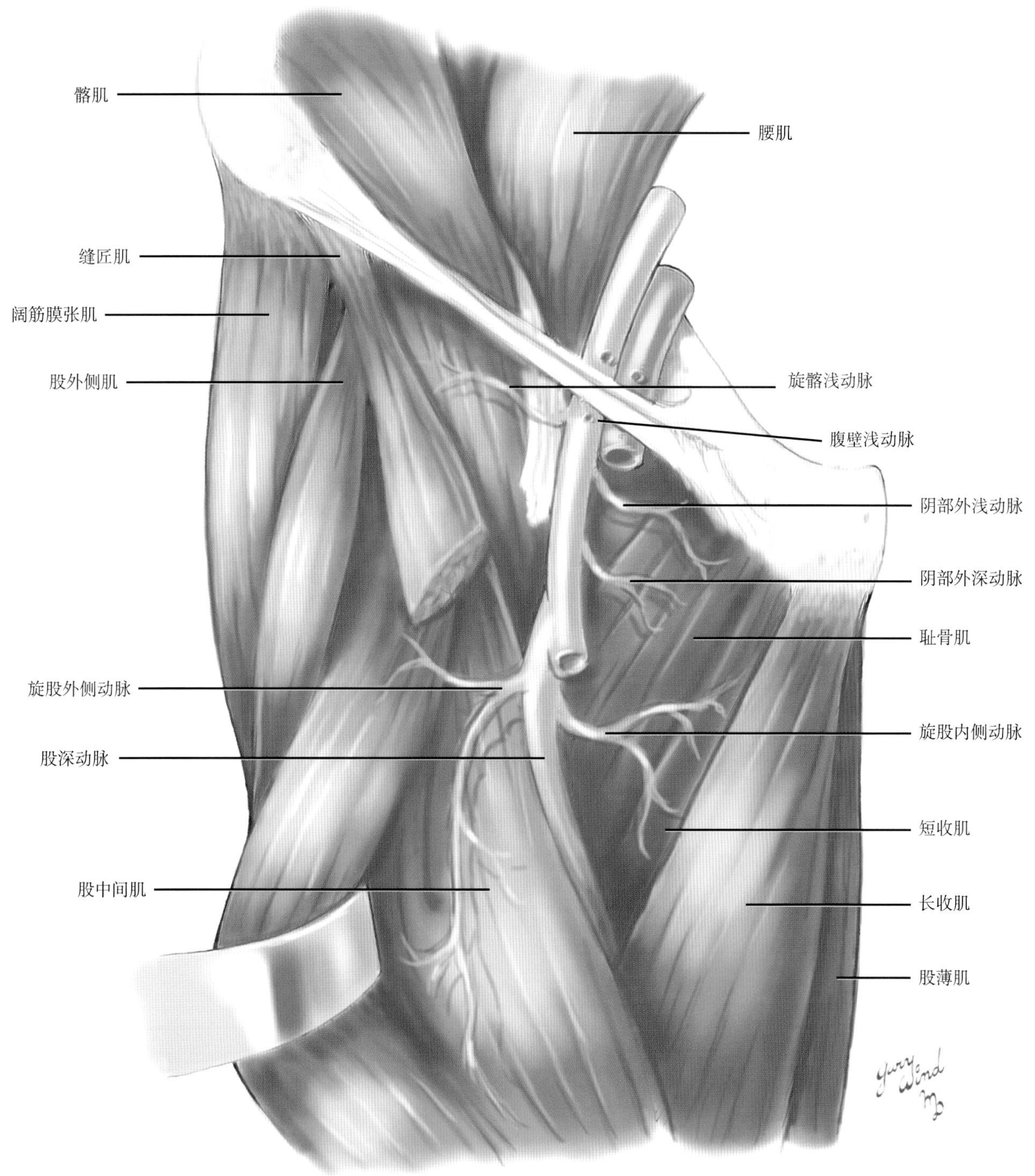

图 16-13 在这幅内侧图中，股深动脉的后外侧起始部向周围肌肉发出旋股内、外侧动脉。有时其中一支或两支都可起源于股总动脉

股深动脉的起点有旋股外侧静脉穿过（图 16-14）。旋股外侧动脉的分支支配股四头肌近端。旋股外侧动脉的降支进入股外侧肌，在此它与膝部的分支相吻合。旋股内侧动脉的分支供应近端的内收肌群。这些血管之间，以及与臀下动脉和股深动脉的第一个穿支，都相互吻合。

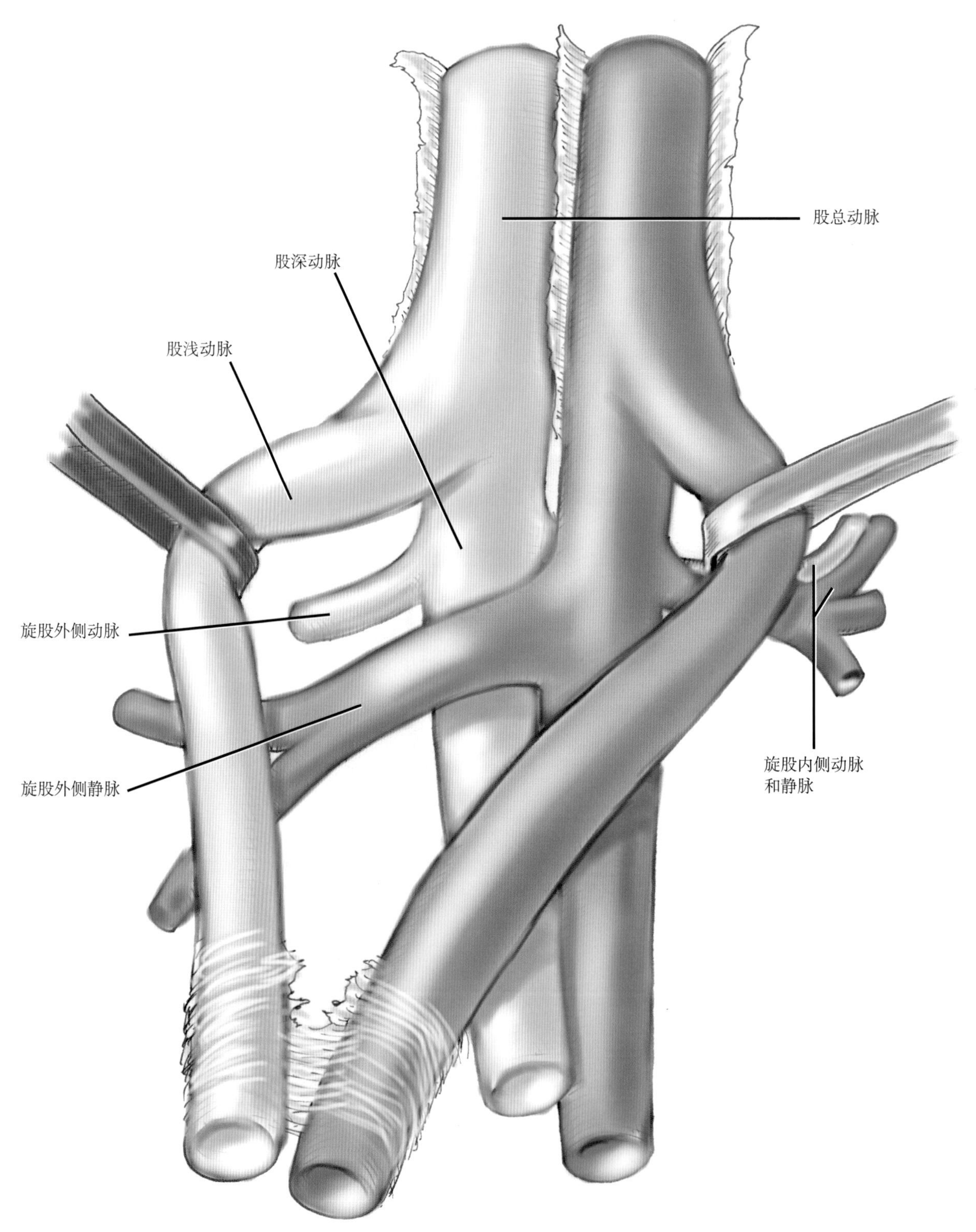

图 16-14 股深动脉的起点被可分开显露的旋股外侧静脉穿过

股深动脉向后向内延续转向股骨，进入长收肌后面，并与股骨体干紧密平行 图 16-15。它供血给内收肌肌群，并发出 4 条穿支穿过短内肌和大收肌的开口。前两个分支通常穿过两块肌肉，而较低的分支只穿过沿着股骨粗线内侧唇的大收肌的肌腱附着。最后一条穿支是股深动脉的末端。穿支沿着大收肌的后侧相互吻合，为大腿后肌群提供血供。第二支穿支通常为股骨提供主要的营养血管，远端穿支与腘动脉分支相吻合。

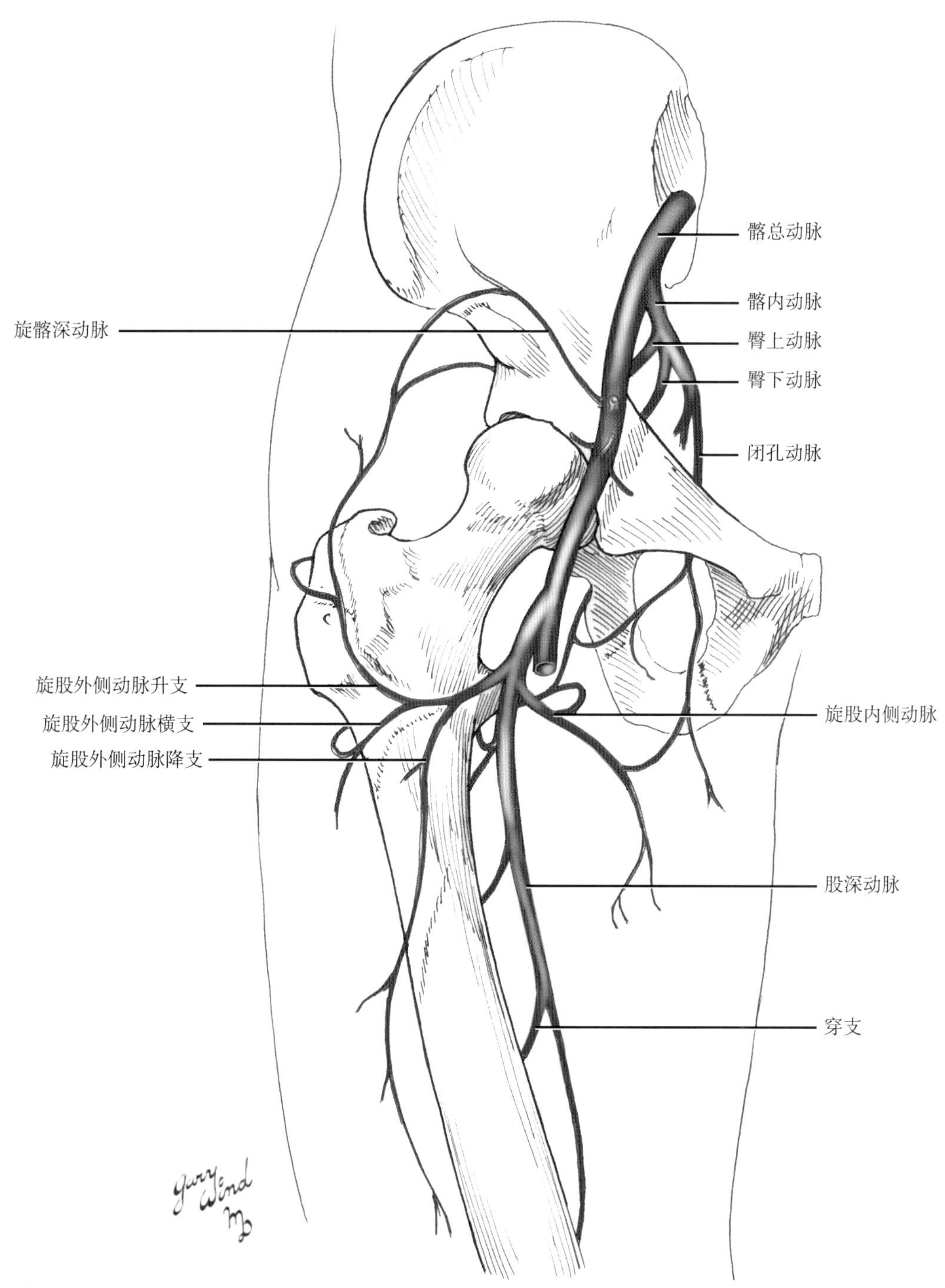

图 16-15 **A.** 髋关节和股骨近端周围丰富的侧支循环的前视图

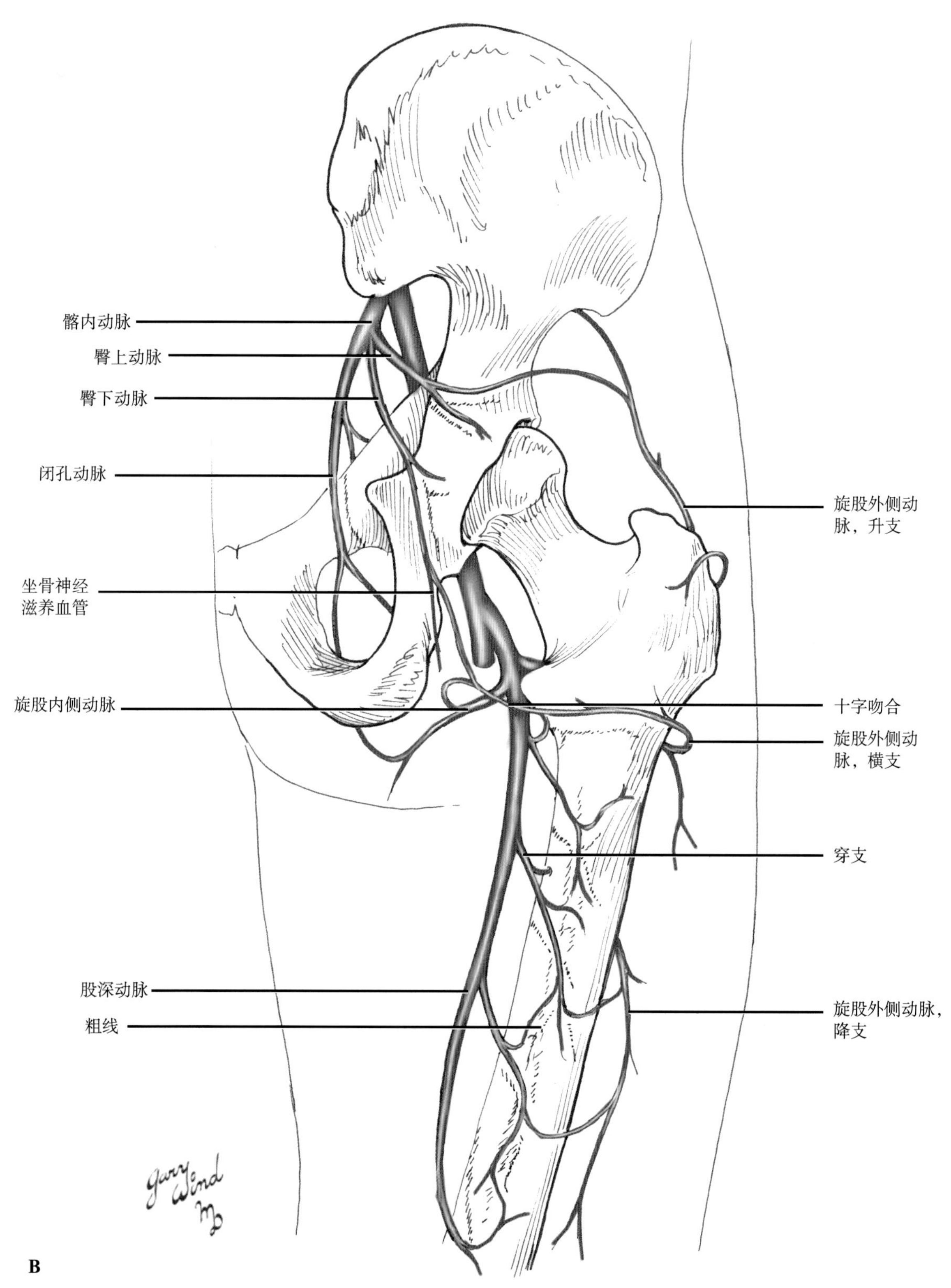

图 16-15（续） B. 髋关节和股骨近端周围丰富的侧支循环的后视图

二、腹股沟区域的股动脉显露

动脉粥样硬化的节段性的特点已被了解多年[1, 2]。虽然导致动脉粥样硬化的病理因素可能同样影响特定个体的所有动脉，但有些动脉往往保持通畅，直到近端闭塞性疾病进展很多。股总动脉就是这样一条血管。由于大量侧支与远端髂动脉和股深动脉吻合，除了在最晚期的主动脉髂闭塞性疾病、栓塞性闭塞或创伤病例外，股总动脉和股深动脉仍然通畅。外科医生已学会利用这一趋势，使用容易到达的股动脉作为旁路移植术的吻合口。

股动脉也是经皮外周动脉和冠状动脉介入的重要通路。虽然改进的导管和钢丝设计也允许安全通过桡动脉、臂动脉和腋窝动脉，但在大多数情况下，股动脉因其直径相对较大和能够被压迫至后方的股骨头而成为首选。逆行穿刺股总动脉简单，提供直接通路可进入主动脉及大部分分支，包括头颈部动脉。顺行穿刺相对困难一些，但可以使用更短的导管和更少的辐射直接进入同侧下肢动脉。与入路部位相关的局部并发症患病率和危险因素已在其他文献中详细介绍[3]。

（一）股总动脉的显露

患者取仰卧位，消毒下肢和下腹部，并覆盖从脐部至膝盖处。如果同时显露更多近端动脉，应做好整个腹部和胸部的消毒准备。股血管及其分支的广泛显露最容易通过垂直切口获得。对于仅需要有限显露股总动脉分支以上的血管腔内手术，斜切口则更适合，采用斜切口可能与其所致的伤口并发症较少有关[4, 5]。

垂直皮肤切口直接位于股脉搏动的上方，并延伸至腹股沟折痕上方，切口的 1/3 在腹股沟韧带上方，2/3 在腹股沟韧带下方[6]。一些外科医生提倡在更外侧切口以避免淋巴损伤并发症[7]。当股动脉无可触及脉搏时，直切口应从腹股沟韧带中间的稍内侧一点的部位开始垂直延伸[8] 图 16-16 。斜切口就在腹股沟折痕上方，与腹股沟韧带平行 图 16-17A 。在肥胖患者中，斜切口允许通过一个额外的切口放置血管内装置，通过隧道再进入动脉 图 16-17B 。

当切口加深时，在皮下组织中会遇到股血管的细小的腹壁浅支和旋髂浅支。这些分支应该被分开并结扎以进入更深的结构。此外，结扎所有与腹股沟浅淋巴结相关的淋巴管，减少了术后发生淋巴漏的风险[9] 图 16-18 。阔筋膜沿缝匠肌内侧边缘打开，切口向近端延伸至腹股沟韧带水平。向外侧牵拉缝匠肌可显露出股三角和漏斗形股鞘内的血管 图 16-19 。进一步近端显露可通过向头侧牵拉腹股沟韧带来实现。

可通过打开股鞘直接进入股总动脉 图 16-20 。要套带控制血管，只需要分离结缔组织。要小心操作，避免进入位于股鞘内动脉内侧的股静脉。有时，股鞘内可能有炎性改变，使血管难以分离。

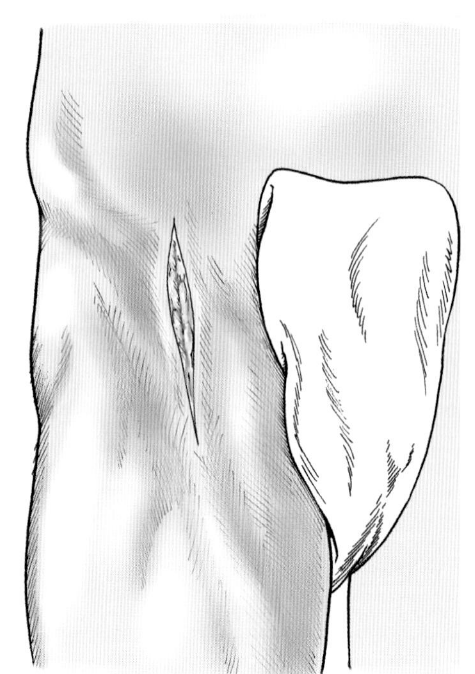

图 16-16 垂直皮肤切口可完全显露股总动脉及其分支；切口位于腹股沟韧带中点稍内侧的位置；它开始于腹股沟韧带头侧，向下延伸至股三角的顶点

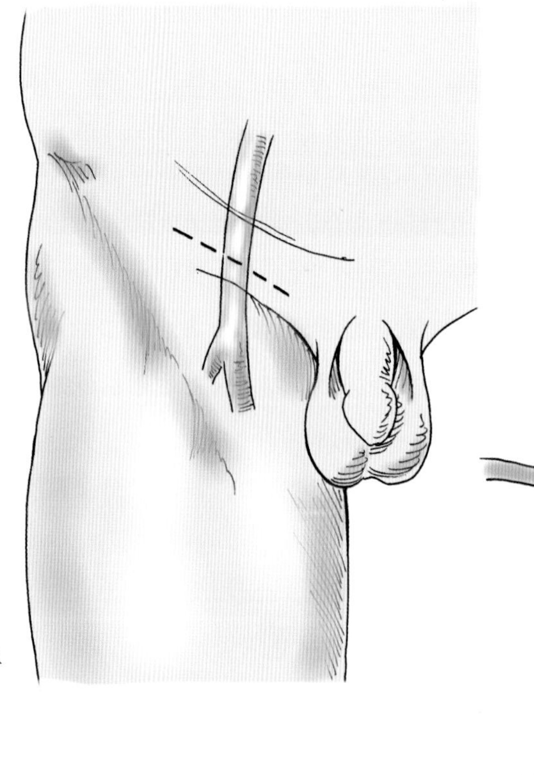

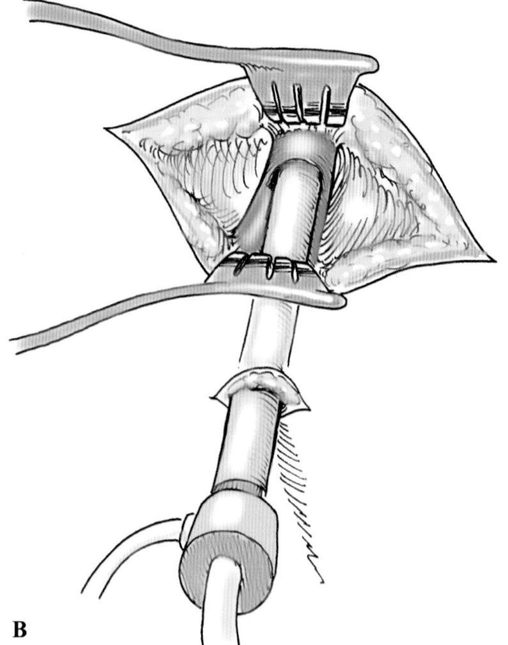

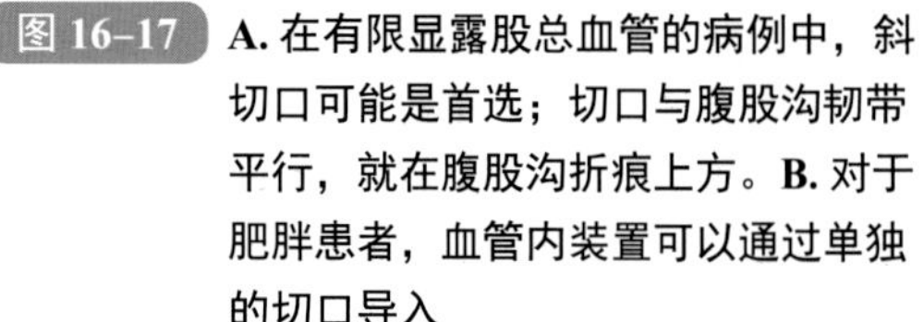

图 16-17 **A.** 在有限显露股总血管的病例中，斜切口可能是首选；切口与腹股沟韧带平行，就在腹股沟折痕上方。**B.** 对于肥胖患者，血管内装置可以通过单独的切口导入

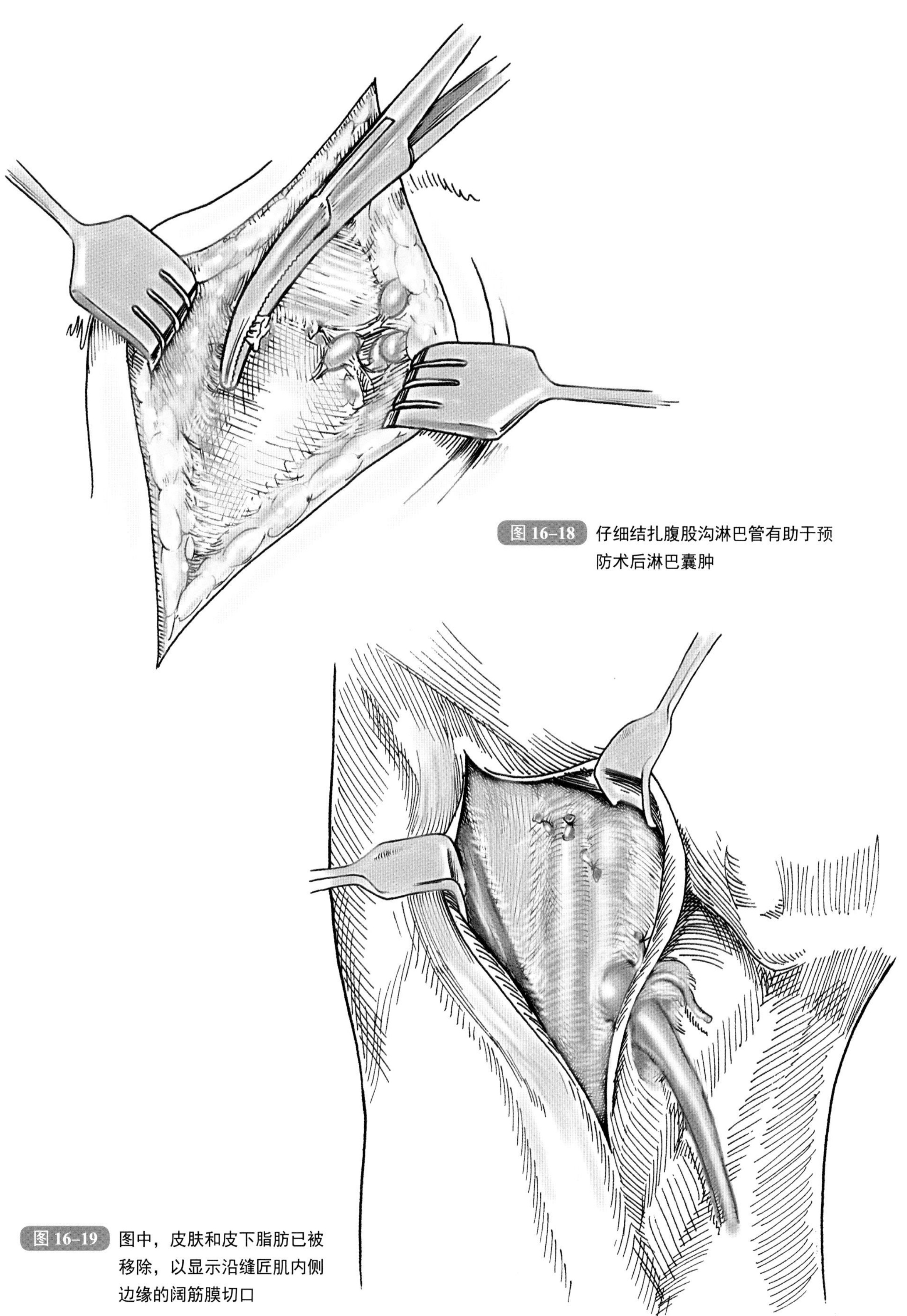

图 16-18　仔细结扎腹股沟淋巴管有助于预防术后淋巴囊肿

图 16-19　图中，皮肤和皮下脂肪已被移除，以显示沿缝匠肌内侧边缘的阔筋膜切口

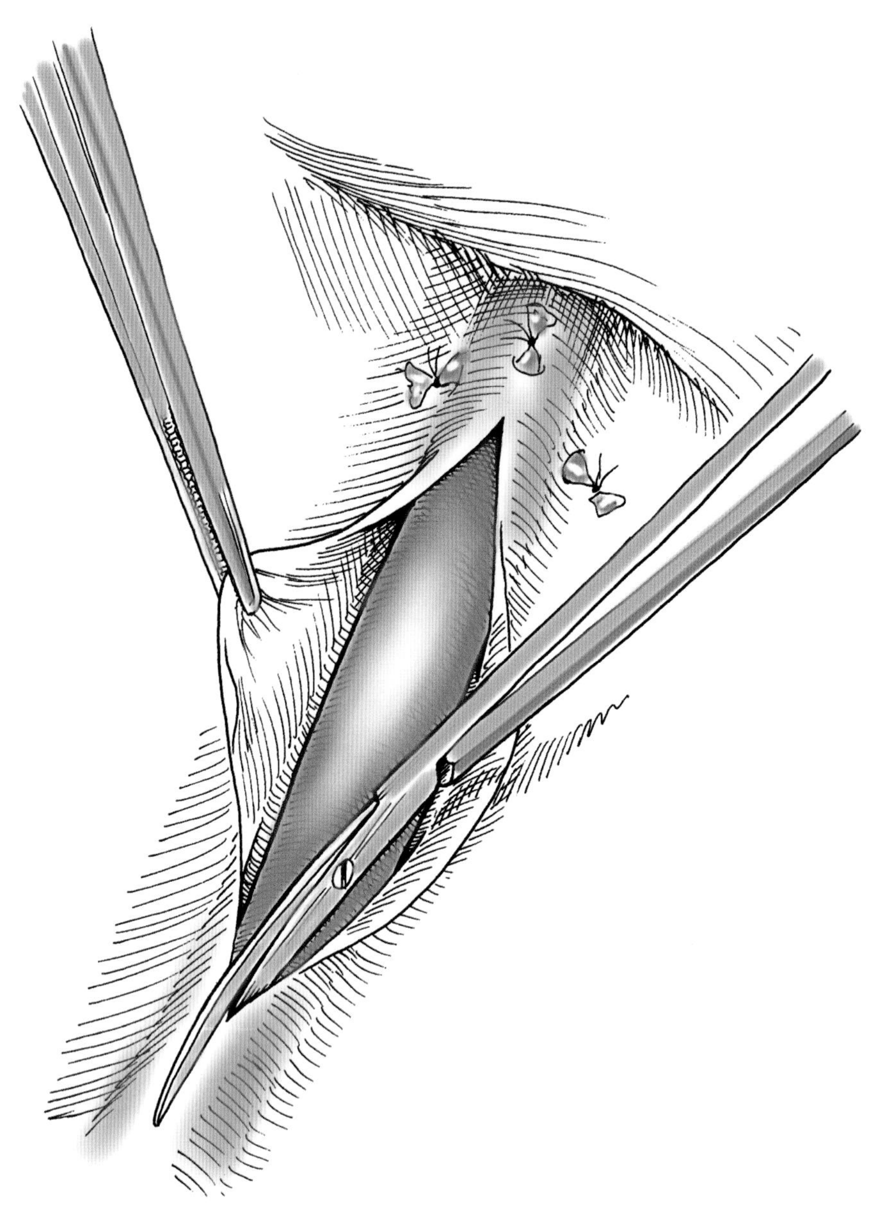

图 16-20 在动脉上方直接打开股鞘；动脉被钝性剥离和套带控制

股总动脉分为两条主干，即股深动脉和股浅动脉，在母主干的前表面上向远端剥离是显露这些主干动脉最好的方法。此入路，动脉的前表面很少有分支，股深动脉不会被损伤。股浅动脉很容易伤口远端被隔离。股深动脉的起源最常发生在外侧腹股沟韧带下方［（6.5 ± 1.5）cm］，也可能更靠后[10] 图 16-21。旋股外侧静脉在这个水平穿过股深动脉的前面，并且在解剖过程中应该被识别。在由股深动脉和股浅动脉起源的“胯部”进行剥离时，可能会对该静脉造成损伤。当需要更广泛显露股深动脉时，该静脉应分离开。

25% 的患者中，旋股内侧动脉直接起源于股总动脉干，20% 的旋股外侧动脉也是如此[8] 图 16-22。在打开股动脉之前识别和控制这些异常分支是很重要的。打开止血钳控制的股动脉后出现明显的回血，通常是来自这些分支之一。

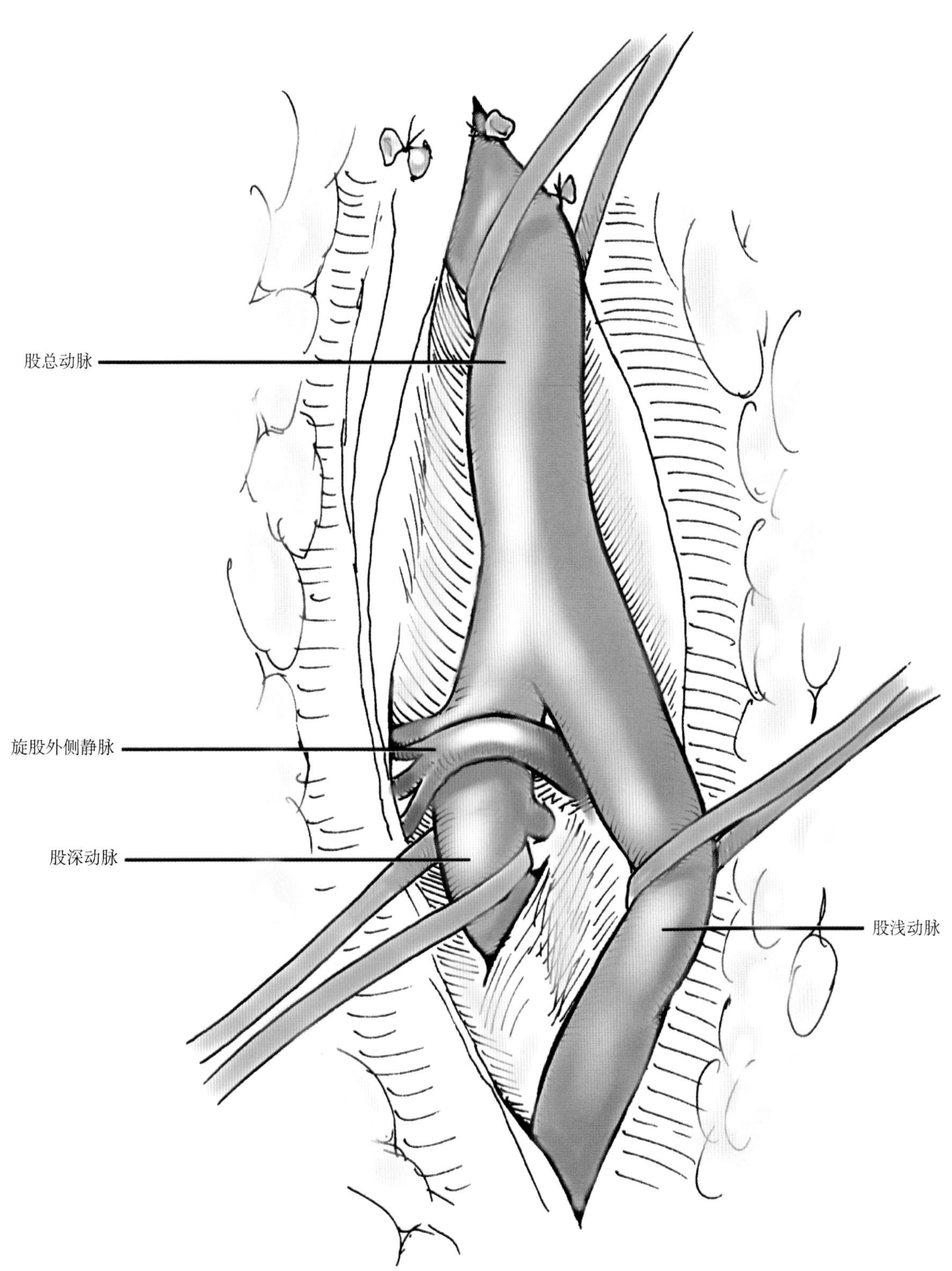

图 16-21　股深动脉通常起始于股总动脉干的外侧，在腹股沟韧带远端 3～5cm，它的起始部有旋股外侧静脉跨过

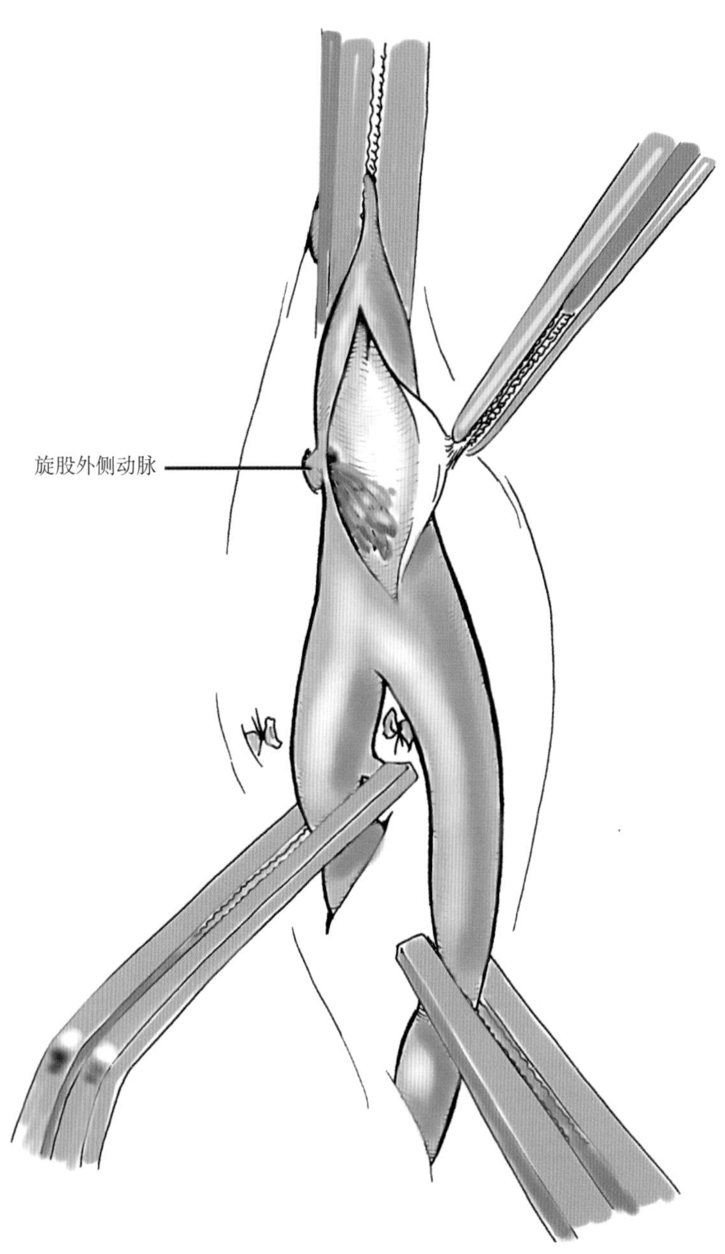

图 16-22 旋股外侧或内侧动脉可能起源于股总动脉干，如果未被发现，会引起非常麻烦的回血

（二）股动脉开放性流入手术的解剖

动脉粥样硬化闭塞性疾病常见于肾下主动脉和髂动脉。对于这些限流的狭窄或闭塞，可以将股动脉作为腿部血供的流出道，通过的各种术式来完成开放的旁路术。伴发于股总动脉或股浅动脉的闭塞性病变并不一定禁忌使用这些手术，因为在这些情况下，股深动脉（通常没有狭窄）已被证明是足够的受体血管[11]。

主 – 股动脉旁路术是流入至股动脉的最常用术式。合适的解剖外替代方法，包括股 – 股旁路、腋 – 股旁路和经闭孔的股动脉或腘动脉旁路 图 16-23。下面讨论的是到股动脉隧道的解剖结构，近端主动脉和腋动脉吻合口的显露，将在其他章节讨论。

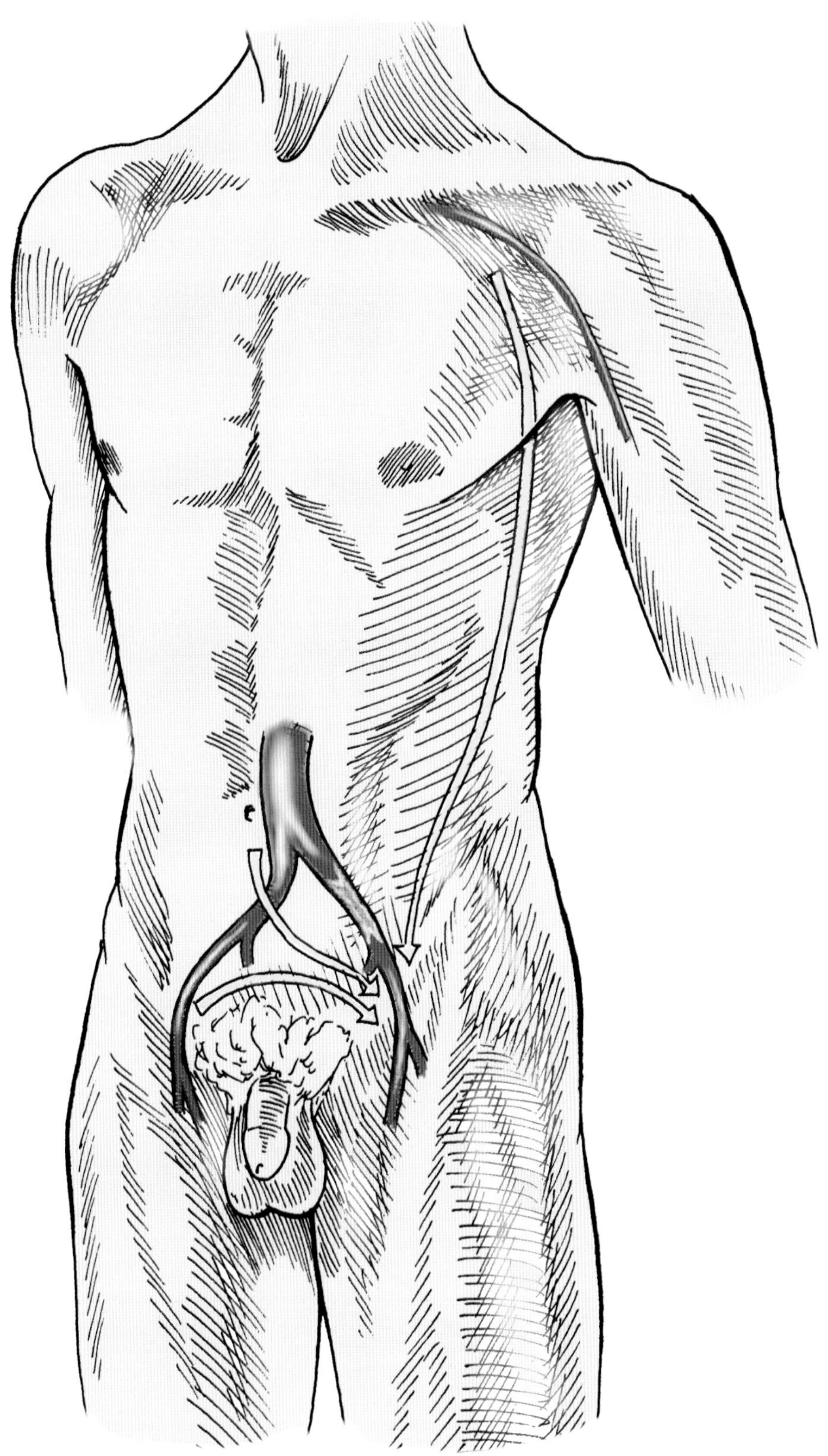

图 16-23　主髂动脉闭塞性疾病最常见的血管重建手术是主 – 股动脉旁路术，但股 – 股和腋 – 股旁路术是解剖外血管重建的有效选择

（三）主 – 股动脉旁路隧道的解剖

这条隧道连接了用于显露腹主动脉和股动脉的切口。最常见的隧道遵循髂动脉和股动脉的自然路径，使移植物在腹膜后组织中保持保护。隧道是在股动脉前侧的外膜周围层面，开始用手指分离（图 16-24）。或者，隧道也可以从股静脉内侧的空腔开始。移植物通过后一种隧道，穿过静脉，与股动脉吻合。两条隧道都穿过腹股沟韧带并在髂外动脉的前面进入骨盆。腹壁下静脉和旋髂深静脉交叉于髂外动脉的前方，在这种盲分离过程中可能会损伤。当这些血管受损伤时，牵拉腹股沟韧带直视其下方可能有助于识别这些血管。外科医生应该意识到以前腹腔镜疝修补术中补片的局部瘢痕可能意味着更靠外侧的隧道。

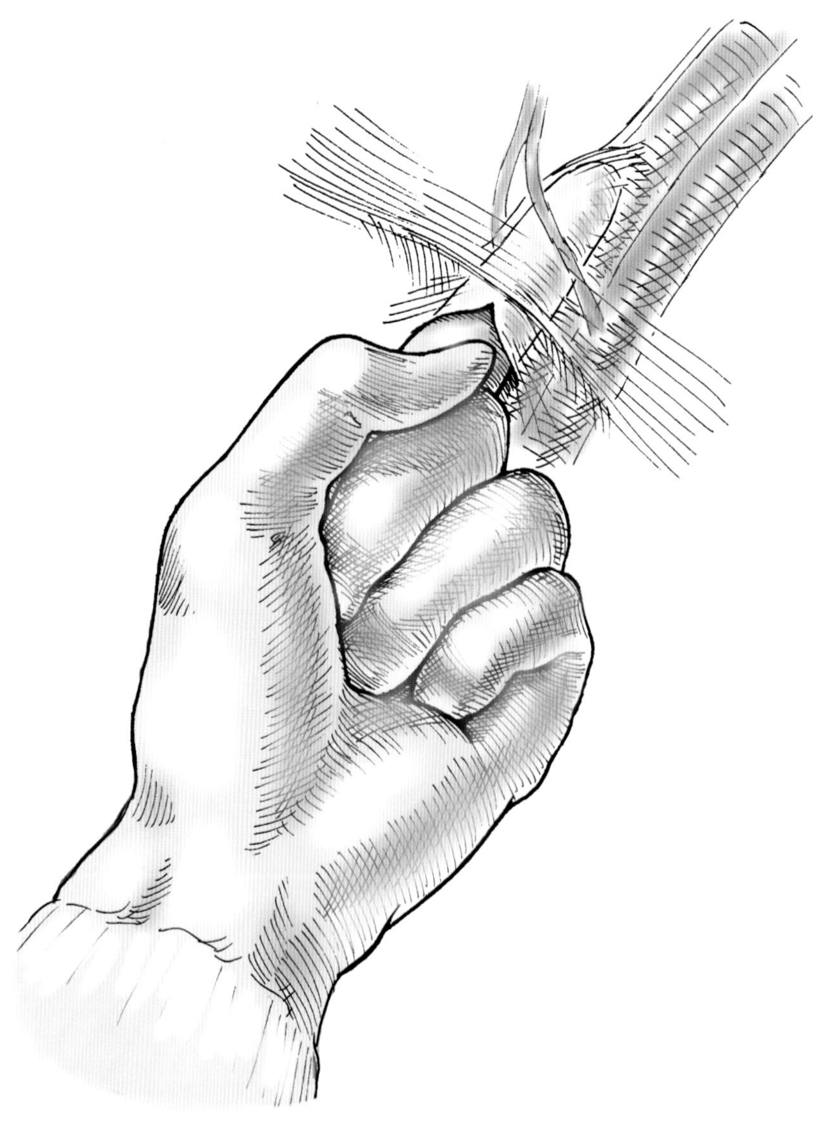

图 16-24 主股动脉旁路术的隧道，在腹股沟韧带下的外膜周围，用手指游离

近端隧道开始于腹部髂总动脉的前表面。打开覆盖在远端主动脉和主动脉分叉处的后腹膜可以找到正确的层面。如其他地方所述，将十二指肠与主动脉分离可有助于此操作。腹主动脉上覆盖的组织向下切开至外膜周围层面，并将切口向远端延至主动脉分叉处。

手指分离始于主动脉分叉附近的外膜周层面，并继续延伸至髂总动脉的前表面。解剖手指应在髂外动脉前表面“盲目”前进，与从腹股沟切口向上游离组织的手指会合 图 16–25 。应注意确保隧道穿过输尿管后方，以防止输尿管被自身髂动脉和移植物的压迫。

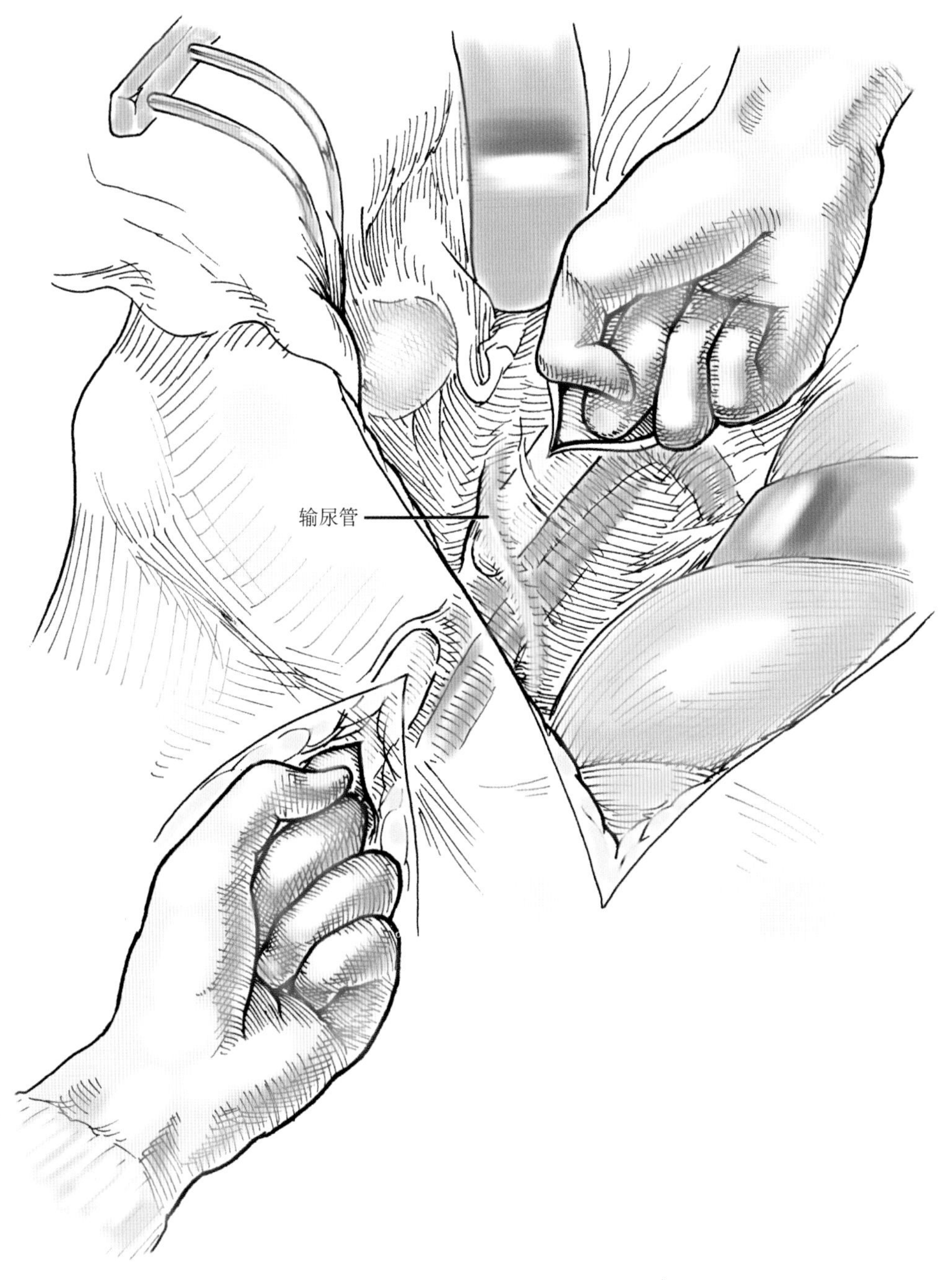

图 16–25 通过打开覆盖于远端主动脉的后腹膜，用手指沿髂外动脉向下剥离外膜周围组织，在输尿管下形成一条路径，近端和远端隧道沿髂外动脉汇合

（四）腋股动脉旁路隧道的解剖

从腋动脉到同侧股动脉的路径是一条穿过躯干外侧的长长的皮下隧道。腋动脉的显露在第 5 章中有详细的介绍，但需要强调的是，近端吻合口应位于腋动脉的第一部分，并且近端移植物应与腋动脉并行数厘米之后再直接向下达胸壁。最好在胸大肌下方使用长的隧道器来建立隧道（图 16-26）。应引导隧道器械到达腋中线前方的胸大肌下缘，在那里穿过腋窝筋膜进入胸壁外侧皮下组织。如果隧道器械不能从腋窝切口到达腹股沟，则可能需要在肋缘下方再做一个切口 [12]。远端隧道继续向下延伸到前腹壁外侧的腋中线。它通过髂前上棘的内侧，以朝向腹股沟的平缓曲线终止。隧道应该进入腹股沟开放性伤口的上外侧。为防止腹股沟伤口感染的情况，当吻合口必须在远离腹股沟的地方建立时，可以将隧道设置在更外侧。这些隧道可以穿过髂嵴，无须担心移植物受到过大压力 [13]，从而到达远离股鞘的股深动脉（见前述）。

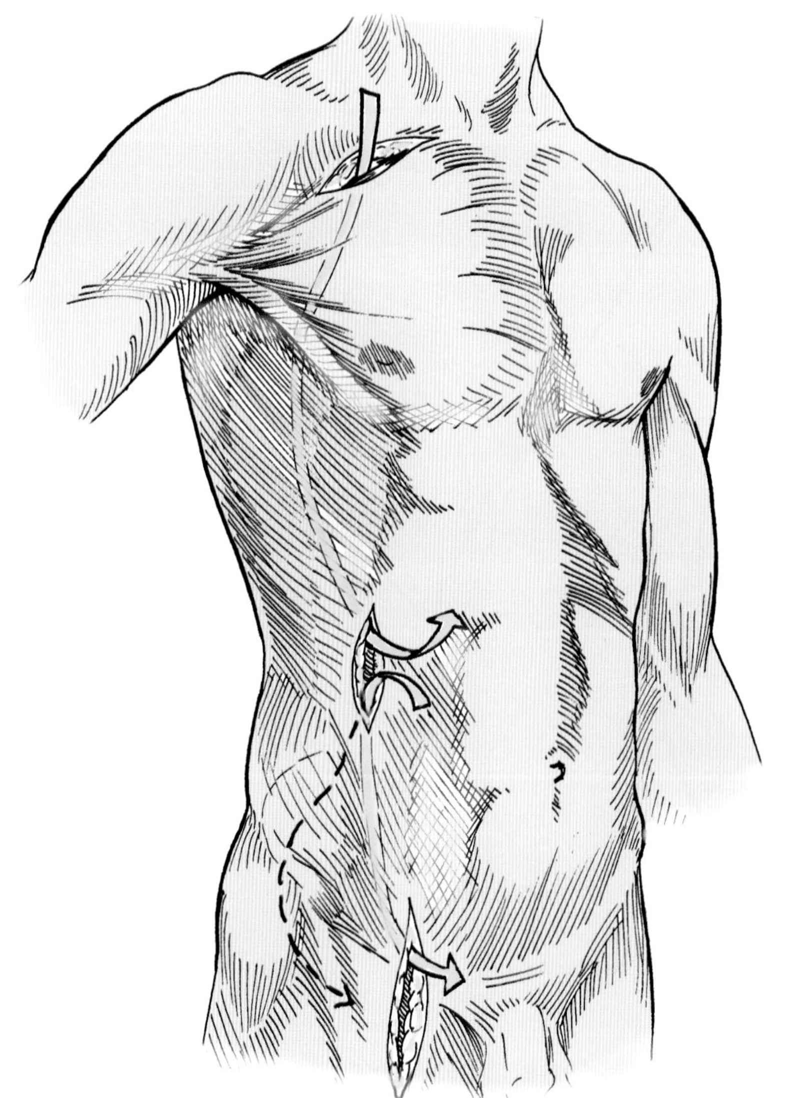

图 16-26 腋 – 股动脉旁路移植物近端深入胸大肌，然后在皮下组织层面到达腹股沟。肋缘与髂骨之间的中间切口有利于隧道的建立。许多外科医生使用横向跳跃切口。当必须避免腹股沟中段时，可以将移植物侧移到髂骨上（虚线）

由于这种旁路技术涉及的距离较长，人工血管（8～10mm）优于自体隐静脉。使用外支撑环的移植物可以提供防止扭转的额外保护[12]。这些移植物通过上述隧道引入，并进入股三角的深层组织，与相应的股动脉吻合。

（五）股股旁路的解剖

通畅的股动脉可作为对侧血管的血液来源。交叉股旁路术是一种很有吸引力的血管重建术选择，因为它避免了开腹手术和潜在的、与主股旁路术有关的自主生殖器官供应（autonomic genital supply）损伤。然而，这种技术的长期成功率通常认为不如主股动脉重建术[14]。术前计划需要证明供体股动脉有足够的流入量，因为髂动脉流量减少可能导致移植物闭塞或窃血现象。供体动脉腔内血管成形术可用于纠正流入道狭窄，而不影响股股动脉移植物的长期通畅性[15]。

如上所述，通过双侧腹股沟切口显露股动脉。股 – 股旁路可以采用人工或自体组织；自体或冷冻保存的股静脉的静脉移植物与人工移植物相比具有更好的通畅率[16]。移植物隧道从一侧切口的腹股沟韧带内侧浅表的皮下组织开始，并在皮下成反 U 形朝向耻骨，由这一侧的腹股沟韧带进入对侧腹股沟切口的上内侧。移植物从皮下隧道直接进入两个切口的深层与股动脉进行吻合（图 16-27）。

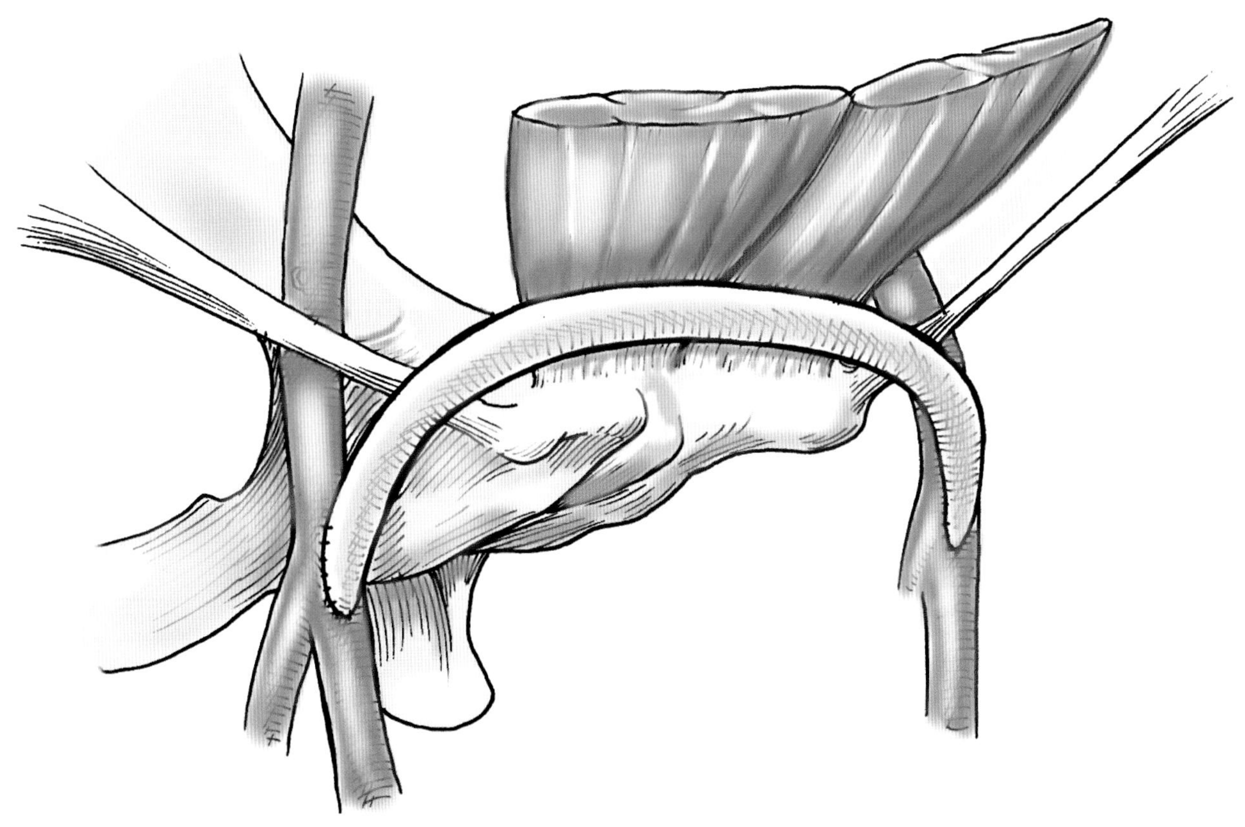

图 16-27　股股旁路术通常是在耻骨上的皮下组织进行的

或者，可以将移植物穿入腹直肌鞘后面，使其通过多个组织层的轨道更加便利，并可能更有利于保护移植物。隧道开始于股静脉内侧（在空隙中），并引入腹股沟韧带下。隧道位于膀胱圆顶头侧的腹膜前间隙，到达对侧腹股沟韧带下的对侧切口 图 16–28。移植物端穿过相应的股静脉与股动脉进行吻合。

股动脉吻合口的准确位置已被证明是股 – 股旁路术后长期通畅的决定因素。当两个吻合口都在股总动脉的分叉处而不是在髂水平处形成时，其通畅率更高 [17, 18]。移植物的末端，最好位于股深动脉开口对侧面的股总 – 股浅动脉交界处 图 16–29。当股浅动脉闭塞时，可直接与股深动脉干吻合 图 16–30。

（六）闭孔旁路的解剖

闭孔旁路术将同侧髂系统的血液直接输送到股动脉。这种解剖外手术是处理股动脉感染性并发症的一个良好选择，如局部移植物感染或药物滥用者股动脉的霉菌性动脉瘤。该技术在治疗腹股沟化脓性淋巴结病、放射性坏死和既往手术后腹股沟严重瘢痕组织的患者中也有优势。尽管通常需要早期和晚期再次介入，但经闭孔至股浅动脉或腘动脉的旁路手术有良好的通畅率和保肢率 [19]。如果拟将受累的腹股沟同侧近端主股动脉作为闭孔旁路术的流入道，确定感染没有延伸到移植物的这部分是很重要的。

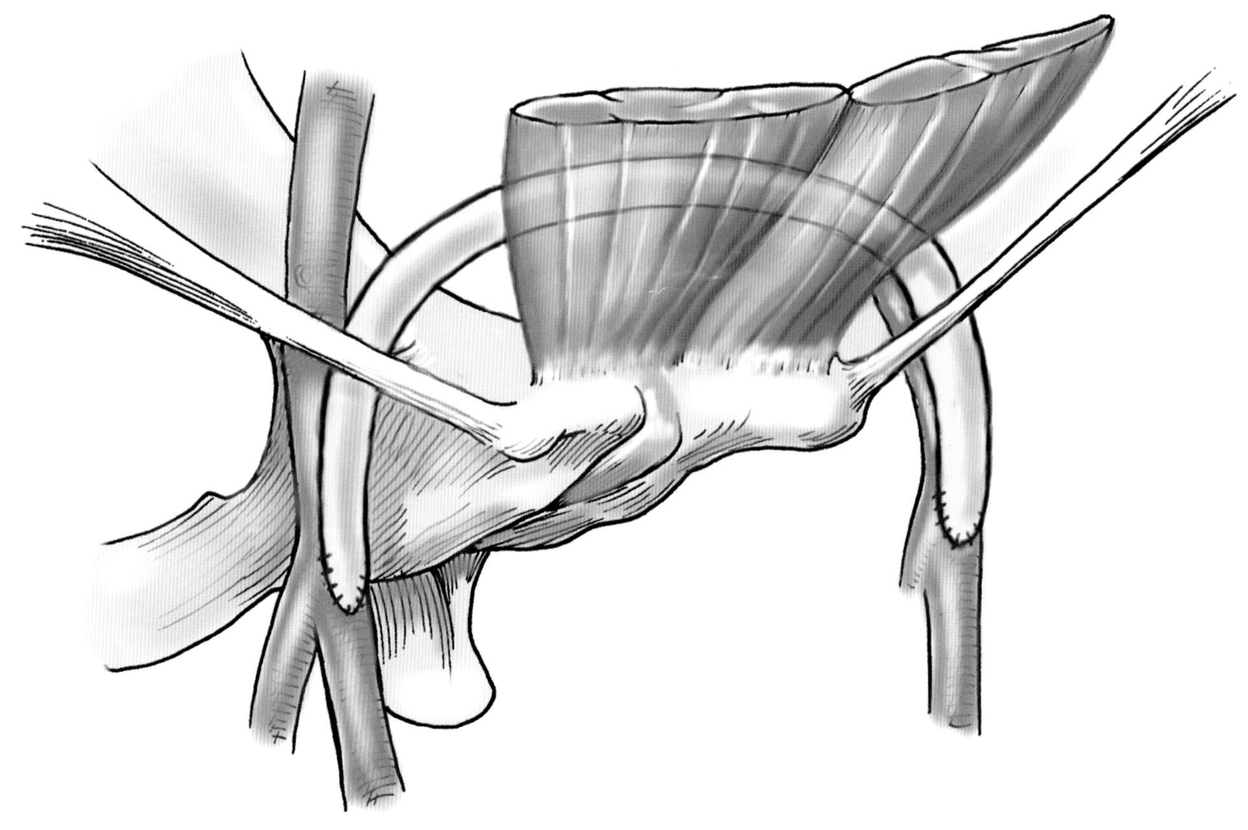

图 16–28 旁路也可以放置在腹直肌的深处，以增加保护

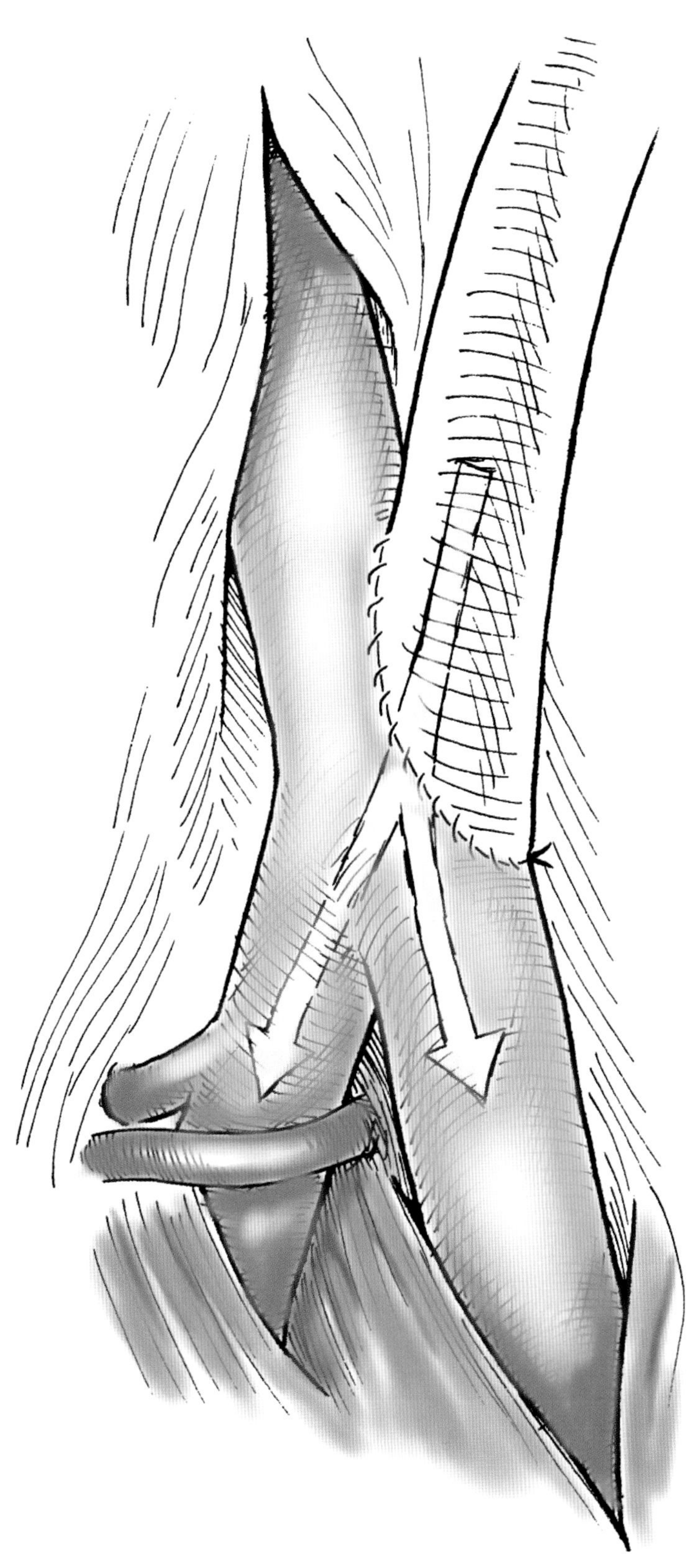

图 16-29 股动脉移植物吻合口位于股深动脉开口的对侧，以获得进入股深动脉和股浅动脉最佳的流出血流动力学

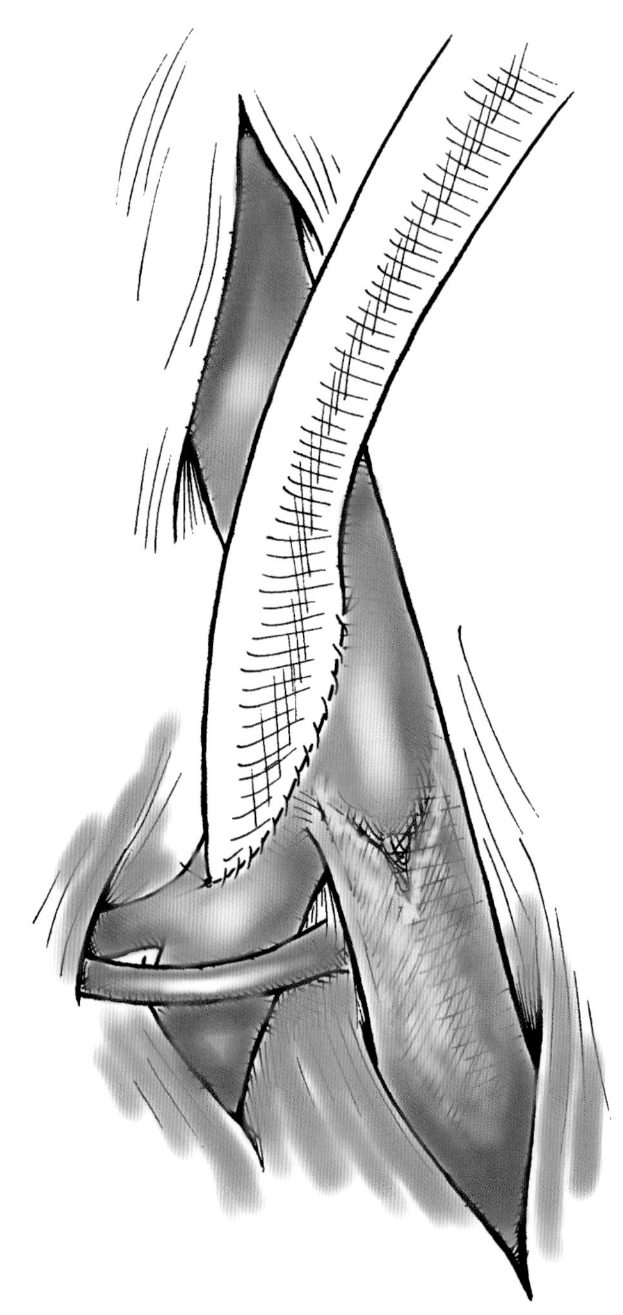

图 16-30 当股浅动脉闭塞时，直接在股深动脉的起始部上进行吻合

患者取仰卧位，在拟做切口的一侧下方垫上卷好的单子。如果存在感染，应使用隔离单将腹股沟区与无菌区仔细隔离。然后从患者的上腹部到小腿进行术前准备。

先进行受体血管的显露。外科医生已经用这种技术成功地对各种动脉进行了旁路手术，包括股浅动脉、股深动脉、膝上腘动脉和膝下腘动脉。这些血管的显露将在其他章节中详细讨论。

显露流入道动脉或移植物最好采用腹膜后入路。平行于腹股沟韧带上方 4cm 处做一个近似曲线的横切口（图 16-31）。然后分开前腹壁的肌肉。外斜肌沿着纤维的方向分离，内斜肌、腹横肌和腹横筋膜分离到腹直肌鞘的边缘。间或需要切开几厘米的腹直肌鞘外侧以加强内侧伤口显露。最容易进入腹膜后组织的是外侧伤口，大量的腹膜外脂肪使腹膜容易从腹横筋膜上分离开。腹膜及其内容物应随输尿管向内侧牵开。

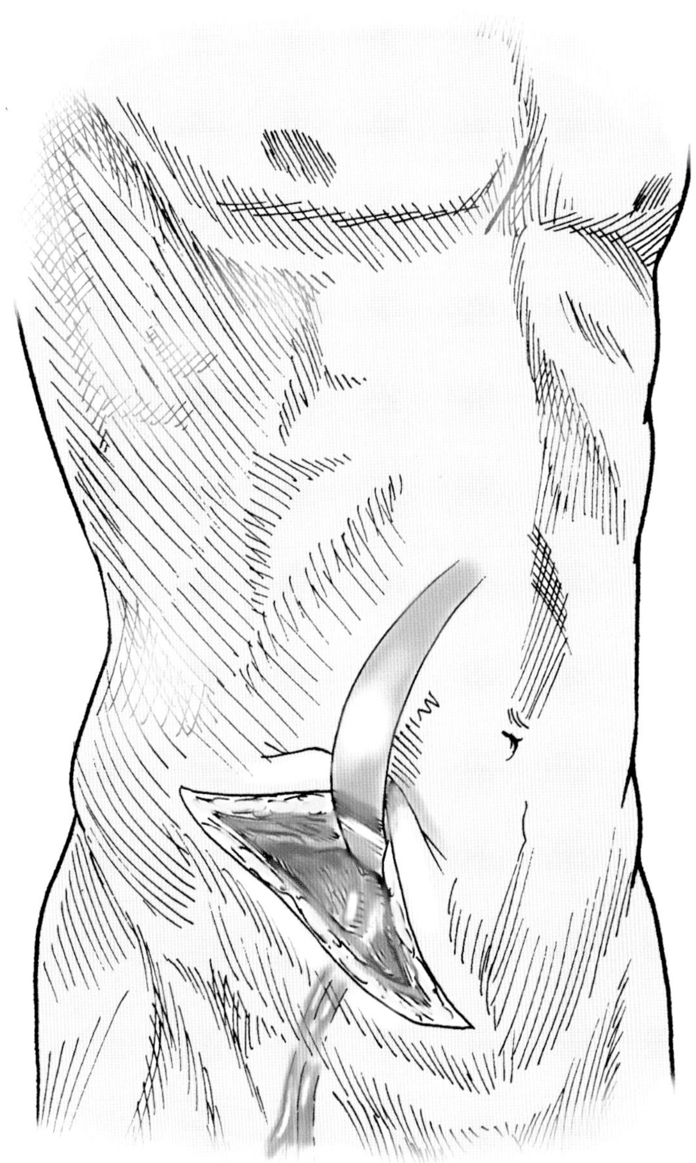

图 16-31　髂血管可通过近端平行于腹股沟韧带的下腹切口进入腹膜后，腹膜最好从外侧向内侧掀起

在这一水平上，沿着腰肌内侧凸起可以发现髂血管（图 16-32）。移植物通常在紧靠髂外动脉的前方最合适。可以在耻骨上支下触到闭孔。闭孔血管和闭孔神经从上外侧穿过闭孔管；旁路隧道应建在闭孔中央，以避开这些结构。切开盆内筋膜，并直接分离一部分下面的闭孔内肌和肛提肌纤维，就可以到达闭孔膜的内侧部分（图 16-33）。在坚硬的闭孔膜内侧开一个口。用弯曲的隧道器通过这个开口从耻骨肌和内收肌后面进入大腿中部。它可以通过内收长肌到达 Hunter 管区域的股浅动脉（股浅动脉的显露，见第 17 章），或者直接穿过大收肌到达内收肌裂孔附近并与膝上腘动脉吻合（图 16-34）。

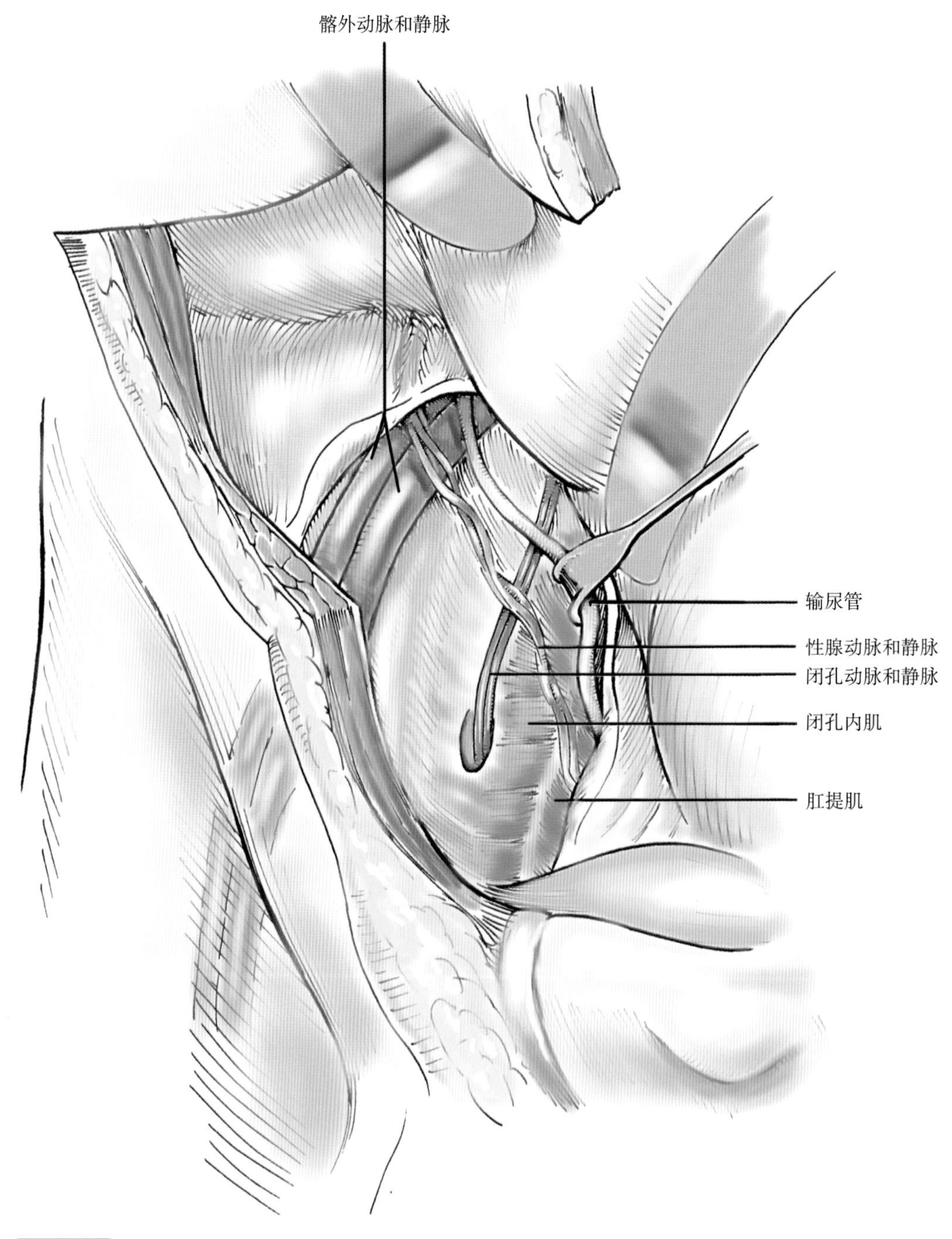

图 16-32 通过下腹部切口的矢状切面显示了在真骨盆边缘的腰肌内侧突出处的髂血管。打开盆内筋膜，将输尿管向内侧牵开

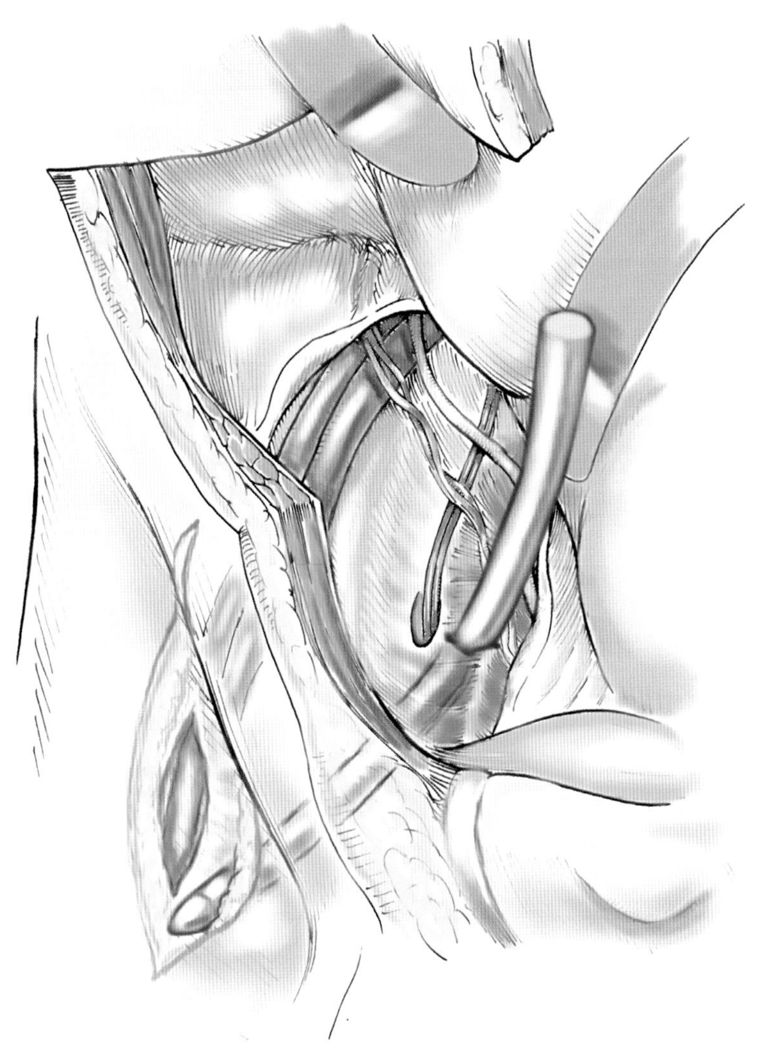

图 16-33　通过闭孔内肌形成隧道，到达闭孔膜的中心，进行闭孔旁路

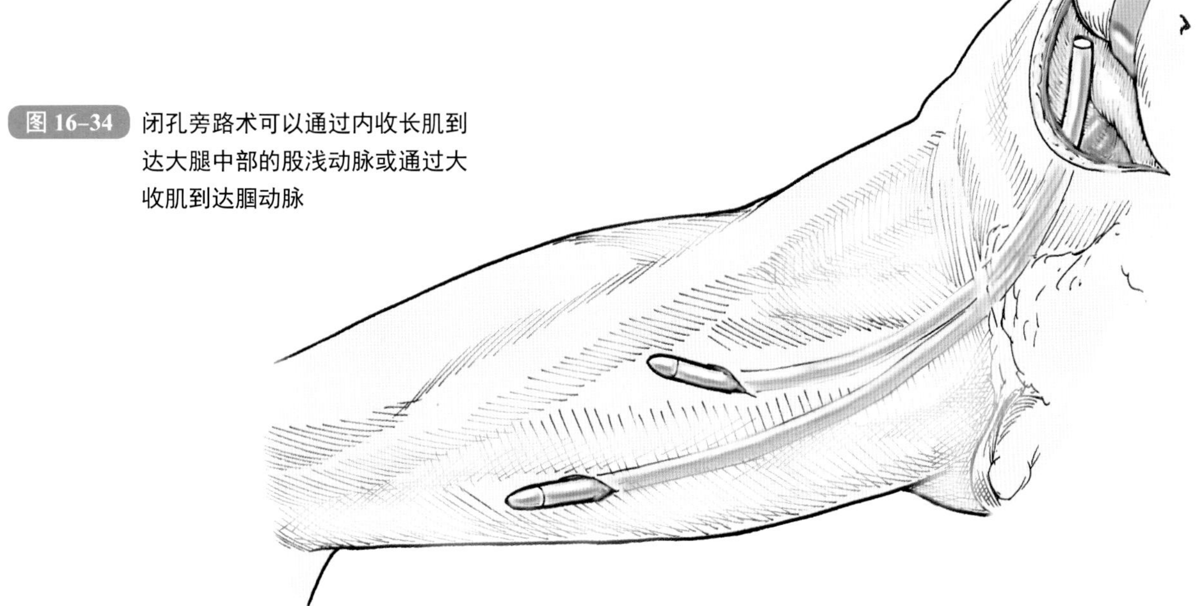

图 16-34　闭孔旁路术可以通过内收长肌到达大腿中部的股浅动脉或通过大收肌到达腘动脉

可通过穿过内收短肌表面的隧道将移植物引向股深动脉，以到达清洁的腹股沟外侧切口（见前述）图 16-35。

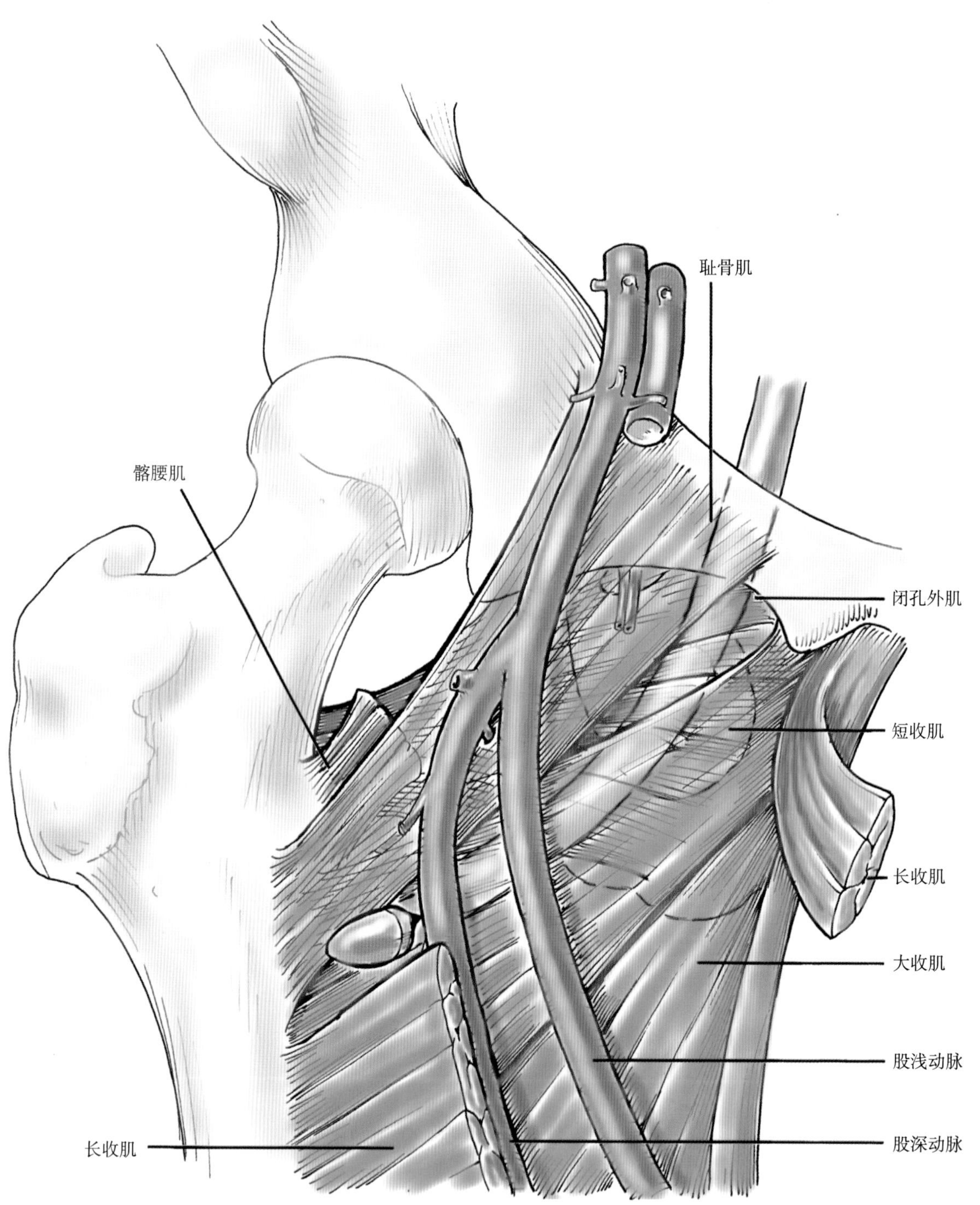

图 16-35 闭孔通路也可用于外侧的旁路术，以避开污染的腹股沟内侧区域。当隧道器穿过内收短肌时，将深股动脉显露在直视下，以避免损伤

第 17 章　大腿血管

Vessels of the Thigh

大腿的外科解剖

（一）大腿肌肉

从股三角的股总动脉分叉处到内收肌裂孔的腘动脉起始部，股动脉的深、浅分支穿过大腿前内侧到达股骨干，紧靠内收肌群。内收肌群（图 17-1）发自耻骨和坐骨下支，沿股骨后方呈扇形向外附着于

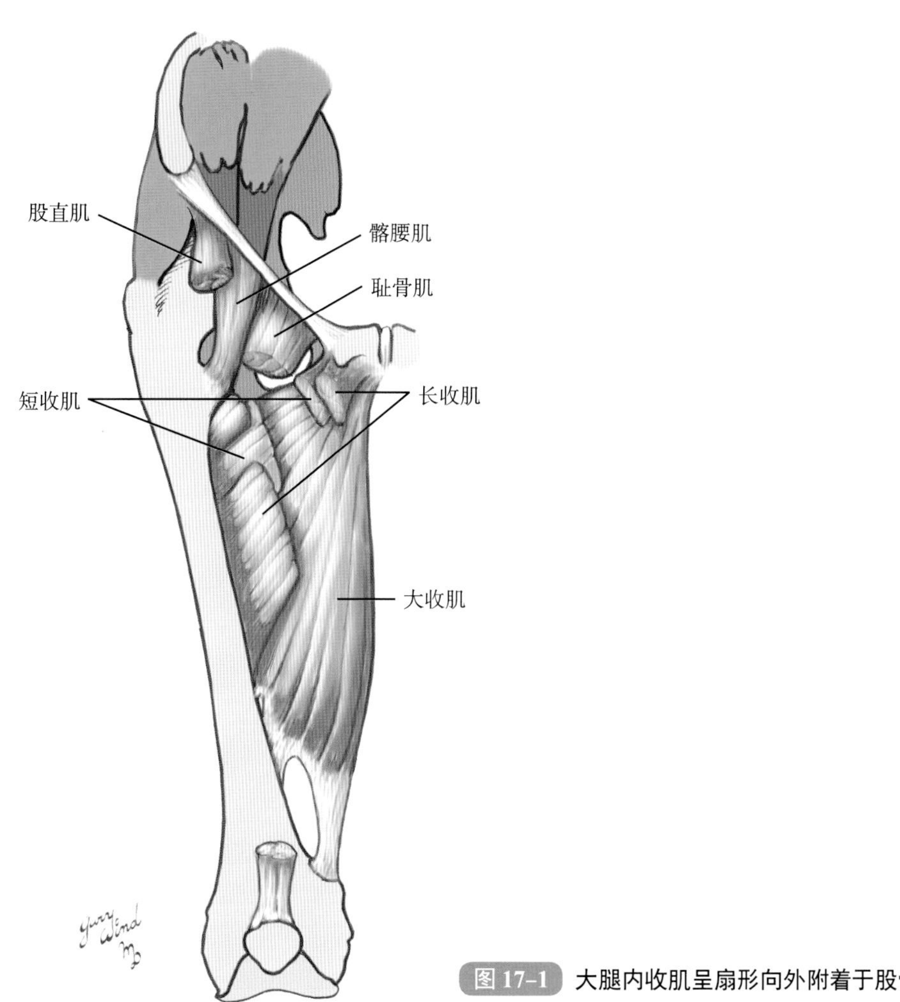

图 17-1　大腿内收肌呈扇形向外附着于股骨嵴

股骨嵴。这些肌肉中最深的是大收肌，附着于自小转子下方至内收肌结节的股骨嵴全程。大收肌上有 4 个小缝隙，股深动脉分支从其中穿过到达大腿后方区域；还有一个大的收肌裂孔位于股骨中下 1/3，股浅动脉在此孔穿过。短收肌的下半部分位于大收肌和长收肌之间。耻骨肌发自于耻骨上支，覆盖于短收肌的上部。

大收肌后方视图（图 17-2）示至耻骨的肌纤维主要是横向而至坐骨的肌纤维主要是纵向的，沿股骨嵴可见肌腱的裂孔。

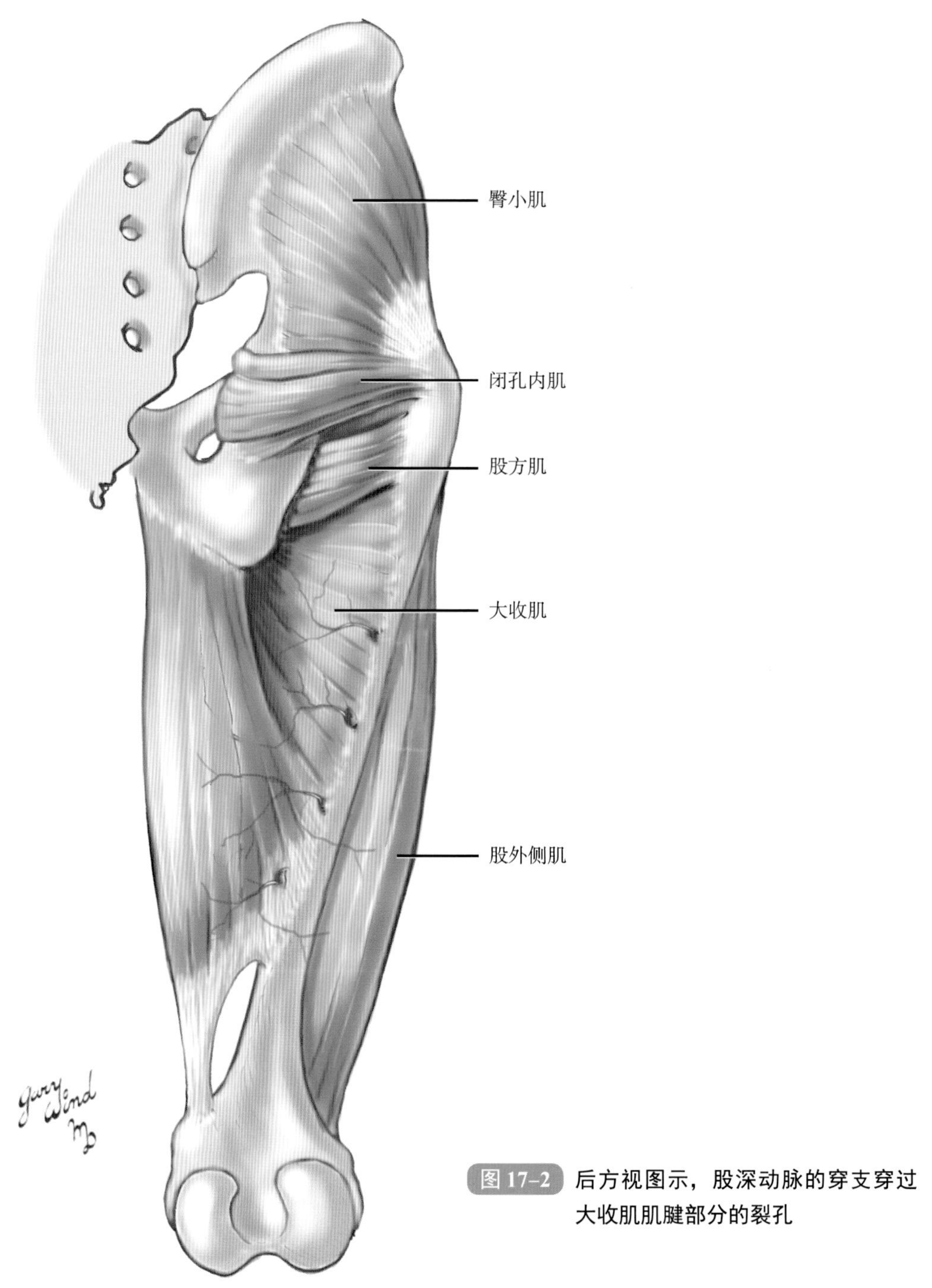

图 17-2 后方视图示，股深动脉的穿支穿过大收肌肌腱部分的裂孔

大腿的前方区域由股方肌组成，股方肌由四个部分组成，即股直肌、股内侧肌、股外侧肌和股中肌 图 17-3 。这些肌肉从近端较窄的起始部逐渐增大至远端成为庞大的泪滴状。股浅与股深血管位于股中肌与内收肌之间的裂缝中。

在大腿后方，腘绳肌包括股二头肌、半膜肌、半腱肌，从坐骨结节沿着大腿延伸至胫骨和腓骨。这些肌肉位于大收肌后表面的下部，臀大肌伸入股骨嵴的上部覆盖于大收肌的上部 图 17-4 。

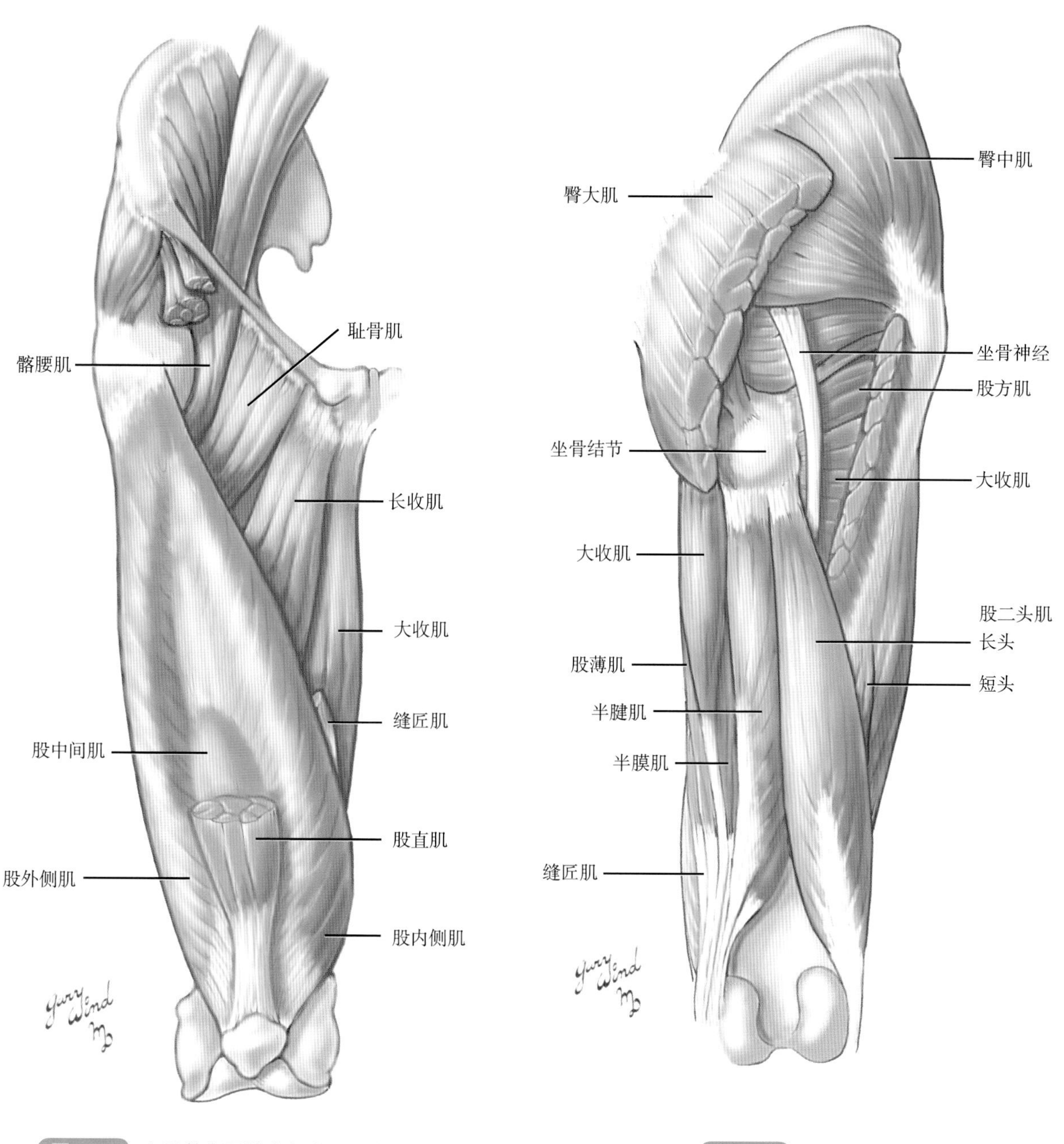

图 17-3 大腿前方区域由粗大的股方肌组成

图 17-4 大腿后方肌肉

内收肌室在股四头肌和腘绳肌之间形成一个基底向上的金字塔形状 图 17-5。横断面上 图 17-6，粗大的大收肌大致呈三角形，在内侧变成一条狭长的线附着于股骨嵴内侧。

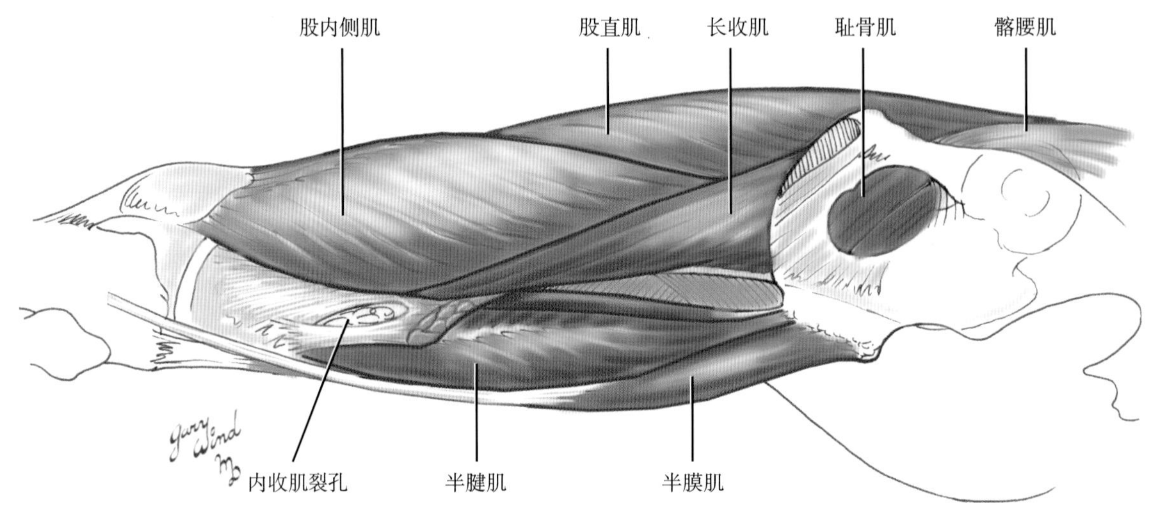

图 17-5 内收肌室位于股方肌和腘绳肌之间。在此视图中，大收肌已被切除

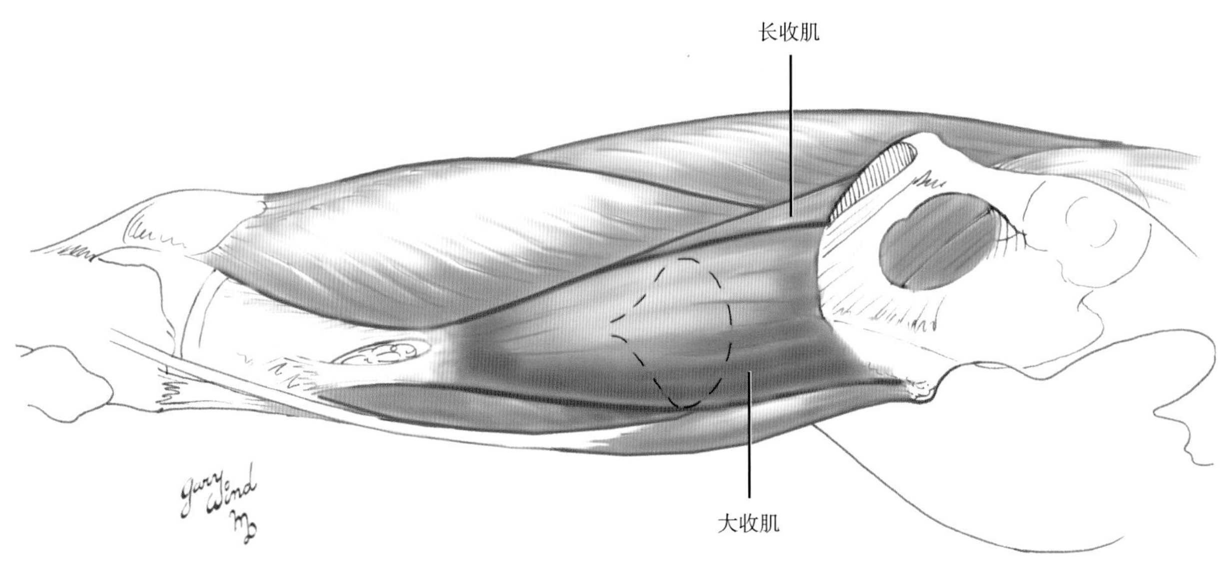

图 17-6 大收肌向内侧逐渐变细，在内侧变成一条狭长的线附着于股骨嵴

（二）血管

为了防止深静脉与浅静脉系统混淆和防止对静脉疾病不适当的治疗，以往和股浅动脉伴行的称为"股浅静脉"，现在被正式命名为"股静脉"[1]。这种命名法获得了国际跨学科委员会（2001 年成立）的推荐，其对下肢静脉的官方解剖学术语进行了更新，得到了广泛的认可[2]。为澄清起见，股浅动脉和股静脉在一起统称为"股浅血管"。

股总动脉在腹股沟韧带中点下方略内侧进入股三角 图 17–7。在股三角内，股总动脉分为股深动脉和股浅动脉。股浅动脉穿过大收肌位于缝匠肌的下方。股深动脉走行在耻骨肌和长收肌之间，并位于后者的下方。

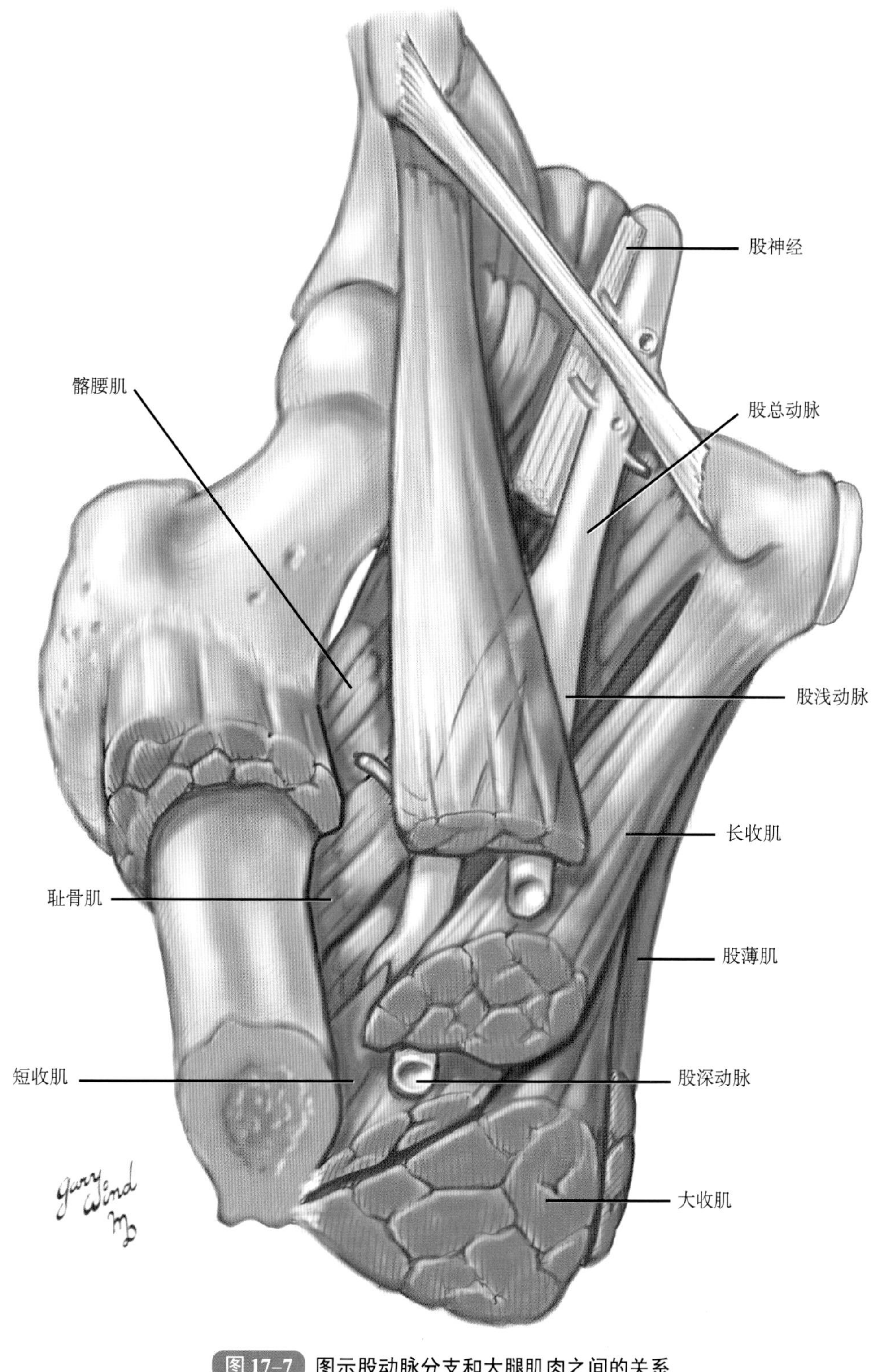

图 17–7　图示股动脉分支和大腿肌肉之间的关系

股浅动脉供应邻近的内收肌和股四头肌 图 17-8。股深动脉供应邻近的内收肌，并发出 3 支穿支，末端穿过大收肌的肌腱，供应大腿后方区域的腘绳肌。

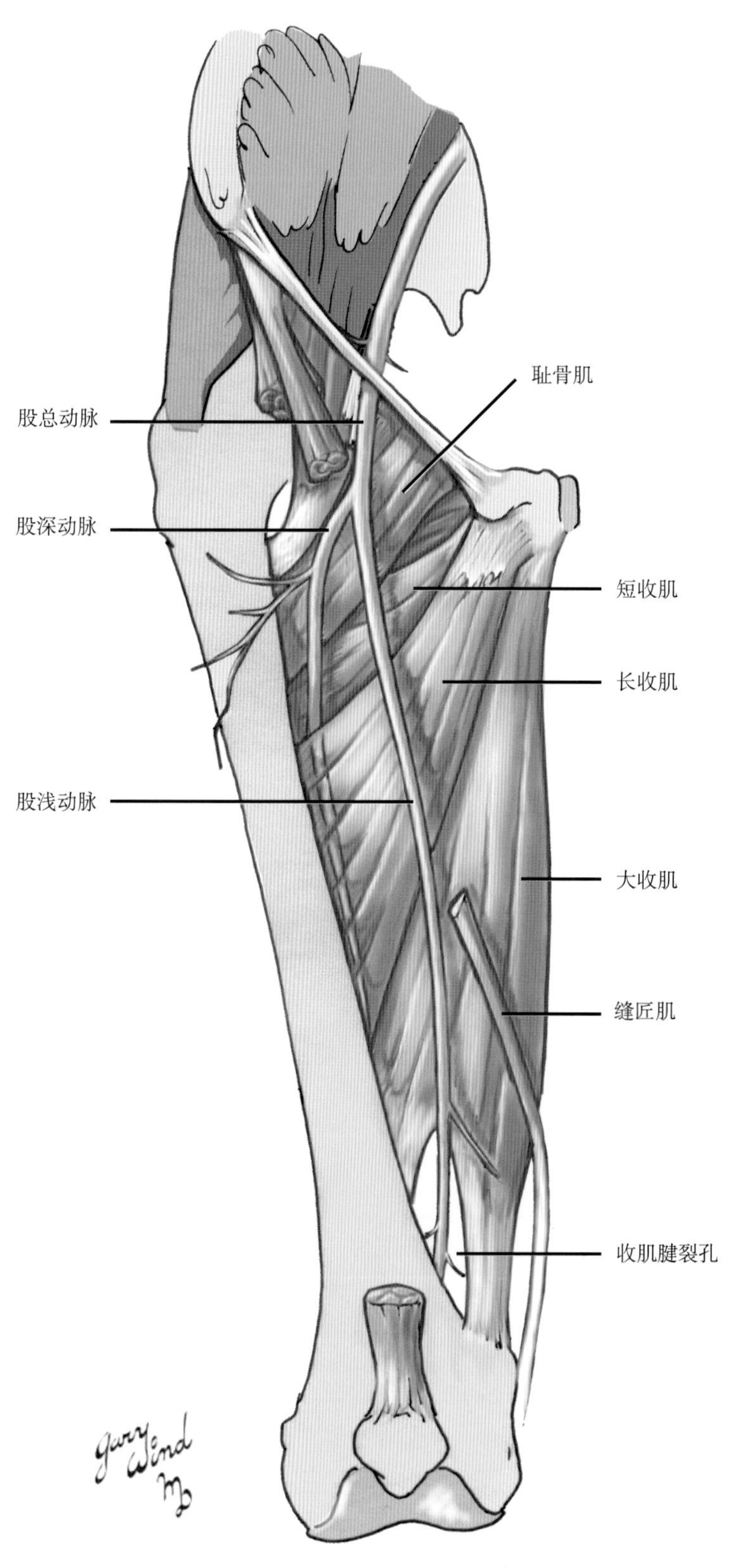

图 17-8 股深动脉和股浅动脉被长收肌分隔

在股三角的顶端，股浅动脉进入一个筋膜构成的三角形裂缝，称为内收肌管（Hunter 管），位于股内侧肌、缝匠肌、长收肌（上部分）和大收肌（下部分）之间。收肌管有一个 90° 的弯曲，朝着膝盖方向向下 图 17-9。收肌管的顶点是从股内侧肌到内收肌的一条坚韧的筋膜，正好位于缝匠肌的深面。股浅动脉位于伴行的股静脉的浅层。股神经的 2 根分支（感觉神经隐神经和运动神经股内侧肌）在收肌管内与股浅血管伴行。

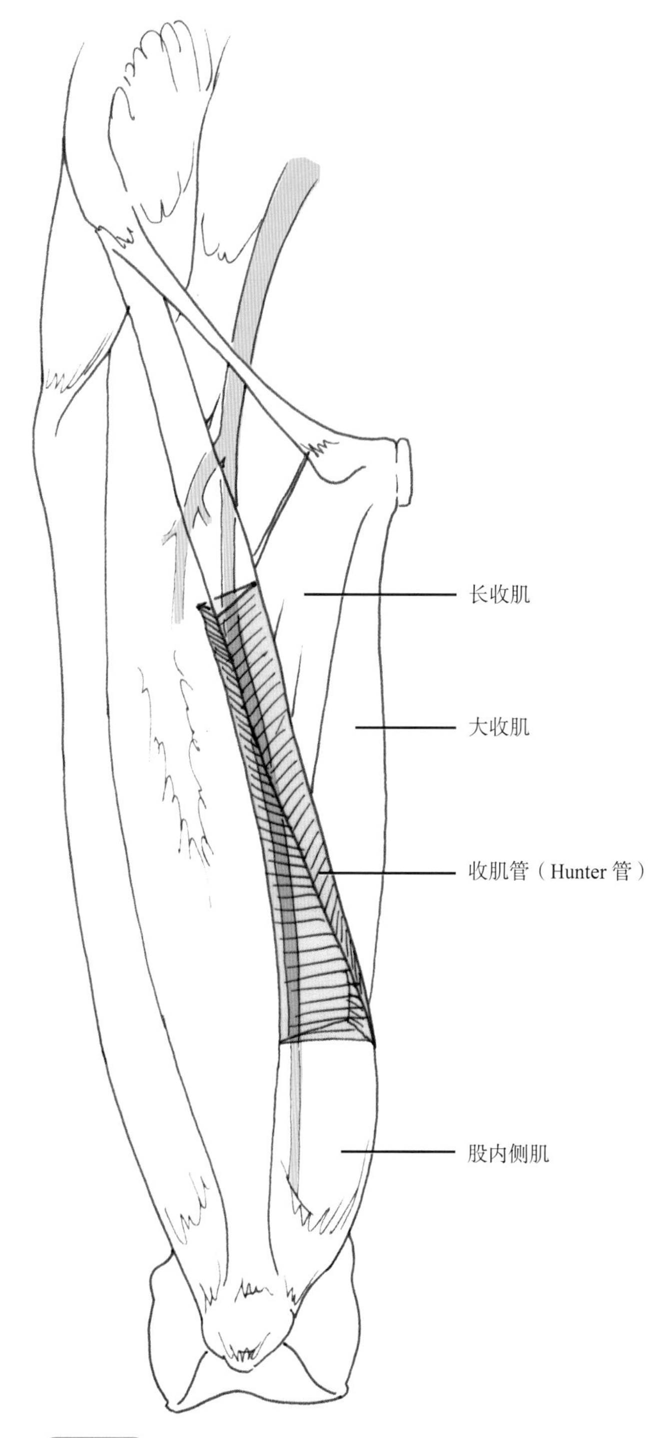

图 17-9 收肌管弯曲 **90°**，朝膝盖方向向下

股深血管（图 17-10）位于长收肌下方，靠近股骨，先走行于短收肌上方，之后位于大收肌上方。其上方的分支横向穿过两层内收肌，而下方的分支仅穿过大收肌肌腱到达后方区域。

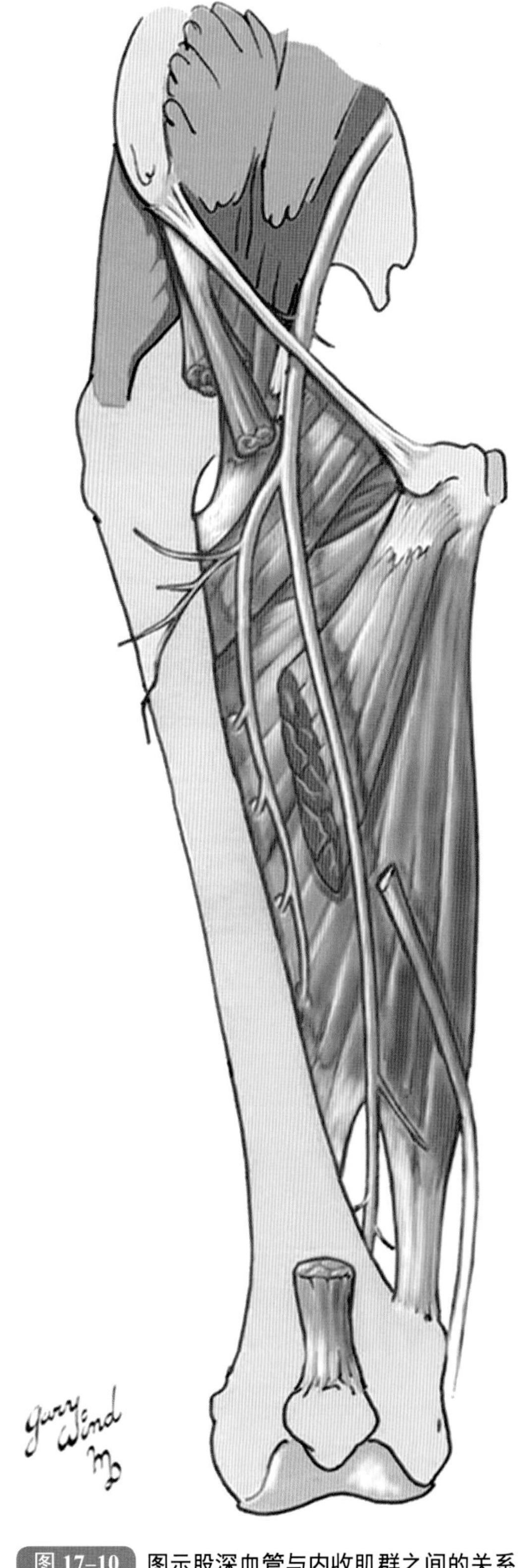

图 17-10 图示股深血管与内收肌群之间的关系

大腿的横断面图像示血管与肌肉之间的关系（图 17-11）。大腿外侧的肌间隔位于股外侧肌和股二头肌之间，致密且发达。在长收肌表面与邻近的股内侧肌之间有紧密的连接，需要锐性解剖才能分离。其余各肌肉群之间的边界没有那么明确。

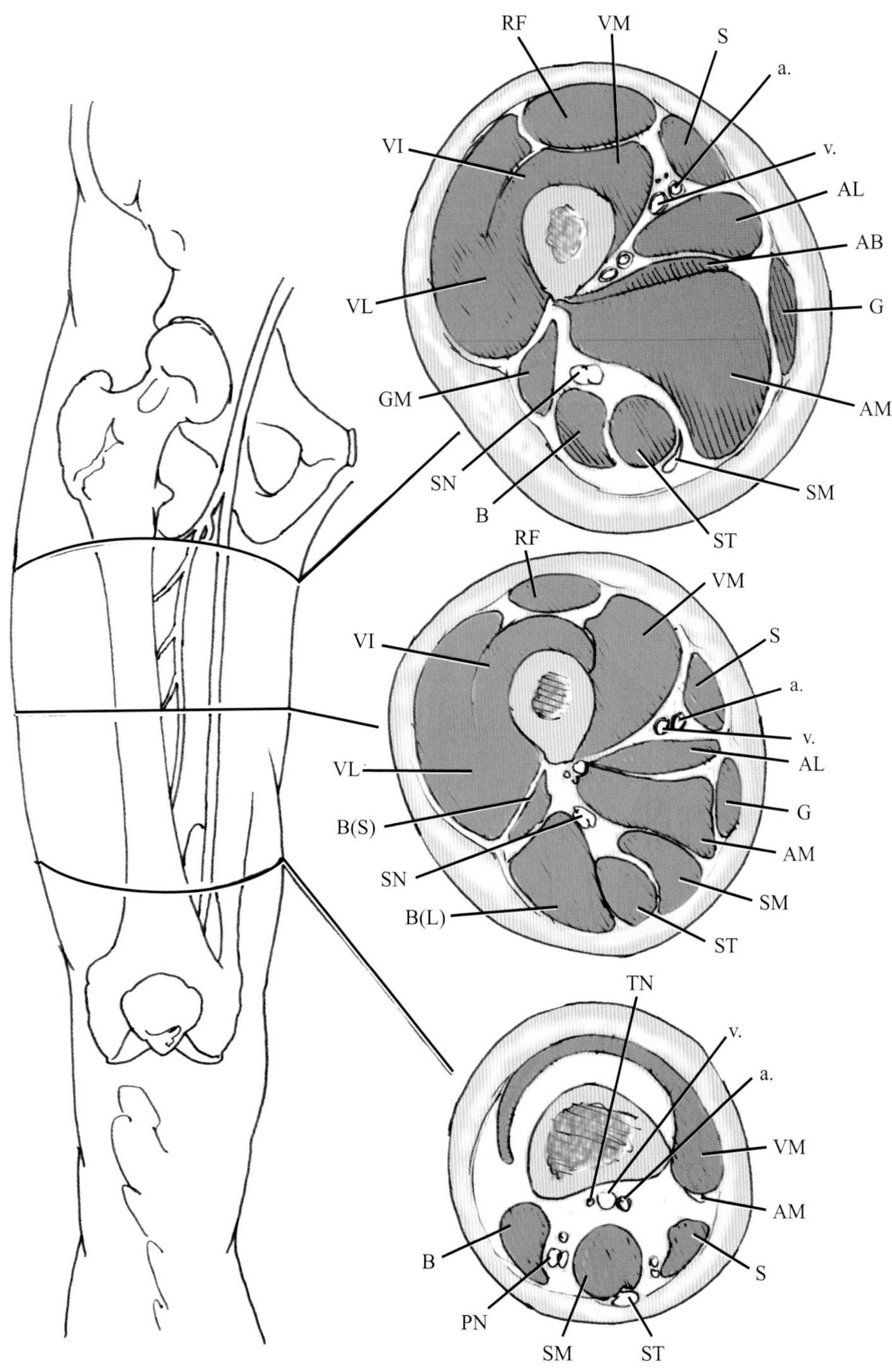

图 17-11 大腿的横断面（尾部）图像示股血管与周围肌肉之间的关系，大腿前面是每个横断面的上部

a. 动脉；AB. 短收肌；AL. 长收肌；AM. 大收肌；B（L）. 股二头肌长头；B（S）. 股二头肌短头；G. 股薄肌；GM. 臀大肌；PN. 腓神经；RF. 股直肌；S. 缝匠肌；SM. 半膜肌；SN. 坐骨神经；ST. 半腱肌；TN. 胫神经；v. 静脉；VI. 股中间肌；VL. 股外侧肌；VM. 股内侧肌

股腘静脉起自于膝下腘动脉内侧，在膝关节处走行于腘动脉后方，在内收肌管裂孔处位于股浅动脉外侧（图 17-12）。在内收肌管内，股静脉位于股动脉深面，至腹股沟处再次回到股动脉内侧。股静脉的多个分支沿途引流内收肌和股四头肌的血液。

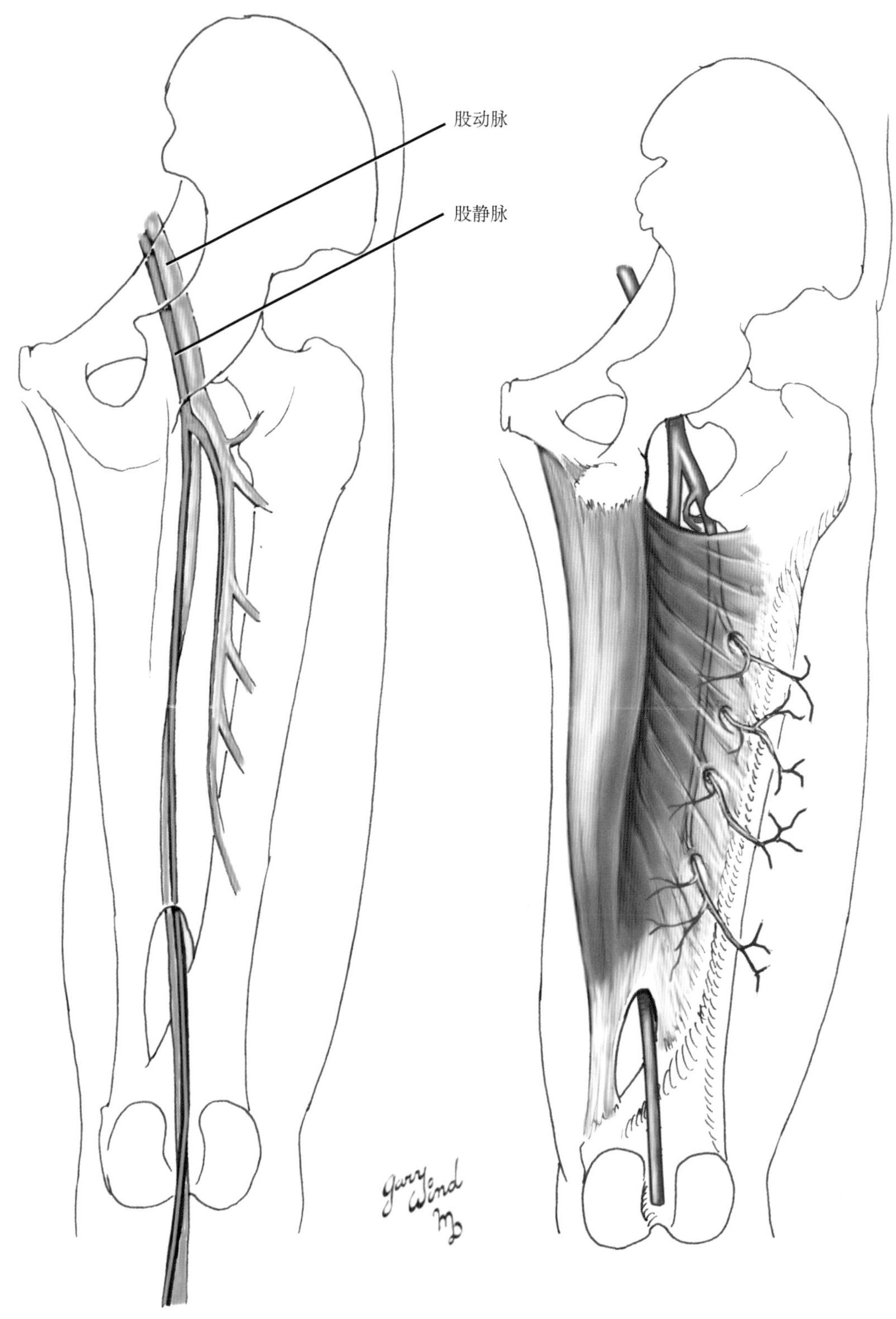

图 17-12 后方视图示股静脉与其伴行动脉之间的关系

为了详细说明，Veith 等[3]将股深动脉分为 3 个解剖分区（图 17-13）。近端区域自动脉起始部到旋股外侧动脉的远端，中间区域自旋股外侧动脉远端至第二穿支，远端区域自第二穿支至动脉末端。缝匠肌覆盖在动脉中间区域和远端区域的上方。

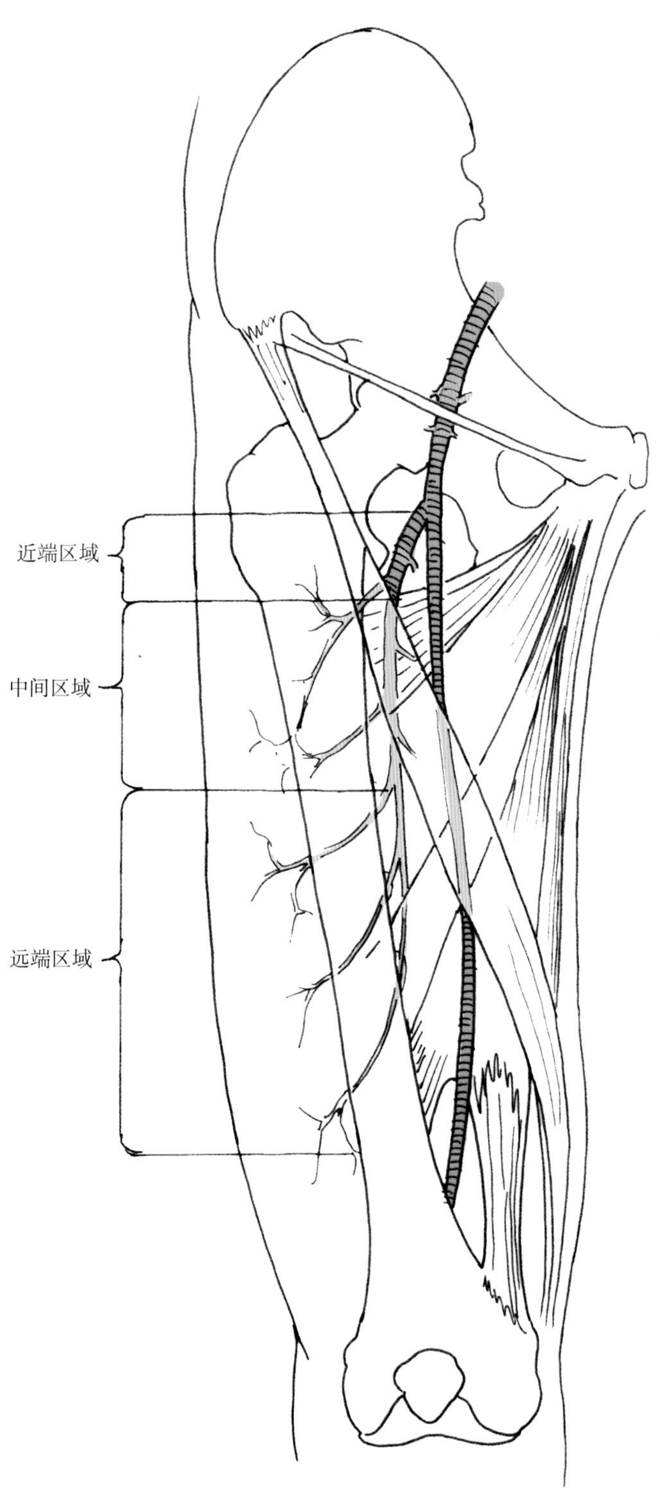

图 17-13　股深动脉可分为 3 个解剖区域，中间区域和远端区域在缝匠肌的下方，需要将缝匠肌牵拉旋转后显露，中间区域显露时还需要解剖分离长收肌

（三）大腿段股浅血管的显露

股腘静脉是非常好的大动脉旁路转流的移植物。这种移植物已被证明是最耐久的，可用于感染的主动脉移植物原位替换[4, 5]、股动脉旁路转流[6]、中心静脉重建、大腿动静脉瘘、颈动脉重建和肠系膜动脉重建[7]。股腘静脉与肾下腹主动脉直径有非常好的匹配，对于主动脉直径较小的青年患者，可以用于一期主动脉 – 股动脉血管重建[8]。股腘静脉获取相关的并发症极少[9]，但由于股腘静脉直径过大，不适用于膝下的旁路转流。下面讨论的是股腘静脉全程的显露，用于获取静脉，以及通过有限的切口更好的局部显露股浅血管。

患者取仰卧位，大腿向外旋转，膝盖弯曲 30°。当准备获取双侧的静脉时，将双腿放至成“青蛙状”，膝盖尽量弯曲至 90°。股浅血管可以通过平行于缝匠肌外侧缘的大腿纵切口得到完整显露，切口可以自腹股沟外侧延长至膝盖 图 17–14。切口位于外侧可以有效避免影响缝匠肌的血供，这些血供主要从内下方进入肌肉[10]。切开阔筋膜，将缝匠肌向内侧翻转，显露出下方的内收肌管顶端 图 17–15。打开覆盖在上方的筋膜显露出股浅血管。静脉和动脉通过锐性分离切开疏松的蜂窝组织后可被游离。股静脉有多个粗大的分支，需要两道结扎或缝扎来确保安全，如同处理动脉血管，以防止灾难性的大出血并发症[11]。隐神经在内收肌管内很容易辨认，在分离时需要小心保护，以防止出现隐神经疼痛 图 17–16。

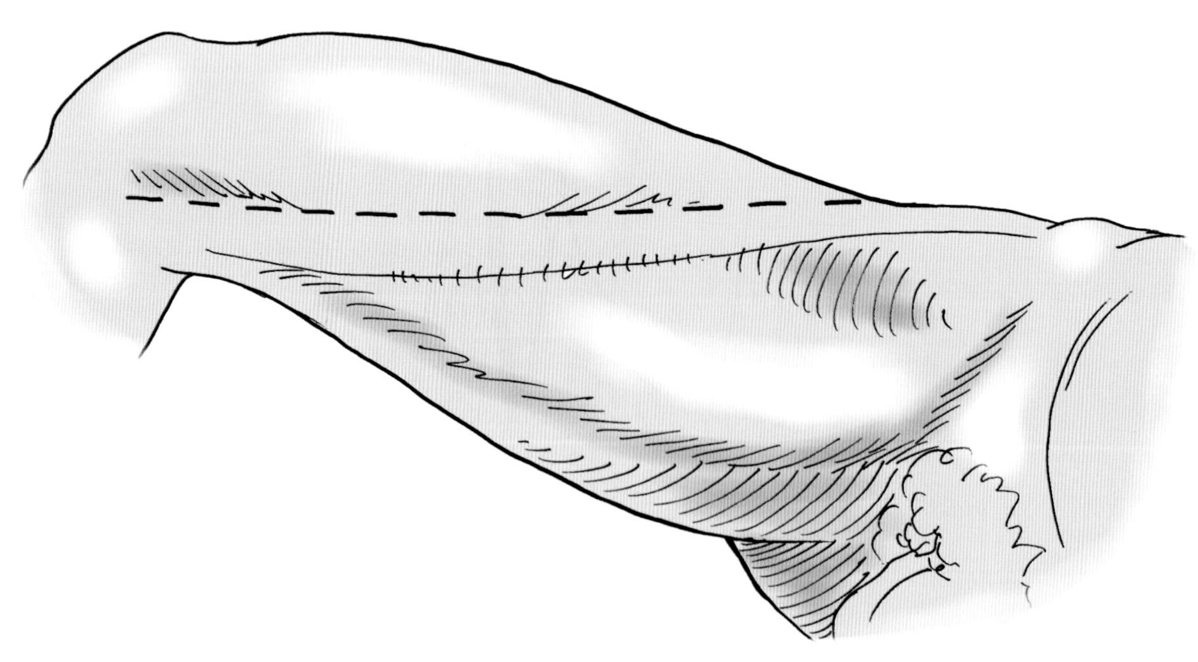

图 17–14 切口与缝匠肌外侧缘平行

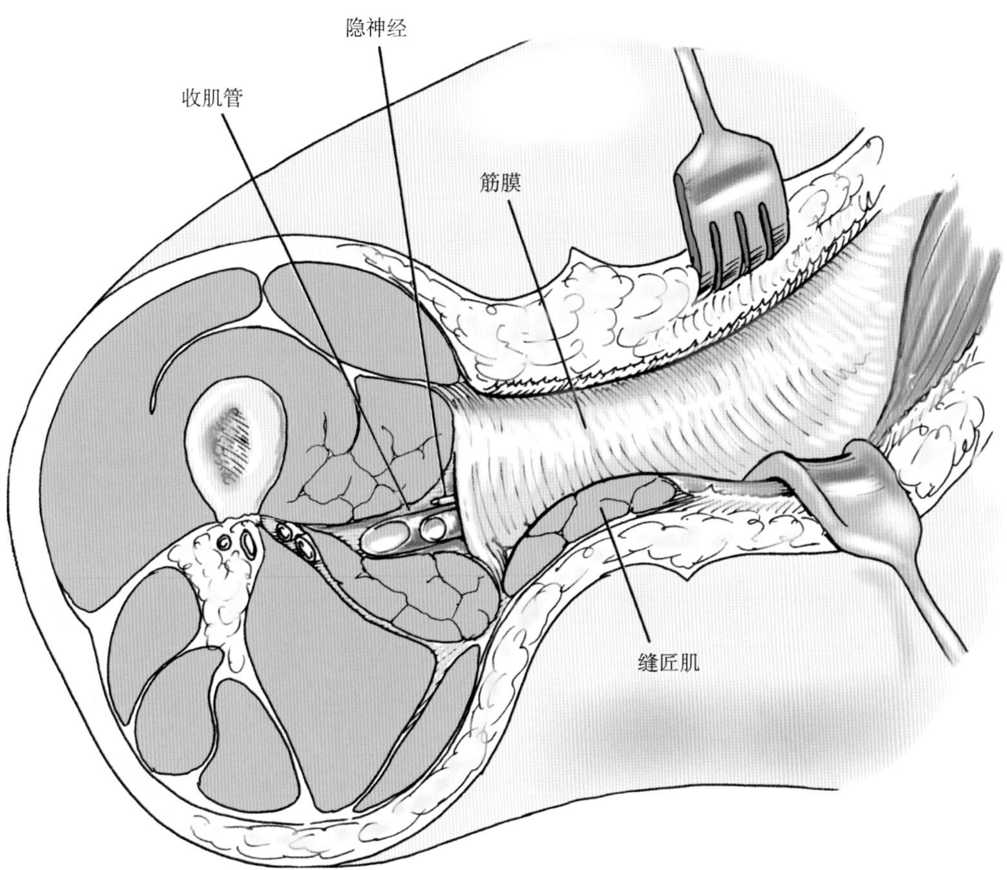

图 17-15　向内侧牵拉缝匠肌，显露出覆盖在内收肌管表面的筋膜顶端

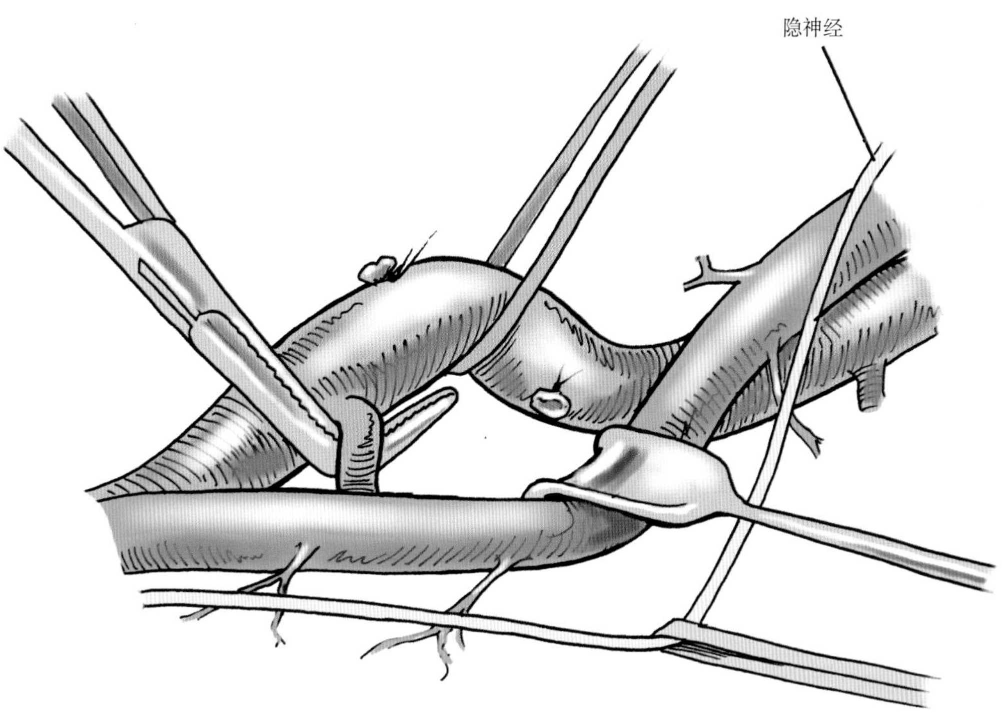

图 17-16　隐神经沿着股浅血管穿过内收肌管

股静脉通常需要向近端游离至股总静脉汇合处，如果获取静脉用于血管旁路转流，在股深静脉齐平处横断和缝合血管至关重要，因为这样就不会有股静脉残端从而导致肺栓塞发生（图 17-17）。静脉可以向远端游离至膝关节平面，在腘静脉汇合处近端横断血管。

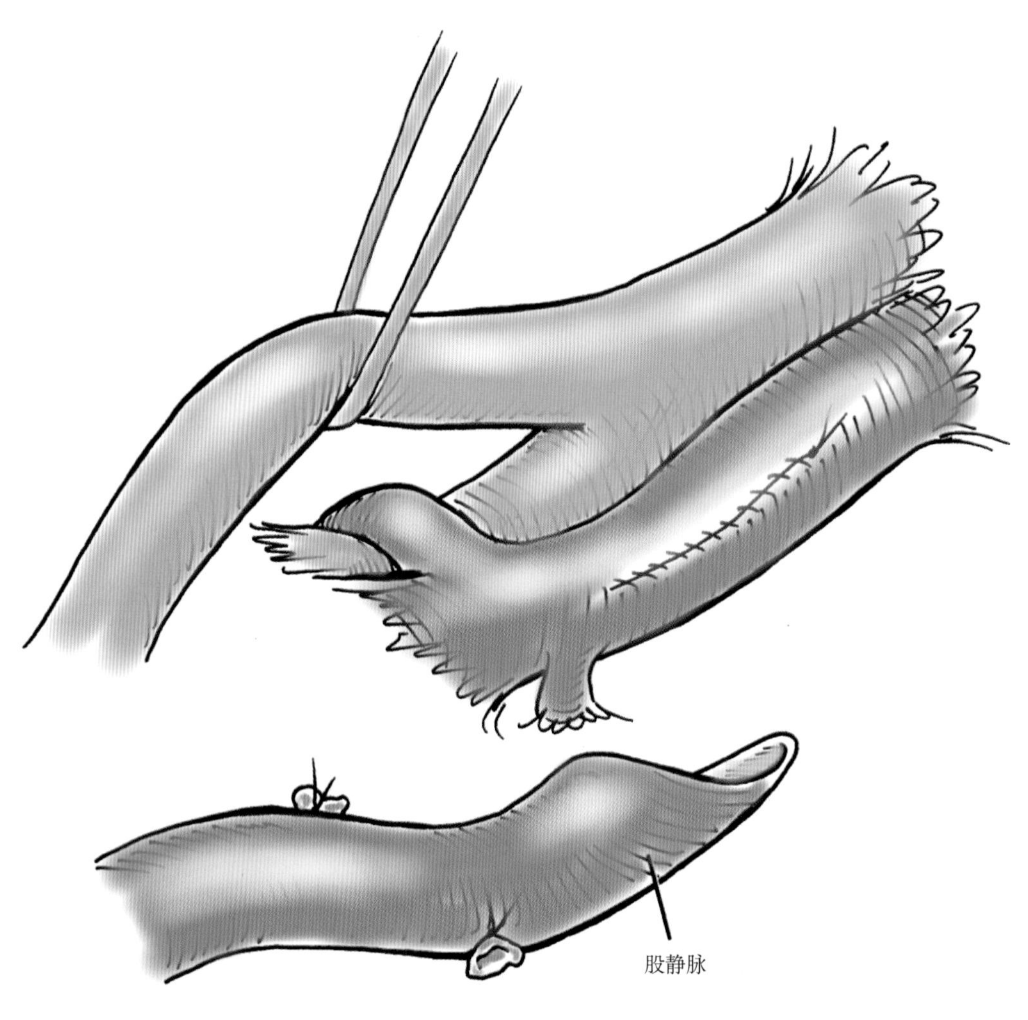

图 17-17 股静脉应在股总静脉汇合处齐平横断防止有残端形成血栓

（四）由外侧入路显露股深动脉中间和远端区域

股深动脉三段中的任何一段都可以作为腹股沟以下旁路转流手术非常好的流入道[12]。在旁路手术中，当患者的隐静脉距离不够无法到达腹股沟时，将近端吻合口定位在股深动脉中间或远端区域可以缩短旁路的距离。通过腹股沟垂直切口可以最佳显露股深动脉近端（见第 16 章）。沿着缝匠肌外侧缘的垂直切口可以到达股动脉鞘远端的股深动脉。对于移植物感染、术后瘢痕增生和既往腹股沟区放疗的患者，这种方法优于经股动脉鞘的直接入路[13, 14]。

患者取仰卧位，手术需要准备和显露患者的下腹部和整条下肢。垂直切口平行于缝匠肌外侧缘，位于股三角的下端 图 17-18 。切开阔筋膜，游离缝匠肌将其沿外侧向内侧翻转。切口进一步向深面，切开一层延伸在股内侧肌和长收肌之间的坚韧筋膜。向外侧牵拉股直肌，可以显露出股深动脉的外旋

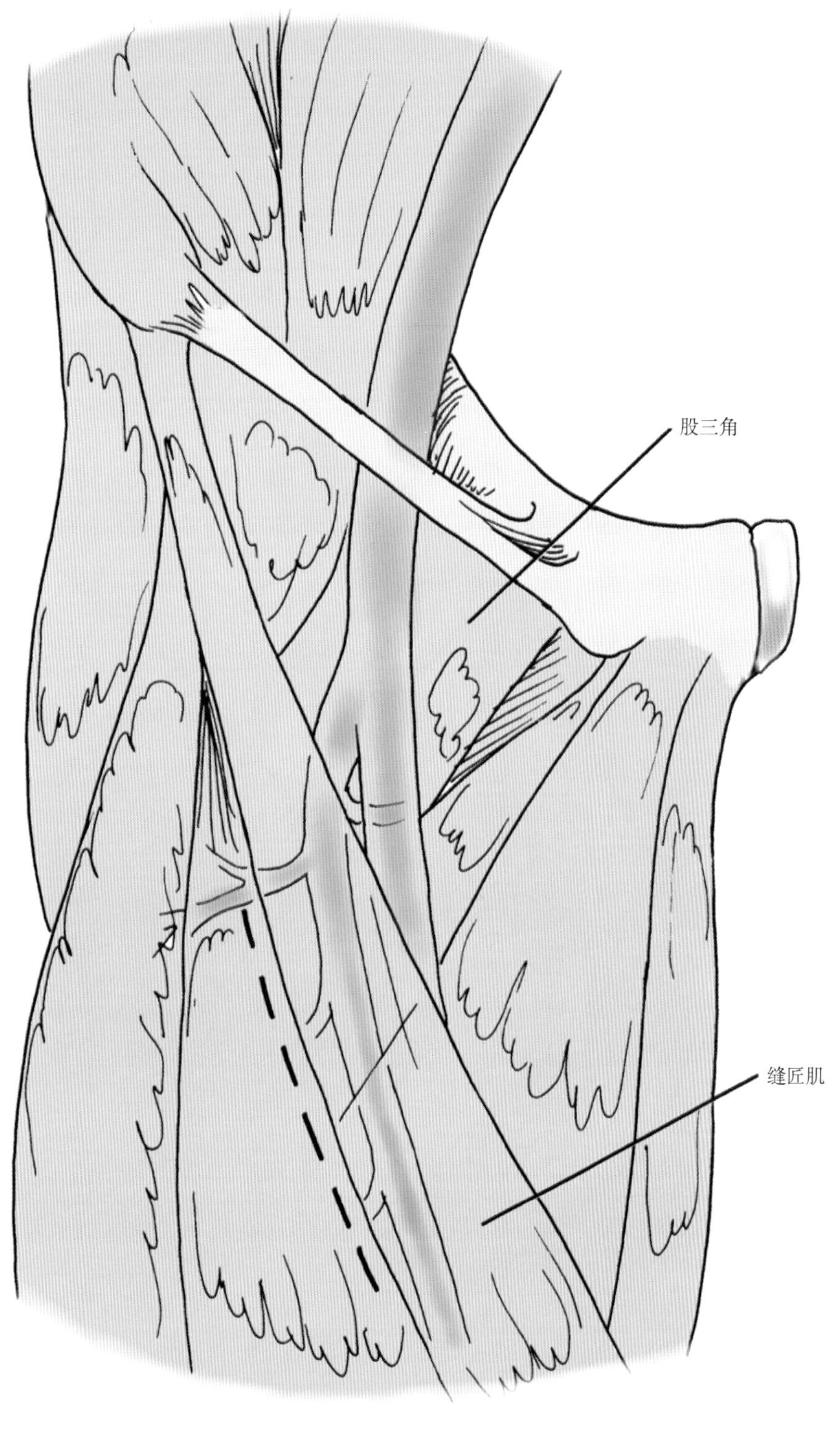

图 17-18 切口位于缝匠肌外侧缘、股三角的下端

支 图 17-19 。股神经的 1 根或 2 根分支在旋股外侧血管上方走行；应辨别这些神经并在切口中向外侧推开 图 17-20 。离断旋股外侧静脉后可以显露股深动脉的主干，向内侧分离可以显露股深动脉的起始部和其与股总动脉的连接处。自旋股外侧静脉向远端分离，可以显露股深动脉至第二穿支水平，此处动脉向后穿行至长收肌后方。再向远端显露股深动脉，自第二穿支水平至末端第四穿支，需要分离连接在股骨嵴上的长收肌（ 图 17-21 和 图 17-22 ）。

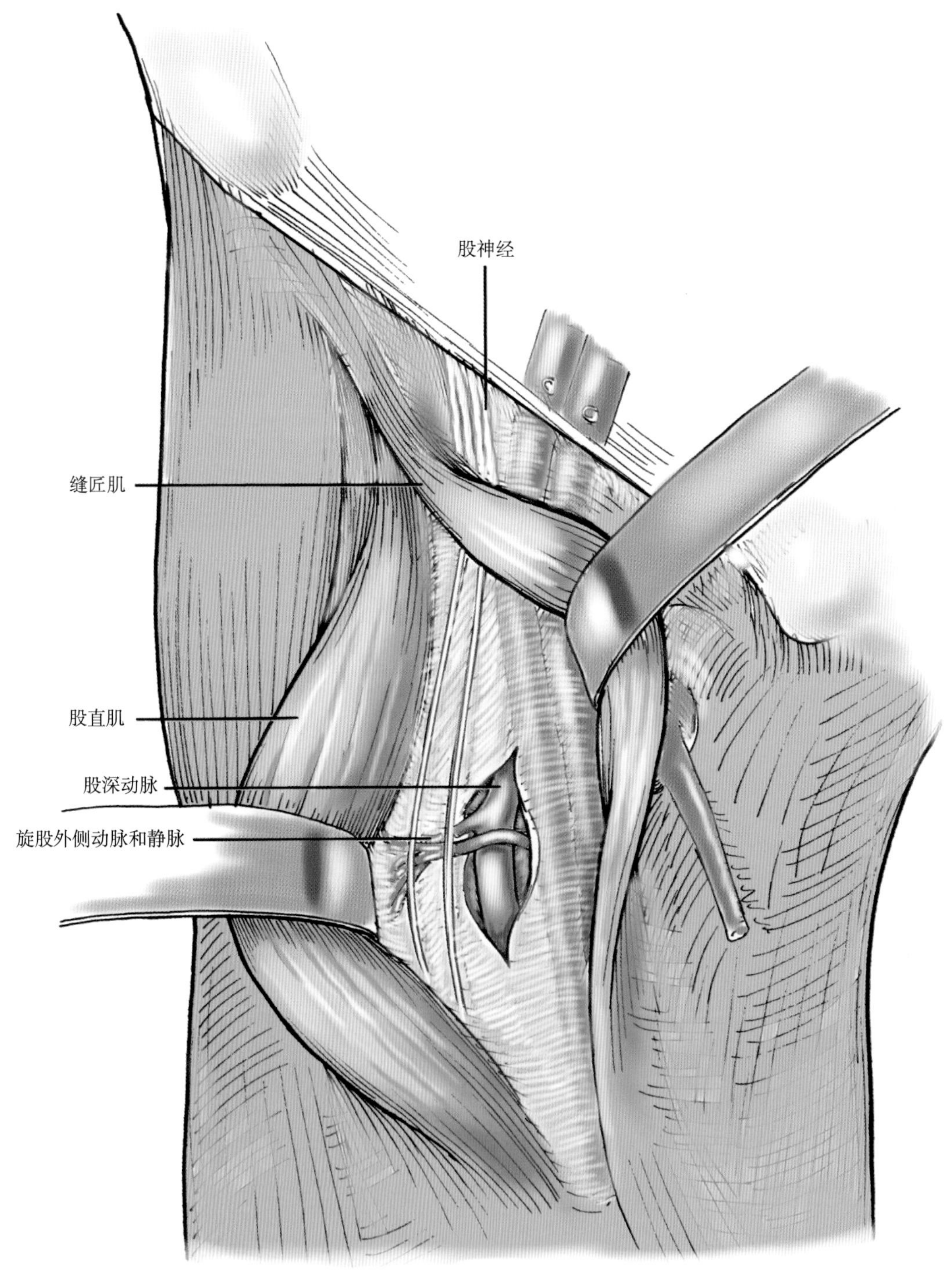

图 17-19 当手术切口需要避开腹股沟时，股深动脉可以从缝匠肌和股直肌之间入路显露

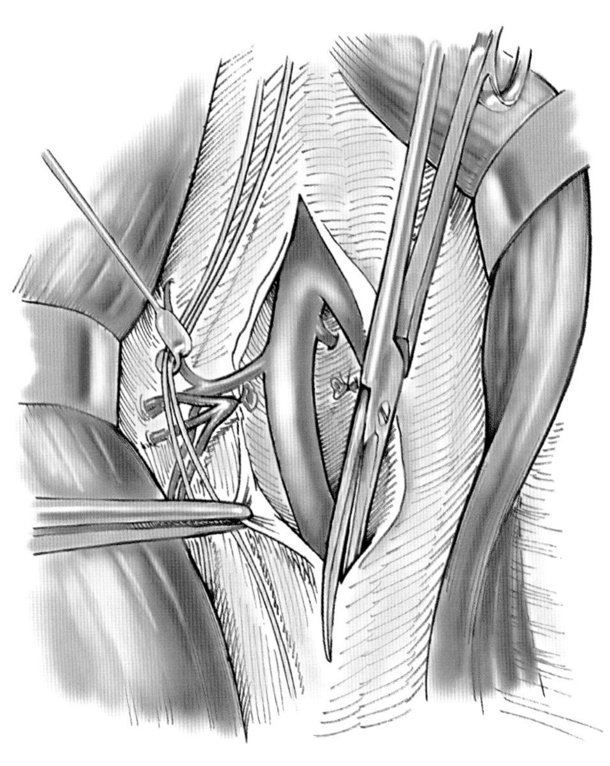

图 17-20　将旋股外侧静脉离断，股神经分支向外侧牵拉后显露股深动脉近端和中间区域

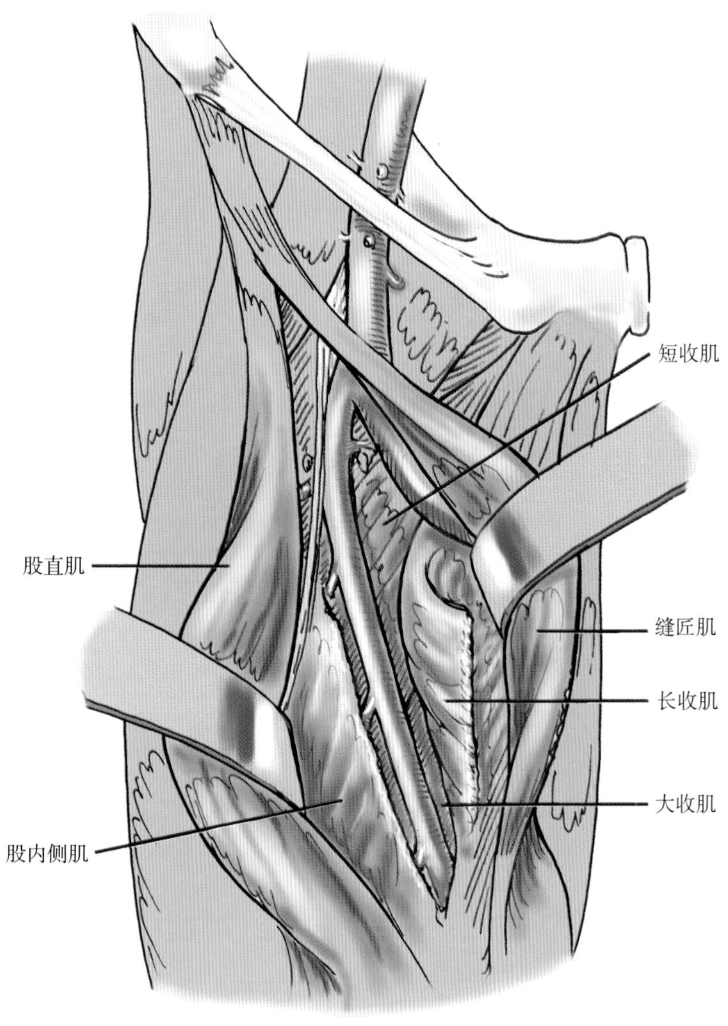

图 17-21　显露股深动脉第二穿支的远端（远端区域）需要分离长收肌

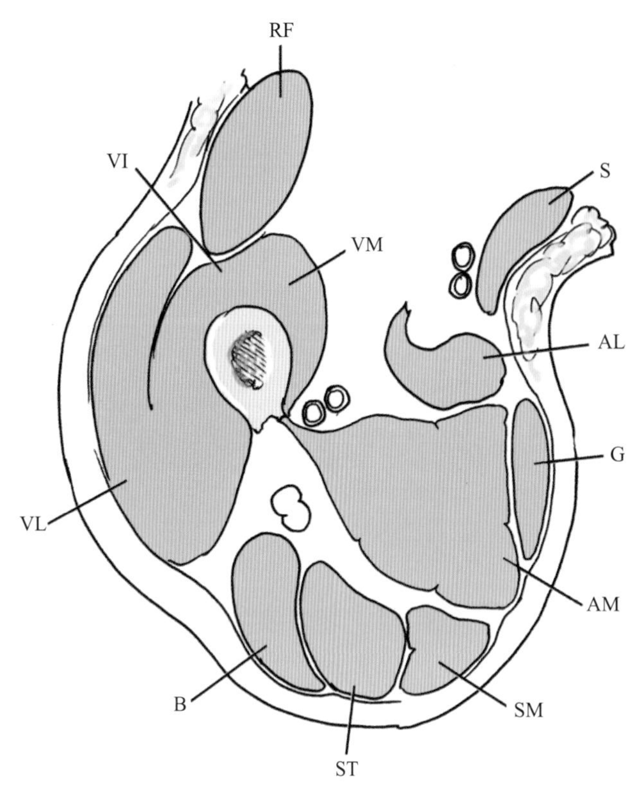

图 17-22 大腿横断面（尾端，右侧大腿）视图示显露股深动脉第二穿支远端

RF. 股直肌；VI. 股中间肌；VL. 股外侧肌；B. 股二头肌；ST. 半腱肌；SM. 半膜肌；AM. 大收肌；G. 股薄肌；AL. 长收肌；S. 缝匠肌；VM. 股内侧肌

（五）后方入路显露股深动脉

当患者的旁路移植物血栓形成时，往往需要二次血运重建来挽救患者肢体。这些手术由于瘢痕、感染的存在导致操作复杂，并需要新的旁路转流路径。Bertucci 等[15] 描述了一种直接从后方入路显露股深动脉中间和远端区域的方法。这种方法可以与后方显露腘动脉（见第 18 章）或膝下动脉（见第 19 章）相结合，并完全从后方行旁路转流手术。

患者取俯卧位，手术需要准备和显露患者的整条下肢和同侧臀部。腘绳肌群是这种入路方法重要的定位标志。平行于股二头肌（腘绳肌组的最外侧肌肉）的外侧缘做一个长的垂直切口，切口向上延伸臀皱褶上方约 6cm，向下延伸至臀皱褶下方约 10cm 图 17-23。臀大肌可以沿其下缘被广泛游离，并向内上方牵拉。这种操作方法可以显露股二头肌的近端和坐骨神经。在切口深部将股二头肌将内侧牵拉后可以显露大收肌。轻轻将坐骨神经向内侧牵拉，可以在这个水平更好的显露大收肌[12]。在大收肌上做纵切口可以显露股深动脉远端区域，肌肉上的穿支裂孔可以作为引导 图 17-24。采用这种方法完全显露股深动脉需要纵向分离位于大收肌下方的短收肌 图 17-25。

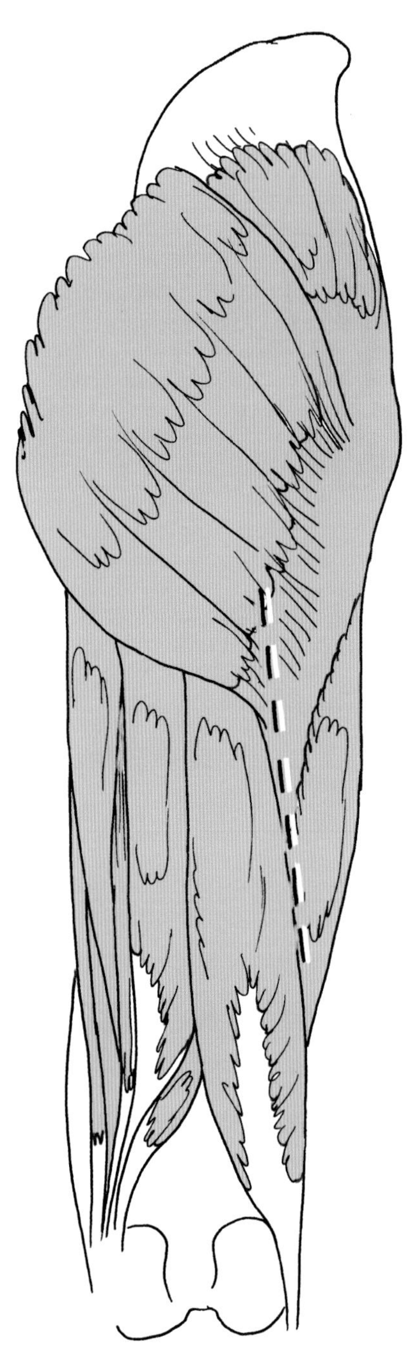

图 17-23 图示后方入路显露股深动脉的切口

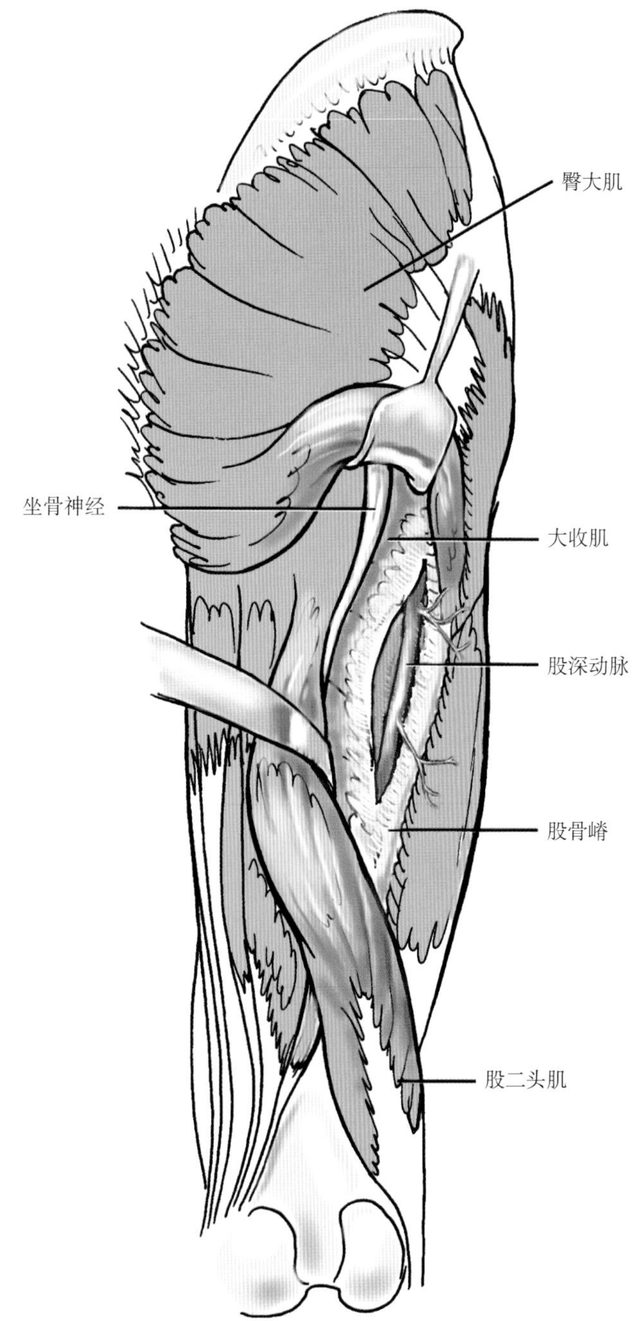

图 17-24 将臀大肌向内上方牵拉，股二头肌向内侧牵拉，显露大收肌，在其与股骨嵴连接处切开大收肌，显露股深血管

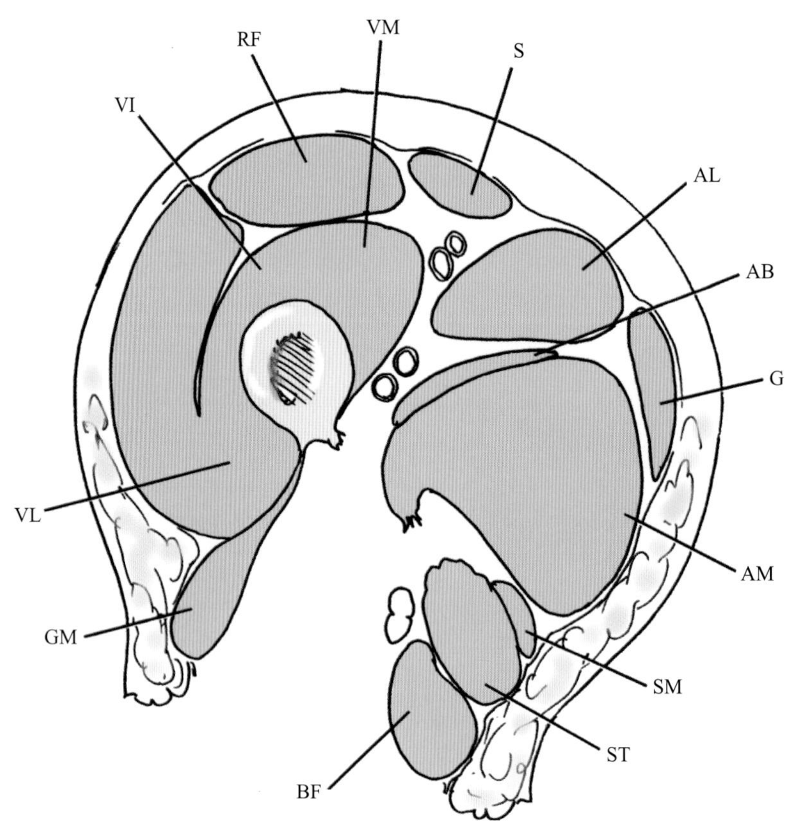

图 17-25 大腿横断面（尾端，右侧大腿）视图示后方显露股深血管

GM. 臀大肌；VL. 股外侧肌；VI. 股中间肌；RF. 股直肌；VM. 股内侧肌；S. 缝匠肌；AL. 长收肌；AB. 短收肌；G. 股薄肌；AM. 大收肌；SM. 半膜肌；ST. 半腱肌；BF. 股二头肌

（六）股筋膜切开术

大腿骨筋膜室综合征是一种非常严重且少见的并发症，绝大部分患者是由于钝器伤导致，超过半数患者合并股骨骨折 [16]。大腿骨筋膜室综合征也有报道发生于急性大腿肌肉缺血血运重建术后 [17]。最近报道，该疾病可由于体外生命支持患者动脉或静脉灌注不良导致 [18]，在其他一些情况下也可发生 [19]。

在大腿中有 3 个间隔室，包括前侧、后侧和内侧。前间隔室和后间隔室的分界是外侧肌间隔，前间隔室和内间隔室的分界是内侧肌间隔（图 17-26）。内间隔室和后间隔室的分界是后侧肌间隔。前间隔室内容纳着股神经支配的 5 块肌肉，即股直肌、股外侧肌、股中间肌、股内侧肌和缝匠肌。后间隔室内容纳着坐骨神经支配的 3 块肌肉，即股二头肌、半膜肌和半腱肌。

Tarlow 等 [20] 描述了股筋膜切开术采用单个外侧切口减压前间隔室和后间隔室，很少需要行内间隔室减压 [16, 19, 20]。患者取仰卧位，大腿伸直，在大腿外侧从大转子至外上髁做纵切口（图 17-27）。沿伤口全长切开阔筋膜对前间隔室进行减压。将股外侧肌向内侧牵拉后显露外侧肌间隔，然后切开对后间隔室进行减压（图 17-28）。如果需要对内间隔室进行减压，需要在内收肌上方单独做一个内侧切口 [16]。

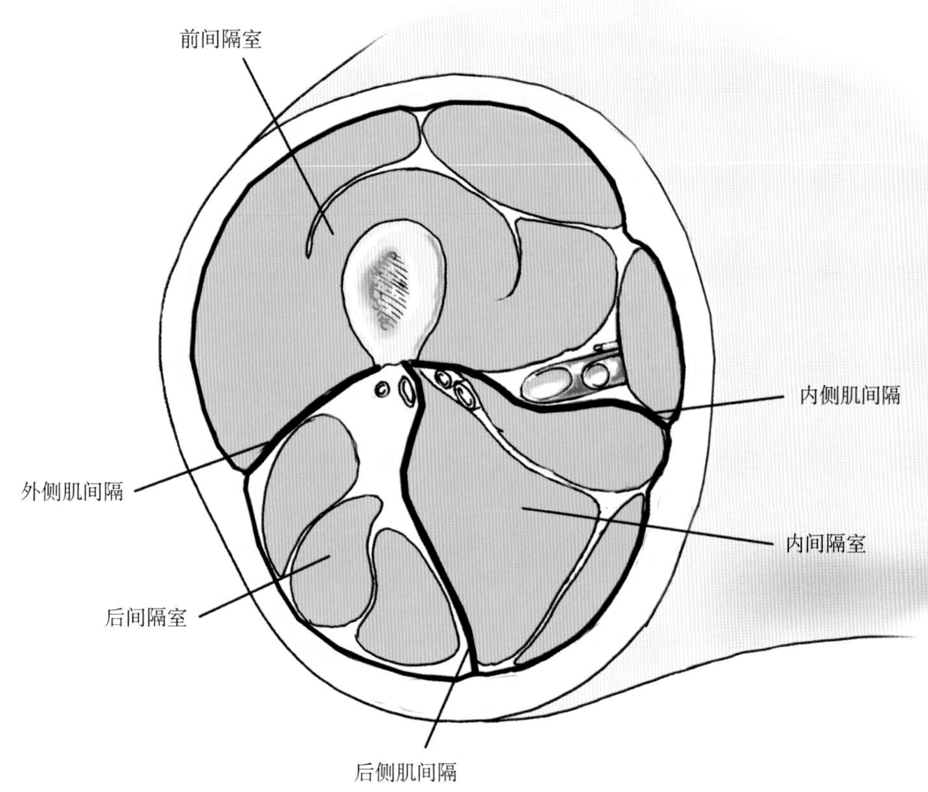

图 17-26 图示大腿的各个筋膜室

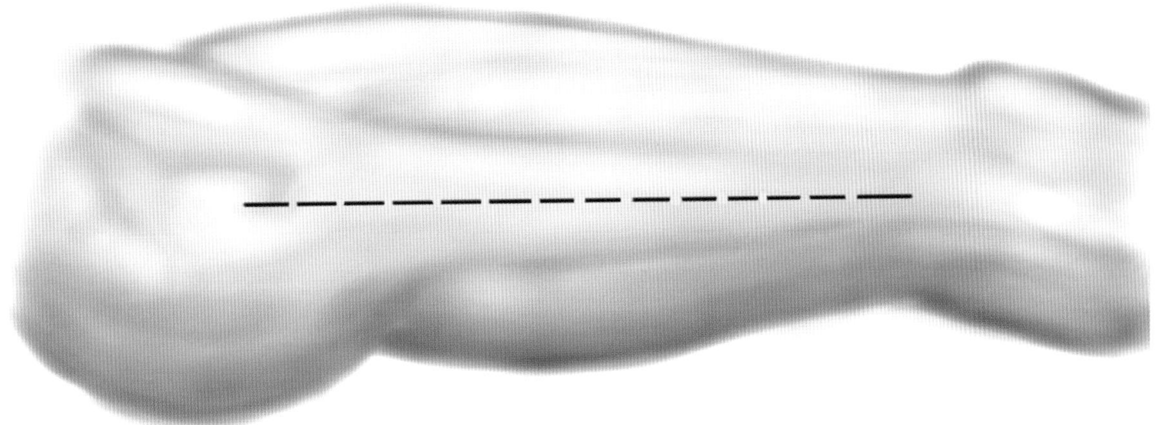

图 17-27 大腿前侧和外侧筋膜切开术是在大腿外侧从大转子至股骨外上髁做纵切口

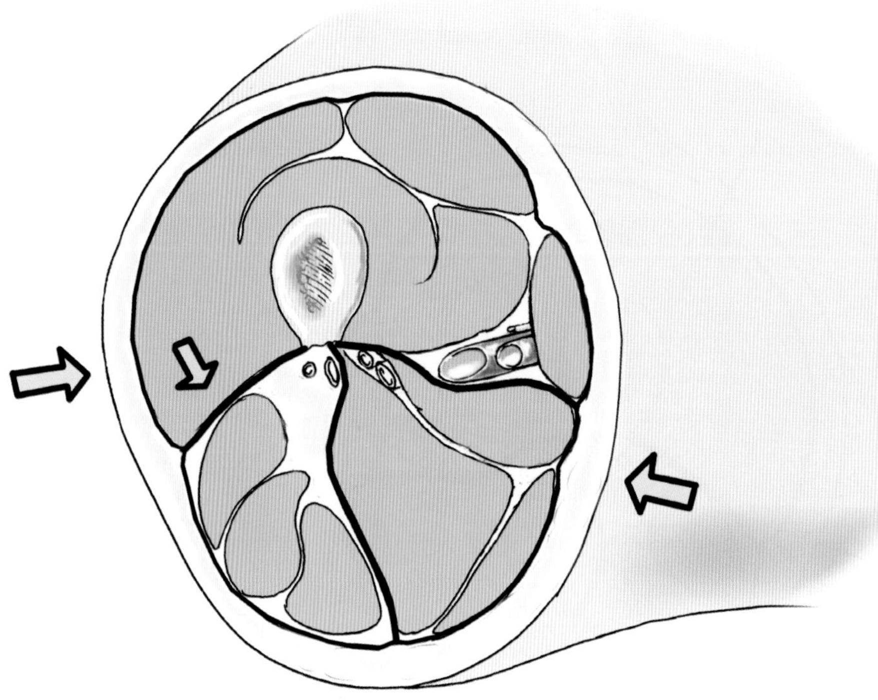

图 17-28 切开阔筋膜对前间隔室进行减压（左箭），将股外侧肌向内侧牵拉后切开外侧肌间隔对后间隔室进行减压（中箭）。如有指征，可在内侧做独立切口对内间隔室进行减压（右箭）

第 18 章　腘动脉

Popliteal Artery

一、腘血管的外科解剖

腘动脉位于膝关节后方收肌腱裂孔和腘肌下缘之间，虽然其较短，但却是腿部动脉主干的重要组成部分 图 18-1。

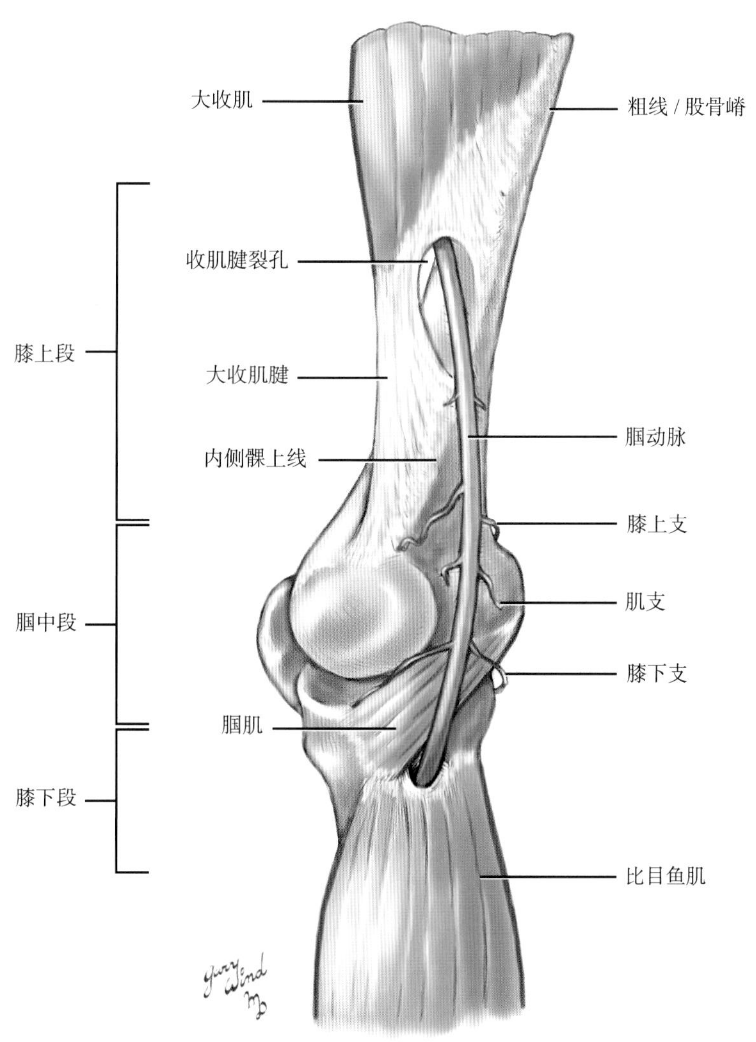

图 18-1 腘动脉位于收肌腱裂孔和腘肌下缘之间

因为膝关节周围毗邻动脉和附着肌群之间的解剖关系对于腘动脉入路的理解十分重要，所以在下面的解剖描述中将它们作为一个整体。

（一）筋膜

在皮肤和浅筋膜深面，下肢被厚薄不一的腱膜束包裹，称为阔筋膜 图 18-2。沿大腿外侧髂胫束围绕膝关节周围的阔筋膜非常厚，如韧带般将腘绳肌腱和腓肠肌近段包裹固定在腘窝神经血管束周围。

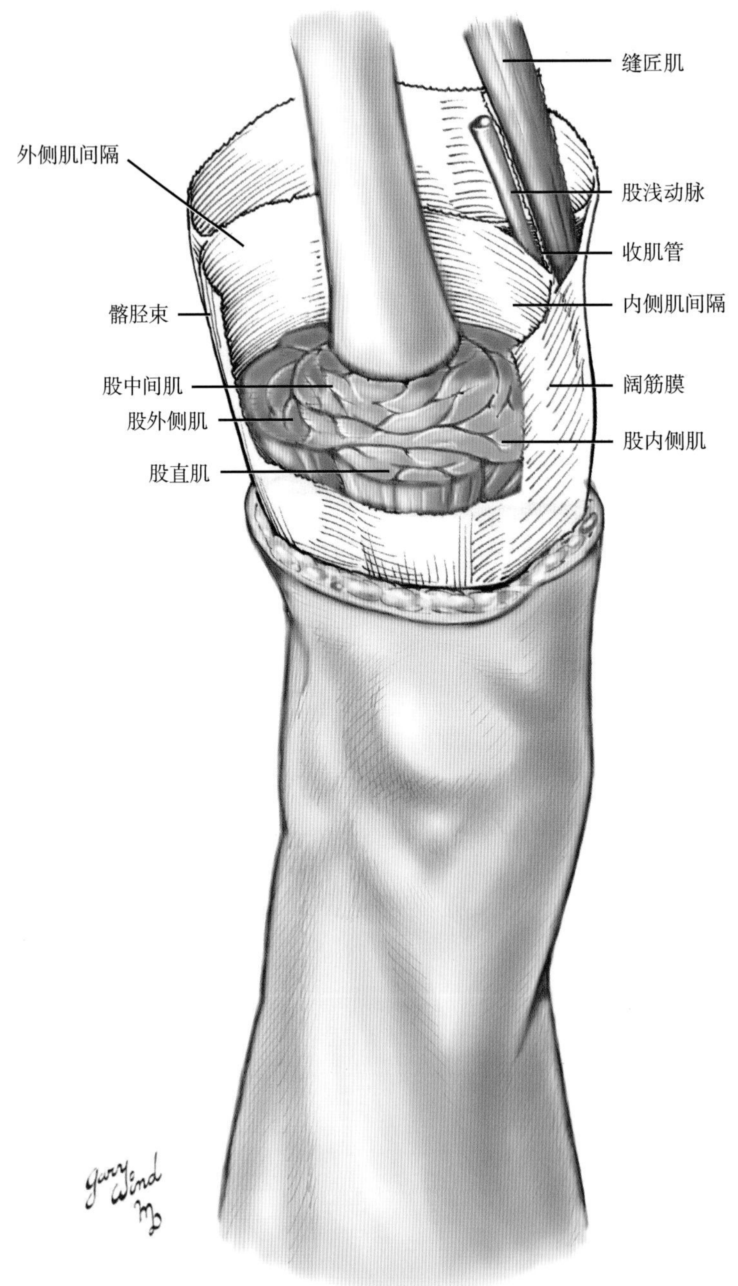

图 18-2 阔筋膜围绕大腿形成一个完整的鞘，并延伸至股骨形成隔膜，将大腿肌肉分隔为不同的肌群

阔筋膜通过两个明显的肌间隔连接至股骨髁上线，将股四头肌与内侧的内收肌和后方的腘绳肌分开。近股骨处肌间隔紧邻股内及股外侧肌。在股内侧肌和内收肌群之间，另有悬带筋膜横跨肌间裂隙。缝匠肌覆盖于其表面，而其深面裂隙内有股浅血管通过，这一通道即是收肌管（Hunter 管）。

（二）附着于膝的肌群

大腿前方发达的股四头肌腱附着于髌骨上缘 图 18-3。收肌肌群从耻骨支呈楔形发散至股骨粗线内侧缘、内侧髁上嵴和收肌结节。在收肌结节上方几厘米处，大收肌肌腱分叉形成收肌腱裂孔，股浅动、静脉穿行其中延续为腘动、静脉。

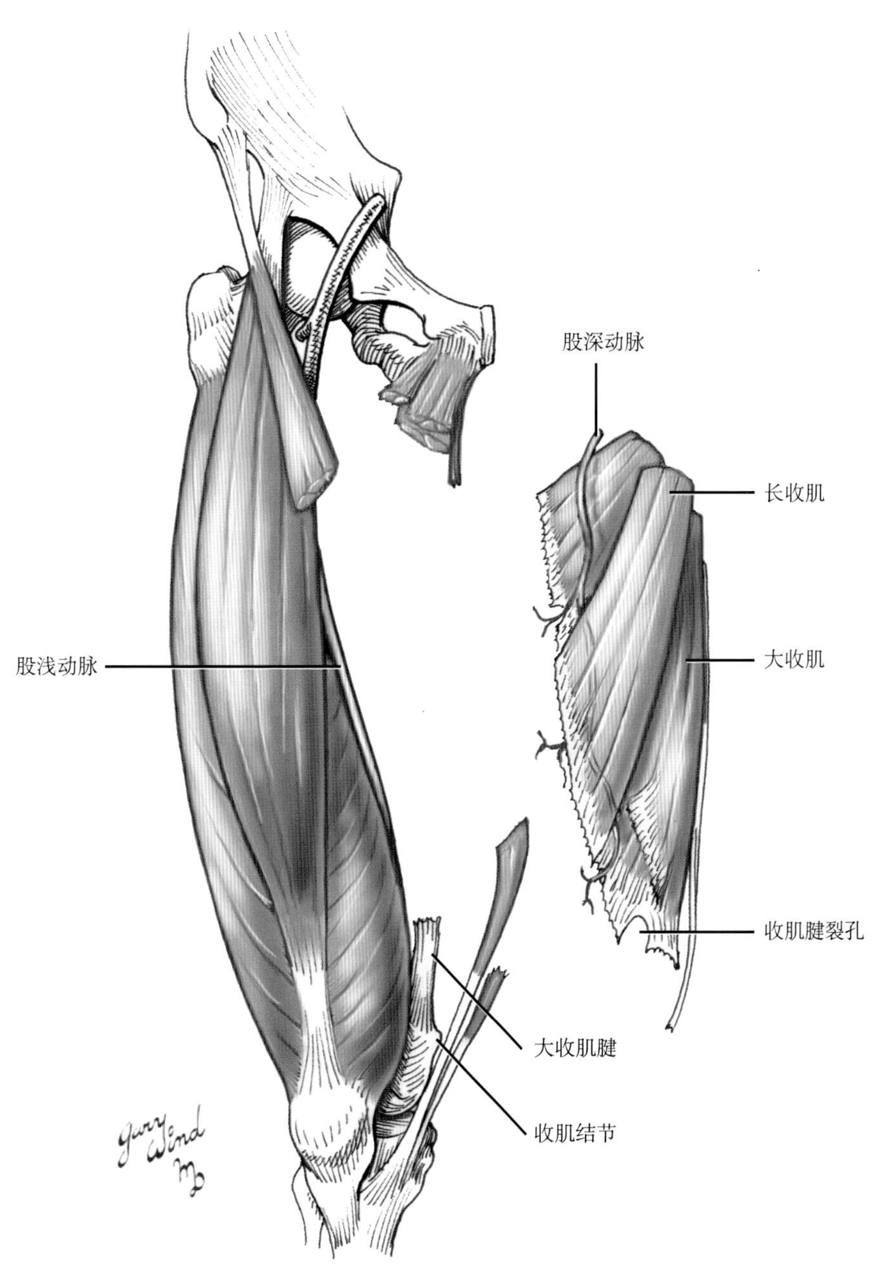

图 18-3　股四头肌和内收肌之间有股浅动脉通过

股后肌肌群起源于坐骨结节，并向下分离为内侧的半膜肌、半腱肌和外侧股二头肌（图18-4）。股二头肌的短头起源于股骨粗线外侧唇的下1/3，并与长头融合后向下止于腓骨头。半膜肌附着于胫骨内侧髁的后唇。半腱肌连同股薄肌和缝匠肌一起附着于胫骨内侧髁的前缘。

胫神经和腓神经位于腘绳肌和大收肌之间。腓神经绕过二头肌根部至腿外侧，胫神经下行至腘窝与腘动、静脉伴行。

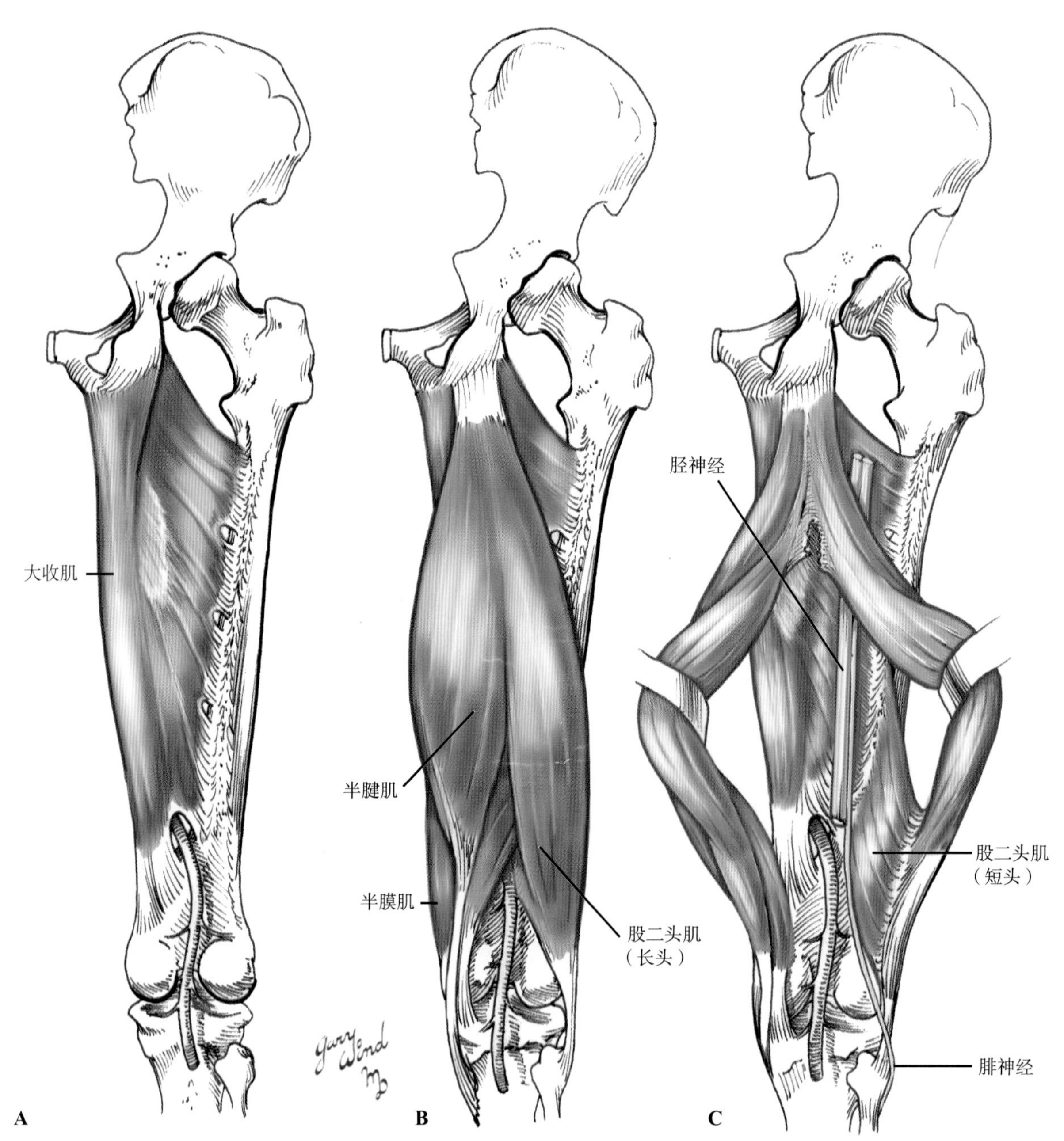

图18-4 股后肌肌群构成了腘窝的上缘

A. 大收肌及其在粗线处的裂孔，其中有股深动脉的分支穿行；B. 表面的腘绳肌；C. 分离腘绳肌，显露深面的胫神经及股二头短头

腓肠肌起自股骨内外上髁，并与腘绳肌根部相交错（图 18-5）。这两组肌肉融合形成深且呈菱形的腘窝。

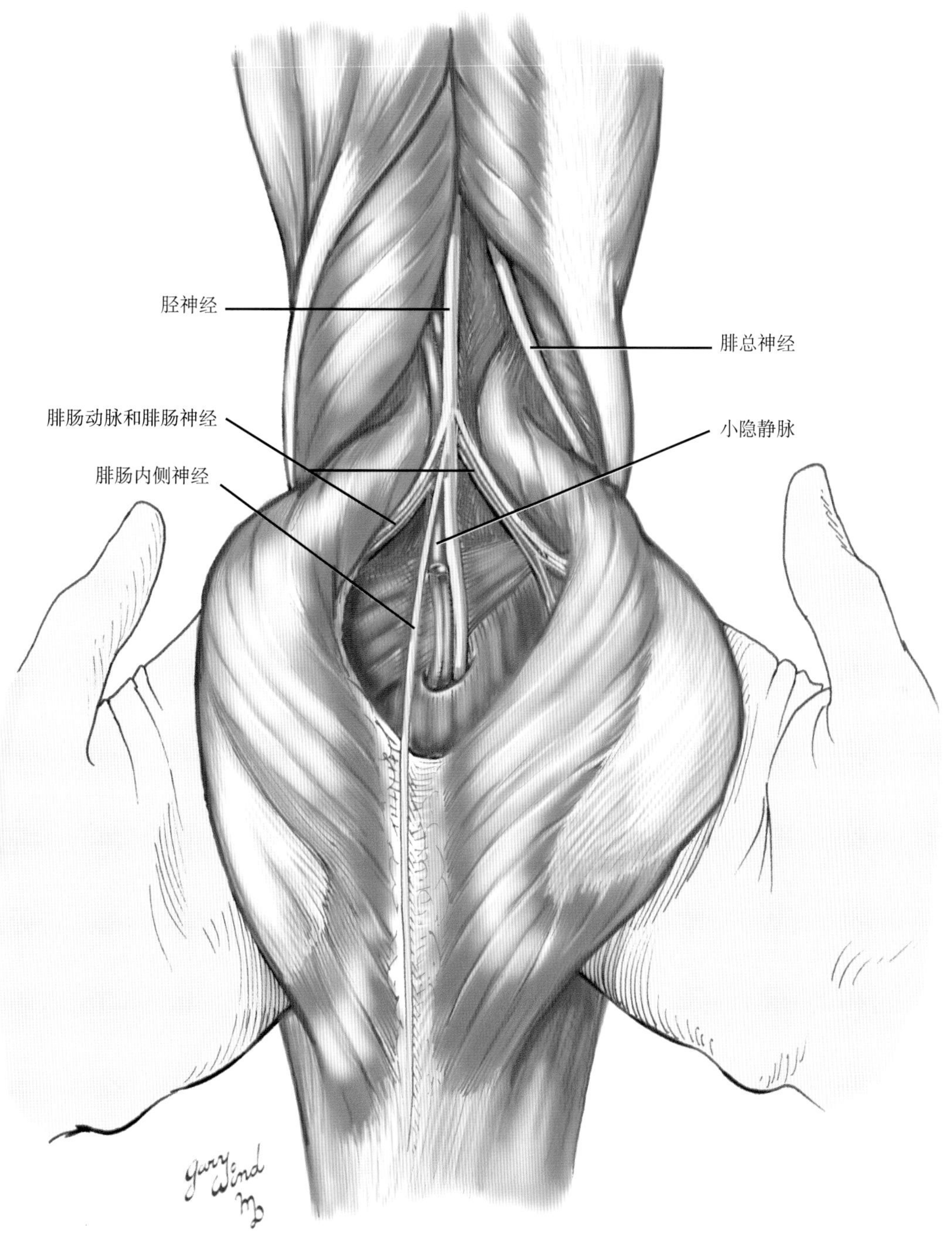

图 18-5　腓肠肌起始部与腘绳肌远端交错形成腘窝的下缘，腓肠肌由腘中动脉发出的腓肠支供血

（三）腘动脉

在收肌管远端，股浅动脉发出膝最上动脉，其穿出缝匠肌下筋膜悬带与隐神经伴行（图 18-6）。股浅血管通过收肌腱裂孔到达腘窝。

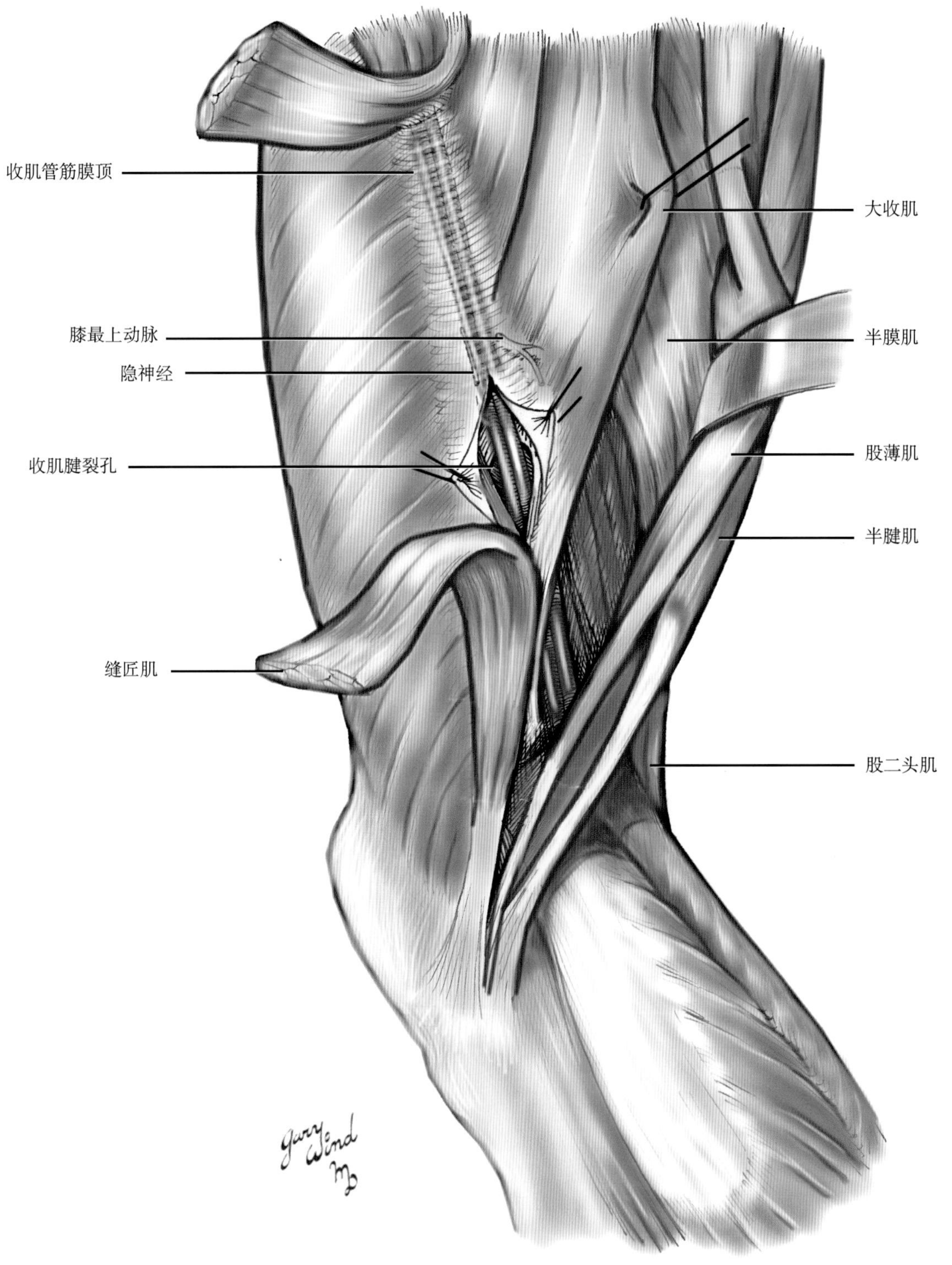

图 18-6 股浅血管位于收肌管内，被股内侧肌和内收肌间的筋膜悬带所覆盖

腘血管被致密的结缔组织鞘包裹，与胫神经伴行 图 18-7。该鞘被小脂肪垫从腘窝筋膜髁上窝空隙分离开，使其便于外科显露。

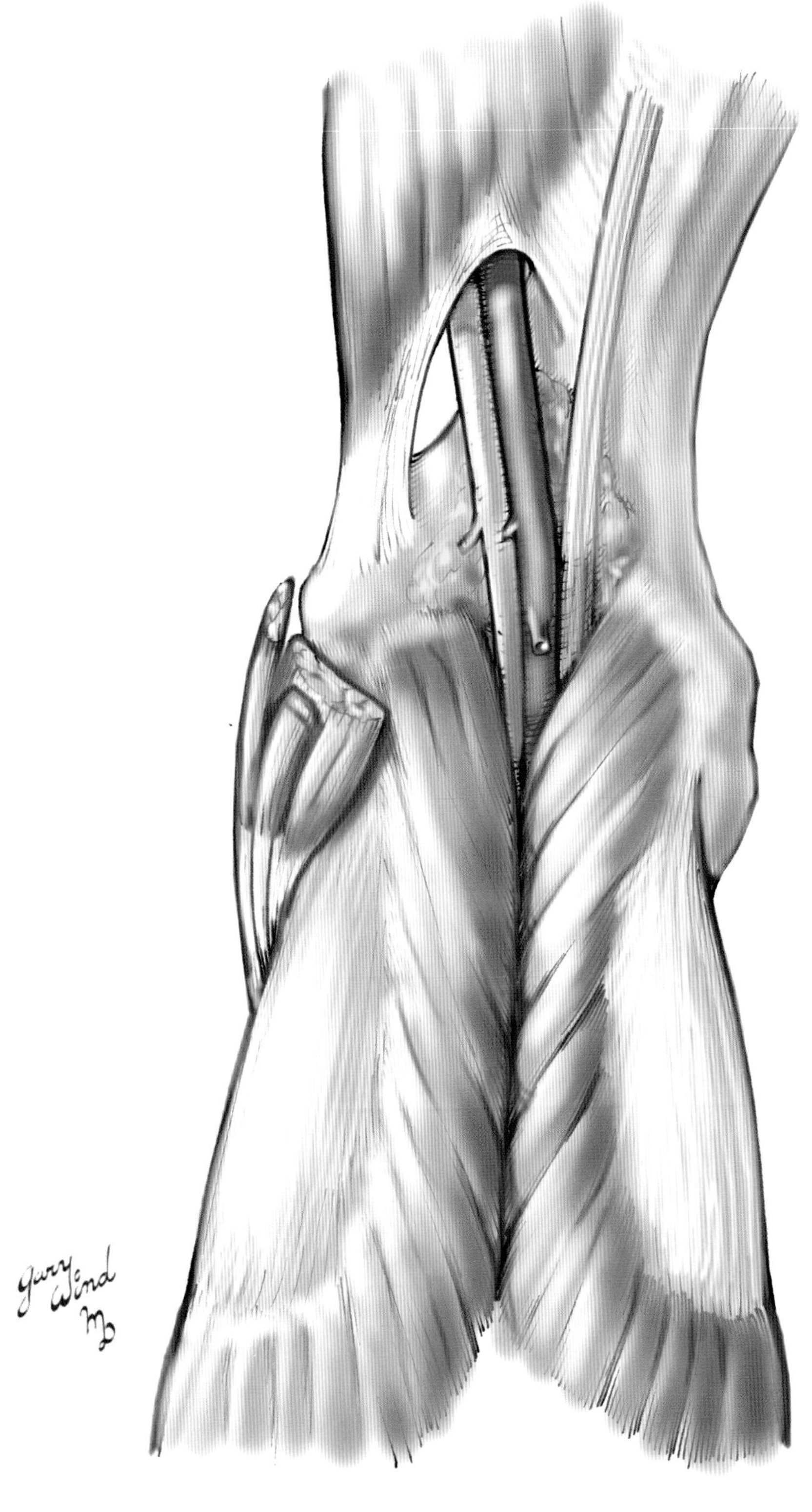

图 18-7 腘动脉被致密的纤维鞘包裹，该鞘被股骨后面脂肪垫分离开

腘动脉近端供应腿后肌群下部的肌支与股深动脉的终末分支汇合 图 18-8。腓肠动脉由腘中动脉发出经过腓肠肌的双头与胫神经的分支腓肠神经伴行。

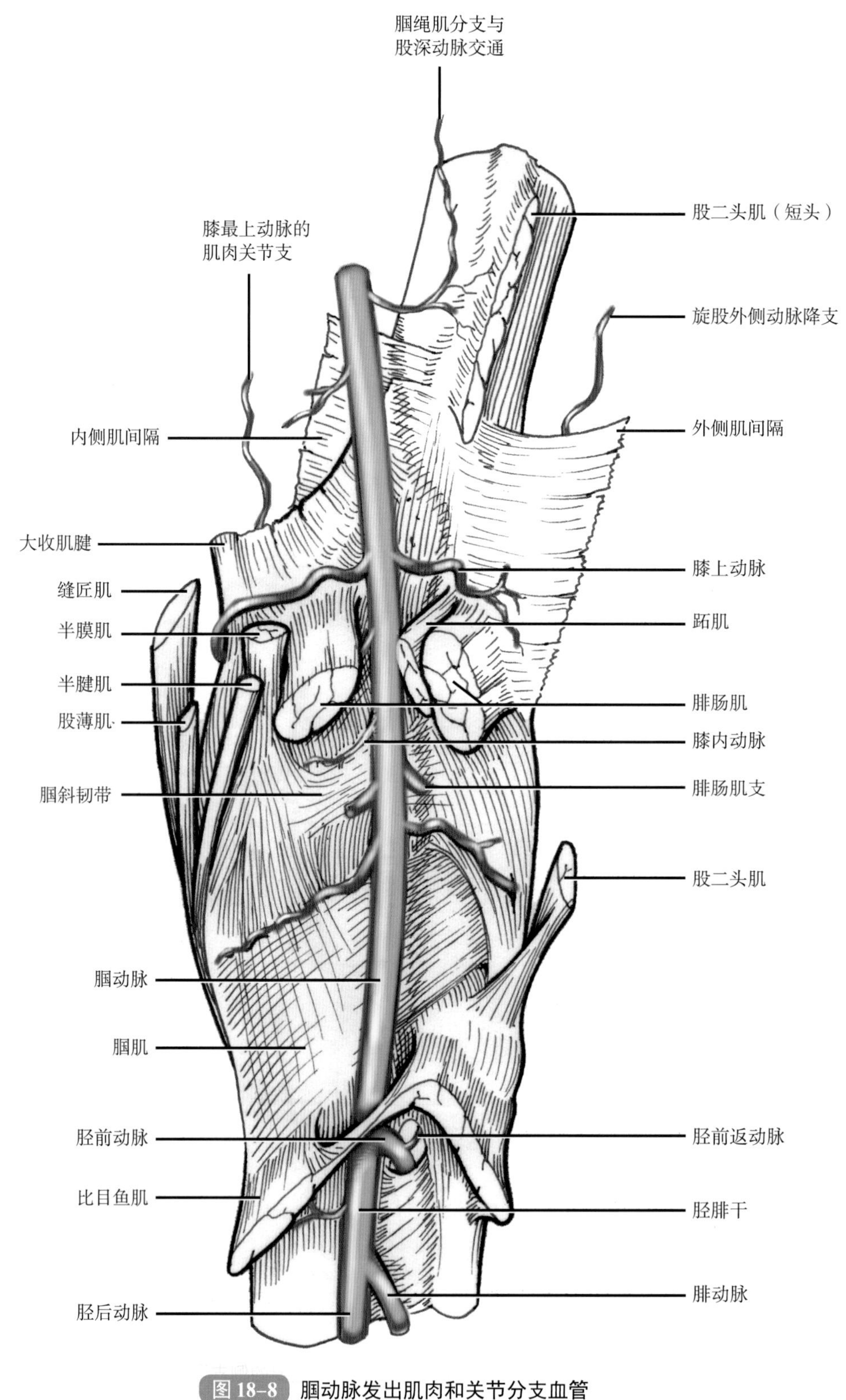

图 18-8 腘动脉发出肌肉和关节分支血管

除了肌肉分支外，腘动脉还发出数个分支围绕和供应膝关节 图 18-9。

血管网依靠重要的侧支通道连接，包括成对的膝上、膝下动脉及膝中动脉。

腘动脉的远段较短，位于腓肠肌头和腘肌之间 图 18-8。此段没有大的分支，且从腿内、外侧均可显露。腘动脉在穿过比目鱼肌起始端裂孔后下行。

膝后腘血管可通过离断和牵拉股后内侧肌肉和腓肠肌内侧头来显露 图 18-10。

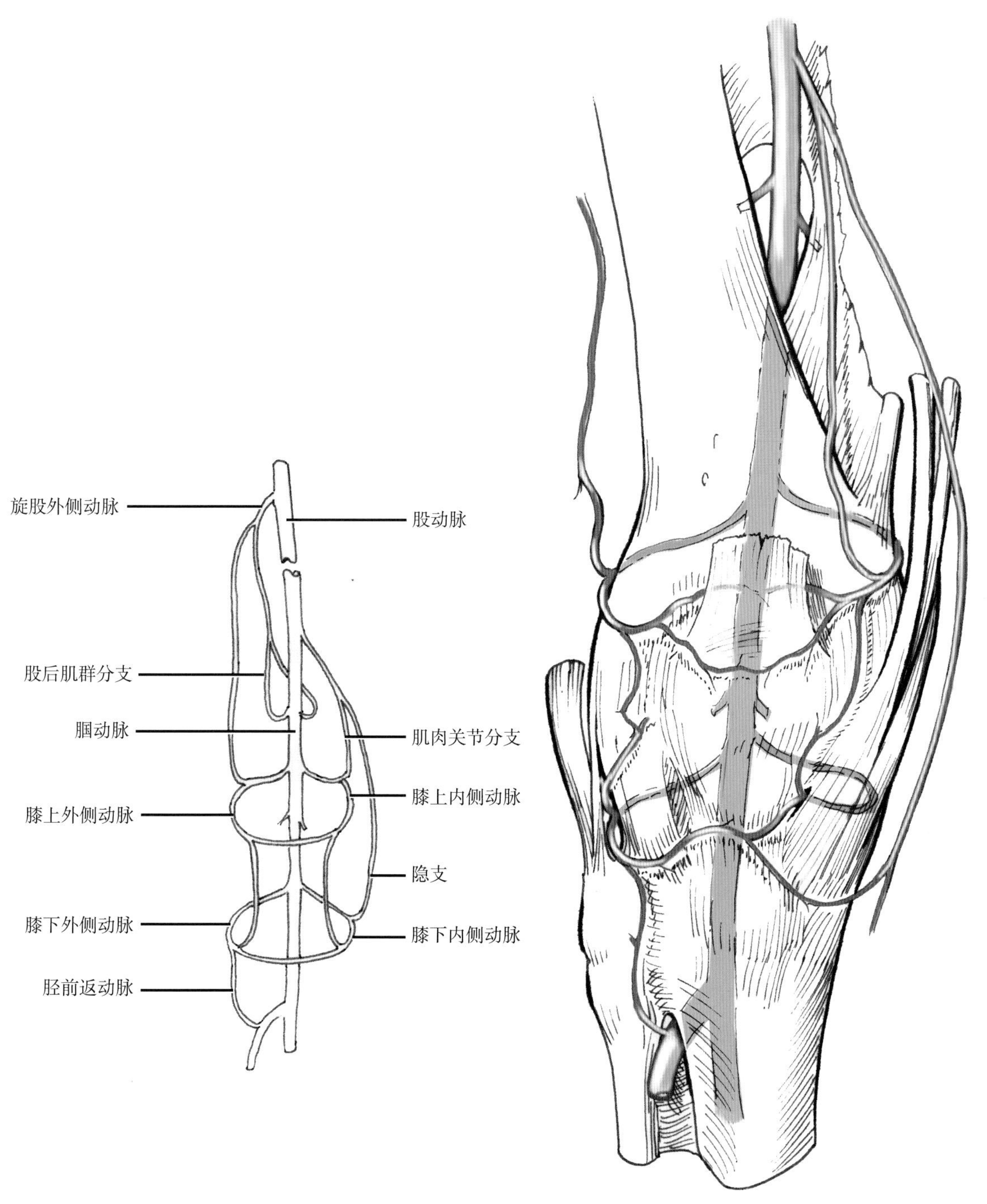

图 18-9 腘血管网围绕膝关节，依靠重要的侧支通道连接

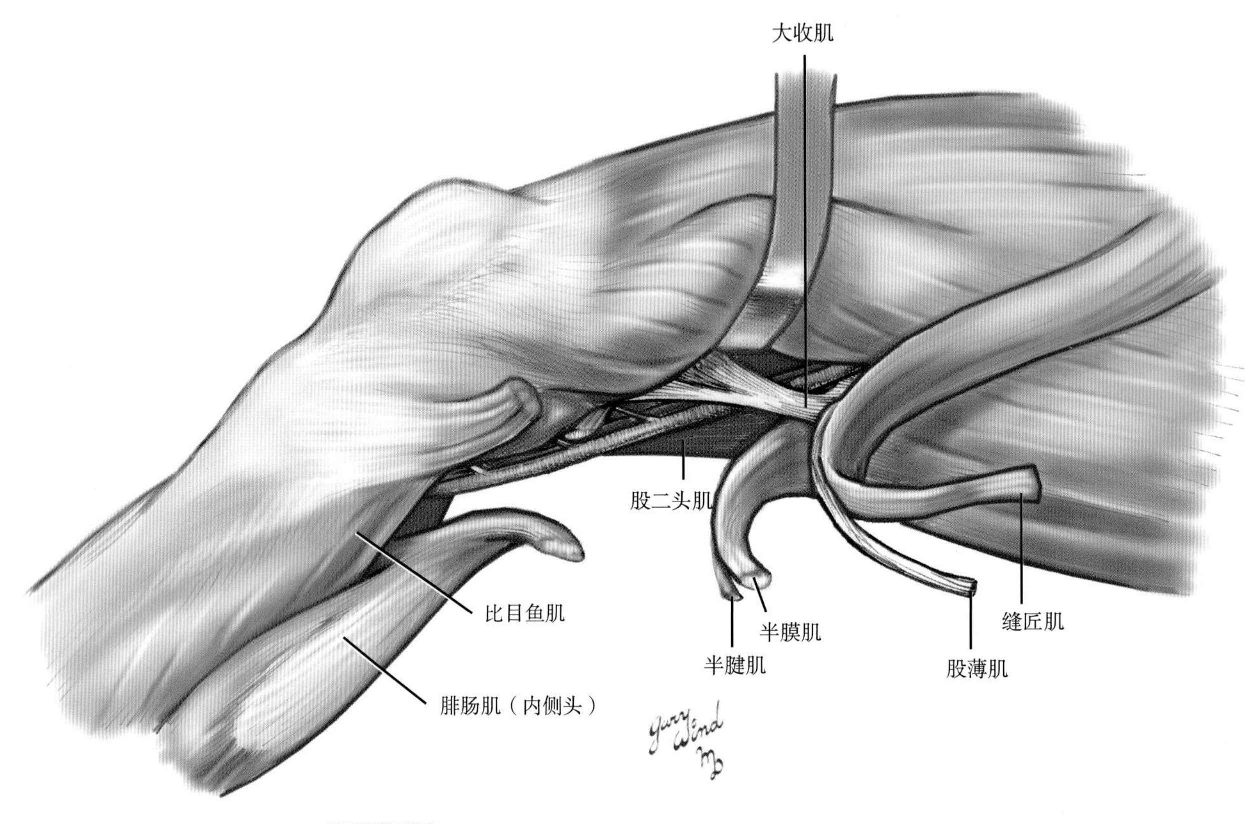

图 18-10 离断膝关节内侧附着的肌肉可显露腘动脉全程

二、腘动脉的外科入路

根据腘动脉的 3 个解剖节段，其入路有多种选择（图 18-1），分别包括膝上段、腘中段和膝下段。膝上段和膝下段可被用作近端动脉闭塞后的搭桥节点，常见于股浅动脉闭塞。尽管显露上述节段可经外侧入路，但内侧入路更为常用（图 18-11）。后位入路则被用于腘中动脉的显露。虽然经典的后入路在旁路搭桥手术中已被弃用，但对于处理腘中动脉病变，如动脉受压、外膜囊性变、局部动脉瘤或夹层，该入路仍是理想的选择。

（一）膝上腘动脉的显露

在远端流出道通畅的情况下，膝上腘动脉是股 – 腘搭桥远端吻合口的首选位置。自体大隐静脉有着更好的远期通畅率和保肢率，故其常被用作桥血管[1]。如果无法获取大隐静脉，也可选择人工血管[2, 3]，但如果桥血管堵塞引起的缺血，使用人工桥血管的预后要差于使用自体血管[4]。

通过内侧入路最易显露膝上腘动脉。Veith 等[5]推广了一种经外侧入路显露膝上腘动脉的方法，适用于因感染或手术瘢痕使得内侧入路困难的再手术患者。

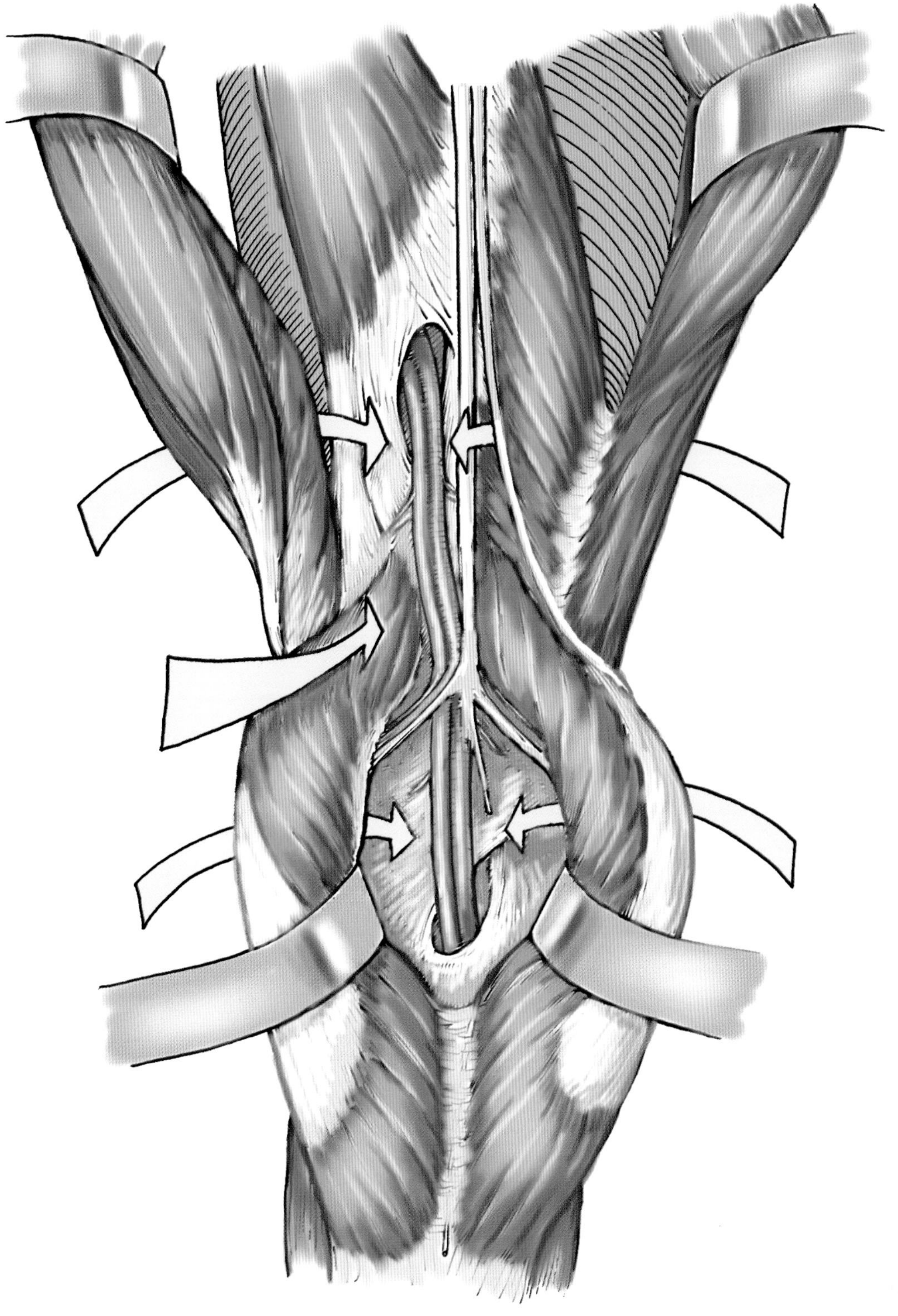

图 18-11　腘动脉手术入路取决于病变位置，有 **5** 种入路可以从不同角度来显露腘动脉

1. 内侧切口显露膝上腘动脉的方法

患者取仰卧位，大腿外旋，膝关节屈曲 30° 图 18-12。整条腿都需备皮和消毒，以便于术中移动肢体，以及膝上段腘动脉长度不足时延长切口。内侧入路切口位于大腿内侧下 1/3、缝匠肌前缘。

切开附着于缝匠肌上的筋膜组织，并向后牵拉缝匠肌 图 18-13。然后向前牵拉股内侧肌即可看到腘部血管。内收肌肌腱和半膜肌间有不同厚度的筋膜鞘，为了显露其下的血管，需将其切开。为进一步显露腘动脉，需要将参与形成收肌腱裂孔的大收肌肌腱切断 图 18-14。为显露收肌腱裂孔，需将大收肌肌腱与内侧肌间隔之间的筋膜切断。显露过程中，应注意保留膝最上动脉和发自股神经的隐神经。腘动、静脉被一层坚韧的纤维鞘所包裹。

这一段的动脉位于静脉内侧，故打开鞘膜先看到的是动脉。静脉通常是成对的，为游离动脉，需将跨越动脉的静脉交通支小心离断 图 18-15。

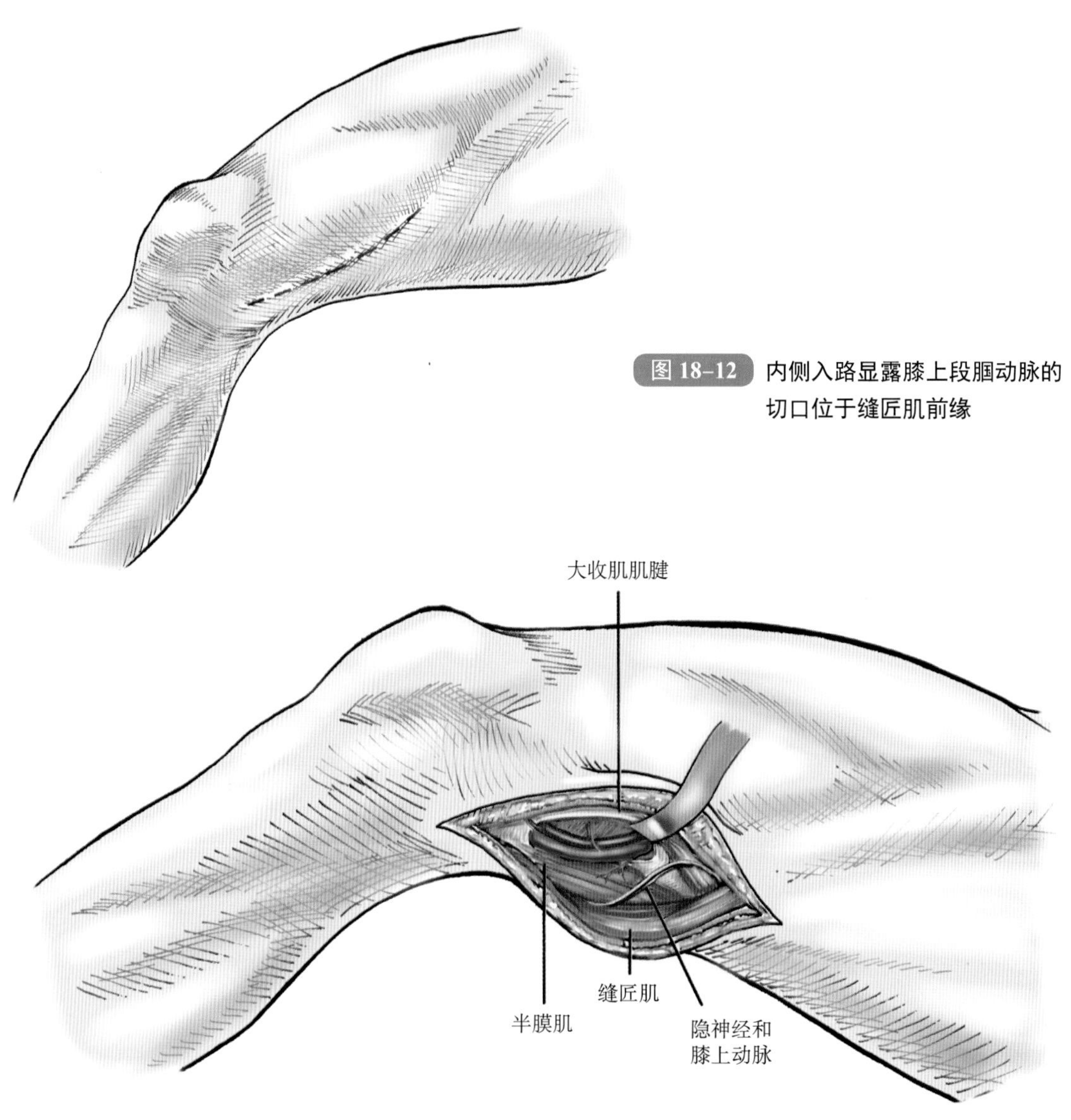

图 18-12 内侧入路显露膝上段腘动脉的切口位于缝匠肌前缘

图 18-13 向后牵拉缝匠肌和股薄肌，游离大收肌肌腱与半膜肌，可显露由收肌腱裂孔穿出的腘动脉。隐神经和膝上动脉穿出收肌管跨过大收肌边缘至缝匠肌与股薄肌之间的间隙

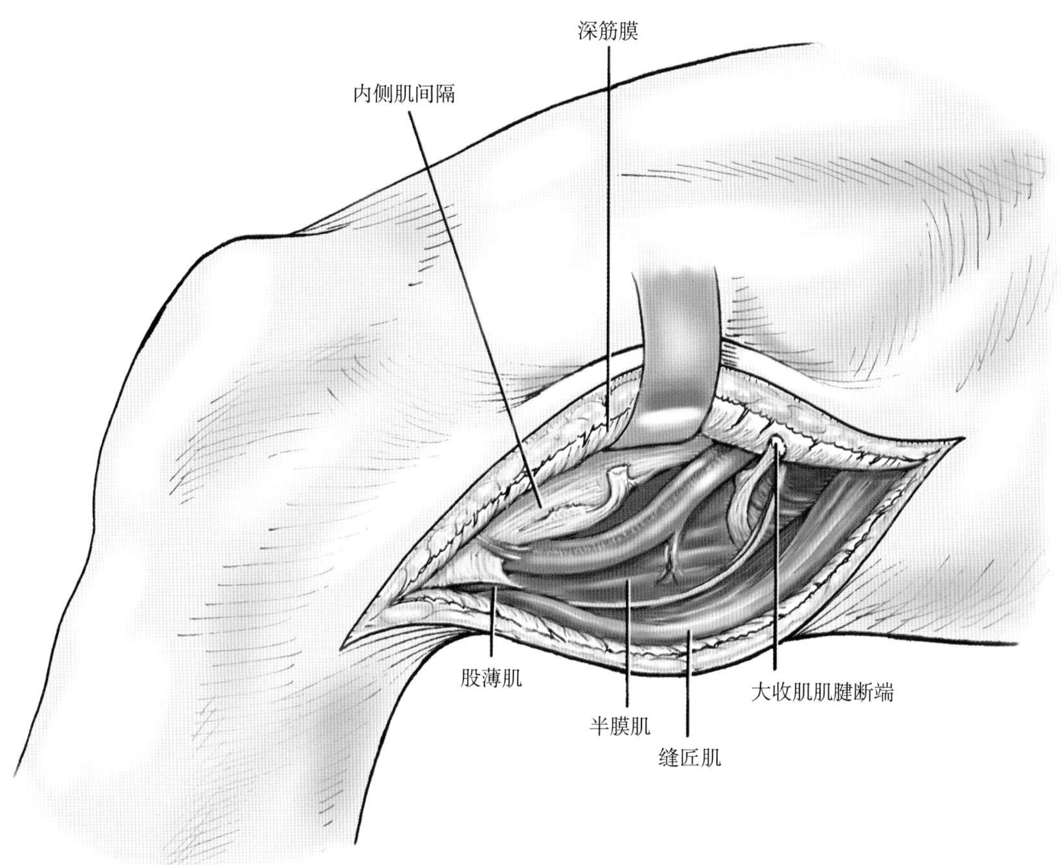

图 18-14 为更充分的显露近端腘血管，可将大收肌肌腱离断。同时还需切开大收肌肌腱与内侧肌间隔之间的筋膜以便显露

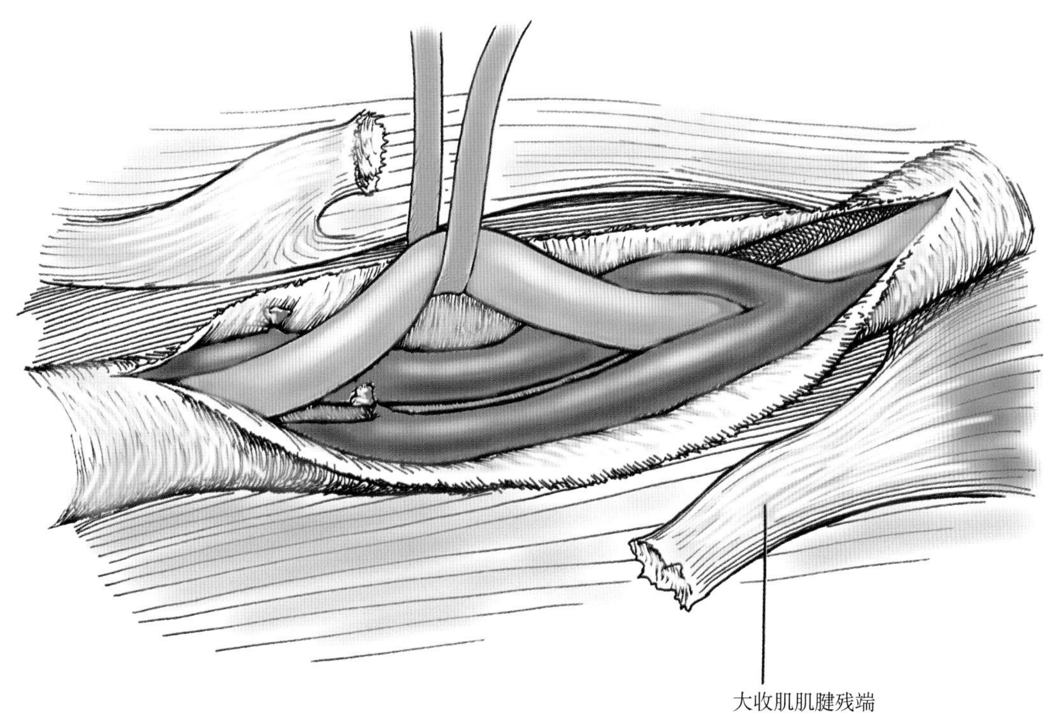

图 18-15 在血管鞘内，离断静脉交通支可将动脉与其周围的静脉分开，必要时可使用血管牵引带牵拉动脉协助显露

由钝性隧道器建立通道后，连接至膝上腘动脉的桥血管最好走行于收肌管内（图 18-16）。这样桥血管更接近生理走行，并受缝匠肌和阔筋膜的保护。

2. 膝上外侧入路的显露技巧

腿内旋，膝关节屈曲（图 18-17）。在大腿下 1/3，股二头肌与髂胫束间做纵切口。然后切开髂胫束和外侧肌间隔交界处后方的阔筋膜。切口前方即外侧肌间隔前方的股外侧肌（图 18-18）。股二头肌短头的起始部止于股骨外侧髁上方几厘米，形成了一个肌肉与骨骼之间的缝隙[6]，通过该缝隙即可探及血管（图 18-19）。

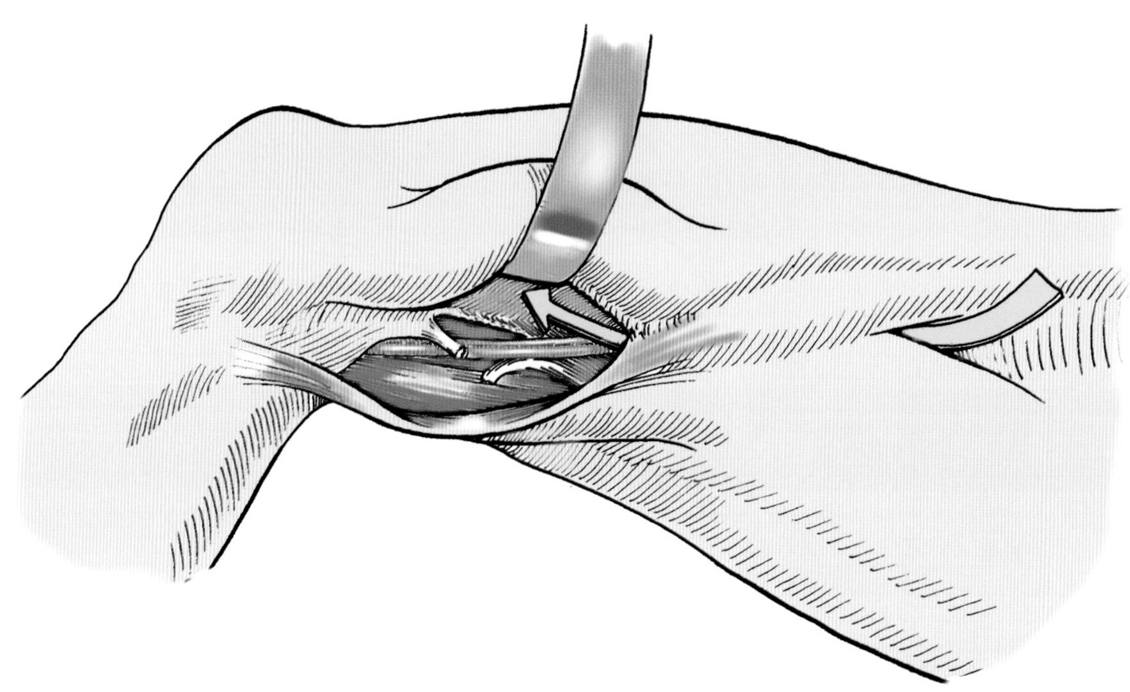

图 18-16 桥接至膝上腘动脉的桥血管最好走行于收肌管内，为显示清楚，图中隐去了皮肤层

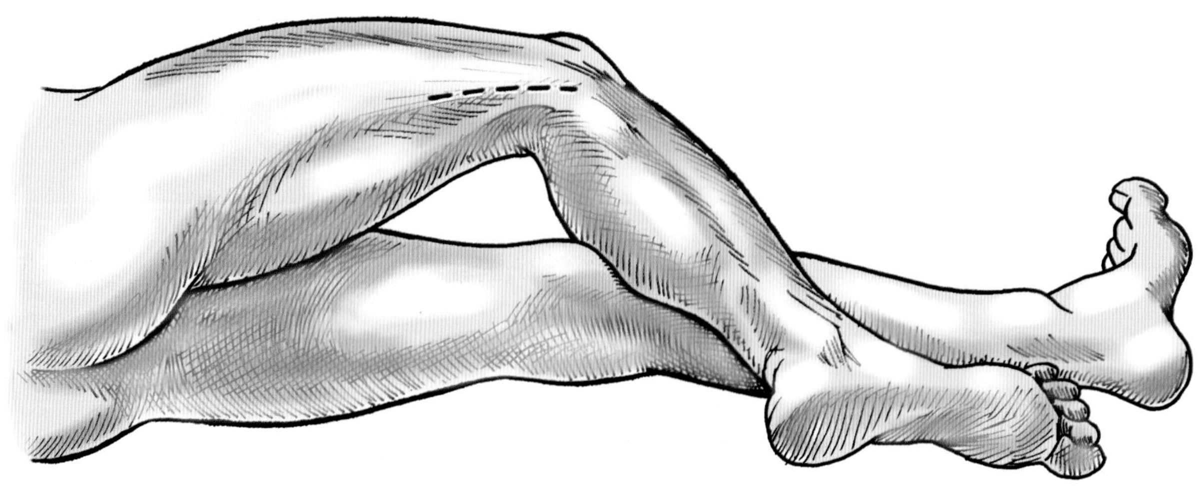

图 18-17 膝外侧入路的切口位于股二头肌与髂胫束之间

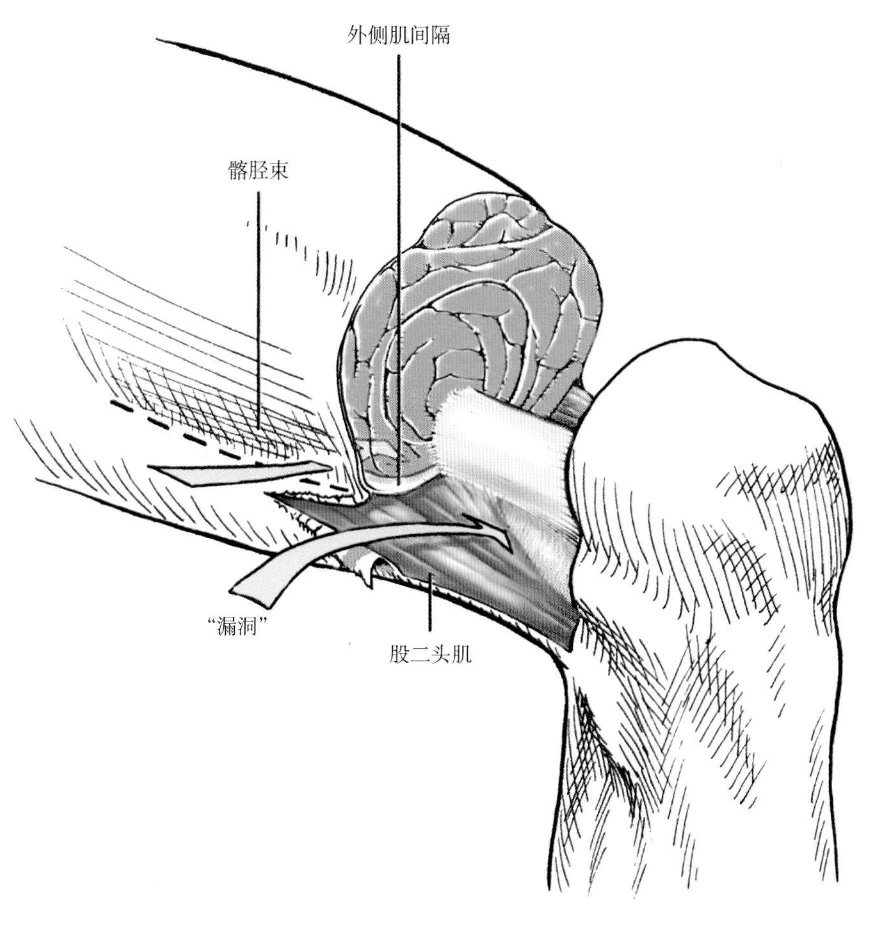

图 18-18 显露腘血管的大腿外侧入路，需穿过髂胫束与外侧肌间隔交界处后方的阔筋膜（虚线），切口前方即股四头肌（上箭）

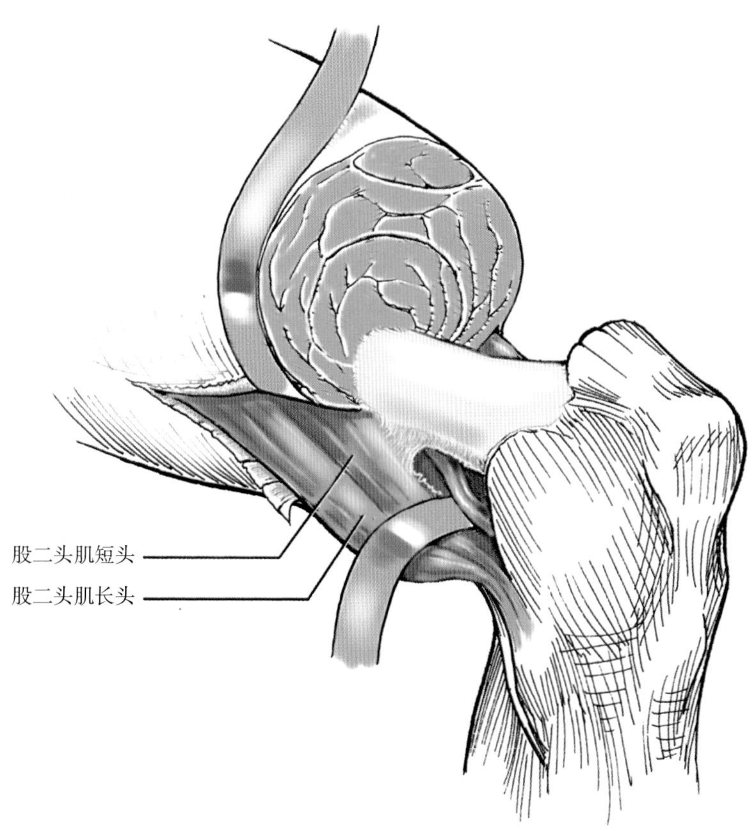

图 18-19 股二头肌短头止于股骨外侧髁以上几厘米，短头的远端与股骨间通过一层薄的筋膜相连，打开该层筋膜即可显露腘血管

打开此间隙后，可见胫、腓神经被疏松筋膜组织固定在腘绳肌后方，血管则直接位于股骨下方 图 18-20。打开血管鞘后首先看到的是腘静脉（可能成对出现），松解静脉并将其与股二头肌一起向后方牵拉 图 18-21。

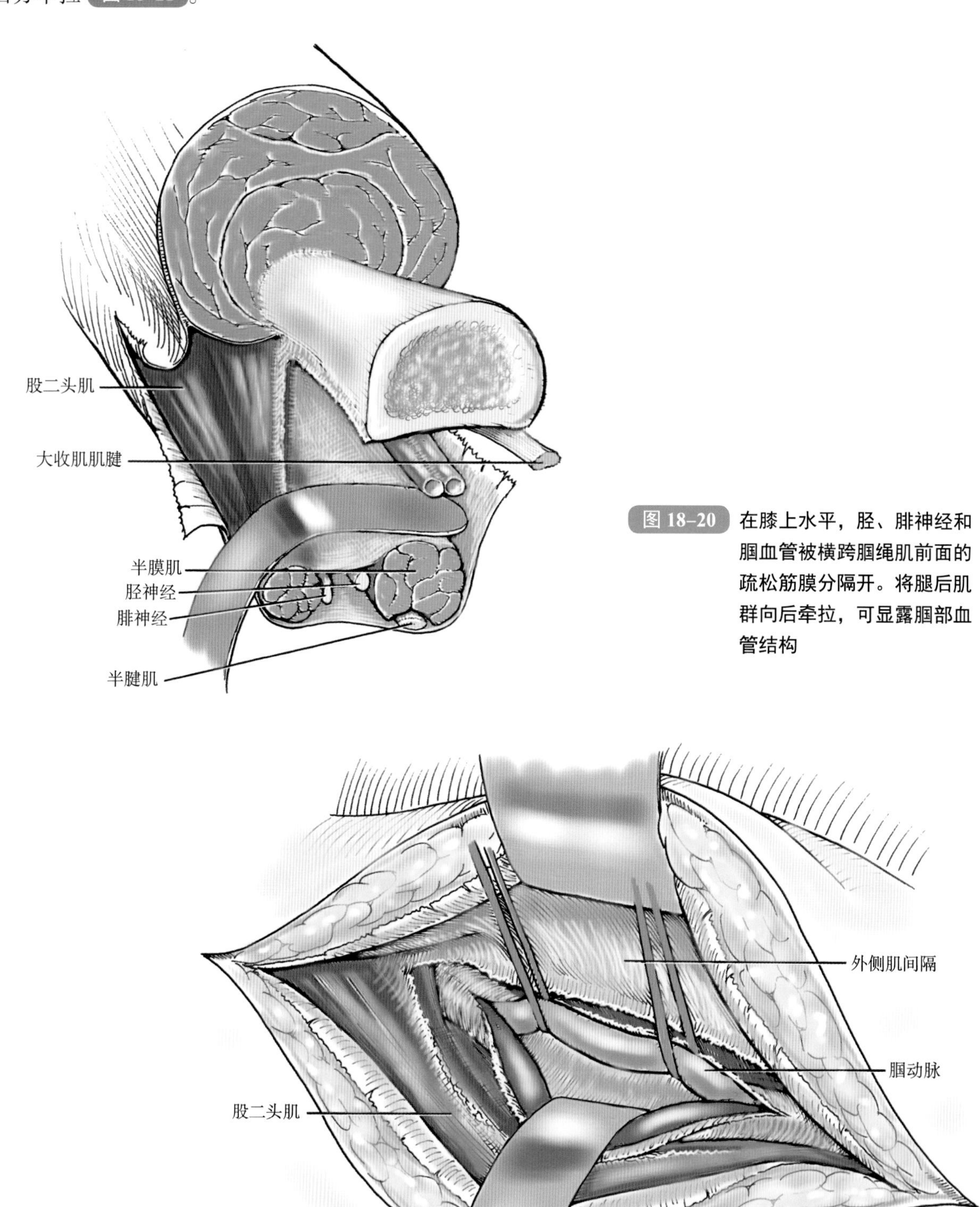

图 18-20 在膝上水平，胫、腓神经和腘血管被横跨腘绳肌前面的疏松筋膜分隔开。将腿后肌群向后牵拉，可显露腘部血管结构

图 18-21 打开血管鞘，最先显露的是腘静脉，游离动脉时最好将其与股二头肌一同向后牵拉

（二）膝下腘动脉的显露

在旁路移植术中，由于膝下腘动脉较少受斑块累及，故其较膝上腘动脉更常用。首选的移植物为同侧隐静脉，其较人工血管有更好的远期通畅率 [7]。如果同侧隐静脉不可用，对侧的大隐静脉、上臂静脉或拼接的小隐静脉都可作为合适的替代品。对于个别没有适合的自体静脉的患者，即使其为 TASCIID 级病变，使用人工血管或腔内治疗也好过截肢 [8-11]。

内侧入路更易显露膝下腘动脉。但对于一些需要进行复杂二次手术的患者，采用 Veith 等 [5] 推广的外侧入路更合适。

1. 膝下段内侧入路的显露技巧

患者取仰卧位，腿外旋，膝关节屈曲 30° 图 18-22。同样需整腿备皮、消毒。从胫骨内侧髁后缘，距胫骨后缘下约 1cm 处做纵切口，并向远端延长至腓肠肌的 1/3 小腿长度。因为大隐静脉直接穿过该区域，显露时应避免损伤该结构。大隐静脉位于胫骨内侧缘后方 1～2cm 处，牵拉伤口后缘可以更方便的显露。隐静脉前方的穿支需结扎并断开以便牵拉。

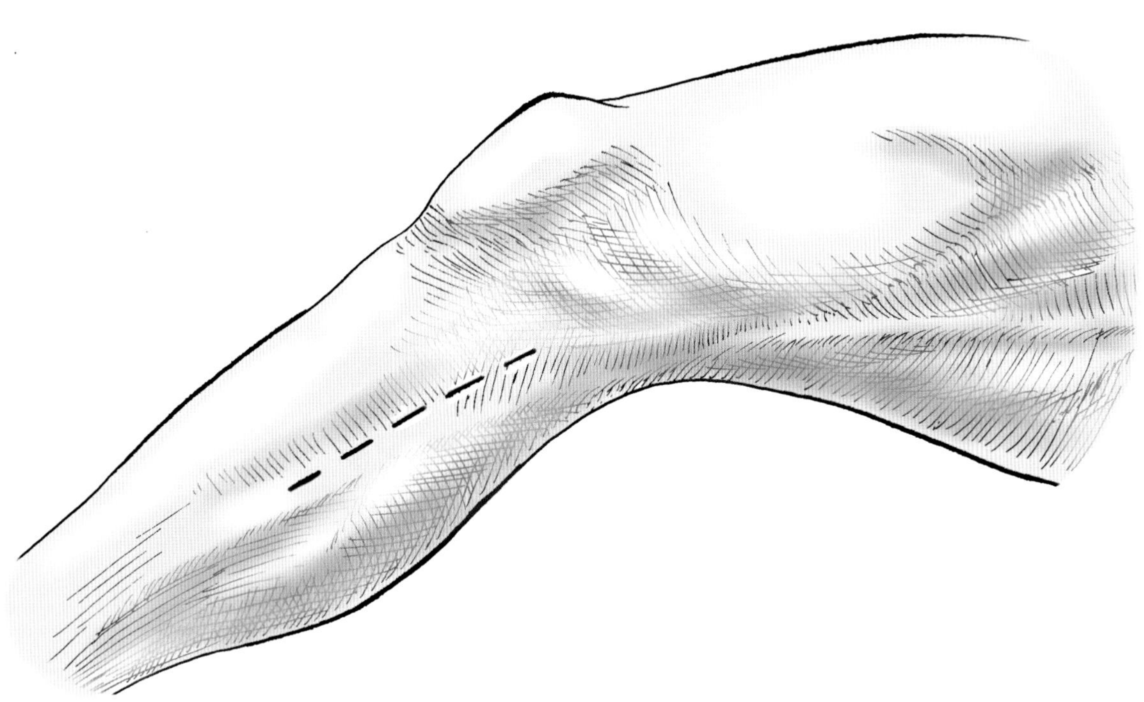

图 18-22 膝下内侧入路为距胫骨后缘约 **1cm** 的纵切口，需仔细游离毗邻的隐静脉，其通常位于皮下组织

于胫骨后 1cm 处切开小腿筋膜，切口向近端延伸至半腱肌腱水平 图 18-23，将其下方的腓肠肌内侧头向后方牵拉，即可显露切口近端的神经血管束 图 18-24。如果离断半腱肌、股薄肌和缝匠肌的肌腱，膝下段近端的显露将更加充分，但断端需缝合标记并在手术完成后重新对接以保证膝关节的稳定。比目鱼肌位于切口腓肠肌的深部，切开其与胫骨的连接部分可更好地显露膝下腘动脉的远段 图 18-25。

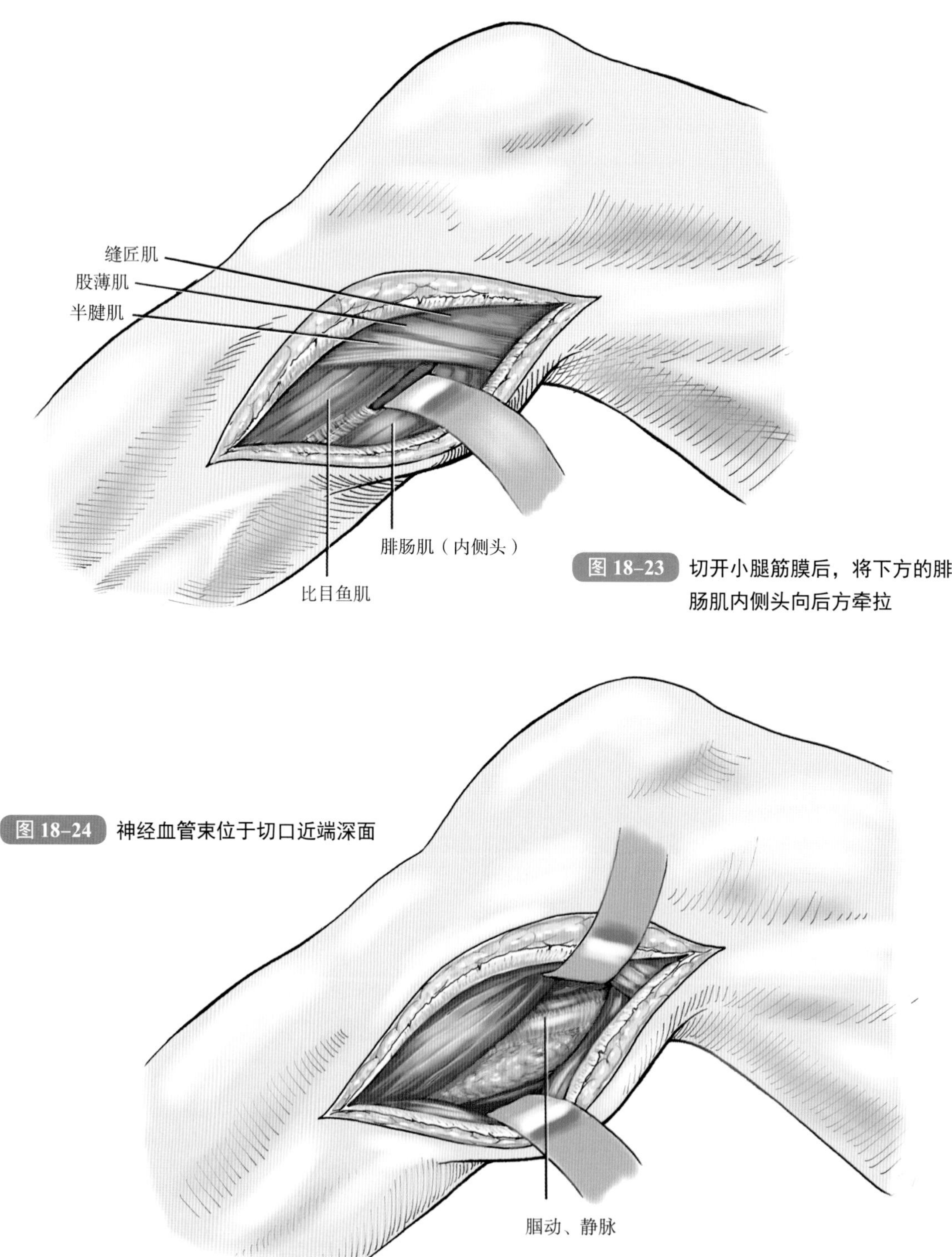

图 18-23 切开小腿筋膜后，将下方的腓肠肌内侧头向后方牵拉

图 18-24 神经血管束位于切口近端深面

打开神经血管鞘后，首先遇到的是腘静脉（图 18-26）。该静脉通常成对出现，需要把成对静脉间连接支离断后才能进一步游离下方的腘动脉。该段腘动脉无重要侧支，因此其小分支均可结扎。为进一步显露该段动脉，可用血管牵引带将其提起。胫神经位于动脉的后内侧，在游离该段动脉时应注意保护。

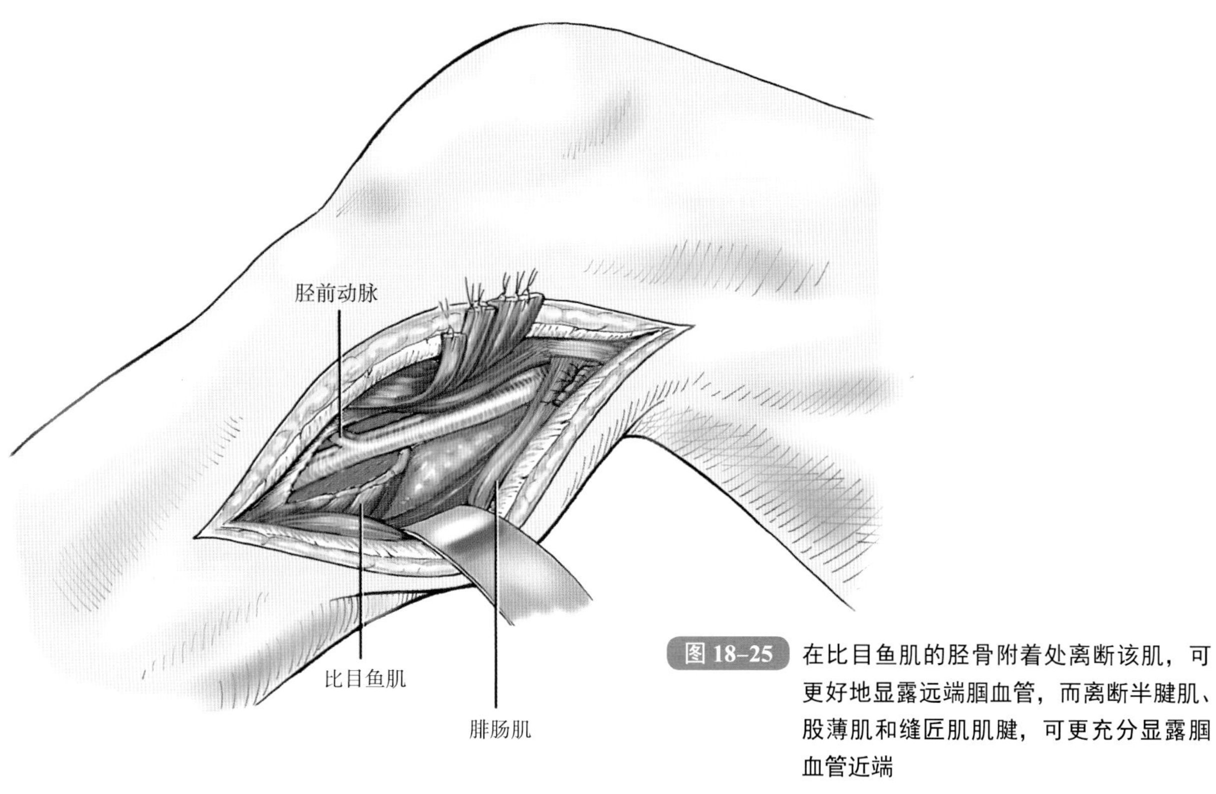

图 18-25 在比目鱼肌的胫骨附着处离断该肌，可更好地显露远端腘血管，而离断半腱肌、股薄肌和缝匠肌肌腱，可更充分显露腘血管近端

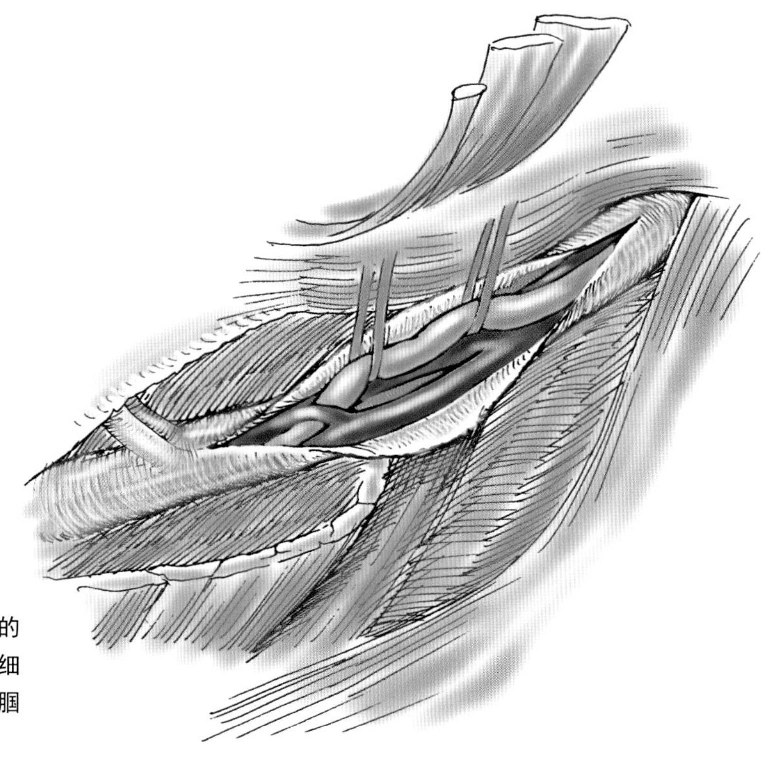

图 18-26 打开神经血管鞘后，先显露的是成对腘静脉的一支，经仔细游离后，使用血管牵引带将腘动脉提起

桥接到膝下腘动脉的桥血管最好穿过收肌管，然后通过股骨髁之间进入膝关节后方 图 18-27。由于隧道是在非直视下建立，所以通过大腿肌肉的实际路径只能被估计。然而在膝关节水平，应确保桥血管从腓肠肌的两头之间穿过；如果桥血管在此水平穿过肌肉组织，一旦肌肉收缩则可能压迫桥血管。远端吻合口要保证位于腘动脉的无斑块区域。

2. 膝下外侧入路的显露技巧

这种方法需切除近端 1/3 的腓骨。患者取仰卧位，腿内旋，膝关节屈曲。于腓骨头做一纵切口，并延伸至腓骨近端 1/3 处 图 18-28。逐层打开切口，可见附着于腓骨头上方的股二头肌腱 图 18-29。腓总神经位于股二头肌腱后方，并绕过股骨颈向前走行，应注意辨认。离断股二头肌腱后，仔细游离腓总神经及其深、浅分支，并将它们向前牵拉 图 18-30。

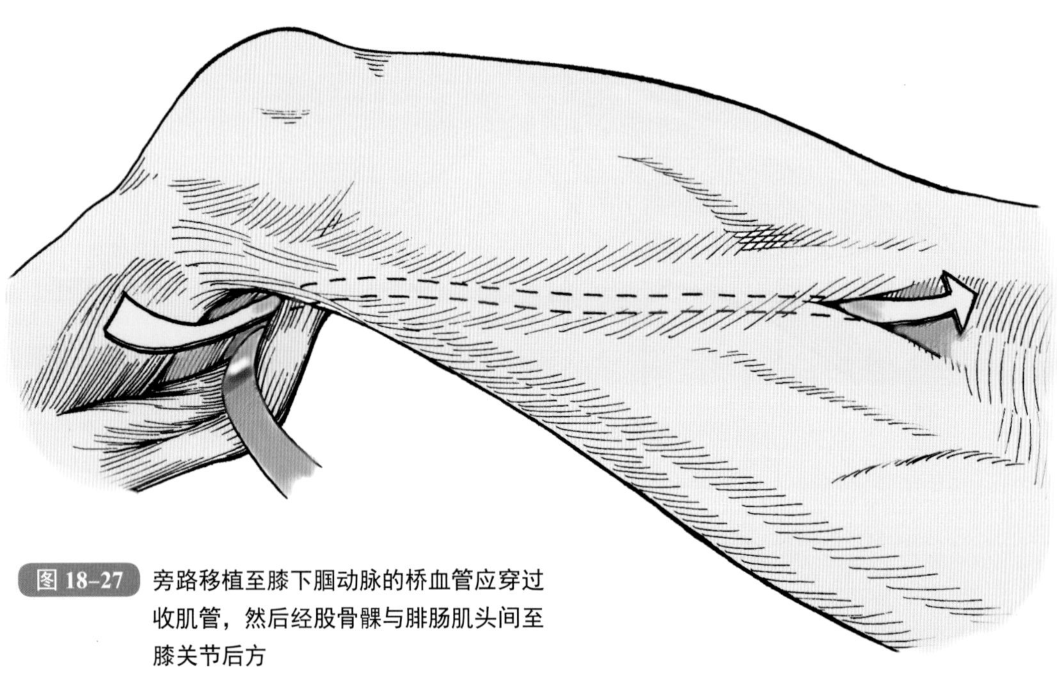

图 18-27 旁路移植至膝下腘动脉的桥血管应穿过收肌管，然后经股骨髁与腓肠肌头间至膝关节后方

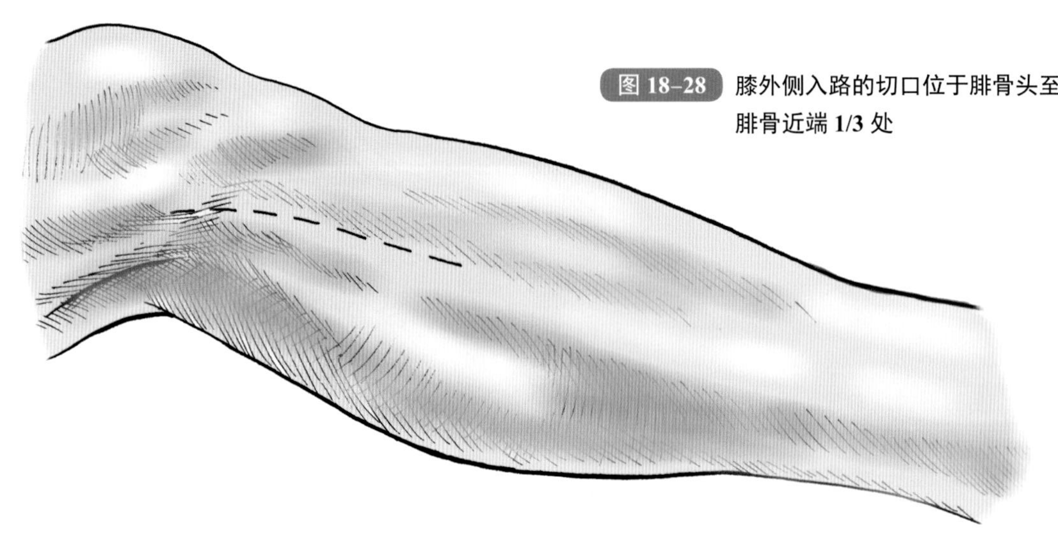

图 18-28 膝外侧入路的切口位于腓骨头至腓骨近端 1/3 处

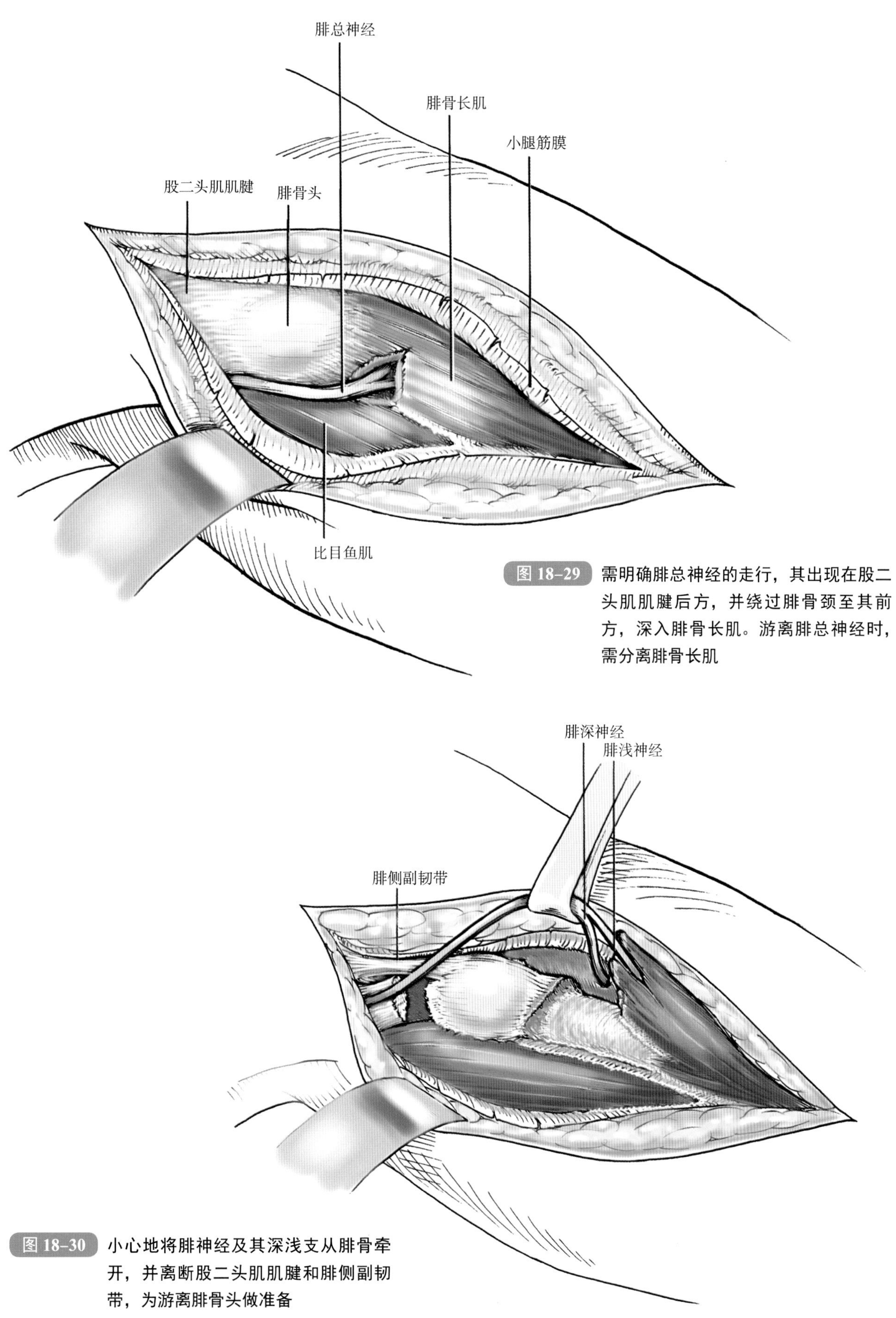

图 18-29 需明确腓总神经的走行，其出现在股二头肌肌腱后方，并绕过腓骨颈至其前方，深入腓骨长肌。游离腓总神经时，需分离腓骨长肌

图 18-30 小心地将腓神经及其深浅支从腓骨牵开，并离断股二头肌肌腱和腓侧副韧带，为游离腓骨头做准备

然后，需去除腓骨的上 1/3。紧贴骨面离断腓骨头与腓骨干之间的韧带。向皮肤切口方向牵拉腓骨头，进一步钝性分离骨深面附着的肌肉和韧带（图 18-31）。肋骨剪剪断腓骨干并将其取出，即可在腓骨床深面显露腘动脉（图 18-32），并便于将其与伴行静脉分开（图 18-33）。

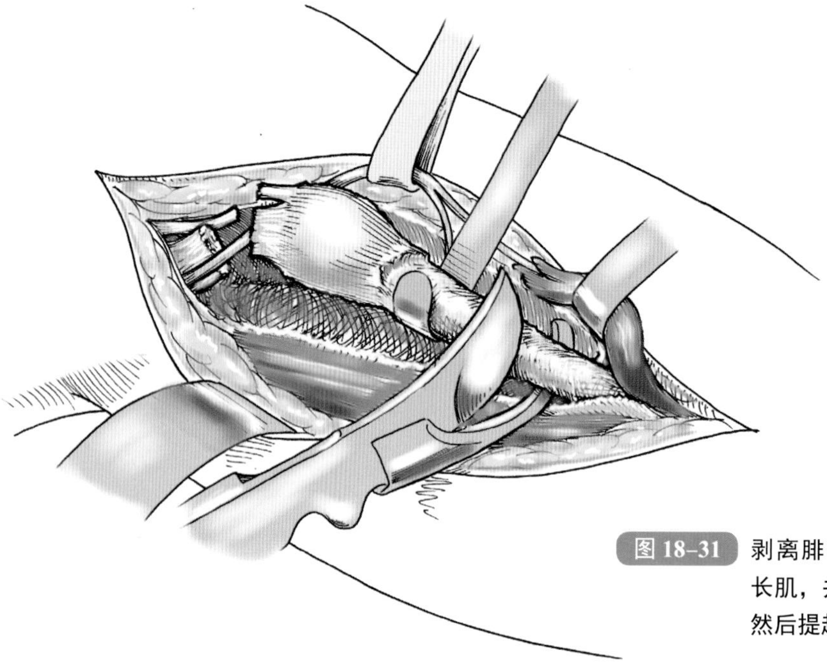

图 18-31 剥离腓骨近端 1/3 处附着的比目鱼肌和腓骨长肌，并使用骨膜剥离器协助分离胫腓关节，然后提起近端腓骨，并用肋骨剪横断腓骨干

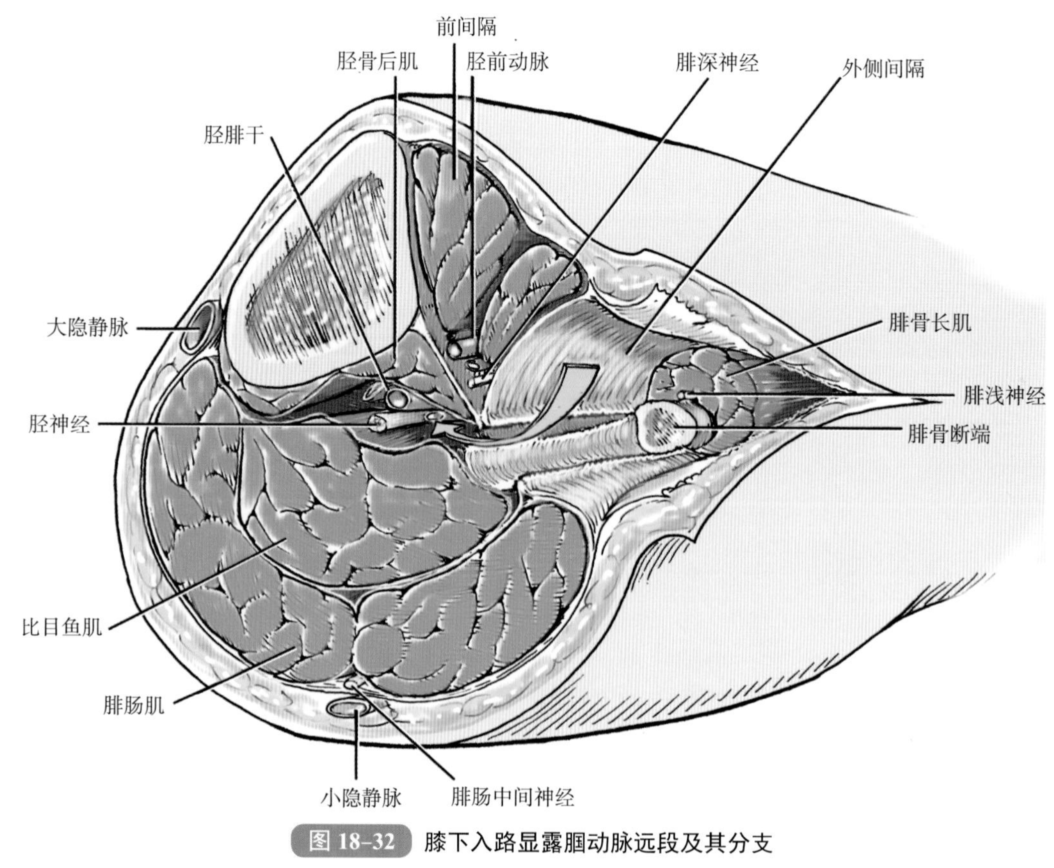

图 18-32 膝下入路显露腘动脉远段及其分支

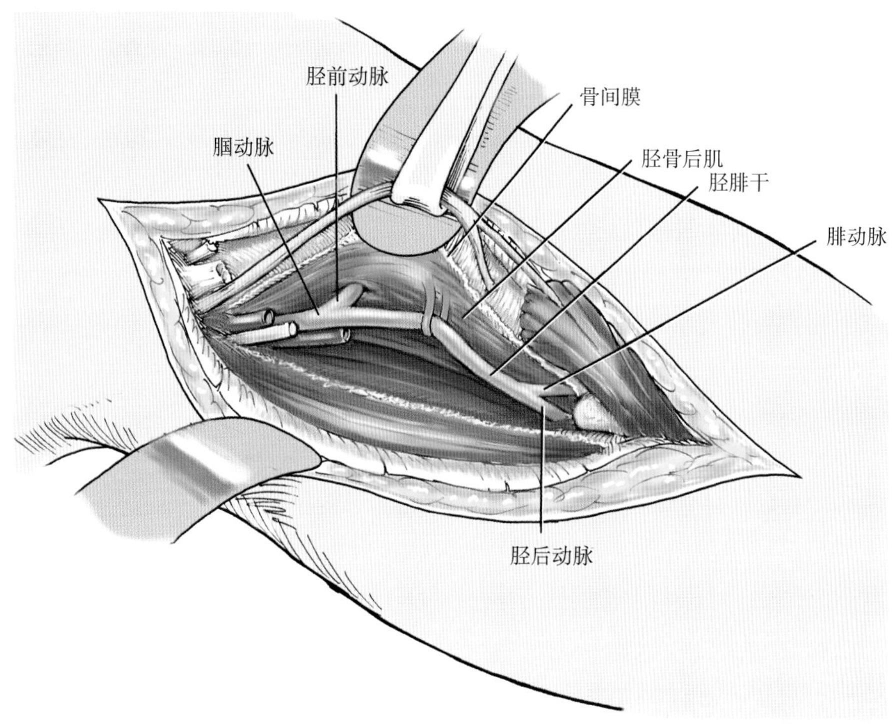

图 18-33　腘血管位于腓骨床深面及骨间膜的后方

通过此切口在皮下走行桥血管是最好的选择[5]。起自股动脉的桥血管从大腿前方跨过 图 18-34，为防止桥血管扭曲，其应在股骨外侧髁中点处穿过膝关节走行[12]。

（三）腘中动脉的显露

通过膝关节后方的腘动脉段（腘中动脉）有一些特有的病变，包括腘血管陷迫综合征、外膜囊性变和膝关节后脱位所致的创伤性内膜损伤。动脉瘤有时局限于腘中动脉，可行局部切除治疗。极少数情况下，二次血管手术也可采用后入路[13]。

对于广泛的血管病变，如股腘闭塞或弥漫性腘动脉瘤，不宜采用后入路。腘窝的肌肉边界妨碍了膝上、下段腘动脉的显露。术中需要进行复位术的患者会涉及旁路移植术，会增加操作的困难。

后入路的显露技巧

患者取俯卧位，膝关节稍屈曲。为避免纵切口所致的关节瘢痕挛缩畸形，首选 S 形切口 图 18-35。上段的纵切口位于大腿下段的后内侧，水平段切口横过膝后屈褶线，切口沿外侧向下纵向延长 6～8cm。皮下层首先出现的结构为小隐静脉，应将其结扎并离断 图 18-36。进一步纵向切开深筋膜，牵拉其下方的腓肠内侧神经，以便清楚显露主要的神经血管 图 18-37。胫神经位于正中线最浅层，而腓神经位于外侧，并沿股二头肌腱斜向腓骨头走行。将腓肠肌两头分别向两侧牵拉有助于远段神经血管的显露；此外，有时需纵向切开部分腓肠肌远端的融合部[6] 图 18-38。最好向外侧牵拉胫神经和腓神经，以显露胫神经内侧的腘血管。小隐静脉残端是很好的解剖标志，可通过其追溯识别腘静脉。腘动脉位于鞘内腘静脉的深侧。

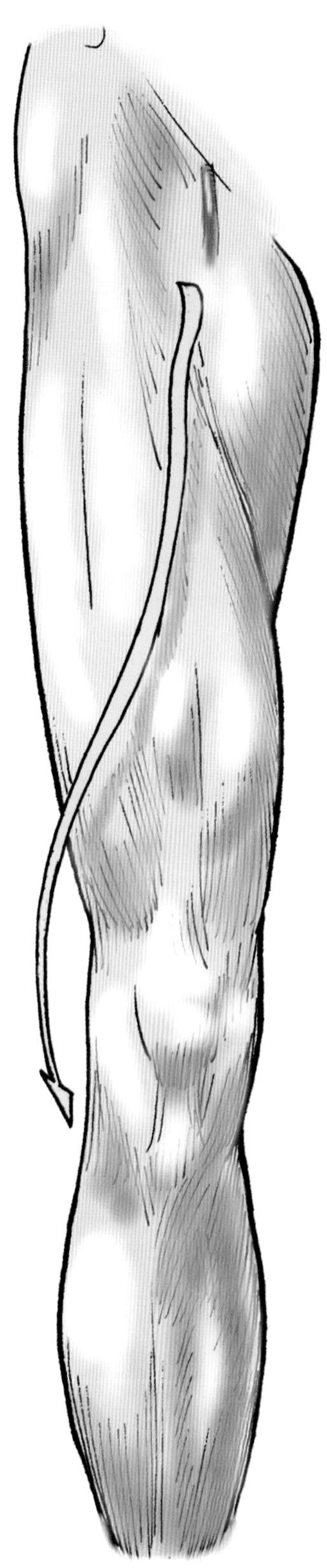

图 18-34 从股动脉至膝下外侧切口显露的腘动脉，最直接的桥接路径是跨过大腿前侧的皮下隧道

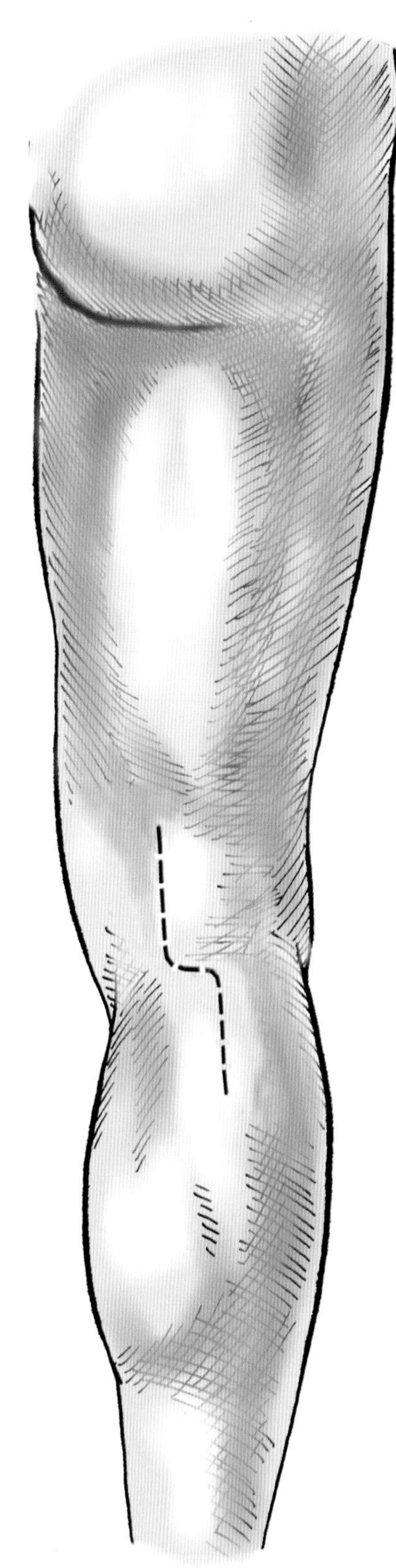

图 18-35 与垂直切口相比，后入路采取 S 形切口可减少术后瘢痕挛缩

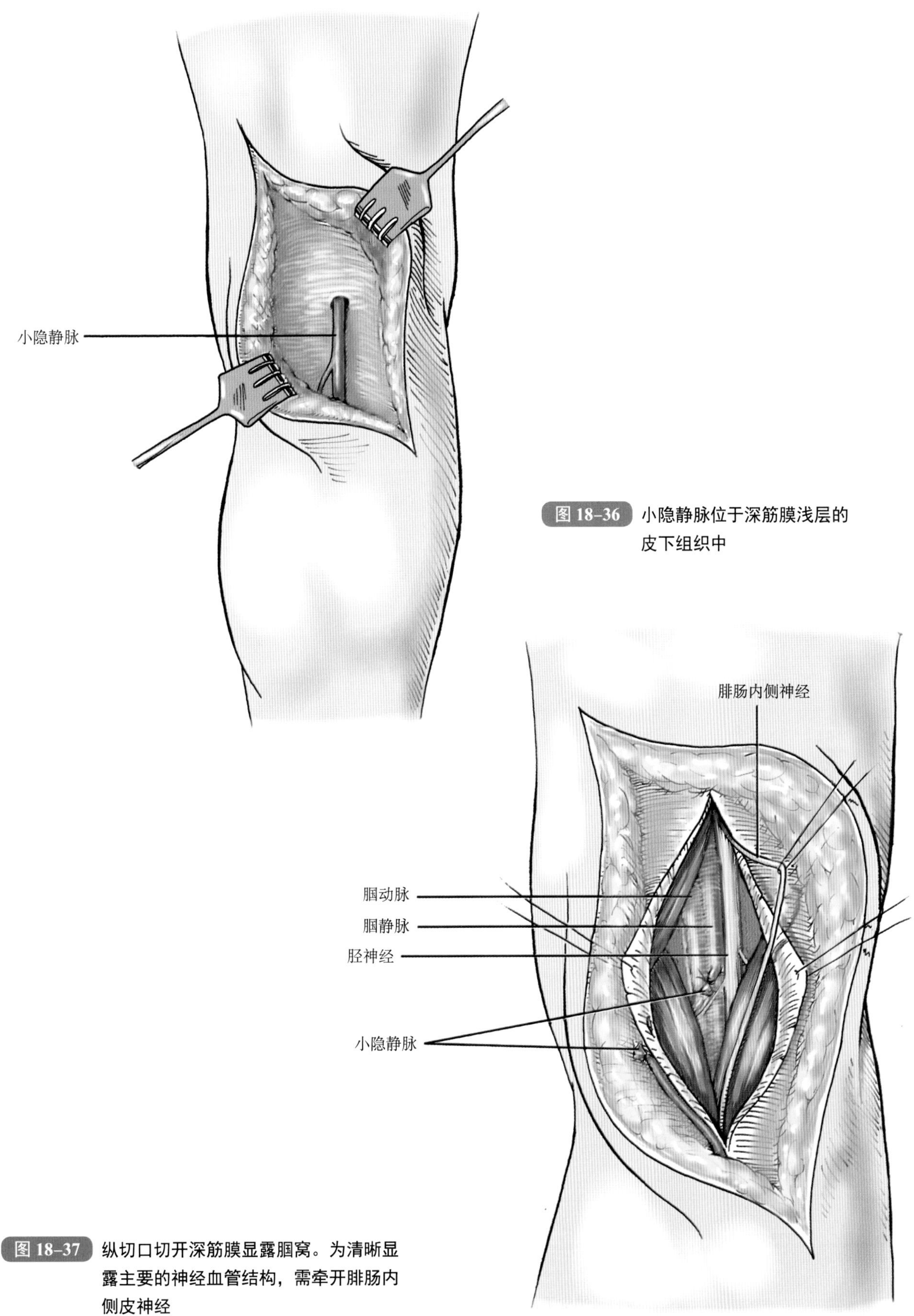

图 18-36 小隐静脉位于深筋膜浅层的皮下组织中

图 18-37 纵切口切开深筋膜显露腘窝。为清晰显露主要的神经血管结构，需牵开腓肠内侧皮神经

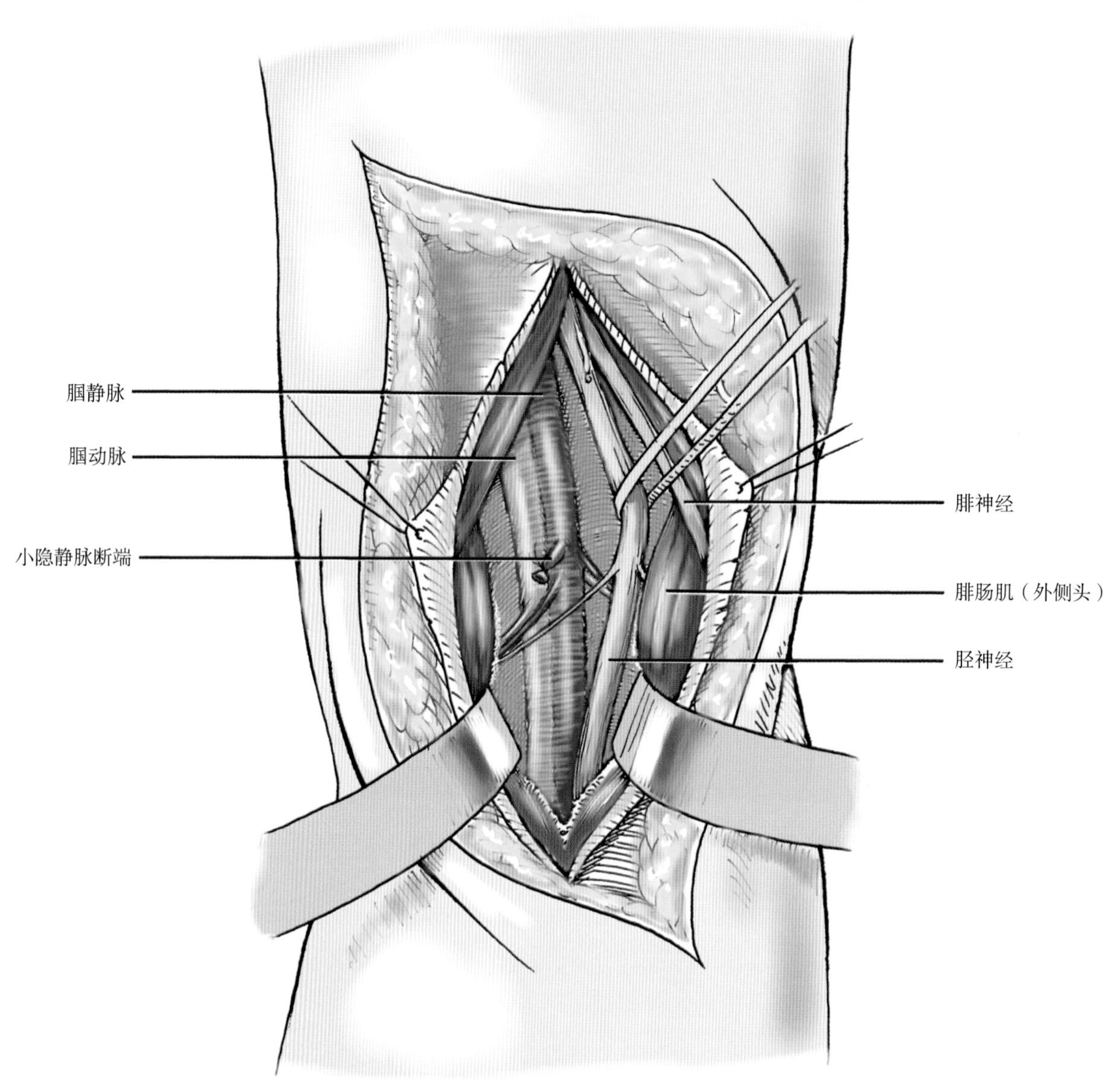

图 18-38 胫神经是靠近正中线最浅表的结构，应将其向外侧牵拉以显露腘血管鞘

第19章 小腿血管

Vessels of the Leg

一、小腿外科解剖

腘动脉在小腿近端分支最终形成胫前动脉、胫后动脉和胫腓干。旧的术语“三分叉”命名并不合适，因为胫腓干位于胫前动脉起始和其他两支血管分叉之间2～3cm的范围 图19-1。腘动脉在约3%的情况下会形成真正的“三分叉”[1, 2]。为了理解这些动脉之间的关系，有必要回顾小腿部的肌群和筋膜带。然后，神经和血管就可以在相应的概念上定位了。

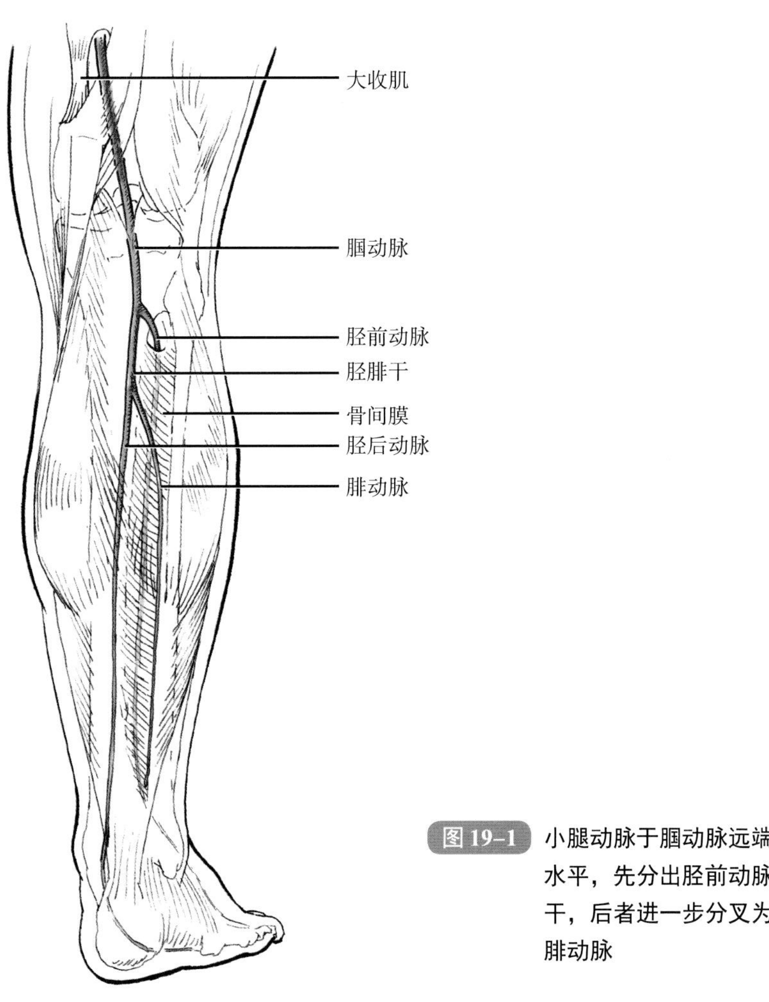

图19-1 小腿动脉于腘动脉远端通常分为两个水平，先分出胫前动脉及一根胫腓干，后者进一步分叉为胫后动脉和腓动脉

（一）小腿筋膜

小腿筋膜为一层致密的筋膜，与大腿阔筋膜相连，并环绕小腿，于膝关节和踝关节周围与深面结构紧密相连。增厚的筋膜束在踝关节处形成支持带，包裹并限制伸肌腱（背屈肌）、屈肌腱（足底屈肌）和腓肌腱（外翻肌）（图 19-2）。

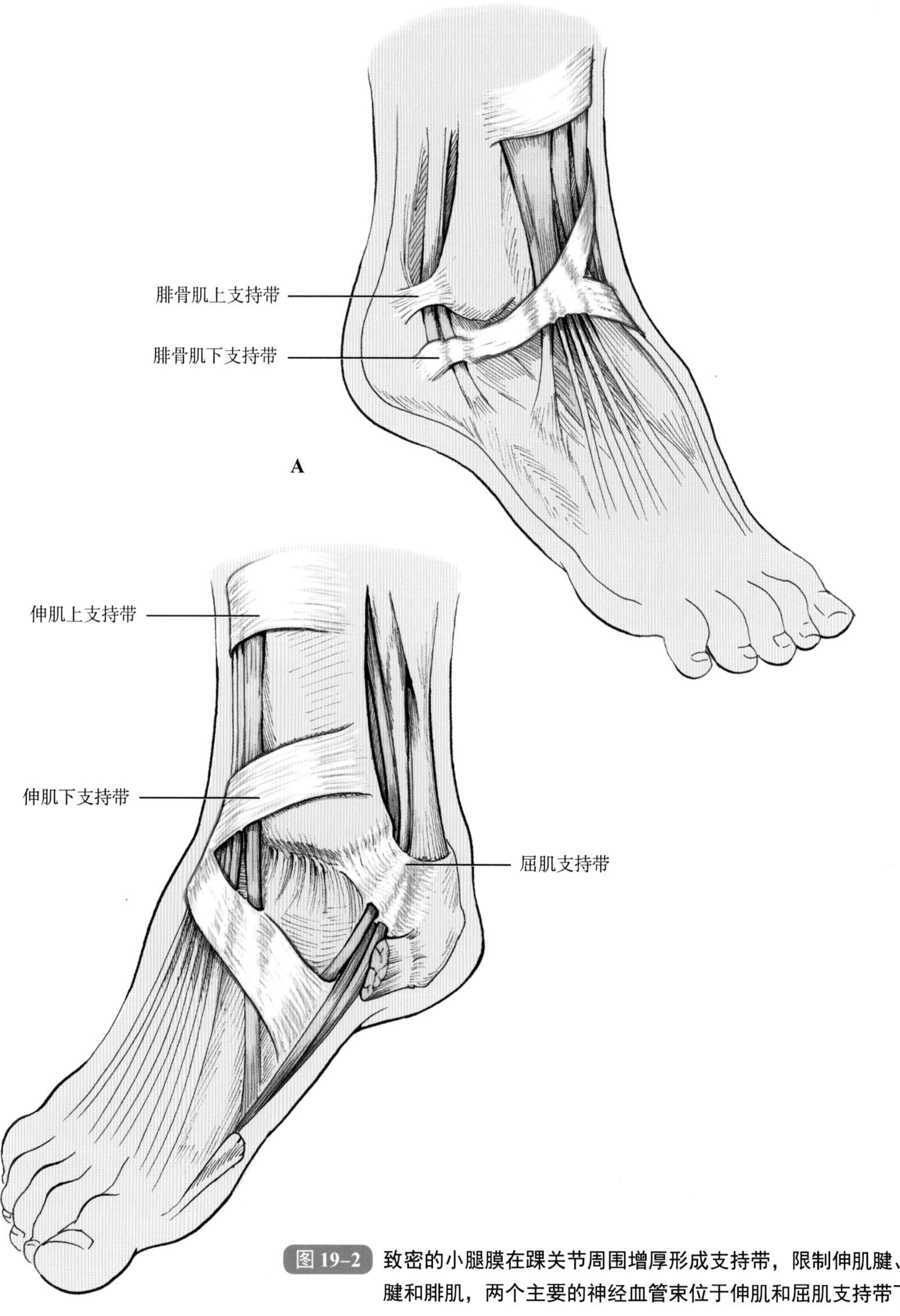

图 19-2 致密的小腿膜在踝关节周围增厚形成支持带，限制伸肌腱、屈肌腱和腓肌，两个主要的神经血管束位于伸肌和屈肌支持带下方

结实的隔膜将小腿筋膜与腓骨相连，并将小腿分隔成前、后及外侧间隔室 图 19-3。坚韧的骨间膜分隔了前、后间隔室。此外，另一隔膜从胫骨后方至腓骨，将后间隙分隔为深、浅两个间隔室。

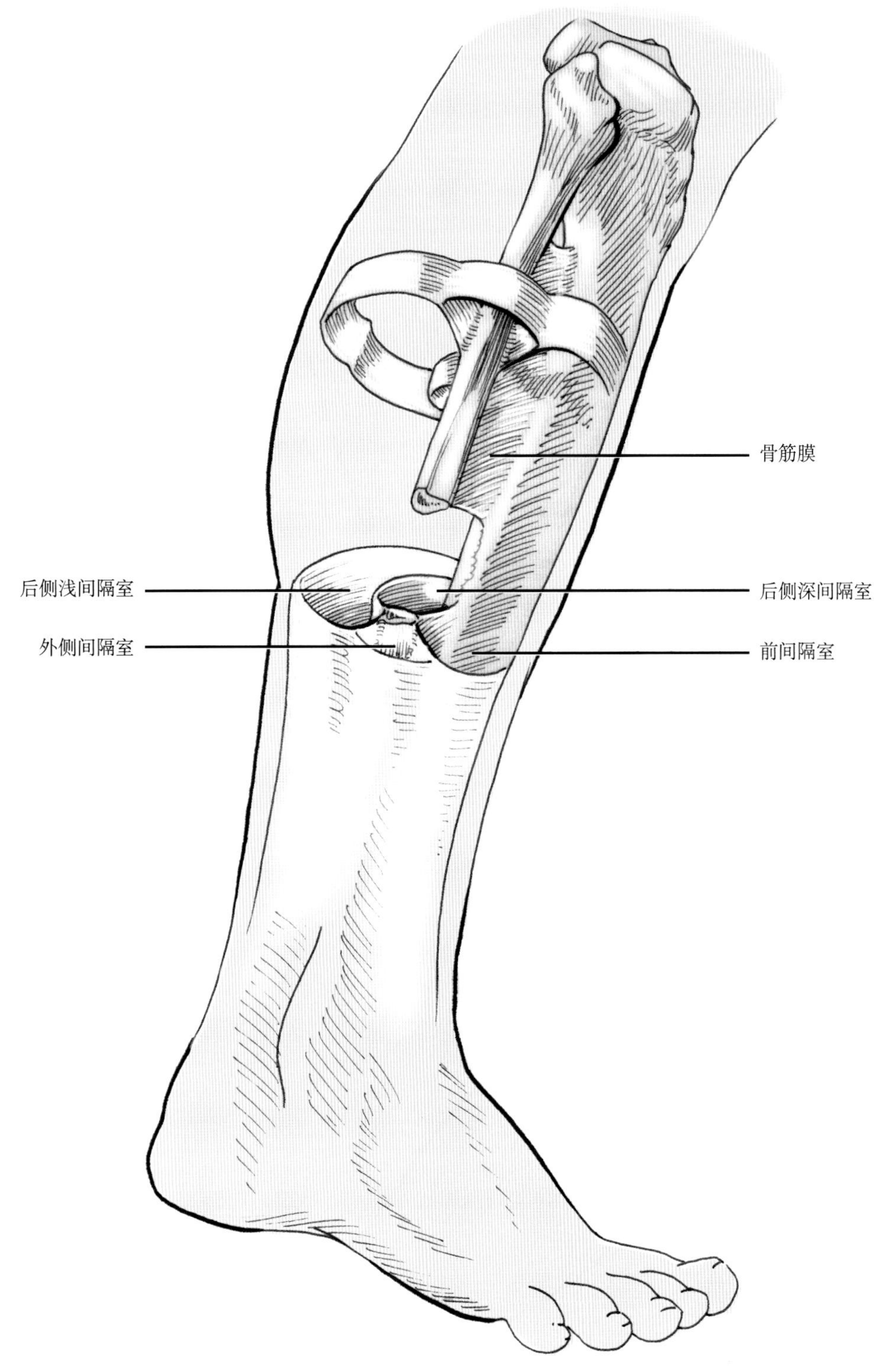

图 19-3　小腿筋膜和腿骨之间的坚韧的隔膜将小腿分隔成不同的间隔室

有趣的是，小腿的 3 根主要动脉只处于 4 个间隔室中的 2 个 图 19-4 。胫前动脉位于前间隔室内。胫后动脉和腓动脉都位于后侧深间隔室，并向后侧浅间隔室和邻近的外侧间隔室分出穿支。

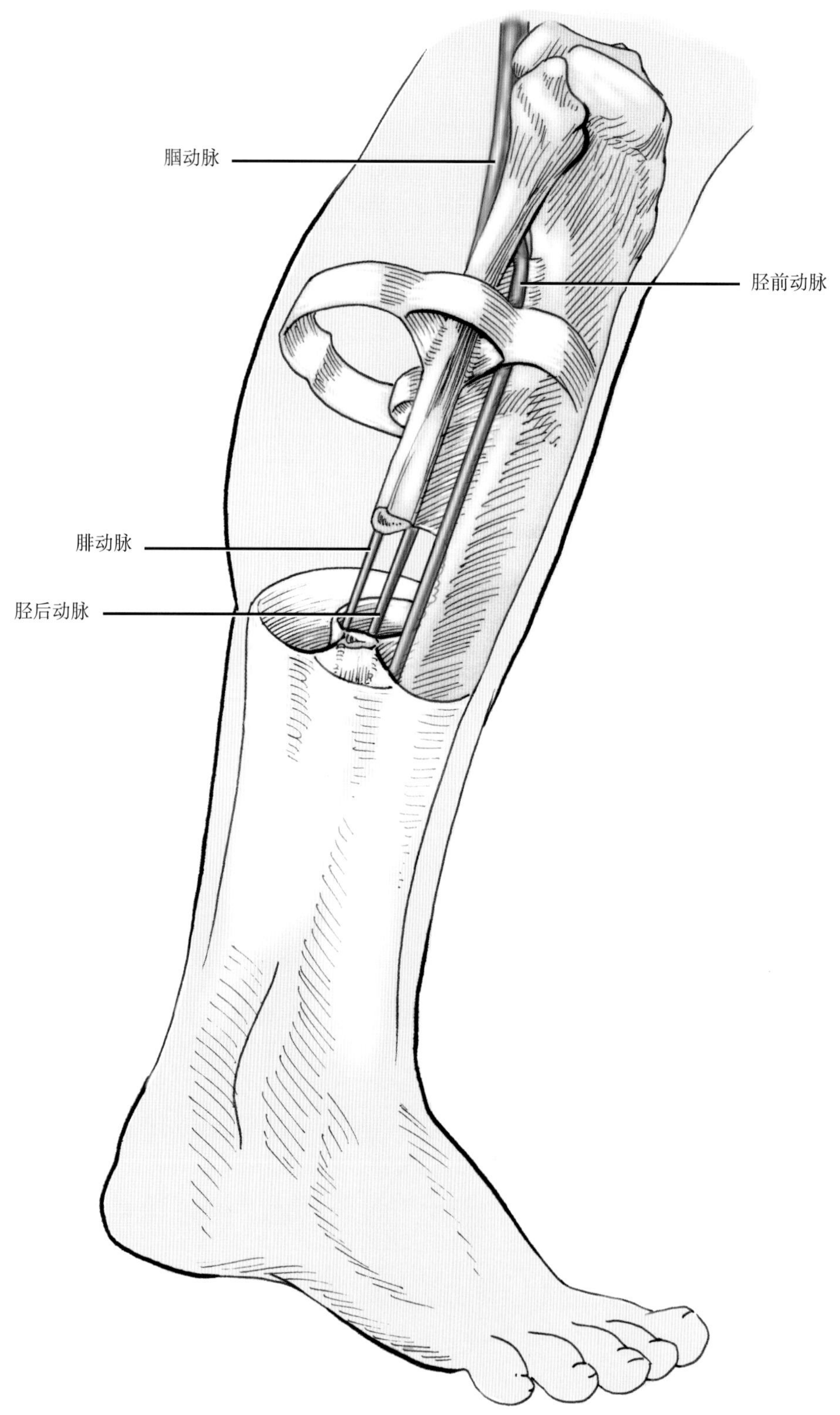

图 19-4 小腿主要动脉位于前间隔室及后侧深间隔室内，并通过穿支供应邻近间隔室

神经的分布与动脉的分布略有不同，每个间隔室都有一个独立的主干。胫神经支配后侧间隔室的屈肌。腓总神经分为腓神经浅支支配腓肌（腓长肌和腓短肌）和深支支配前间隔室肌群 图 19-5。

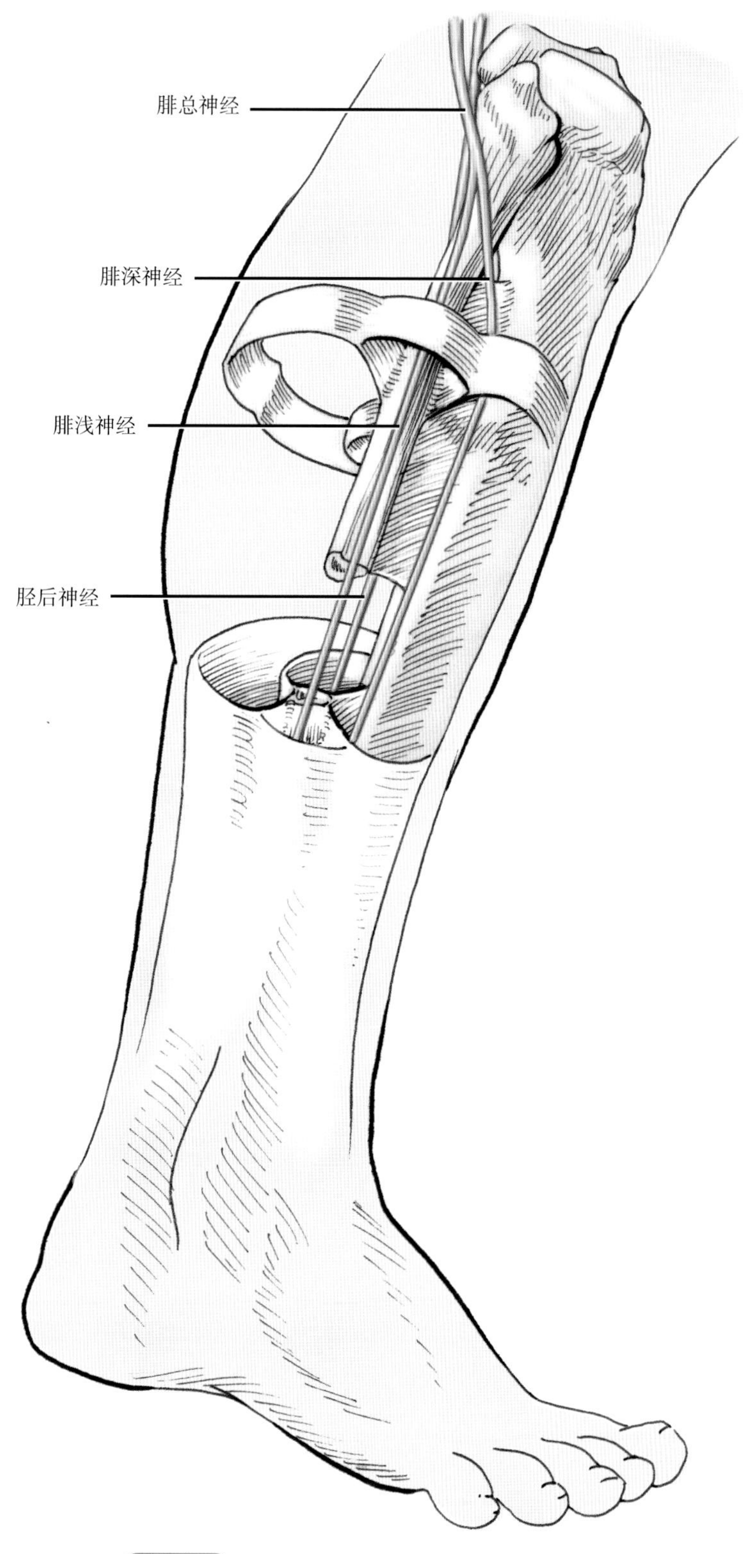

图 19-5　主要神经在小腿的每个间隔室中的分布

（二）骨骼肌关系

小腿的肌群由后方巨大的腓肠肌 / 比目鱼复合肌群和三组长肌组成，即足底屈肌、背屈肌和足外翻肌。腓肠肌群（包括小足底肌）通过大跟腱附着于跟骨 图 19-6。

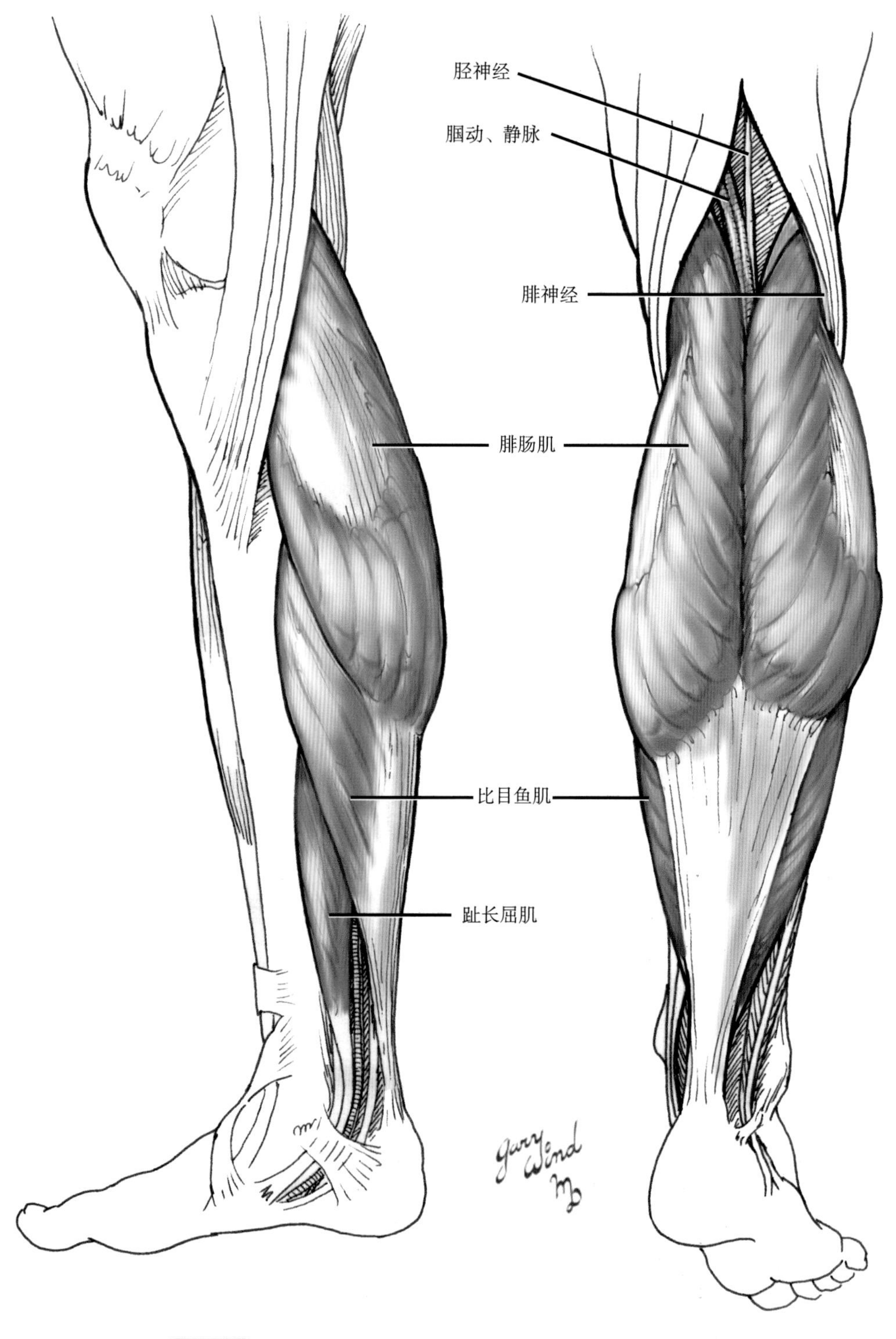

图 19-6 强大的腓肠肌和比目鱼肌占据了小腿的后侧浅间隔室

另外三组肌肉紧靠踝关节与骨结构相连。它们的肌腱位于腿部深筋膜的增厚层之下，避免足踝处的长肌腱弓起。足底屈肌 图 19-7 包括胫骨后肌、指长屈肌和踇长屈肌。它们的肌腱经过内踝后方，位于屈肌支持带（韧带）下 图 19-8。

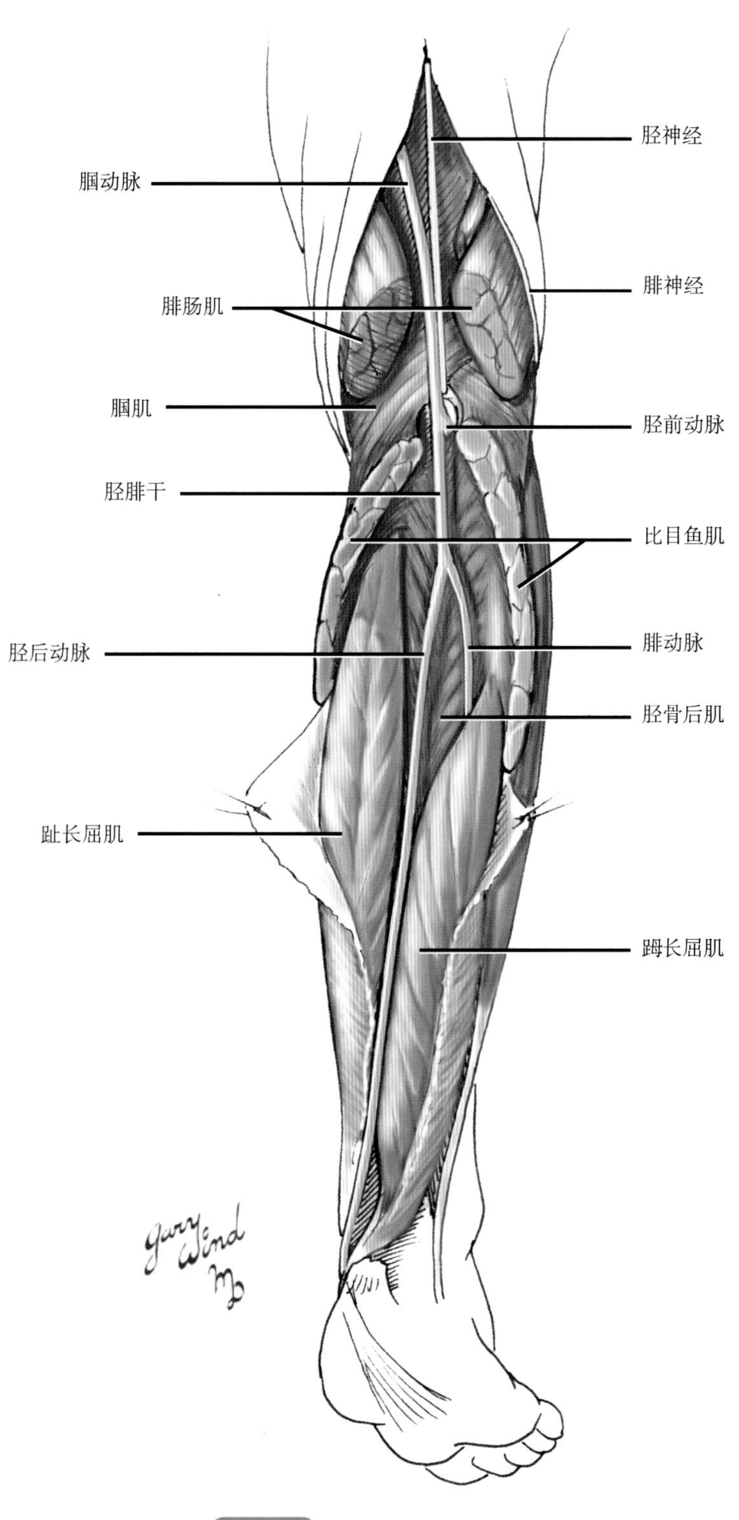

图 19-7　图示后侧深间隔室内肌肉

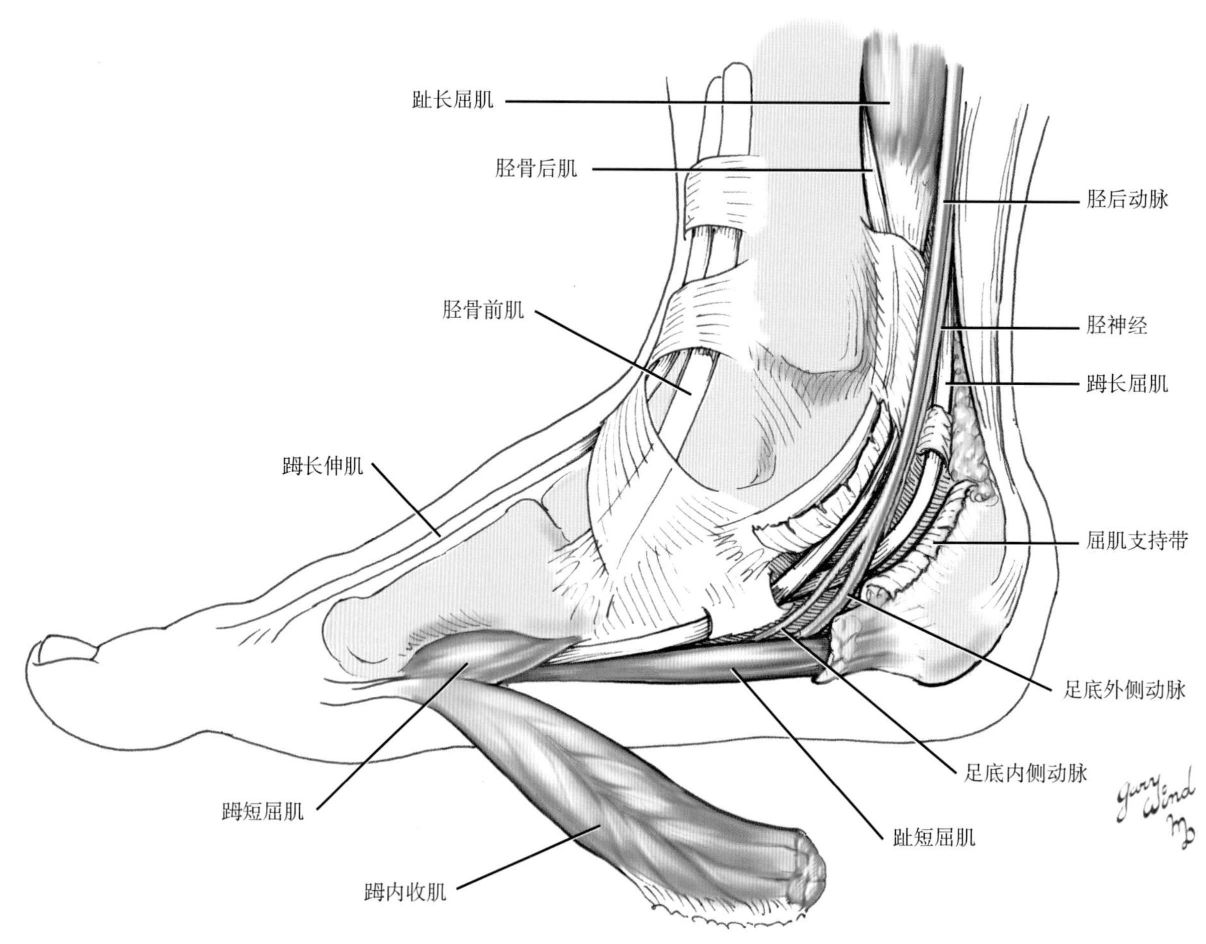

图 19-8 足底屈肌肌腱经过内踝后，位于屈肌支持带下方

背屈肌（图 19-9）包括胫骨前肌、趾长伸肌和踇长伸肌。它们的肌腱被足踝上方的伸肌上支持带和足踝下方的伸肌下支持带固定（图 19-10）。足外翻肌的肌腱、腓骨长肌和腓骨短肌，经过外踝后方，被腓骨肌上、下支持带所固定（图 19-11）。支持带与踝关节和足部骨骼的深附着处为肌腱形成了鞘状的间隔室。

1. 前间隔室

前间隔室（或伸间隔室）包绕于胫骨外侧皮下边缘的小腿筋膜和从腓骨到小腿筋膜的前间隔之间。它包含两块平行的肌肉（图 19-12）。巨大的胫骨前肌毗邻胫骨，起自胫骨和相邻的骨间膜。胫骨前肌外侧是一组肌肉群，依次起源于腓骨和相邻的骨间膜。从近端到远端，分别是趾长伸肌、踇长伸肌和第三腓骨肌。胫前血管和腓神经深支位于这些肌肉群之间，可以从前入路直达显露。胫骨前血管的弓状起始段，穿过骨间膜的近端裂孔，可以通过切除腓骨头而更容易显露。远端的胫前动脉向下走行于 Y 形的伸肌下支持带下方，直至足背，延伸为足背动脉，位于踇长伸肌腱外侧。

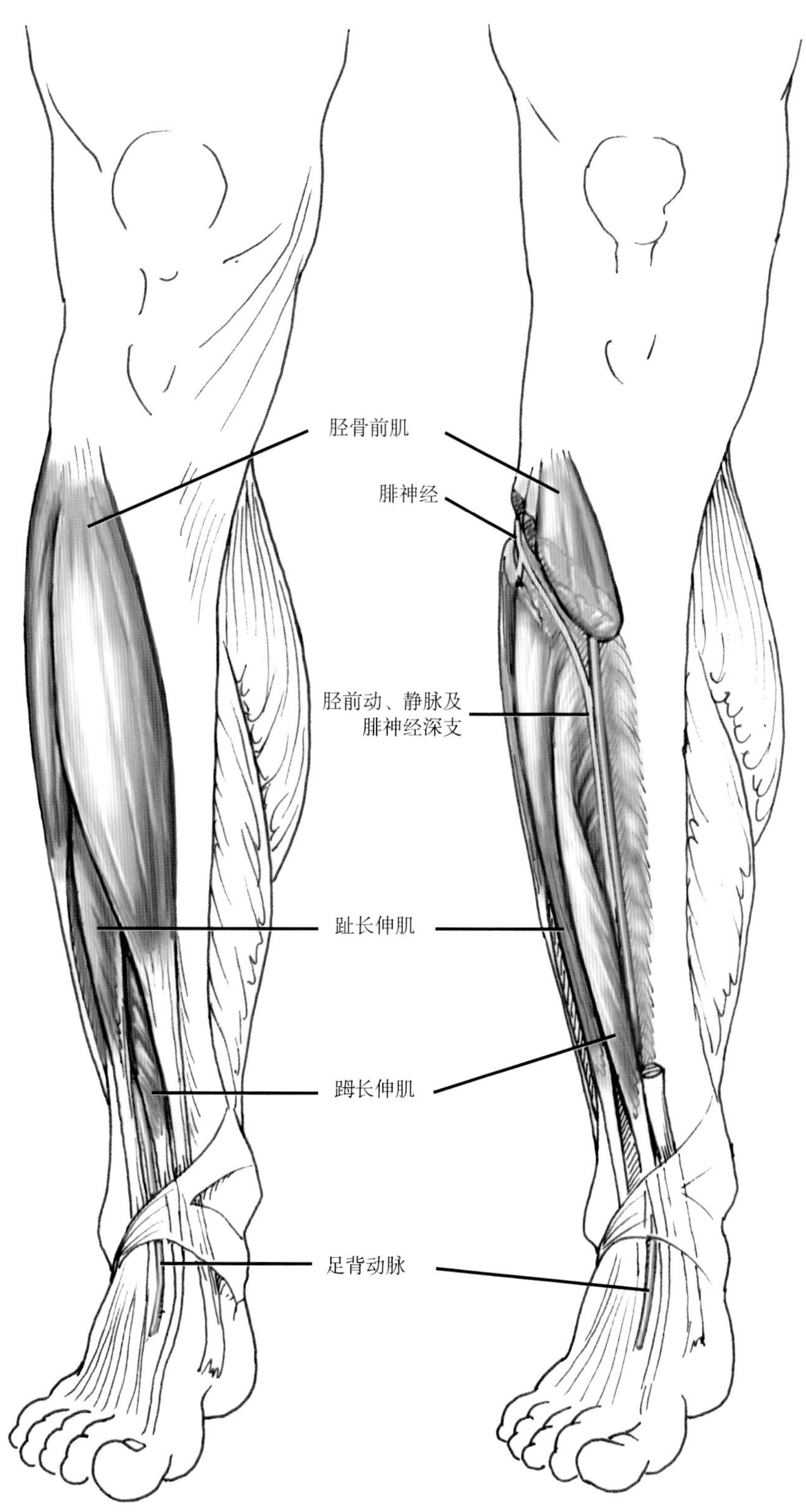

图 19-9　图示背屈肌群

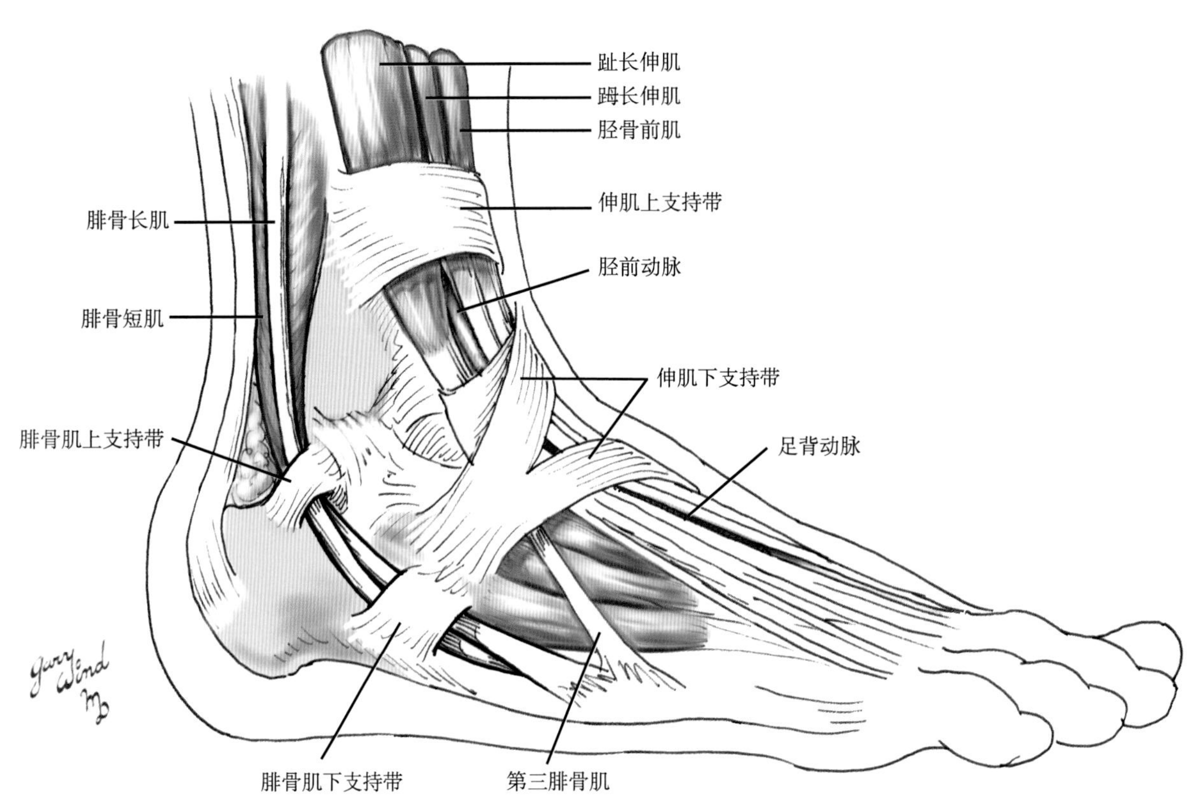

图 19-10 背屈肌腱被伸肌上和伸肌下支持带固定在踝关节和足部

2. 后侧间隔室

后侧浅间隔室包含大部分浅表腓肠肌 / 比目鱼肌复合体，并在远端融合形成跟骨肌腱的共同末端 图 19-13 。比目鱼肌的帽状起点妨碍了直接显露胫后动脉和腓动脉。从腓骨头尖端开始，比目鱼肌的腓骨头自较短的腓骨外侧起点沿腓骨直线向下。比目鱼肌的胫骨头分为两部分。近端的对角肌部分起源于胫骨的比目线，并被有腘血管和胫神经通过的裂孔所分割。在到达胫骨内侧皮下边缘时，比目鱼肌的胫骨头自其起点垂直向下至胫骨中点。将肌肉从骨骼上剥离时，应利用对角肌的外侧和内侧起始处的斜向肌纤维分布。

在后侧浅肌群和深肌群之间有一层比小腿筋膜和隔膜相对疏松的筋膜层。这层下面是胫后血管和腓血管。在小腿，动脉一般是单根，而伴随静脉更多的时候是呈多支状态。术中显露动脉需要仔细解剖周围的静脉。

后侧深肌群包括胫骨中央后肌，其沿骨间膜延伸至足部，内侧为趾长屈肌短肌，外侧为踇长屈肌短肌。胫后动脉和腓动脉的近端都沿胫骨后肌下行。腓动脉的远端 1/3 在踇长屈肌肌腹后方。它最终形成多数分支穿过远端骨间膜，以及形成跟骨分支。胫后神经血管束最终到达踝关节后方的胫后肌腱和后屈肌支持带下方的趾长屈肌。

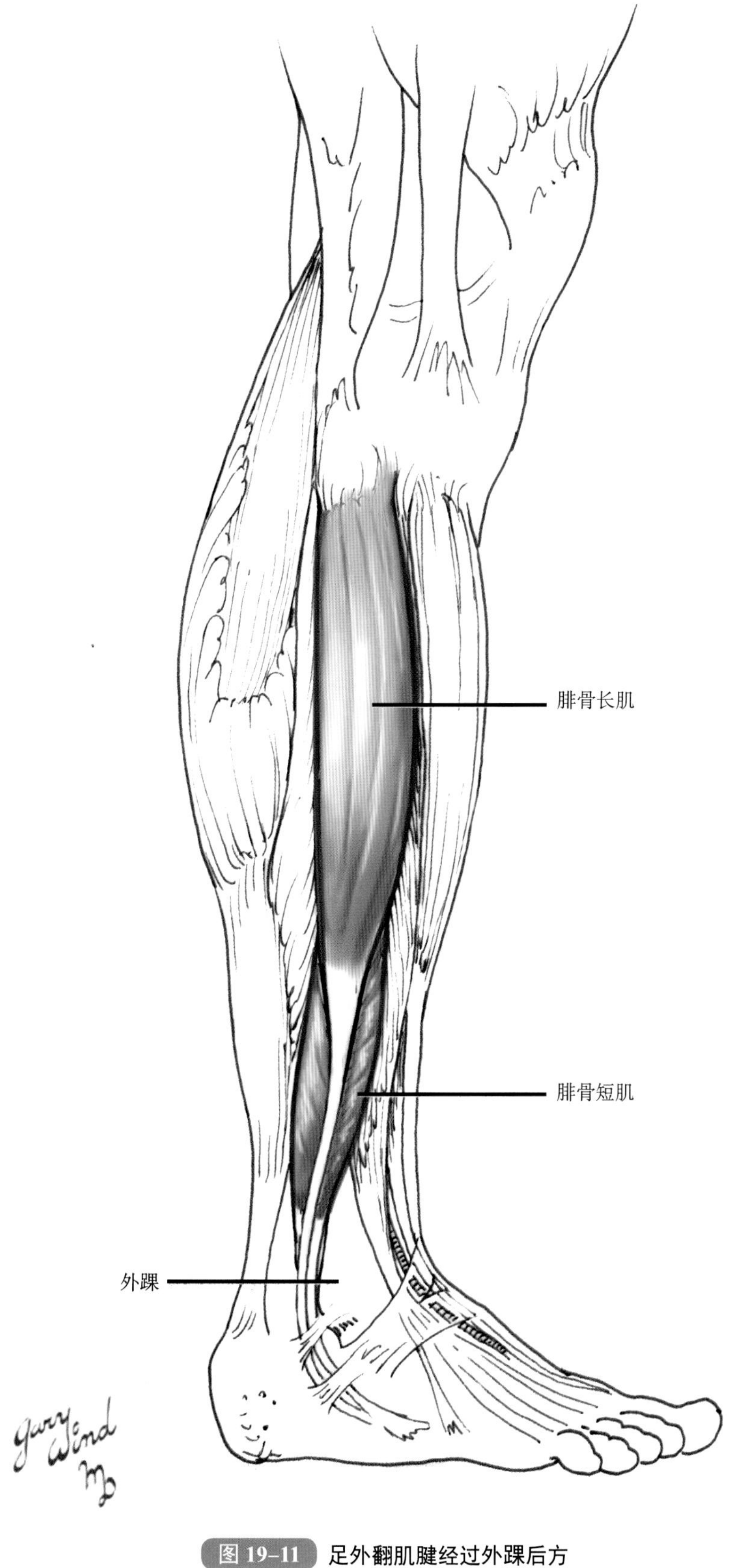

图 19-11　足外翻肌腱经过外踝后方

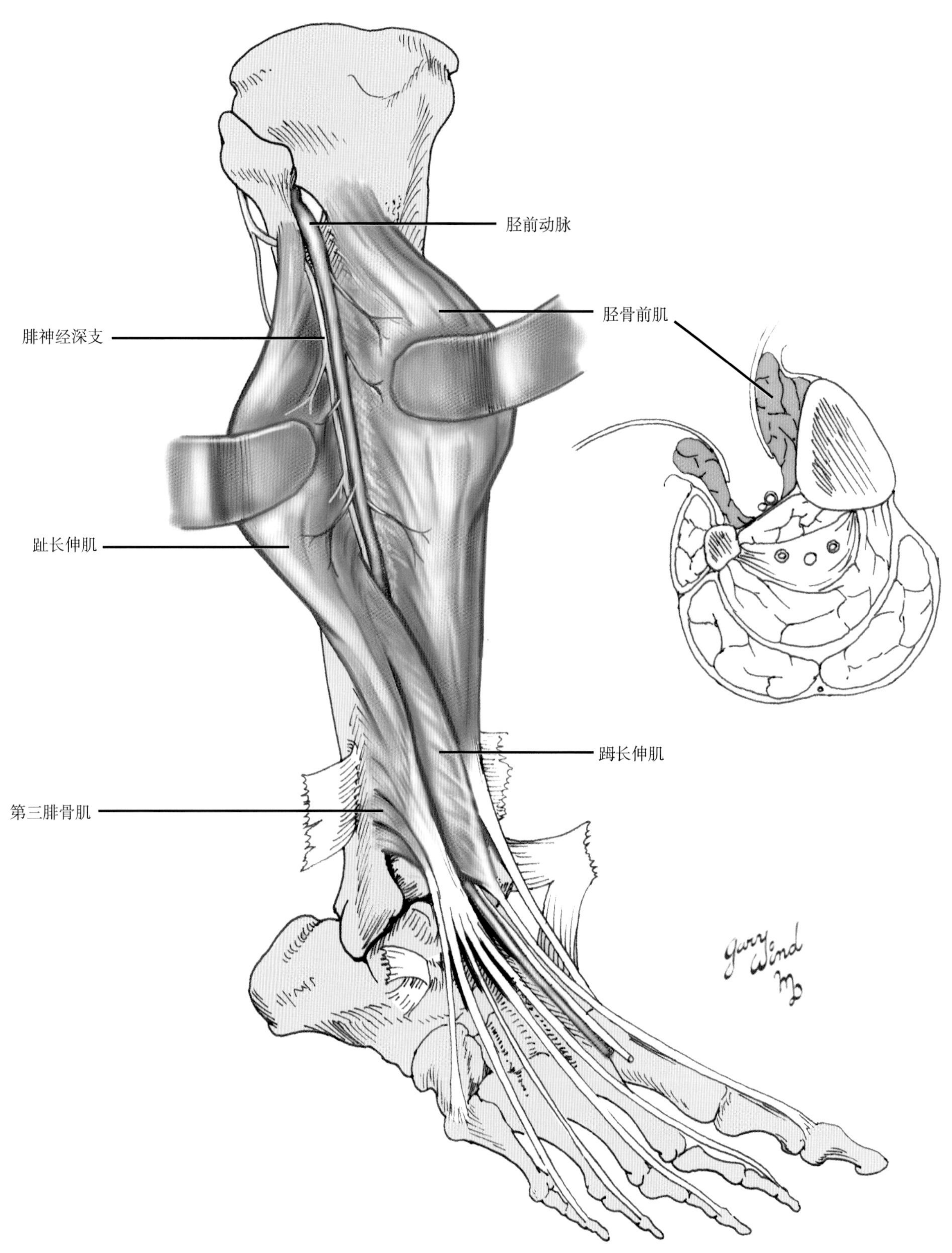

图 19-12 胫骨前动脉和腓深神经在小腿近段位于胫骨前肌和趾长伸肌之间，在小腿远段位于胫骨前肌和远端𧿹长伸肌之间。所有的横截面均以尾部视图显示

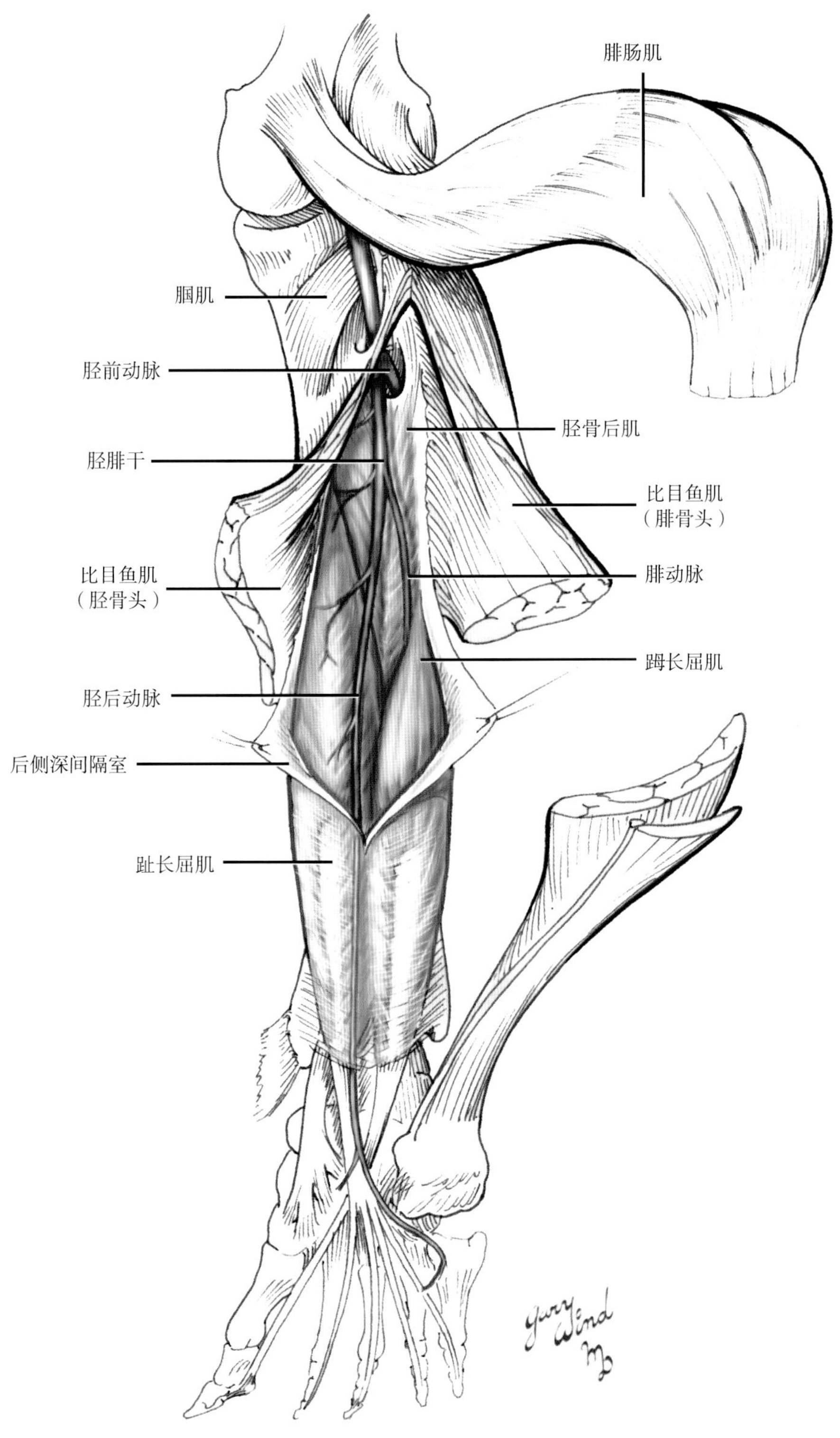

图 19-13　薄层的筋膜室覆盖了后侧深间隔室的肌肉及神经血管结构

3. 外侧间隔室

腓骨长肌和短肌分别起源于腓骨近端和远端的外侧缘（图 19-14）。它们的肌腱在外踝后方经过腓上支持带下方。这个肌群在血管外科手术中的重要性在于它必须从腓骨上被游离，以切除腓骨，从而自外侧显露后侧间隔室的血管。

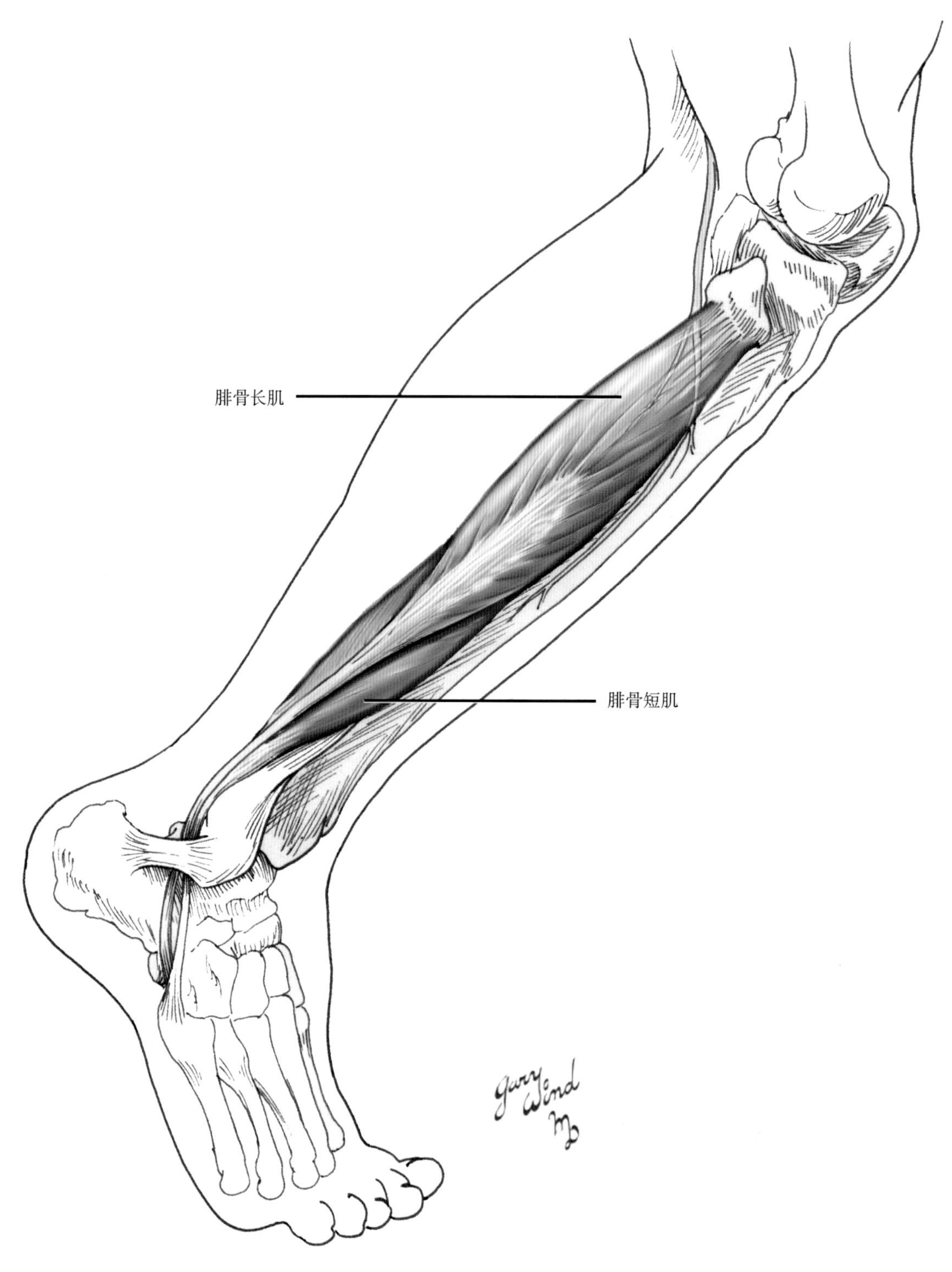

图 19-14 必须将外侧间隔室的腓肌游离，以达到腓骨和后侧深间隔室的小腿动脉

Henry [3] 强调了在不损伤邻近神经和血管的情况下游离腓骨的要点。将腓总神经轻轻抬高至股二头肌肌腱后方，以获得近端显露。分离覆盖其上腓骨长肌的起点，以显露其分支 图 19-15。

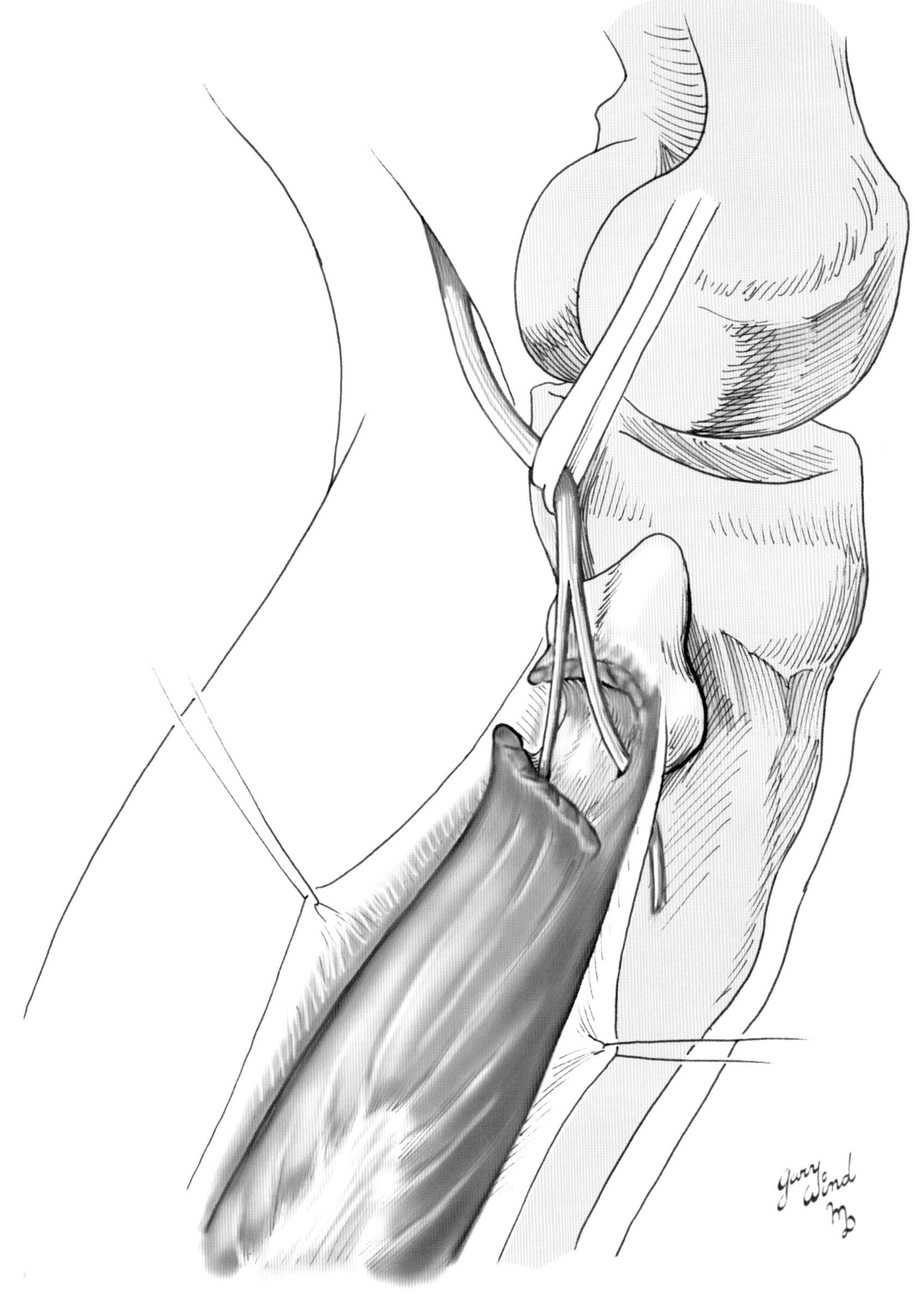

图 19-15　腓神经及其分支的路径被从覆盖的肌肉中分离出来，以便在游离腓骨时保护神经

然后，自肌肉起始处全长向外侧抬高至内侧，形成一个带有完整腓浅神经的全长活瓣 图 19-16。肌纤维的剥离要求向上方膝关节进行，而骨间膜的剥离要求向相反的方向进行。在小腿远端骨膜平面进行限制性剥离可防止对邻近腓血管的损伤。

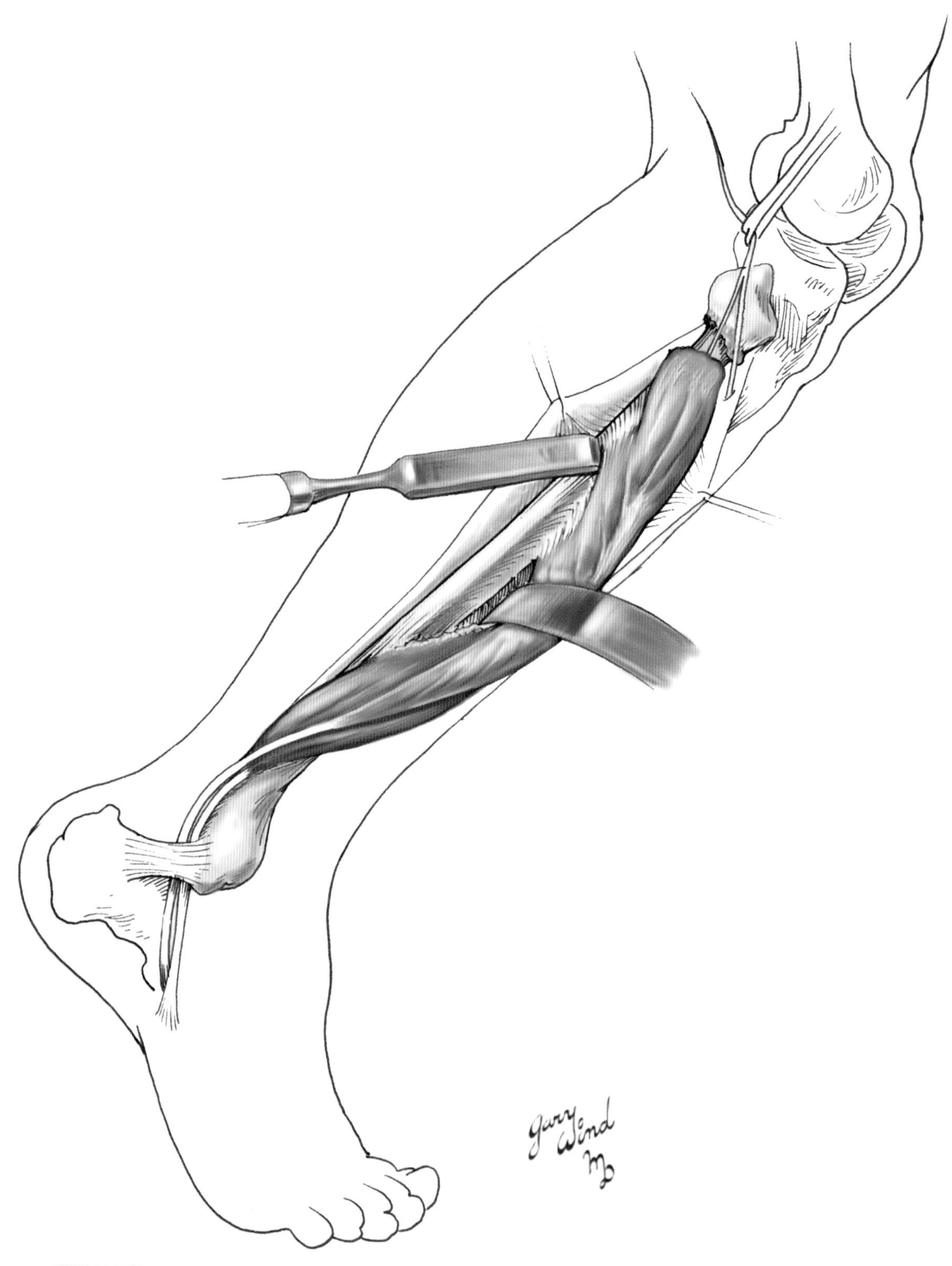

图 19-16 腓骨肌长瓣是通过从腓骨远端至近端剥离下腓骨肌而形成的，骨间膜最好以相反的方向剥离

（三）横断面解剖

肌群由两骨之间的骨间膜及隔膜分隔，隔膜连接深筋膜到胫骨和腓骨。在小腿中段水平 图 19-17，背屈肌沿胫前动脉和腓神经深支位于前间隔室。神经血管束紧贴骨间膜走行。腓骨间隔室由连接腓骨的隔膜组成，其内的腓浅神经在该水平靠近腓骨。后侧间隔室的外围由深筋膜包围，从腓骨外侧隔延向内侧伸到胫骨。包含腓肠肌和比目鱼肌的后侧浅间隔室与包含足底屈肌的后侧深间隔室被由胫骨延伸到腓骨的深隔膜所分隔。胫后血管和腓血管以及胫神经在小腿水平位于深肌和深隔膜之间。大隐静脉和隐神经位于前内侧的皮下组织。小隐静脉位于小腿后方中线位的皮下组织，很快就会与腓肠神经汇合，深入至腓肠肌腹部之间的深筋膜内。

在小腿远端水平 图 19-18，融合的腓肠肌 / 比目鱼肌腱被后面的深筋膜和前面的深肌间隔包绕。包绕跟腱上的深筋膜的狭窄区域在内侧融合于胫骨后方，使得从此处可以直接进入后侧深间隔室达到足底屈肌和胫骨后神经血管束。胫骨后肌和指长屈肌在相对较大的后侧深间隔室中大多是腱状的，而跗长屈肌一直到踝关节处仍有肌束。腓动脉在胫腓骨远端联合韧带上方开始缩小，走行于跗长屈肌所覆盖的骨间膜上。腓肌腱位于腓骨的后部在跟腱的外侧。腓神经深支和胫前动脉都在前间隔室，而腓浅神经的分支已经穿过了外侧间隔室的深筋膜，位于皮下。胫前动脉在胫骨缘上向前方走行。

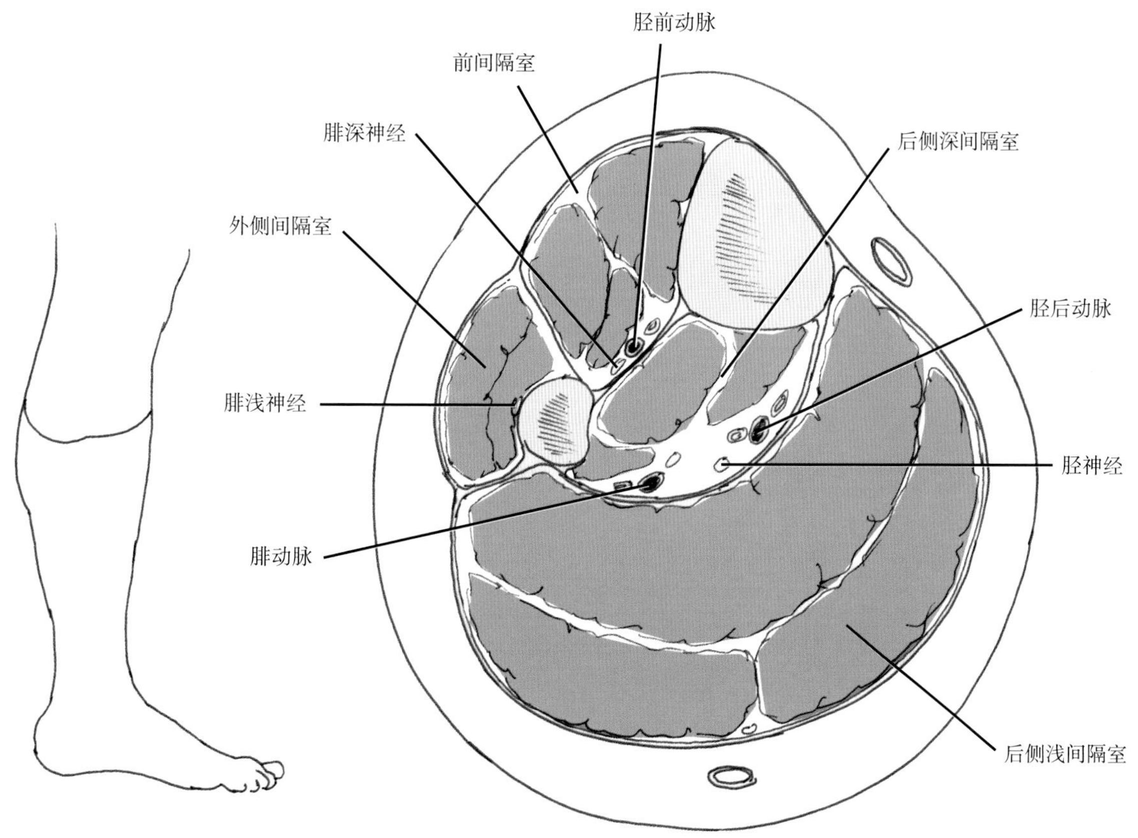

图 19-17　在小腿中部，神经血管结构集中在腿的中央部分

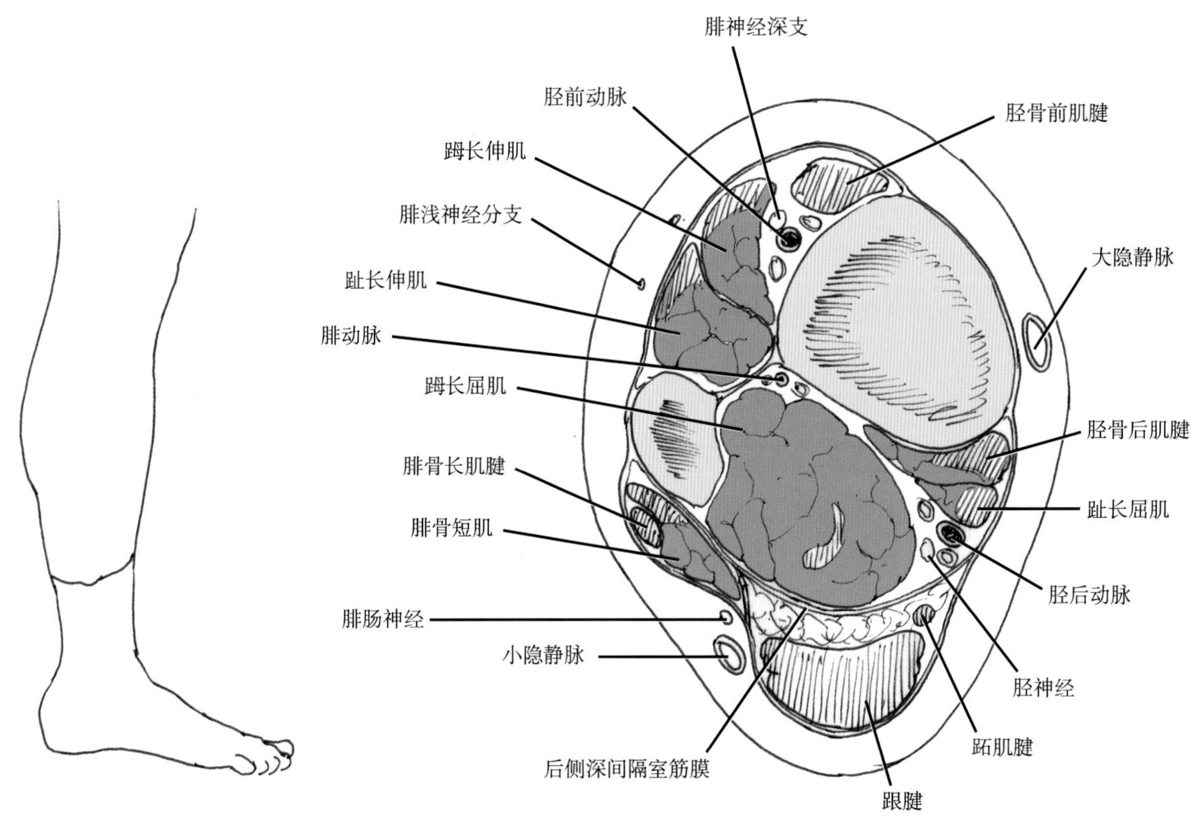

图 19-18 在小腿远端，胫前和胫后血管神经结构变得更加浅表

在踝关节上方水平 图 19-19，肌腱群被深筋膜增厚带、前方的下伸肌支持带、后内侧的屈肌支持带和后外侧的腓上支持带紧紧包绕。踇长伸肌腱穿过胫前神经血管束，动脉继续延伸到足背，称为足背动脉。腓骨长肌腱经过外踝位于腓骨短肌的后外侧。部分腱状踇长屈肌一直延伸至踝关节的后方中线。胫神经位于胫后动脉后方的神经血管束进入足部。

（四）小腿血管

胫神经在腘窝中间与腘血管汇合 图 19-20，腓肠神经血管束在汇合处水平伸向腓肠肌肌头。在腓肠神经的各肌支的下方，小隐静脉与腘静脉汇合，腓肠神经的内侧分支沿着静脉走行，与之紧密贴合。胫神经与腘血管一起，延续穿过比目鱼肌胫骨附着处的裂孔。在骨间膜上端，胫前动脉进入前间隔室。胫腓干位于胫骨后肌的上部，在外侧分为较细的腓动脉，在内侧分为胫后动脉。胫前动脉位于骨间膜表面，先在胫骨前肌和趾长伸肌之间，然后在胫骨前肌和踇长伸肌之间。胫后动脉位于胫后肌和趾长屈肌上，位于踇长屈肌的内侧，一直延伸至下方小腿全长。腓动脉逐渐被踇长屈肌肌腹覆盖，有时也在其内部，因为该肌从其下部开始扩张。

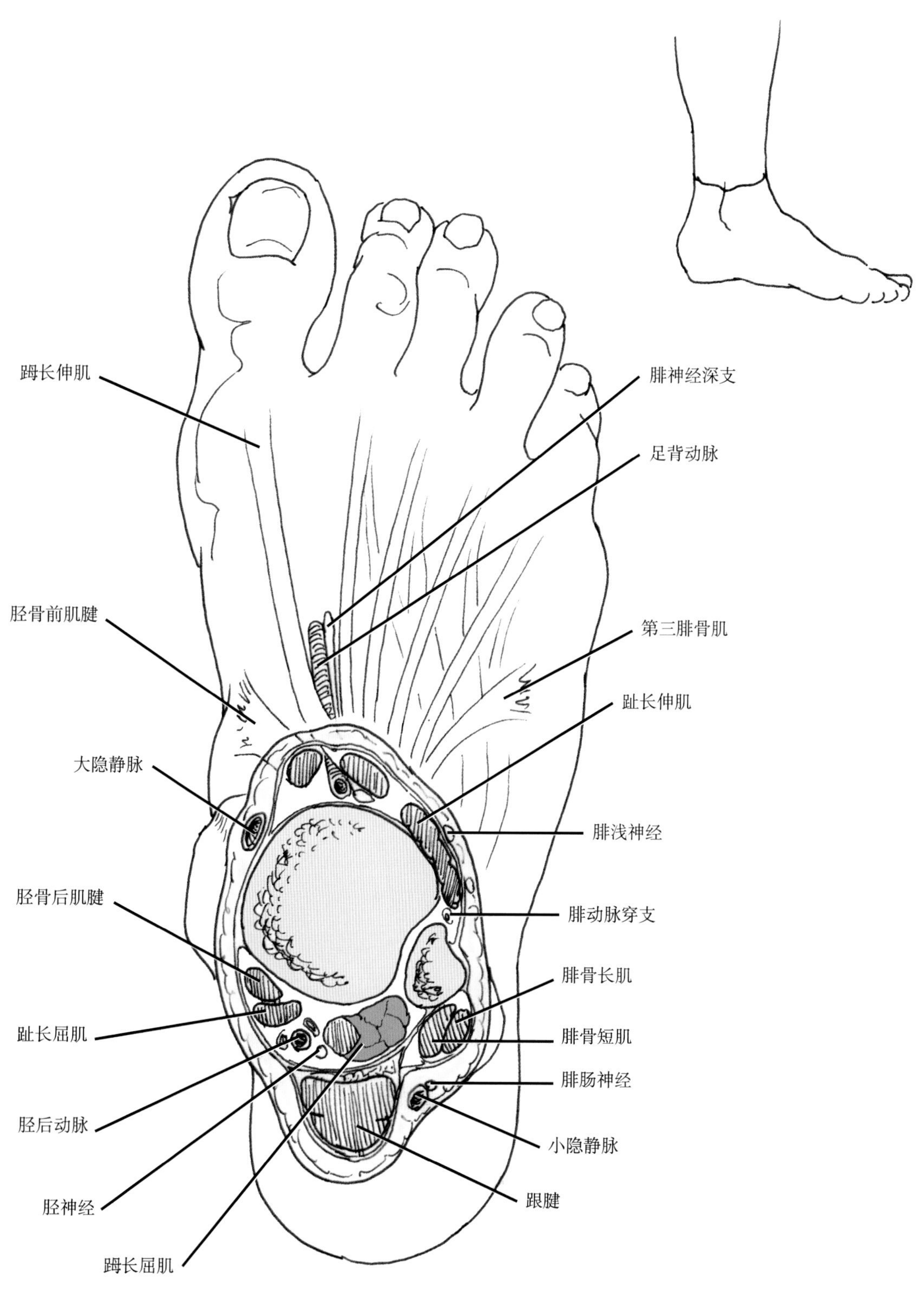

图 19-19 横断面显示了踝关节水平的解剖关系

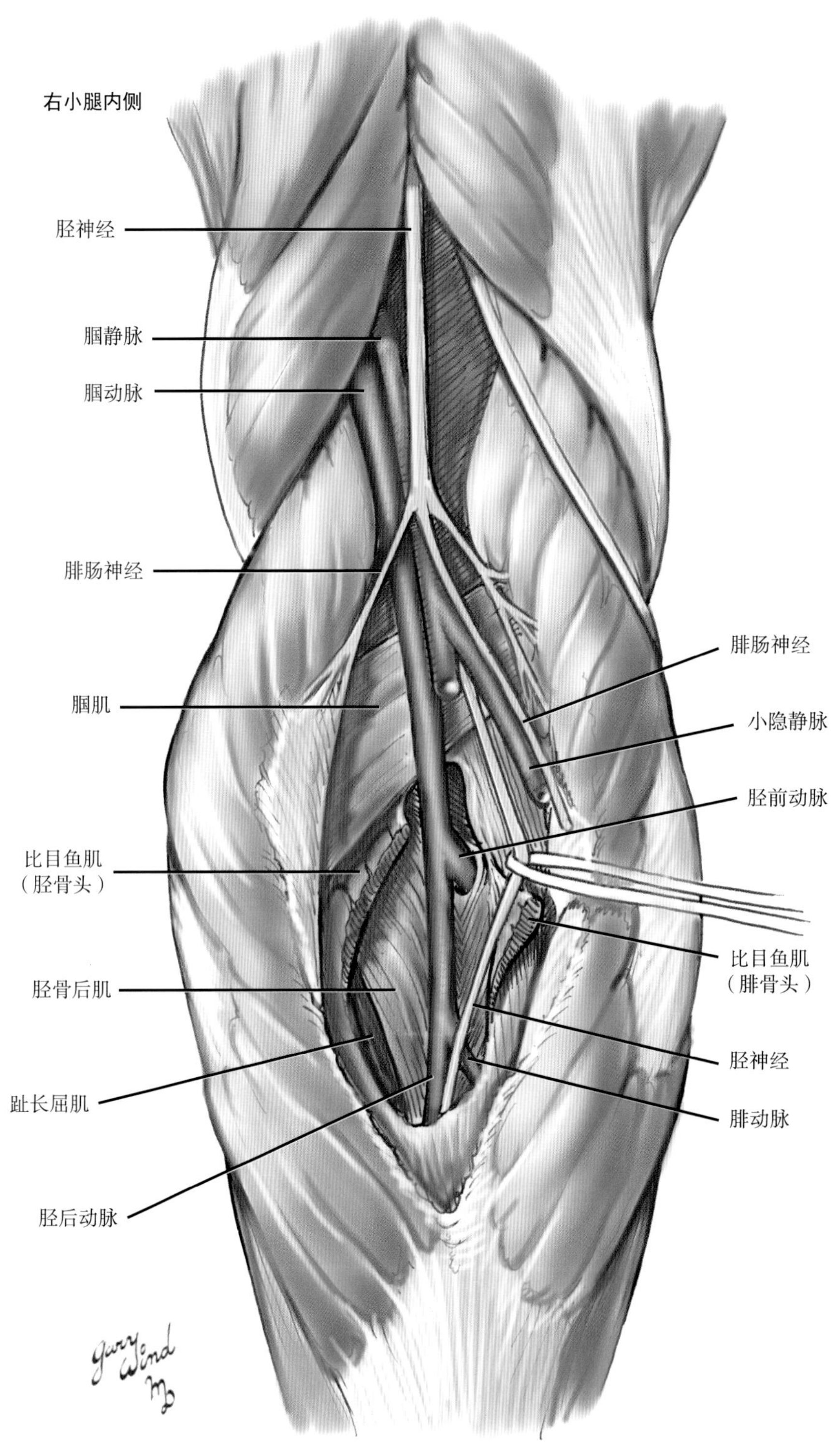

图 19-20 胫神经在腘窝中部与腘血管汇合

在踝关节处，胫前动脉和腓神经深支从内侧到外侧穿过跗伸肌腱，走行在趾长伸肌和跗伸肌腱之间 图 19-21 。它们沿着足部深筋膜下的跗伸肌外侧缘延伸。

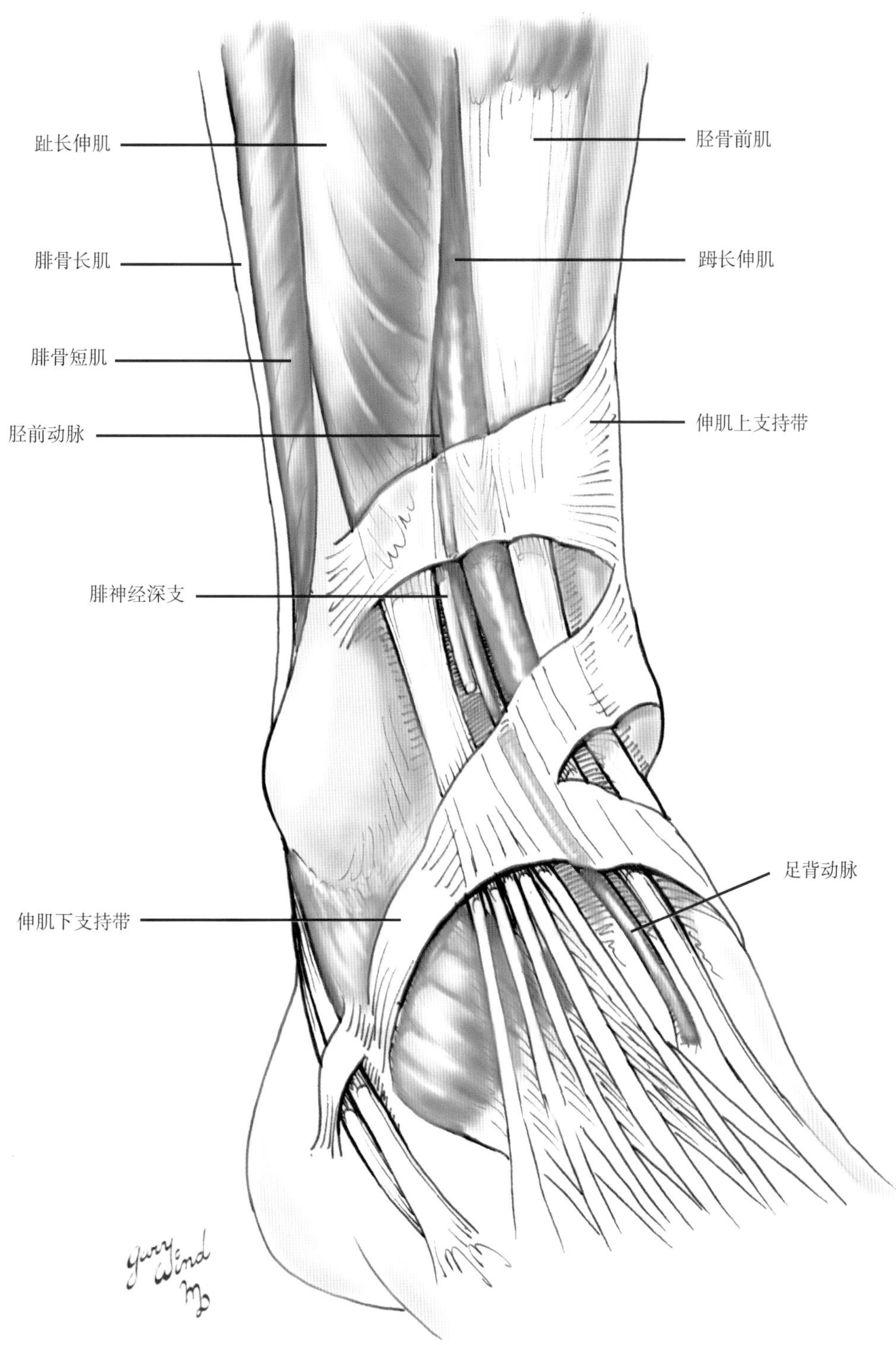

图 19-21 在踝关节水平，足背动脉和腓神经深支走行于趾长伸肌和跗长伸肌肌腱之间

在小腿后内侧，胫后动脉和胫神经位于趾长屈肌和踇长屈肌之间，然后穿过屈肌支持带进入足部（图 19-22）。在后外侧，腓动脉的跟骨分支从踇长屈肌的下缘向下延伸。

部分切开踇长屈肌后，可以看到腓动脉的走行位于腓骨内侧的骨间膜表面（图 19-23）。

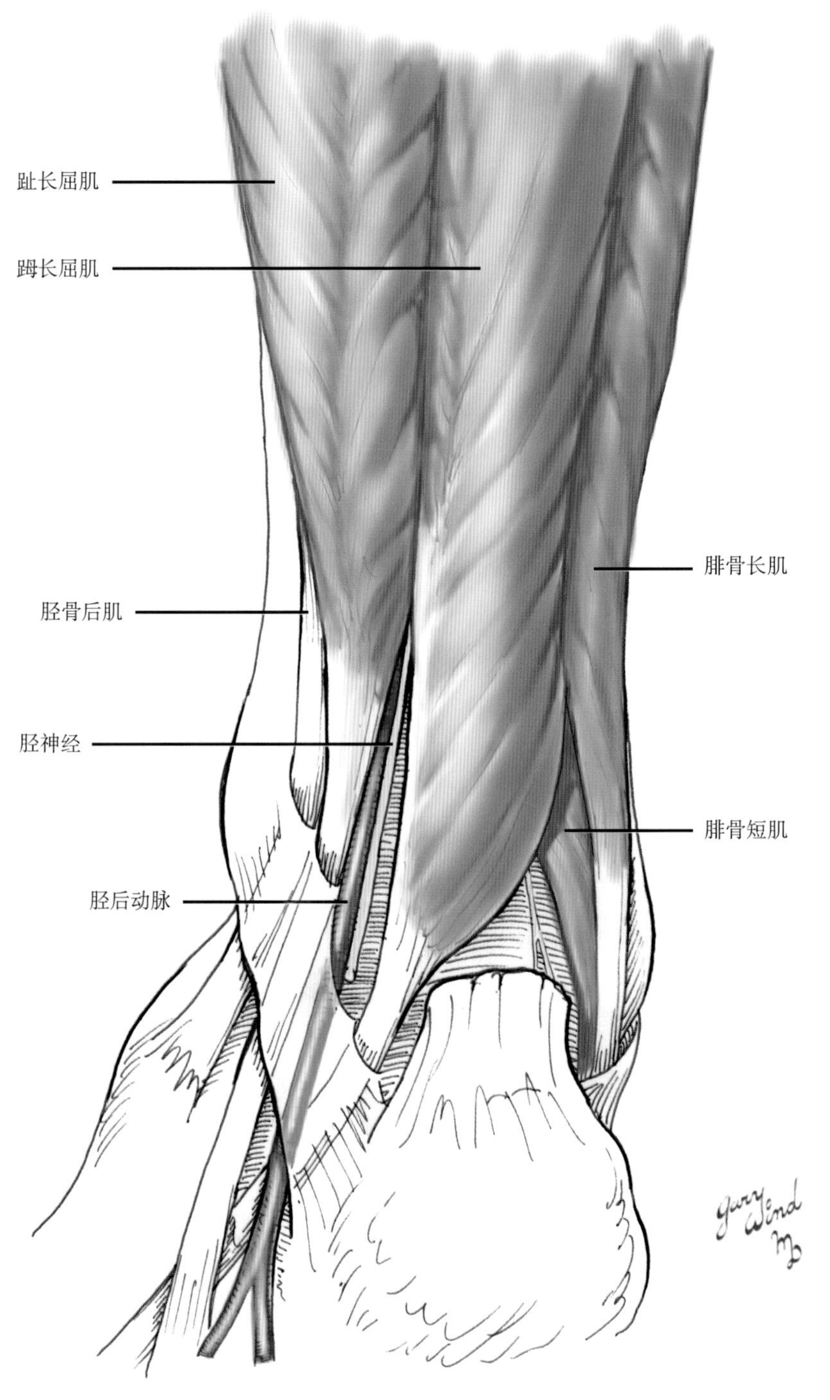

图 19-22 胫后动脉和胫神经位于内踝后方趾长屈肌和踇长屈肌肌腱之间的沟内

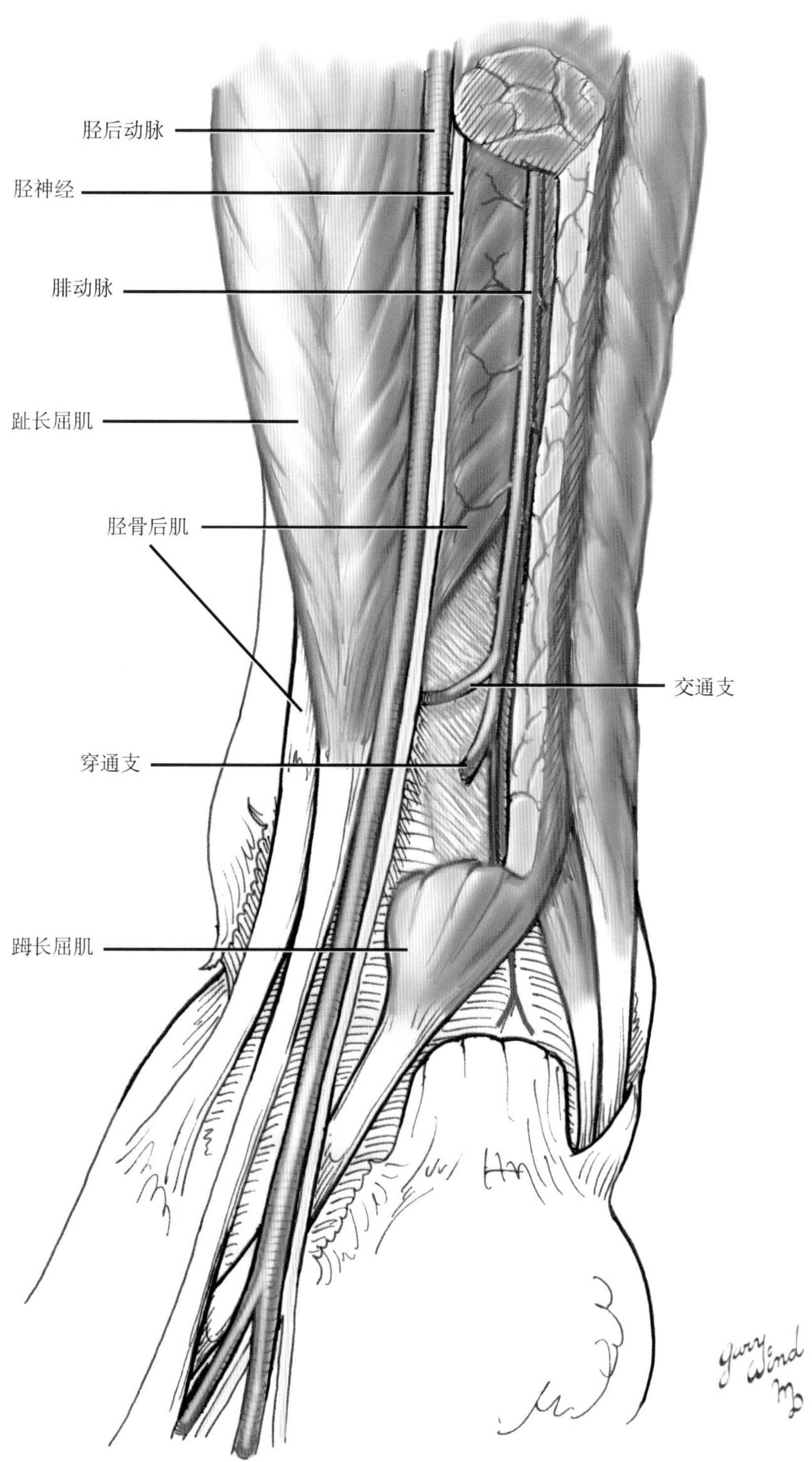

图 19-23 腓动脉位于腓骨内侧的骨间膜上

（五）足部血管

小腿的两根血管（胫前动脉和胫后动脉）进入足部，在足背和足底之间形成一个重要的吻合环[4]（图 19-24）。胫前动脉成为足背动脉，足背动脉在踇长伸肌腱内侧向下延伸至第一和第二跖骨之间的近端空间。在这里，它在第一背侧骨间肌的肌头之间发出一个深入足底的足底支。胫后动脉经过屈肌支持带下方，分为较粗的足底外侧动脉和较细的足底内侧动脉。足底外侧动脉向外侧弯曲，穿过跖骨近端下方，与足背动脉的足底支相连。胫前动脉发出内踝外侧分支，与相应的腓动脉和胫后动脉分支相吻合。在足中区，足背动脉发出跗外侧动脉，该动脉与踝前外侧动脉和足背动脉远端弓状分支相

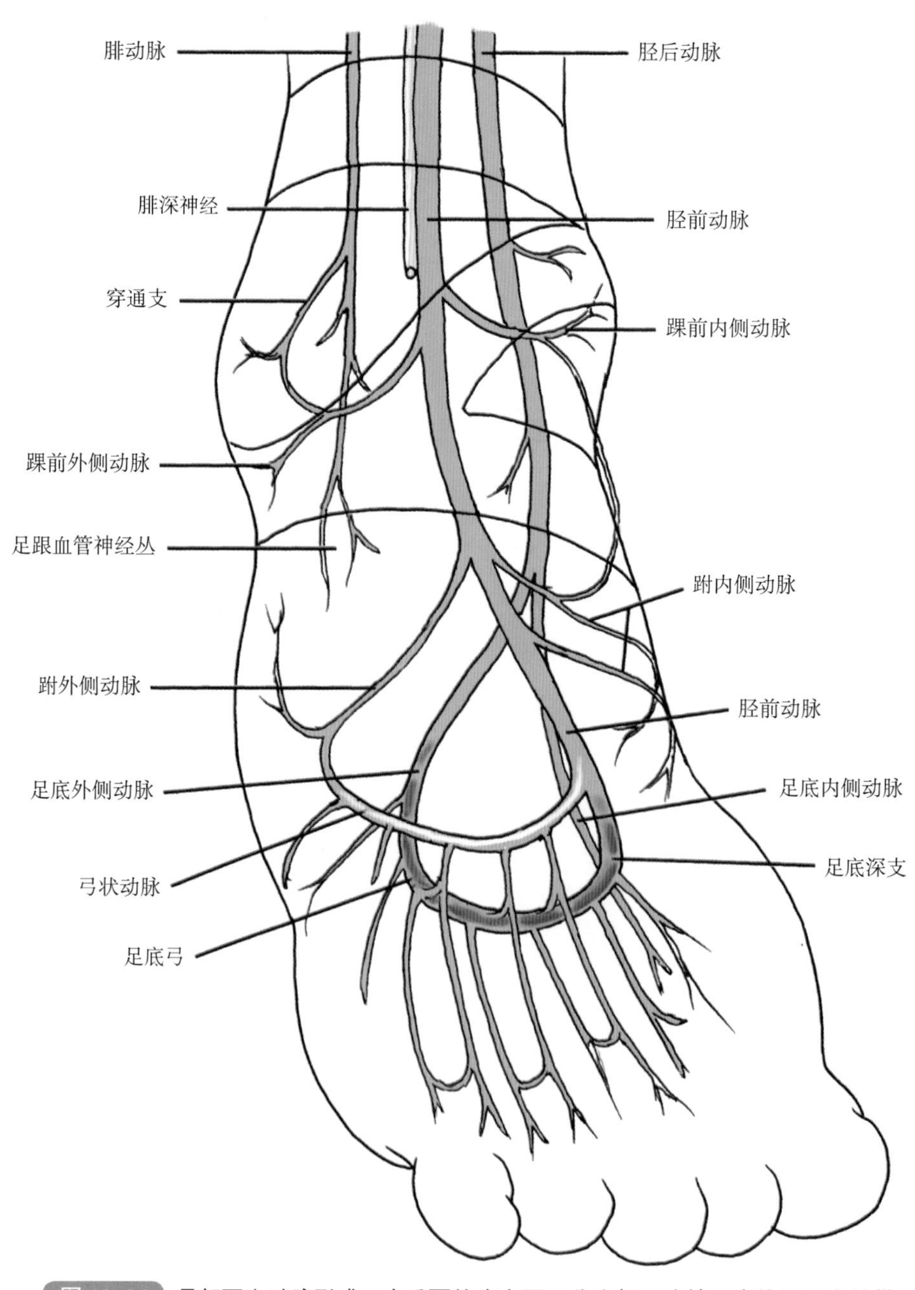

图 19-24 足部两支动脉形成一个重要的吻合环，分支相互连接，实线显示支持带

吻合，并与足底外侧动脉相吻合。跗内侧动脉的小分支与踝前内侧动脉和足底内侧动脉吻合。跟骨分支起源于腓动脉和胫后动脉的末端，并与足跟足底分支和踝神经丛相汇合。腓动脉发出穿支穿过远端骨间膜。此支与踝前外侧动脉吻合，在胫前动脉主干缺失的情况下，偶尔是足背动脉的起点（见第 20 章）。在踝关节上方的腓动脉和胫后动脉之间有一条交通分支。趾动脉起源于弓状动脉和足底动脉弓，以足底动脉弓为主。两足弓的血管间有相通分支，通过跖骨近端和远端。

足部血管与足部骨骼的关系如 图 19-25 所示。供应足底动脉弓的优势流入道，往往根据足背血管和足底血管的来源不同而有所不同。

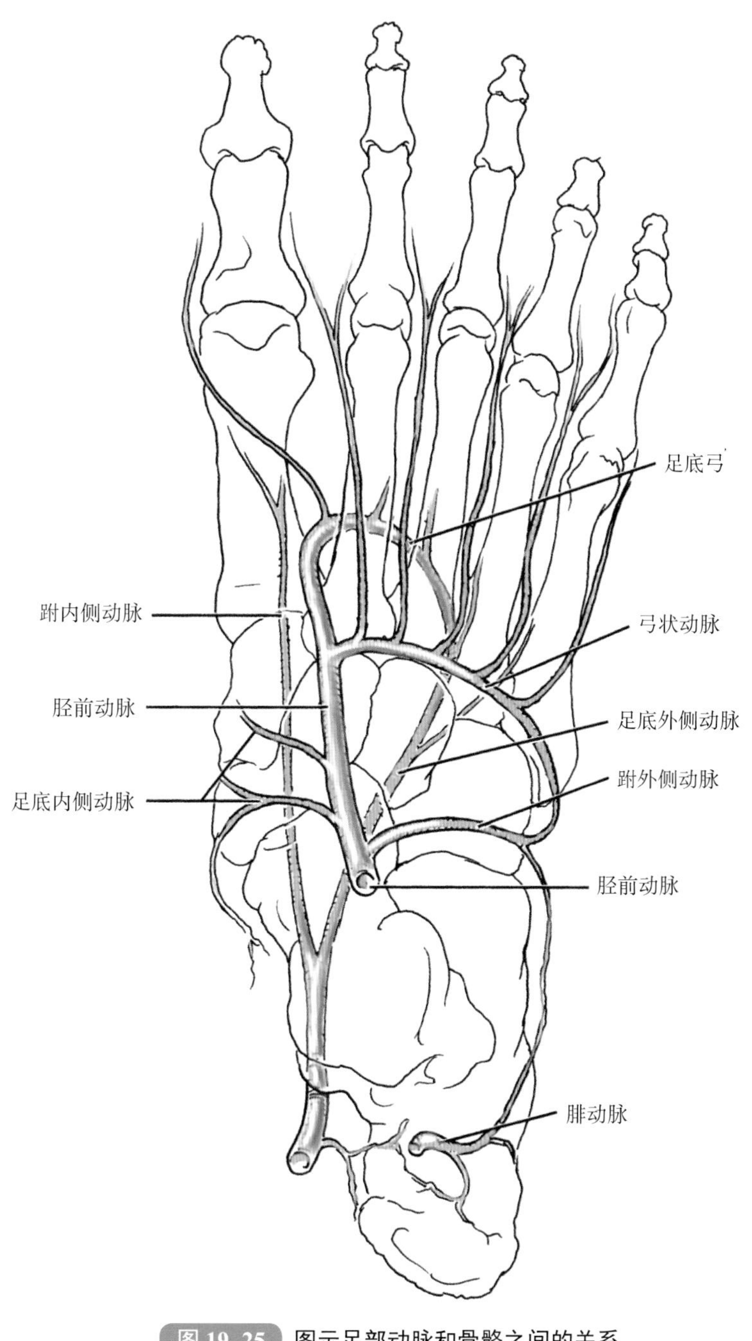

图 19-25　图示足部动脉和骨骼之间的关系

足背的动脉深埋于足趾的长外伸肌腱和短内伸肌腱下方（图 19-26）。伴随足背动脉的腓神经深支支配踇趾和第二足趾之间的空间感觉。在这个位置失去感觉可能是前间隔室压力增加的第一个迹象，也就是近端神经所在的间隔室。腓浅神经分支支配足背的大部分，腓肠神经支配足外侧缘，隐神经（膝下唯一的非坐骨神经来源的神经）支配脚踝内侧和足。后两根神经分别与小、大隐静脉相伴行，取材静脉或游离静脉时应注意避免损伤神经。

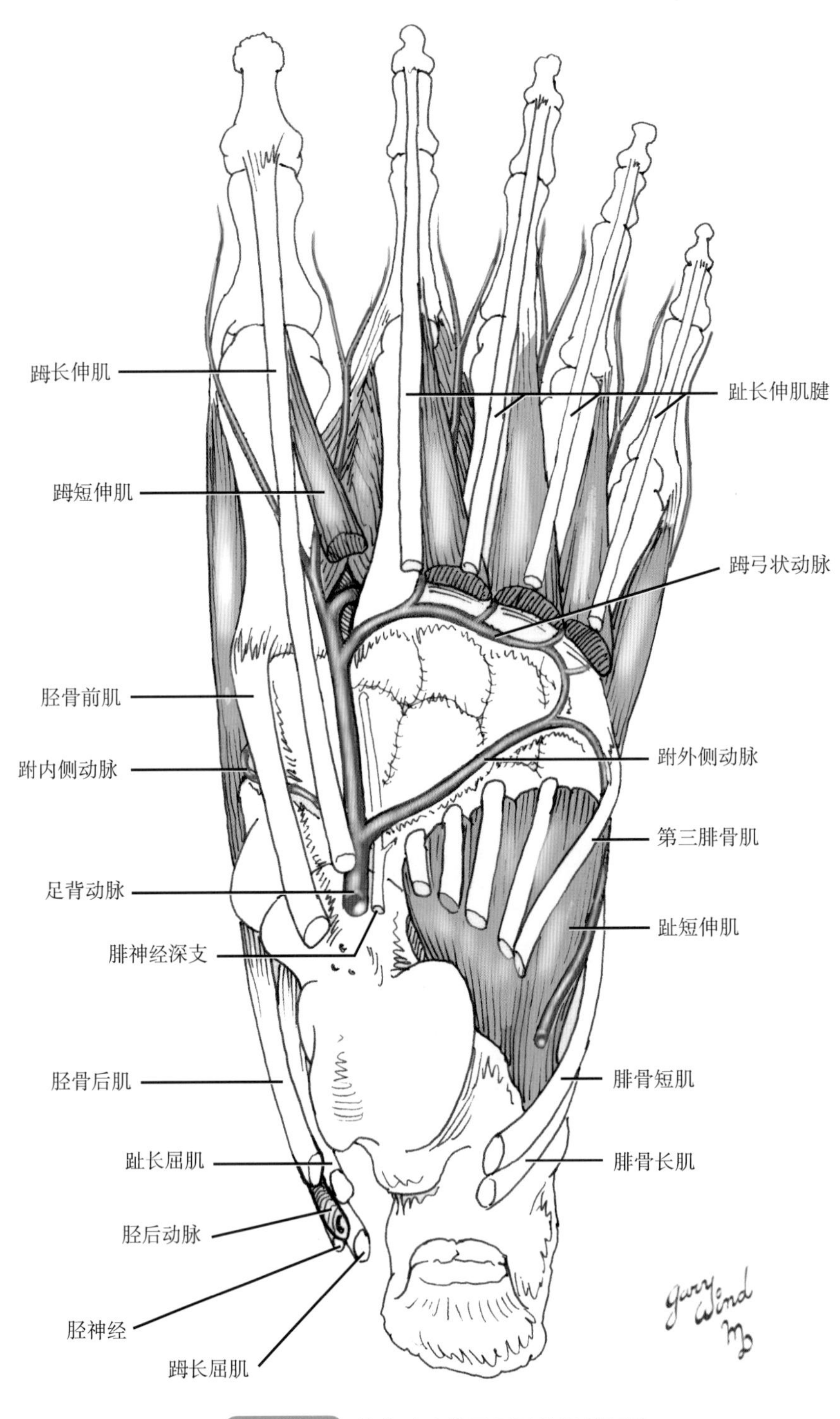

图 19-26 足背动脉位于足趾伸肌腱深处

（六）足底血管

胫后神经血管束由胫后动脉、胫神经和伴随静脉组成，经屈肌支持带下方的跗管进入足部（图 19-27）。该束走行在趾长屈肌和踇长屈肌之间，并穿过这两个肌腱之间的支持带下方。在支持带的下端，该束位于踇趾肌腱前偏转的后部。动脉和神经在支持带的下缘分叉，正位于踇外展肌的上缘。足底内侧动脉穿过踇长屈肌的前部和浅部，并穿过趾长屈肌腱的对角线和浅部。外侧足底弓向足外侧弯曲，然后回到第一跖骨间隙与足背动脉足底支吻合。

移除跟腱后，可以看到胫骨后神经血管束的关系（图 19-28）。当跟腱变窄时，后方的筋膜向后移动并与深后筋膜融合，而不是一直延伸到胫骨。因此，可以直接切开内踝后方的后侧深间隔室而进显露胫后动脉。深筋膜的增厚延续形成屈肌支持带。足底分支在足下转至踇外展肌，并在踇长屈肌和趾长屈肌腱及趾短屈肌之间的平面上走行。

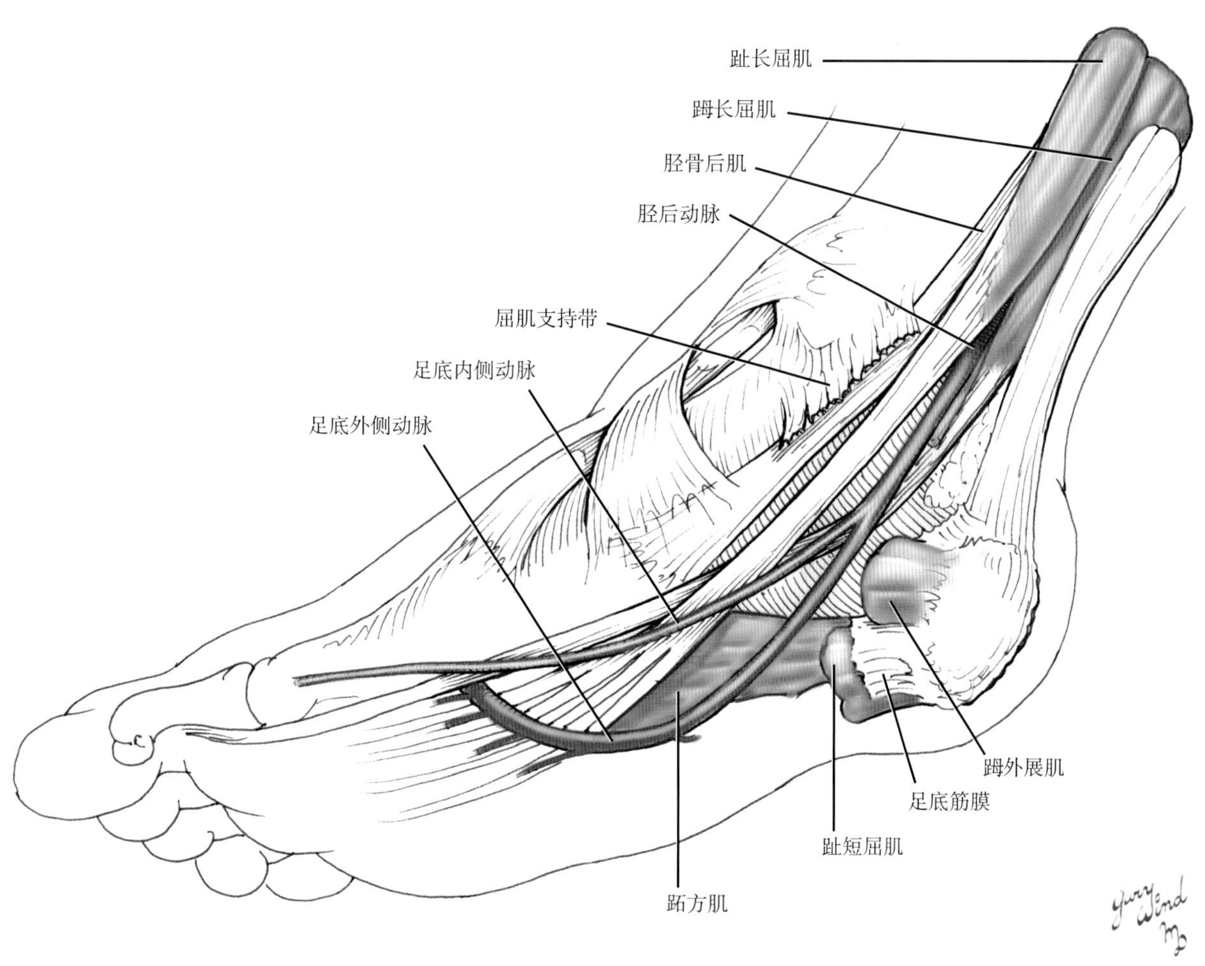

图 19-27　足底外侧动脉深入趾短屈肌，穿过第一跖骨间隙与足背动脉足底深支吻合

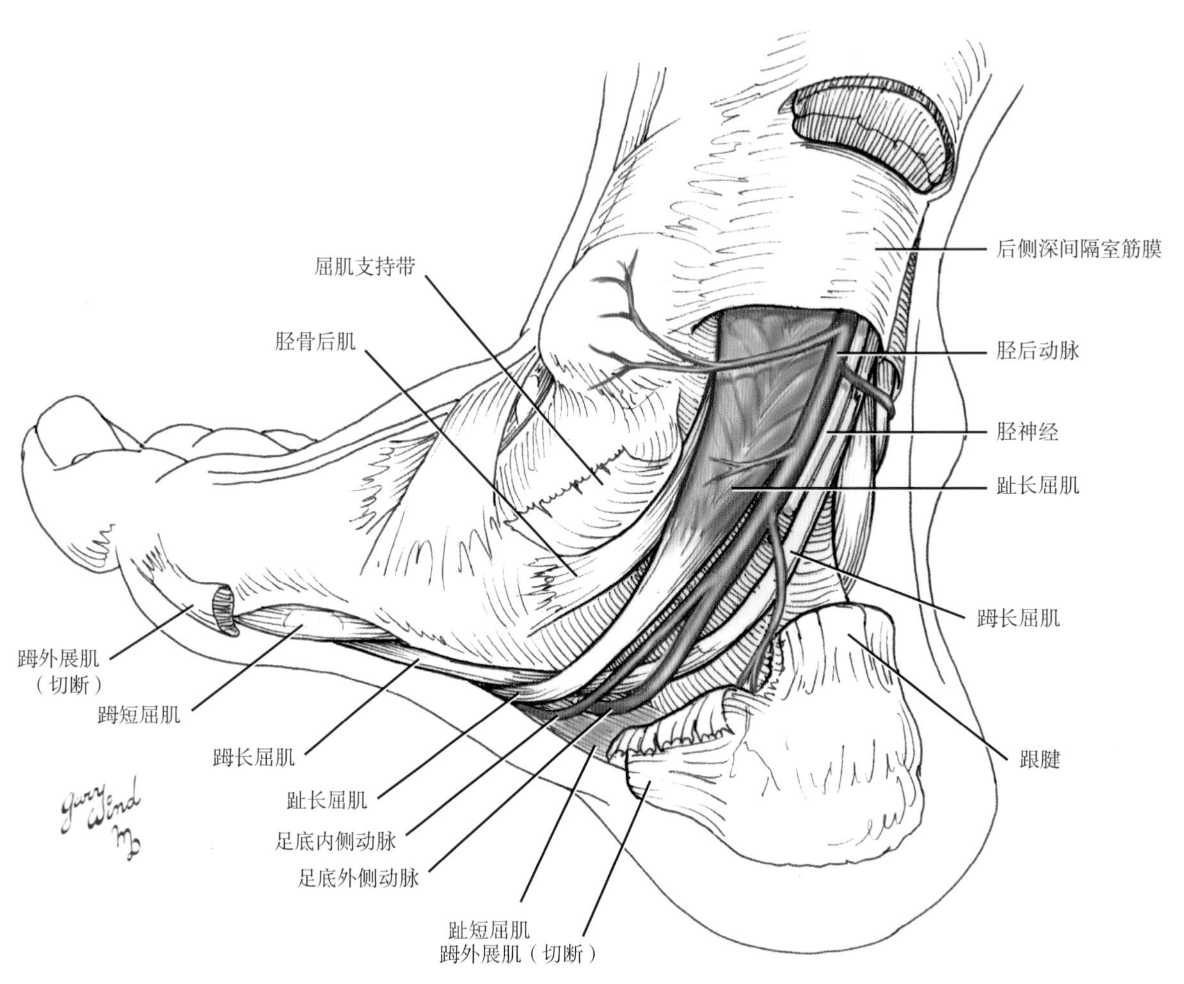

图 19-28 胫后动脉和胫神经位于后侧深间隔室下方，它们弯曲走行至内踝后方

足底肌有三层（图 19-29）。深层包括跗短屈肌、跗内收肌和小趾短屈肌。跗短屈肌位于第一跖骨和跗长屈肌肌腱之间。跗内收肌有一个斜头和一个横头。第二层包括长屈肌腱（跗长肌和趾长肌、蚓状肌和后者的跖方肌）。这些肌腱维持足弓的纵弓。最浅层包括跗外展肌、中央趾短屈肌和小趾外展肌。这三块肌肉的足底表面覆盖着足底筋膜，中央较厚，侧面较薄。足底深部神经血管结构是前足完整性的关键因素。足底内侧和外侧血管和神经首先位于浅肌层和第二层长屈肌之间的平面内。足底弓向内侧回转，向深面伸至跗内收肌斜头，并伸至跗短屈肌外侧部，并与足背动脉足底支相吻合。

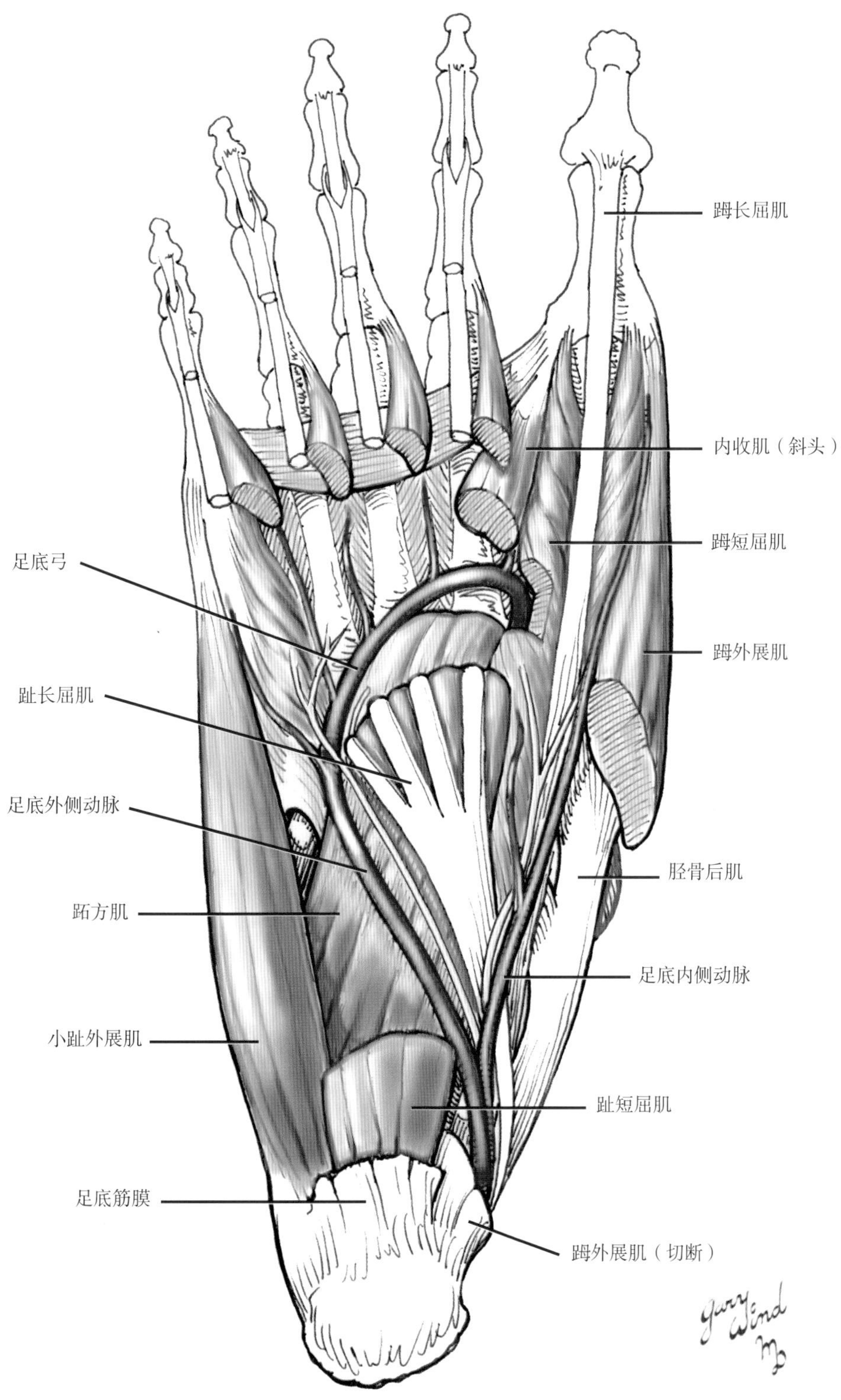

图 19-29　足底视图显示了足弓与三层足底肌肉的关系

二、小腿动脉显露

膝下动脉的自体静脉旁路术疗效确切。很多自体移植物，包括原位大隐静脉、翻转大隐静脉、转位大隐静脉、拼接小隐静脉、上肢静脉和来自不同来源的复合静脉，均可获得良好的通畅率[5]。所有膝下三条动脉都被证明是合适的旁路手术的靶血管，即使在小腿血管腔内治疗失败后，只要有合适的流出道[5-9]。以下部分考虑从多个层面显露膝下动脉，使外科医生能够在几乎任何远端动脉闭塞病变的患者中找到合适的靶血管。

（一）胫后动脉的显露

胫后动脉很容易通过腿内侧切口显露。当进行隐静脉旁路术时，胫后动脉很容易被显露，因为可以通过与获取静脉相同的内侧皮肤切口进行显露（图 19-30）。下面将讨论小腿近端和小腿中段水平处胫后动脉的显露。显露踝关节处的胫后动脉，将在足部和踝关节动脉部分进行讨论。

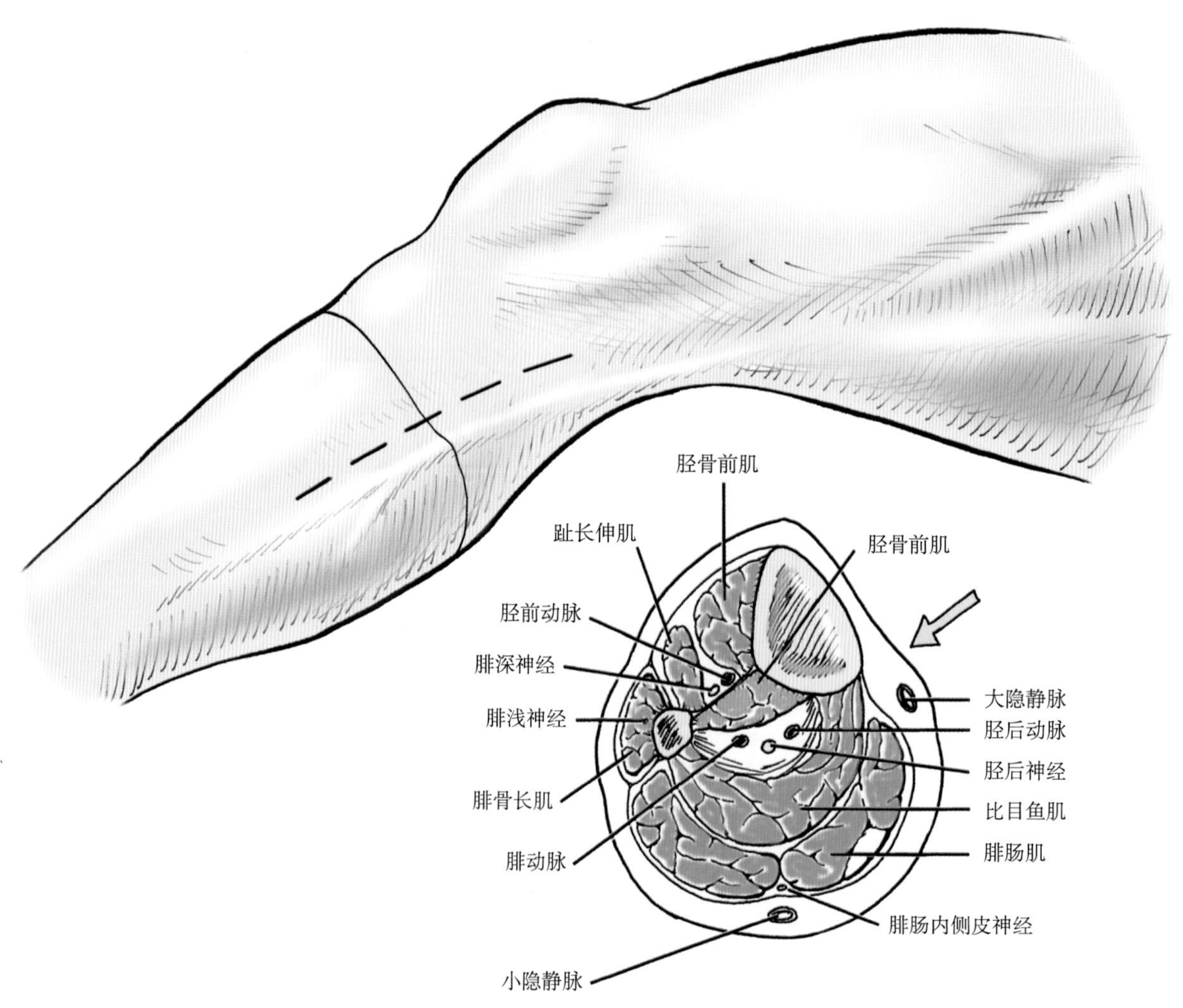

图 19-30 胫后动脉的内侧入路在进行原位旁路时也可同时显露大隐静脉，箭示同时显露动脉和隐静脉的切口位置

1. 小腿近端的胫后动脉显露

该入路用于显露胫后动脉的最近端，也就是胫腓干分叉以远的部分。当胫后动脉近端通畅时，腘动脉闭塞可优先采用这种旁路术。该技术是通过内侧切口显露膝下腘动脉（见第 18 章）的延伸。患者取仰卧位，外旋小腿，膝关节处弯曲 60°。应该在侧面放置一个支撑辊来保持膝部的位置。整条腿，腹股沟和足部都进行消毒铺巾。在膝关节下方胫骨后缘 2cm 处做切口，向远端延伸 10～15cm。切开皮下组织，深入切口，注意避免损伤可能通过该区域的大隐静脉（见第 18 章）。然后切开深筋膜，显露下方的腓肠肌内侧头的肌纤维 图 19-31 。向后牵开腓肠肌，显露穿透比目鱼肌起点的远端腘血管。发源于胫骨的比目鱼肌的纤维应该被锐性分离，以显露更远端的血管。

在血管和肌肉纤维之间的用直角钳撑开分离对防止血管损伤非常重要 图 19-32 。紧挨着比目鱼肌近端的下方是胫前动脉和胫腓干的起点。伴行静脉往往成对，有时为多支，形成复杂的静脉分支网络，覆盖在动脉上，在动脉分离时必须小心分开。

胫腓干在胫骨前动脉起始后约 2.5cm 处分叉，但这有时有一定变异 [1, 2]。胫后动脉近端可被游离，并在分叉远端的任意处准备搭桥 图 19-33 。

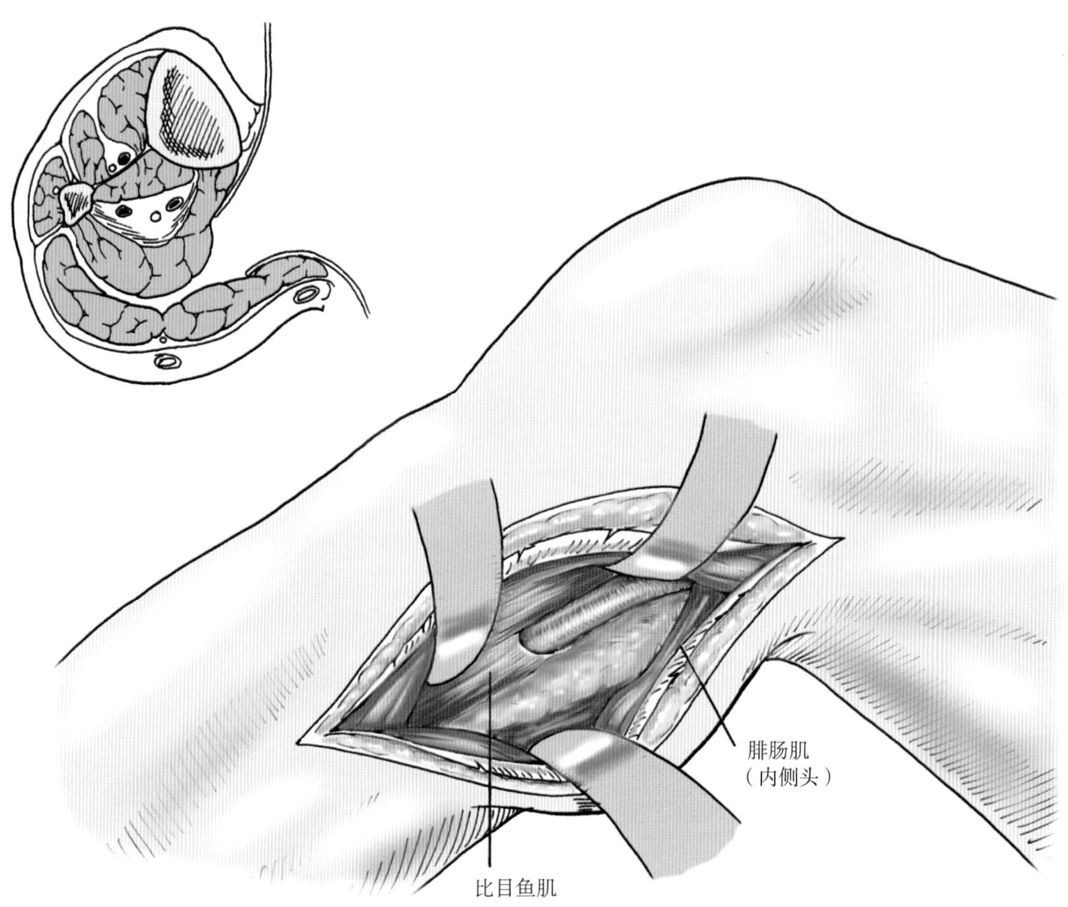

图 19-31 胫后动脉近端入路首先需要分离腓肠肌和比目鱼肌，显露穿透比目鱼起点的远端腘动脉

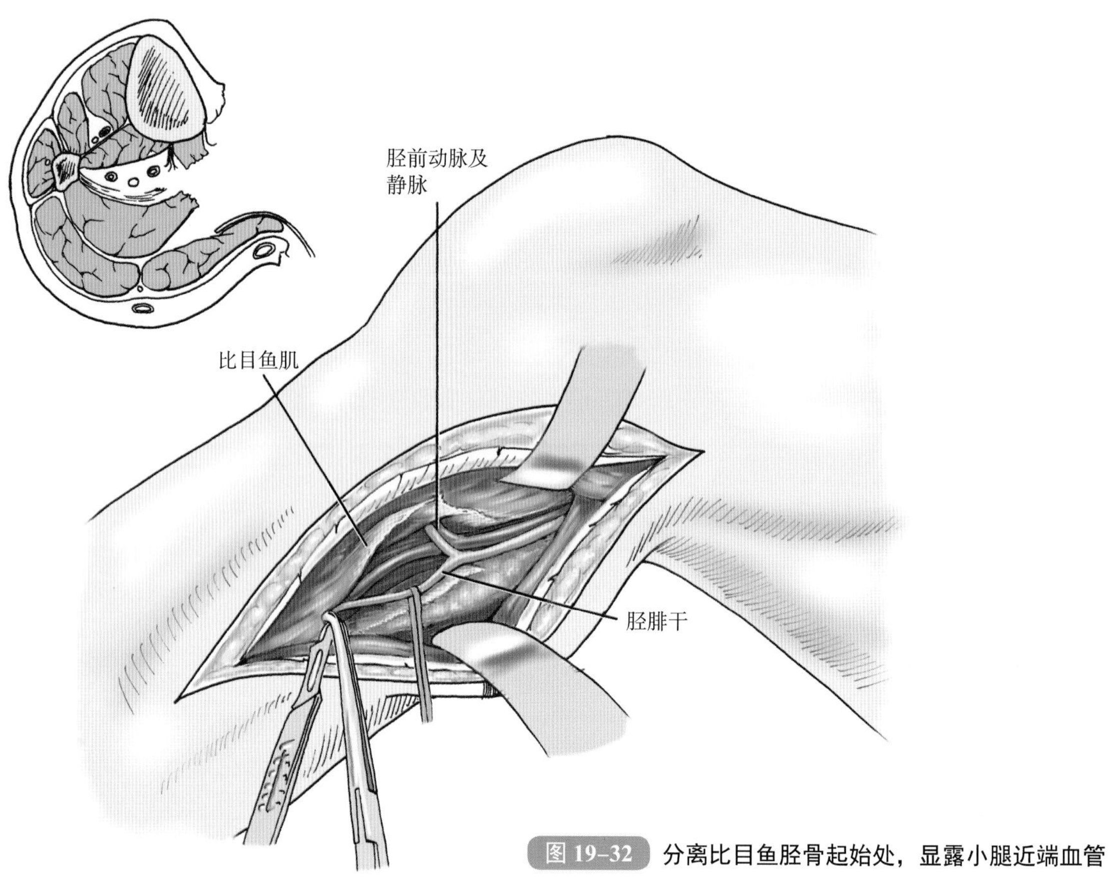

图 19-32 分离比目鱼胫骨起始处，显露小腿近端血管

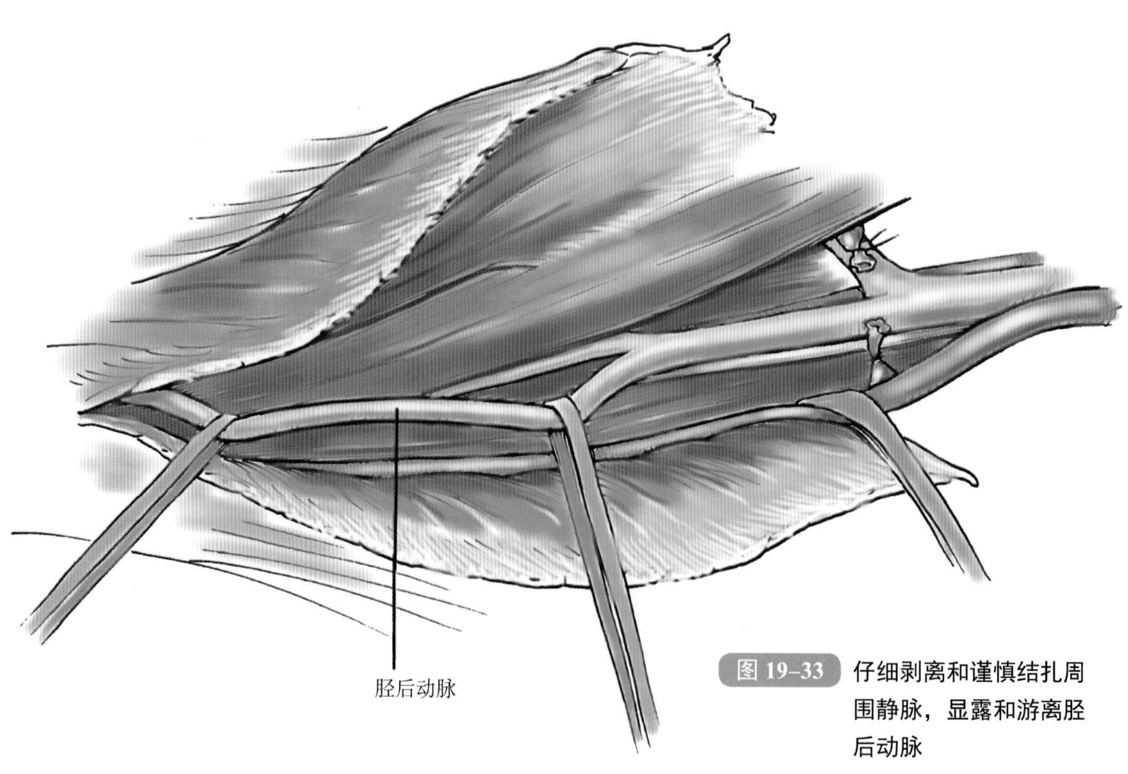

图 19-33 仔细剥离和谨慎结扎周围静脉，显露和游离胫后动脉

2. 小腿中段显露胫后动脉

患者的体位和手术准备如上所述。内侧切口位于胫骨后缘后 2cm 处，延伸约 10cm（图 19-34）。切开皮下组织和小腿筋膜，深入切口，将比目鱼肌的胫骨附着处分开。比目鱼肌向后牵开，在趾长屈肌和比目鱼肌之间可见一个层面（图 19-35）。胫后血管被束缚于胫骨后肌后表面的疏松网状组织中。动脉常被一丛静脉分支所包围，这些分支与主要静脉干相连；一些静脉分支可能需要分离和结扎，以显露足够长度的动脉用于旁路。

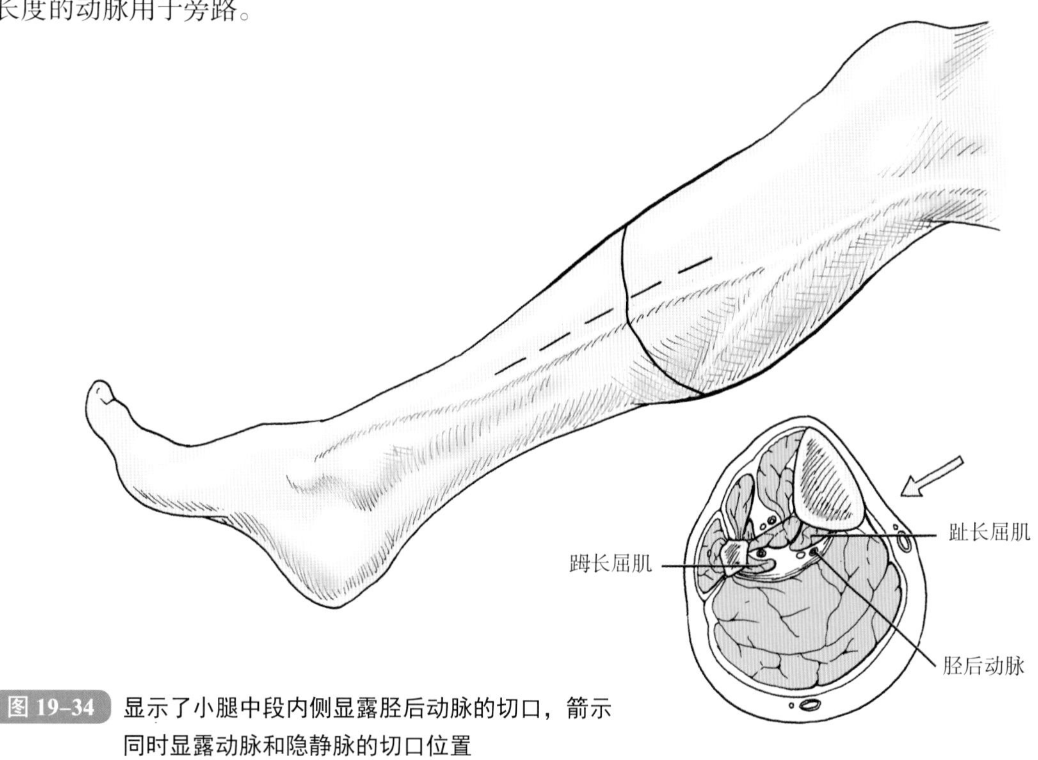

图 19-34 显示了小腿中段内侧显露胫后动脉的切口，箭示同时显露动脉和隐静脉的切口位置

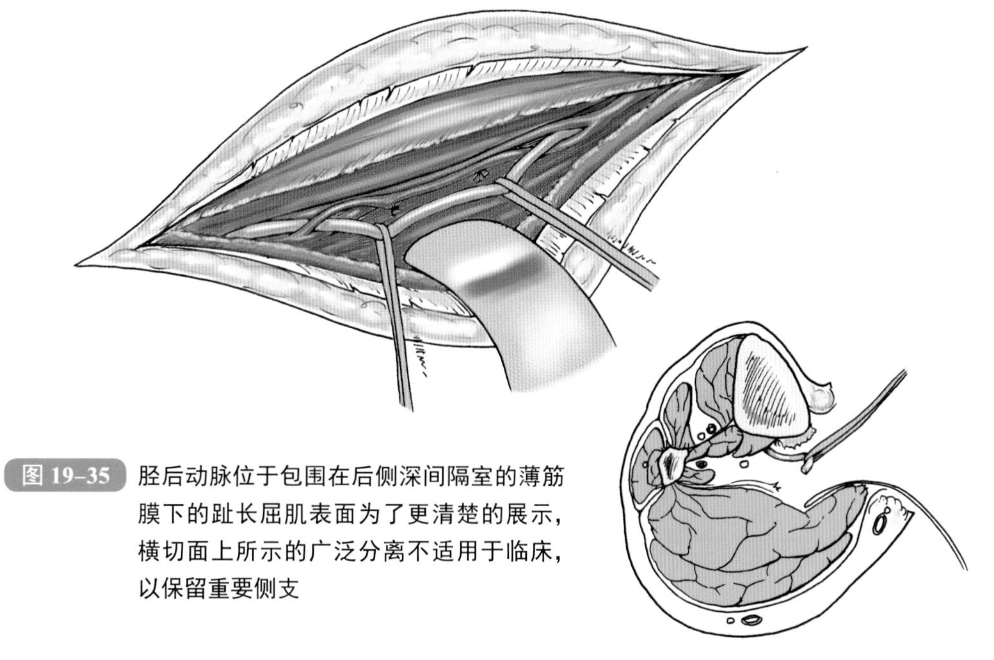

图 19-35 胫后动脉位于包围在后侧深间隔室的薄筋膜下的趾长屈肌表面为了更清楚的展示，横切面上所示的广泛分离不适用于临床，以保留重要侧支

3. 后侧入路显露胫后动脉

闭塞性疾病有时可能局限于胫动脉，并在腘动脉水平仍有足够的血流。在这些情况下，腘动脉－小腿旁路是可行的，特别此法可以保留大隐静脉。据报道，合理选择患者，该技术具有良好的一期通畅率[8]。小隐静脉特别适合局限的腘动脉－小腿旁路手术，并且很容易从后路进入。如果计划使用小隐静脉作为移植物，术前记录静脉是否足够理想是很重要的。没有足够理想小隐静脉的患者可能需要事先采集大隐静脉。在转为俯卧位之前，患者取仰卧位较容易做到这一点。

Ouriel[10] 推广了小腿血管后入路术式，该入路保留了大隐静脉并使所需的移植物长度最小化。该方法也可以减少与内侧切口相关的伤口愈合问题。后路显露要求患者俯卧，膝关节充分伸展。小腿和大腿均应在术前做好准备，并覆盖到臀部的水平。在小隐静脉上方做垂直切口。静脉起于外踝后方，沿跟骨肌腱外侧上行，直至腘窝中线内侧。它在小腿和脚踝的小腿筋膜表面走行，并于腘窝附近穿过深筋膜与腘静脉相连。为了定位切口，我们通常使用超声引导下来辅助静脉定位。切口近端应位于腘窝水平，但远端可根据所需静脉长度而变化 图 19-36。

先显露腘动脉远端。近端切口应通过小腿筋膜深入，显露腓肠肌两头之间的腘动脉。胫神经是最浅表的主要中线结构，应向外侧牵开以显露其下的动静脉。动脉位于神经血管鞘内侧，稍深于静脉（见第 18 章）。可沿腘动脉到达其终点以寻找膝下动脉[10]。切开腓肠肌腹部的融合缝和切开比目鱼肌胫骨止点可以帮助显露 图 19-37。在分离过程中应小心避免损伤胫神经的肌肉分支和交通静脉[10]。

小腿远端 1/3 处的胫后动脉可通过跟骨肌腱内侧的垂直切口显露 图 19-38。神经血管束的显露是通过切开小腿筋膜和在这个水平将深和浅后侧间隔室分开的筋膜。胫后动脉可位于趾长屈肌内侧，在胫神经前方。

（二）胫前动脉的显露

胫前动脉的主要部分在小腿的前间隔室走行，最容易通过腿的前外侧切口显露。胫前动脉可以通过内侧切口（见前述）从其起点分离出来，但与其他入路相比，内侧入路进行旁路手术是困难和不便的。下面讨论的是小腿中部、小腿远端和足部动脉的显露。

1. 小腿中部的胫前动脉显露

患者取仰卧位，腿内旋，膝关节屈曲 30°。全腿和腹股沟的手术区域消毒铺巾后，在胫骨和腓骨中间的前外侧做一个垂直切口 图 19-39。沿着胫骨前肌的外侧边缘切开小腿筋膜。在胫骨前肌和趾长伸肌之间进行分离，可达到位于小腿上 1/3 的骨间膜表面的神经血管束。达到踇长伸肌起点的远端后，可沿胫骨前肌和踇长伸肌之间的层面进行分离。静脉是神经血管束最前面的结构，动脉在其后面，腓神经深支在最后面。由于胫前动脉上有多个静脉分支，游离胫前动脉需要仔细分离。

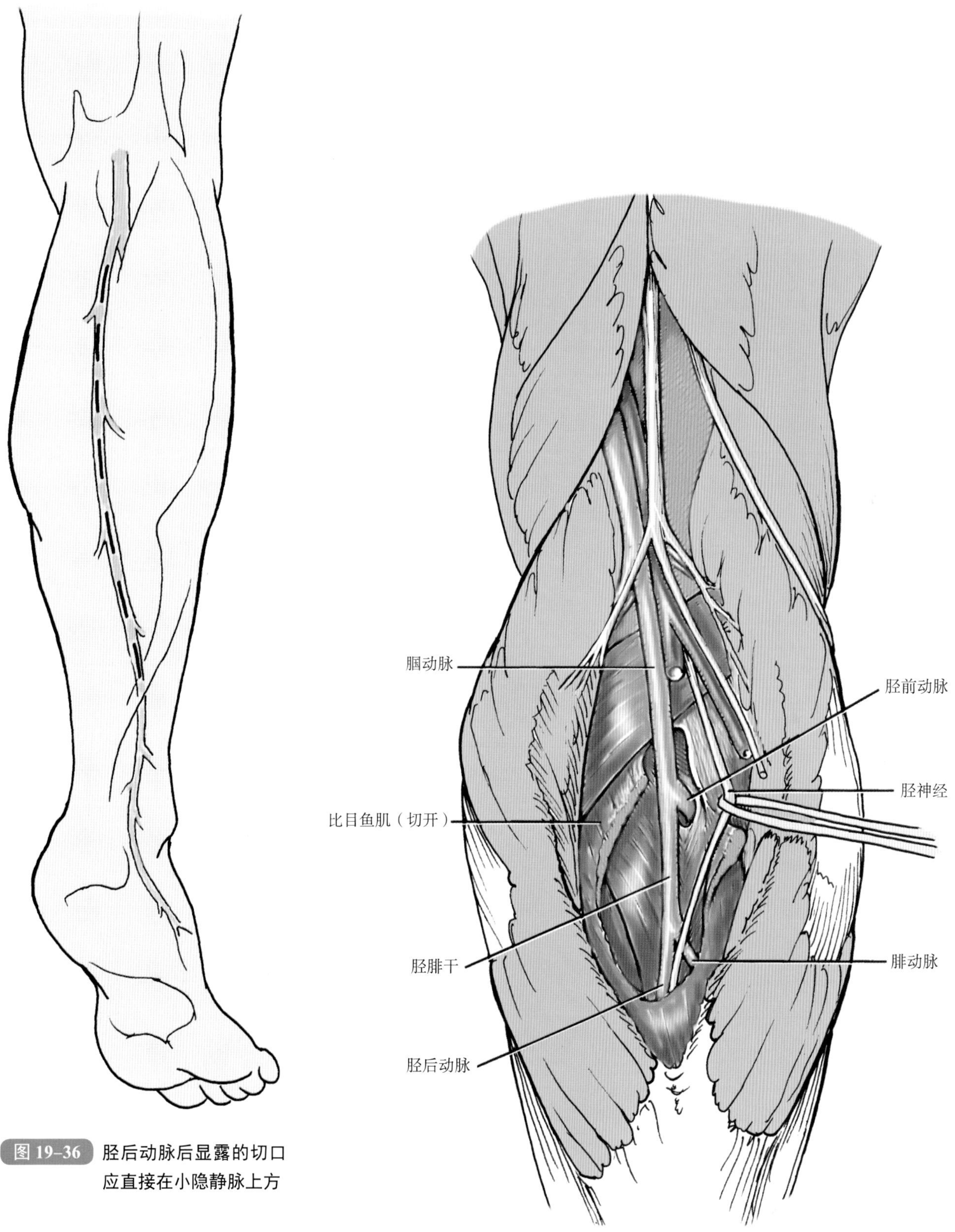

图 19-36　胫后动脉后显露的切口应直接在小隐静脉上方

图 19-37　沿腘动脉到达其终点，以寻找膝下动脉

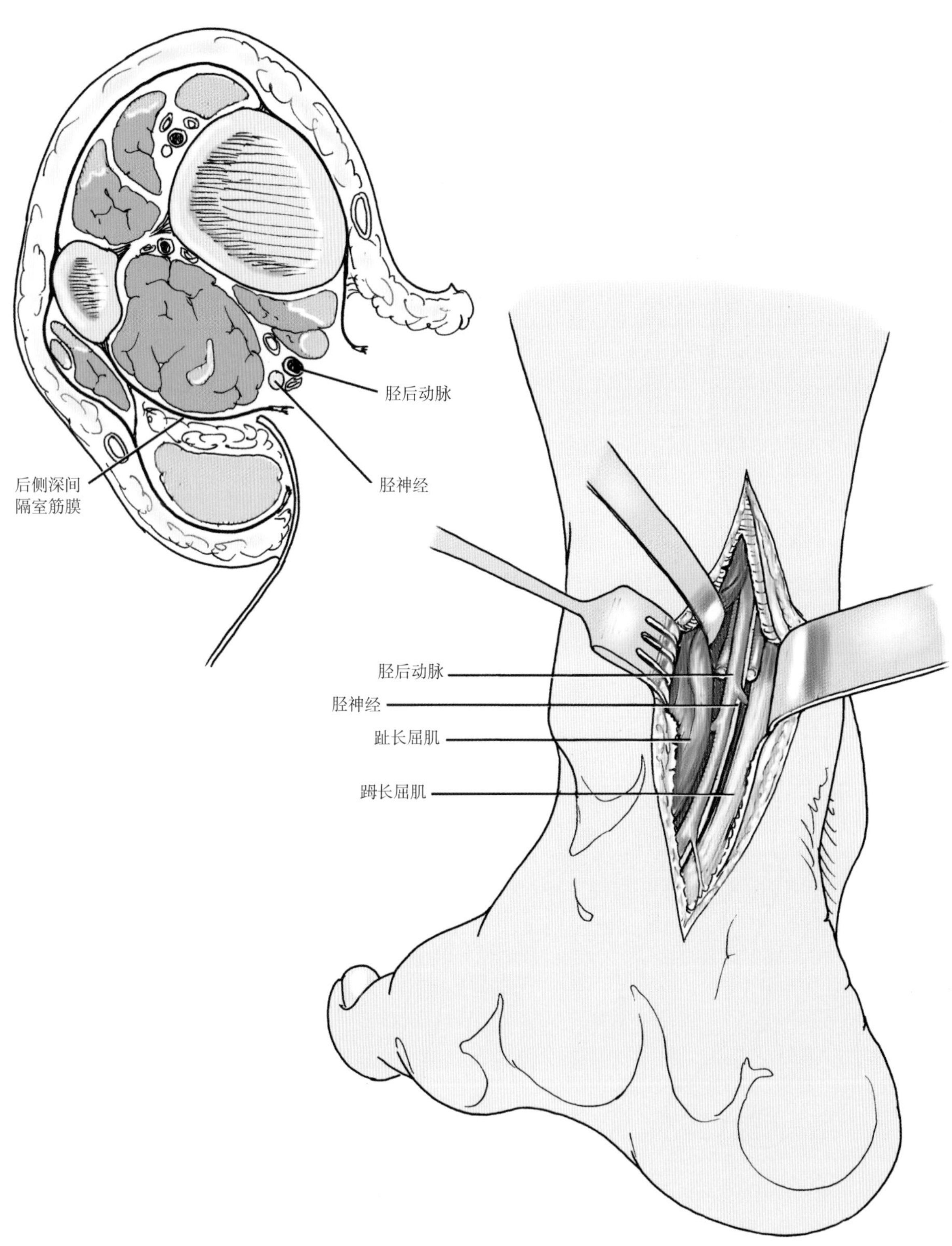

图 19-38 踝关节处胫后动脉显露

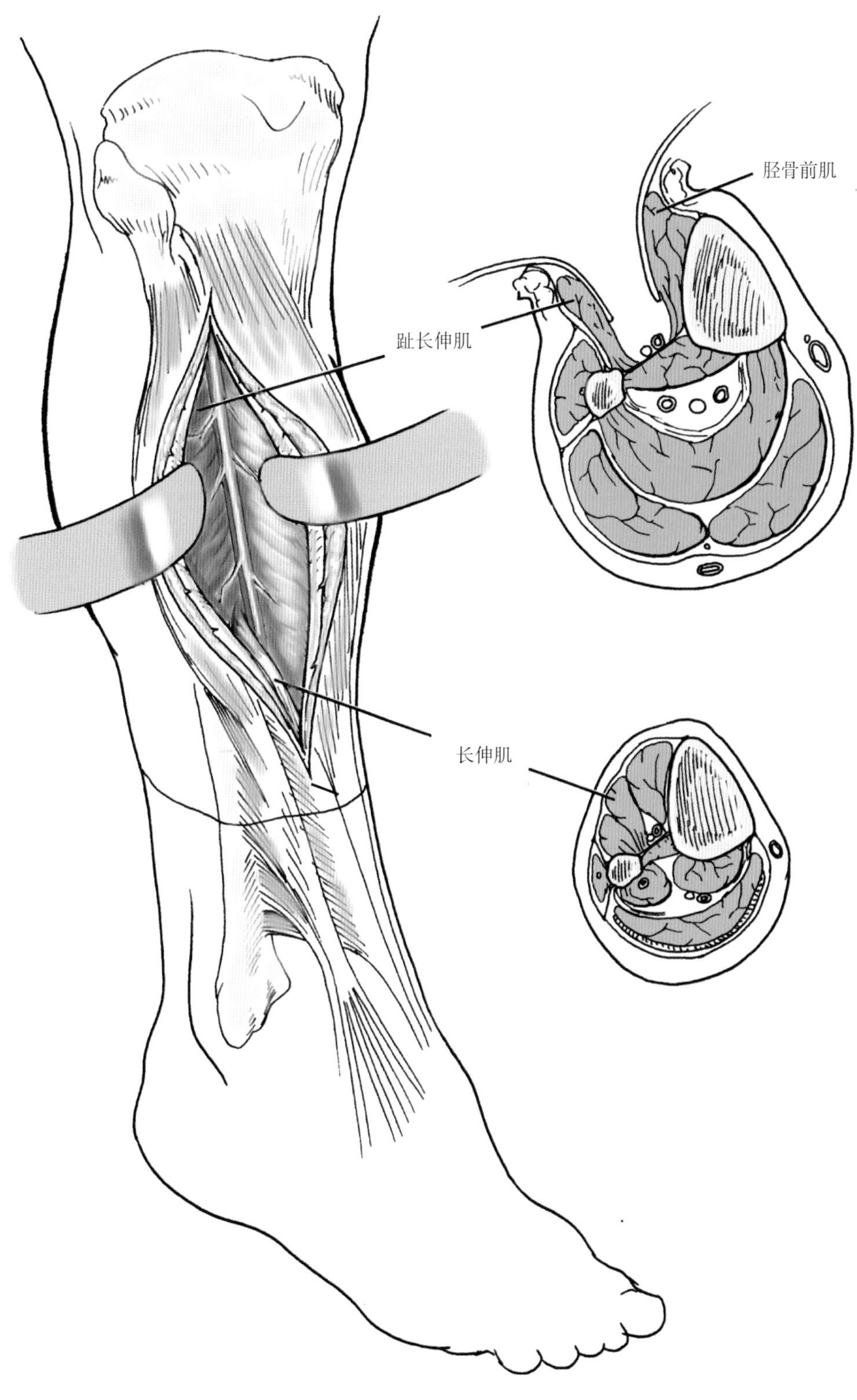

图 19-39　可通过一个纵切口进入前间隔室显露胫前动脉

静脉移植物可以通过外侧皮下隧道或内侧切口进入前间隔室。既往报道的通畅率在两种技术之间是相似的。移植物可以直接从股总动脉水平的皮下开始，从大腿内侧穿至外侧，再沿小腿外侧穿过。或者，如果静脉移植物从小腿内侧切口进入前腔室，需要通过骨间膜形成隧道。骨间膜可以多种方式穿过，我们更倾向于使用钝性隧道器从后侧深间隔室到前间腔（即内侧到外侧）。胫后血管通过内侧切口显露，并由外科医生以示指指尖向前牵拉保护（图 19-40）。隧道器械是通过骨间膜在直视下进入前间隔室的预估吻合水平。隧道器自内侧伤口以 45° 与外科医生的示指接触。隧道器穿过广泛附着在骨间膜后表面的胫后肌。隧道应足够宽，以确保移植物在间隔室内移动时不会受到挤压；在大多数情况下，隧道应该达到可以容纳至少两个手指的宽度。

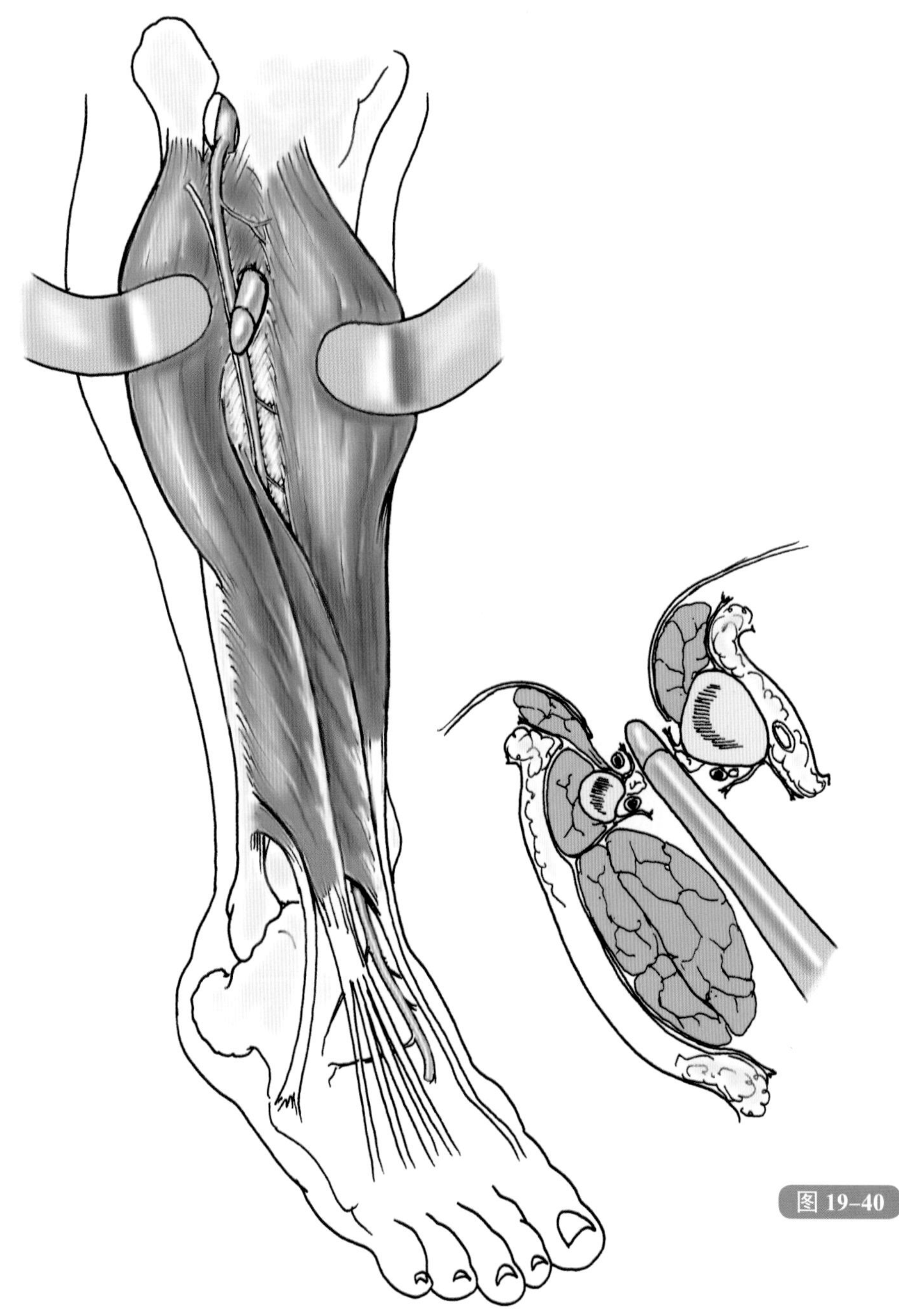

图 19-40 血管移植物从腿内侧通过骨间膜到达前间隔室。当隧道器通过时，应注意保护骨间膜两侧的血管

2. 小腿远端显露胫前动脉

在小腿远端 1/3 处，胫前动脉向前走行，离开骨间膜，走行于胫骨前缘表面 图 19-41。对这一位置进行单独讨论是因为其所在胫骨的位置使静脉旁路有早期失败的风险：静脉移植物在这个水平穿过骨间膜进行旁路，在绕过骨头向动脉方向弯曲时会在胫骨后外侧边缘发生扭结。Veith（个人观点，1989）倾向于通过胫骨前皮下组织进行旁路；然而，其他学者发现移植物静脉可能被胫骨前缘压迫。有三种静脉移植物进入远端前间隔室的选择。

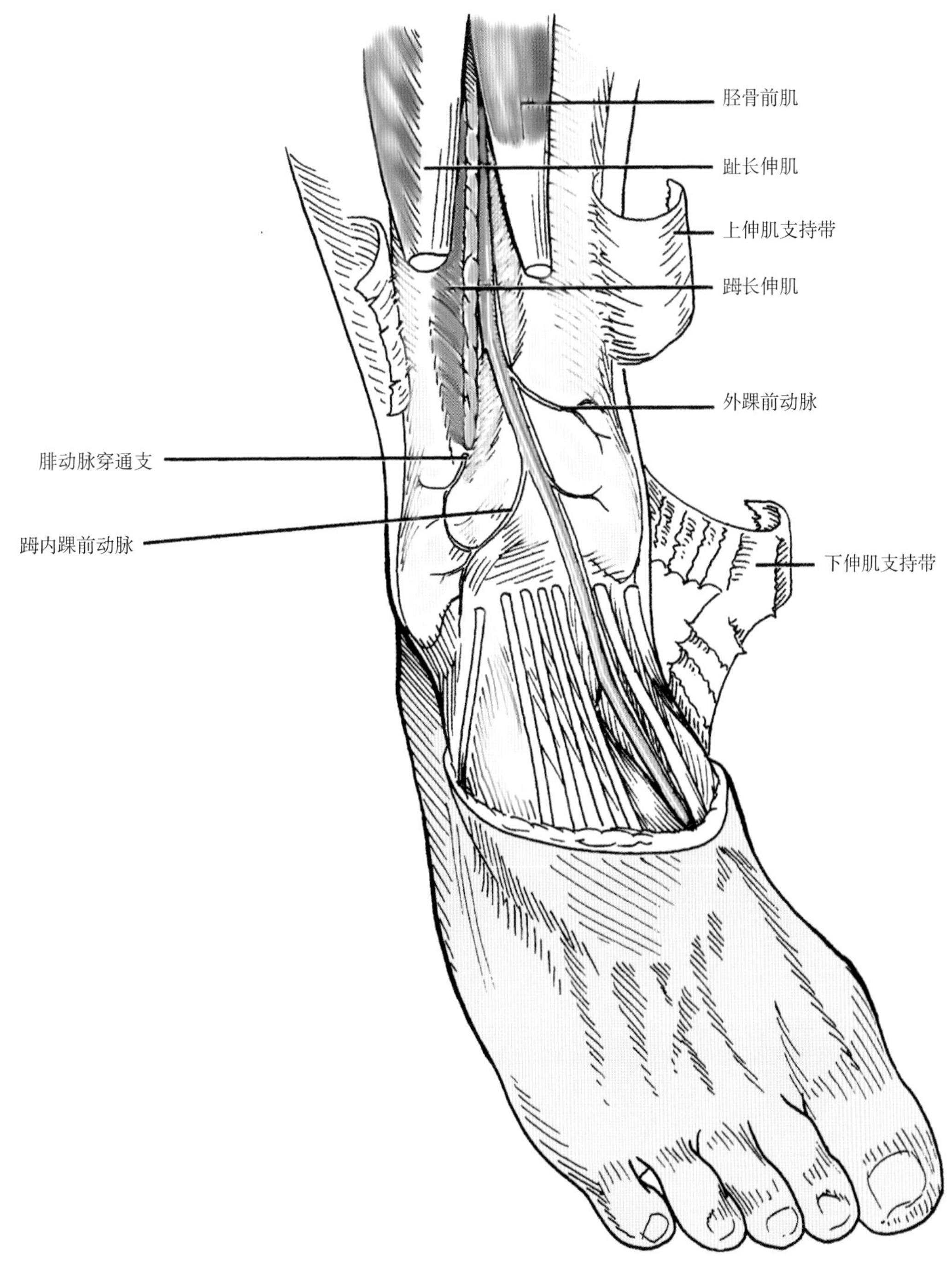

图 19-41　在踝关节处，胫骨前动脉走行于伸肌支持带下的胫骨前表面

静脉移植物可以在近端穿过骨间膜，进入前间隔室[12]，最终达到远端胫前动脉（图 19-42），也可以通过胫骨远端钻孔直接到达动脉[14]。第三种选择是在胫骨前缘磨浅沟。可在沟内放置静脉移植物[15]，从胫骨前方进入前间隔室与胫前动脉吻合。吻合口被前方的胫骨前肌所保护。

患者取仰卧位，小腿内旋，膝关节处弯曲 30°。在腿远端 1/3 的前间隔室上做一个垂直切口，打开小腿筋膜，深入切口。胫前血管定位在胫骨前肌和踇长伸肌肌腱之间形成一个层面内。上伸肌支持带的分离有助于肌腱的分离。在胫骨前外侧的切口深处游离胫前动脉。

通过外侧切口游离胫骨前肌，并将其向前牵开，以显露胫骨。胫骨内侧的显露是在用于取材大隐静脉的切口完成的。将切口前的皮肤和皮下组织牵开，显露出足够多的骨表面，以便钻孔隧道，或在胫骨前缘处钻磨出一个浅沟。

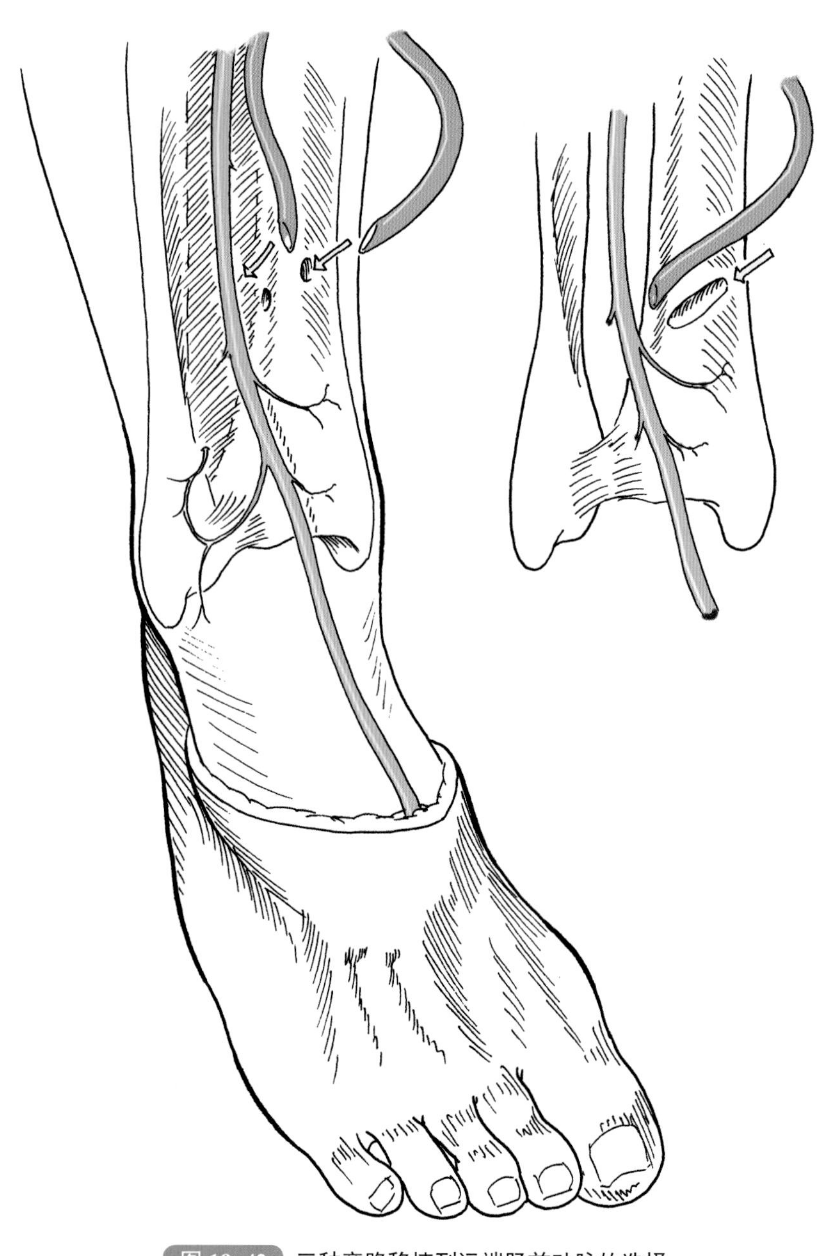

图 19-42 三种旁路移植到远端胫前动脉的选择

（三）腓动脉的显露

腓动脉作为下肢搭桥手术靶血管的适用性已经得到了很好的证明[6-8]。其通畅率接近胫前、胫后动脉旁路术，这也证明了其应用价值；然而，腓动脉相对难于分离，且只能与足部动脉间接相连。当有合适的胫前、胫后动脉时，它不应该优先使用[16]。腓动脉位于与腓骨平行的小腿外侧深处，可以通过内侧或外侧切口进入。外侧切口在肥胖患者和二次搭桥手术中更受青睐，但需要切除腓骨。

1. 内侧切口显露腓动脉

患者取仰卧位，腿外旋，膝关节屈曲 30°。整条腿、大腿和腹股沟像之前一样消毒准备并铺巾。在小腿中间 1/3 处胫骨后缘后 2cm 处做一个垂直切口，延伸约 10cm 图 19-43。打开小腿筋膜，深入，将比目鱼肌的胫骨附着处分开。将比目鱼肌向后牵开，显露胫骨后方的趾长屈肌。为了便于分离，Graham 和 Hanel [17] 建议通过切开覆盖于趾长屈肌的筋膜进入后侧深间隔室 图 19-44。分离层面是将筋膜向后牵开所形成的。为防止胫后血管的肌支损伤，神经血管束最好留在覆盖于比目鱼肌上的疏松组织中。在切口深处，腓血管位于踇长屈肌的前表面。有时，这些血管被包裹在肌腹中，需要在肌纤维中进行浅表剥离才能显露出来。

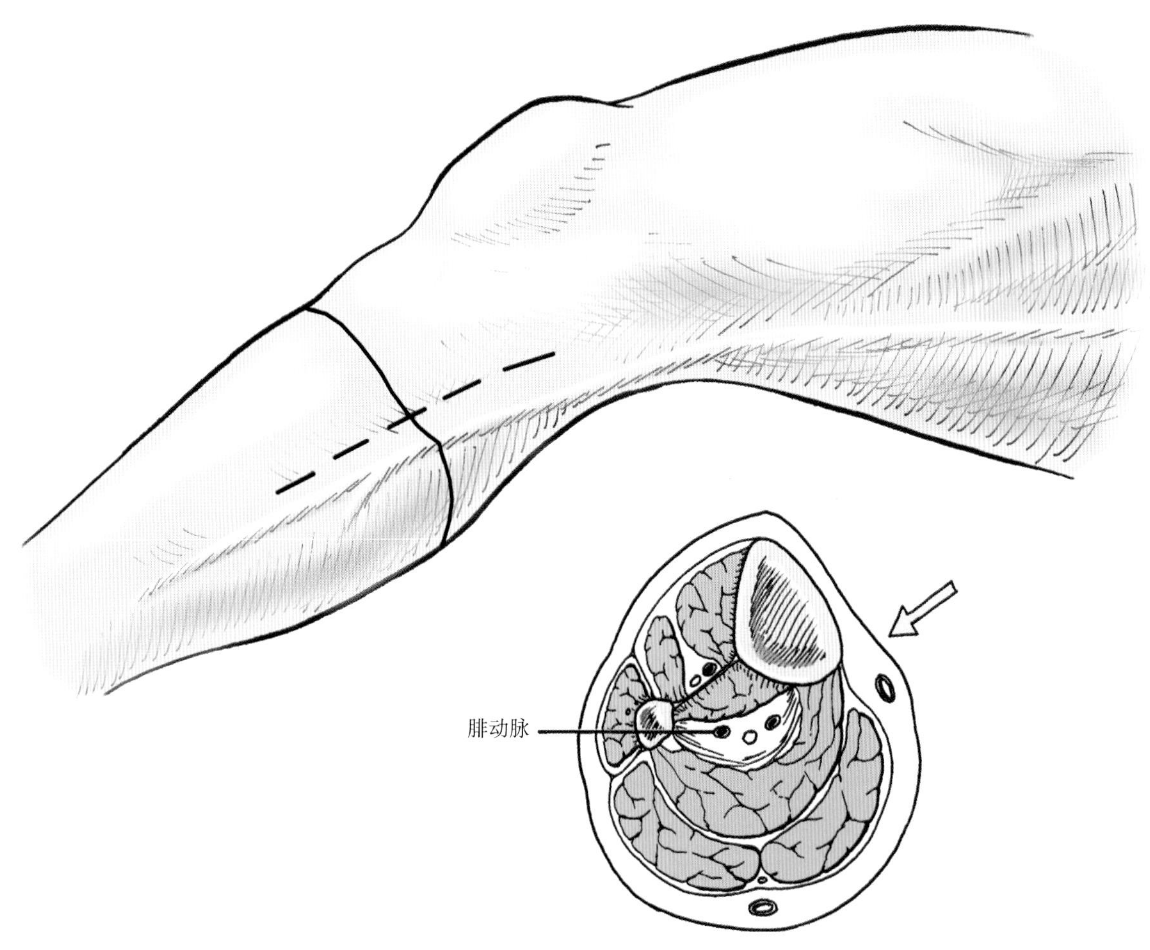

图 19-43　腓动脉内侧入路与胫后动脉内侧入路切口相同，箭示同时显露动脉和大隐静脉的切口位置

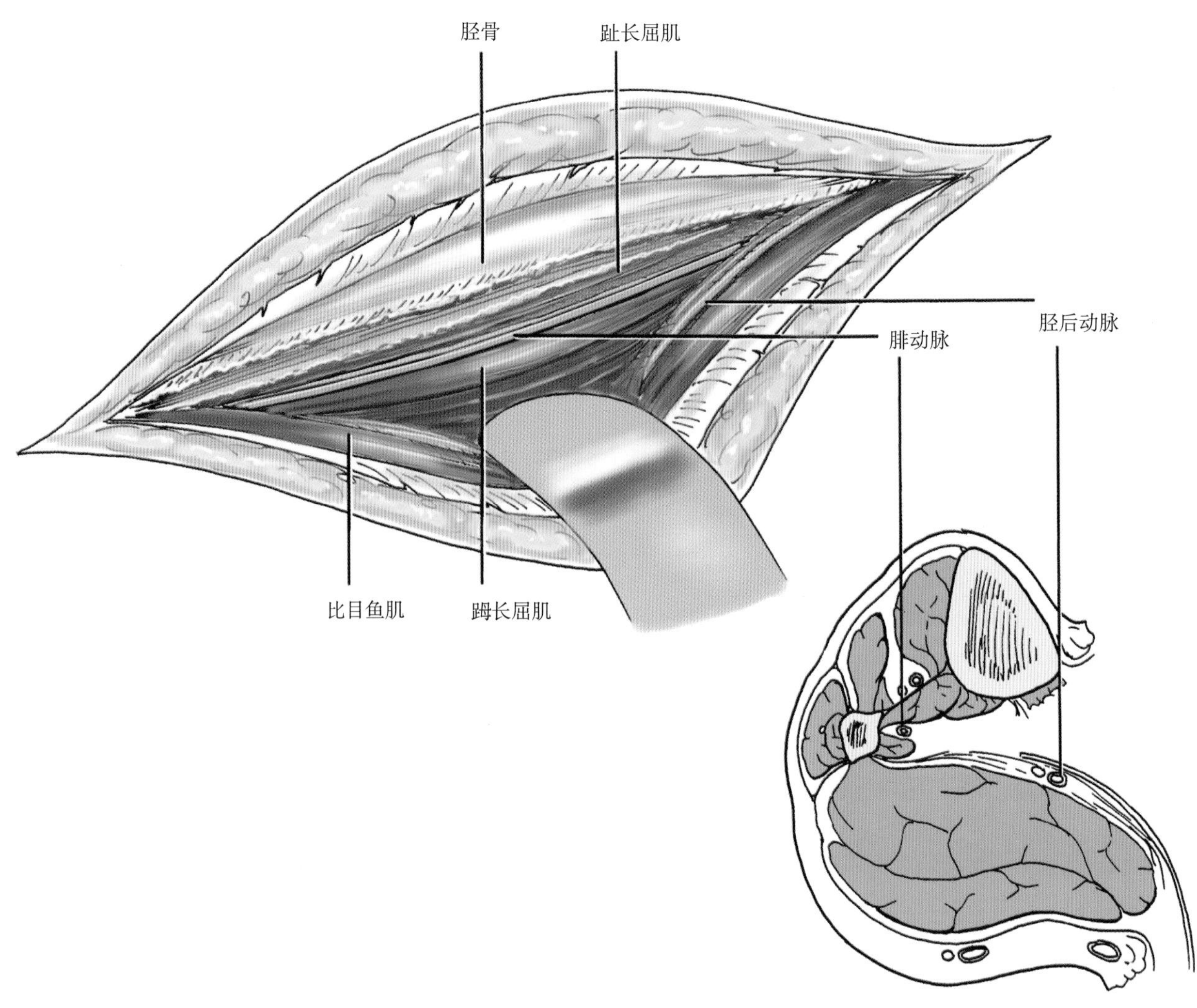

图 19-44 通过将比目鱼肌和胫骨后血管神经一同向后牵拉，显露出位于踇长屈肌前的腓动脉

2. 外侧切口显露腓动脉

该方法最方便的是使用腓骨切除术，它允许在小腿近端和远端广泛显示腓动脉。虽然有外侧入路而不切除腓骨的报道 [18]，但腓动脉在小腿近端 2/3 的显露会受到限制。下面将讨论腓骨切除显露的方法。

患者取仰卧位，腿内旋，膝关节屈曲 60°。在小腿外侧腓骨上方做一个切口，以吻合区域为中心，延伸 10～15cm。继续切开皮下组织和深筋膜。在切口近端寻找腓总神经，并予以仔细保护。在切口近端，它缠绕在腓骨颈部（图 19-45）。然后直接分离腓骨上的所有肌肉附着，如上所述（图 19-46）。一些学者主张采用骨膜下剥离术 [19]，而不是简单的剥离肌肉纤维。在腓骨内侧表面进行剥离时应非常小心，因为腓血管离得很近，因此容易受伤。在清除足够的腓骨周围附着后，将骨切除并从其骨床取出。Veith 等 [20] 建议在腓骨的预定分割线钻孔以便使用肋骨剪将骨头进行切除。腓血管位于腓骨床深处（图 19-47）。

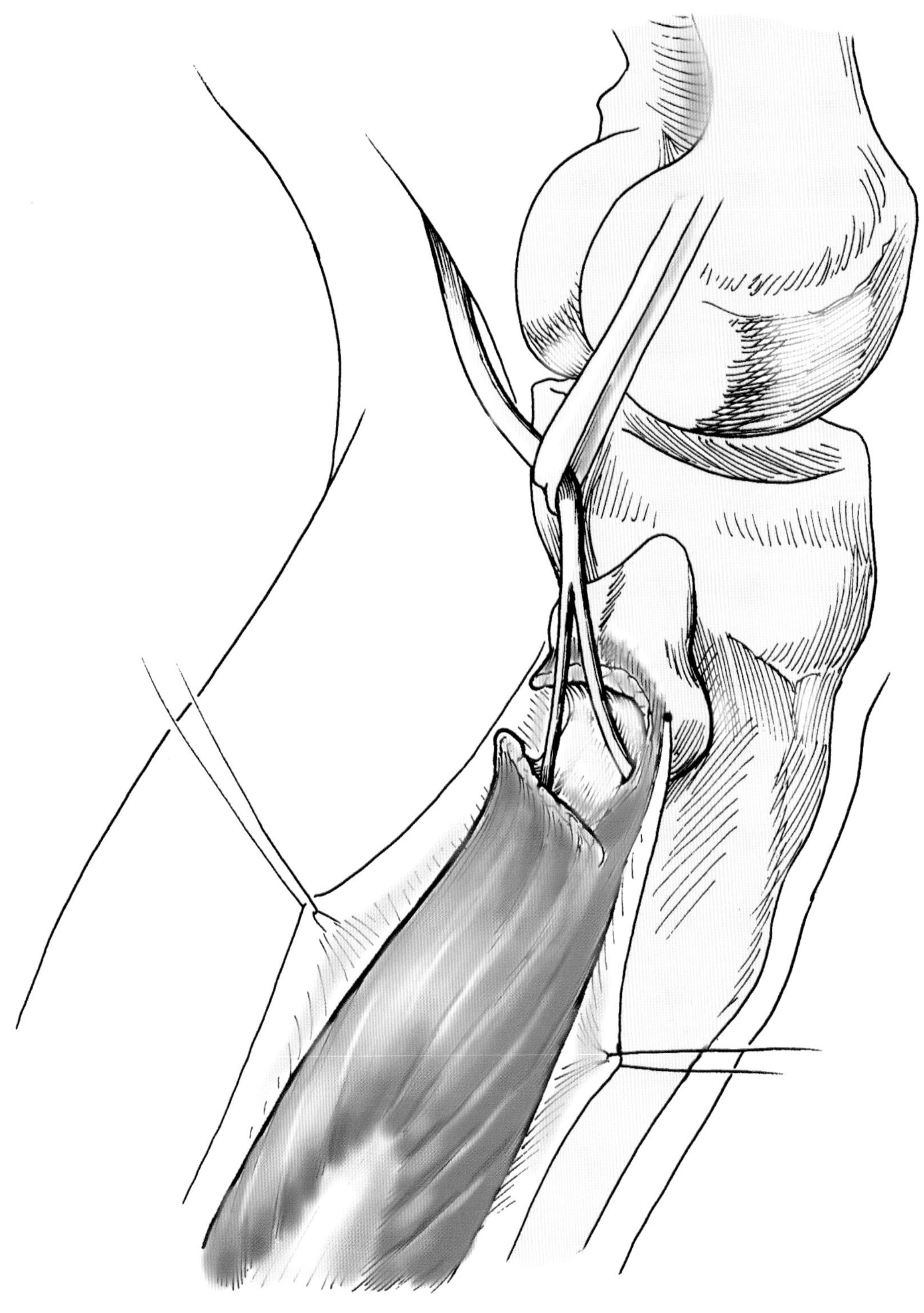

图 19-45　分离腓神经，为腓动脉外侧入路做准备

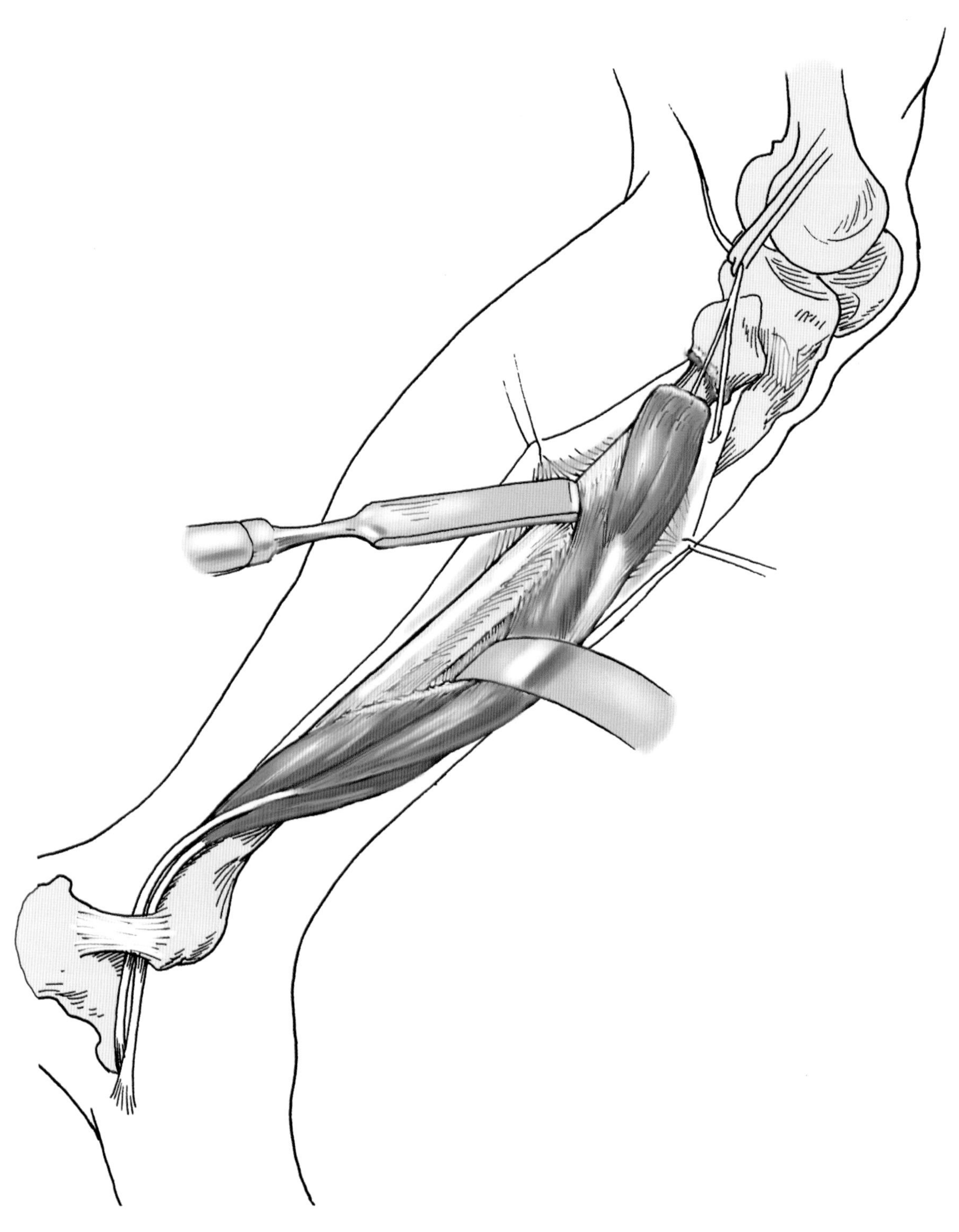

图 19-46 腓骨肌肉被抬高，显露腓骨进行切除

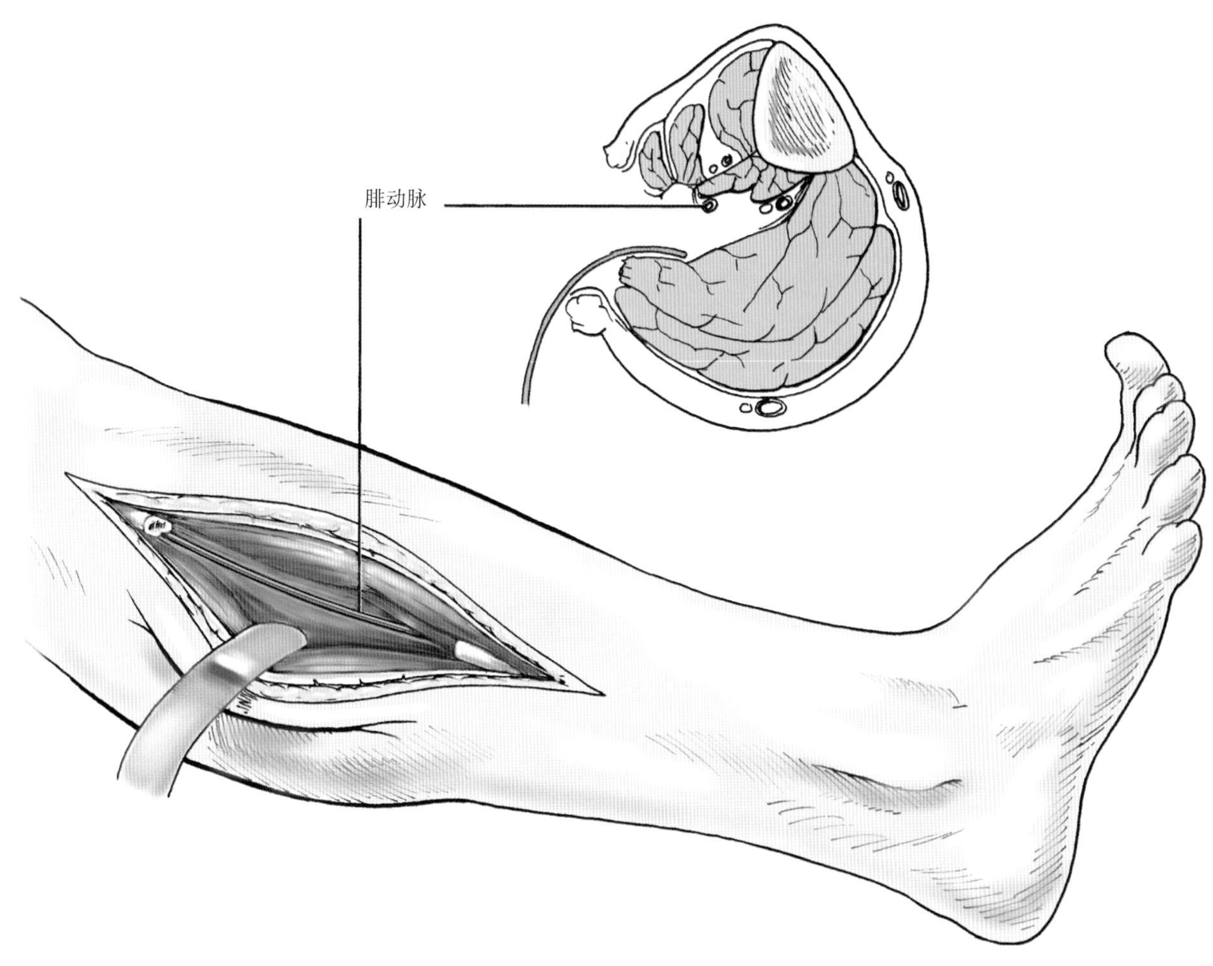

图 19-47　腓骨近端动脉位于腓骨床深部

3. 后入路显露远端腓动脉

如上所述，少数周围血管疾病的患者有局限于膝下血管的闭塞性病变，保留了腘动脉水平的血流。在极少数情况下，腓远端动脉可能是唯一剩余的供应踝部和足部的流出道血管[21]。内侧入路显露远端腓动脉会由于小腿远端胫骨而受阻。后路入路是可行的，因为它更直接，伤口并发症也较少[10]。腘动脉 – 腓动脉旁路术可采用小隐静脉；腘动脉和小隐静脉的显露如上所述。

患者取俯卧位，整条腿和大腿做术前消毒准备并铺巾。在小隐静脉上直接做一个直切口；我们通常利用静脉标记进行精确定位。如上所述，静脉开始于外踝后方，沿跟腱外侧走行，并向腘窝中线内侧上行。

切口位于小腿远端 1/3 处，沿跟骨肌腱外侧，打开小腿筋膜，深入切口（图 19-48）。向内侧牵拉跟腱和向外牵拉踇长屈肌来显露腓动脉。腓动脉位于腓骨内侧，后者是一个很好的标志[10]。在腓动脉分为穿支和交通支之前，可游离其远端部分。

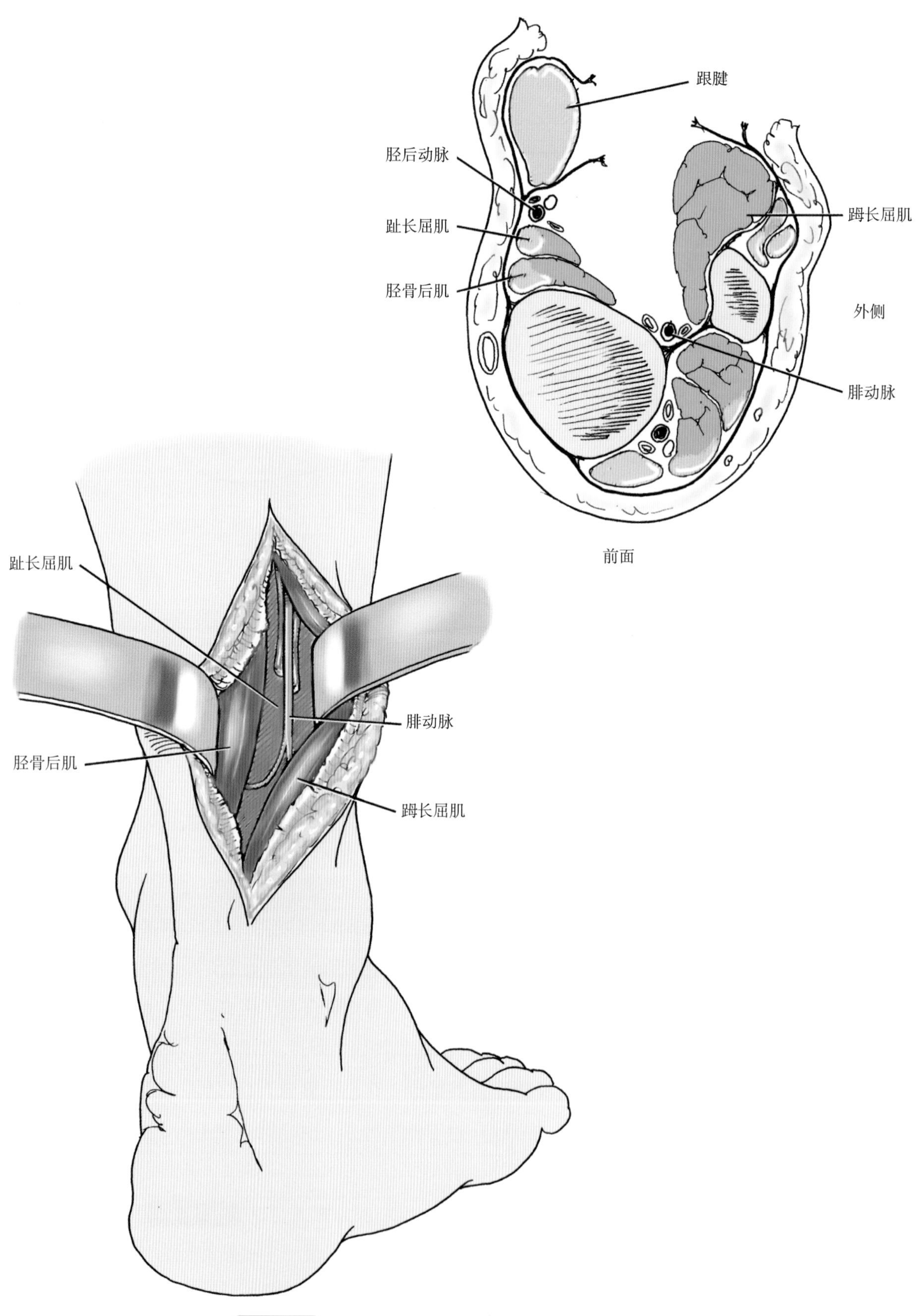

图 19-48 腓动脉可向其远端显露直至踝关节以上的分支处

图中跟腱位于左侧牵开器下方（右腿横切面，尾侧视图）

三、踝部及足部动脉的显露

（一）踝部胫后动脉的显露

踝关节和足部水平的大隐静脉搭桥与近端膝下动脉搭桥的通畅率相似[22, 23]。胫后动脉位于踝关节的浅表位置，这很大程度简化了显露过程，使其成为旁路术非常有吸引力的选择（图 19-49）。

患者取仰卧位，外旋小腿，膝关节处弯曲 60°。整条腿，腹股沟和足部消毒铺巾准备。在胫骨远端后侧约 1cm 处做一个直切口，绕内踝弯曲至足部。切开屈肌支持带，显露位于趾长屈肌和踇长屈肌肌腱之间沟内的神经血管束（图 19-38）。胫后动脉位于胫神经的前面。将趾长屈肌腱游离和向前牵拉可以帮助分离胫后动脉。

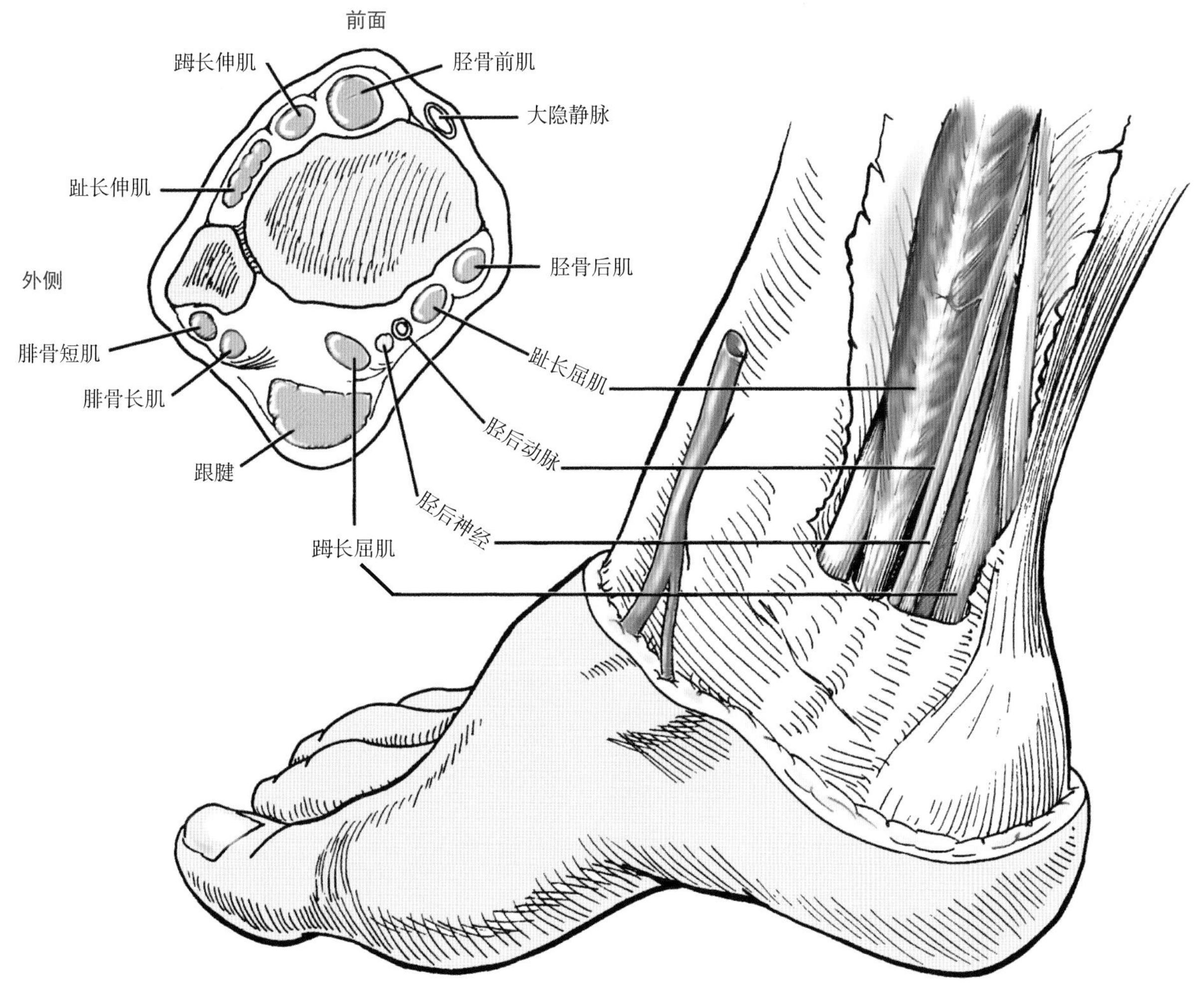

图 19-49　胫后动脉位于踝关节小腿筋膜深处，便于远端搭桥（右腿横切面，尾侧视图）

（二）足底内侧动脉及足底外侧动脉的显露

即使是在坏疽患者中，胫后动脉远端分支的旁路手术仍具有良好的通畅率和长期救肢疗效[24、25]。足底内侧、外侧动脉可显露于内踝水平以下。尽管任何一支都可用于旁路，但足底外侧动脉通常是两者中较粗的。

腿的位置如图所示，膝关节外旋，脚掌放在外踝后面的软垫上，以拓宽内踝和跟骨之间的空间[24]。从内踝和跟腱中间开始，沿足弓纵向延伸 4～5cm[20] 图 19-50。

分离屈肌支持带以显露胫后动脉。当动脉向远端延伸时，分支动脉就会出现在踇外展肌的上缘[24]。沿足底外侧动脉方向切开踇外展肌可显露足底动脉分支 图 19-51。

（三）足背动脉的显露

如前所述，大隐静脉转流至踝关节和足部动脉段的通畅率与转流至更近端小腿动脉的通畅率相似[4, 5, 24]。足背动脉很容易到达，这为近端动脉不适合搭桥时提供了一个很好的选择。

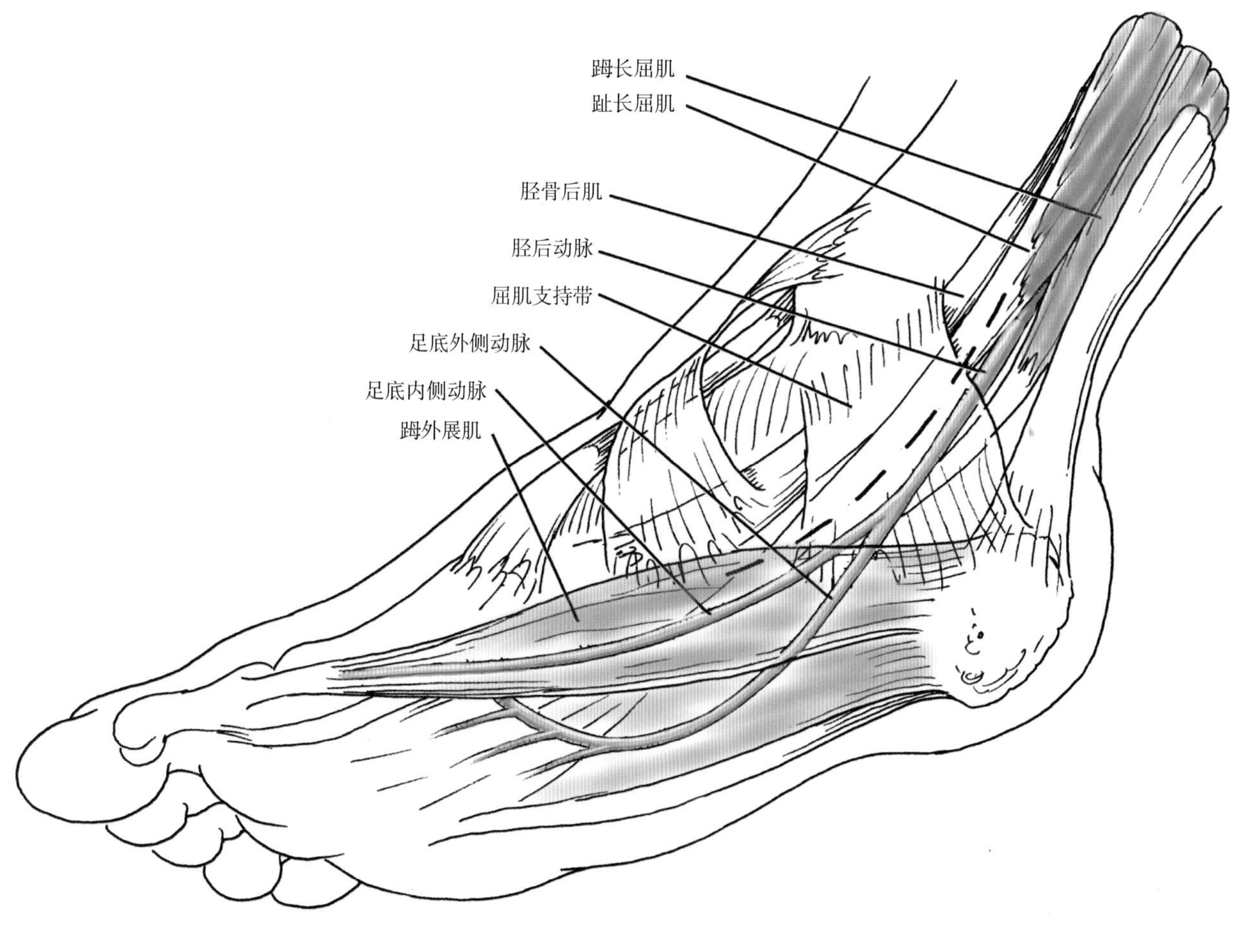

图 19-50 显露胫后动脉分支的切口

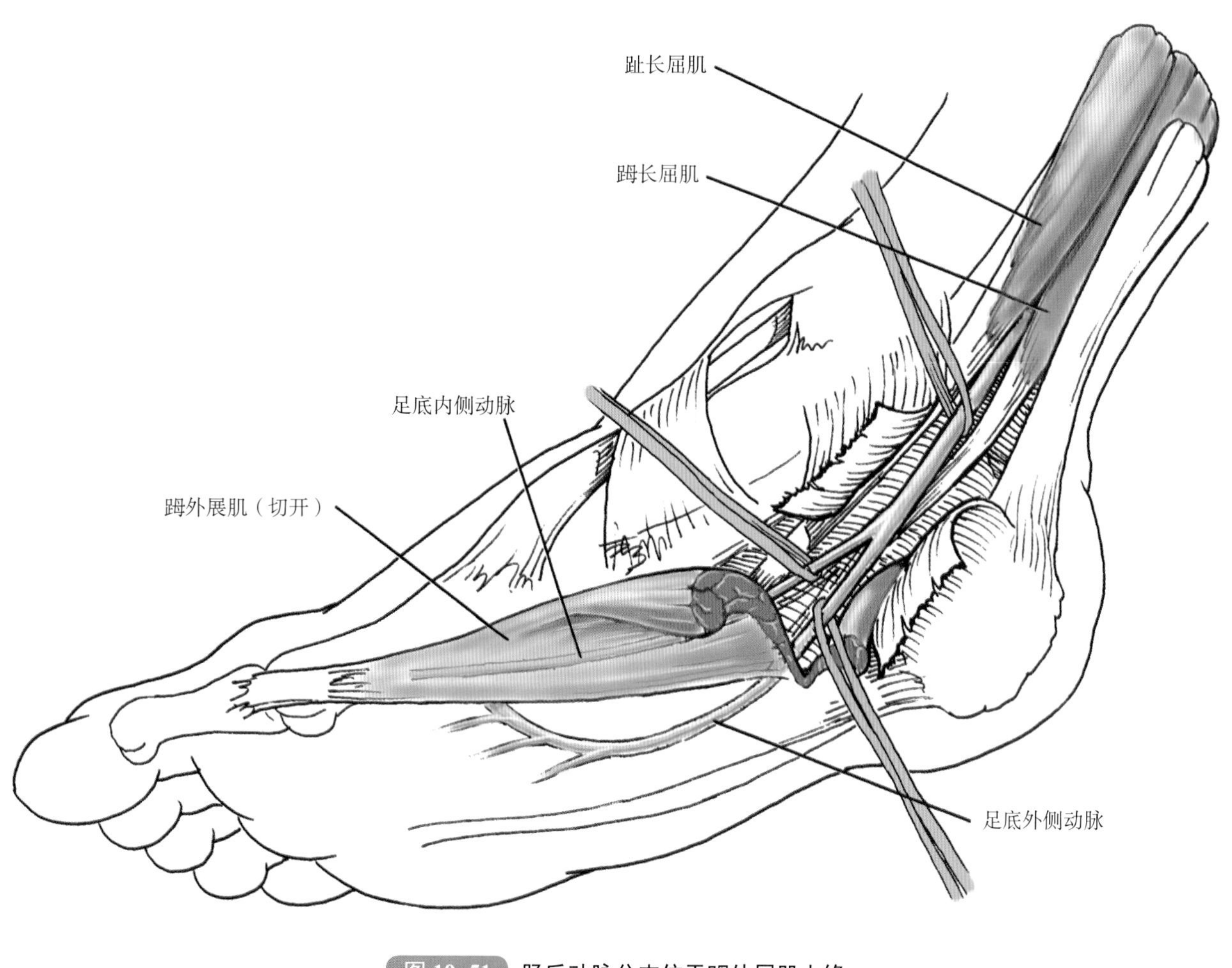

图 19-51　胫后动脉分支位于踇外展肌上缘

患者取仰卧位，腿部、足部和腹股沟消毒铺巾准备。在第一和第二跖骨中间的足背动脉走行的足背外侧处做一个直切口。这样可以在皮肤切口无法愈合时形成一个狭窄的皮瓣覆盖吻合口。辨认腓浅神经的背支并向外侧牵开。切开深筋膜后，将踇长伸肌和短伸肌分开，显露神经血管束 图 19-52 。足背动脉位于腓神经深支的外侧。游离动脉应控制跗内侧和外侧动脉分支，并保持两者的完整。

（四）小腿筋膜切开术

腿的 4 个间隔室由厚筋膜分隔而成，即前间隔室、外侧间隔室、后侧浅间隔室和后侧深间隔室 图 19-3 。前间隔室和外侧间隔室由前肌间隔分隔。前间隔室和后间隔室由连接胫骨和腓骨的骨间膜分隔。后侧深、浅间隔室由横间隔分隔。

小腿筋膜的非顺行性及其在膝关节和踝关节的紧密附着使封闭的室间空间容易在腿部受伤后蓄积压力。骨折、严重压迫或长期缺血等创伤可导致间隔室水肿，增加组织压力。当压力超过淋巴管和静脉关闭压力时，任何从腿部流出的体液都会被阻塞，压力会迅速上升。这种筋膜间隔室综合征如果不能及时借由筋膜切开术缓解，可导致不可逆的神经肌肉损伤。四间隔室的筋膜切开术通常分别在小腿内侧和外侧切口进行 图 19-53 。或者，所有腔室都可以通过一个外侧切口同时减压 图 19-54 。

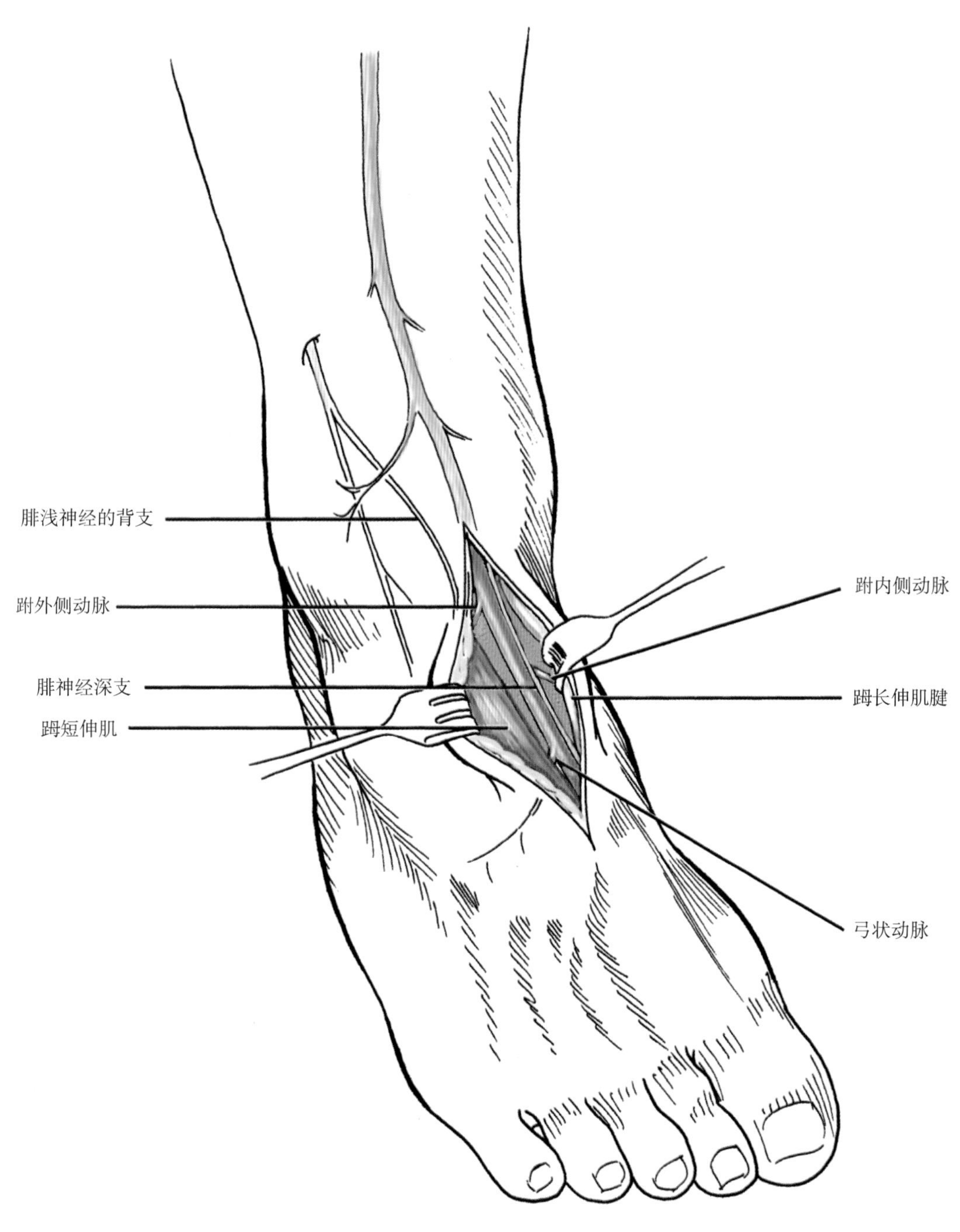

图 19-52 在䠀长伸肌腱和䠀短伸肌之间显露足背动脉

1. 两切口小腿筋膜切开术

患者仰卧，膝关节充分伸展。通过内侧和外侧切口行四间隔室筋膜切开术（图 19-53）。外侧切口位于肌肉间隔上，约在胫骨和腓骨中间。切口应延长足够的长度，以实现所有受影响的肌肉组织的完全减压，通常从小腿上部到踝关节。为了避免损伤缠绕在腓骨头的腓总神经，皮肤切口近端应在腓骨头下方 4～5cm 处结束。将皮瓣向前和向后牵开，分别显露覆盖在前间隔室和外侧间隔室上的筋膜。然后通过单独、平行的筋膜切口对每个间隔室腔进行减压。为了确保两个间隔室都已减压，应探查确认分隔这两个间隔室的肌间隔。

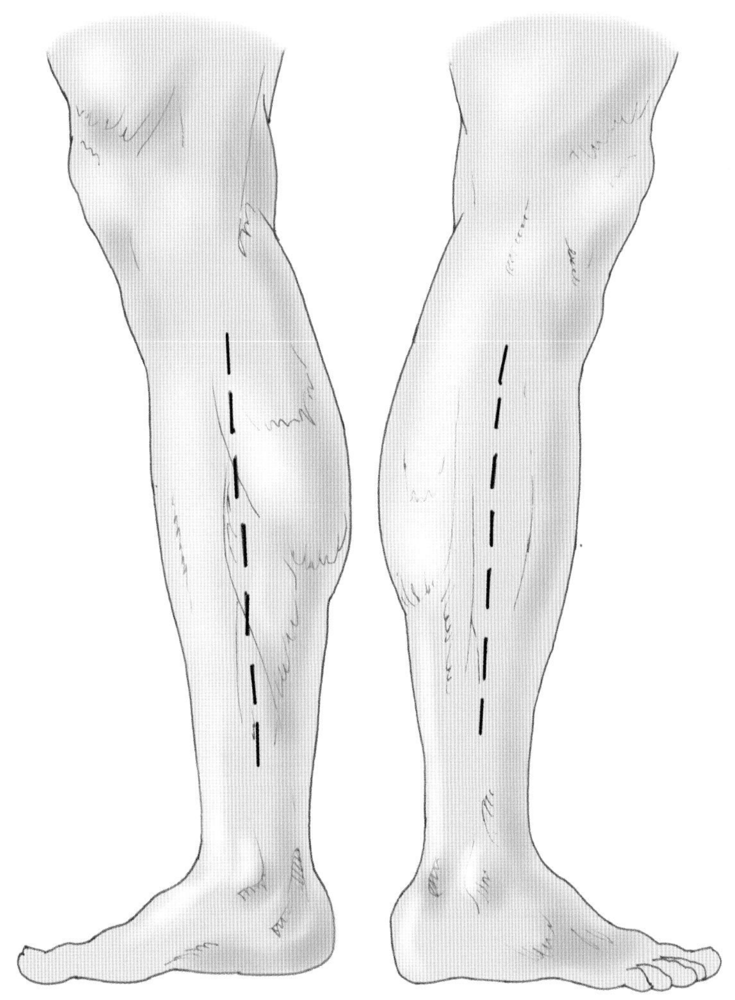

图 19-53 四间隔室筋膜切开术可以通过单独的腿内侧和外侧切口进行

内侧切口位于胫骨后内侧缘约 2cm 处，注意避开皮下组织中的大隐静脉和隐神经。通过切开覆盖在腓肠肌上的小腿筋膜来减压后侧浅间隔室。通过分离比目鱼肌在胫骨上的附着处进入后侧深间隔室。这将显露覆盖在后侧深间隔室肌肉的筋膜，将其纵向切开。

2. 单切口小腿筋膜减压术

所有 4 个筋膜间隔室的减压可以通过一个小腿外侧切口进行，其结果与两个切口技术相似[26]。尽管早期技术需要腓骨切除术，但大多数外科医生已不再进行腓骨切除[26-29]（图 19-54）。切口位于腓骨正上方，从腓骨头远端 4～7cm 延伸至外踝。全层皮瓣应前后抬高，将皮肤和皮下组织、浅筋膜分开。如上所述，在切口的前部，通过与伤口的平行的筋膜切口释放前间隔室和外侧间隔室。在切口的后部，通过纵向筋膜切口释放后侧浅间隔室。为了给后侧深间隔室减压，应在后侧浅间隔室和外侧腔室之间建立一个空间，方法是将腓骨肌向前牵开，将腓肠肌和比目鱼肌向后牵开。应在骨膜下层面分离踇长屈肌的腓骨附着，注意识别并向后牵开腓血管。在腓骨后方继续分离会显露分隔深、浅间隔室的隔膜，将其纵向切开。

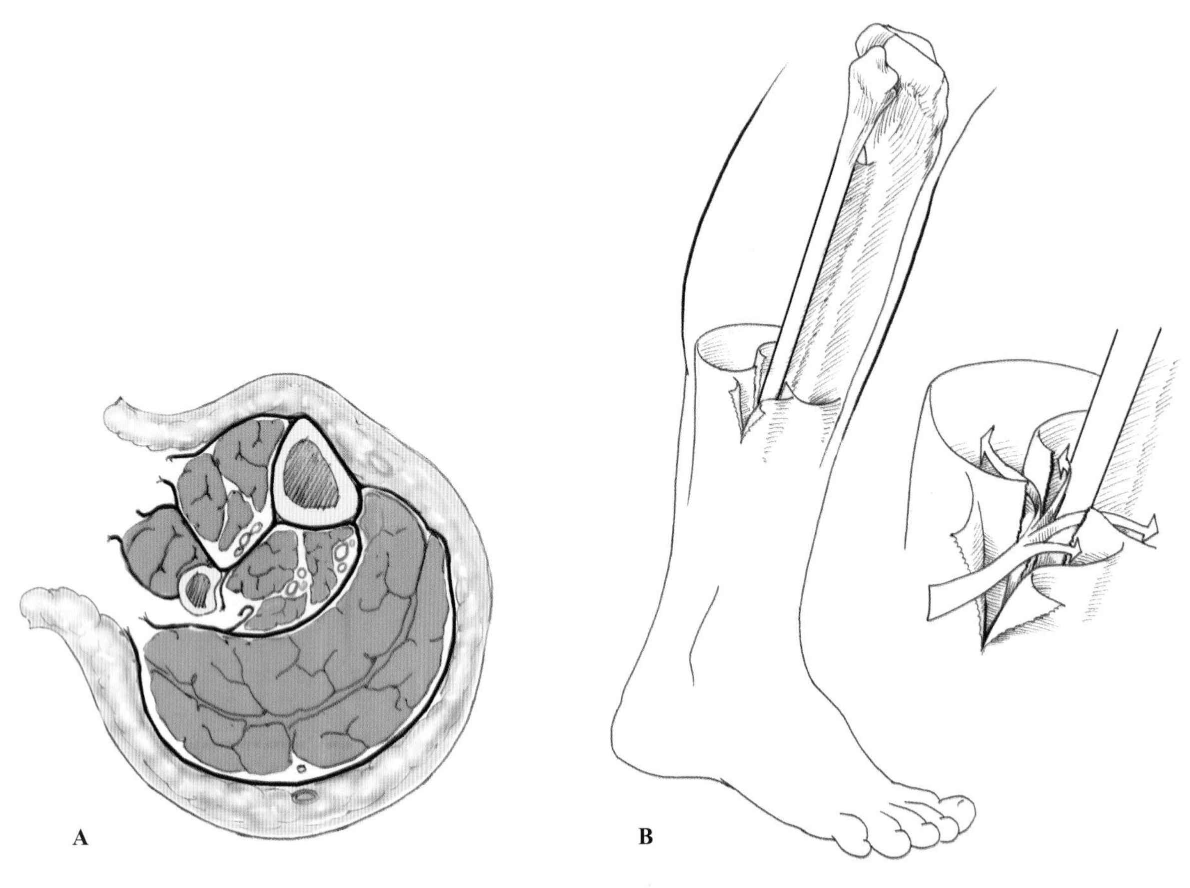

图 19-54 每个间隔室的间隔均与腓骨相连，可以通过腓骨切除术进行所有间隔室减压
A. 尾部视图的更断面；B. 侧面

（五）足部筋膜切开术

虽然有些争议，但普遍认为足部有 9 个肌筋膜间隔室[30-32]。3 个间隔室贯穿整个足部，即内侧、外侧和浅表间隔室。前足有 5 个间隔室，包括 4 块骨间肌和内收肌。第九或跟骨间隔室局限于足跟。内侧间隔室包含踇屈肌和踇外展肌。外侧间隔室包含小趾外展肌和小趾屈肌。浅间隔室位于足的足底，包含趾长、短屈肌肌腱及 4 条蚓状肌。跟骨间隔室包含跖方肌和一些神经血管结构，如胫后神经、动脉和静脉，足底外侧神经、动脉、静脉，足底内侧神经[30]。

孤立性的足部筋膜间隔室综合征是罕见的，通常由足部的严重损伤引起，如挤压伤、Lisfranc 骨折脱位和跟骨骨折[31]。如果足部筋膜间隔室综合征未经治疗，可能导致神经损伤和足内部的肌肉坏死，从而导致感觉神经病变和缺血性足挛缩[30、31]。

足部筋膜切开术通过 3 个切口进行。内侧切口位于足后侧，距足跟后方 4cm，距足底面约 3cm，向远端延伸 6cm（图 19-55）。内侧、中央浅、中央深和外侧间隔室可以通过这个切口释放。两个背侧切口也被使用，一个在第二跖骨内侧，一个在第四跖骨外侧（图 19-56）。通过这些背侧切口，骨间和内收肌间隔室的压力被释放。

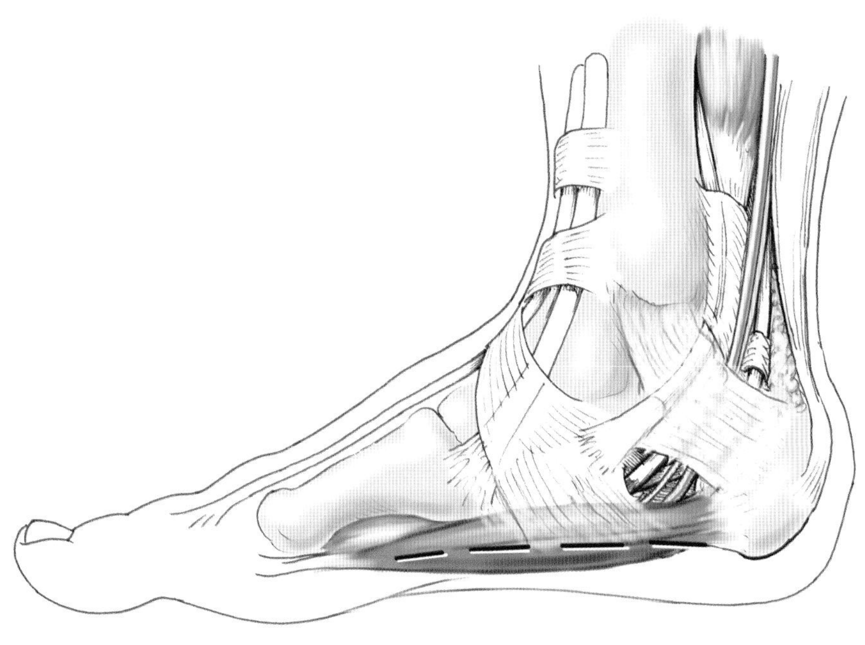

图 19-55　用于足筋膜切开术的内侧切口为 **6cm**，从足跟后侧 **4cm** 开始，在足底面上方 **3cm** 处进行

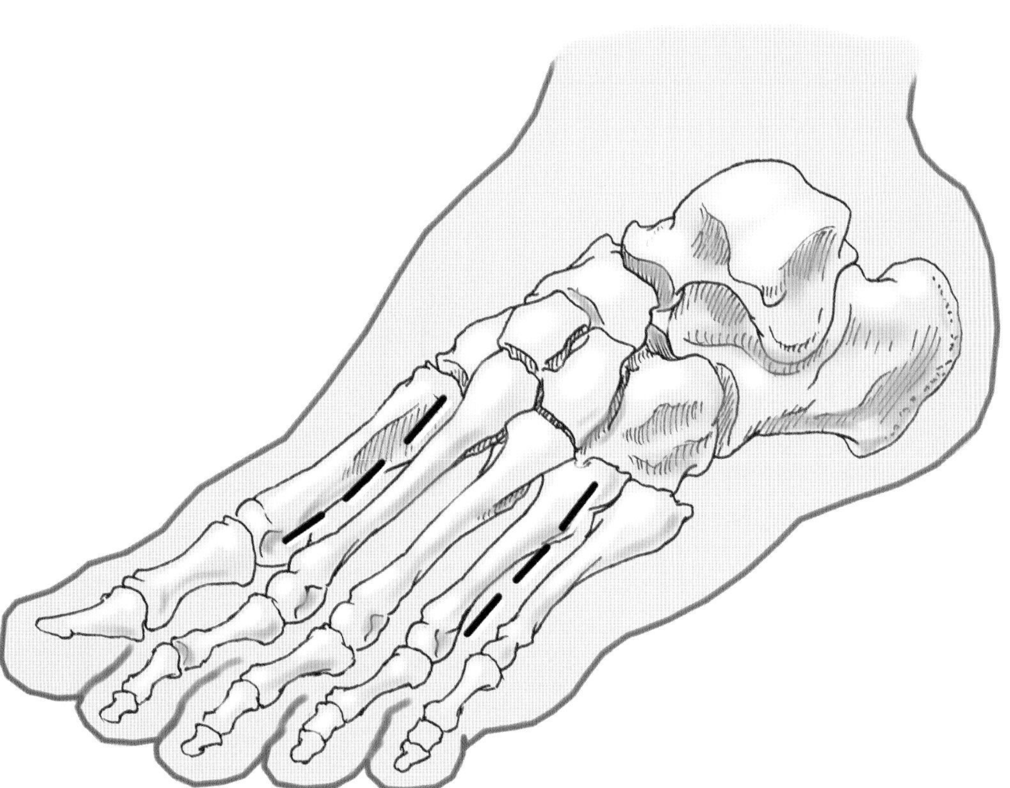

图 19-56　骨间和内收肌间隔室通过两个背侧切口减压，一个位于第二跖骨内侧，一个位于第四跖骨外侧

第六篇
血管改变

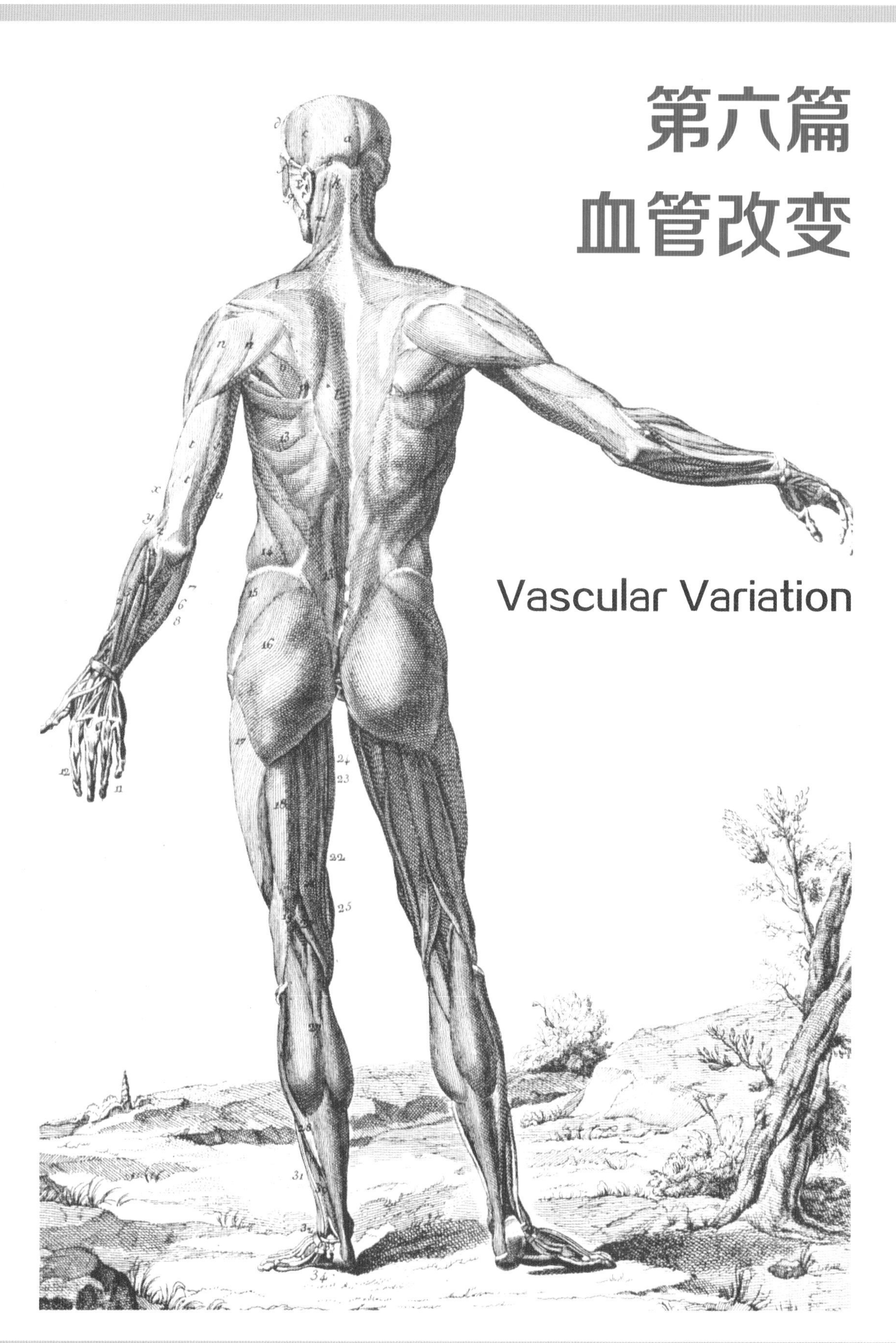

Vascular Variation

第20章 血管的解剖变异

Anatomic Variation of the Blood Vessels

血管解剖变异

我们要认识到，在临床工作中仅有50%～70%的患者符合标准的心血管解剖模式，对于某些血管，尤其是腹部脏器血管，常出现解剖学变异。多数变异可通过血管胚胎学加以解释。常见的变异包括血管的起源、数量、血管的走行、尺寸与形状等。变异的发生可简单如颈内动脉迂曲，亦可严重如某一血管的完全缺失。

定义血管解剖学变异的分类方法众多，不同的术语用以反映异化的程度和变异部分的功能改变。需牢记解剖学变异的广义分类方法中的术语，如"返祖"意味着某些解剖部位于胚胎发育中表现正常，但生长发育停滞，无法达到正常成熟水平。

胚胎学反应进化的程度，人体的解剖学变异经常类似于低等动物的模式。术语"变异"，意味着与通常解剖的典型模式存在差异，但差异较小；术语"异常"，则意味着与正常水平存在显著差异；术语"畸形与反常"则意味着一种功能障碍的模式，可能对人体造成危害，如导致血供的紊乱或影响临近脏器的结构和功能，畸形越重症状表现越突出。即使良性的解剖学变异仍存在一定风险，如在外科手术中可能会无意间损伤变异的闭孔动脉。

介于简单与复杂之间，血管变异类型不计其数。所幸对于临床工作者来说，95%～98%的血管变异模式可归纳为两类或三类。基于从简观点，下面我们将重点介绍人体大血管与临床重要血管解剖学变异，并同时简要介绍某些罕见类型。

（一）胸主动脉

1. 主动脉弓

主动脉弓解剖异常很少见，通常是在胚胎第7周由成对主动脉弓的非典型退化所导致 图20-1。此类变异常无症状或偶然发现。例如，主动脉环通常完全无症状，但可引起新生儿吞咽困难和呼吸困难。

Stewart等将主动脉弓部畸形分为四大类共24型。此分型方法看似复杂，但依据第四对主动脉弓退化部分的变异，易于进行逻辑分类 图20-2。通常情况下胚胎期右侧第四弓远端部分退化演变为头臂干，左颈总动脉与左锁骨下动脉源自左侧弓 图20-2A。右侧颈总与右锁骨下动脉间的右弓部异常退

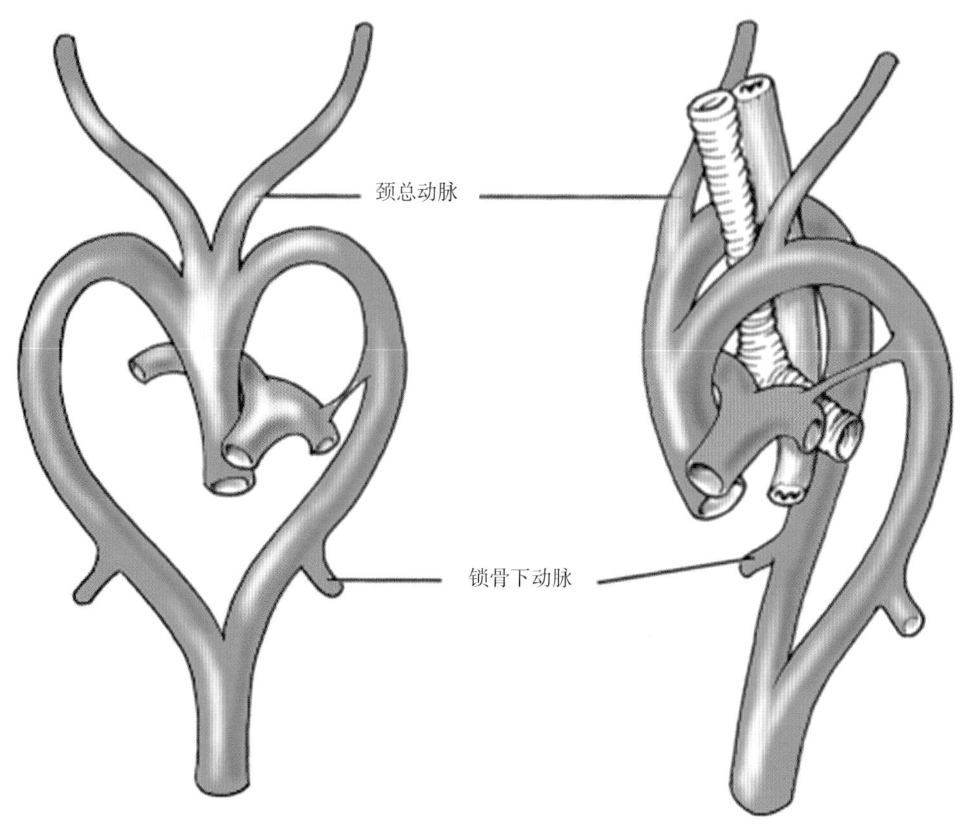

图 20-1 主动脉弓异常通常是由于在胚胎第 7 周时，主动脉弓正常退化受到干扰所致

化（图 20-2B）导致迷走右侧锁骨下动脉畸形开口于主动脉弓，成为弓部第 4 个分支。而此血管常走行于食管后，导致食管受压与吞咽困难（食管受压性吞咽困难）。

胚胎期左侧主动脉弓异常退化会导致右侧主动脉弓镜像畸形（图 20-2C），这时左颈总和左锁骨下之间主动脉弓退化异常会导致右侧动脉弓合并迷走左锁骨下动脉畸形（图 20-2D）。第四对弓的任何异常退化残余发育不良的血管或形成纤维带，可导致围绕气管、食管表面血管环的产生。此外，第六弓和第四弓间的交通异常存留于一侧或两侧导致多种类型的右位主动脉弓合并动脉导管异常。其他某些弓部异常分支同样由于胚胎期弓部退化不良导致，但通常无显著影响，基本同正常左位主动脉弓。

2. 胸主动脉缩窄

动脉导管位置附近的胸主动脉段可出现先天性狭窄或缺如。这种狭窄又称缩窄，占常见心血管畸形的 6%～10%，发生概率为 0.1‰～0.6‰，缩窄以纤维束环、隔膜样或完全中断的形式出现。通常，缩窄出现于左锁骨下动脉远端，较少出现于主动脉弓部或主动脉远端（腹主动脉缩窄的讨论见后述）。

主动脉缩窄临床意义显著。是儿童罹患高血压的常见病因之一，此类患者多无明显症状，直至左心室超负荷工作出现心力衰竭，早期干预治疗可获痊愈。主动脉缩窄可根据缩窄长度，与动脉导管相对位置，导管是否未闭、左心室肥大程度及侧支循环状况加以分类（图 20-3）。

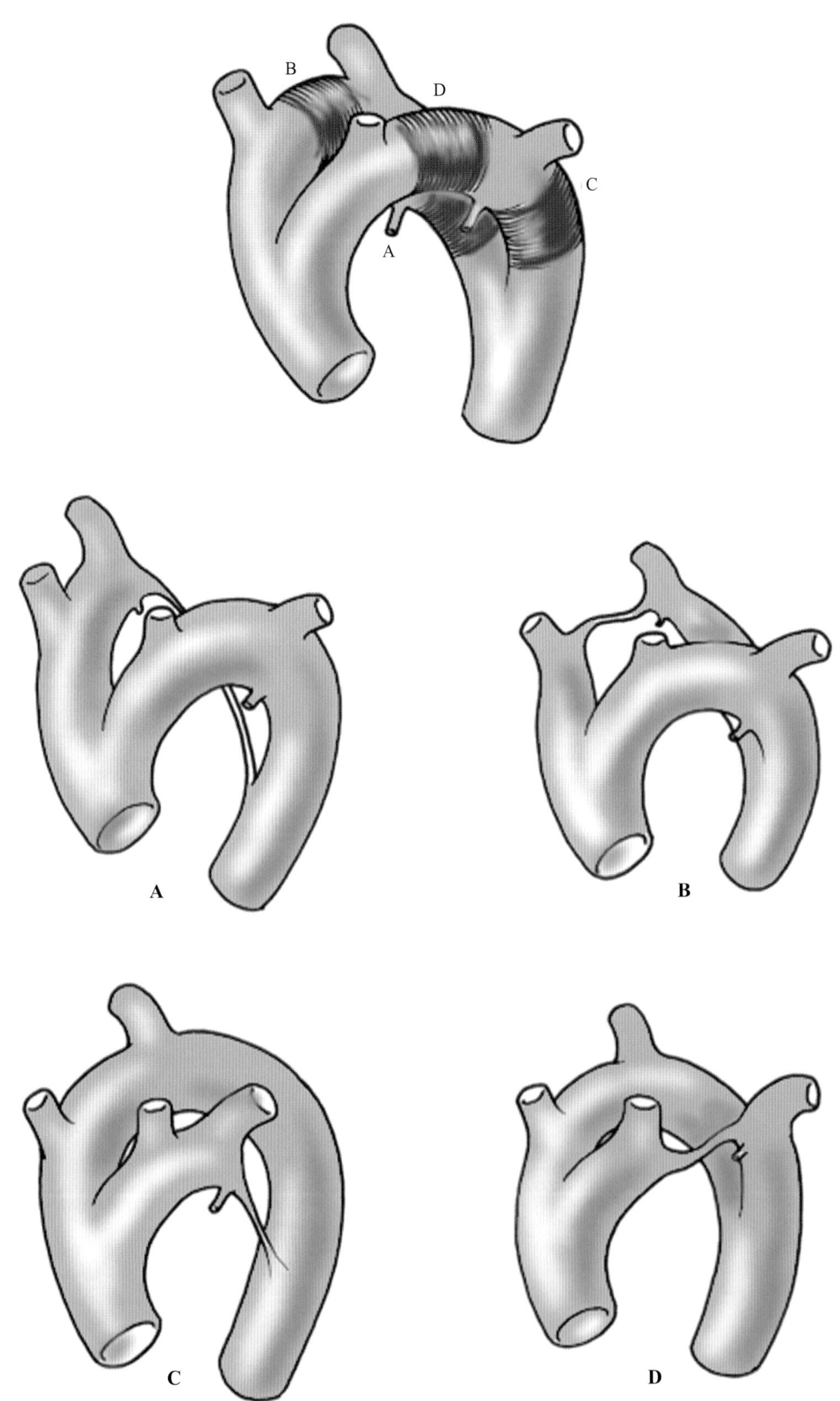

图 20-2 许多弓部畸形可通过观察分析主动脉弓以上 4 段的退化情况进行分类

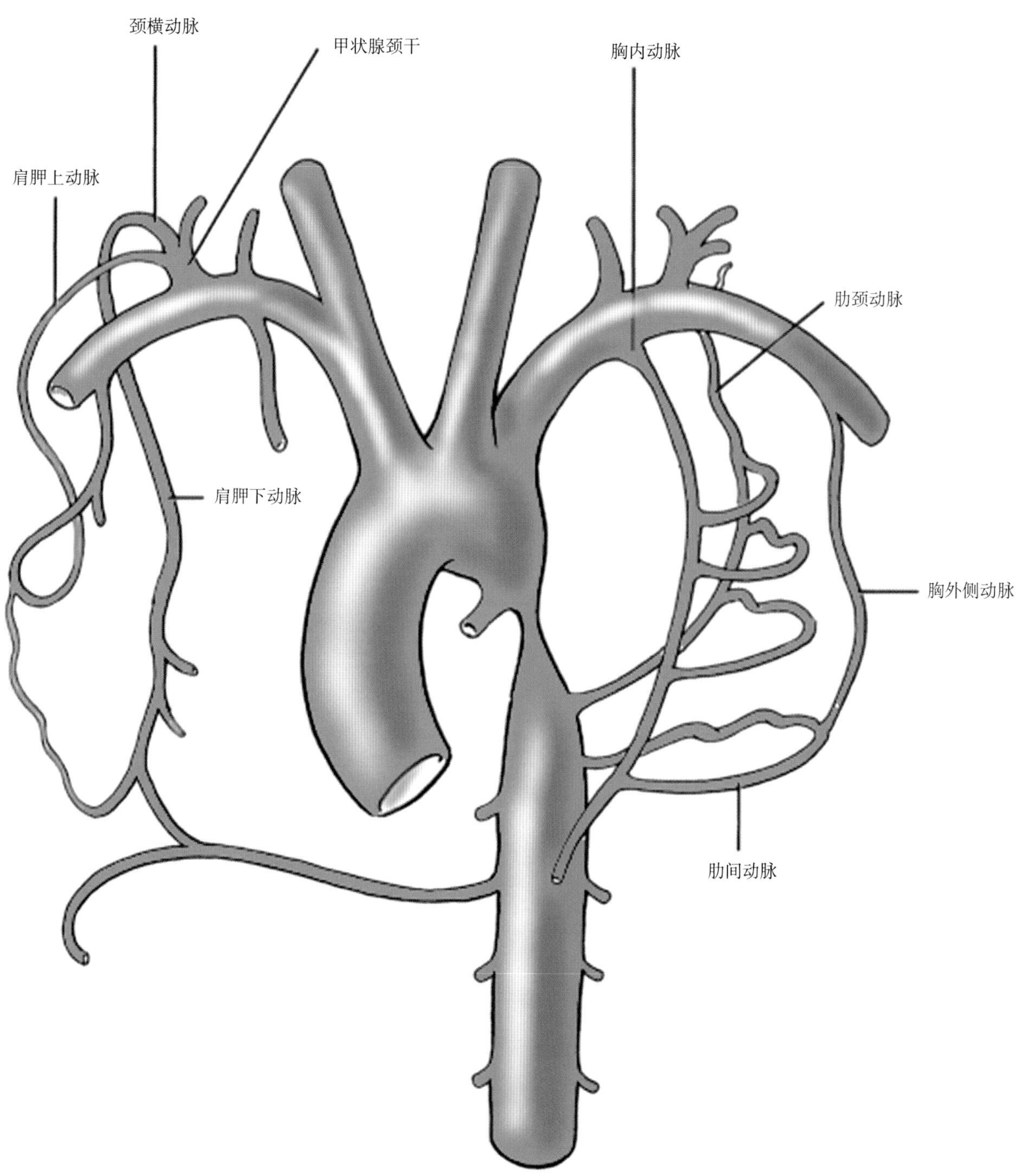

图 20-3 由于主动脉缩窄产生的压力阶差，导致肩胛骨与胸壁处侧支血管增粗

3. 主动脉弓的主要分支

弓部分支畸形可出现位置改变、距离改变、数量改变、走行异常或迂曲。此外，某些二级血管可能直接起源于主动脉弓部。

虽然，70%～80% 的人弓部分支正常，但报道显示，约 25% 的人口存在左颈总动脉起源于头臂干或与之共用同一主动脉开口 图 20-4 。这两种形式加上另一种情况（左椎动脉起源于弓部左颈总与左锁骨下动脉间，占 2.5%～5% 人群比例）占主动脉弓分支畸形的 95%～97%。其他畸形所占比例很小，如前述迷走右锁骨下动脉长合并其他血管畸形。

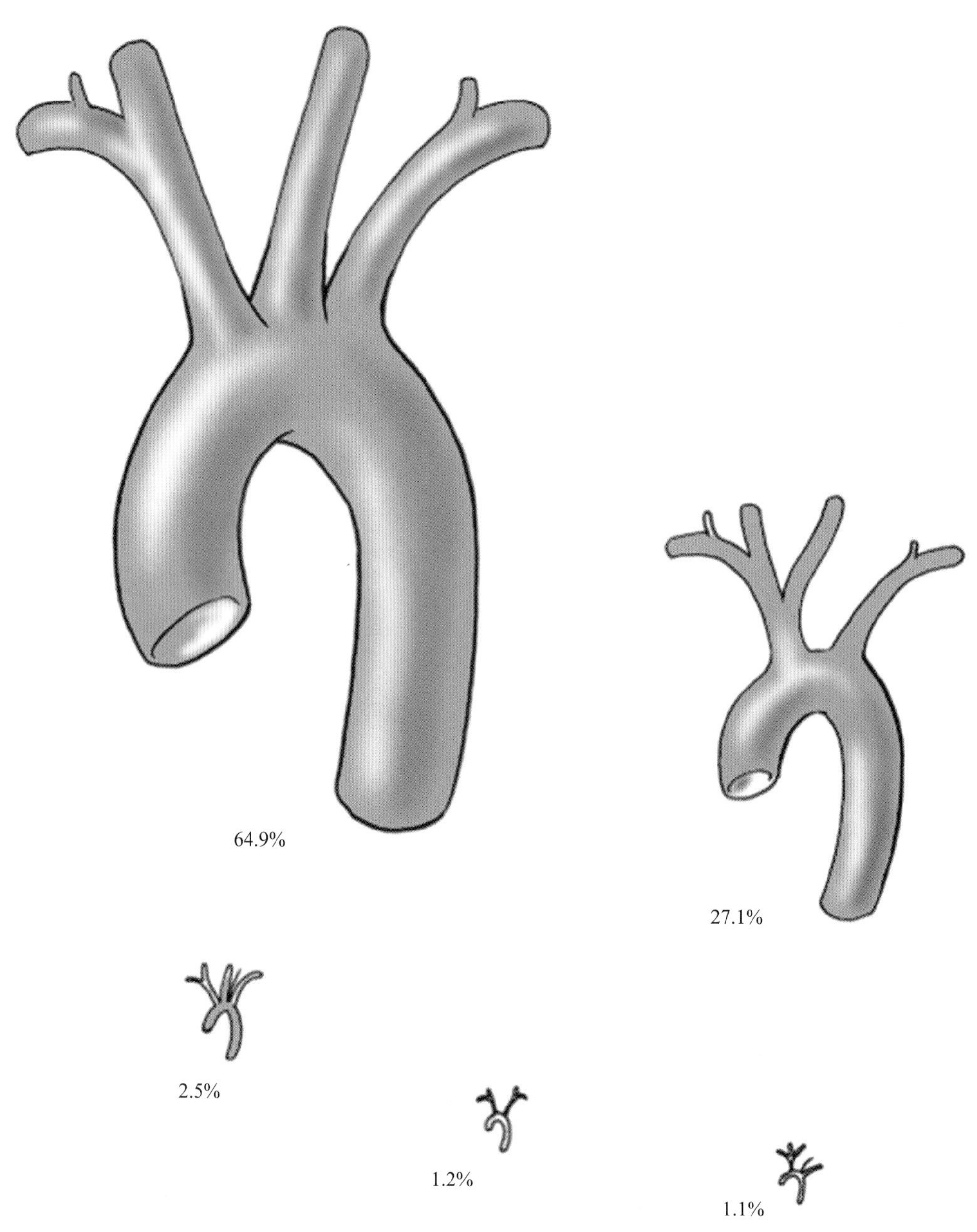

图 20-4 除了常见的主动脉弓型外，左颈总动脉起源于头臂干或与其共用同一主动脉开口几乎占全部主动脉弓部分支畸形的 **95%**

4. 头臂干

头臂动脉主要于右锁骨下与右颈总动脉分叉开口处出现变异。若分叉点位置较高，则头臂干长度可超过胸骨柄（12%）且靠内侧，因此为正中开 T_1 带来极大风险。较低的分叉位置意味着较长的锁骨下与颈总动脉。而在某些罕见病例中，右锁骨下与右颈总动脉直接起源于弓部而完全缺失头臂动脉（0.5%）。

5. 颈总动脉

除了上面讨论的血管变异之外，颈总动脉具有不同的分叉位置，偶有迂曲并可能造成其分支起源异常。变异分叉点位置通常较高，可能与舌骨同一水平，较少病例出现低位分叉点，如环状软骨平面。颈总动脉迂曲偶有发生，甚至形成颈部动脉环，某些颈外动脉分支可能直接起源于颈总动脉，包括甲状腺上、下动脉，甲状旁腺最下动脉和咽部升动脉等。罕见椎动脉起源自颈总动脉。

（二）头颈动脉

1. 颈外动脉

颈外动脉分支的数量和起源差异很大。颈外动脉可能发生单侧甚至双侧先天性缺失，其分支血管则发自对侧尚存颈外动脉或颈总动脉。

2. 颈内动脉

除少数颈内动脉直接起源自主动脉弓部外，约 0.1% 的人群可出现颈内动脉缺失。颈外动脉分支异常起源自颈内动脉的案例鲜有报道，颈内动脉亦可走行迂曲。

3. 锁骨下动脉

约 1% 的个体存在右侧锁骨下动脉异常。变异右锁骨下动脉可起源于自主动脉分支的任何部位，其颈部位置可高可低，并且相对于斜角肌的位置可以变化。右锁骨下动脉作为第一个主动脉弓分支的起源意味着头臂干缺失。而作为弓部第四分支出现（右锁骨下动脉迷走）则更为常见，走行于气管、食管之间或后方 图 20-5。根据头臂干分叉位置不同，右锁骨下动脉可走行在锁骨上方 4cm 处。有时，锁骨下动脉可伴行锁骨下静脉走行于前斜角肌前部（或与静脉共同位于斜角肌间隙中），或穿过中斜角肌，或者可能在中斜角肌和后斜角肌之间穿过。在极少数情况下，锁骨下动脉可在斜角肌的内侧缘直接分支形成桡动脉和尺动脉，而非移行为腋动脉。

4. 锁骨下动脉的分支

根据 Daseler 和 Anson 的统计，83% 正常人群中，椎动脉起源自锁骨下动脉后上方及甲状颈干近端 0.5～2cm 处。最常见的变异为椎动脉开口距甲状颈干＞ 2cm，更接近锁骨下动脉开口处 图 20-6。此外，椎动脉亦可直接起源于甲状颈干或肋颈干，左颈总动脉，甚至直接起源于胸主动脉。

椎动脉通常经 C_6 横突孔走行，约占总数的 88%。经 C_5 和 C_7 的占 7%，走行自 C_2 较为少见。

胸廓内动脉与椎动脉相似，正常走行约占总数的 79%。常见变异包括与甲状颈干动脉共干，或起源自肩胛上动脉、甲状腺下动脉、颈横动脉或与以上动脉交通。其在锁骨下动脉近端至远端的具体开口位置同样存在变异。

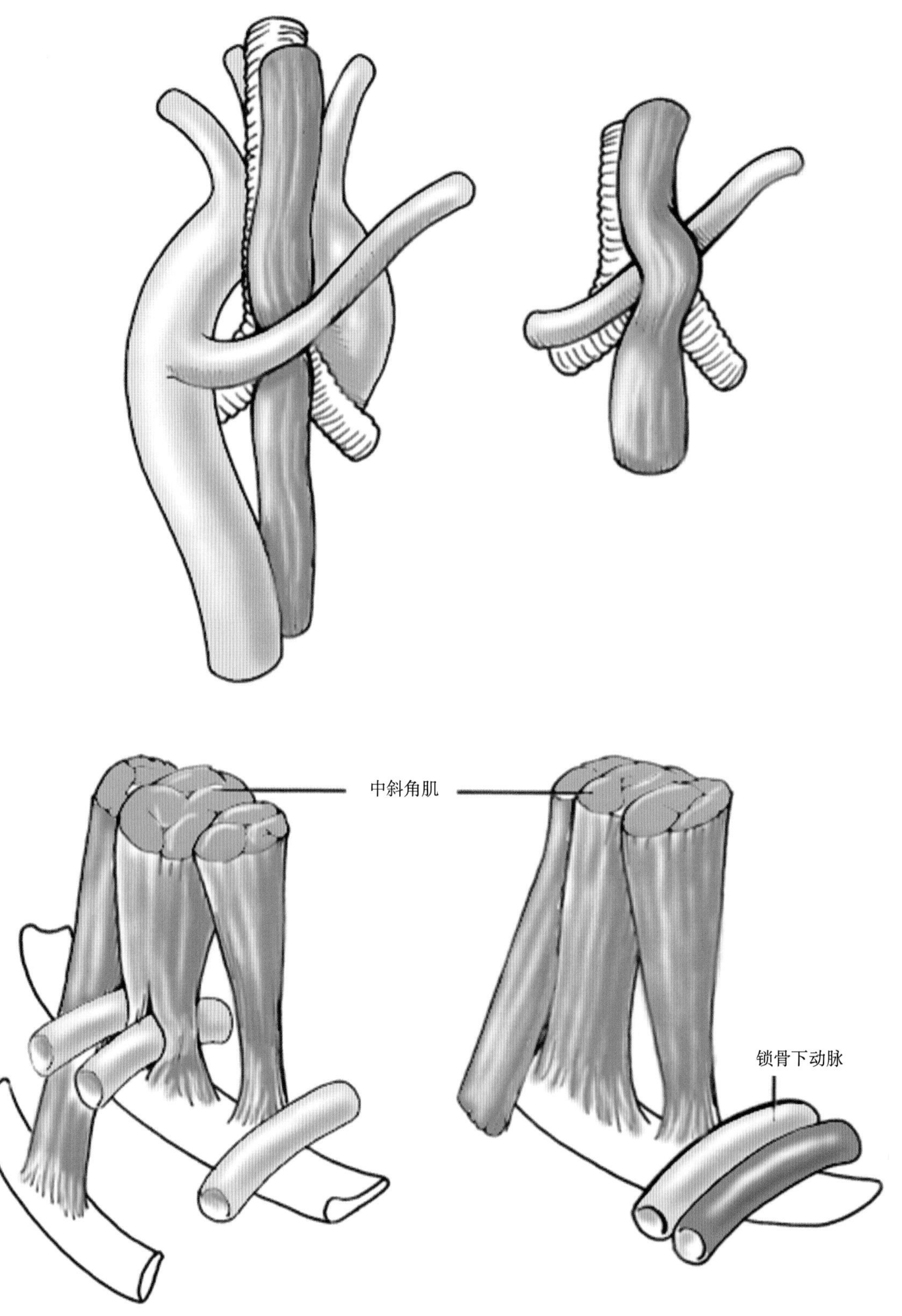

图 20-5 当右锁骨下动脉起源于弓部远端时，其走行于气管、食管之间或后方到达右侧（后面观），穿行斜角肌的锁骨下动脉走行多有变异

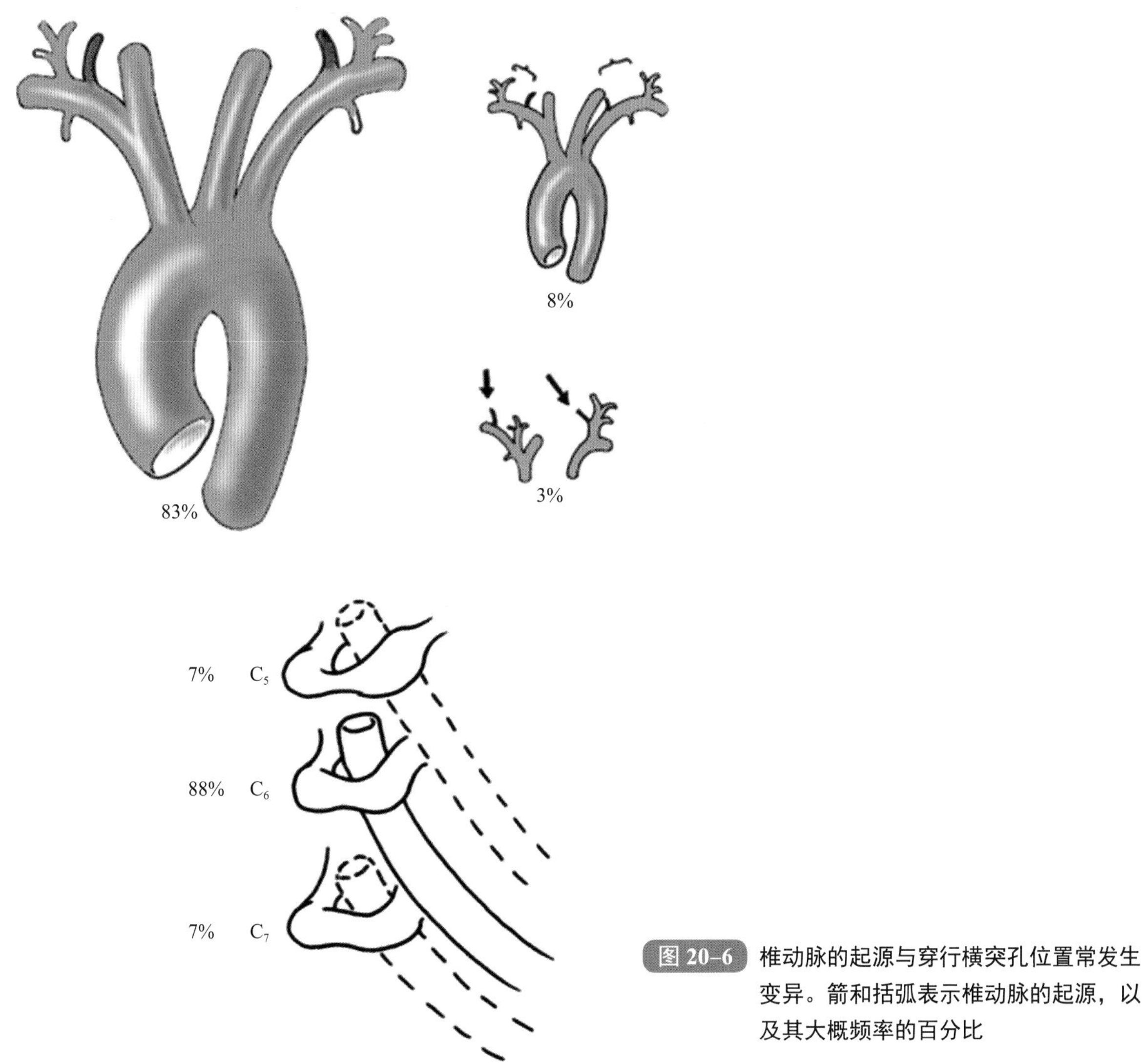

图 20-6　椎动脉的起源与穿行横突孔位置常发生变异。箭和括弧表示椎动脉的起源，以及其大概频率的百分比

甲状颈干和肋颈干的起源与分支较易发生变异，正常情况仅占总人口数的不到 50%。

（三）上肢动脉

1. 腋动脉

腋动脉的主干位置比较固定。较明显变异为高位形成尺、桡分支和背阔肌覆盖于血管主干第 3 段。而相对主干，腋动脉分支则较易发生变异，根据 Hitzrot 报道，正常分支走行仅占 20%～47%。

2. 肱动脉

肱动脉变异发生率为 20%～25%。这些变异常见为近端 1/3 处分支血管位置偏高。在这些变异中，2/3 为单侧畸形，剩余 1/3 为双侧畸形，患者其两侧畸形亦不相同。**图 20-7** 显示了五种不同的肱动脉分叉的分出模式：①桡动脉、尺骨间总动脉；②尺动脉、桡骨间总动脉；③骨间总动脉或永存中动脉和尺桡干；④桡动脉、尺动脉与骨间总干；⑤正常肱动脉伴行一条细长的畸形分支，走行于正中神经表面终止于肱二头肌。其余肱动脉的深支、浅支和尺骨下侧支常无明显变异。

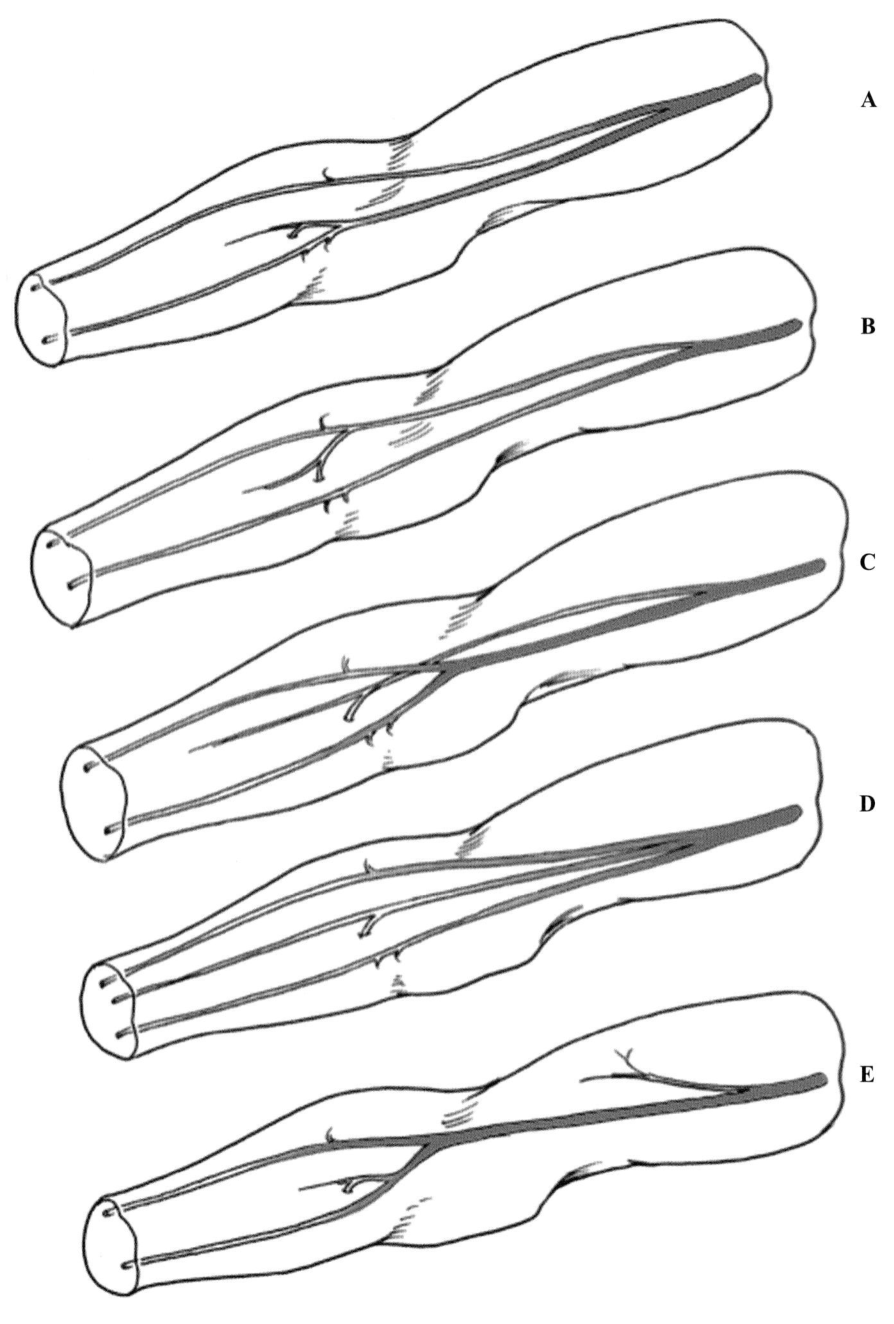

图 20-7 肱动脉高位分支变异

A. 桡动脉、尺骨间总动脉；B. 尺动脉、桡骨间总动脉；C. 骨间总动脉或永存正中动脉以及尺桡干；D. 桡动脉、尺动脉与骨间总干；E. 正常肱动脉伴行一条细长的畸形动脉，走行于正中神经表面终止于肱二头肌

3. 前臂动脉

如前所述，桡动脉和尺动脉发出位置可能较高。在这种情况下，前臂动脉常比正常位置更为表浅，通常位于深筋膜下甚至皮下，永存正中动脉可能辅助或替代桡动脉或尺动脉进行供血。骨间动脉的掌侧和背侧支常发生起点，终点与口径的变换。

4. 手部动脉

掌浅动脉弓形式多样。Coleman 和 Anson 报道称，实际上，以尺侧供血为主的不全弓较正常解剖书描述的完整掌浅弓更为常见（图 20-8）。此外，约 5% 的人群补充一条正中动脉供给掌浅弓。掌深动脉弓相对变异较少。深浅动脉弓可代偿较细小或缺失一侧的动脉供血。拇主要动脉及示指桡侧动脉通常发于此两动脉弓。

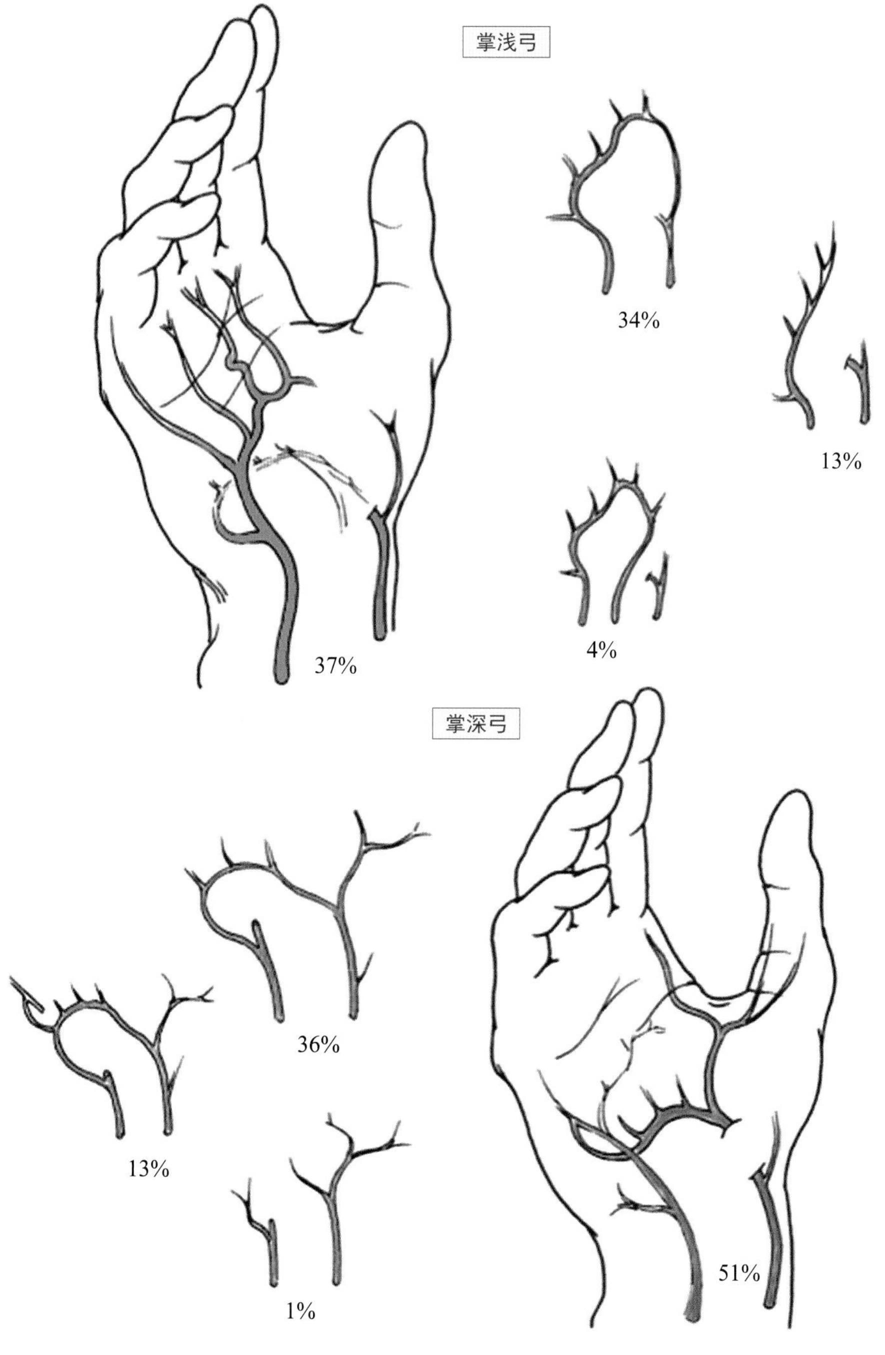

图 20-8　掌浅弓变异多于掌深弓且常为不完整掌浅弓

（四）腹主动脉

腹主动脉的变异和畸形很少见，主要表现为分叉位置移位，迂曲及二级内脏动脉分支直接起源自腹主动脉。临床意义显著的畸形是某些罕见腹主动脉缩窄（占缩窄类患者中 0.5%～2%）。发生于腹主动脉段的缩窄，其累计范围常较胸主动脉广泛，且可能累及一侧或双侧肾动脉，从而使纠正手术更加困难。腹主动脉的二级分支变异广泛，主要表现为起点与走行改变。

1. 腹主动脉分支

大量微小变异可发生于腹主动脉成对的腹壁支。膈下动脉可独立发出或与其他动脉共干，或存在额外分支，或发自主动脉及腹部血管分支。腰动脉同样可在起源和数量上发生变异。

Nelson 等发现腹主动脉内脏分支变异明显，腹腔干、肠系膜上动脉和肠系膜下动脉位置标准者仅不到总数的 1/4。

2. 腹腔干及其分支

典型的三分叉腹腔干占 60%～89% 图 20-9。最常见的变异是一根胃脾干结合肝动脉发自主动脉或肠系膜上动脉（5%～8%）。肝脾和肝胃动脉合并成干较为少见。少数情况下，可见肠系膜上动脉位于腹腔干上。

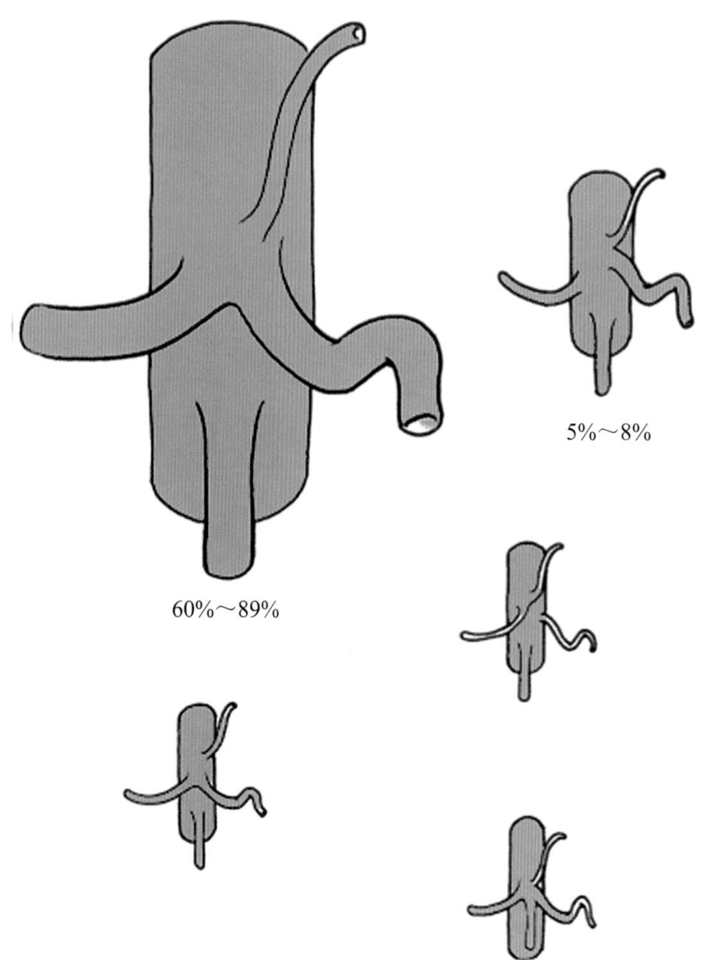

图 20-9 图示腹腔干各型变异

胃左动脉相对恒定地起源于腹腔干，变异较少。最常见的变异为其肝左叶分支开口位置改变，变异率可达 1/4，此动脉可部分供应或替代肝固有动脉对左叶支的血供。膈下动脉分支可起自胃左动脉。

据 Daseler 等报道，肝总动脉约 80% 起源于腹腔干，但肝左右分支起源变异明显，仅 1/3 与传统描述相符 图 20–10。肝总动脉最常见的异常为缺失，约占总数的 12%，4.4% 肝总动脉发自肠系膜上动脉。而当肝总动脉完全缺如时，肝左右支动脉将各自起始于腹腔干或腹主动脉或肠系膜上动脉。

肝左动脉和肝右动脉起源的常见变异如 图 20–11 所示。变异的群体中约 1/4 会出现新的变异。大多数异常血管取代了肝固有动脉的分支，其余的异常血管则成为副分支。

胆囊动脉通常发自肝右动脉（70%）图 20–12，其余变异者则起自不同动脉。

据 Daseler 等报道，人群中约有 11% 的概率出现副胆囊动脉，亦常发自肝右动脉。

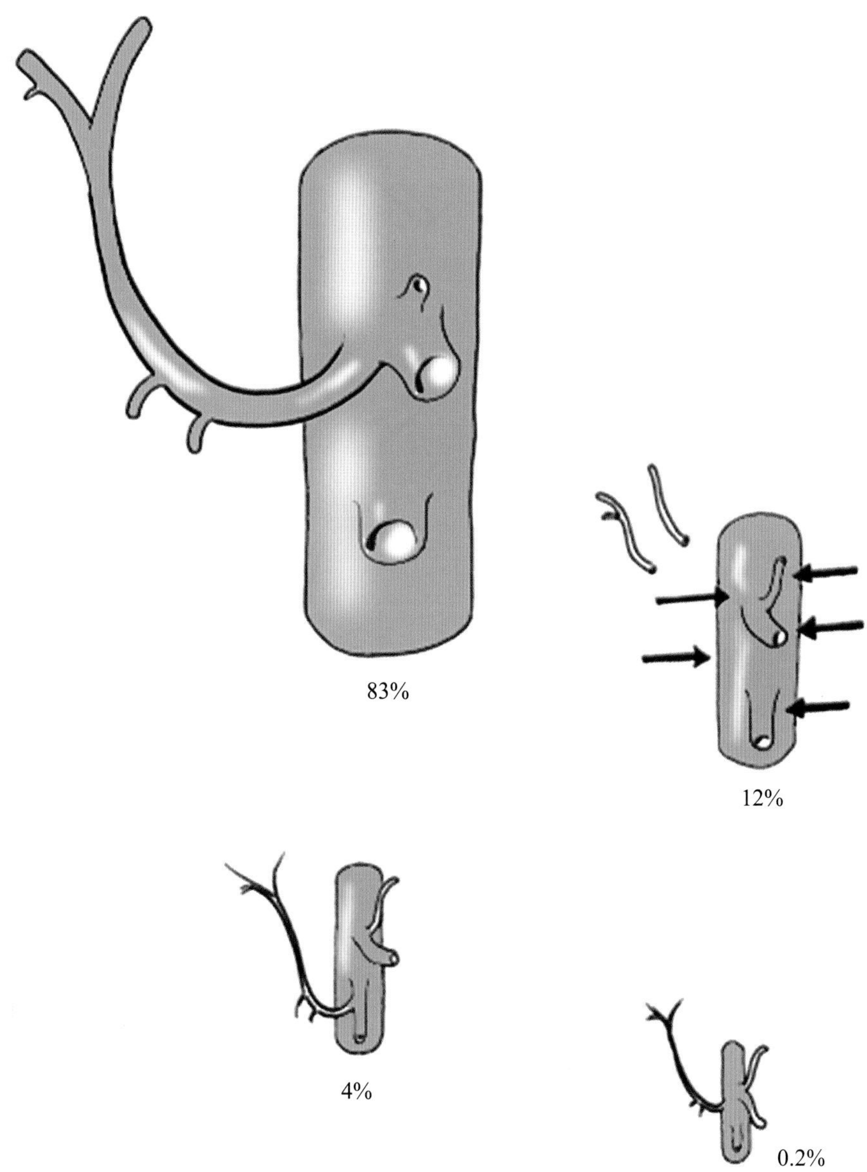

图 20–10　肝总动脉最常见的异常是缺失（占 12%）

箭示肝左、肝右动脉起源于腹主动脉的不同部位。肝左、右动脉将分别发自腹主动脉、腹腔干分支或肠系膜上动脉

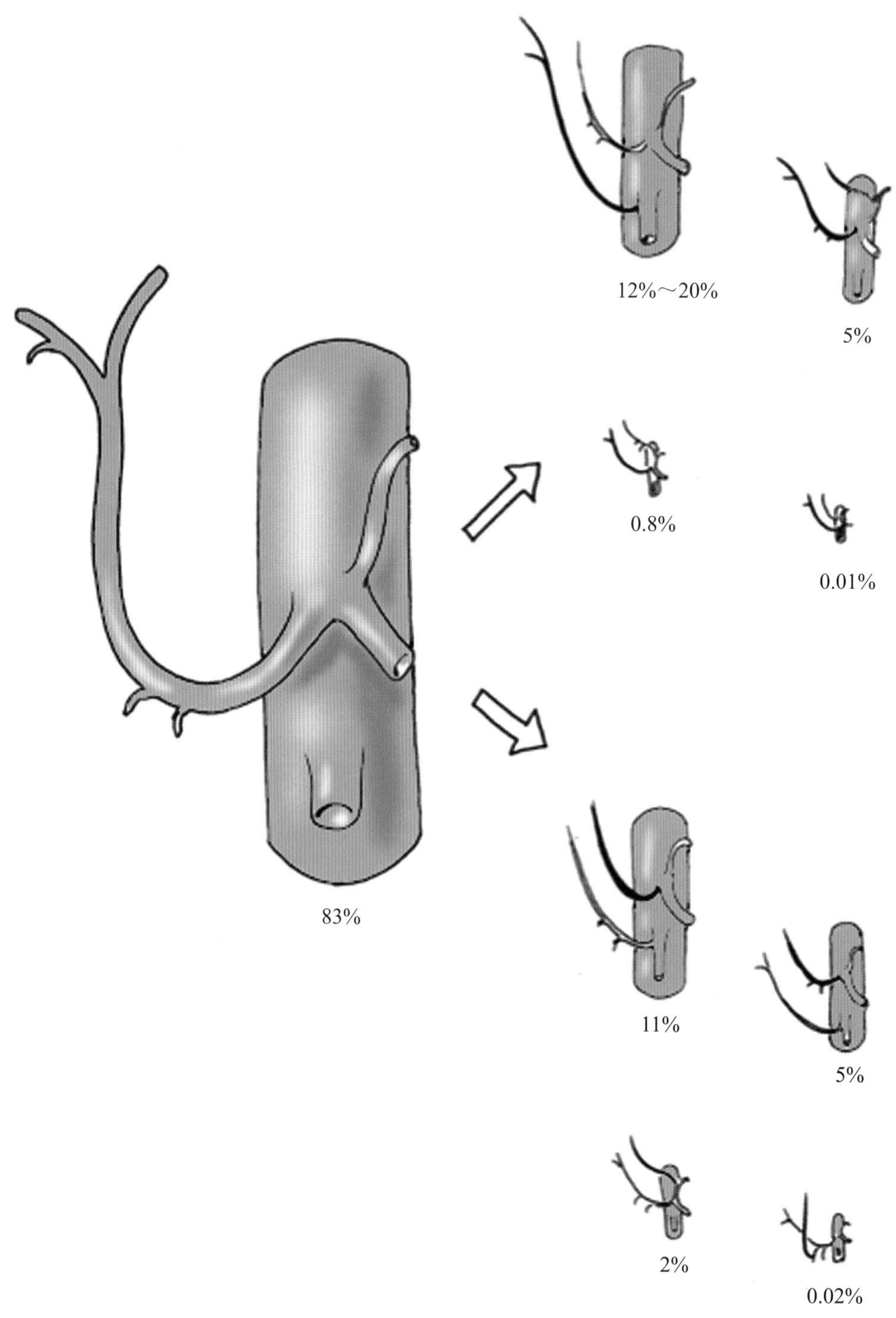

图 20-11 图示异常起源的肝动脉

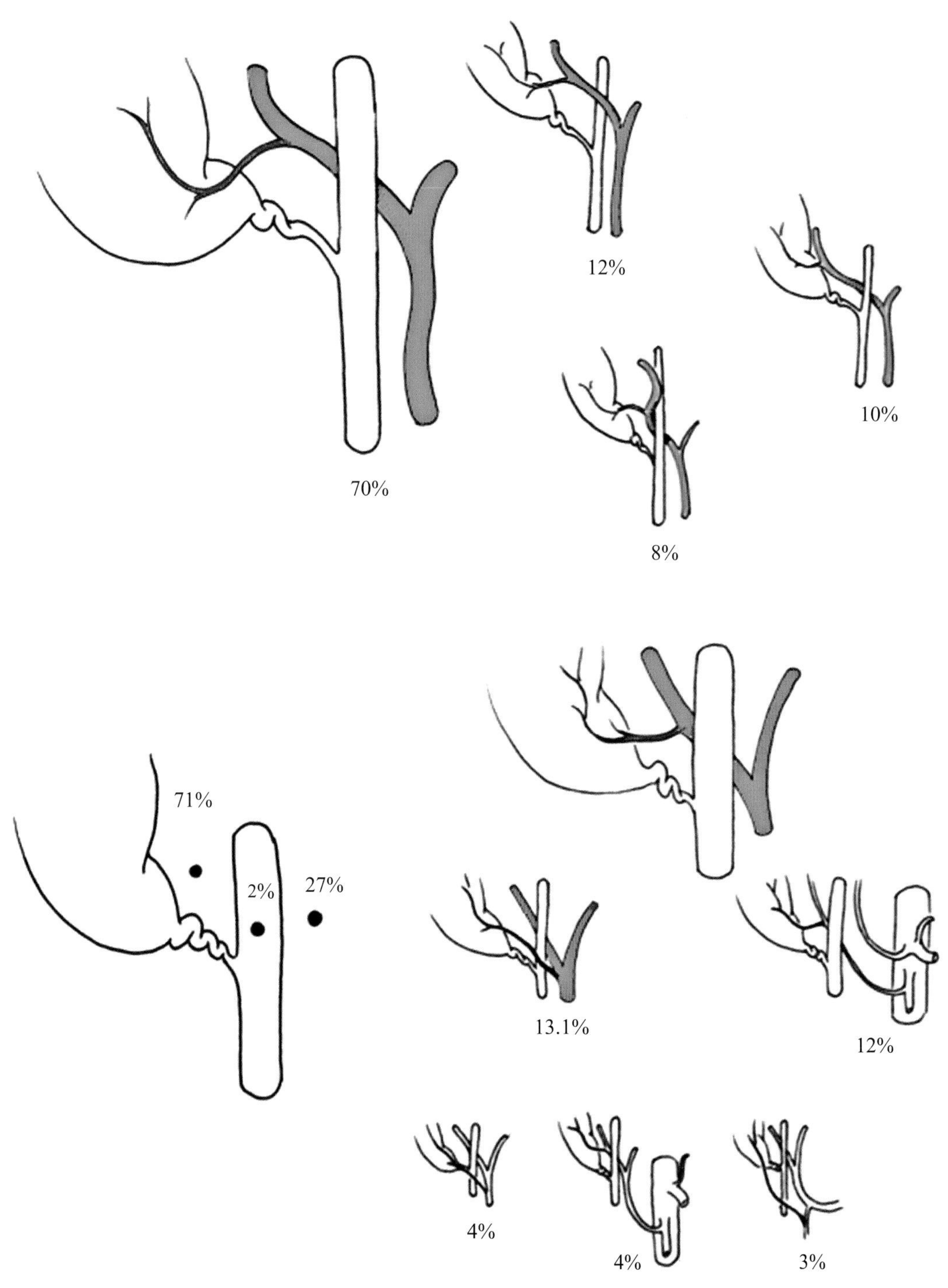

图 20-12 肝右动脉相对于肝总管的位置变异（上图），胆囊动脉开口与走行的变化（下图）

约有 3/4 的人群，胃十二指肠动脉发自肝总动脉。其余 3 种变异类型占总数的 94%（图 20-13）。

Daseler 等的研究指出，胃右动脉常发自肝总动脉，占总数的 50%，32% 发自肝左动脉，9% 发自胃十二指肠动脉，约 4% 发自肝右动脉（图 20-14）。

迂曲的脾动脉常随着上述腹腔干分支血管的变异而变异，该血管可发自肠系膜上动脉，并发出胃左动脉、中结肠动脉或肝左动脉，还可出现双脾动脉的情况，其中一支或两支可同时发自腹主动脉。

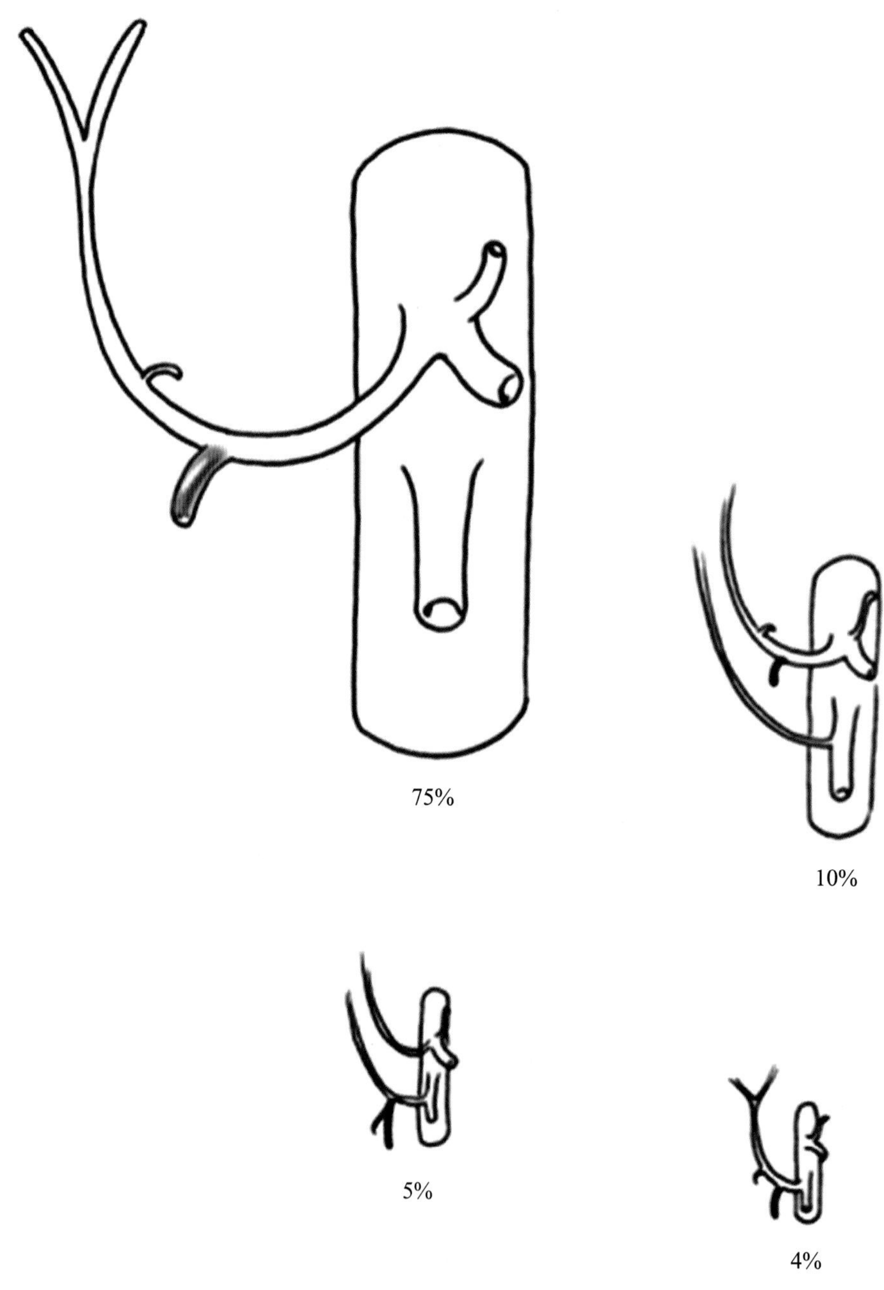

图 20-13 胃十二指肠动脉起源异常通常继发于肝总动脉异常

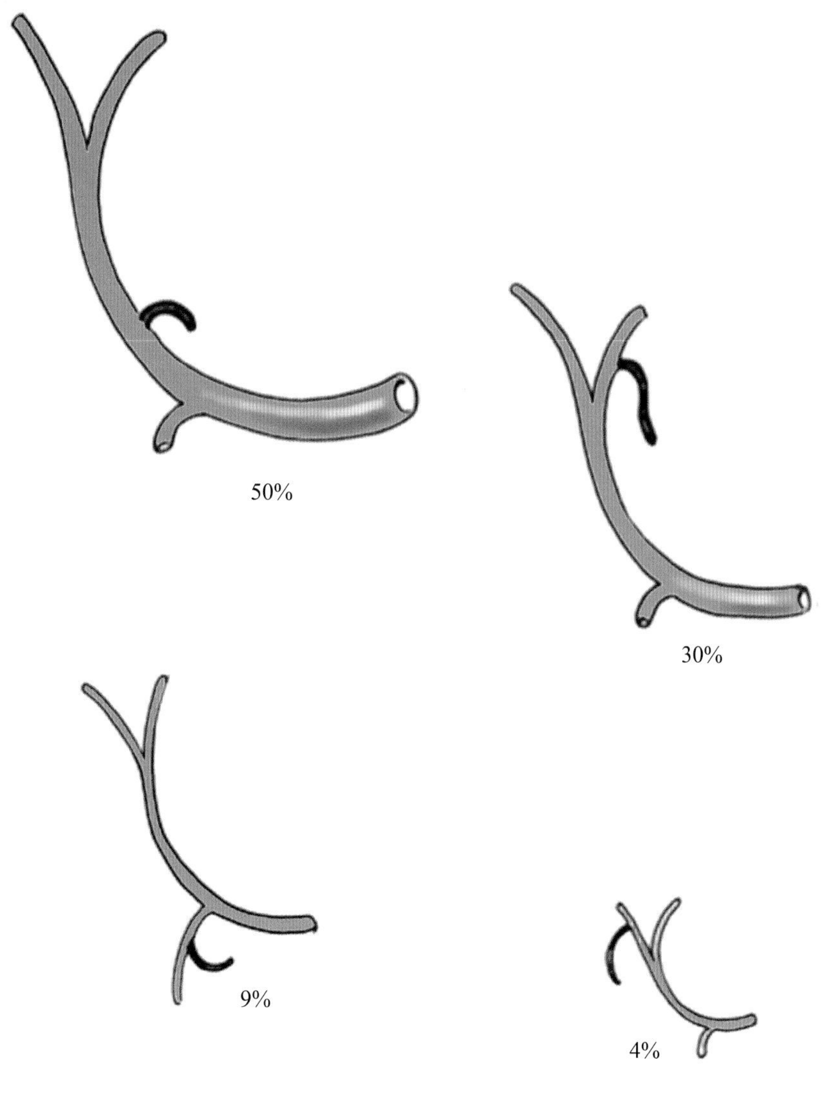

图 20-14　胃右动脉起源于肝动脉的变异类型

3. 肠系膜上动脉

与其他内脏动脉类似，肠系膜上动脉常发生变异。其可发自腹腔干或与腹腔干共干与腹主动脉。肠系膜上动脉可发出脾动脉、肝总动脉及肝左、右动脉。肠系膜上动脉发出肝右动脉占 12%～20%，可取代或作为常规起源的肝右动脉的补充。肠系膜上动脉还可发出变异的副分支动脉供应为胃、胰、脾。同样可发出左结肠动脉与直肠上动脉取代肠系膜下动脉。肠系膜上动脉的最大变异为其结肠动脉分支，Sonneland 等将此处的变异类型分为 7 种类型（图 20-15）。

4. 肠系膜下动脉

肠系膜下动脉的起源和位置变异很小。发出的左结肠动脉与直肠上动脉两分支也较为固定。变异可发生于乙状结肠动脉的起源及血管间交通支，极少数情况下可能出现血管冗余、缺失，起自左髂动脉及发出通向肝、肾的副分支动脉。

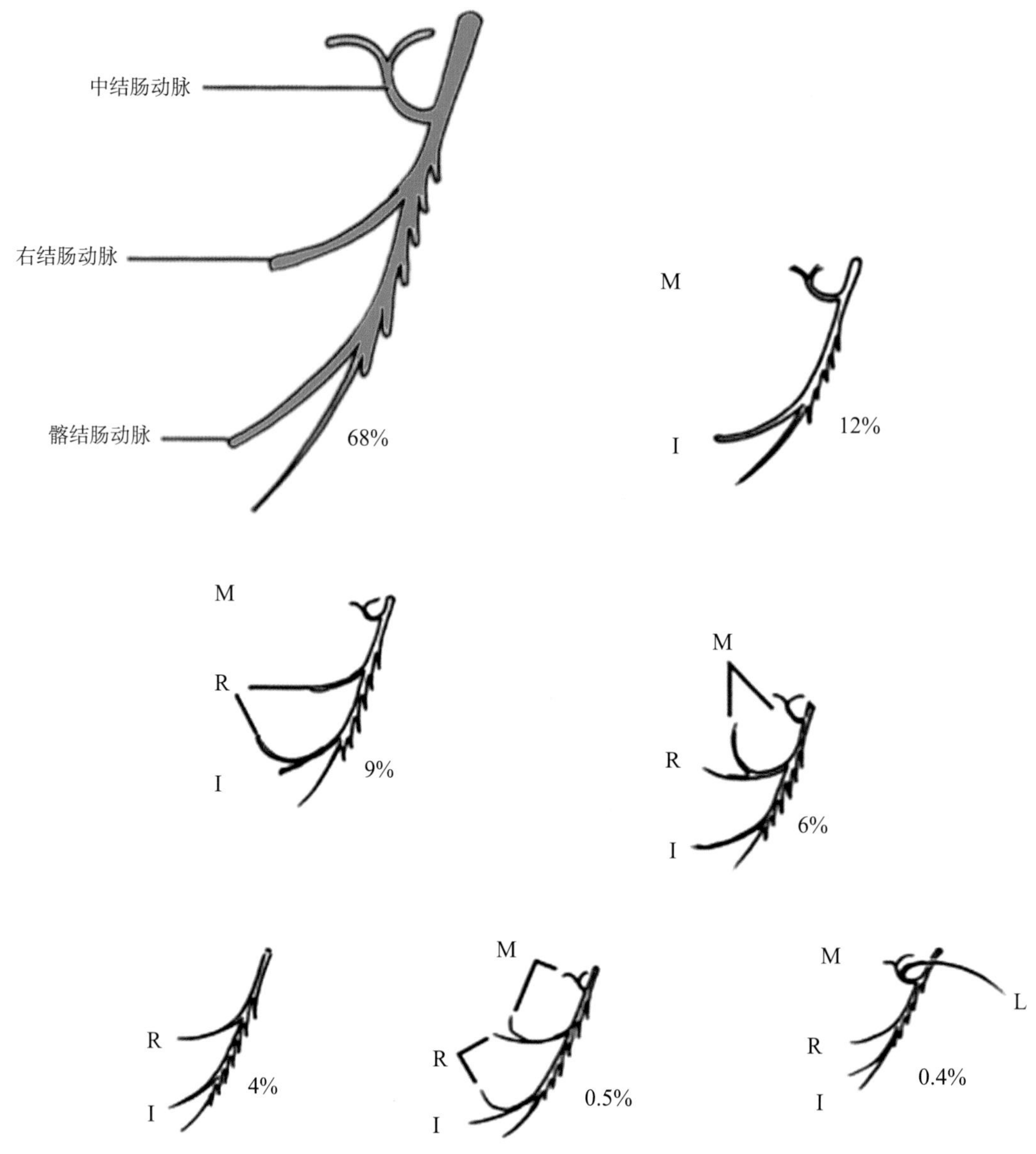

图 20-15 肠系膜上动脉结肠支因其缺失或重复而不同

5. 肾动脉

肾动脉的数量、起源和走行可存在变异。通过回顾 45 篇文献报道中的 10967 个肾脏的肾血管模式显示：72% 为两肾各有一根肾动脉进行供血。13% 可见肾上极动脉；11% 为双肾门动脉，6% 出现单肾门动脉与肾上极动脉同时发自腹主动脉；3% 的肾门动脉伴有肾下极动脉（图 20-16）。在 2.7% 的双肾门动脉肾样本中出现了肾上极分支；1.7% 同时出现 3 根肾门动脉，两侧肾血管数量不等也较为常见。

左肾动脉可通过左肾静脉进行定位，动脉常位于静脉头侧缘深部，多位于 L_1/L_2 椎体上下 2cm 范围内。肾动脉可在其走行过程中分出前、后动脉干且在肾门部发出 2～5 个分支。

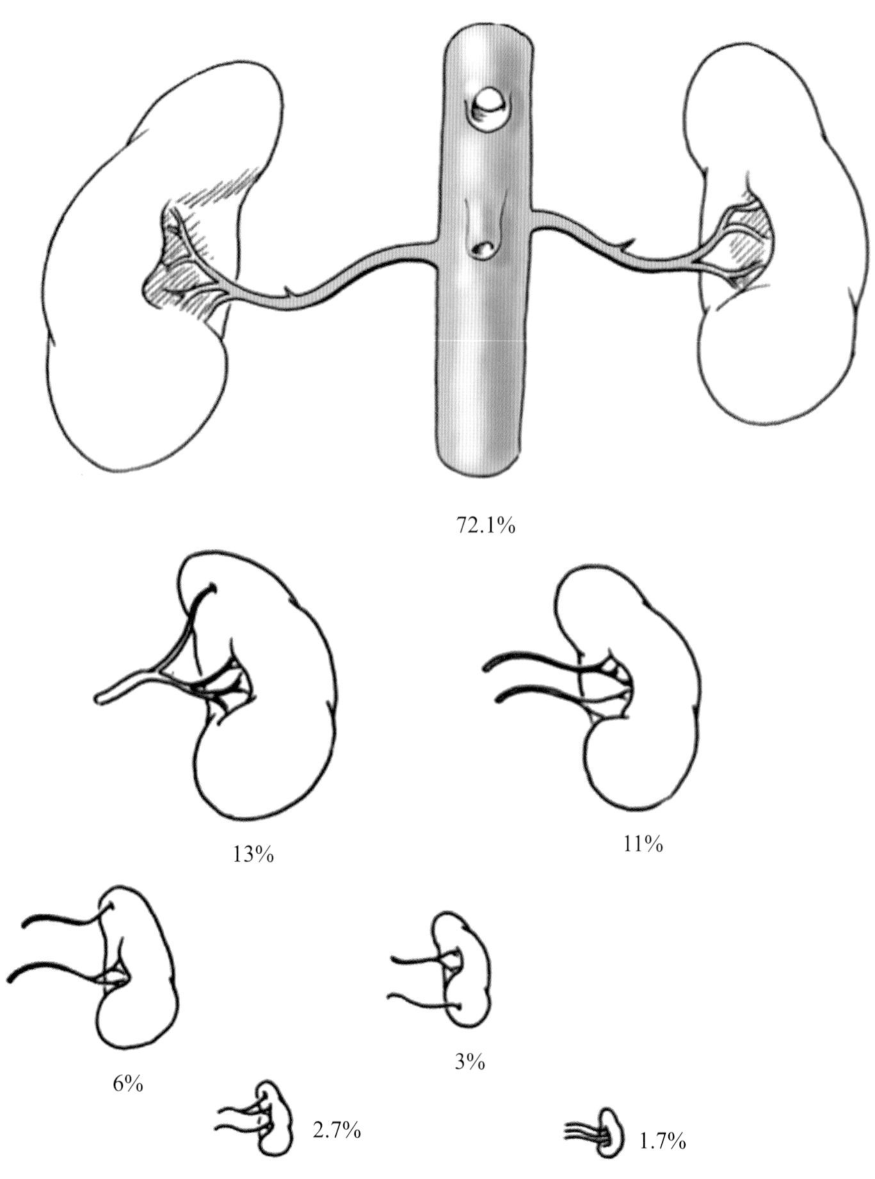

图 20-16　肾动脉畸形主要包括多余的肾门动脉与肾极动脉

6. 肾上腺动脉

肾上腺上、中、下动脉变异较多 图 20-17。肾上腺上动脉几乎全部（96%）发自隔下动脉（不考虑膈下动脉起源变异），且可能存在 3～30 支细小分支。肾上腺中动脉 85% 为单根且可能发自腹主动脉、膈下动脉、肾动脉、腹腔干或肾上极动脉等。肾上腺下动脉可能发自于肾动脉（46%）、腹主动脉（30%）或双开口于以上两动脉（23%），甚至缺失（12%）。约 11% 人群有超过 3 支的肾上腺动脉（一般为 3 支）。

7. 性腺血管

性腺血管可有多根，可能起源于腹主动脉及其分支上各点。

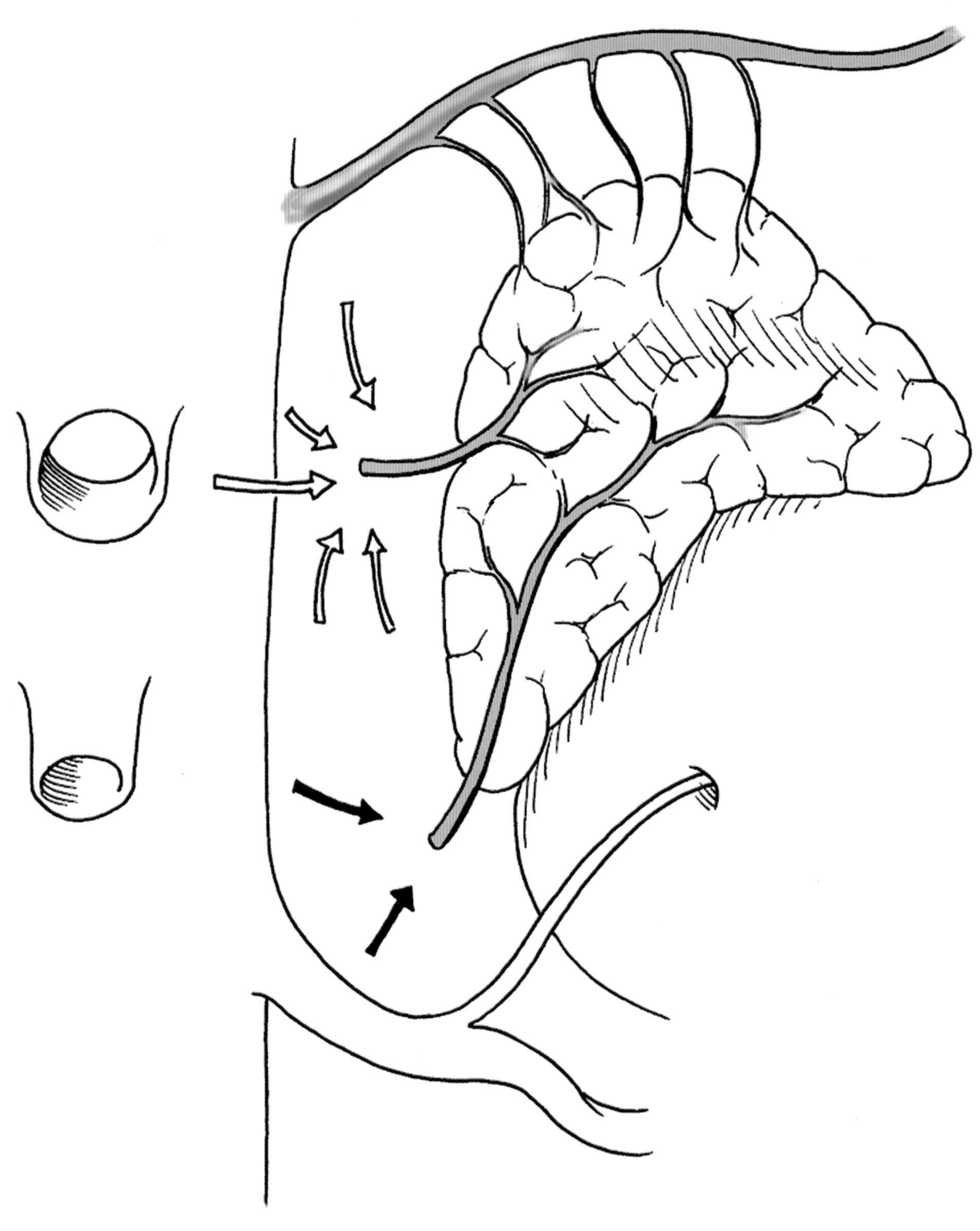

图 20-17 肾上腺中、下动脉的不同起始点

8. 肠系膜血管的压迫症状

两类内脏血管的特殊情况需注意：腹腔干压迫综合征和肠系膜上动脉压迫综合征。正中弓状韧带对腹腔干的压迫可能会导致血流急剧减少 图 20-18，表现为腹痛和上腹部杂音。造成这一综合征的主要病理学原因为少见的正中弓形韧带位置偏低。

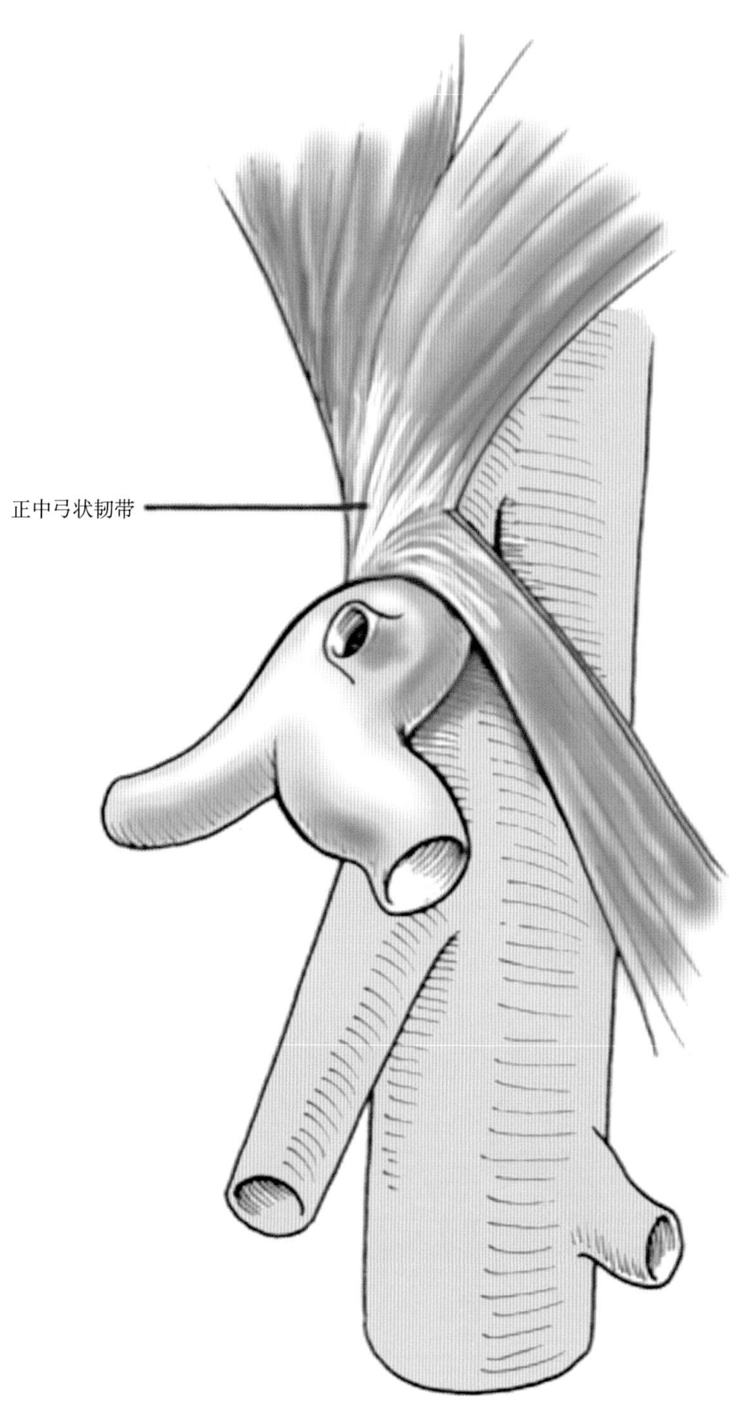

图 20-18 腹腔干可能受到低位弓形韧带的压迫

十二指肠第三段受到肠系膜上动脉的压迫可能导致十二指肠梗阻症状和体重下降。在一些患者中，肠系膜上动脉与主动脉成角减小（图 20-19）被认为是产生压迫症状的内在因素，形成阀门样结构影响血流供应，可于卧位时症状缓解。其他影响因素包括脊柱侧弯、体重骤降（成角位置脂肪垫消失）及其他解剖学异常。

（五）骨盆动脉

1. 髂总动脉

髂总动脉长度取决于主动脉分叉和髂总动脉分叉位置。在极少数情况下，髂外动脉与髂内动脉共同起自主动脉末端而无髂总动脉。髂总动脉偶尔发出腰动脉、骶骨动脉、性腺动脉，甚至结肠中动脉、脐动脉、闭孔动脉或旋髂动脉。

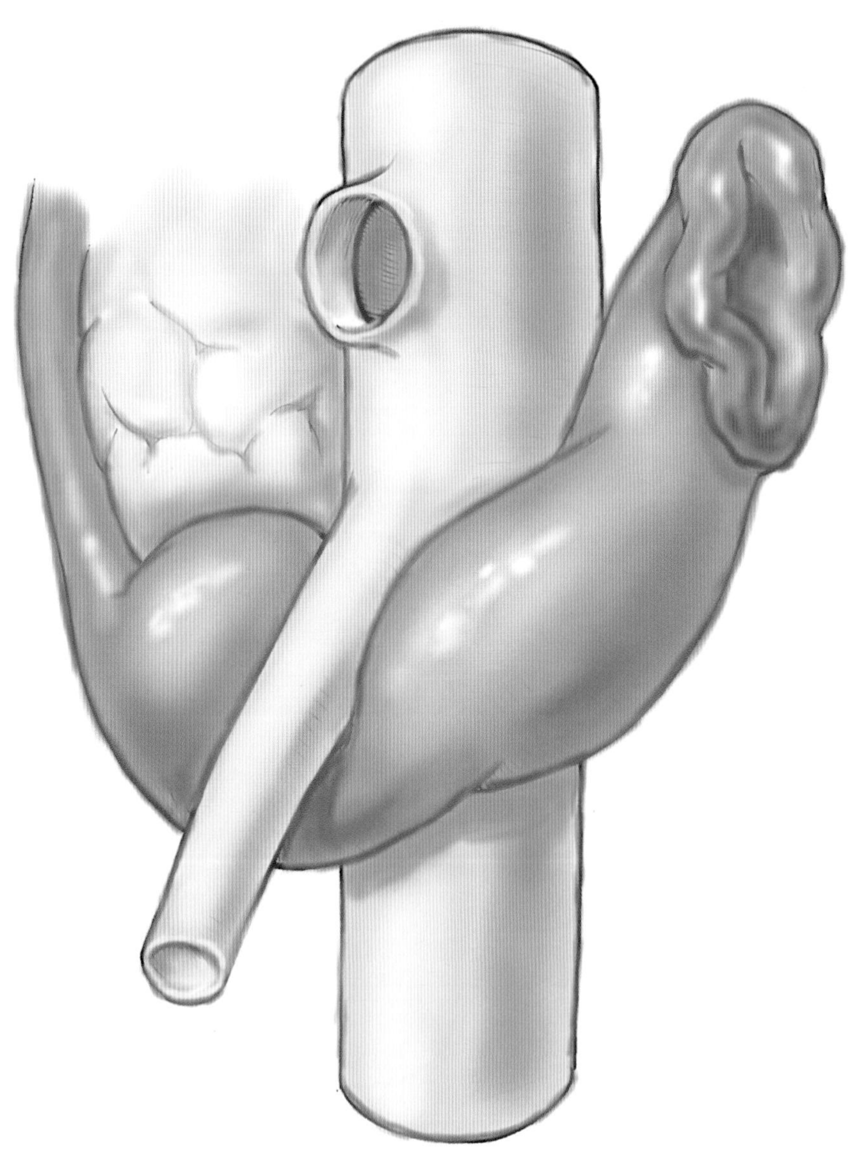

图 20-19 肠系膜上动脉造成的十二指肠受压机制未明

2. 髂内动脉

髂内动脉变异较多，其有时分为前后两支。Braithwaite 报道了髂内动脉腹壁分支的分支模式，即阴部内动脉和臀上、下动脉（图 20-20）。髂内动脉脏支（卵泡、子宫和直肠中动脉）和闭孔动脉表现出不同的变化组合。其中，变异最为突出的是闭孔动脉，常通过髂内动脉前支发出。各分支起始位置变化及其发生率（图 20-21）。其中，临床意义最为显著的变异占人口的 1/5，腹壁下动脉发自髂内动脉，造成疝气手术时出血风险增加（图 16-9）。

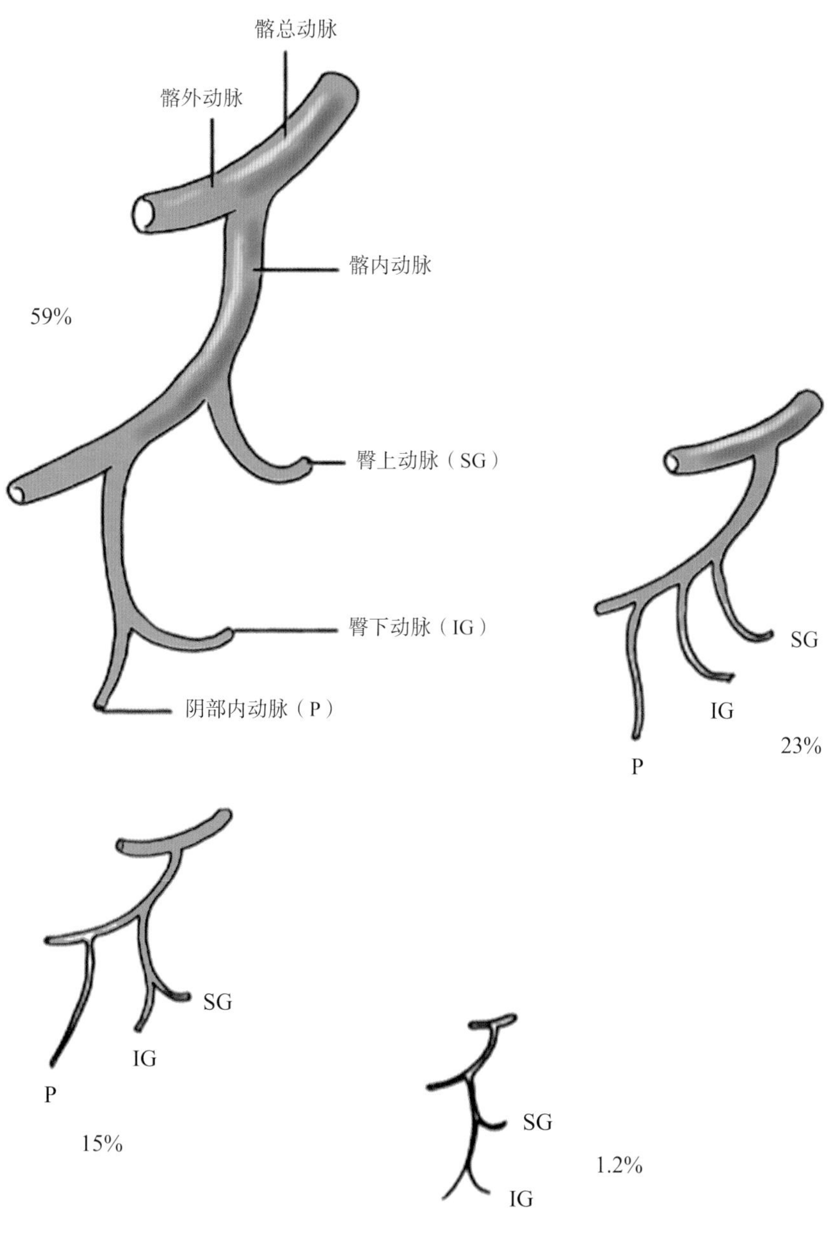

图 20-20　髂内动脉腹壁支分布

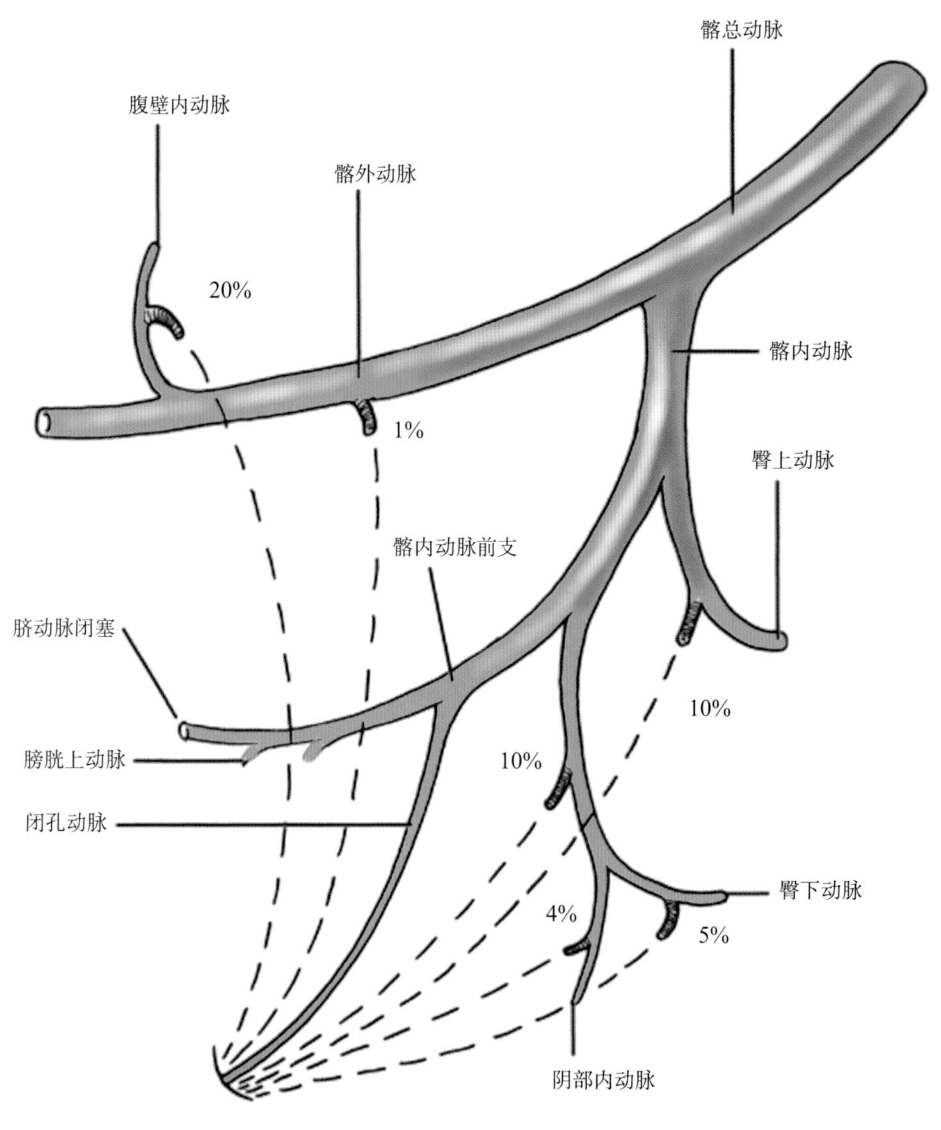

图 20-21 闭孔动脉变异较多，可能发自盆腔内任意动脉

在极少数情况下，发自臀下动脉的永存坐骨动脉提供下肢的主要血供并延续至腘动脉（图 20-22）。在此情况下，髂外动脉终止于大腿部股深部动。

3. 髂外动脉

髂外动脉变异少见，可能出现迂曲或如前所述因永存坐骨动脉而缩短。其腹壁下动脉支的位置可能上移至腹股沟韧带近端几厘米处，髂外动脉旋髂深支则可能出现缺失、增多，或与腹壁下支共干，还可能发出阴部外动脉、旋股内侧动脉或旋股外侧动脉。

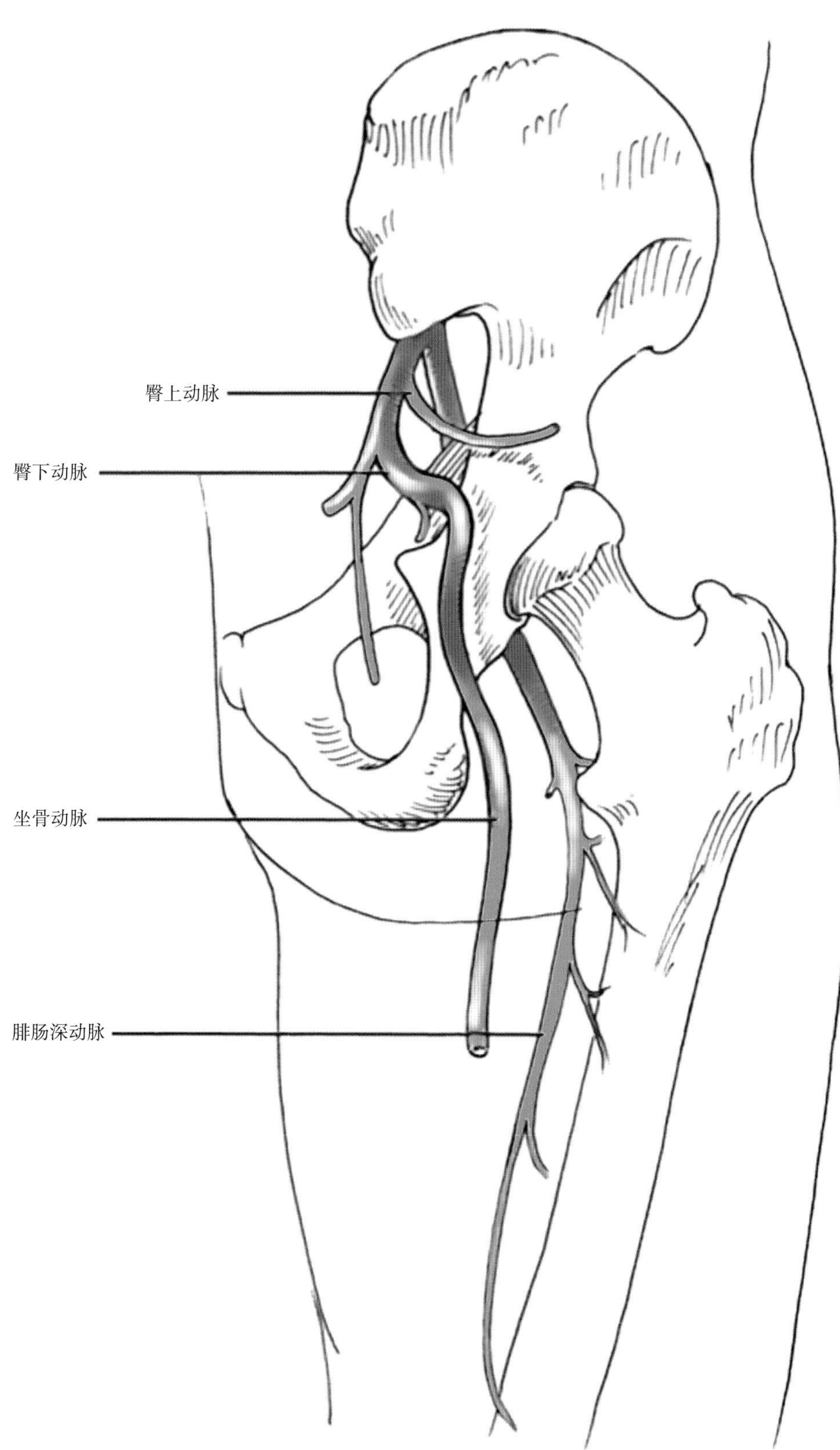

图 20-22 永存坐骨动脉常伴随股浅动脉缺失

（六）下肢动脉

1. 股总动脉与股浅动脉

某些通常起自邻近髂动脉的分支血管可能发自股总动脉（如腹壁下动脉、旋髂深动脉等）。少数情况下，可有隐动脉发于股浅动脉收肌管处，在膝盖与大隐静脉伴行向下。

2. 股深动脉

在1/3的群体中，股深动脉位于腹股沟韧带2.5cm范围内或距其超过5.1cm。在89%的人群中，股深动脉起自股总动脉后中线旁，向外侧走行，位于股总动脉正后方占37%，正侧方占12%，后侧方占40%，而另有11%股深动脉发自股总动脉内侧。

在50%～60%的人群中，旋股内、外侧动脉发自股深动脉；20%的旋股内侧动脉与13%的旋股外侧动脉发自股总动脉（图20-23）。除股深动脉主干外，有2～6条穿支入股。

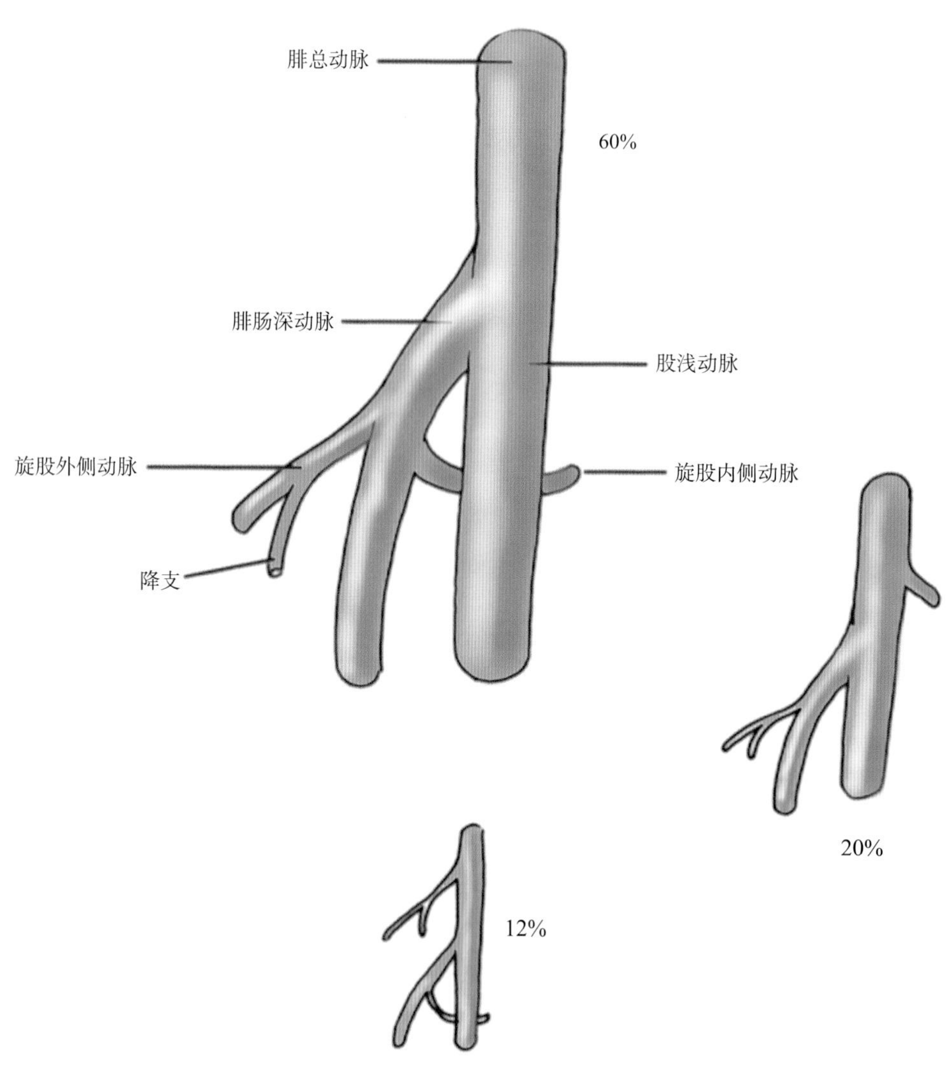

图20-23 旋股动脉中的1支常发自股总动脉

3. 腘动脉

腘动脉先天性变异常主要涉及末端分支变化。通常胫前动脉先分出，随后胫腓干再分出胫后动脉与腓动脉（图 20-24）。当胫前动脉分出位置较高时，其可能穿行腘肌而受压。约 3% 的人群中，腘动脉末端同时发出 3 个分支，罕见情况下，腓动脉可发自胫骨前动脉或更低位置。

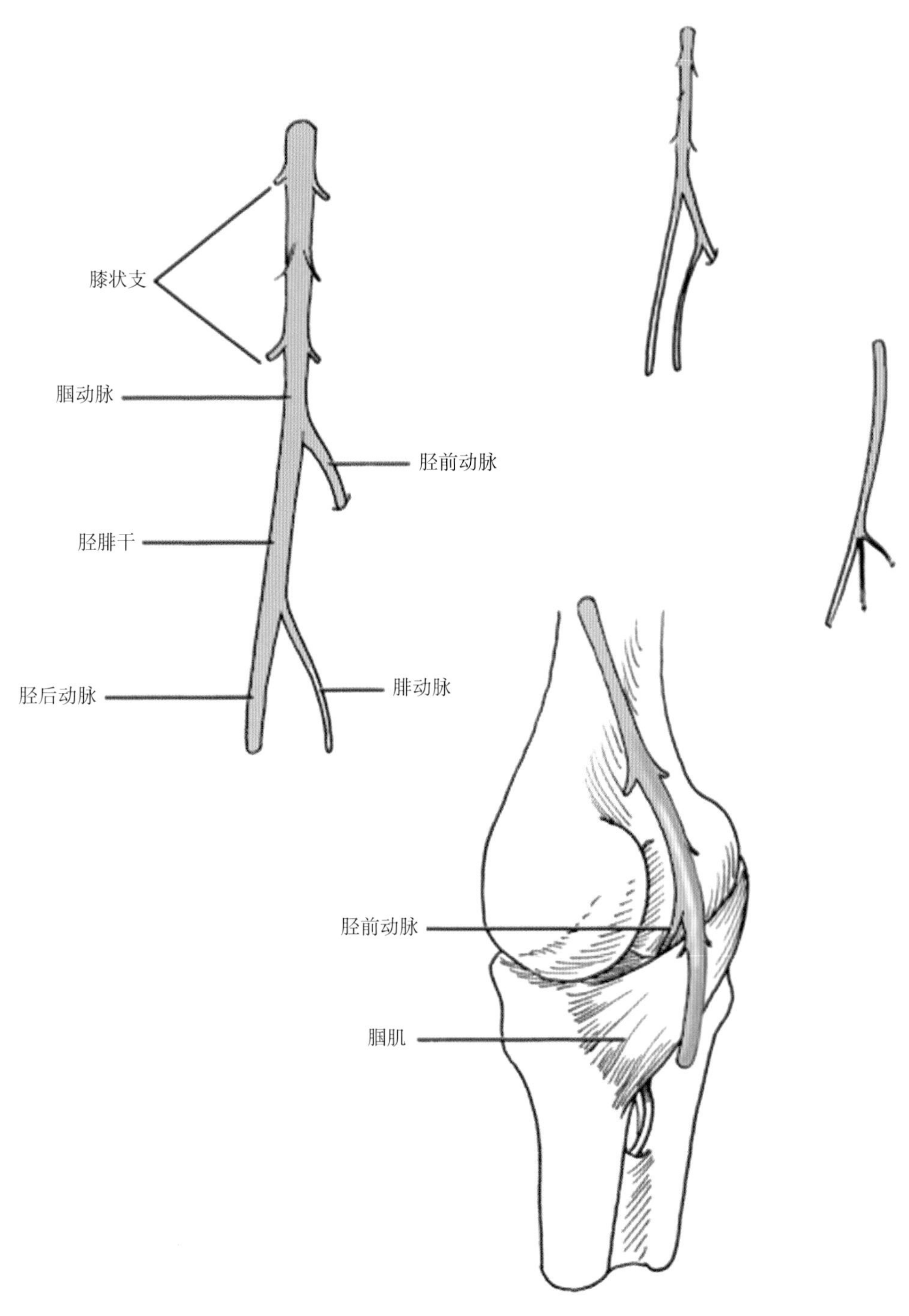

图 20-24　下肢动脉分支发出位置各异，其中高位胫前动脉走行于腘肌深部

一种非先天性解剖畸形可因腘动脉相对于小腿肌群走行异常所致（图 20-25）。动脉走行于正常或非正常起源的腓肠肌内侧头的内侧（图 20-25B 和图 20-25C），穿过腓肠肌（图 20-25D），并深入腘窝（图 20-25E）。间歇性压迫可能导致小腿间歇性跛行与血管退行性变。对于年轻的跛行患者也应考虑此种情况。

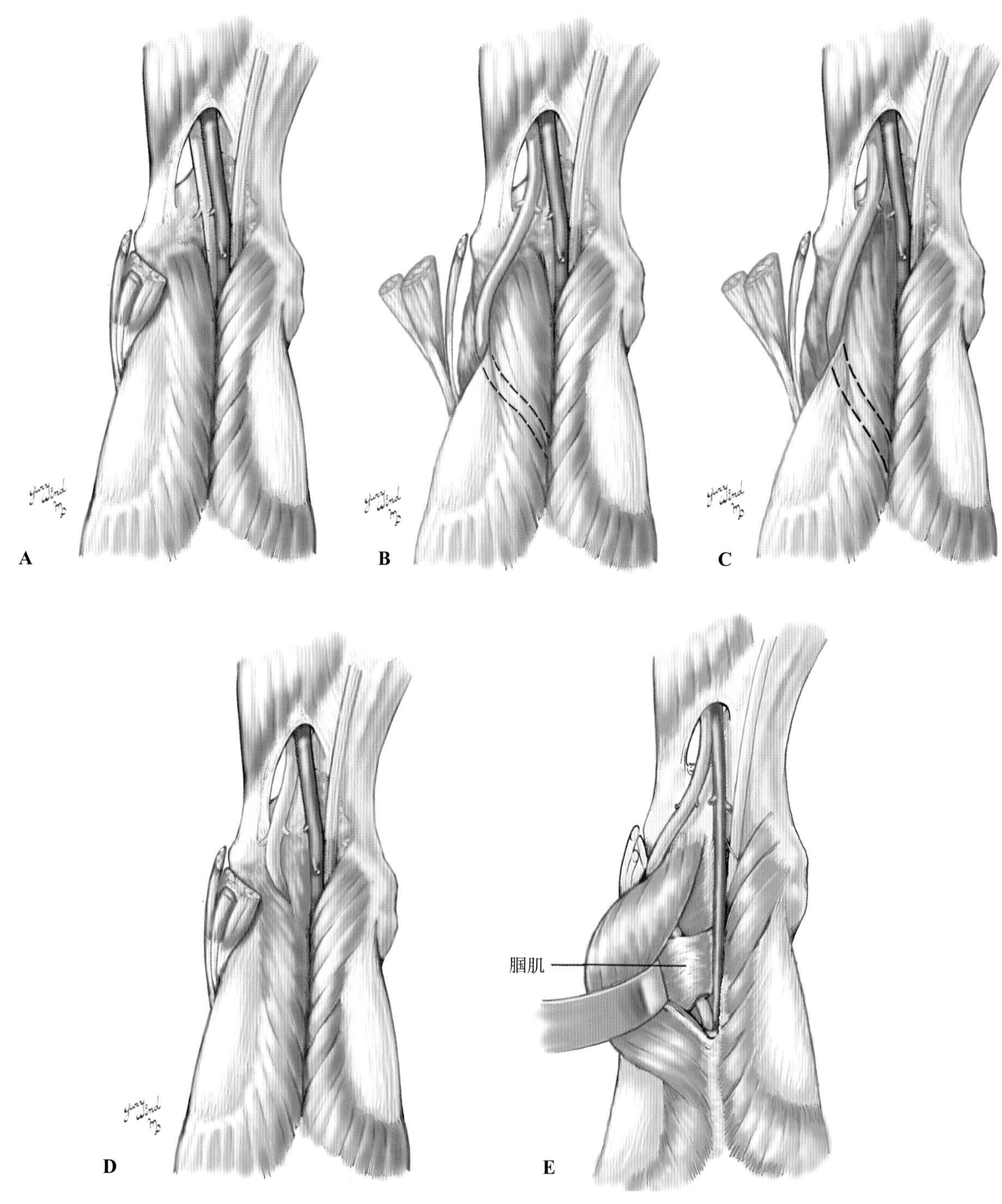

图 20-25 **A.** 正常腘动脉走行；**B.** 最为常见的腘窝陷迫综合征由动脉围绕腓肠肌内侧头异常走行受到压迫所致；**C.** 血管可能因异常的肌肉起源而改变走行；**D.** 穿过肌肉；**E.** 或走行于腘肌下

4. 小腿部动脉

除了其起源变异外，小腿部的 3 条主要动脉可能发生扩张、退化或缺失 图 20-26 。最常见形式 图 20-26A 是胫骨前、后动脉延伸到足部。约 5% 胫后动脉缺失，此时足底血管由腓动脉延续 图 20-26B 。4% 的胫骨前动脉退化或消失 图 20-26C ，在这种情况下，足背动脉发自腓动脉穿支。有时，胫骨后动脉穿过骨间膜后汇入胫前动脉 图 20-26D ，此情况下，足底动脉发自腓动脉。当某一血管退化或缺失时，其供血区域将改由其他一支或多支伴行血管供应。

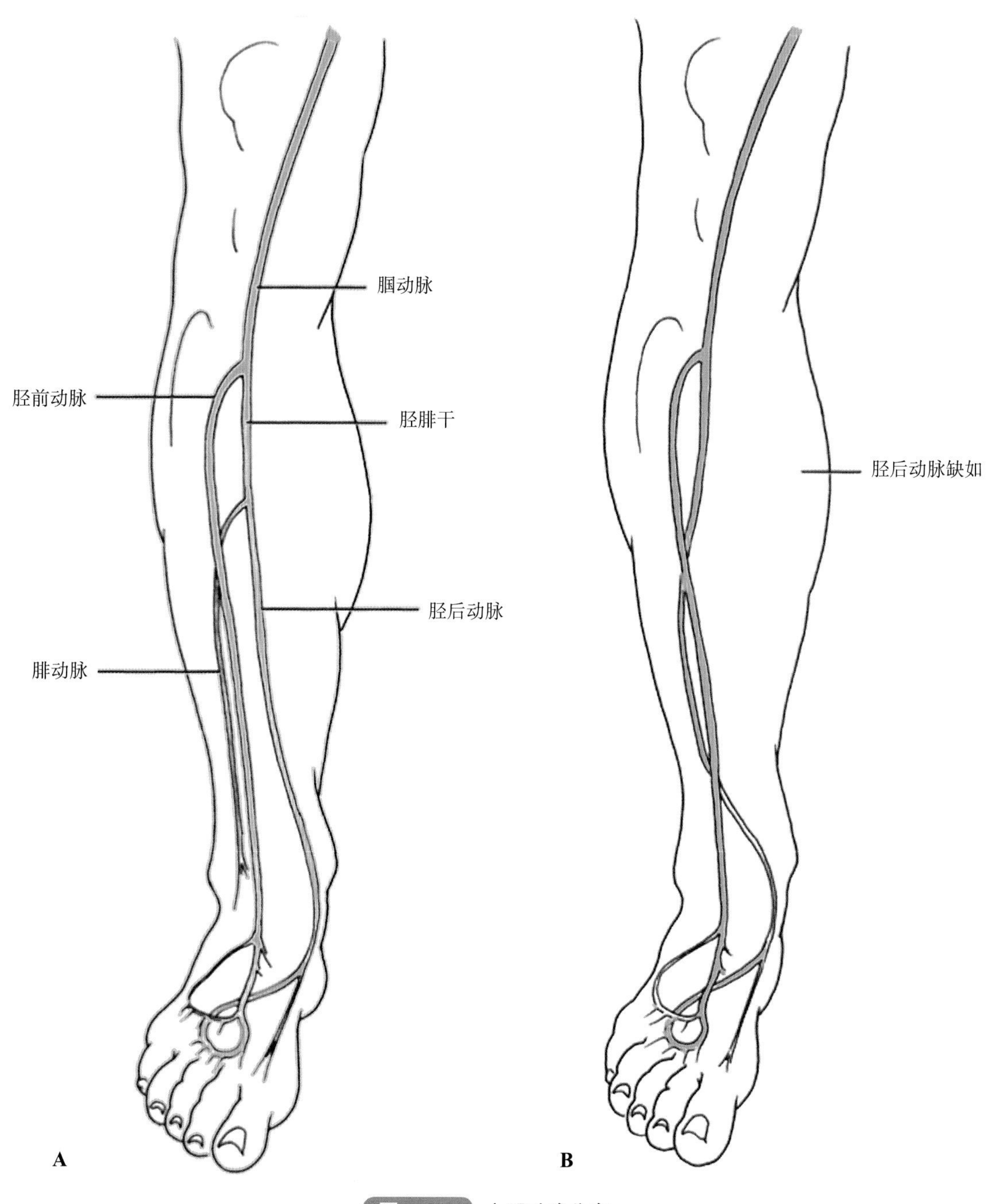

图 20-26 小腿动脉分布

A. 最常见为胫前动脉和胫后动脉延续入足；B. 变异包括胫后动脉的缺失而腓动脉延伸形成足底动脉

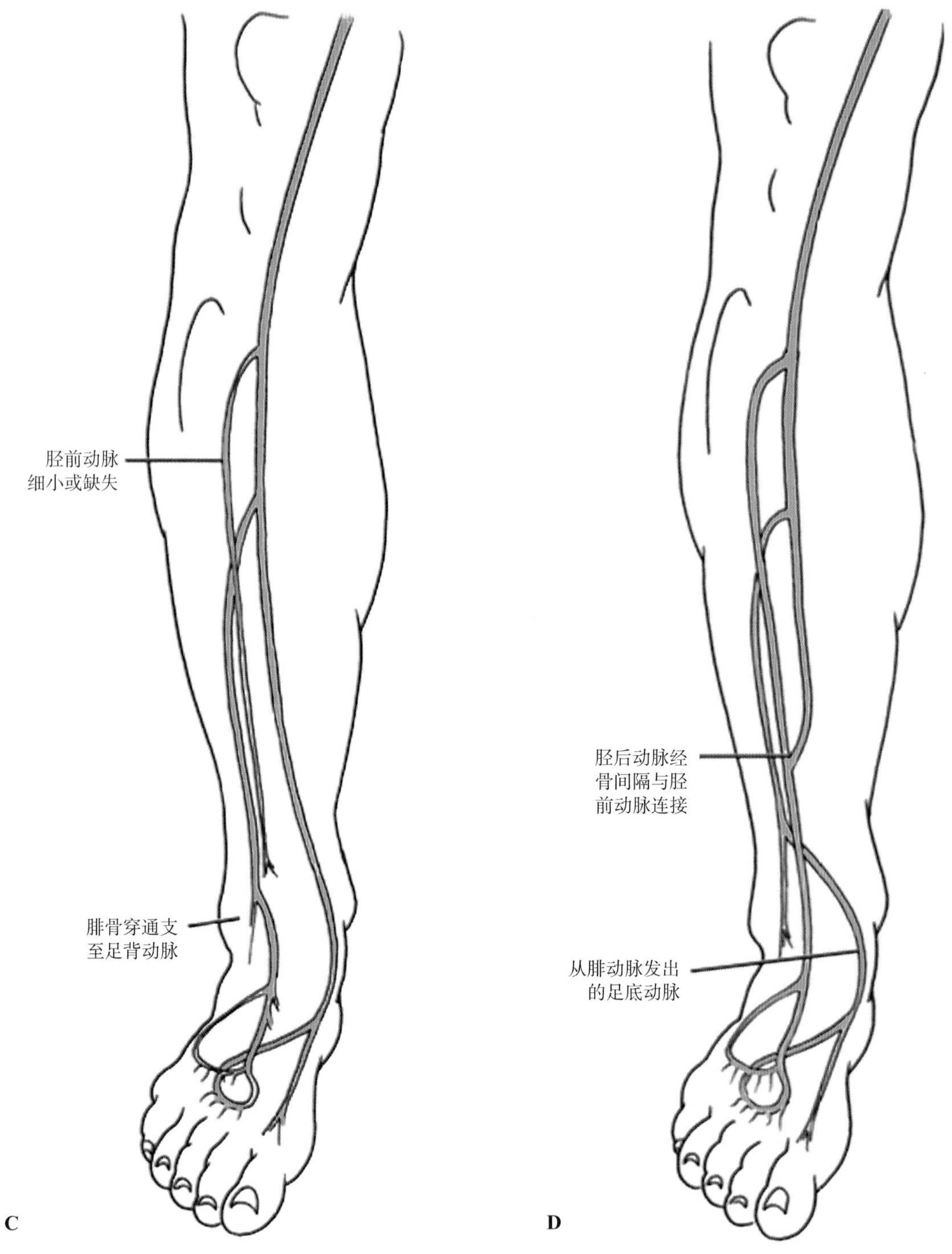

图 20-26（续） 小腿动脉分布

C. 胫前动脉缺失而腓动脉的穿支延伸形成足底动脉；D. 胫后动脉穿过骨间膜后汇入胫前动脉，足底动脉由腓动脉发出

5. 足部动脉

足背动脉通常是胫前动脉的延续，而足底血管如前所述是胫后动脉的延续，足背动脉分支变异罕见。足底动脉外侧支通常作为足底动脉弓的优势动脉，但在某些变异情况下，弓部血供优势支在足底外侧支与足背动脉之间可发生变化。足背、足底动脉交通支长度与口径偶有不同。趾动脉的起源变异也较为少见。

（七）静脉

在腔静脉第二分支以上，正常情况下，主要动脉旁均有多条静脉伴行。

外周小静脉的变异通常难以预判，而大静脉干发生变异通常可追溯至胚胎时期，且可能具有较高临床意义。

1. 上腔静脉

胚胎期第 8 周左前静脉与总主静脉失退化将导致左侧上腔静脉形成。此静脉接受左侧颈内静脉与锁骨下静脉回流，于主动脉弓前外侧及左侧肺门前下行，常汇入冠状窦 图 20-27 。当存在双侧上腔静脉时（占 0.16%），无名静脉通常退化或消失。对于胚胎期右侧总主静脉退化者，出生后仅存左位上腔静脉，此类个体中，其血液回流路径与正常人体成镜像相对，包括相反的奇静脉。需注意，静脉镜像转位并不意味着其他腹腔脏器出现转位。

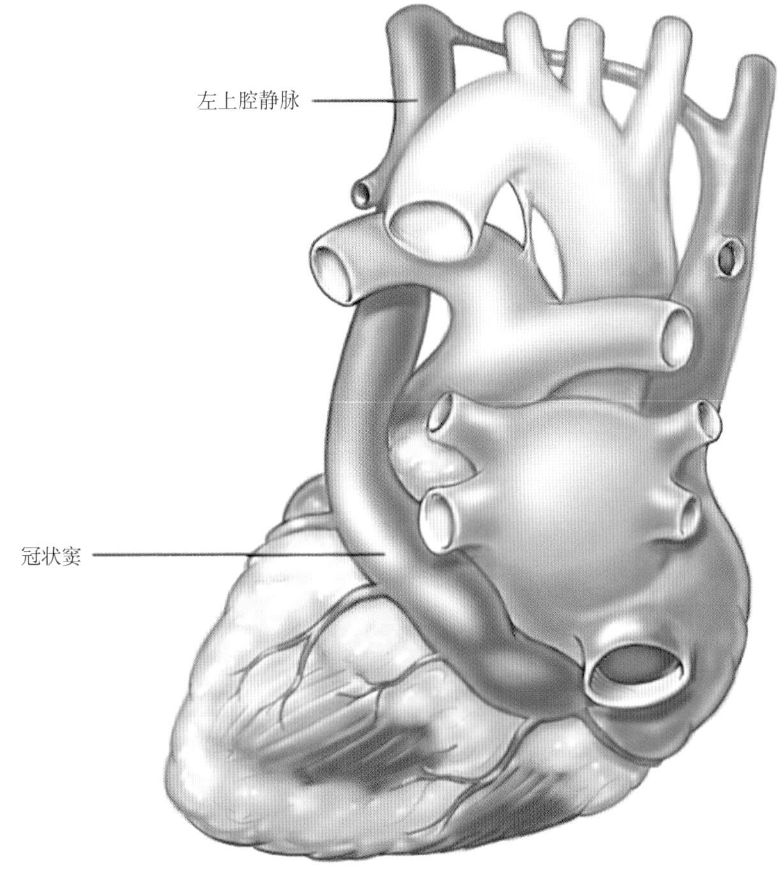

图 20-27　左上腔静脉通常汇入冠状窦

2. 下腔静脉和肾静脉

永存左下主静脉将导致双下腔静脉（2%～3%）与单一左侧下腔静脉（0.2%～0.5%）。在变异人群中，左侧下腔静脉通常比右侧细小，并于主动脉前在平行或低于肾静脉水平相互交通 图 20-28。髂静脉处可能同样存在变异静脉交通，并可能位于主动脉前部。另外，可有主动脉后左肾静脉（2%），当同时存在正常左肾静脉时，则形成环绕主动脉的肾静脉环。

左位下腔静脉可能同时伴随内脏转位，但也可单独出现。在双下主静脉退化下腔静脉缺如个体中，下肢血液与肝部血液将通过扩张的腰升静脉进入奇静脉再汇入上腔静脉。

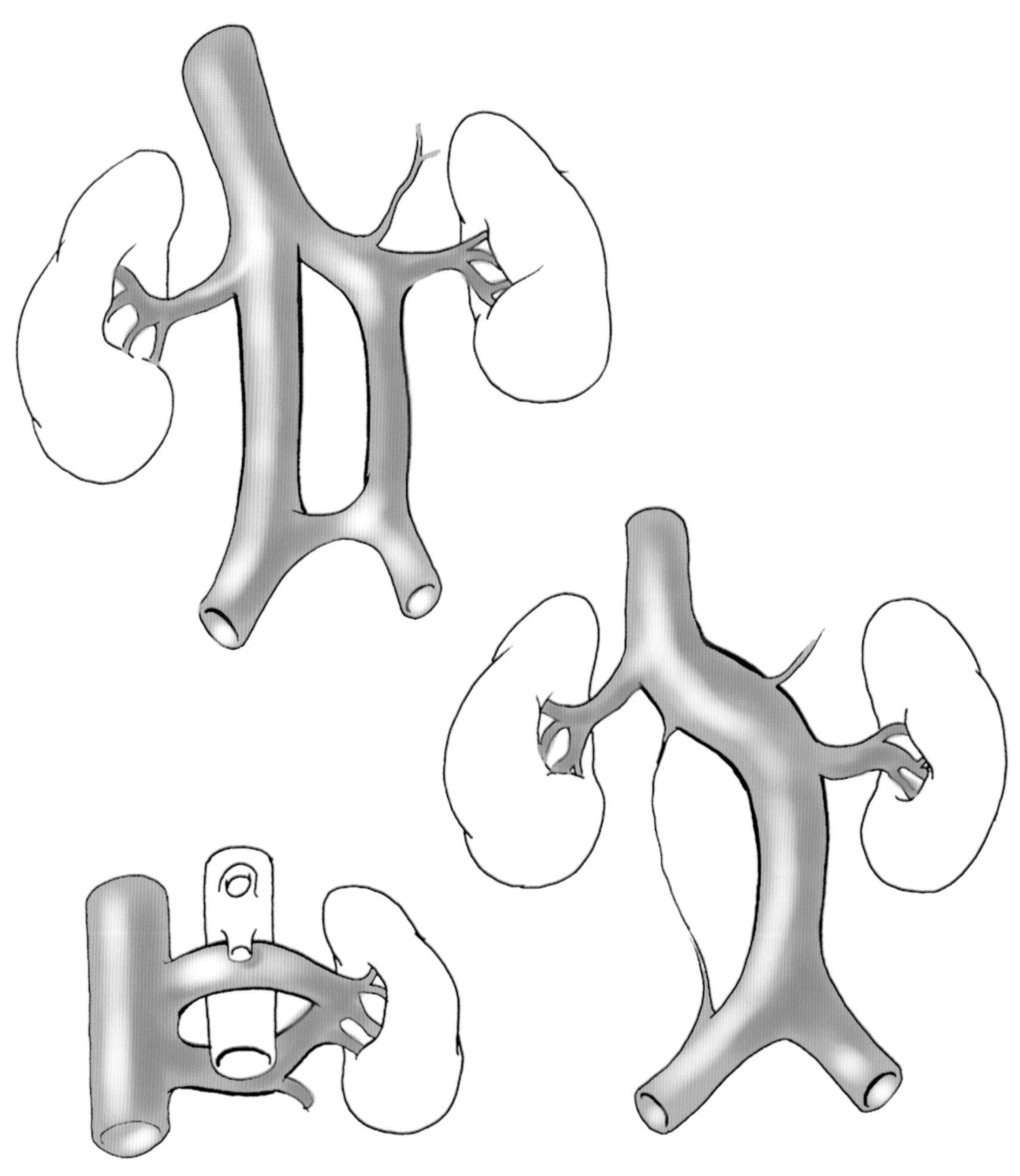

图 20-28 下腔静脉变异包括双下腔静脉、左下腔静脉和围绕主动脉的肾静脉环

临床发现的下腔静脉畸形（0.6%～2.1%）通常是在解剖标本过程中或在外科操作出现并发症时，特别是在腹主动脉瘤修复术时探查到。

肾静脉可接收腰静脉血液回流，左肾静脉可与脾静脉存在交通支。1/4～1/3 的人群中存在多根右肾静脉，但左肾静脉通常单支存在。左肾上腺静脉为左肾静脉固有分支，且可能接受左性腺静脉的回流血液。

3. 门静脉

门静脉位置较为固定，少数病例会出现门静脉位于十二指肠、胆总管与肝动脉前。有报道称，曾出现门静脉先天性缺失的病例。肠系膜下静脉可能汇入门静脉分支 图 20-29 。另外，54% 的人群左胃静脉汇入门静脉，29% 汇入脾静脉，16% 汇入其交叉处，这对于选择性门静脉分流术非常重要。

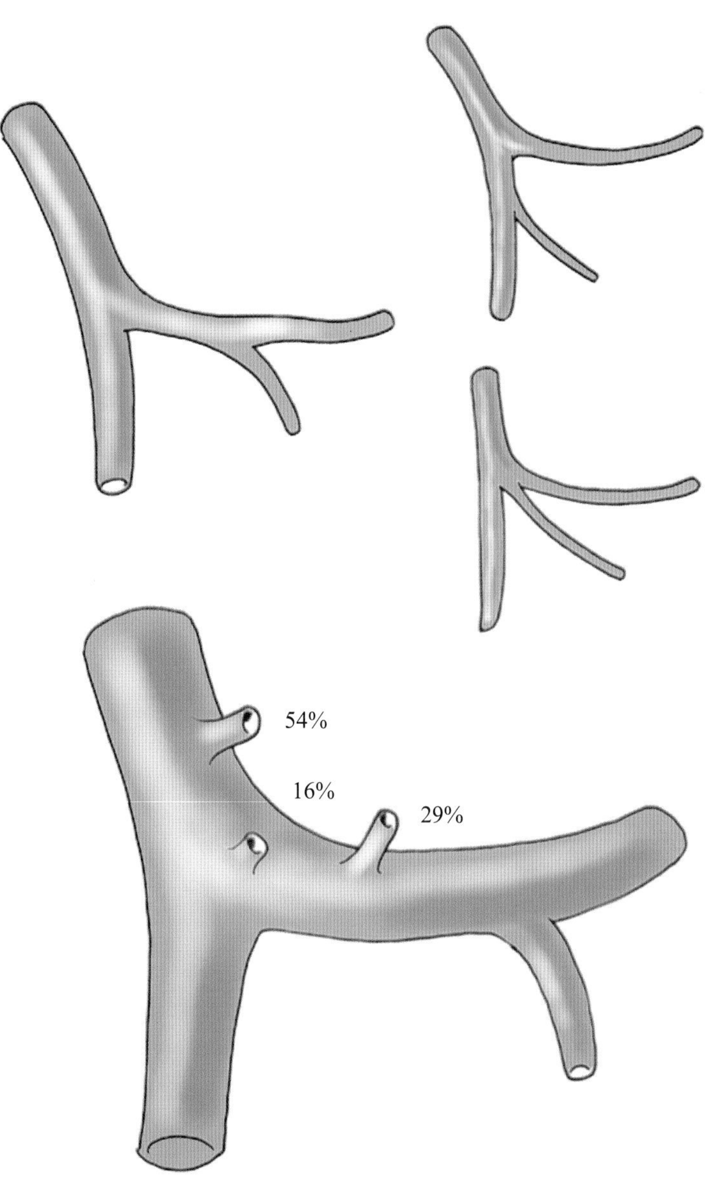

图 20-29 肠系膜下静脉与胃左静脉汇入门静脉位置常发生变异

附录　血管临床解剖学插图

Gallery of Supplemental Vascular Clinical Anatomy Images

本附录中的插图是对概念解剖关系与临床相关血管概念的展示。图片不带标引注释，可供读者演示使用。

附图 1 至附图 3 显示颈部颈动脉的关系。颈部的颈动脉分支（附图 1）。

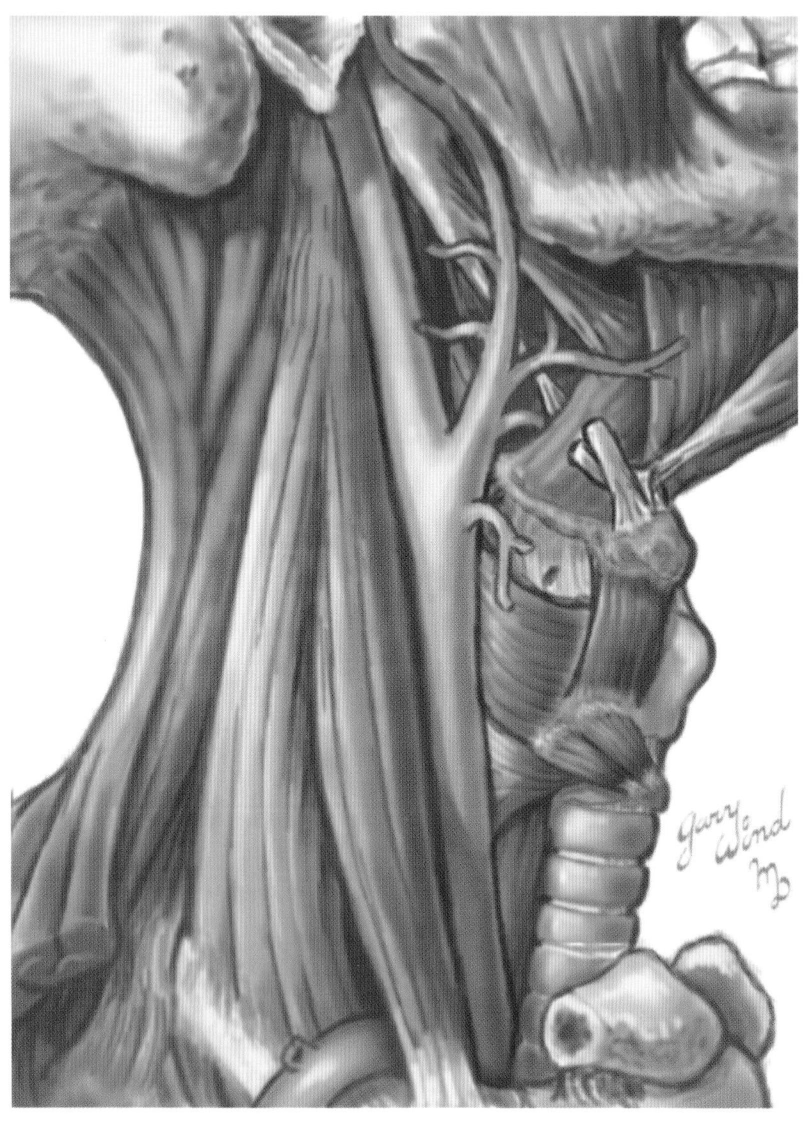

附图 1

颈动脉显露过程需关注的颈部神经结构 附图 2 。

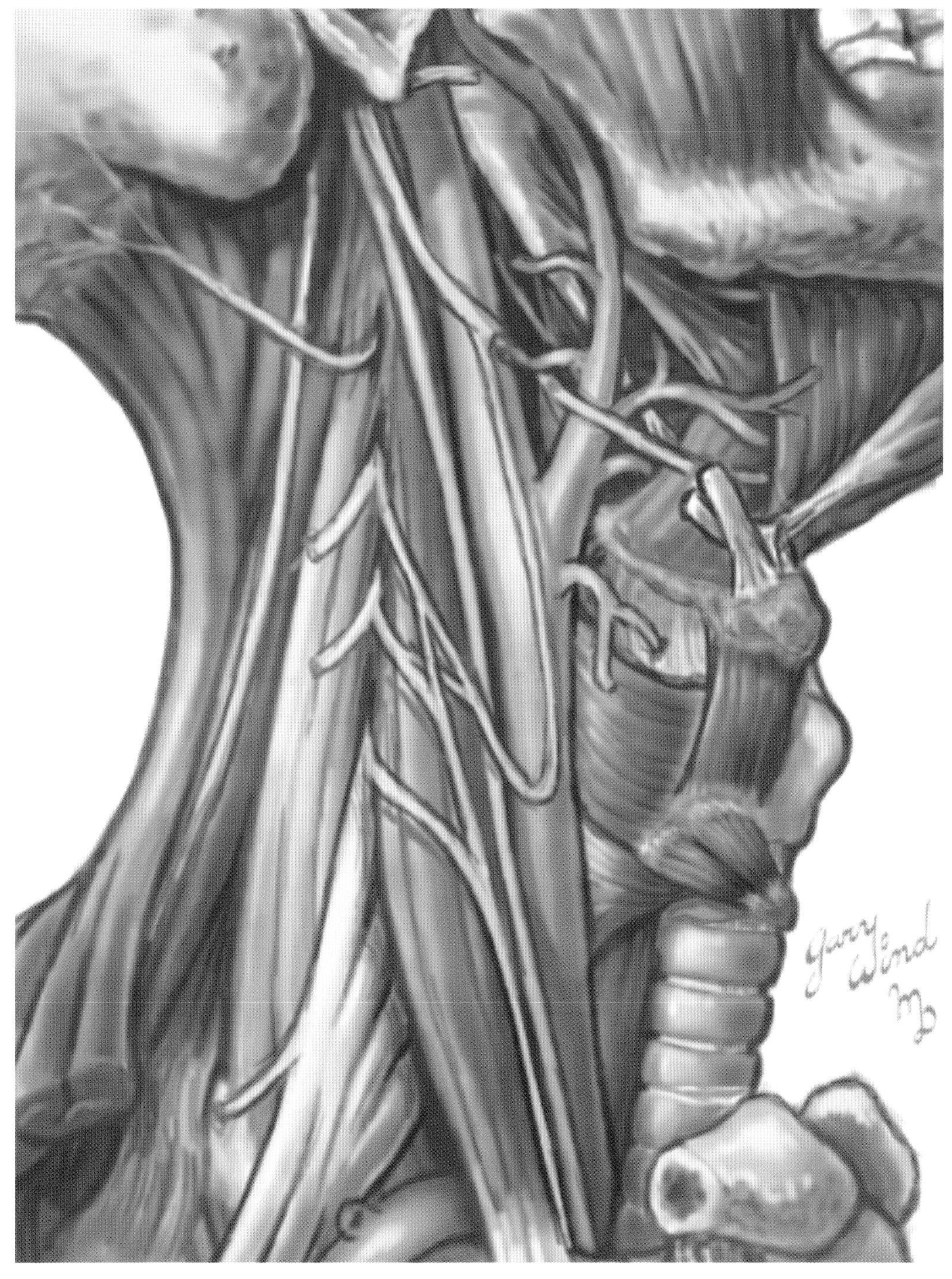

附图 2

颈内静脉在显露颈动脉的路径中需被移动，是根治性和改良根治性颈清扫术的关键结构（附图 3）。

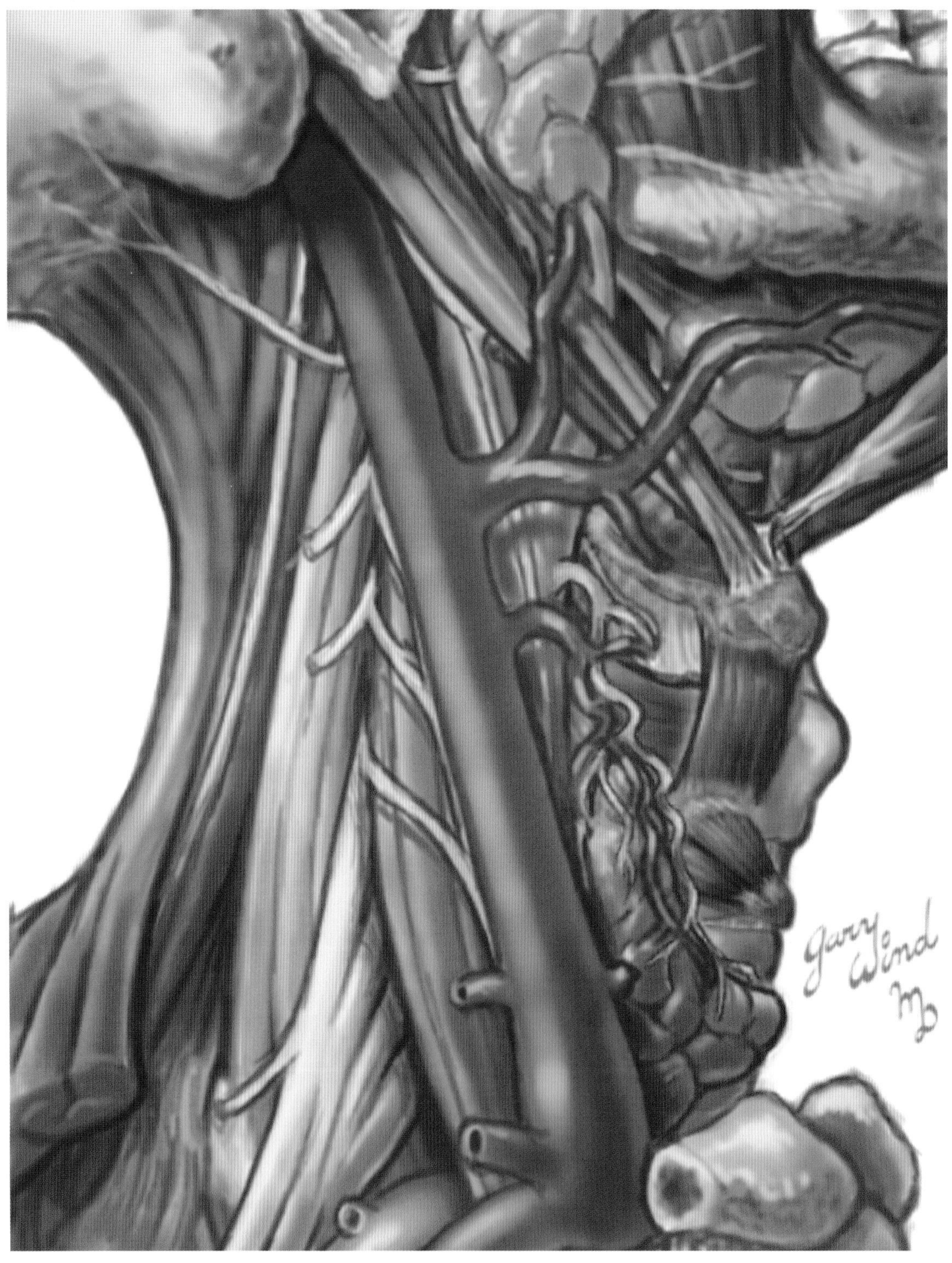

附图 3

附图 4 显示腹腔干分支和胃血供。一条或多条胃血管的保存对残胃的存活起着关键作用，在胃代食管吻合术和减肥手术中起着重要作用。

肝静脉位于主要肝段之间，在肝穹窿处汇入下腔静脉。肝切除术中需考虑保留静脉引流。控制肝静脉与下腔静脉连接处的损伤及肝穹窿处的星状肝撕裂伤是一种危及生命的紧急情况，通常需要填塞初始损伤部位 附图 5。

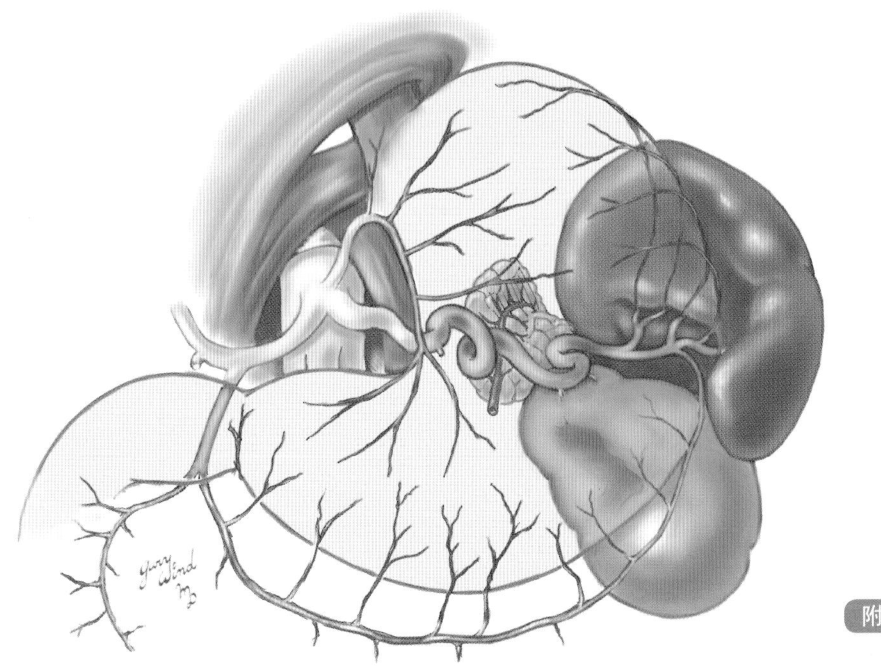

附图 4

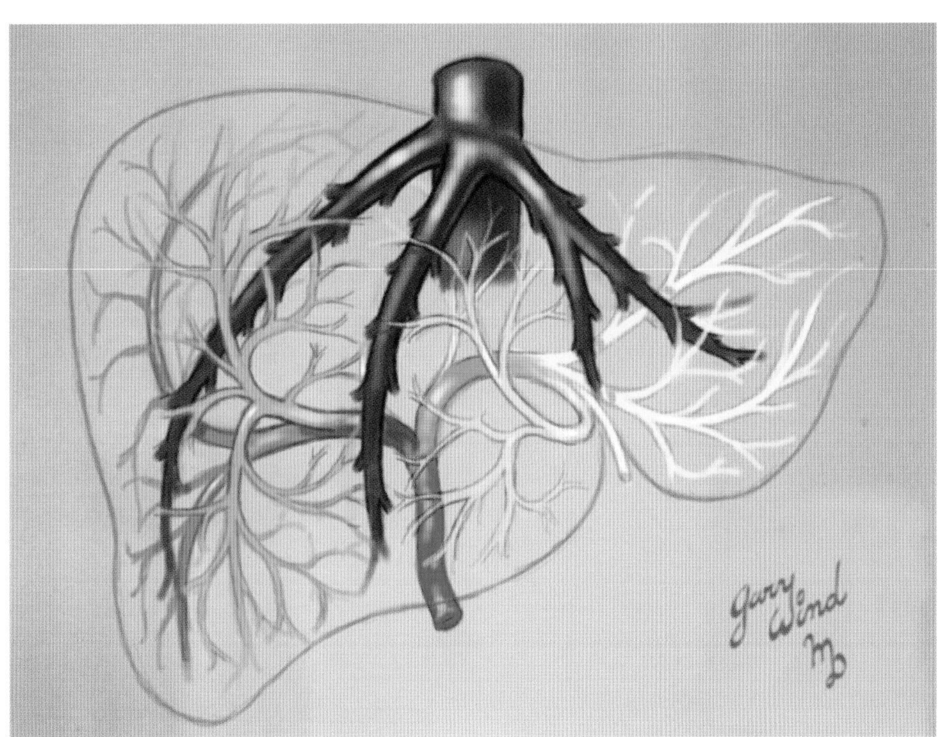

附图 5

附图 6 显示肝静脉与门静脉分支的关系。在 Winslow 孔疝部位 2 个结构的邻近关系是门静脉高压症非选择性分流的基础。

附图 7 显示腹腔干分支与门静脉组成成分的关系。

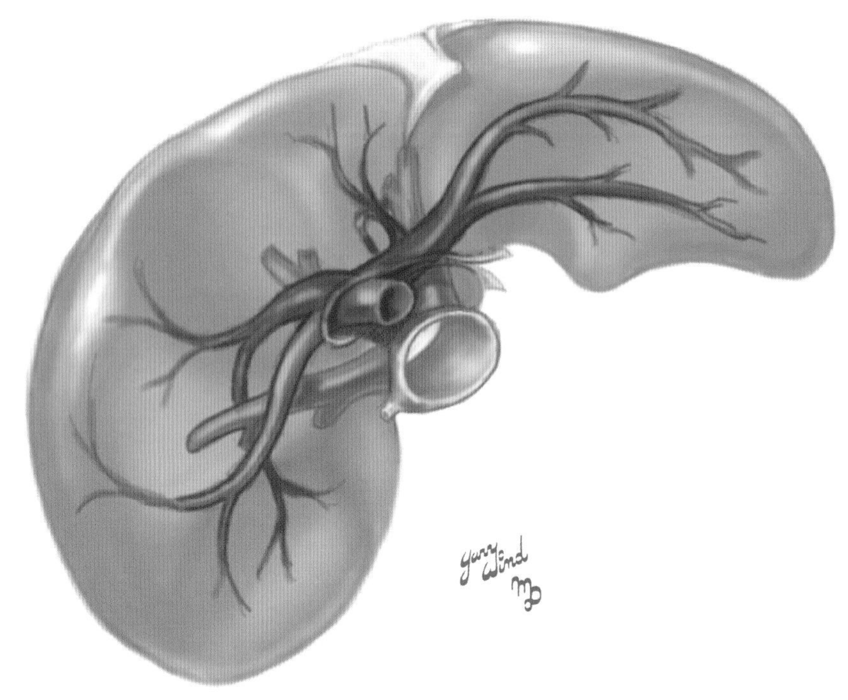

附图 6

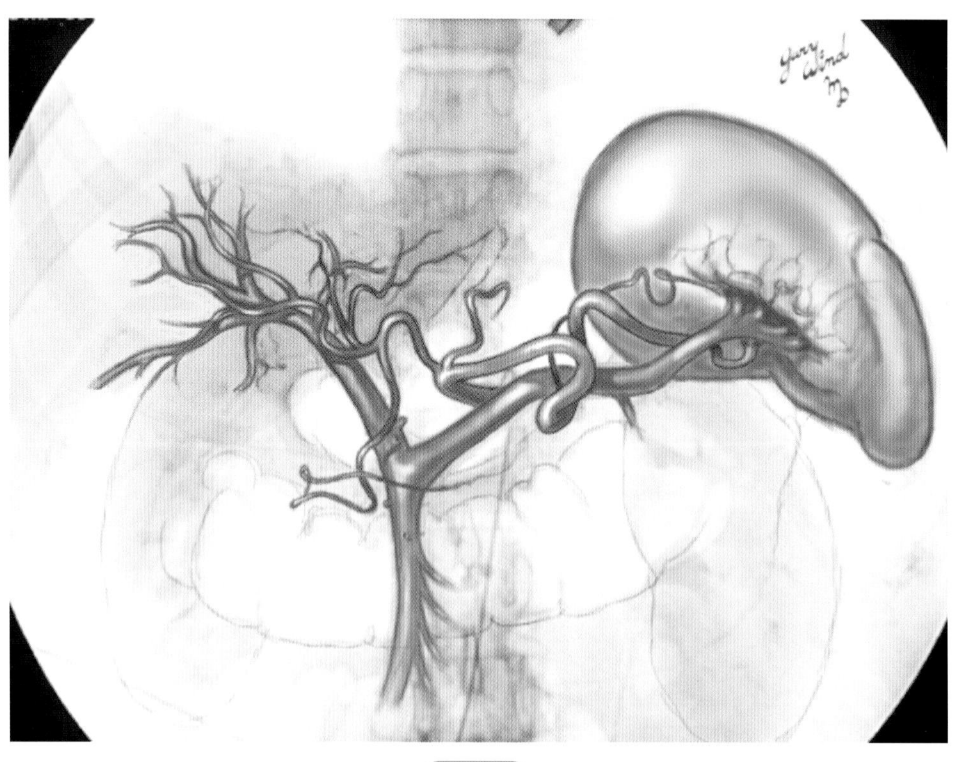

附图 7

附图 8 显示肾动脉与肾静脉的关系。需关注右肾动脉经过下腔静脉后方，左肾静脉穿过主动脉前方和肠系膜上动脉根部。

附图 9 至附图 12 肌瓣或肌皮瓣，无论带蒂或游离，肩胛下至胸背阔肌的血供均是其覆盖大块组织缺损的基础。注意，滋养横肩胛皮瓣的分支。

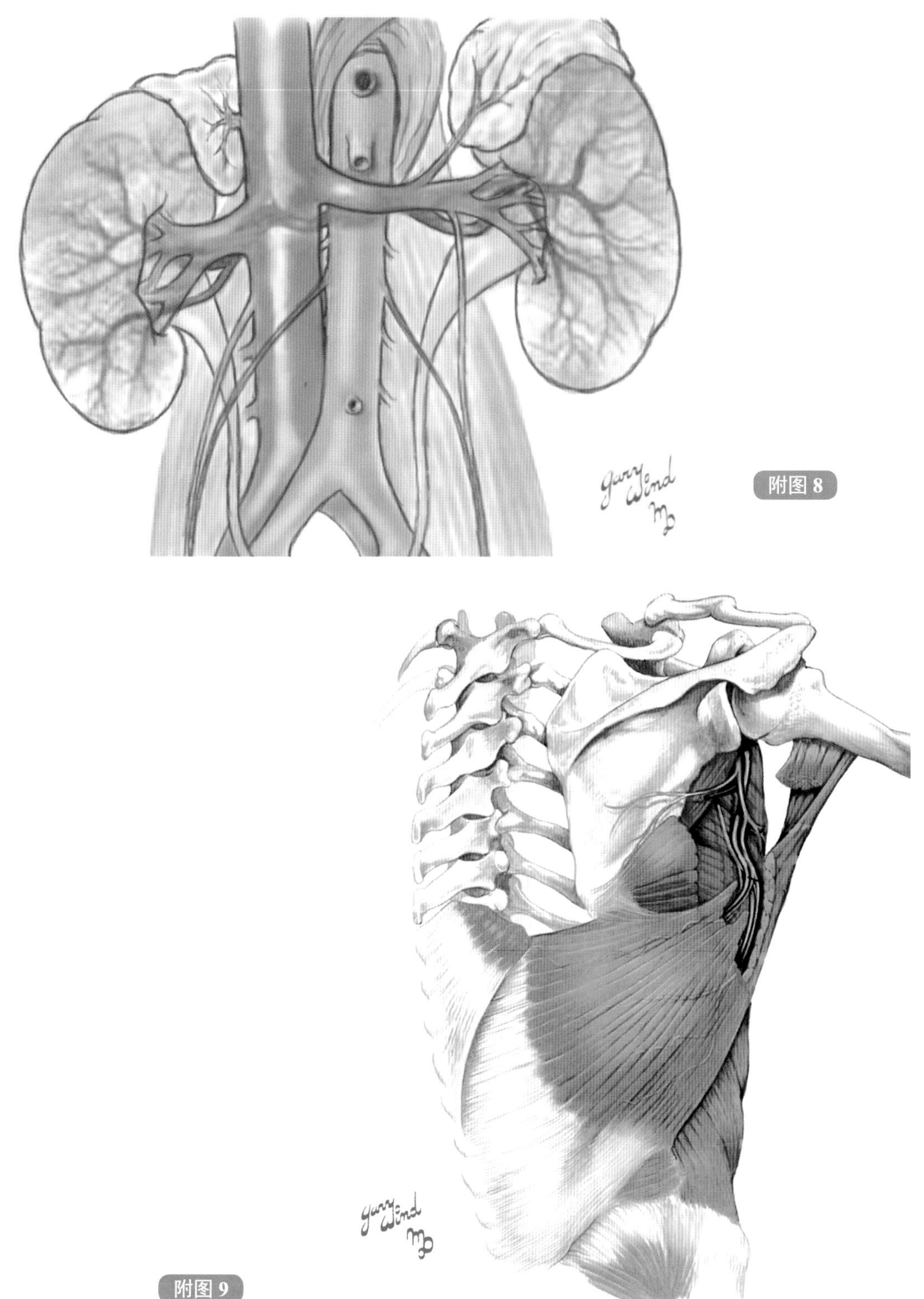

附图 8

附图 9

胸大肌瓣是以胸主动脉胸支为基础的 附图 10 。

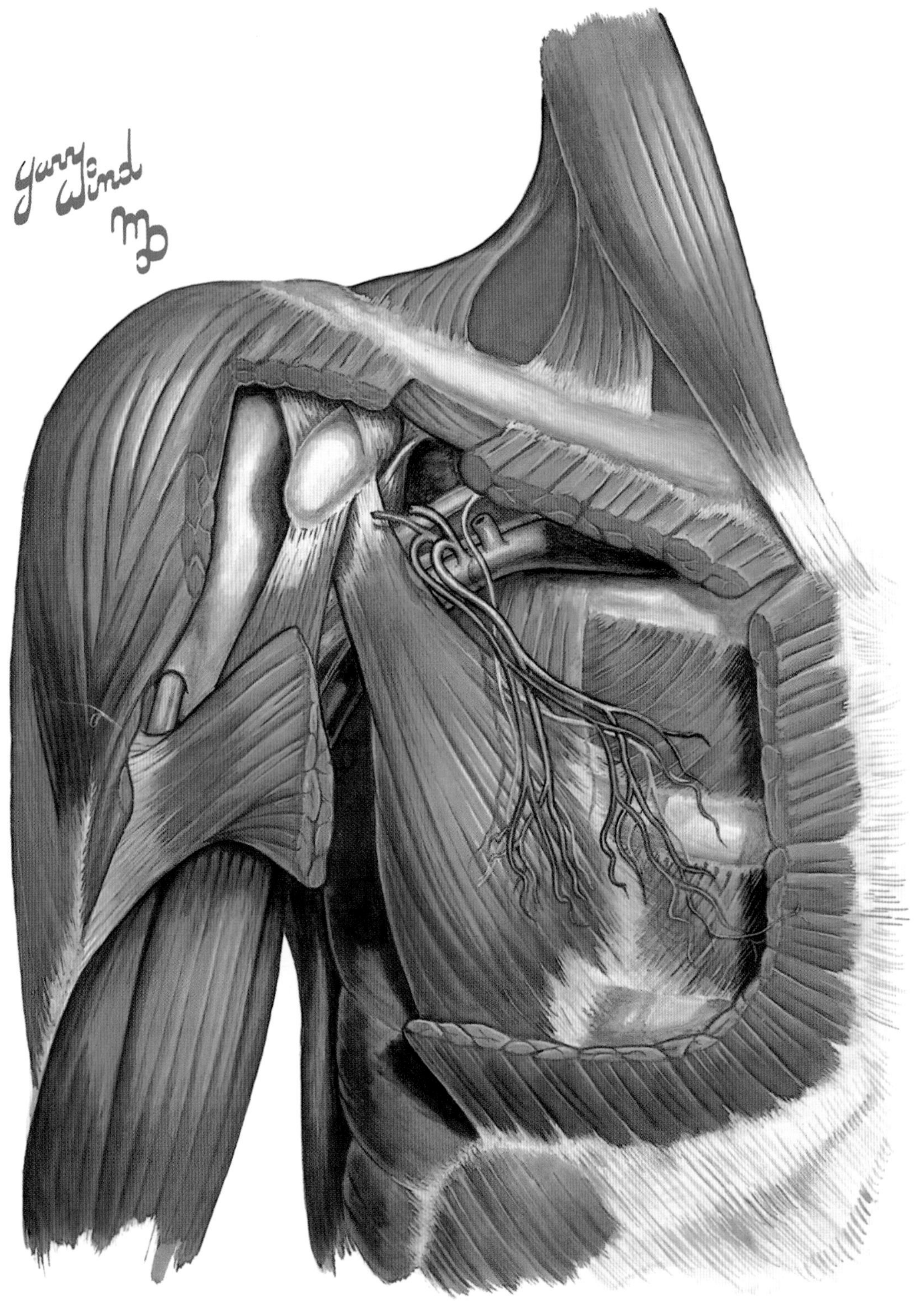

附图 10

斜方肌皮瓣以颈横动脉降支为基础（附图 11）。

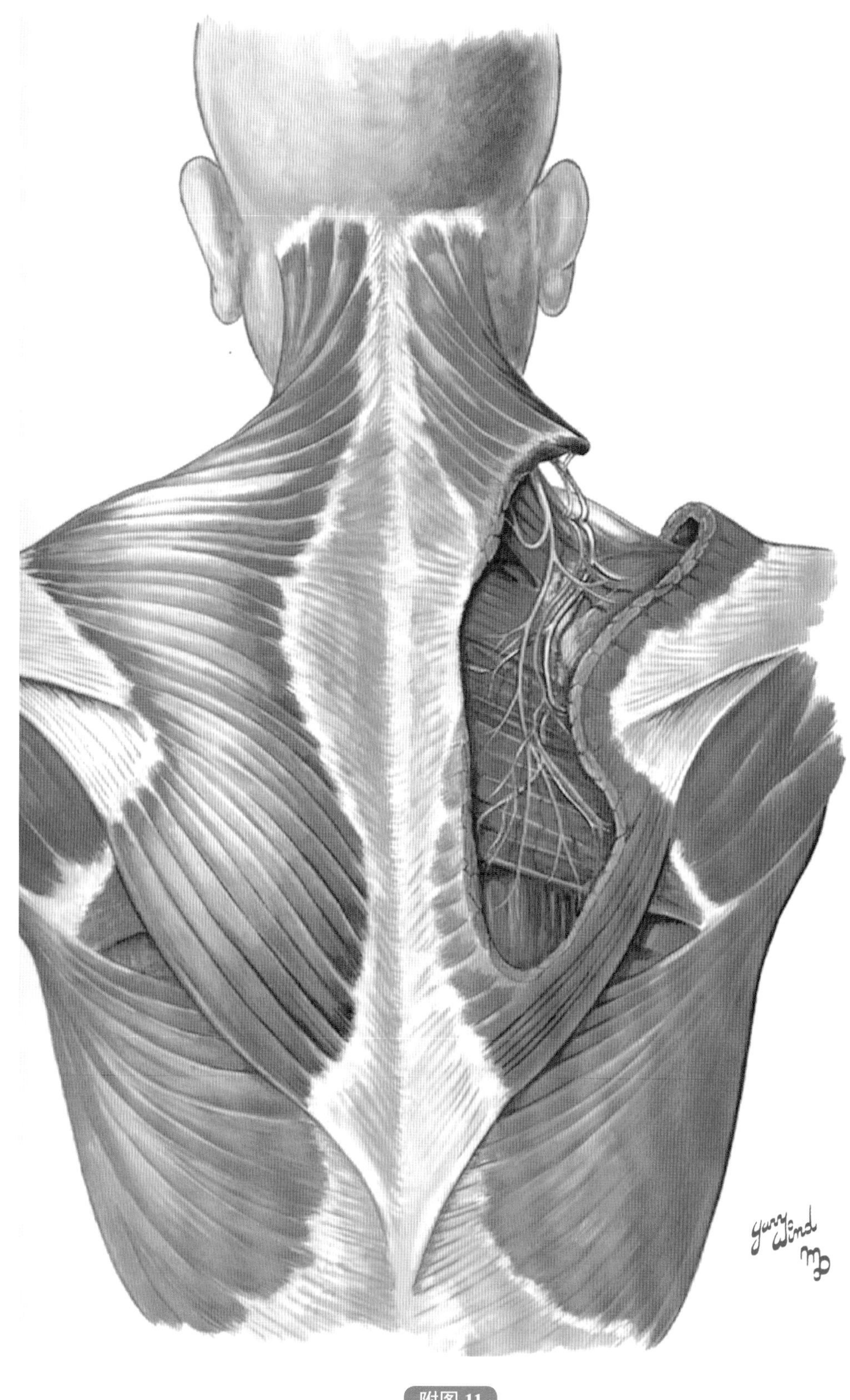

附图 11

腹直肌的血供来自髂外动脉的腹壁下动脉分支和内乳动脉（或胸廓内动脉）延续的腹壁上动脉，在肌肉中央形成分支血管丛，脐周穿支供应表面皮肤。这些穿支是TRAM（腹直肌横切）皮瓣和新的DIEP（腹壁下深）皮瓣的基础，此两种皮瓣可以不牺牲肌肉 附图12。

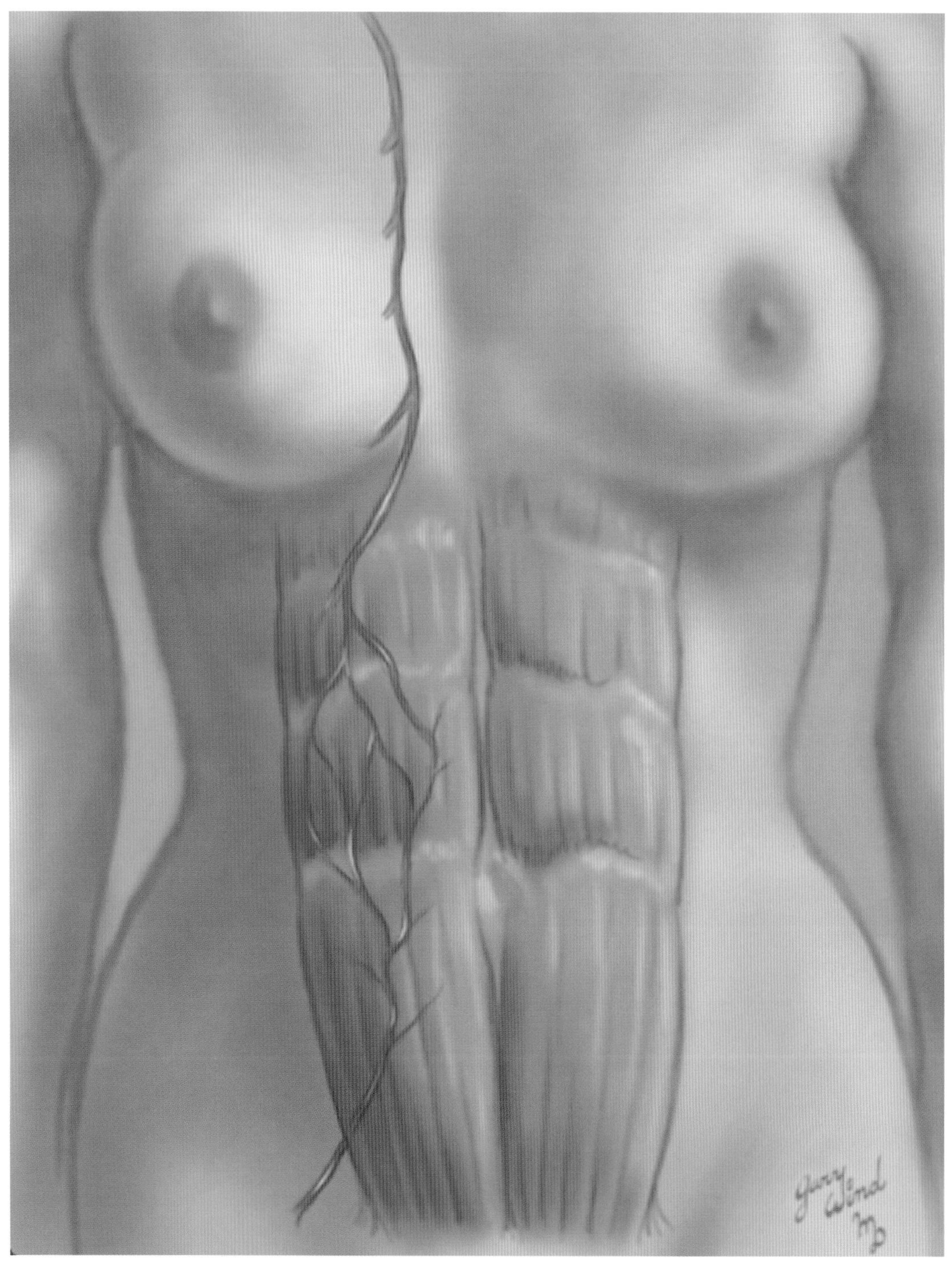

附图12

附图 13 显示一种基于桡动脉逆行血流的前臂逆行皮瓣。这仅为多个区域游离或带蒂的肌瓣、肌皮瓣或骨皮瓣用于区域重建的一个示例。

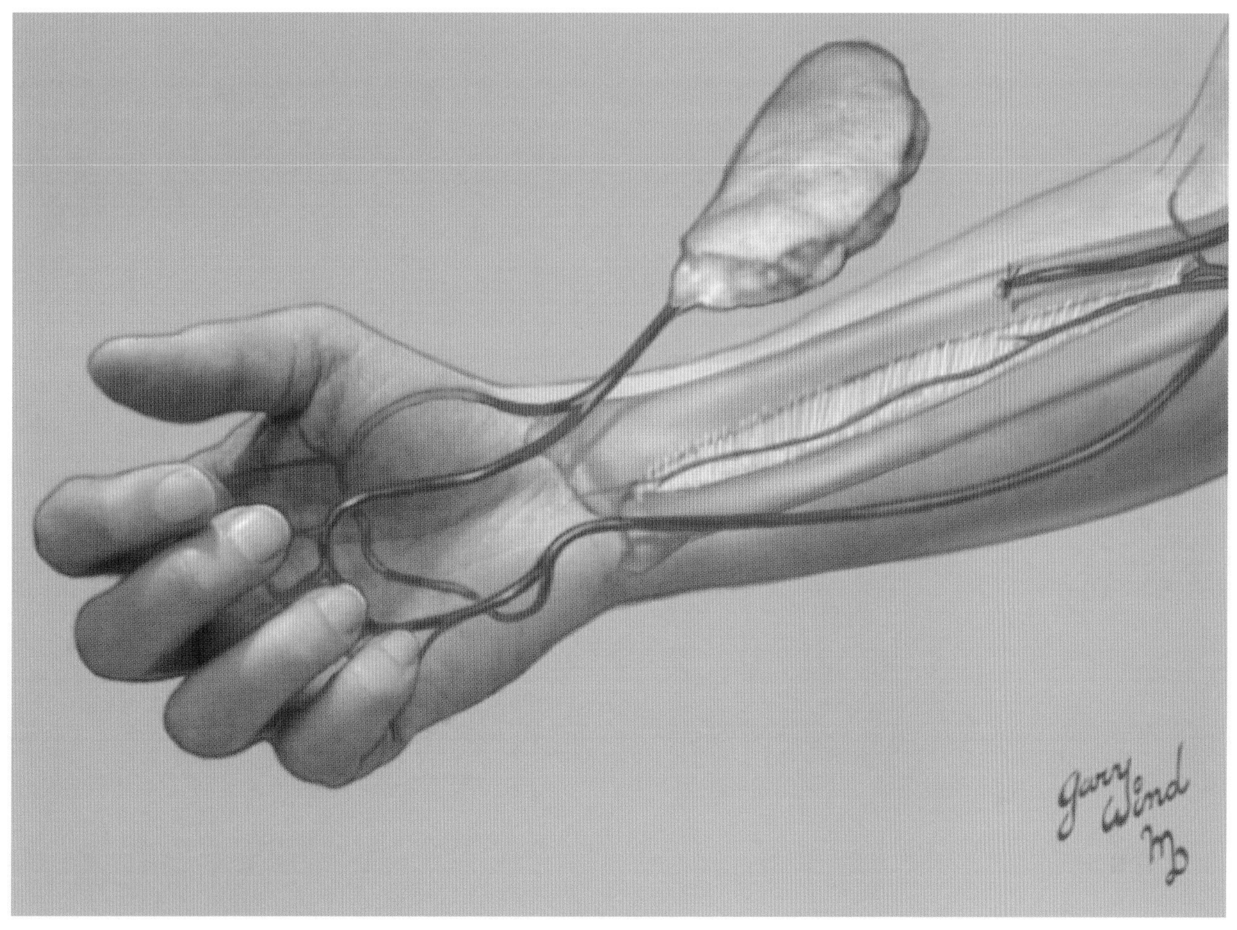

附图 13

附图 14 显示腹股沟区髂外终末血管的关系。创伤性髂动脉交界处损伤的控制需要了解这些关系。

迷走闭孔动脉（死亡之冠）是全身中临床上比较常见（ 20%～30% 的个体）变异。腹膜后主股动脉旁路隧道术和开放或腹腔镜疝修补术中未被识别而损伤，可使腹横筋膜与壁腹膜之间的腹膜前间隙大量出血。患有严重冠心病的老年患者可能因这种失血而危及生命 附图 15 。

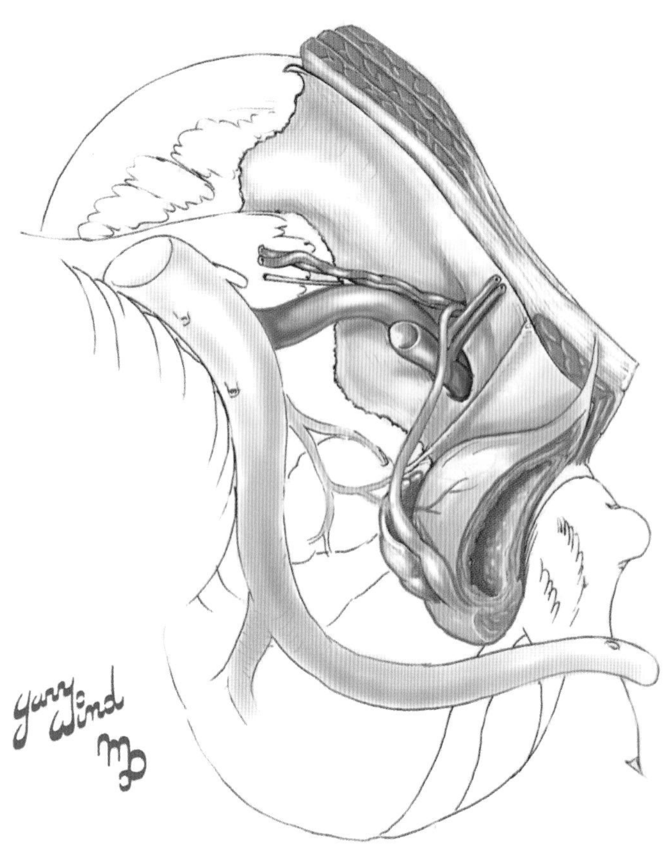

附图 14

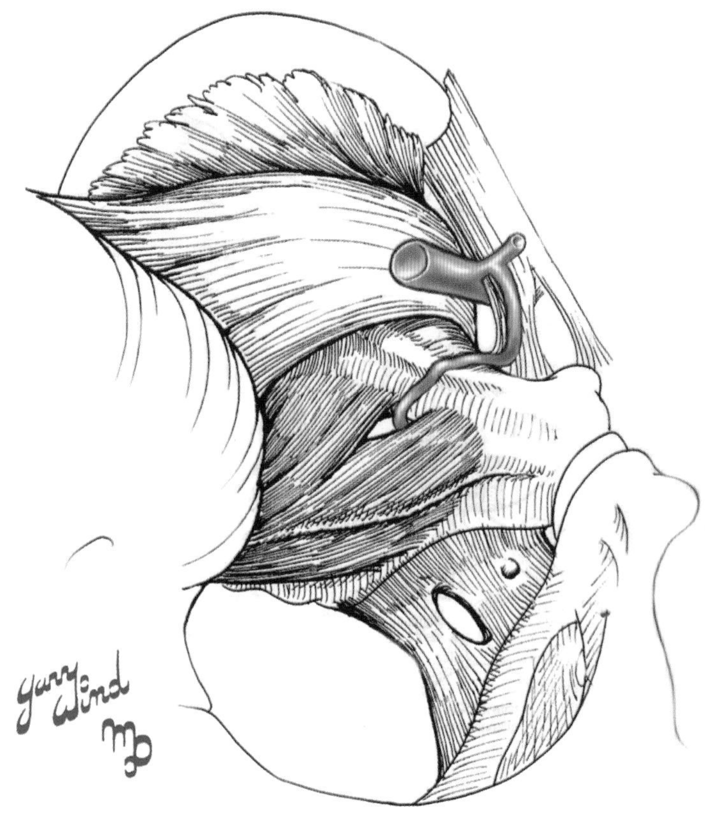

附图 15

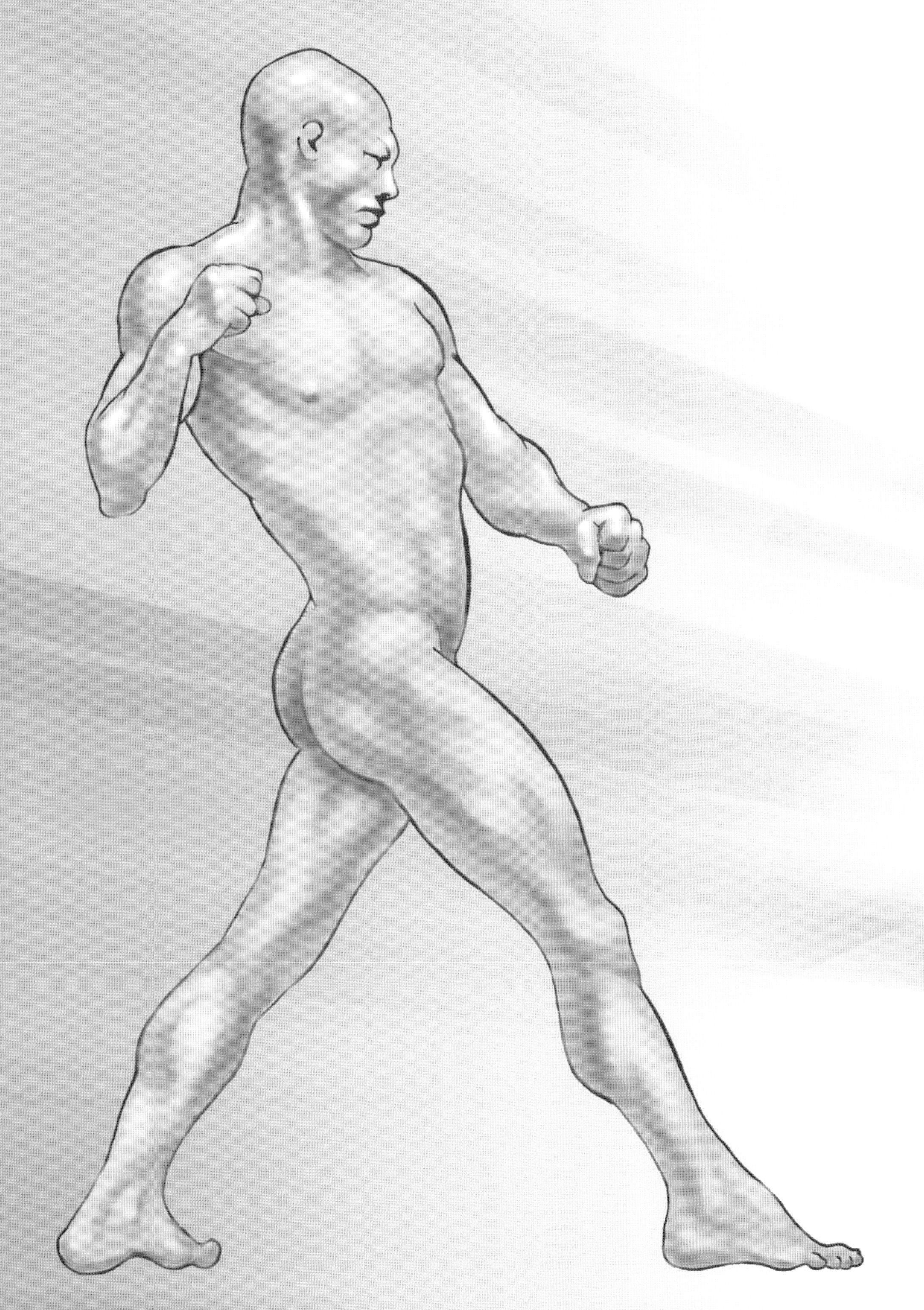

相关图书推荐

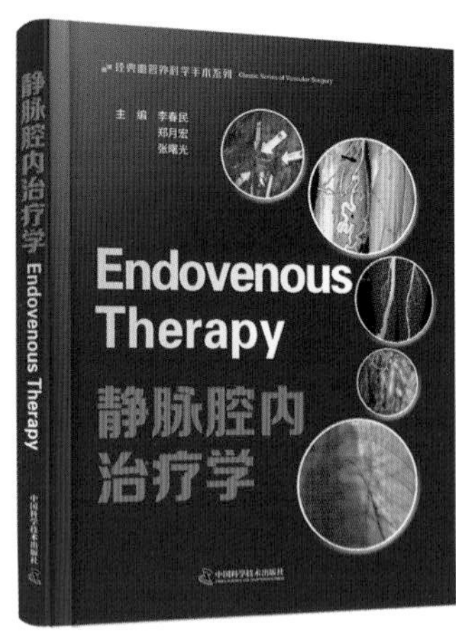

静脉腔内治疗学

主编 李春民 郑月宏 张曙光

定价 168.00 元

自从古埃及时期开始出现对静脉曲张疾病描述以来，人们对静脉疾病认识的广度和深度均产生了巨大变化。一直以来，静脉疾病均被认为是血管外科医生的“开胃小菜”，没有受到足够重视，以至于在动脉疾病基础研究和临床诊断治疗不断推陈出新、跨步发展的今天，静脉疾病的治疗，尤其是腔内治疗在国内仍处于推广阶段。

近年来，随着腔内技术快速发展和对静脉疾病认识的深入，以及专用的腔内器械耗材研发效率提高，静脉疾病腔内治疗已获得长足进步。本书将从静脉疾病临床解剖、病例生理，到静脉疾病腔内治疗耗材、药物、常用技术，以及常见静脉疾病腔内治疗的临床实践，进行全景式的论述。书中综合论述了近年腔内治疗学在静脉疾病治疗中的最新进展，并试图以最贴近临床实践的角度将这些进展性应用融入到各种常见疾病中。

静脉疾病在我国属于高发病，是基层医院主要面对的血管外科疾病。为了更好体现“腔内治疗学”这一主旨，同时进一步推广静脉腔内治疗在广大基层医院的应用，本书在疾病各论部分，对各类常见静脉疾病腔内治疗的使用耗材、应用技术、操作步骤、术中注意事项及围术期处理进行详细的阐述，这些细节体现了我国静脉疾病治疗一线专家团队的心得体会，是他们多年来经验教训的总结，值得广大有志于静脉疾病诊疗事业的医生精细阅读和体会。

致 读 者

亲爱的读者：

感谢您对我社图书的喜爱和支持。中国科学技术出版社为中央级出版社，创建于 1956 年，直属于中国科学技术协会，是我国出版科技科普图书历史最长、品种最多、规模最大的出版社。主要出版和发行医药卫生、基础科学、工程技术、人文科学、文化生活等多领域的学术专著和科普出版物。中国科学技术出版社 · 医学分社，拥有专业的医学编辑出版团队，其下的“焦点医学”是中国科学技术出版社重点打造的医学品牌。我们以“高质量、多层次、广覆盖”为宗旨，出版的医学相关图书数量众多，得到广大读者的喜爱和好评。

想要了解更多信息，敬请关注我社官方医学微信“焦点医学”。如果您对本书或其他图书有何意见和建议，可随时来信、来电（010-63581952）联系！欢迎投稿，来信必复。